国家科学技术学术著作出版基金资助出版

抗体药物的药理学与治疗学研究

Pharmacology and Therapeutics of Antibodies

刘昌孝 主编

科 学 出 版 社
北 京

内 容 简 介

刘昌孝院士组织天津药物研究院、天津医科大学、天津中医药大学、温州医科大学、中国科学院沈阳应用生态研究所、重庆医科大学附属第一医院和齐鲁制药有限公司药物研究院从事相关研究的科学工作者，经过两年的精心笔耕，顺利完成国家科学技术学术著作出版基金资助项目《抗体药物的药理学与治疗学研究》一书的编著任务。本书重点从抗体药物所特有的靶向性、免疫原性和临床安全性出发，反映国内外最新研究进展，为抗体药物的研发提供借鉴。

本书分为总论和各论上下两篇，共分22章。总论部分7章，主要阐述抗体药物的研发思路与成药性的关键理论和技术；各论部分15章，分别从药物作用特点与作用机制、药理学与毒理学、药动学、药效学、免疫原性、临床耐受性与安全性、药物相互作用及临床应用前景等方面阐述了对不同类别的治疗用抗体药物的基础研究和临床应用的重要进展。

本书可供从事抗体药物研究的医药类高校及科研院所教师、研究人员及本科以上学生参考使用。

图书在版编目(CIP)数据

抗体药物的药理学与治疗学研究 / 刘昌孝主编. —北京：科学出版社，2015. 8

ISBN 978-7-03-045477-5

Ⅰ. ①抗… Ⅱ. ①刘… Ⅲ. ①抗体-药物-药理学-研究②抗体-药物疗法-研究 Ⅳ. ①R392.11②R97

中国版本图书馆CIP数据核字(2015)第198080号

责任编辑：李 悦 田明霞 / 责任校对：郑金红
责任印制：徐晓晨 / 封面设计：北京铭轩堂广告设计公司

科学出版社 出版
北京东黄城根北街16号
邮政编码：100717
http://www.sciencep.com
北京建宏印刷有限公司印刷
科学出版社发行 各地新华书店经销
*
2015年8月第 一 版 开本：787×1092 1/16
2025年3月第七次印刷 印张：35 1/4
字数：838 000

定价：188.00元

(如有印装质量问题，我社负责调换)

《抗体药物的药理学与治疗学研究》

编委会名单

主　　编　刘昌孝

副 主 编　蔡永明　张宗鹏　张　骏

主要编写人员（按姓氏音序排序）

蔡永明	天津药物研究院
樊慧蓉	天津药物研究院
范明源	天津药物研究院
胡晓丞	天津药物研究院
惠　敏	温州医科大学
惠　琦	温州医科大学
李茂萍	重庆医科大学附属第一医院
李亚卓	天津药物研究院
刘昌孝	天津药物研究院
申文晋	天津药物研究院
宋紫辉	天津药物研究院
王海荣	天津药物研究院
王海燕	齐鲁制药有限公司药物研究院
王晓杰	温州医科大学
吴雅丽	天津药物研究院
项宗尚	天津药物研究院
徐明恺	中国科学院沈阳应用生态研究所
许妍妍	天津中医药大学
于　飞	天津医科大学
张春云	天津药物研究院
张慧霞	天津药物研究院
张　骏	天津医科大学
张宗鹏	天津药物研究院
朱学慧	天津医科大学

前　言

抗体药物引导了生物技术的第二次革新浪潮，抗体药物的研究、开发是当今国际生物医药研究与开发的热点，其研究进展显现了国际抗体药物领域的发展现状和趋势。从基础研究角度来看，治疗用抗体药物的研究体现了新兴交叉学科的特点，其发展与生物医学研究和评价具有前沿性和挑战性。结合国内外的前沿研究和挑战，高度重视抗体药物的生物医学研究相关的药理学和治疗学问题，在理论和应用上具有重要的科学意义和实用价值。

总结 30 多年的发展，以细胞工程和基因工程为基础的抗体工程技术的发展推动了抗体药物的研发和应用，主要体现在 3 个方面。第一，单克隆抗体研制成功是突破性进展：1975 年 Köehler 和 Milstein 用 B 淋巴细胞杂交瘤技术成功制备了单克隆抗体，这是具有重大意义的突破性进展。单克隆抗体的特异性高和性质均一的特点，可大大降低其在体内与正常组织细胞的交叉反应，为利用抗体治疗疾病带来了希望。已在临床应用或在研制中的抗体药物基本属于单克隆性的抗体药物。第二，基因工程抗体为抗体药物临床应用奠定了重要基础：利用 DNA 重组技术修饰抗体或制备各种模式的新型抗体。为克服鼠源性抗体在人体可引起人抗鼠抗体(HAMA)反应，以基因工程技术改造鼠源性抗体，从而制备嵌合抗体或人源化抗体，或全人源抗体。抗体人源化不仅为抗体药物的临床应用奠定了重要基础，而且各种模式基因工程抗体的制备推动了具有不同特点的新型抗体药物的发展。第三，抗体-药物偶联物(antibody drug conjugate，ADC)是新一代抗体药物发展的里程碑：包括抗体及其片段与药物的化学偶联物、基因工程融合蛋白，以及用放射性核素标记的抗体等偶联形式发展该类药物。特别是肿瘤治疗的抗体药物偶联物的研发已被关注，这种兼有抗体的特异性和“弹头”药物的效应功能的药物既显示靶向性又具有对肿瘤靶细胞的强杀伤力。

新近抗体药物的发展围绕以下 4 方面获得新的进展。一是提高特异性：抗体对特定的抗原具有高度特异性，这是抗体药物突出的基本特征，是抗体药物用于靶向治疗的基础。二是提高多样性：包括靶抗原多样性、抗体结构多样性、作用机制多样性等方面。对于抗体药物偶联物，还具有“弹头”分子多样性，可以利用各式各样的“弹头”分子制备偶联物。三是定向制备：针对特定的靶分子，定向制备抗体药物和抗体药物偶联物，根据需要，选择不同的“弹头”药物分子。四是可以利用不同的分子(模块)进行组装：借助 DNA 重组技术可以将抗体片段与各种活性蛋白制备融合蛋白，也可以借助化学偶联技术将抗体片段与各种小分子“弹头”物质制成抗体药物偶联物。因此，抗体药物是研究开发新型分子靶向药物的有效途径与丰富资源。

基因组学研究促进了疾病相关基因及疾病相关分子机制研究，推动了分子靶向药物的研发和应用，推动了个体化治疗的发展。从基因(及其衍生物)到分子靶向药物，继而实施个体化治疗，对已经上市的抗体药物进行新适应证的研究，充分发挥抗体药物的临床应用价值，体现了转化医学的基本理念和基本模式及针对特定的、疾病相关的靶分子或通路，研制高度特异性的靶向药物，并用于个体化治疗的发展前景。

抗体药物经历了 30 多年的发展，虽然单克隆抗体药物已取得很大的成功，但仍然有许多难以克服的问题，如抗体靶抗原的不确定性，以及抗体自身的抗原性等，都是制约抗体药物研发的主要问题。由于人们对很多存在于靶细胞和组织上的靶抗原的确切分布和功能的认识尚待深入，因此产生了很多临床应用的疗效不确定性、耐药性和安全性问题。这类药物的风险，可能与针对同一靶分子不同表位的作用有关，可能会由此介导完全相反的生物学效应。适应证的抗体药物治疗在某些情况下也存在脱靶(off-target)现象，因此加强和突破靶治疗的基础研究显得非常重要。再如，由于生物技术的难点，抗体药物开发的障碍是生产成本过高，需要突破制备成本和质量等抗体药物技术和产业化的瓶颈。抗体药物的研究与开发作为 21 世纪生物制药领域的重要组成部分，目前面临着市场前景光明与发展瓶颈并存的问题，特别是靶抗原的不确定性和抗体自身的抗原性等，这些抗体药物独特而难以解决的问题的存在，的确给当前的抗体药物发展带来了诸多困难。克服这些困难还有赖于免疫医学的研究与发展。此外，从药理学角度认识抗体药物的作用特点和作用机制，在药代动力学特性上发挥优势、克服不足，提高抗体药物在体内的分布、代谢、药效和毒副反应的一致性，也可以大大降低抗体药物开发的临床风险。本书将围绕上述问题，系统介绍和探讨抗体药物发展的生物医学研究和应用领域的理论与应用成果及存在的问题，为促进我国抗体药物的研发和产业化发展抛砖引玉。

抗体药物研究体现了多学科交叉的特点，在理论、技术和临床应用方面，存在诸多难以克服的问题和研究开发的风险，面对抗体药物发展形势和国内外研究开发的挑战，近年来我国在生物技术方面给予了越来越多的关注和重视，抗体药物研究已被列入国家“九五”、“十五”、“十一五”及“十二五”规划和国家重点攻关项目，以及地方政府的重大科技攻关专项，使其研究开发有所进步，但是由于我国基础研究和关键技术研究与世界差距较大，要成为世界生物药物的大国和强国仍然任重道远。

刘昌孝所领导的新药评价研究中心和释药技术与药代动力学国家重点实验室，在近 20 年完成过近 100 项生物技术药物研究开发的药理学、毒理学、药代动力学研究，为发展我国生物技术新药、服务全国创新药物研究开发和评价研究作出过一定的贡献，积累了一定的理论知识和实践经验。为此，希望通过我们研究团队以文字形式表达和总结在生物技术药物研究开发的点点滴滴，形成一个较为系统的理论和应用体系，奉献给社会和同行。

本书重点从抗体药物所特有的靶向性，免疫原性和临床安全性出发，反映了国内外最新研究进展，为进行抗体药物的研究提供了借鉴。本书分成总论和各论上下两篇，共分 22 章，总论部分 7 章，阐述抗体药物的研发思路与成药性的关键理论和技术。各论部分 15 章，分别对不同类别的治疗用抗体药物从药物作用特点与作用机制，药理学与毒理学、药动学、药效学、免疫原性、临床耐受性与安全性、药物相互作用及临床应用前景等方面进行述说。在写作各论的章节时，我们参考了 2007 年 Stefan Dübel 编辑、WILEY 出版社出版的 *Handbook of Therapeutic Antibodies* 专著的内容，并阅读了该书出版后的一些新近文献。为应对国内外研究挑战，体现抗体药物的生物医学研究相关的药理学和治疗学问题的理论和应用的需要，选题力求注重科学理论意义和实际应用价值，内容力求特点明显、结构合理、理论与实践结合，以适用于从事抗体药物基础研究、应用开发研究、创新药物管理的专家和临床医生阅读和实践应用需要。

本书获得了2014年国家科学技术学术著作出版基金和科学出版社的支持，在此代表全体作者感谢基金评审委员会和出版社。书中引用许多中外文献，吸收了论文作者的丰富知识，在此也表达谢意。本人及我院从事生物技术药物评价研究的科技人员为此书的选题、选药，规范写作、绘图和文献核对等工作付出了辛勤劳动，在此过程中我们也学习了不少新知识。

中国工程院院士
天津药物研究院 研究员
刘昌孝

目　　录

第1章　抗体药物研究发展概述

1.1　引　　言

在过去的30多年里，单克隆抗体(monoclonal antibody，mAb)先后经历了鼠源抗体、嵌合抗体、人源化抗体、全人源抗体几个阶段，现已成为众多生物药物中发展最快、最成功的大分子药物之一。目前，mAb已占到了全球每年生物药销量的30%以上。现在已经有30余种单体及其修饰物投入临床应用，在治疗癌症、自身免疫疾病、过敏性疾病等方面获得了良好效果，还有超过150种单抗药物正处于临床试验阶段，是近年来进入临床试验最多的一类治疗性药物。因此，mAb具有巨大的应用前景和市场规模，其研究开发进入了快速发展的时期。

抗体药物经历了近30年风雨飘摇的发展历程，虽然单克隆抗体药物目前已取得很大的成功，但仍然有疗效、安全性、耐药性等诸多难以克服的问题。由于人们对很多存在于靶细胞和组织上的靶抗原的确切分布和功能并不完全了解，出现了临床应用的很多不确定性，由此产生安全问题。可以看出抗体药物所存在的安全风险，针对同一靶分子不同表位有可能介导完全相反的生物学效应。其他适应证的抗体治疗也存在脱靶(off-target)的问题，因此加强靶抗原的研究具有非常重要的意义。再如抗体药物开发的另一个障碍是生产成本过高，以致于成为“富贵药”，使患者难以承受其经济负担。因此，抗体药物的巨大市场前景与其发展瓶颈并存。抗体靶抗原的不确定性及抗体自身的抗原性是其主要问题，安全问题是临床应用的很多不确定性之一。因此未来在免疫医学方面的研究值得重视。在药理学方面认识其作用特点和作用机制，以及克服药代动力学特性优势不足，提高抗体药物在体内的分布、代谢、药效和毒副反应的一致性，降低开发的临床风险的任务十分艰巨。本书将围绕以上问题，讨论抗体药物发展的生物医学研究和应用问题。

1.2　抗体药物的发展历史和发展趋势

1.2.1　抗体药物的发展历史

我们知道，抗体是由B淋巴细胞(简称B细胞)转化而来的浆细胞分泌的，每个B淋巴细胞株只能产生一种专有的、针对一种特异性抗原决定簇的抗体。这种从一株单一细胞系产生的抗体就称为单克隆抗体(monoclonal antibody，mAb)，简称单抗。

1975年，Köhler和Milstein创立了杂交瘤技术，并制备得到首个治疗性单抗——OKT3，他们也因此于1984年获得了诺贝尔奖，为规模化生产特异性高、结构与性质均一稳定的单克隆抗体提供了有力保障[1]。从血清治疗到发现抗体存在经历了80多年。一般认为这是抗体发展的第一时代(1890～1975 年)(图 1-1)。从此后抗体药物的发展进入第二时代(1975～现在)，而且其发展差不多每 12 年出现一次飞跃[1]。30 多年来通过不断完善抗体库技术，使单克隆抗体的制备技术、单克隆抗体药物的研究和应用进入了健康发展的轨道。如今单克隆抗体药物被广泛应用于疾病的临床诊断，并在一些重大疾病，如肿瘤、心血管疾病、免疫系统疾病的治疗上取得重大进展[1~15]。

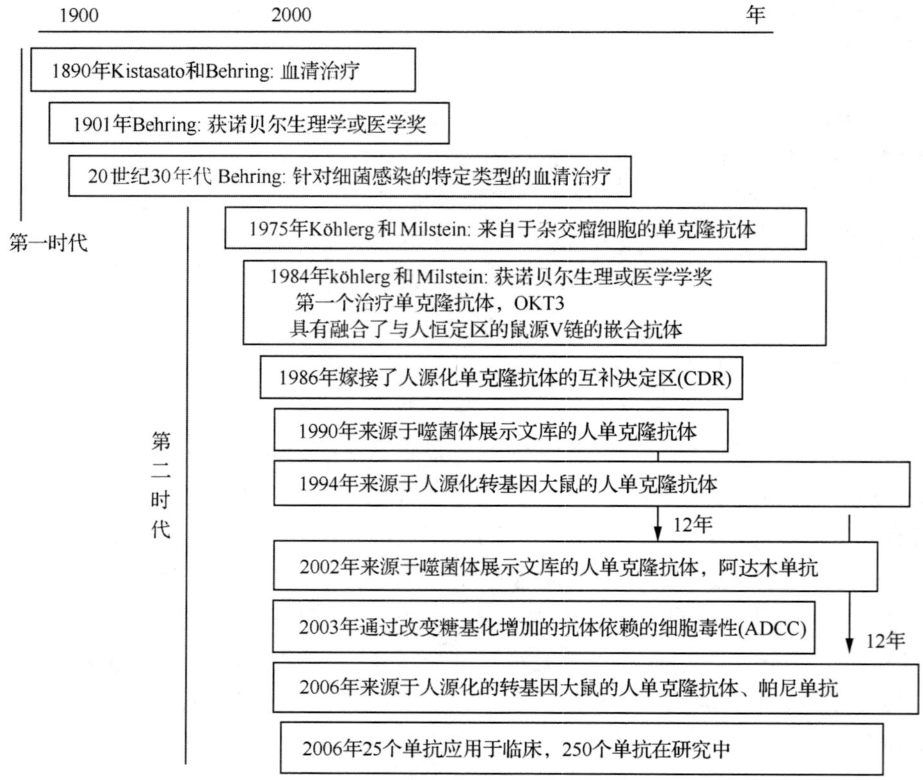

图 1-1　抗体发展的两个时代

第一代单克隆抗体诞生于 1975 年，来源于小鼠的 B 淋巴细胞杂交瘤，称为鼠源性单克隆抗体，但由于人的免疫系统可识别这种鼠源性单克隆抗体，产生人抗鼠抗体(human anti-mouse antibody，HAMA)[1, 11]，将其清除出体外，因此限制了它的应用。另外，完整抗体分子的分子质量较大，在体内穿透血管的能力较差，生产成本太高，不适合大规模工业化生产。为克服鼠源性单抗的异源性反应，研究采用基因工程的方法生产人源或人源化的及嵌合型的单克隆抗体获得成功，并于 1988 年进行了第一次商业性的临床试验。人源化单克隆抗体比鼠源单克隆抗体具有特异性强的特点[12]。作为同源性免疫球蛋白，单克隆抗体应用于人体时，不易发生过敏反应及免疫复合物性疾病，且在人体内维持的时间较长。鼠源性单克隆抗体在人体内半衰期为 1～2 天，人-鼠嵌合抗体的半衰期为 4～15 天，人源化抗体的半衰期为 3～24 天，全人源化抗体的半衰期在 24 天以上。

1984 年，Morrison 等将鼠单抗可变区与人 IgG 恒定区在基因水平上连接在一起，成功构建了第一个人-鼠嵌合抗体，这在一定程度上减弱了 HAMA 反应，使基因工程抗体的研究更为活跃。人-鼠嵌合抗体中编码可变区的基因序列来源于小鼠，编码恒定区的基因序列来源于人，有近 80%的成分是人源性的。已上市的人-鼠嵌合抗体包括阿昔单抗(Abciximab)、巴利昔单抗(Basiliximab)、英夫利昔单抗(Infliximab)、利妥昔单抗(Rituximab)、西妥昔单抗(Cetuximab)。西妥昔单抗是一种人-鼠嵌合性的 IgG1 单抗，由鼠 Fv 区和人 IgG1 重链及轻链恒定区组成；英夫利昔单抗是一种抗人肿瘤坏死因子-α(tumor necrosis factor-α，TNF-α)的人-鼠嵌合性 IgG1κ 单克隆单抗，含有 25%的鼠源性物质；阿昔单抗亦是一种人-鼠嵌合性的单抗，是由鼠 F(ab)可变区和人免疫球蛋白恒定区组成的嵌合体 F(ab)片段；巴利昔单抗属于 IgG1κ 型的单克隆抗体，是将小鼠骨髓瘤细胞经持续的培养孵育，并转染了携带鼠可变区和人恒定区结构基因的重组质粒，由体外产生针对 T 淋巴细胞(简称 T 细胞)CD25 的 mAb；利妥昔单抗则由鼠抗 CD20 单克隆抗体 2B8 的轻链和重链可变区与人 κ 轻链及 γ 重链恒定区融合而成[11]。

1986 年，美国食品药品监督管理局(Food and Drug Administration，FDA)批准抗 CD3 单抗——OKT3 用于抗移植排斥反应，并于 1987 年进行了首次临床试验。1995 年，17-1A 鼠单抗在欧洲上市用于治疗大肠癌。单克隆抗体作为诊断试剂也已经被广泛应用，如快速乙肝表面抗原酶标诊断试剂盒、对肿瘤的诊断和检测试剂等。

人源化抗体是真正的嵌合抗体，其只有重链和轻链的可变区部分包含互补决定区(complementary determining region，CDR)及源自免疫动物的少数氨基酸，抗体其余部分均为人源性的。鼠单抗可变区的人源化技术有改型抗体(CDR 移植抗体)和镶面抗体。已上市的人源化抗体包括达利珠单抗(Daclizumab)、帕利珠单抗(Palivizumab)、曲妥珠单抗(Trastuzumab)、吉妥单抗(Gemtuzumab)、阿来组单抗(Alemtuzumab)、奥马珠单抗(Omalizumab)、依法珠单抗(Efalizumab)、贝伐单抗(Bevacizumab)[13, 14]。

1991 年，Padlan[15]提出了与 CDR 移植不同的降低鼠源抗体免疫原性的方法，其研究发现，将鼠单抗可变区表面暴露的骨架区氨基酸残基中与人抗体可变区相应的氨基酸残基改为人源的，就可以使可变区表面人源化而消除异源性。国际上利用镶面抗体技术研制人源化单抗的公司有 Immunogen Inc.。该公司利用其专有镶面抗体技术研制的抗体 My96-DMI 处于临床前研究阶段，药效学研究表明该抗体抗髓性白血病效果良好[16]。

1.2.2　单克隆抗体药物分类

单抗药物一般有治疗用单抗药物、单抗偶联物、治疗其他疾病的单抗之分。单抗药物针对的靶点通常为细胞表面的疾病相关抗原或特定的受体，最早被美国 FDA 批准用于治疗肿瘤的单抗药物有利妥昔单抗、抗肿瘤单抗偶联物(即免疫偶联物)等。由单抗与有治疗作用的物质，如放射性核素、毒素和药物两部分构成，其中包括放射免疫偶联物、免疫毒素、化学免疫偶联物，此外还有酶结合单抗偶联物、光敏剂结合单抗偶联物等。

作者认为，按抗体药物来源分类更能显示抗体药物的发展进步。一般可以将其分为 6 大类治疗性抗体药物：鼠源化单抗、人-鼠嵌合单体、人源化单抗、重组人源化单抗、完全重组人源化单抗和抗体-药物偶联药物(图 1-2，表 1-1)。图 1-2 显示了在 1990～1999 年和 2000～2008 年两个时期内，4 类单抗进入临床研究阶段各自的百分比。表 1-1 列出了本书所讨论的14个抗体药物的分类。

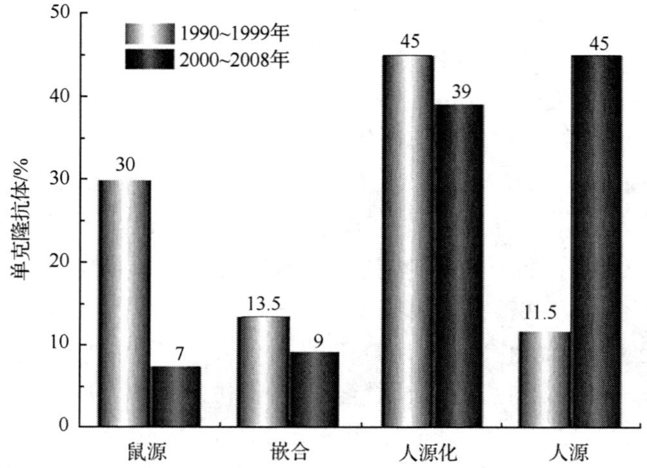

图 1-2 在1990～1999年和2000～2008年两个时期内，4类单抗进入临床研究阶段各自的百分比[17]

1990～1999年和2000～2008年两个时期内，被商业公司推入临床研究阶段的单克隆抗体根据其序列来源的不同被分成了4类：鼠源抗体、嵌合抗体、人源化抗体和人源抗体

表 1-1 14个抗体药物的分类

类别	抗体药物名称	商品名	研发公司	抗原来源	批准上市年份	临床适应证
鼠源化单抗	莫罗莫那-CD3 (Muromonab-CD3)	Orthoclone OKT3	Ortho Biotech	TcR-CD3	1986，美国首个FDA批准鼠源单抗药物	器官移植时的急性同种异体移植排斥反应
	法索单抗锝 (Technetium ^{99m}Tc-Fanolesomab)	NeutroSpec	Palatin Technology	表皮生长因子受体(EGFR)	2004，美国	转移性结直肠癌
人-鼠嵌合抗体	利妥昔单抗 (Rituximab)	美罗华(Mabthera, Rituxan)	Roche; Genentech & Biogen Idec	CD20	1997，美国；1998，欧洲	非霍奇金淋巴瘤(NHL)和慢性淋巴细胞白血病(CLL)
	英夫利昔单抗 (Infliximab)	类克(Remicade)	Centocor	TNF-α	1998，美国	活动性克罗恩病、类风湿关节炎、强直性脊柱炎及银屑病关节炎
	西妥昔单抗 (Cetuximab)	爱必妥 (Erbitux, C225)	Merck	表皮生长因子受体(EGFR)	2004，首个批准上市的靶向单克隆抗体	转移性结直肠癌、头颈部鳞状细胞癌
人源化单抗	帕利珠单抗 (Palivizumab)	西那吉斯 (Synagis)	Medimmune	呼吸道合胞病毒(RSV)	1998，美国	防治高危婴幼儿因RSV感染而引起的严重下呼吸道疾病
	曲妥珠单抗 (Trastuzumab)	赫赛汀 (Herceptin)	Genentech/ Roche	HER2/neu (erbB2)	1998，美国	乳腺癌
	阿来组单抗 (Alemtuzumab)	MabCampath, Campath	Genzyme	CD52	2001，美国	慢性淋巴细胞白血病(CLL)、非霍奇金淋巴瘤(NHL)、多发性硬化症、自身免疫性疾病、实体器官移植及骨髓移植后移植抗宿主病

续表

类别	抗体药物名称	商品名	研发公司	抗原来源	批准上市年份	临床适应证
人源化单抗	那他珠单抗(Natalizumab)	替萨比日(Tysabri)	Biogen Idec、Elan	白细胞黏附分子 α-4 整合素	2004，美国上市；2005，撤市；2006，重新上市	多发性硬化症(MS)、中度至重度活动性克罗恩病(CD)
重组人源化单抗	奥马珠单抗(Omalizumab)	索雷尔/柯耐尔(Xolair)	Genentech, Novartis, Tanox	IgE	2003，美国	中重度持续性哮喘
	依法珠单抗(Efalizumab)	瑞体肤(Raptiva)	Serono Inc.	CD11a	2003，美国	中重度斑块状银屑病
	贝伐单抗(Bevacizumab)	阿瓦斯汀(Avastin)	Roche	血管内皮生长因子(VEGF)	2004，美国	晚期结肠癌、晚期非小细胞肺癌
完全人源重组单抗	阿达木单抗(Adalimumab)	修美乐(Humira)	Abbott	TNF-α	2003，美国	类风湿关节炎、幼年特发性关节炎、银屑病关节炎、强直性脊柱炎、克罗恩病、斑块状银屑病
抗体-药物偶联物(ADC)	吉妥珠单抗奥唑米星(Gemtuzumab Ozogamicin)	麦罗塔(Mylotarg)	Hoss	CD33	2000，美国首个获批的抗癌药-抗体偶联物靶向药物	急性髓性白血病、骨髓增生异常综合征

根据来源的不同单克隆抗体大体分类如下：鼠源化单克隆抗体、人-鼠嵌合体单克隆抗体、人源化单克隆抗体、全人源化单克隆抗体。也曾有人将不同来源单抗的英文名称中表示来源的词缀含义分别与其中文译名相对应，如表 1-2 所示。

表 1-2　单克隆抗体药物英文名称

词缀	来源与含义	中文词缀
-omab	mouse 鼠源	-莫单抗
-ximab	chimeric 嵌合体	-昔单抗
-zumab	humanized 人源化	-珠单抗
-umab	human 全人源化	-人单抗

根据用途的不同单克隆抗体大体上可分为 3 类：诊断用单克隆抗体(如妊娠试验用单克隆抗体、肝炎化验用单克隆抗体等)、治疗用单克隆抗体、生物导弹用单克隆抗体。单克隆抗体为人类疾病的防治和诊断肿瘤体内定位靶向药物的制备防止移植物的排异反应、新型疫苗的研制提供了较为理想的手段。

自 1986 年美国 FDA 批准抗 CD3 单抗——OKT3 用于抗移植排斥反应以来，到 2014 年上半年，已经批准的抗体药物共计 47 个。目前正在临床试验的抗体药物大约有 220 个。已经批准抗体药物的治疗应用领域，以抗癌为主(占 43%)，其次是免疫性治疗抗体药物(占 33%)，抗器官移植排斥反应用抗体药物、心血管疾病治疗用抗体药物和其他疾病用抗体药物分别占 8%。

1.3 抗体药物发展的前沿科学与关键技术的发展

抗体工程药物是通过基因工程、细胞工程、发酵工程技术研发的生物技术产品，也是全球生物技术领域产业化最为成功的产品。自1984年第一个基因工程人-鼠嵌合抗体诞生以来，新型基因工程抗体层出不穷，包括单价小分子抗体(Fab、单链抗体ScFV、单域抗体、超变区多肽等)、多价小分子抗体(双链抗体、三链抗体、微型抗体)、特殊类型抗体(双特异抗体、抗原化抗体、细胞内抗体、催化抗体、免疫脂质体)、抗体融合蛋白(免疫毒素、免疫黏连素)及重链抗体。基于重链抗体、人源抗体产品的基因序列，设计多功能重组片段，是目前多功能抗体研发的主要方向。由单抗与有治疗作用的物质(放射性核素、毒素和药物等)“弹头”两部分构成的“导弹药物”(guided missile drug)，包括放射免疫偶联物、免疫毒素、化学免疫偶联物，此外还有酶结合单抗偶联物、光敏剂结合单抗偶联物等[18]。目前已有双特异性抗体、免疫脂质体、抗体融合蛋白等优点突出的不同类型产品。抗体药物技术集成了20世纪70年代以来生命科学发展前沿科学和生物工程关键技术，是生物医药产业化的重要基础。

1.3.1 抗原表位确定技术的进步

表位是抗原分子中几个氨基酸残基组成的特殊结构，可以被其相应抗体特异识别并结合，由5～7个氨基酸组成，最多不超过20个氨基酸残基。表位的构成方式有两种：一是由某些氨基酸残基按一定顺序连续排列组成的线状序列，称为线性表位(linear epitope)。线性表位是蛋白质分子的一级结构，比较稳定。二是由分子内不连续的氨基酸残基折叠排列所形成的三维结构单元，称为构象表位(conformational epitope)。构象表位是蛋白质的二级或三级结构，不太稳定。表位鉴定主要采取竞争检测、分段表达、肽库技术、质谱技术及结构解析等方法[18]。

竞争检测主要是检测多个不同抗体的不同抗原表位，但并不能精确定位。分段表达主要是用原核或真核的表达方式，分段表达抗原的结构域。质谱技术是限制性酶解抗原表位肽，经过质谱(如基质辅助激光解吸电离飞行时间质谱，MALDI-TOF-MS)检测并进行数据分析后鉴定表位。质谱既可以鉴定线性表位，又可以鉴定构象表位。结构解析确定表位的方法主要包括核磁共振和X线晶体衍射技术[18]。

1.3.2 新靶点、新表位抗体的发现和研究

目前国内外上市的治疗肿瘤、自身免疫性疾病、移植排斥等疾病的抗体药物的主要靶点有CD20、CD6、CD3、CD11、Her2、血管内皮生长因子(vascular endothelial growth factor，VEGF)及表皮生长因子受体(epidermal growth factor receptor，EGFR)等。代表性药物有利妥昔单抗、Zevalin、曲妥珠单抗(Trastuzumab，赫赛汀)、Avastin等。发现新的具有自主知识产权的靶点，是发展我国抗体药物的关键环节之一，在这方面已取得可

喜的成就。中国人民解放军第四军医大学细胞工程研究中心的陈志南等发现了新的肿瘤标志物，其靶点是 HAb18G/CD147[19, 20]，这是一种高表达于癌组织而极低表达于正常及胚胎组织的新型通用型特异性癌生物标志，在肝癌、乳腺癌等多种癌组织中高表达[21]。该中心已研制出国家生物制品 I 类新药——碘[131I]美妥昔单抗注射液[19]，用于原发性肝癌的靶向治疗，取得了良好的疗效。Yan 等发现了肿瘤血管新的靶分子——CD146，成功研制出靶向此分子的肿瘤血管抗体，该抗体可通过抑制肿瘤血管生成而发挥抗肿瘤效应[22]。Wang 等研究的抗肿瘤细胞表面抗原 P185 人源化抗体具有与 neu/c-erbB-2 不同表位的新抗体[23]，为创新药物奠定了基础。此外，还有许多新的候选分子正处于研发阶段，有可能成为抗体药物研发的新靶点。对新靶点、新表位抗体的发现和研究，使我国抗体生物技术药物在国际上占据重要的位置，加强了我国在该领域的国际竞争力。

抗体与化疗药物分子标记一般采用化学法，常用药物为阿霉素、卡奇霉素类等。这些标记物对结肠癌、肝癌和胃癌等多种肿瘤均有一定的抗癌效应。抗体与生物毒素的融合表达产物称为免疫毒素，生物毒素多用细菌毒素，如绿脓杆菌外毒素 PE38、白喉毒素、蓖麻毒素等，多采用重组融合方式表达。免疫毒素对肿瘤细胞具有较强的杀伤效应，是很具潜力的免疫靶向治疗药物[24, 25]。抗体与放射性同位素的标记物还可通过单光子发射型计算机体层摄影术用于体内定位诊断[24]。

1.3.3　人源化及全人抗体的构建及优化技术

人源化及全人抗体近年来发展很快。在美国 FDA 批准的抗体药物中，人源化及全人抗体药物已占 80%[26]。这类抗体具有以下优点：排斥反应发生率较低；抗体相对分子质量较小，利于进入病灶核心部位；可采用多种方式大量表达，降低生产成本[18]。

嵌合抗体：通过 DNA 重组技术将鼠单抗的轻、重链可变区基因插入含有人抗体恒定区的表达载体中而构建，其人源化程度达 70%左右。目前我国该项技术已经成熟[27]，如 CD20、HAb18、CAb-3 及癌胚抗原嵌合抗体等均已构建成功。

表面重塑抗体：通过对鼠抗体表面氨基酸残基进行人源化改造而构建。该方法的原则是仅替换与人抗体表面氨基酸残基(surface amino acid residue，SAR)差别明显的区域，在维持抗体活性并兼顾减少异源性的基础上选用与人抗体 SAR 相似的氨基酸替换。我国已经开始这方面工作的尝试。

重构抗体：通过将异源抗体中的抗原结合相关残基与人抗体重新拼接而构建，包括 CDR 移植、部分 CDR 移植和特定决定区(SDR)转移。我国在这方面的工作已经取得进展，我国相关生物技术研发单位都在开展相关研究。

全人抗体：即抗体的轻、重链都是来源于人的抗体。目前比较成熟的获得全人抗体技术是抗体库筛选技术，主要包括噬菌体抗体库和核糖体展示技术。我国有条件的生物技术研发部门已建立了多种人源化及全人抗体构建优化技术平台。

1.3.4　抗体-药物偶联物(ADC)研究

化疗已经成为癌症治疗的一个必要手段。然而，细胞毒性试剂对肿瘤细胞缺少特异性，导致严重的副反应。抗体-药物偶联物(antibody-drug conjugate，ADC)也被称为免疫偶联物，属于靶向抗癌药物的一种。抗体-药物偶联物由药物、抗体及偶联抗体和药物的连接键三部分组成。由单抗与有治疗作用的物质(放射性核素、毒素和药物等)“弹头”两部分构成的“导弹药物”(guided missile drug)，包括放射免疫偶联物、免疫毒素、化学免疫偶联物，此外还有酶结合单抗偶联物、光敏剂结合单抗偶联物等[28, 29]。例如，单抗与有治疗作用的放射性核素物质形成“弹头”两部分构成的抗体-放射性核素偶联物[30~33]，包括放射免疫偶联物。当抗体和癌细胞表面的抗原特异性结合时，抗体-药物偶联物可将药物成功靶向体内部位(图 1-3)。抗体-药物偶联物的内在化过程和组成部分在设计和应用抗体偶联物到广泛的疾病模型中至关重要。通过结构分析发现了组成部分的类型、相互作用及其对抗体-药物偶联物的靶向性、稳定性和活性的影响[18]。

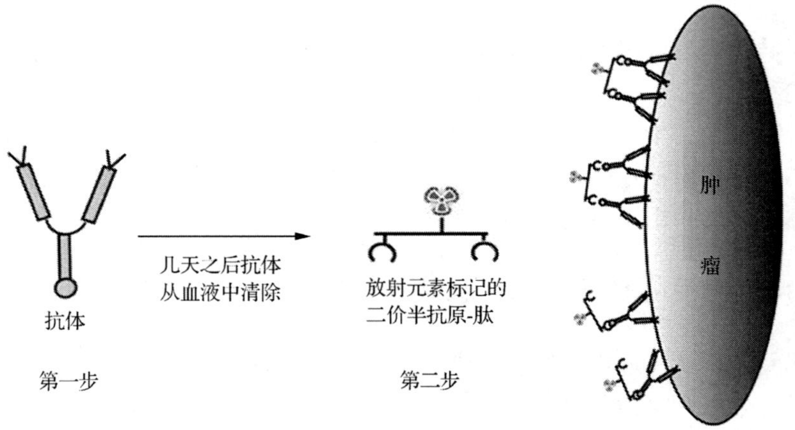

图 1-3 有治疗活性的同位素与抗体结合，形成抗体结合物，进入肿瘤细胞后释放出同位素物质，发挥抗癌作用

1.3.5 抗体的高通量和大规模制备技术研究

常用的技术包括杂交瘤快速筛选技术、抗体库技术和记忆 B 细胞分选技术等。近年来又有新的发展。Uhlen 和 Ponten[34]建立了高通量的单一性多克隆抗体制备技术。Bernasconi 等[35]改进了人记忆 B 细胞分选技术，用 CpG 寡核苷酸增加了 B 细胞永生化率，从而使单抗制备更加快捷有效。美国 Epitomics 公司发展了兔杂交瘤技术，克服了鼠杂交瘤的缺点，可获得更多的低丰度及磷酸化蛋白质抗体[36]。另外，B 细胞表达 Bcl-2 转基因鼠结合多位点重复免疫(repeat the immune rats combined with many sites，RIMMS)的方法，可增强保守抗原单抗的产生[37]。“十五”期间，我国科技人员在中国人类肝脏蛋白质组计划规模化抗体制备技术平台中制备了数百株人类肝脏蛋白质的相关抗体，为蛋白质组学的研究提供了工具，同时也为全球生物技术药物的发展及产业化提供了有用的资源[18]。

1.4　抗体-药物偶联技术的发展

随着生物医学的不断发展，出现具有更高靶向性的单抗和药效更强的生物弹头，无疑是临床医学、制药领域中的巨大突破。

抗体-药物偶联物(ADC)技术是一种将基因工程单株抗体与杀癌细胞药物结合在一起的技术。Adcetris 是新型靶向抗体-药物偶联物，能使药物直接作用于淋巴瘤细胞上的靶点 CD30。Adcetris 是 1977 年以来第一个 FDA 批准的治疗霍奇金淋巴瘤(Hodgkin lymphoma，HL)的新药，用于那些在接受自体干细胞移植后，或那些不能接受移植手术而在之前接受化疗后病情恶化的 HL 患者。Adcetris 也是首个专门针对复发性间变性大细胞淋巴瘤(anaplastic large cell lymphoma，ALCL)的药物，并于 2011 年 8 月被美国 FDA 批准用于前期化疗后病情恶化的 ALCL 患者的治疗[7]。

在 2008 年 7 月出版的《自然——生物技术》期刊上，研究人员报告了一种具有癌症治疗潜力的新型 ADC 技术，这种方法有望减少药物对健康细胞的伤害，副作用也更小[8]。以前研发 ADC 药物的方法具有多种混合效果，部分抗体会比其他抗体携带更多的药物，因此很难确定最佳的药物用量。而在敏锐识别癌细胞的同时，以肿瘤为靶标的抗体也能忽略正常细胞，抗体的这种特征用于靶向药物输送的研发，希望将化学治疗药物结合到抗体上，形成 ADC 药物。

研究者在抗体的结构上修改了特异性位点以促进药物的束缚和稳定，而不影响抗体的整体结构或识别癌细胞的能力。一种可确定携带药物量的 ADC 药物制造新方法与以前的方法相比，化学治疗药物以一种可繁殖的方式被束缚在抗体上，因此对健康细胞的副作用就更少。例如，动物对这种新型 ADC 药物具有更好的耐受性，意味着这种药物对人有更小的副作用。自 2011 年以来，Spirogen 和 Roche 采用相关的联结技术研发 ADC 类抗癌制剂，希望开发 ADC 制剂可能成为具有重大影响力的新型抗癌药。但是，这类研究还存在一些尚未解决的问题，最突出的问题是如何降低单抗的免疫原性，单抗的异源性所引起的抗体反应，不但降低了单抗的效价，而且会给患者带来严重的后果。因此，对异源性单抗进行改造形成偶联物成为了单抗研究的重要方向。

1.4.1　放射免疫偶联物

放射免疫治疗(radio-immunotherapy，RIT)是以单克隆抗体为载体，以放射性核素为弹头，通过抗体特异性结合肿瘤细胞相关抗原，将产生高能射线的放射性核素靶向到肿瘤细胞，实现对肿瘤的近距离内照射治疗[29]。RIT 利用携带放射性核素的单克隆抗体特异地结合到病灶部位，减少了对正常组织的损伤。^{90}Y-Ibritumomab 是第一个被 FDA 批准应用于临床的放射免疫制剂[38]，主要用于复发的淋巴瘤患者或单独应用利妥昔单抗疗效不佳的患者[39]。

1.4.2　免疫毒素

免疫毒素是用化学方法或基因工程方法将肿瘤选择性单抗与经修饰的多肽毒素共价连接而成的肿瘤治疗药物。免疫毒素可与肿瘤细胞表面受体或与细胞表面的靶抗原相结合后内化，继而在胞内抑制细胞蛋白质合成，导致肿瘤细胞死亡。毒素有很多种，如植物毒素、细菌毒素、动物毒素，其中引用最广泛的是植物毒素中的白喉毒素。美国 FDA 已经批准了白喉毒素与白细胞介素 2 重组的免疫毒素 ONTAK，用于治疗人皮肤 T 细胞淋巴瘤[40~42]。

1.4.3　化学免疫偶联物

单抗是药物良好的靶向性载体，通过药物分子上特殊的功能基团如羟基、巯基、氨基等，将治疗药物与单抗相连接而组成化学免疫偶联物，避免了药物对其他正常组织的毒害作用，选择性地发挥治疗作用。常与单抗进行偶联的药物有阿霉素、柔红霉素、平阳霉素、博安霉素、丝裂霉素、新制癌菌素、氨甲蝶呤等。

1.5　单克隆抗体药物应用的局限性

单克隆抗体药物不仅仅在肿瘤的治疗中取得了很好疗效，在其他疾病的治疗中也取得了一定的疗效和优势。例如，奥马珠单抗(Omalizumab)通过与游离 IgE 结合而显著降低游离 IgE 的水平，阻断 IgE 与肥大细胞、嗜碱性粒细胞结合，防止炎症介质的释放。可显著改善哮喘患者的症状、肺功能及生活质量，减少哮喘恶化的发作次数，减少糖皮质激素的用量，使用安全，具有很好的耐受性[43]。Mab03. 2C1C2 在体外能抑制白念珠菌芽管的形成，从而抑制白念珠菌对上皮细胞、内皮细胞的黏附，降低白念珠菌的侵袭力。利妥昔单抗对类风湿和系统性红斑狼疮也有很好的治疗作用。英夫利昔单抗对类风湿关节炎患者疼痛、晨僵、关节肿胀等临床症状减轻程度可达 60%。另有研究显示，输注英夫利昔单抗可快速、显著缓解顽固性银屑病、关节炎患者的关节和皮损症状[44]。英夫利昔单抗对克罗恩病、溃疡性结肠炎、酒精性肝病等消化系统疾病都有较好疗效，且在推荐的治疗范围内安全性良好[45]。这些优势与单克隆抗体药物的独特作用机制(如靶向效应、阻断效应和信号转导效应)有关。尤其对于治疗癌症，已显示出良好的前景。如果说传统的化学治疗是对恶性肿瘤进行导弹式轰炸，那么单克隆抗体就是征服癌症的精确制导导弹。

在一定药物的配合下，单克隆抗体靶向性将会更强，而且与传统化学治疗相比，单克隆抗体只是将癌细胞作为靶体，副作用明显要小得多。与多克隆抗体相比，单克隆抗体是单克隆来源的高特异性、化学上高纯的同源抗体，而且在理论上单克隆抗体至少是可以持续供应的，这样就减少了不同动物个体所获得多克隆抗体始终有差别的不利因素。随后偶联物的抗体与蛋白质结合，并被吸收进入细胞，再分离成有杀伤力的细胞毒物和抗体，从而阻止了癌细胞的分裂、阻止了癌细胞的无限生长，达到治疗癌症的目的。但是不是所有的癌细胞都如同乳腺癌一样能识别这类偶联物。使用偶联物也不是万能的，还需要其他治疗方法配合，以防止癌细胞对偶联物的抵抗性[28]。

对于具有抗药性的肿瘤细胞，单克隆抗体药物表现出良好的杀伤力，如用糖蛋白单克隆抗体构成的免疫毒素对于具有多抗药性的肿瘤细胞可显示选择性杀伤作用。且单克隆抗体药物开发风险小，相比化学药物和微生物类药物，其开发临床研究失败的风险也较小[46]。

抗体药物经历了近 30 年的发展历程，虽然单克隆抗体药物目前已取得很大的成功，但仍然有许多难以克服的问题。

第一，抗体靶抗原的不确定性，以及抗体自身的抗原性是主要问题之一。由于人们对很多存在于靶细胞和组织上的靶抗原的确切分布和功能并不完全了解，出现了临床应用的很多不确定性，由此产生了安全问题。这一点在免疫疾病的抗体治疗中表现得尤为突出[47]。2004 年，美国批准 Tysabri 用于治疗多发性硬化症（MS），至 2005 年共治疗 5000 例患者，出现 5 例多灶性白质脑病（PML）并导致其中 2 例死亡。Tysabri 是人源化 IgG4，通过抗 α4β1 整合素（integrin）阻断免疫细胞向脑部迁移。严重不良反应的出现可能是因为免疫监视功能的丧失导致潜伏病毒致病。2006 年 6 月，美国 FDA 有条件地批准 Tysabri 重新上市，但阻断 α4β1 整合素和淋巴细胞归巢（homing）的策略受到很大质疑，预期 FDA 对淋巴细胞表面表达的分子作为靶分子药物的审批将更加谨慎。另一个治疗免疫性疾病的抗体药物候选者是抗 CD40（CD154），在临床研究时也出现了严重的不良反应。可以看出抗体药物所存在的安全风险，针对同一靶分子不同表位有可能介导完全相反的生物学效应。其他适应证的抗体治疗也存在脱靶（off-target）的问题，因此加强靶抗原的研究具有非常重要的意义。

第二，抗体药物开发生产成本过高，以致于成为“富贵药”，使患者难以承受经济负担。因此，其成本是抗体药物生产的一个瓶颈问题和决定抗体药物未来发展的一个关键问题。可以说，与其他科学技术发展的规律相同，具有巨大市场前景的产品在遇到难以克服的瓶颈问题的同时，也会刺激产生替代技术或物质，使之发生技术革命的可能性。例如，Aptmer 就可以根据产生具有类似抗体特异性结合和亲和力特征，生产更为方便和廉价的药物。因此在未来，抗体药物就会成为一类概念药物，其实际结构可能会发生巨大的变化。这也是生物技术药物淘汰规律所决定的药物开发的风险特征。

第三，在免疫学方面，主要途径是使鼠源性单克隆抗体人源化或研制完全的人源抗体以减轻单克隆抗体的毒性作用。现在以欧美为代表的发达国家已经向全人源抗体研究投产[47]，免疫医学研究在未来将得到进一步提升。

第四，在药理学方面，主要是肿瘤的药量不足，单克隆抗体药物进入肿瘤细胞会受到很多因素的阻碍[48]。由于偶联物是异体蛋白，会被网状内皮系统摄取，有相当数量将积聚于肝、脾和骨髓，偶联物是大分子物质，通过毛细血管内皮层及穿透肿瘤细胞外间隙均受到限制[49]。药代动力学特性优势不足：相当多抗体药物半衰期较短，不利于其生物学效应的发挥[50]。现在还难以确定抗同一种靶分子、同一表位的不同抗体药物在体内的分布、代谢、药效和毒副反应的一致性，因此抗体“生物类似药物”开发的临床风险需要引起重视。

1.6 世界抗体药物快速发展的形势

全世界范围内不断有抗体药物陆续进入临床研究并且上市销售，成为生物技术类药物中最重要的一大类产品，单抗药物也是整个制药行业中发展最快的领域之一，美国制药协会发布的数据显示，现在全美国处于研发阶段的生物技术类药品有近千种，其中抗体药物占 1/3。到目前为止，全球有超过 200 家公司正在研究抗体类药物，美国 FDA 已经批准了 40 多个抗体药物上市(表 1-3，表 1-4)。

表 1-3 1986～2007 年美国 FDA 已经批准的抗体治疗药物及抗体-药物偶联物

产品名称(靶标)	商品名称	生产厂家	批准年份	临床适应证
Muromonab-CD3 (anti-CD3)	Orthoclone (OKT3)	Ortho Biotech J&J	1986(US)	自身免疫和炎症
Rituximab(CD20)	Rituxan	Roche/IDEC/Genentech	1987(US) 1988(EU)	癌症、淋巴瘤
Abciximab(PⅡb/Ⅲa)	ReoPro	Centocor	1994(US)	止血
Edrecolomab		Centocor	1995(US)	结肠癌、直肠癌
Daclizumab(CD25)	Zenapax		1997(US) 1999(EU)	自身免疫和炎症
Basiliximab(anti-CD25)	Simulect	Novartis	1998(US)	肾移植排斥
Palivizumab(anti-F protein RSV)	Synagis	Medimmune	1986(US)	小儿下呼吸道合胞病毒感染
Infliximab(anti-TNF-α)	Remicade	Centocor	1998(US)	类风湿关节炎
Trastuzumab(anti-HER2)	Herceptin	Roche/Genentech	1998(US)	转移性乳腺癌
Etanerecept(anti-TNF-α)	Enbrel	Immunex/Wyeth	1998(US)	类风湿关节炎
Gemtuzumab Ozogamicin (anti-CD33)	Mylotarg	Wyeth/AHP	2000(US)	急性髓性白血病
Alemtuzumab(anti-CD52)	Campath	Millennium/ILEX Pharmaceuticals	2001(US)	B 细胞慢性淋巴细胞白血病
Ibritumomab tiuxetan(anti-CD20)	Zevalin	Biogen IDEC	2002(US)	B 细胞非霍奇金淋巴瘤
Adalimumab(anti-TNF-α)	Humira	Abbot Labora-tories/CAT.	2002(US)	重度类风湿关节炎
Alefacept	Amevive	Biogen IDEC	2003(US)	中重度慢性银屑病
^{131}I Tositumomab(anti-CD20)	Bexxar	Corixa Corp. and GlaxoSmithKline	2003	非霍奇金淋巴瘤
Omalizumab(anti-IgE)	Xolair	Genentech/Tanox/Novartis	2003(US)	中重度持续性哮喘
Efalizumab(anti-CD11a)	Raptiva	Xoma/Genentech	2003(US)	慢性中重度银屑病
Cetuximab(anti-EGFR)	Erbitux	Imclone/BMS	2004(US)	转移性结肠癌或直肠癌
Bevacizumab(anti-VEGF)	Avastin	Genentech	2004(US)	转移性结肠癌或直肠癌
Natalizumab(α-4-integrin)	Tysabri	Biogen Idec/Elan Pharmaceuticals	2004(US) 2005(ED)	多发性硬化
Ranibizumab(anti-VEGF)	Lucentis	Genentech	2006(US)	新生血管(湿)年龄相关黄斑退行性变性
Panitumumab(anti-EGFR)	Vectibix	Amgen	2006(US)	转移性结肠癌或直肠癌
Eculizumab	Soliris	Alexion	2007(US)	阵发性夜间血红蛋白尿(PHN)

表 1-4　2008～2012 年美国 FDA 已经批准的抗体治疗药物及抗体-药物偶联物

产品名称(靶标)	商品名称	生产厂家	批准年份	临床适应证
Certolizumab pegol(TNF-α)	Cimzia	比利时 UCB	2008(US)	中至重度克罗恩病
Ustekinumab(IL-12、IL-23)	Stelara	Janssen-Cilag	2008(Canada)、2009(US)	中至重度银屑病
Canakinumab(IL-β)	Ilaris	Novartis AG	2009(US)	冷吡啉相关的周期性综合征
Golimumab(TNF-α)	Simponi	Abbott、Johnson & Johnson	2009(US)	类风湿关节炎
Ofatumumab(CD20)	Arzerra	GlaxoSmithKlin	2009(US)、2010(EU)	慢性淋巴细胞白血病(CLL)
Denosumab(RANKL)	Prolia	Amgen Inc.、GlaxoSmithKline	2010(US)	骨质疏松症
Tocilizumab(IL-6)	Actemra	Roche	2010(US)	类风湿关节炎
Belimumab(TNFSF13B)	Benlysta	GlaxoSmithKlin	2011(US)	系统性红斑狼疮
Brentuximab(CD30)	Adcetris vedotin	Seattle Genetics	2011(US)、2012(EU)	霍奇金淋巴瘤、系统性间变性大细胞淋巴瘤
Ipilimumab(CTLA4)	Yervoy	Bristol-Myers Squibb	2011(US)	黑色素瘤(MMel)
Pertuzumab(EGFR2)	Perjeta	Genentech Inc.	2012(US)	乳腺癌(BC)
Raxibacumab	Abthrax	Human Genome Sciences、GlaxoSmithKline	2012(US)	吸入炭疽杆菌孢子引起的传染性疾病

抗体药物临床应用最多的领域为抗肿瘤治疗，其次用于自身免疫性疾病、抗感染、器官移植排斥反应和心血管疾病。Genentech 公司在单抗领域共有 6 种单抗产品上市销售，包括 Rituxan、Avastin、Herceptin、Xolair、Lucentis、Rapitiva。Genentech 公司因此也成为美国发展最快的生物技术公司。

1.7　我国单克隆抗体药物研发和产业化问题与展望

1.7.1　生物技术领域发展的概述

目前我国也非常重视生物技术领域的发展，国家出台了多项相关的配套政策和产业政策，为生物医药技术的产业化发展提供了可持续发展的保证。我国自 20 世纪 80 年代开始单克隆抗体的研究开发，起步较晚，基础薄弱。我国单抗类药物的开发及产业化与国外发达国家相比，抗体类药物的市场化才刚刚起步。但近年来国家在生物技术方面给予了越来越多的关注和重视，单抗药物研究已被列入国家“九五”、“十五”、“十一五”及“十二五”规划和国家重点攻关项目，以及地方政府的重大科技攻关专项，使之研究开发速度和效率大有进步。经过 20 多年的发展，我国已经初步实现了从基础研究到产业化的跨越，形成了一些抗体药物的中试及产业化基地。在产品方面，国家食品药品监督管理总局(China Food and Drug Administration，CFDA)已经批准了近 30 种治疗性单抗药物上市销售，其中前 6 个是我国自主研发的，如抗人 IL-3 单抗乳膏、重组人源抗人表皮因子受体单抗注射液、碘 131 人鼠嵌合肿瘤细胞核单抗注射液、碘 131 美托昔单抗注射液、重组人Ⅱ型肿瘤坏死因子受体融合体注射液和莫罗莫那-CD3，还有近 20 个是国外进口产品。预计到 2015 年，中国抗体药物市场将达到 100 亿元的销售额。

“十一五”的第一年(2006 年)国务院出台的《国家中长期科学和技术发展规划纲要》中提出，在未来 15 年，中国要在生物技术领域部署一批前沿技术，包括靶标发现、动植物品种与药物分子设计、基因操作等。国家“十一五”规划也提出，在建立新型城市医疗服务体系的同时，要优化产业结构，推进科技创新，重点进行单克隆抗体药物、疫苗和诊断试剂等的研发。

1.7.2 抗体药物研发问题

近年来，中国的单抗技术受到世界越来越多的关注和重视，抗体药物在中国市场保持了 50%的平均年增长率，单抗药物研发也已被列入国家重点攻关项目。随着中国的发展，这里的合作机遇和巨大市场会呈爆发式增长。

全球化的今天，抗体药物在生物制药领域占有越来越重要的地位，将会有超过 500 亿元的市场销售总额，超过 20%的年增长率。抗体药物所呈现出的朝气蓬勃告知人类：随着生命科学技术的迅速发展，抗体药物必定是未来 10 年国际生物医药领域开发的热点。为了更好地瞄准我国抗体药物发展的技术瓶颈，支撑和引领我国抗体药物的研发与产业化发展，必须看到我国在这个领域存在的问题。

(1)绝大多数在临床研究或已经上市的品种为完全仿制国外上市的产品，主要的抗体靶标包括 CD20、TNF-α、VEGF、Her2 和 EGFR，一方面将来容易产生知识产权的纠纷，另一方面由于仿制的门槛较低，每个产品都有很多企业仿制，有的甚至有 10 余家企业在仿制，如 AVASTIN，将来肯定会在市场上恶性竞争，难以实现规模效应。由于单抗药物研发周期较长、投入较大，因此不论是单抗药物，还是生产单抗的符合药品生产质量管理规范(GMP)的设施，投资者都比较谨慎，分散和较少的投资也制约了单抗药物在中国的发展。从药品监管、审评及产业化角度来看，抗体药物的仿制品属于生物相似药物(biosimilar)。目前世界已有 30 多个国家制定了生物相似药相关法律和法规，国际上尚无统一，有的还在讨论之中。我国相关法规和评价技术指代原则正在征求意见之中。由于该类药物的仿制品很难完全一致，对于生物相似药的命名、关键性评价指标的确定、评价内容，临床前安全性、有效性评价，临床试用上的可替代性、可转移性，产品质量高度一致性等问题均需与国际接轨。

(2)缺乏创新，目前还没有中国自主研发的单抗药物得到国内外市场的认可，个别产品为世界上首次批准上市，但是疗效和市场表现都不尽如人意，正在研发的产品也主要是仿制国外销售额较高的单抗药物。目前，单克隆抗体发展到了第四代，我国已经上市的十几个单抗药物多为鼠源性，正在研究中的多为嵌合或者人源化单抗，而全人源单抗还是空白。在全球的单克隆抗体市场，全人源化单克隆抗体是其未来的发展方向，1998 年以来，在美国 FDA 批准上市的近 100 种基因工程和抗体工程产品中，抗体类产品有 30 种，其中 60%以上品种为人源化抗体。目前抗体的制药技术基本上都被欧美国家垄断，致使国内制药企业在抗体药物研发方面备受掣肘。

(3) 生产瓶颈还没有突破，目前中国单抗的生产水平和国外相比差距还较大，不管是细胞的表达载体、细胞株，还是大规模细胞培养，由于缺少基础研究和工艺开发人才的培养，投资规模小，目前还停留在较低的水平。

(4) 单抗的大规模生产设备、技术和质控与国外相比差距较大。目前国内超过 1000L 的生产单抗药物的经过国家 GMP 认证的工厂数有限，通过美国动态药品生产管理规范 (cGMP) 认证的单抗生产设施更少，因此业界普遍看好的单抗药物合同加工外包 (contract manufacture organization，CMO) 在中国尚没有单位可以承担。

1.7.3　抗体药物产业化问题

我国生物制药产业发展正处于快速上升期，而单克隆抗体药物无疑是其中表现最为活跃的组成。2011 年，全球单抗药物的市场总量已经达到 628 亿美元，国内市场规模超过 10 亿元，并且每年以 50%以上的速度递增，高于国际单抗市场的增长速度。目前，虽然我国的单克隆抗体产业已经形成了以北京等城市为主体的几个产业化基地，但在单克隆抗体也发展到了第四代的今天，我国已经上市的十几个单抗药物多为鼠源性，正在研究中的多为嵌合或者人源化单抗，而全人源单抗还是空白。目前抗体的制药技术基本上都被欧美国家垄断，致使国内制药企业在抗体药物研发方面备受掣肘。因此，我国抗体药物产业化面临挑战，发展面临瓶颈，但是其突破需要时日。

第一，动物细胞大规模培养技术是产业化的核心。

动物细胞大规模培养技术在抗体、重组蛋白和病毒疫苗等生物医药产品的研发和工业化生产中具有广泛的应用，动物细胞表达药物已经成为当今生物医药产业发展的主流。由于动物细胞表达产品需求的紧迫性和生产工艺的复杂性，大大促进了动物细胞大规模培养技术的深入研究与发展。当前动物细胞大规模培养技术已成为各个国家生物医药产业化的核心竞争点。动物细胞大规模培养生产蛋白质或抗体的工艺选择，应综合考虑产品特点、工艺难度与工艺研发时间，以加速其产品产业化的进程。在被 FDA 批准的生物技术产品及公开发表的生产工艺中，占有主流优势的是搅拌式生物反应器悬浮培养，工艺设计是流加或灌流培养。其大规模细胞培养生产所面临的挑战是如何在获得最大生产力的同时注重维持产品的质量，去除所有培养环境中外源因子的污染，寻求更为精确有效的工艺控制手段，限定规模化培养中的氧气与控制溶解 CO_2 浓度的累积等。

我国动物细胞工程行业起步晚，动物细胞生物医药产业面临诸多瓶颈，目前上市产品数量和种类少、工程细胞株表达水平低、工业化生产规模小、无血清培养基、生物反应器和原辅料等过分依赖进口、标准缺失、产学研用合作严重不足。针对如上问题，我国应该致力于各种无血清无蛋白培养基的开发和生产，加大力度进行工程细胞株的代谢工程改造以早日拥有真正属于中国的中国仓鼠卵巢(Chinese hamster ovary，CHO)工程细胞，也需加强对细胞培养过程的理解和优化，提高抗体表达速率，开发高产量、高质量的细胞培养工艺，应致力于突破千升级、万升级动物细胞生物反应器的设计、制造和操作，重视培养过程计算机实时监测和控制技术，更好地理解生物反应器中的代谢规律，满足高密度培养过程的需要。在动物细胞大规模培养工艺开发过程中，需要从生产过程工艺、培养条件参数设置和罐体控制 3 个方面进行优化，如设备的配置、搅拌桨设计、sparger 选择和流加条件、溶解氧、气体流量、代谢产物等都是涉及生物、化工、机械等综合学科发展的问题。

第二，抗体下游开发的高质量纯化工艺研究。

随着越来越多的生物药物得到批准和投入生产，临床使用量达到数十到数百毫克，对生产制造纯化工艺的效能和成本要求也越来越高。目前抗体下游纯化成本已占 45%～70%，生物技术药物产业的发展对生产制造规模和产品纯度的要求也越来越严格。抗体药物开发的 60%资金投入都在下游纯化工艺的建立上，药物制造成本可达到售价的 20%～25%。例如，细胞培养产率从 0.1g/L 提高到 1g/L，可以引起下游纯化成本比例从 45%提高到 70%。生产中可以减少纯化步骤，缩短生产周期，降低生产成本，提高生产效率，将在生物技术药物制造纯化方面发挥重要作用。抗体药物下游纯化工艺的开发是一个复杂的过程，需要综合考虑纯度、收率、成本、时间等因素。

第三，抗体药物质量分析——质量源于设计理念。

抗体药物质量检测标准的建立和验证是药物最终获得批准进入生产流通的核心环节，目前我国还没有完全形成标准，需要学术界和产业界积极配合共同制订符合标准的抗体药物质量标准。根据目前美国 FDA 通用的 QbD（质量源于设计）理念，质量分析检测需要贯穿整个过程，对最终产品有着至关重要的影响。在抗体药物研发过程中，对细胞株构建、细胞工艺开发、纯化和制剂等环节都需要进行严格地检测，包括蛋白 A 高效液相法色谱滴度分析，糖基化分析，聚体分析，肽图分析，结合力分析，效价分析，宿主细胞 DNA、残留细胞 DNA、残留蛋白 A 等的检测。

展望我国单克隆抗体药物国内发展，特别围绕“十二五”抗体药物发展展望与政策聚焦、抗体药物研发关键核心技术进展、抗体药物临床研究与上市后评价、抗体药物规模化生产关键核心技术，需要在以下方面引起政-学-研-产-用各方面的重视。

第一，必须充分利用我国抗体药物的研究资源，基于疾病的探讨，研究发现新的靶标，以研究开发的新抗体为突破口。

第二，必须建立自己的知识产权体系，建立以企业为主体的创新研发体系和产业化基地。针对我国的抗体药物研发现状，国家已经制定了相应的政策鼓励和带动抗体药物的研发，准备建立完善和配套的技术平台。

第三，必须加强基础研究和关键技术研究，基因工程等技术的进一步深化，可以进一步地对抗体进行改装，制备成具有更多生物活性的抗体，提高机体的免疫和抗疾病能力，利用抗体这一理想载体，加强与放射性核素结合、与抗体-药物偶联等技术研究，实现针对性地杀伤肿瘤细胞，而达到治疗的目的。

第四，需要引入转化医学和协同创新等机制，加强与国内外高等院校、大型的医药研究院所、生物技术公司和生产企业等的合作，引进并吸收国外的先进理论和技术，可望在数年后突破抗体大规模产业化制备的瓶颈，推动产业化的进程。

1.8　抗体药物生物医学评价研究概述

在过去 20 年里，单克隆抗体作为一种重要生物制剂用于各种疾病治疗已取得巨大进展，包括癌症、炎症、自身免疫和感染等疾病。第一代单抗药物来源于小鼠杂交瘤细胞，在临床上受到了一定限制。其部分原因是它不能有效地与人体效应细胞反应，并因免疫原性而使药物从体内被迅速清除。随着重组 DNA 技术的问世，嵌合抗体和人源化抗体的产生，在一定程度上解决了上述一些问题。目前有许多新的技术可用于生产全人抗体。重组 DNA 技术可用于进一步优化抗体序列以改变结合亲和力和 Fc 效应功能，因此能获得预期的效应细胞特定单抗，如抗体依赖细胞介导的细胞毒作用(antibody-dependent cell-mediated cytotoxicity，ADCC)和补体依赖性的细胞毒性(complement dependent cytotoxicity，CDC)。

在生物医学评价研究中，突破作用机制研究是关键，如研究输送与靶向特定抗原的抗体偶联的特定药物。在理论上，改变抗体药代动力学、药效功能和免疫原性等对新型治疗性抗体的发展起关键作用。与低分子质量化学药物相比，抗体药物具有高靶向特异性、更低的系统毒性、更长的半衰期。试验证据表明了用于抗原靶标和抗体优化的迭代筛选方法的重要性，其中包括抗体亲和力、如何构建抗体、作用机制。

在临床医学评价研究中，如何在早期临床研究中获得抗体药代动力学和药效学特征是很必要的。临床上应用的修饰单抗融入更多人的特性，以降低免疫原性和提高与人效应细胞的相互反应。改变糖基化、靶向结合亲和力和半衰期的第二代修饰单抗类药物目前正进入产品开发阶段，以进一步提高有效性及增加成功进入临床的机会[40~44]。目前已有 30 个单抗类药物被美国 FDA 和欧洲药物评审委员会(the European Agency for the Evaluation of Medicinal Products，EMEA)等批准，另有多种单抗药物正在进行临床试验[42~45]。在不久的将来，越来越多的用于诊断和治疗的单抗药物将成为抗体技术与识别其他疾病分子靶点的突破点。

与抗体工程一样，来源于哺乳动物和非哺乳动物细胞系高滴度单抗的出现是一场技术革命。利用此项技术，可获得各种不同表达系统和细胞系的单抗，并可实现大规模商业生产[46~48]。随着抗体技术和重组技术的发展和日趋复杂，抗体药物的临床前和临床研究及试验设计，还有许多问题需要认识和解决。也就是说，抗体药物的发展，从设计到临床应用，如何提高药物的安全性和有效性是关键[41, 51~61]。

在药物的药代动力学/药效学(PK/PD)研究中，剂量-浓度-效应关系的定义是一种药物的 PK 和 PD 特点。PK 参数表征了所有药物的体内过程，它们有助于认识药物在体液(血液或血浆)的药物浓度随时间动态变化的体内过程，此过程影响了药物吸收、分布、代谢和排泄。然而，PD 的特点是药物在某一浓度下的作用效应或毒性的强度表征。也就是 PK 体现机体对药物的反应，而 PD 意味着药物对机体的作用与影响。PK/PD 模型解释了机体接受一定剂量的药物后，效应随时间的变化过程。基于 PK/PD 的特点，形成的 PK/PD 模型可以用图 1-4 描述这二者之间的关系[62~64]。

为了进一步发展评价研究的关键路径计划，目前在促进 PK/PD 模型发展方面已开展了大量工作。但在生物技术药物开发中，促进 PK/PD 概念在其研究中的进一步应用尚十分艰巨。为了让 PK/PD 模型进一步带动生物医药的发展，在医药科学基础研究和临床药理学研究中成为一个密切合作的研究方法，并贯穿于药物的发现—开发—上市后监测全过程(图 1-5)[65]，目前仍有诸多问题尚待解决。

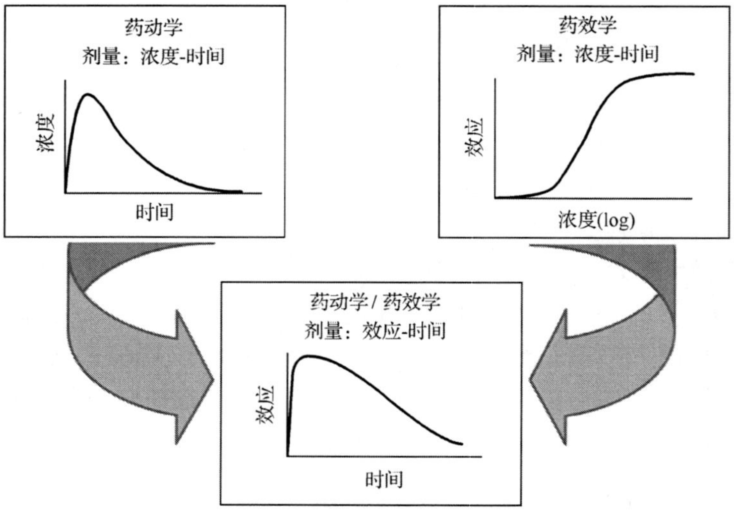

图 1-4　PK/PD 模型和剂量-浓度-效应之间的相互关系[64]

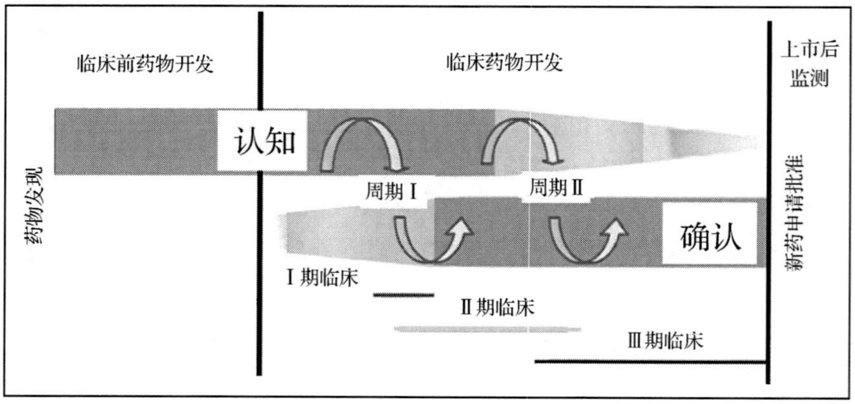

图 1-5　药物的发现—开发—上市后监测的全过程[40]

抗体药物的研发具有自己的特点，即多家开发公司可以针对同一靶标研发单克隆抗体药物，虽然药物的效果作用相同，但抗体的表位可以有很多不同的选择。解决我国抗体药物研发中亟需突破的关键瓶颈技术，如人源化技术，上游工程抗体重构、全基因模拟筛选，中游各类载体构建及表达，下游工程细胞大规模高密度发酵、目标产品的纯化与复性等重大技术。正如陈志南教授所说，研发抗体药物需要 4 方面的必要条件，“一是多领域生物技术专家的合作，即一个良好的创业团队；二是多学科和交叉的技术，特别是高效的人源化技术和亲和力技术；三是要有先进复杂的生产基地和设施；四是需要较大规模的投资”[52]。加快我国开发单克隆抗体药物的步伐，最大的受益者当然是患者，其发展将有力推动我国生物技术产业的发展，提高我国生物技术产业在世界上的竞争力。

（刘昌孝）

参 考 文 献

[1] Yamada T. Therapeutic monoclonal antibodies. Keio J Med, 2011, 60(2): 37-46.

[2] Nissim A, Chernajovsky Y. Historical development of monoclonal antibody therapeutics. Handb Exp Pharmacol, 2008, (181): 3-18.

[3] Oldham RK, Dillman RO. Monoclonal antibodies in cancer therapy: 25 years of progress. J Cli Oncol Offic J Am Soc Clin Oncol, 2008, 26(11): 1774-1777.

[4] Scott AM, Wolchok JD, Old LJ. Antibody therapy of cancer. Nat Rev Cancer, 2012, 12(4): 278-287.

[5] Gellerman G, Firer MA. Targeted dendrimers in cancer drug delivery systems. *In*: Firer MA. Targeted Drug Delivery in Cancer Therapeutics. Kerala: Transworld Research Network, 2010: 185-209.

[6] Tazi I, Nafil H, Mahmal L. Monoclonal antibodies in hematological malignancies: past, present and future. J Cancer Res Ther, 2011, 7(4): 399-407.

[7] Yoon S, Kim YS, Shim H, et al. Current perspectives on therapeutic antibodies. Biotechnol Bioprocess Eng, 2010, 15(5): 709-715.

[8] Robak T, Robak P, Smolewski P. The evaluation and optimal use of rituximab in lymphoid malignancies. Blood Lym Can Targets Ther, 2012, 2: 1-16.

[9] Nadler LM, Stashenko P, Hardy R, et al. Serotherapy of a patient with a monoclonal antibody directed against a human lymphoma-associated antigen. Cancer Res, 1980, 40(9): 3147-3154.

[10] Reichert JM, Dhimolea E. The future of antibodies as cancer drugs. Drug Discov Today, 2012, 17(17-18): 954-963.

[11] Hughes D. Therapeutic antibody make a comeback. Drug Discov Today, 1998, 3(10): 139.

[12] 沈倍奋. 抗体药物研究进展. 第二军医大学学报, 2002, 23(10): 10-17.

[13] Vaugban TJ, Osbourn JK, Temest PR. Humann antibody by design. Nature Biotechnol, 1998, 16: 532-536.

[14] 甄永苏, 邵荣光. 抗体工程药物. 北京: 化学工业出版社, 2002: 17.

[15] Padlan EA. A possible procedure for reducing the immunogenicity of antibody variable domains while preserving their ligand-binding properties. Molecular Immunology, 1991, 28: 489-496.

[16] 姜倩倩, 刘京贞, 苏瑞强. 单克隆抗体药物进展. 药物生物技术, 2005, 12(4): 270-274.

[17] 王旻. 治疗性抗体药物研究与发展趋势. 药物生物技术, 2011, 18(2): 95-99

[18] 陈志南. 基于抗体的中国生物制药产业化前景. 中国医药生物技术, 2007, 2(1): 2-5.

[19] Jiang JL, Zhou Q, Yu MK, et al. The involvement of HAb18G/CD147 in regulation of store-operated calcium entry and metastasis of human hepatoma cells. J Biol Chem, 2001, 276(50): 46870-46877.

[20] Chen ZN, Mi L, Xu J, et al. Targeting radioimmunotherapy of hepatocellular carcinoma with iodine(^{131}I) metuximab injection: clinical phase I/II trials. Int J Radiat Oncol Biolphy, 2006, 65(2): 435-444.

[21] Jiang JL, Chan HC, Zhou Q, et al. HAb18G/CD147-mediated calcium mobilization and hepatoma metastasis require both C-terminal and N-terminal domains. Cell Mol Life Sci, 2004, 61(16): 2083-2091.

[22] Yan X, Lin Y, Yang D, et al. A novel anti-CD146 monoclonal antibody, AA98, inhibits angiogenesis and tumor growth. Blood, 2003, 102(1): 184-191.

[23] Wang J, Shi Y, Liu Y, et al. Purification and characterization of a single-chain chimeric anti-p185 antibody expressed by CHO-GS system. Protein Expr Purif, 2005, 41(1): 68-76.

[24] Chong HS, Milenic DE, Garmestani K, et al. In vitro and in vivo evaluation of novel ligands for radioimmunotherapy. Nucl Med Biol, 2006, 33(4): 459-467.

[25] Wu AM, Senter PD. Arming antibodies: prospects and challenges for immunoconjugates. Nat Biotechnol,

2005, 23(9): 1137-1146.

[26] Chhatre S, Jones C, Francis R, et al. The integrated simulation and assessment of the impacts of process change in biotherapeutic antibody production. Biotechnol Prog, 2006, 22(6): 1612-1620.

[27] Xu J, Shen ZY, Chen XG, et al. A randomized controlled trial of licartin for preventing hepatoma recurrence after liver transplantation. Hepatology, 2007, 45(2): 269-276.

[28] Rockoff JD. The Guided-Missile Cancer Treatment. The Wall Street Journal Report, April 5, 2013.

[29] Govindan SV, Goldenberg DM. New antibody conjugates in cancer therapy. The Scientific World Journal, 2010(10): 2070-2089.

[30] Janevik-Ivanovska E, Gautherot E, de Hillairet BM, et al. Bivalent hapten-bearing peptides designed for iodine-131 pretargeted radioimmunotherapy. Bioconjug Chem, 1997, 8: 526-533.

[31] Sharkey RM, Karacay H, Richel H, et al. Optimizing bispecific antibody pretargeting for use in radioimmunotherapy. Clin Cancer Res, 2003, 9: 3897S-3913S.

[32] Sharkey RM, Goldenberg DM. Advances in radioimmunotherapy in the age of molecular engineering and pretargeting. Cancer Invest, 2006, 24: 82-97.

[33] Weiden PL, Breitz HB. Pretargeted radioimmunotherapy(PRIT) for treatment of non-Hodgkin's lymphoma(NHL). Crit Rev Oncol Hematol, 2001, 40: 37-51.

[34] Uhlen M, Ponten F. Antibody-based proteomics for human tissue profiling. Mol Cell Proteomics, 2005, 4(4): 384-393.

[35] Bernasconi NL, Traggiai E, Lanzavecchia A, et al. Maintenance of serological memory by polyclonal activation of human memory B cells. Science, 2002, 298(5601): 2199-2202.

[36] Spieker-Polet H, Sethupathi P, Yam PC, et al. Rabbit monoclonal antibodies: generating a fusion partner to produce rabbit-rabbit hybridomas. Proc Natl Acad Sci USA, 1995, 92(20): 9348-9352.

[37] Wring SA, Kilpatrick KE, Hutchins JT, et al. Shorter development of immunoassay for drugs: application of the novel RIMMS technique enables rapid production of monoclonal antibodies to ranitidine. J Pharm Biomed Anal, 1999, 19(5): 695-707.

[38] Ria R, Musto P, Reale A, et al. 90Y-ibritumomab tiuxetan as consolidation therapy after autologous stem cell transplantation in aggressive non-Hodgkin lymphoma. J Nucl Med, 2011, 52(6): 891-895.

[39] 潘萌，孔蕴，陈畅，等. 单克隆抗体药物的研究进展. 中国生化药物杂志, 2008, 29(1): 62-64.

[40] Junutula JR, Raab H, Clark S, et al. Site-specific conjugation of a cytotoxic drug to an antibody improves the therapeutic index. Nature Biotechnology, 2008, 26: 925-932.

[41] Sliwkowski MX, Mellman I. Antibody therapeutics in cancer. Science, 2013, 341(6151): 1192-1198.

[42] 冯见. 我国抗体药物产业化面临三大瓶颈. http: //www. bioon. com/z/Biopharmaweek/ [2012-10-29].

[43] 赵云峰，吴学玲，罗永艾. 奥马珠单抗对支气管哮喘的治疗作用. 中国新药与临床杂志，2005, 24(1): 68-72.

[44] 林金盈. 生物制剂在风湿病治疗中的应用. 广西医学, 2006, 28(1): 5-8.

[45] 陈垦. 英利昔单抗在消化系统疾病中的应用状况及前景. 中国医院用药评价与分析，2006, 6(3): 151-153.

[46] 吴晓彤，潘磊，唐超智. 单克隆抗体抗肿瘤药物研究进展及其市场动态. 新乡医学院学报，2011, 28(4): 520-523.

[47] 徐静. 单克隆抗体药物的研究进展及临床应用. 中国城乡企业卫生, 2009, 6: 50-52.

[48] 甄永苏. 单克隆抗体药物治疗肿瘤的研究现状与展望. 中国医学科学院学报, 2000, 22(1): 9-13.

[49] 卢宏柱，周建华. 乙型肝炎病毒 X 蛋白通过激活细胞外蛋白调节激酶转导机制上调大鼠系膜细胞肿瘤坏死因子-α 的表达. 实用儿科临床杂志, 2009, 24(10): 738-740.

[50] 罗萍. 治疗性单克隆抗体研究进展及临床应用现状. 第三军医大学学报, 2004, 26(5): 454-456.

[51] 王俊丽，聂国兴. 生物制品学. 北京：科学出版社，2008: 342-343.
[52] 陈志南. 抗体药物现状与产业发展前景. http: //www. bioon. com/drug/biodrug/84728. shtml. [2004-12-06].
[53] Perez JM, Renisio JG, Prompers JJ, et al. Thermal unfolding of a llama antibody fragment: a two-state reversible process. Biochemistry, 2001, 40 (1) : 74-83.
[54] Sheridan C. TeGenero fiasco prompts regulatory rethink. Nat Biotechnol, 2006, 24 (5) : 475-476.
[55] Waltz E. Polyclonal antibodies step out of the shadows. Nat Biotechnol, 2006, 24 (10) : 1181.
[56] Ali R, Nicholas RS, Muraro PA. Drugs in development for relapsing multiple sclerosis. Drugs, 2013, 73 (7) : 625-650.
[57] Kariolis MS, Kapur S, Cochran JR. Beyond antibodies: using biological principles to guide the development of next-generation protein therapeutics. Curr Opin Biotechnol, 2013, 24 (6) : 1072-1077.
[58] Zawilska JB, Wojcieszak J, Olejniczak AB. Prodrugs: A challenge for the drug development. Pharmacol Rep, 2013, 65 (1) : 1-14.
[59] Awotwe-Otoo D, Agarabi C, Wu GK, et al. Quality by design: impact of formulation variables and their interactions on quality attributes of a lyophilized monoclonal antibody. Int J Pharm, 2012, 438 (1-2) : 167-175.
[60] Kurkova IN, Smirnov IV, Belogurov AAJr, et al. Creation of catalytic antibodies metabolizing organophosphate compounds. Biochemistry (Mosc) , 2012, 77 (10) : 1139-1146.
[61] Firer MA, Gellerman G. Targeted drug delivery for cancer therapy: the other side of antibodies. J Hematol Oncol, 2012, 5: 70.
[62] Ploeger BA, van der Graaf PH, Danhof M. Incorporating receptor theory in mechanism-based pharmacokinetic-pharmacodynamic（PK-PD） modeling. Drug Metab Pharmacokinet, 2009, 24 (1) : 3-15.
[63] Meibohm B, Derendorf H. Basic concepts of pharmacokinetic/pharmacodynamic（PK/PD） modelling. Int J Clin Pharmaco Ther, 1997, 35 (10) : 401-413.
[64] Derendorf H, Meibohm B. Modeling of pharmacokinetic/pharmacodynamic（PK/PD） relationships: concepts and perspectives. Pharm Res, 1999, 16 (2) : 176-185.
[65] Meibohm B, Derendorf H. Pharmacokinetic/pharmacodynamic studies in drug product development. J Pharm Sci, 2002, 91 (1) : 18-31.

第 2 章 抗体药物的药理学和药效动力学研究

2.1 引　　言

纵观半个多世纪的新药研究开发过程，不论小分子的化学药物，大分子的生物技术药物，还是复杂系统的现代中药，其研究开发过程都是一系统工程，是一多学科整合的过程(图 2-1)。从前期的发现到早期开发研究，进入候选药物后的系统临床前药理学、药效动力学、药代动力学、毒代动力学、毒理学研究，进入临床后的 0 期临床试验，Ⅰ、Ⅱ、Ⅲ期临床试验，Ⅳ期临床和上市后的临床再评价研究，每一步均明显体现高风险、高投入、长周期、低成功率的特点[1]。

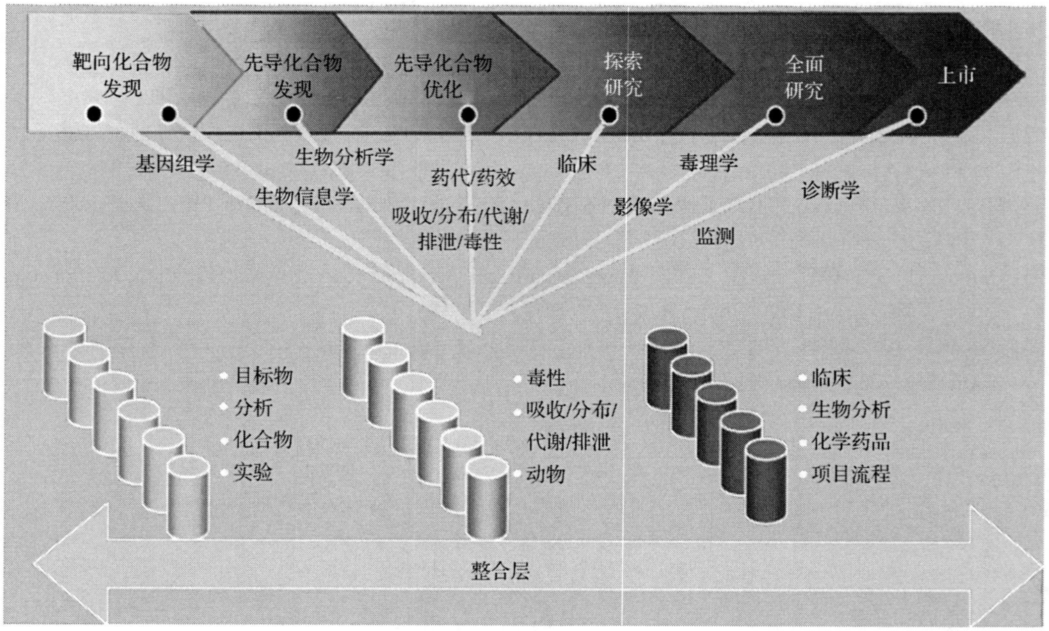

图 2-1　新药研究开发过程是一多学科整合的过程

一般而言，具有一定可开发特征的活性候选物形成具有成药性特征并成为有研究与开发价值的新药(investigational new drug，IND)，其成功率约为 1%；而后能够进入临床Ⅰ期的仅占 IND 的约 10%；到最后成为可以上市新药(ND)的仅仅在万分之一左右(图 2-2)。相比之下，生物技术药物的成功率比化学药物要高一些，可到万分之五左右(图 2-3)。

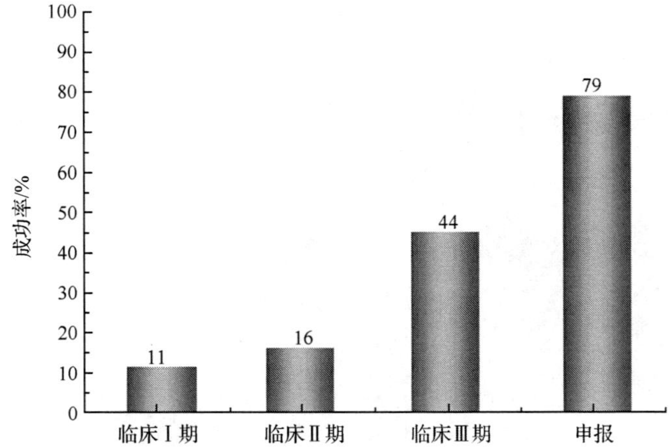

图 2-2　创新药物不同研发阶段的成功率[1]

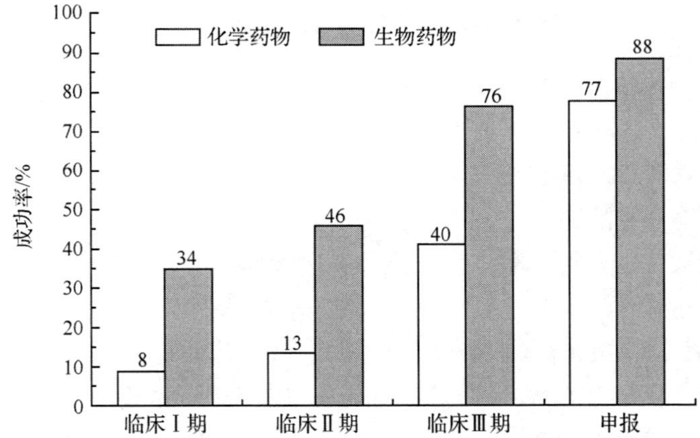

图 2-3　化学药物与生物技术药物在不同研发阶段的成功率[1]

为提高新药研发成功率、降低研发成本、缩短研发周期，需要评价路径的科学支持，需要新药研发的工具(理论、思路、方法、技术、模型)，需要注册政策和科学标准，需要技术标准等系统的协同，才能推进创新发展。美国食品药品监督管理局(FDA)在 2004 年 3 月发表了名为《创新/停滞：新医疗产品关键路径上的挑战与机遇》(*Innovation/Stagnation: Challenge and Opportunity on the Critical Path to New Medical Products*)白皮书[2]，分析了目前新医疗产品研发及审批过程中存在的问题，探讨了产生这些问题的原因并提出了相应的解决方案。在白皮书中，FDA 认为，新医疗产品研发过程面临着诸多困难和最终结果的不可预测性，呼吁通过共同努力来改进研发过程中所使用的科学工具(如体外试验、计算机模型、生物标记及新的试验设计等)，并利用最新的生物信息学成果来评价和预测产品的安全性、有效性及产业化生产的可行性。在该报告中，FDA 也呼吁努力推进这些科学工具与新成果在关键路径各环节的实施，更好地改进新医疗技术的研发及评审中的科学性，使大众能更好地受惠于 21 世纪生物医学基础研究所取得的重大发现。在这份白皮书中，FDA 正式提出了“关键路径计划”(the critical path initiative，CPI)。“关键路径计划”主要是通过全社会的共同努力来发现并优先处理影响产品研发的一些最紧迫问题，使当代生物医学基础研究所取得的重大成果能迅速转变为提高公众健康的新医疗产品。提出“关键路径计划”的最主要目的在于通过创造新的、能更准确地判断和预测新产品安全性及有效性的工具，确保最新的生物医学基础研究成果能更快、更确定、更低成本地转化为新的更有效的治疗手段[2](图 2-4)。

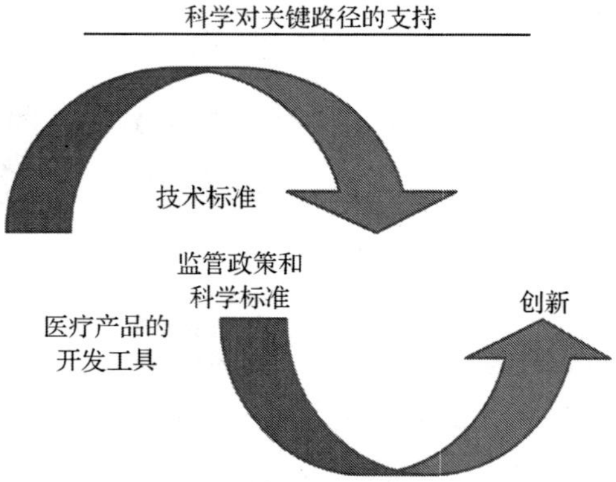

图 2-4　新药研发评价路径的科学支持

研发关键路径上有 3 个要素：安全性、医学用途及产业化可行性。这 3 个要素之间是彼此相关的，缺乏任何一个，研发都不可能取得成功。在“关键路径”的 3 个科技要素上，当代科技成果并未得到充分、有效的应用，从而加深了生物医学研究与临床应用之间的鸿沟，因此“关键路径计划”应充分考虑这 3 个要素及它们之间的关系，并从这 3 个要素入手，利用最新的科学技术成果如基因组学、蛋白质组学、生物信息学、生物标记及新的成像技术等，来改进新医疗产品的研发过程[3, 4]。

在生物技术药物中抗体药物是发展快速的领域，抗体可以对抗各种病原体，亦可作为导向器。目前的单克隆抗体，多为鼠源抗体，注入机体后产生抗体或激发免疫反应。通过研究噬菌体抗体、嵌合抗体、基因工程抗体技术来解决人源化抗体问题。从 2010 年的统计资料来看，进入临床前生物医学评价研究的新药，全人源抗体药物、抗体-药物偶联和新型抗体药物的比例在增大，显示其抗体技术的发展态势(图 2-5)，在不同时期的临床研究中，治疗性抗体药物以抗癌药物为主(图 2-6)[5]。如同化学药物一样，抗体药物的研发风险和挑战依然存在[6~12]。

自 1986 年美国 FDA 批准抗 CD3 单抗 OKT3 用于抗移植排斥反应以来，到 2014 年上半年，已经有 47 个抗体药物获批进入临床使用。这些获批抗体药物的治疗应用领域还是以抗癌治疗为主，占 43%；其次是免疫性治疗抗体药物，占 33%；抗器官移植排斥反应用抗体药物、心血管疾病治疗用抗体药物和其他疾病用抗体药物分别占 8%。目前正在临床试验的抗体药物大约有 220 个。

本章从抗体药物的药理特性出发，讨论抗体药物的生物医学研究中药理学与药效动力学问题。我们知道任何一个新药的研究开发过程中，在前期生物活性研究的基础上，按照不同药物的治疗学需要，在分子、细胞、离体、整体、正常或疾病模型动物中，开展实验治疗学研究。通过这些实验证明所研究的新候选药物的实验疗效优势、作用特点、作用机制、剂量疗程与作用的关系，以及已知药物的优劣程度。通过这类研究为药物安全性研究、药代动力学研究，甚至为临床试验提供了科学参考。

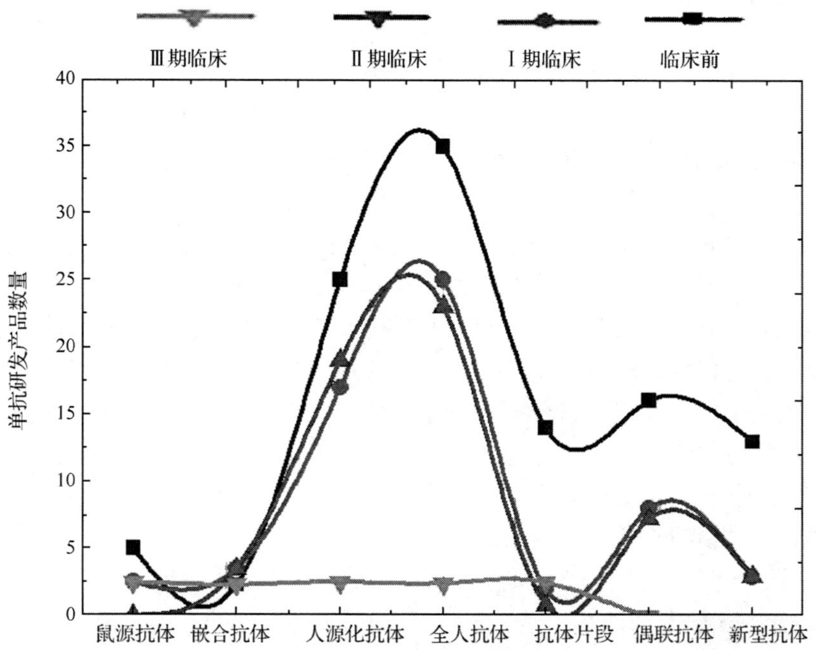

图 2-5　抗体药物所采用的技术类别及其发展趋势（据 2010 年统计）[5]

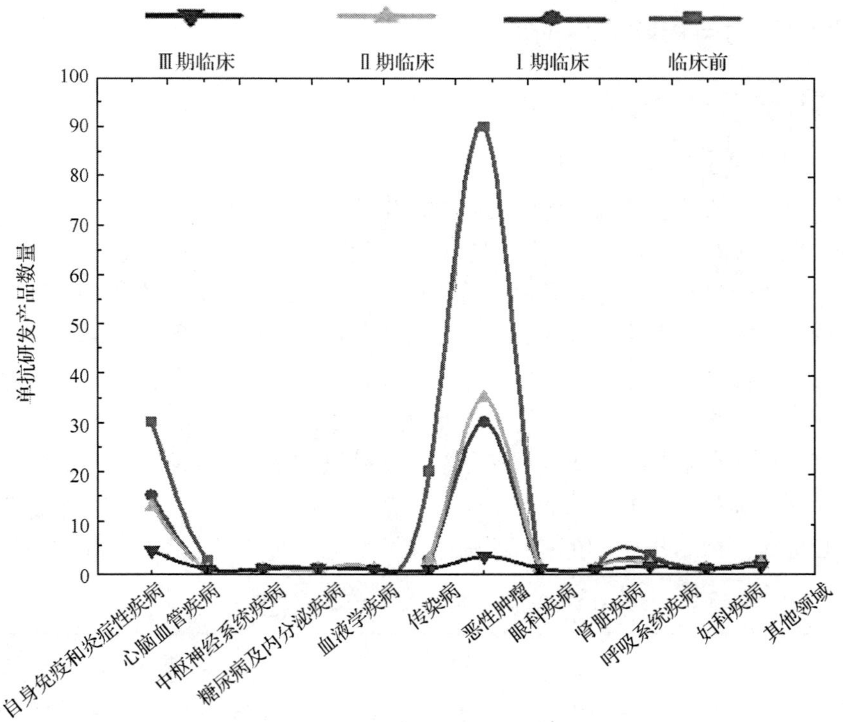

图 2-6　治疗性抗体药物的疾病应用领域（据 2010 年统计）[5]

由于药物类型不同，针对不同疾病治疗需要确定相应的试验模型来实现。因此本章将以抗体药物的作用机制为重点述说药理学和治疗学问题。

2.2 药效动力学研究试验设计

2.2.1 药效动力学研究试验设计的基本概念

药效动力学(pharmacodynamics，PD)，又称“药效学”，是研究药物对机体的作用、作用原理及作用规律的一门分支学科，着重从基本规律方面讨论药物作用中具有共性的内容。某一药物在用药后对机体产生一定强度的药理效应。从定性研究的角度来看，需要了解：药理效应有何特点？作用原理何在？药效结果的临床意义何在？适用于哪些疾病？有哪些禁用？等等。这些均是药理学研究的主要任务，也是临床医师最关心的问题。另外，为了充分发挥药物的有利作用，尽量减少或避免不良反应，还必须研究多种因素对药效的影响，为最佳的用药方案制订、合理的药物联用组合等提供科学依据。为此，也必须将药效研究提高到定量数理分析的高度来研究。

与小分子化学药物药效动力学研究比较，生物技术药物(包括小肽/蛋白、单克隆抗体、反义寡核苷酸、病毒/非病毒基因递送载体等)的药效动力学的基础理论研究面临着许多机遇和挑战。但是一些共性的基础实验设计原则和要点是一致的。

2.2.2 药物作用与影响作用的因素

2.2.2.1 药物作用与作用机制

药物仅影响机体生物功能的进行速度而不能改变现存的自然生物过程或产生新的功能。例如，药物可加速或减慢引起肌肉收缩的生化反应，肾脏细胞对水、钠潴留和排除的调节，腺体的分泌，以及神经对信息的传递等。药物作用的强弱一般取决于靶部位的反应。

例如，抗体药物治疗肿瘤具有以下特点或优势：特异性好，毒性作用相对较小，可预测性和可依从性好，体内作用时间长，利用自体(自身)免疫系统发挥疗效等。尽管绝大多数成功用于临床的抗体为完整的免疫球蛋白 G(IgG)分子，但用于抗体构建和输送偶联具有细胞毒作用的药物的分子还发展了多种形式[13](表 2-1)。由于针对靶标，作用机制较明确，这些抗体形式在亲和力、实体瘤穿透性、药代动力学等方面具备各自的优势和特点。正是由于针对靶标和作用机制的优势，其具有抗多种实体瘤和血液癌症的作用[13](表 2-2)，从而使这些抗体药物能够进入临床前或临床试验研究，甚至进入市场用于患者治疗。

表 2-1　抗体的不同形式、靶标及其在肿瘤治疗中的潜在应用[13]

抗体形式	针对靶标举例	潜在临床应用
scFv	CC49、ERBB2 和 Le^y	显像和细胞靶向
双链抗体	Le^y 和 TAG-72	显像和药物输送
亲和抗体	ERBB2	显像和药物输送
小分子抗体	CEA 和 ERBB2	显像和药物输送

续表

抗体形式	针对靶标举例	潜在临床应用
抗体融合蛋白	血管生成素 1、血管生成素 2；VEGFR1、VEGFR2	显像和治疗
完整 IgG	CD20、CD33、EGFR、ERBB2 和 VEGF	显像、治疗和药物输送
IgE 和 IgM	GM2	治疗
抗体-药物偶联物	CD30、CD33 和 ERBB2	治疗
纳米粒	A33、EGFR 和转铁蛋白	药物输送
双特异性抗体	CD19-CD3、EPCAM-CD3、gp100-CD3	治疗

注：CEA，癌胚抗原；EGFR，表皮生长因子受体；EPCAM，上皮细胞黏附分子；gp100，糖蛋白 100；Ig，免疫球蛋白；Le^y，Lewis Y 抗原；scFv，单链抗体；TAG-72，肿瘤相关糖蛋白 72；VEGF，血管内皮生长因子；VEGFR，VEGF 受体；GM2，神经节苷酯 2；ERBB2(HER2)，人类表皮生长因子受体 2

表 2-2　批准用于临床的抗肿瘤单抗[13]

商品名	抗体类型	抗原	适应证	作用机制
裸抗体：实体瘤				
Herceptin	人源化 IgG	Her2	乳腺癌	ERBB 信号通路阻滞和 ADCC
Avastin	人源化 IgG	VEGF-A	多种实体瘤	VEGF 信号通路阻滞
Erbitux	嵌合 IgG	EGFR	头颈部肿瘤、结肠癌	EGFR 信号通路抑制和 ADCC
Yervoy	人 IgG	CTLA-4	黑色素瘤	CTLA4 信号通路抑制和 ADCC
Vectibix	人 IgG	EGFR	转移性结肠癌	EGFR 信号通路抑制和 ADCC
Perjeta	人源化 IgG	HER2	晚期乳腺癌	ERBB 信号通路阻滞
泰欣生[1](Theracim)	人源化 IgG	EGFR	晚期头颈部上皮肿瘤	ERBB 信号通路阻滞
Removab	小鼠/大鼠杂合 IgG	EPCAM 和 CD3	EPCAM 阳性肿瘤的恶性腹水	激活 T 细胞和辅助免疫细胞
裸抗体：血液恶性肿瘤				
Rituxan	嵌合 IgG	CD20	非霍奇金淋巴瘤	ADCC、直接诱导凋亡和 CDC
Arzerra	人 IgG	CD20	慢性淋巴细胞白血病	ADCC 和 CDC
Campath	人源化 IgG	CD52	B 细胞慢性淋巴细胞白血病	直接诱导凋亡和 CDC
偶联抗体：血液恶性肿瘤				
Adcetris	嵌合 IgG 与 Auristins 偶联物	CD30	霍奇金淋巴瘤和系统性间变性大细胞淋巴瘤	细胞毒药物 auristatin 的输送
Mylotarg[2]	人源化抗体 calicheamicin 偶联物	CD33	急性髓性白血病	细胞毒药物 calicheamici 的输送
Zevalin	^{90}Y 标记鼠源 IgG	CD20	B 细胞非霍奇金淋巴瘤	^{90}Y 的输送
Bexxar	^{131}I 标记鼠源 IgG	CD20	非霍奇金淋巴瘤	^{131}I 的输送、ADCC 和直接诱导凋亡
偶联抗体：实体瘤				
唯美生(Cotara)	^{131}I 标记嵌合 IgG	DNA	肺癌	^{131}I 的输送
利卡汀(Licartin)	^{131}I 标记鼠源 F(ab')[1]	Hab18G/CD147	肺癌	^{131}I 的输送和 CD147 信号通路阻滞

注：1. 我国 CFDA 批准的国内自主研发的抗肿瘤单抗药物[13]；2. 2010 年 6 月 10 日，应美国 FDA 的要求，辉瑞制药有限公司宣布 Mylotarg 由于安全性和疗效的问题退出美国市场

2.2.2.2　影响药物作用的因素

影响药物作用的因素非常复杂，遗传因素、疾病因素、个体差异、药物代谢因素均可影响药物的作用。药物代谢因素又因遗传因素、疾病因素、个体差异而变得更加复杂。药物体内过程因人而异，许多因素可影响药物的吸收、分布、代谢、排泄，从而影响最终的药效。其他一些因素也可影响药物的作用，如遗传、药物间的相互作用、疾病等。

(1)遗传因素：遗传可影响药物的代谢过程。研究遗传和药物作用之间关系的科学称为遗传药理学。由于遗传差异，有些人代谢药物的速度慢，药物易蓄积并引起中毒，有些人代谢药物速度快，药物在体内不易达到有效浓度。遗传还可影响药物代谢的其他方面，例如，常用剂量下药物代谢速度正常，当药物剂量过高或和另一同类药物合用时，超过其代谢能力会导致药物蓄积中毒。

(2)疾病因素：由于药物的全身分布，在作用于靶部位的同时也作用于其他部位。呼吸系统药物可影响心脏，用于感冒的药物可影响眼睛等。由于药物除作用于靶部位外还影响其他部位，因而在用药时要了解整个病情的发展，像糖尿病、高血压、低血压、青光眼、前列腺肥大、尿失禁、失眠等都应予以高度重视。

(3)药物相互作用：当两种药物同时使用(药-药相互作用)或食用某些食物(药-食物相互作用)时，该药的作用可被其影响，称为药物的相互作用。尽管联合用药有时是有益的，但多数时候是无益的甚至是有害的。药物相互作用可以增强或减弱药效或不良反应。药物相互作用的危险性取决于用药的种类及剂量。

2.2.2.3　药物有效性与安全性的关系

新药发展的三大元素(安全性、有效性、质量可控)中的有效性和安全性是对患者治疗用药的重要元素。任何药物均存在两面性，即所有药物不仅有对疾病治疗有效的一面，也存在对机体有损害的安全性问题。安全性越大，即有效剂量和产生严重不良反应的剂量之间范围越宽，药物的适用性越大。合理应用药物，最好的药物应该既有效又在多数治疗情况下是安全的。例如，最具抗菌作用的青霉素，除有些人对其过敏外，青霉素实际上是无毒的。又如巴比妥类药物，它们常用于催眠，但其能干扰呼吸，扰乱心律，过量使用时甚至可导致死亡。

2.2.3　研究试验设计原则和要点

在新药药效研究过程中，分子水平、细胞水平、离体水平、整体水平的实验研究，都必须严格执行生物医学科学实验的随机、对照和重复实验三原则。所谓随机，就是要求实验者按照已定随机规范确定试验分组，而不是随便分组。所谓对照，就是要求实验者根据实验设计明确设立正常对照、阳性对照或阴性对照开展研究。所谓重复，就是要求实验者不论选择定性还是定量指标所获得的实验都必须经过 3 次以上的重复，到达结果重现的结果，方能认可其研究结果的可靠性。在使用模型实验动物研究评价新药时，应注意以下实验设计的要点。

2.2.3.1　实验动物选择

动物种系选择直接关系着实验的成功和质量高低，一般应选择某一功能高度发达或敏感性较高的动物，如鸽、狗、猫的呕吐反应敏感，常用来评价引起催吐和镇吐的药物的作用。根据试验目的，针对疾病，建立不同的动物实验模型用于药效研究。选择好动物之后，还应注意动物的性别、年龄和纯种。

2.2.3.2　实验动物分组

实验动物随机分组是动物实验设计和临床观察的一个重要原则。其目的是使一切干扰实验的因素分配到各组时只受纯机遇的抽样误差的影响，而不受实验者主观因素的影响。在动物实验时，因为一次可得到足够的动物，所以常用随机数目表法分组。只有随机化的实验数据才能进行统计学处理。否则实验结果不可靠，统计学处理无意义。

2.2.3.3　观测指标的确定

新药的疗效水平必须依据客观指标反映出来，如生理、生化的化验指标，或已经确定选择的药效学指标等。为使客观指标更精确，仪器应尽量先进，灵敏感度高，每次药品应用同一批号，温度和湿度都应进行适当控制。

2.2.3.4　设置对照组

实验设置不同对照组，如正常动物对照组、模型动物对照组、阳性药物对照组或阴性对照组，这在研究和评价中具有非常重要的参比价值。用生理盐水代替实验新药称为阴性对照或空白对照；用已经开发药物或称工具药代替实验新药者称为阳性对照或标准对照。对照组应同时地在同样条件下进行设置并进行试验。实验组和对照组动物数应相等，轻视对照或使用少量动物作对照不妥当。

2.2.3.5　研究资料的完善性和科学性

新药的特定治疗作用和其他药理作用都应如实、全面地写入报告，试验数据不得有意删减或隐瞒。尽量采用两种动物和两种药理指标进行评价以保证试验结果的可靠性和稳定性。要根据研究设计事先确定数据统计分析方法和统计差异性原则，不得事后随意使用数据统计分析方法。

2.3　抗体药物的药理学特点

2.3.1　抗体药物的特异性

研究、选择并应用新的分子靶点，是研制抗体药物的关键，利用抗体的人源化和全人抗体技术对抗体分子进行改造以提高抗体的效应，以及针对功能特定的单一抗原表位研制抗体药物，这是抗体药物发挥治疗作用的重要基础，也是降低抗体分子免疫原性的基础。例如，抗肿瘤抗体药物的特异性主要表现为：①与相关抗原的特异性结合；②对肿瘤靶细胞的选择性杀伤作用；③在动物体内的靶向性分布，如静脉注射后，在靶肿瘤的浓度较高，可获得放射免疫显像；④对相关的肿瘤显示更强的疗效或显示较低的毒性；⑤针对特定分子靶构建抗体药物，如抗体与化疗药物偶联后，与相应的游离药物相比，具有更高的疗效[14]。由于抗体药物实际到达肿瘤细胞的数量有限，为取得良好效果，抗体药物的高效化显得十分重要，通过高效化以求仅有微量到达靶部位即可杀伤肿瘤细胞，研制高效化抗体药物需要高效的制导性的“导弹药物”。近年来发现一些对肿瘤细胞有极强杀伤作用的抗体药物在获得良好特异性方面有了一定进展。

2.3.2　抗体药物具有高度的多样性

抗体药物高度多样性主要表现在抗原的多样性、抗体结构的多样性和抗体活性的多样性等 3 方面。

2.3.2.1　抗原的多样性

人体疾病相关基因及其编码的蛋白质，各种病原体及外源蛋白均可能作为分子靶点(抗原)研制相应的抗体药物。

2.3.2.2　抗体结构的多样性

免疫球蛋白的化学结构特点为抗体的多样性提供了物质基础，氨基酸序列的变化，特别是互补决定区的变异，可以制备数目庞大的抗体。

2.3.2.3　抗体活性的多样性

针对同一抗原制备的抗体，其生物活性与作用机制不尽相同，以抗 ErbB-2 单抗为例，各种抗 ErbB-2 单抗，具有对肿瘤细胞增殖的抑制作用。其中抗体药物的耐药性也是由于耐药机制的问题而备受关注。

2.3.3 以抗原为抗体药物靶标的特点

抗体类药物是模仿人体自身免疫反应，利用现代生物工程技术在体外培养的对抗各类与疾病相关蛋白质的分子。由于该类药物与疾病相关蛋白质分子之间存在唯一对应关系，即一种抗体只识别一种疾病相关蛋白质分子，因此被称为真正的靶向药物。正是由于此特点，抗体类药物才就具有低副作用、疗效确切的特点。针对特定的靶分子定向制备抗体药物，例如，以 B 细胞表面抗原分子作为靶点，制备可用于治疗细胞型非霍奇金淋巴瘤的抗体药物，又如我国研发的 4 个抗体类新药“生物导弹”抗体药物各有专攻[15]。注射用重组抗 HER2 人源化单克隆抗体(噻奈普汀，Tianeptine)是我国第一个人源化抗体药物，是与罗氏/基因泰克的曲妥珠单抗(Trastuzumab)、赫赛汀(Herceptin)类似的产品。它对乳腺癌显示出高疗效，能大大降低放化疗用药的剂量。靶向药物健若芙，具有杀伤、促凋亡、阻断与其他蛋白质结合的特点，能将银屑病的复发率降至极低，且不伤害任何有益的免疫细胞。益赛普为注射用重组人Ⅱ型肿瘤坏因子受体-抗体融合蛋白(recombinant human tumor necrosis factor-a receptorⅡ:IgG Fc fusion protein for injection)，益赛普与 Enbrel 作用于同一抗原，其在人体内的药物代谢过程、临床疗效和不良反应也基本与 Enbrel 一致。益赛普不但可迅速缓解关节肿痛，还能有效阻止关节变形，让类风湿患者远离终身残疾。重组抗 CD25 人源化单克隆抗体注射液(Daclizumab，健尼哌)，国外同类产品是罗氏于 1997 年获批的赛尼哌(Zenapax)，应用于器官移植免疫抑制领域(目前赛尼哌已经停止在欧洲市场的销售)，可针对性地抑制免疫细胞的自我攻击，避免器官移植手术后的急性排斥反应。

通过研制特殊的制导技术，如抗体与化疗药物的偶联物兼有抗体和导弹药物的技术，达到定向治疗的目的。对于抗癌抗体药物，应用特别技术制备的抗体药物，除了方向准确、作用点专一外，通常还能对靶心蛋白三管齐下：杀伤、促使其凋亡，并阻断它们与其他蛋白质的结合。

2.4 抗体药物的主要作用机制研究

2.4.1 抗体药物作用途径

由于抗体药物具有高度特异性、多样性和研制的定向性，研究与开发抗体药物潜力巨大；基因组和蛋白质组等方面的研究进展将提供与治疗疾病相关的新分子靶点，针对新靶点将可筛选与发现靶点特异的新型有效药物。介导抗原或受体功能的改变(如激动剂或拮抗剂功能)，通过改变 Fc 功能或活化 T 细胞来调控免疫系统，输送与靶向特定抗原的抗体偶联的特定药物等途径，以及改变抗体药物的药代动力学、效应功能、分子质量和免疫原性等的分子技术的出现等，在新型治疗性抗体发展中起关键作用[16~20]。试验证据表明了用于抗原靶标和抗体优化的迭代筛选方法的重要性，其中包括研究抗体亲和力、抗体构建模式、药物作用机制(如信号通路阻滞或介导免疫效应功能)及仔细考察早期临床研究中抗体药代动力学和药效学特点的必要性等[16]。与低分子质量化学药物相比，抗体药物具有高靶向特异性、更低的系统毒性、更长的半衰期，并且抗体药物是生物大分子，因此更难仿制。

2.4.2 肿瘤治疗抗体药物的药理学研究重点

研究与应用新的分子靶点是研制抗肿瘤抗体靶向药物的关键，抗体的人源化和全人抗体，以降低抗体分子的免疫原性，同时对抗体分子进行改造，以提高抗体的效应功能，如通过改变 Fc 段的氨基酸和寡聚糖来增强 ADCC 效应、增强 CDC 效应的改造、提高抗体的抗原亲和结合力改造、改善抗体的药代动力学等。抗体-药物偶联物可将药物特异性输送到肿瘤部位，从而降低药物的毒性作用并增强抗体药物疗效及对实体瘤的穿透性。抗体药物分子形式多样，除了完整抗体和单价片段(Fab、scFv、单可变区 VH 和 VL 结构域)，还有二价片段 $F(ab')_2$、双链抗体、小分子抗体、三链抗体、四链抗体及双特异性抗体等。重组多克隆抗体，类似于机体产生的天然多抗，集多样性、安全性、可重复性、基因可操作性等优点于一体。以上重点基础研究的发展，可能为针对复杂疾病治疗的新型抗体药物的发现和应用提供科学依据。

2.4.3 抗体药物的作用机制

现有研究可以将抗体药物的作用机制分为 6 大类：①靶点封闭(blocking target)；②信号转导抑制(inhibition of signal transduction)；③靶向载体(targeting)；④免疫应答(immunological effect)；⑤中和作用(neutralization)；⑥免疫调节(immunoregulation)。在实验药理学和药效学研究中，需要根据临床前药效学基础去探索药物的作用机制，分析靶向作用机制，为认识药物作用机制与疗效的关系，从基础研究向临床研究转化提供基础。

以抗癌抗体药物为例，直接细胞毒性(direct cytotoxicity)抗体药物、免疫调节(immunoregulation)作用的免疫细胞毒性(immunocytokine)药物、诱导细胞凋亡(apoptosis induction)的药物、具有抗癌活性的药物形成的前体药物(prodrug)或具有前靶向作用(pretargeting)的抗体药物等构成新的治疗性抗体药物的全新概念[21]。但是，依赖于抗体和细胞因子的融合，以原抗体和细胞因子的组合治疗来改善药物的有效性，在最好的情况下仅获得最小的治疗作用。治疗作用不能依赖于增加抗体-IL-2 融合蛋白，与 IL-2 分子相比抗体在体内的半衰期改变[22]，因为该抗体-IL-2 融合蛋白是一个并无治疗效果不相关的抗原的抗体。临床前动物试验模型的体内分布分析表明，肿瘤特异性的融合蛋白优先在荷瘤器官中积蓄[23]。根据对肿瘤模型的结果，药物在肿瘤部位的积聚改善随着时间的推移，显示长半衰期的是肿瘤微环境内的融合蛋白[21, 23~25]。

2.4.4 抗体杀伤肿瘤细胞的机制

抗体的肿瘤细胞杀伤机制如图 2-7 所示[16]。可总结为 3 种方式：直接杀伤肿瘤细胞、免疫介导的细胞杀伤机制、间接作用于肿瘤血管和基质细胞。

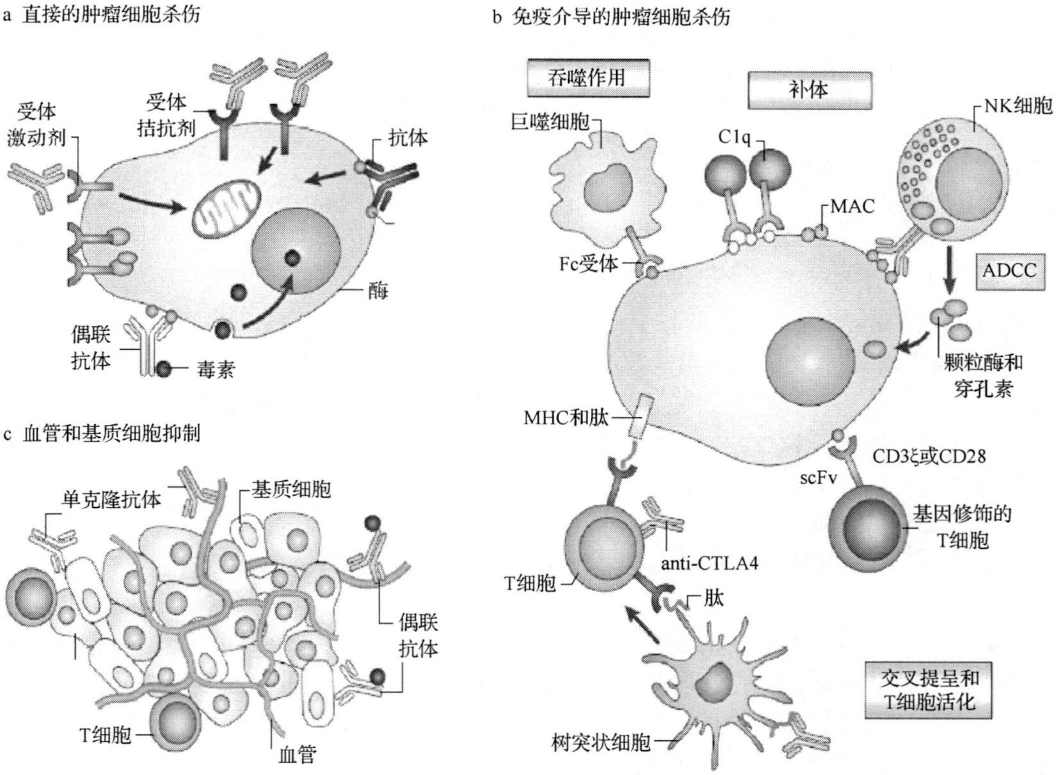

图 2-7　抗体杀伤肿瘤细胞的机制[16]

MAC. 膜攻击复合物(membrane attack complex)；MHC. 主要组织相容性复合体(major histocompatibility complex)；NK. 天然杀伤

2.4.4.1　直接的肿瘤细胞杀伤作用方式

受体激动剂活性，如抗体与肿瘤细胞表面受体结合并使其活化，引起凋亡(用线粒体表示)；受体拮抗剂活性，如抗体与细胞表面受体结合并阻断受体二聚化、激酶活化及下游信号通路，从而导致增殖减少及细胞凋亡；抗体与酶结合可诱导中和作用、信号通路阻滞和细胞死亡；偶联抗体可输送效应分子(如药物、毒素、小干扰 RNA 或放射性核素)到肿瘤细胞(图 2-7a)。

2.4.4.2　免疫介导的肿瘤细胞杀伤作用方式

诱导吞噬作用；补体活化；抗体依赖细胞介导的细胞毒作用(ADCC)；通过单链抗体将基因修饰的 T 细胞靶向肿瘤细胞；抗体介导的抗原交叉提呈到树突状细胞引起 T 细胞活化；T 细胞抑制受体，如细胞毒 T 淋巴细胞相关抗原 4(CTLA4)的抑制(图 2-7b)。

2.4.4.3　间接作用于肿瘤血管和基质细胞

通过血管受体拮抗剂或配基捕获诱导血管和基质细胞消融(未显示)；基质细胞抑制；输送毒素到基质细胞；输送毒素到血管(图 2-7c)。

这 3 种机制都已在临床成功应用。目前认为成功的方法主要包括：肿瘤细胞信号通路阻滞(如 Cetuximab 和 Trastuzumab)[26, 27]、通过 ADCC 诱导效应功能(如 Rituximab)[28]、T 细胞功能的免疫调控(如 Ipilimumab)[29]。利用这些机制来发挥作用的抗体药物均已经用于临床治疗。

2.4.4.4　治疗肿瘤的抗体药物特点或优势

相对于传统手术治疗及化疗、放疗等治疗方法，抗体药物治疗肿瘤具有以下特点或优势：特异性好，毒性作用相对较小，可预测可依从性好，体内作用时间长，利用自体(自身)免疫系统发挥疗效等。绝大多数成功用于临床的抗体为完整的免疫球蛋白 G (IgG)分子，用于抗体构建和输送偶联具有细胞毒作用的药物的分子还发展了多种形式。这些抗体形式在亲和力、实体瘤穿透性、药代动力学等方面具备各自的优势和特点，不同形式的抗体均有相应的靶标及其在肿瘤治疗中的可能的潜在应用价值[20, 30~32]。

2.4.5　抗体靶标的相关抗原

治疗性单抗对肿瘤治疗的安全性和效率依据靶抗原的特点而不同。理想的靶抗原应该均匀、一致并特异地表达在肿瘤细胞表面，并且表达量丰富、容易接近。分泌的抗原能够与血循环中的抗体结合，从而导致与肿瘤结合的抗体减少，因此抗原应尽量不分泌。如果所需要的作用机制是 ADCC 或 CDC，那么抗原-抗体复合物不应能被迅速内化，从而使免疫效应细胞或补体蛋白尽可能利用 Fc 区。相比之下，那些需要将毒素输送到肿瘤细胞的抗体或蛋白质及主要通过下调细胞表面受体来发挥作用，治疗性单抗所识别的肿瘤相关抗原分为不同的种类[16]。

2.4.5.1　造血分化抗原

越是早期的造血细胞，CD 簇群抗原的表达量越高。在外周血中成熟的粒细胞和淋巴细胞表面检测不到此抗原的存在。造血分化抗原通常为分化抗原决定簇群相关的糖蛋白，包括 CD20、CD30、CD33 及 CD52[20, 31, 33]。

CD40 广泛表达于许多类型细胞表面，包括不同发育和分化阶段的 B 淋巴细胞、单核细胞、树突状细胞、造血前体细胞、内皮细胞及一系列肿瘤细胞等。CD40 是免疫应答中关键性的共信号分子，其与配体(CD40L)相互作用提供 T 细胞、B 细胞活化所必需的第二信号。CD40 分子可介导 B 细胞的增殖、分化、抗体的分泌和类型转换；树突状细胞的激发、分化和成熟；T 淋巴细胞的活化及细胞免疫功能的调节；内皮细胞黏附分子的改变，炎症因子的释放，白细胞在炎症部位的聚集等。近年来，研究表明，多种疾病的发生发展均与 CD40 分子相关，如自身免疫性疾病、传染性疾病、移植排斥、肿瘤及动脉粥样硬化等。运用阻断型 CD40L 抗体在动物模型上可以显著延长移植器官的生存，但仍然存在副作用和安全性的问题，而直接阻断 CD40 分子的治疗策略有望能改善其缺点。2005 年，苏州大学研究生庄羽美在“一株新的鼠抗人 CD40 单克隆抗体的制备及其应用”中发现，CD40 分子除了膜型的形式还存在着可溶性的形式——sCD40，膜型的 CD40 分子经金属蛋白酶(MP)裂解，释放至液相成为 sCD40，可阻断膜型 CD40 和 CD40L 的相互作用，负反馈调节免疫应答。目前关于 CD40 阻断型抗体和 sCD40 方面的报道甚少，基于已经成功研制的激发型 CD40 单克隆抗体，研制识别位点不同、功能不同的阻断型 CD40 单抗及 sCD40 酶联免疫吸附测定(enzyme-linked immunosorbent assay，ELISA)试剂盒将在肿瘤、移植排斥反应和自身免疫性疾病中具有研究和应用价值。以高表达 CD40 分子的 XG2 细胞株为抗原，应用 SP2/0 作为亲本骨髓瘤细胞，采用细胞融合、单克隆抗体筛选、荧光标记、免疫印迹和竞争抑制等方法获得并建立了一株持续分泌特异性鼠抗人 CD40 单克隆抗体(mAb)的杂交瘤细胞株[34]。

2.4.5.2　细胞表面分化抗原

细胞分化是细胞生物学研究的核心问题之一，研究发现当细胞受细胞外生长信号刺激后，细胞周期机制驱动着细胞的增殖，联系着细胞的凋亡，进而发现其调控着细胞的分化。例如，白细胞分化抗原是白细胞(包括血小板、血管内皮细胞等)在分化成熟为不同谱系(lineage)和分化不同阶段及活化过程中，出现或消失的细胞表面标记。它们大都是穿膜的蛋白质或糖蛋白，含胞膜外区、穿膜区和胞质区；有些白细胞分化抗原是以糖基磷脂酰肌醇(glyco-sylphosphatidylinositol，GPI)连接方式“锚”在细胞膜上的。少数白细胞分化抗原是碳水化合物半抗原。白细胞分化抗原参与机体的生理和病理过程，例如，细胞的迁移如肿瘤细胞的转移、造血细胞的分化和造血过程的调控、免疫应答过程中免疫细胞的相互识别、免疫细胞抗原识别-活化-增殖和分化、免疫效应功能的发挥、炎症发生等。

20 世纪 90 年代以来，细胞表面分化抗原逐渐被认可作为肿瘤的标志物及抗肿瘤治疗的靶点。而且研究了细胞因子 TNF-α、IFN-γ 及 IL-6 对白血病细胞分化作用的影响。细胞表面分化抗原为在肿瘤细胞和正常细胞表面均有表达的一组不同的糖蛋白或糖。糖蛋白与细胞凋亡及肿瘤多药耐药的内在联系及其可能机制有关。许多抗肿瘤药物可通过诱导细胞凋亡，杀伤肿瘤细胞，而细胞膜上糖蛋白具有多重生理功能，可通过其药物外排功能和直接或间接参与细胞凋亡的调控，导致多药耐药性的产生。常用抗肿瘤药物长春新碱、阿霉素、顺铂、环磷酰胺等对 KBV200 细胞糖蛋白表达有影响。如果发现一种药物使糖蛋白的表达水平明显下降，则可以提示其对 KBV200 细胞耐药性的逆转有一定作用。

2.4.5.3　生长和分化信号通路

肿瘤治疗的研究已从细胞的增殖和分化入手，提出应用分化诱导剂结合传统治疗方法诱导恶性细胞分化。大量研究显示，肿瘤细胞分化与信号转导尤其是促分裂原活化蛋白激酶(mitogen-activated protein kinase，MAPK)信号转导密切相关[35~38]。MAPK 信号转导通路是联系细胞膜受体与细胞内重要调节靶目标的进化保守的酶类。真核细胞中，已确定出 ERK(P4 2 /P4 4MAPK)通路、SAPK/JNK 通路、p38MAPK 通路及 ERK5 通路 4 条 MAPK 信号转导通路。经典的 MAPK(ERK)在双磷酸化功能域上有一个 Thr-Glu-Tyr(TEY)基序，由促有丝分裂刺激如生长因子(主要通过受体酪氨酸激酶 Ras

通路起作用)所激活。JNK 和 P38 在一系列应激、凋亡和分化反应中起作用。

生长和分化信号通路中涉及的抗原往往是生长因子和生长因子受体。作为癌症患者抗体靶标的生长因子包括癌胚抗原(carcinoembryonic antigen，CEA)、表皮生长因子受体(EGFR，又称 ErbB1)。在预测西妥昔单抗与 FOLFIRI 的有效性中，*KRAS* 基因突变状态能确认为生物标志物。黑色素瘤肿瘤突变是预后不良的指标。对于 FOLFIRI，西妥昔单抗作为一线治疗药物，提高了 mCRC 野生型 *KRAS* 基因患者的生存率。*BRAF* 肿瘤基因突变是预后不良的标志[26]。

ErbB2(又称 HER2)受体：heregulin 被称为鞘分化因子，它优先缠绕 HER4 或 HER3 受体，或两受体，导致形成二聚体，并使 EGFR 和 HER2 激活。在乳腺上皮细胞中，heregulin 主要形成 HER2 和 HER3 二聚体，可能导致 RAS-MAPK 和磷脂酰肌醇 3 激酶一种蛋白激酶通路的激活[27]。研究证明，heregulin 有利于增加细胞毒性药物的敏感性。最近的研究提供支持 heregulin 表达特征的概念，对于 HER2 无超表达、放大或两者兼具的乳腺癌患者，无论是否化疗，Trastuzumab 均是有效的。

ErbB3：灵敏度分析确定 ErbB3 的关键节点响应配体，可以绑定表皮生长因子受体 ErbB3 或 EGFR。研究者观察到人源单克隆抗体 MM-121 能使小鼠肿瘤停止生长，并显著抑制 ErbB3 磷酸化，其作用有别于其他 ErbB-靶向疗法。MM-121 与配体联合诱导，对于使用靶向治疗的患者，可激活其信号网络，造成 ErbB 超表达或致癌基因突变[39]。

MET(又称 HGFR)：MET 是一种酪氨酸激酶受体，它将靶蛋白的酪氨酸残基磷酸化激活不同的信号转导通路，随后参与核扩散、迁移和入侵。MET 被认为能在人类癌症中促进原癌基因突变，激活蛋白表达[40]。胰岛素样生长因子 1 受体(IGF1R)：dalotuzumab 是由默克公司生产的一种重组人源化的抗 IGF1R 单克隆抗体，具有潜在的静脉治疗癌症的作用。临床前研究表明，dalotuzumab 通过抑制 IGF-1 和 IGF-2 介导肿瘤细胞增殖和 IGF1R 自身磷酸化和一种蛋白激酶磷酸化。在多种肿瘤细胞株和异种移植小鼠模型中，dalotuzumab 显示出显著的抗肿瘤活性，特别是对非小细胞肺癌(NSCLC)和乳腺癌。在 dalotuzumab 与其他的抗癌物质联合应用时，如紫杉醇类药物，提高了体外和体内的抗肿瘤活性。一些临床试验研究将 dalotuzumab 单独应用或联合其他的抗癌物质，应用于晚期实体瘤和多发性骨髓瘤的治疗[41]。

2.4.5.4 雌激素受体 A3(EPHA3)

雌激素相关受体(estrogen-related receptor，ERR)属于核受体超家族，是第一个发现的孤儿核受体，包括 ERRα、ERRβ 和 ERRγ 3 种类型。其中 ERRα 和 ERRγ 的表达状况还可作为乳腺癌诊断标志。另外，近年来发现 ERR 还在果蝇发育过程中参与糖酵解的调节，在代谢调控和生长发育中起重要作用。雌激素相关受体的生物学功能主要体现在以不同的方式参与雌激素信号途径，雌激素相关受体与雌激素受体(estrogen receptor，ER)在骨骼组织和乳腺组织中拥有共同的靶基因。雌激素受体 A3(EPHA3)对理解与雌激素相关的疾病如癌症、骨质疏松症、糖尿病等将具有非常重要的意义。酪氨酸激酶雌激素受体(EPHS)和膜结合 ephrin 的配体控制细胞定位和组织必不可少的胚胎发育过程。

EPHA3 构象是一种装配的 EphA3/ephrin-A5-型信号集群。此外，非集群ⅢA4 组织 ephrin-A5 FC 联合应用启动大大增强 EPHA3 信号。放射性金属结合组织 ephrin-A5 和ⅢA4 保留自己的亲和力，人类肿瘤在小鼠异种移植后，迅速出现 EPHA3 阳性。研究者的这些发现表明了 EphA3/ephrin-A5 相互作用及组织 ephrin-A5 和ⅢA4 相互作用的生物重要性，因此它们作为肿瘤靶向药物的发展潜力很大[42]。

2.4.5.5　肿瘤坏死因子(TNF)相关的凋亡诱导配基受体 1

肿瘤坏死因子超家族成员(TNFSF10)可在活化的 T 细胞等中表达，有多个受体。受体 TRAIL 与 DR4/DR5(胞质区含死亡结构域)结合可诱导细胞凋亡。TRAIL 与 DcR1/DcR2(缺乏胞质区或死亡结构域不完整)结合不能传递凋亡信号，并具有抑制 TRAIL 诱导 DR4/DR5 阳性细胞凋亡的作用。肿瘤坏死因子(TNF)相关的凋亡诱导配基受体 1(TRAILR1，又称 TNFRSF10A)、TRAILR2(又称 TNFRSF10B)和细胞核因子-κB 受体活化因子配体(RANKL，又称 TNFSF11)是一类参与生长和分化信号的抗原。TNF 相关凋亡诱导配基受体 TRAILR1 和 TRAILR2 吸引了研究者高度关注和投资作为潜在的抗癌疗法。临床前研究表明 TRAILR1 和 TRAILR2 受体激动剂可能是有效的广谱抗肿瘤药物，尤其是进行联合化疗药物时。正在进行的临床试验提供了关于 TRAILR1 和 TRAILR2 受体激动剂重要的未来的发展信息。所获得的有关 TRAIL 受体激动剂的认识和临床试验对现状和临床发展意义重大[43]。

2.4.5.6　涉及血管生成的抗原

血管生成异常与多种疾病相关，包括缺血性疾病、慢性炎症及恶性肿瘤等。肿瘤血管生成机制复杂多样，是目前肿瘤研究的热点问题之一。*Gadd45a* 是一种 DNA 损伤诱导基因，可被多种应激损伤诱导表达，包括紫外线照射、电离辐射、血清饥饿、化疗药物作用等。*Gadd45a* 失活可促进移植瘤内血管密度升高，增强鸡胚尿囊膜血管生成反应，以及在体外可显著增强内皮细胞迁移和成管能力。在血管生成中涉及的抗原通常为帮助新的微血管生成的蛋白质或生长因子，其中血管内皮生长因子(VEGF)是最重要的促血管生成因子，还包括 VEGF 受体(VEGFR)、整合素 αVβ3 和整合素 α5β1[44]。因此，这些在多种肿瘤细胞及肿瘤血管组织中过表达并在肿瘤发生过程中起重要作用的因子，可作为潜在的治疗肿瘤血管生成的靶基因。

表 2-3 总结了以上讨论的几个治疗性单抗在肿瘤治疗中针对的肿瘤相关抗原，以及针对这些抗原开发出的靶标抗体药物和表达抗原的肿瘤类型[45]。

表 2-3　治疗性单抗在肿瘤治疗中针对的肿瘤相关抗原[45]

抗原种类	抗原举例	针对这些靶标的抗体	表达抗原的肿瘤类型
造血分化抗原	CD20	Rituximab Ibritumomab tiuxetan 和 Tositumomab	非霍奇金淋巴瘤 淋巴瘤
	CD30	Brentuximab vedotin	霍奇金淋巴瘤
	CD33	Gemtuzumab Ozogamicin	急性髓性白血病
	CD52	Alemtuzumab	慢性淋巴细胞白血病

续表

抗原种类	抗原举例	针对这些靶标的抗体	表达抗原的肿瘤类型
实体瘤表达的糖蛋白	EPCAM	IGN101 和 Adecatumumab	上皮肿瘤(乳腺、结肠和肺)
	CEA	Labetuzumab	乳腺、结肠和肺癌
	gpA33	huA33	结直肠癌
	黏蛋白	Pemtumomab 和 Oregovomab	乳腺、结肠、肺和卵巢肿瘤
	TAG-72	CC49(Minretumomab)	乳腺、结肠和肺癌
	CAIX	cG250	肾细胞癌
	PSMA	J591	前列腺癌
	叶酸结合蛋白	Mov18 和 MORAb-003(farletuzumab)	卵巢肿瘤
糖脂	神经节苷脂(如 GD2、GD3 和 GM2)	3F8、ch14.18 和 KW-2871	神经外胚层肿瘤和一些上皮肿瘤
糖类	Le^y	hu3S193 和 IgN311	乳腺、结肠、肺和前列腺癌
抗血管生成单抗的靶标	VEGF	Bevacizumab	肿瘤血管
	VEGFR	IM-2C6 和 CDP791	上皮衍生的实体瘤
	整合素 αVβ3	Etaracizumab	肿瘤血管
	整合素 α5β1	Volociximab	肿瘤血管
生长和分化信号通路	EGFR	Cetuximab、Panitumuab、Nimotuzumab 和 806	神经胶质、肺、乳腺、结肠和头颈部癌
	ERBB2	Trastuzumab 和 Pertuzumab	乳腺、结肠、肺、卵巢和前列腺癌
	ERBB3	MM-121	乳腺、结肠、肺、卵巢和前列腺癌
	MET	AMG102、METMAB 和 SCH900105	乳腺、卵巢和肺癌
	IGFIR	AVE1642、IMC-A12、MK-0646、R1507 和 CP751871	神经胶质、肺、乳腺、头颈部、前列腺和甲状腺癌
	EPHA3	KB004 和ⅢA4	肺、肾和结肠癌及血液恶性肿瘤
	TRAILR1	Mapatumumab(HGS-ETR1)	结肠、肺和胰腺癌及血液恶性肿瘤
	TRAILR2	HGS-ETR2 和 CS-1008	
	RANKL	Denosumab	前列腺癌和骨转移
间质和细胞外基质抗原	FAP	Sibrotuzumab 和 F19	结肠、乳腺、肺、胰腺和头颈部肿瘤
	tenascin	81C6	神经胶质、乳腺和前列腺癌

注：CAIX，carbonic anhydrase IX 碳酸酐酶 IX；CEA，癌胚抗原；EGFR，表皮生长因子受体；EPCAM，上皮细胞黏附分子；EPHA3，雌激素受体 A3；FAP，成纤维活化蛋白；gpA33，糖蛋白 A33；IGF1R，胰岛素样生长因子 1 受体；Le^y，Lewis Y 抗原；PSMA，前列腺特异性膜抗原；RANKL，核因子-κB 受体活化因子配体；TAG-72，肿瘤相关糖蛋白 72；TRAILR，肿瘤坏死因子相关凋亡诱导配基受体；VEGF，血管内皮生长因子；VEGFR，VEGF 受体；MET(HGFR)，肝细胞生长因子受体；ERBB，人类表皮生长因子受体

肿瘤间质和细胞外基质是肿瘤必需的支撑结构，作为治疗靶点的间质和细胞外基质

抗原包括成纤维细胞活化蛋白(FAP)和肌糖蛋白(tenascin)[46~48]。近年来，人们一直在致力于寻找适于作为肿瘤抗体治疗的新靶点。血清学、基因组学、蛋白质组学和生物信息学数据被用来鉴别在肿瘤细胞过度表达或与肿瘤细胞增殖基因突变相关的抗原或受体[20]。这些鉴别方法适用于抗体治疗的靶标包括 EFGRvIII、MET、细胞毒 T 淋巴细胞相关抗原 4(CTLA4)和 FAP[29, 35, 48, 49]。

2.5　抗体药物的耐药性

耐药性又称抗药性，其中抗感染药物的耐药性是大家所熟悉的，是指人体长期应用抗感染药物后，病原体对药物产生抵抗作用，这种作用产生的结果是抗感染药物作用效果降低或消失。此时再使用同一抗感染药物，就会导致治疗失败甚至病情恶化。目前耐药微生物出现速度非常快，如对抗菌谱很广的环丙沙星现在耐药率已达到 80%，导致耐药性产生的原因主要是人为地滥用抗感染药物。

对耐药机制的认识不但对抗感染药物的耐药性很重要，而且对许多抗癌药物和抗体药物很重要。随着肿瘤化疗药物的广泛应用，肿瘤的耐药性问题越来越突出，特别是小分子靶向药物的耐药性问题，已成为肿瘤有效治疗的主要障碍之一。

小分子靶向药物和靶向抗体药物(包括抗体-药物偶联物 ADC)的耐药性分为获得性耐药和原发性耐药两大类(表 2-4)。获得性耐药性，可能由于基因突变导致靶点不与药物结合、导致其他激酶的激活，或代偿性机制出现，使其信号通路激活。原发性耐药性，可能与激酶下游基因突变、冗余激酶同步激活或癌基因沉默有关。肿瘤组织微环境的变化和药物免疫系统毒性的影响也可能使双重耐药发生，成为治疗因耐药而失败的原因。

表 2-4　获得性耐药性和原发性耐药性比较

耐药性类别	原因
获得性耐药	基因突变导致靶点不与药物结合
	导致其他激酶的激活，使其失去敏感性
	代偿性机制出现，使其信号通路激活
原发性耐药	激酶下游基因(分子)突变
	冗余激酶同步激活，降低其活性
	癌基因沉默，使其失去作用目标

目前研究肿瘤耐药机制主要是从 *MDR* 基因表达的产物入手，探讨此类产物引起的耐药机制。此类产物主要有 P-糖蛋白(P-gP)、细胞内还原型谷胱甘肽(GSH)及谷胱甘肽转移酶(GST)、DNA 拓扑异构酶Ⅰ(TOPOⅠ)、DNA 拓扑异构酶Ⅱ(TOPOⅡ)、多药耐药相关蛋白(MRP)和肺耐药蛋白(LRP)等，相关研究已经取得一定进展。实际上抗体药物的耐药问题也是研究和应用关注的重要难题。在此以曲妥珠单抗的耐药机制为例讨论

抗体药物的耐药性问题。

曲妥珠单抗(赫赛汀，Herceptin)是一种针对 *Her2/neu* 原癌基因产物的人源化单克隆抗体，能特异地作用于 HER2 受体过度表达的乳腺癌细胞。作为 ErbB2 的单克隆抗体，曲妥珠单抗要发挥作用必须与 ErbB2 有效结合。在此基础上，研究发现的曲妥珠单抗的主要作用机制有 9 方面。①抑制 ErbB2 二聚化：与 ErbB2 受体胞外段特异结合，阻断其形成同源二聚体，并抑制与其他 ErbB 受体形成异源二聚体。②抑制 PI3K-AKT 信号通路：阻止 AKT 活化，并上调细胞膜上 PTEN 蛋白表达。③抑制血管生成：抑制肿瘤血管表皮生长因子(VEGF)生成，诱导凝血酶敏感蛋白-1(TSP-1)表达，下调微血管密度。④诱导宿主免疫应答：激活 NK 细胞，诱导抗体依赖细胞介导的细胞毒作用(ADCC)等。⑤抑制 ErbB2 胞外段被切割：阻止与细胞膜相连的受体剩余结构域 p95 的组成性激活。⑥下调 ErbB2 表达：诱导膜表面 ErbB2 的内吞及其在溶酶体中的降解。⑦抑制 DNA 损伤修复：阻止由放疗等因素造成的肿瘤细胞非程序性 DNA 合成。⑧阻滞细胞于 G_1 期：诱导细胞周期抑制蛋白如 p27kip1、pRb2/p130 的积累和活化，抑制细胞周期蛋白依赖激酶 2(CDK2)的活性。⑨增加化疗药物的细胞毒性作用：通过抑制 p21kip1 形成与上调 p34Cdc2 活性等途径[50~52]。

表皮生长因子受体(EGFR)家族广泛存在于体内各种细胞中，其异常活化与多种人类上皮组织肿瘤的发生、发展密切相关，因此已成为肿瘤治疗的重要靶点之一。EGFR 家族受体信号通路在激活下游 PI3K 及 MAPK 信号通路的同时还能活化编码 RTK 反馈抑制物的基因，转录形成反馈抑制物并抑制受体的持续活化，起到调节受体活性的作用。临床资料也表明这类药物的原发性耐药或获得性耐药越来越明显。已知 RALT/MIG-6 是一种 EGFR 家族受体酪氨酸激酶的反馈抑制物，在 ErbB2 高表达的乳腺癌细胞中若缺失 RALT/MIG-6 会增强 ErbB2 的致癌潜能并与曲妥珠单抗耐药有关。因此可以认为，ErbB 受体酪氨酸激酶反馈抑制物功能失调是曲妥珠单抗耐药的可能机制之一[53]。对其机制进行研究发现，主要有曲妥珠单抗同 ErbB2 受体的有效结合受阻、EGFR 家族受体和 IGF-IR 等共表达及 PI3K-AKT 信号通路的异常活化等方面。

曲妥珠单抗能特异地作用于 HER2 受体过度表达的乳腺癌细胞。但单药治疗的有效率不高，而且大部分初始接受赫赛汀治疗有效的患者常在一年内产生耐药，探讨耐药机制有着重要的意义[54~56]。根据总结的文献资料，其耐药性机制研究主要有以下方面[57]。①细胞表面蛋白位阻 HER2 受体，导致赫赛汀无法与 HER2 有效结合[58, 59]：赫赛汀作为 HER2 的单克隆抗体，要发挥其作用必须与 HER2 有效结合。但研究发现，一些细胞表面黏蛋白如 MUC4 会遮蔽 HER2 受体，通过位阻阻止曲妥珠单抗与 HER2 的特异性结合，MUC4 高表达与赫赛汀耐药有关。高表达 MUC4 的小鼠中，曲妥珠单抗与 HER2 的结合减少。曲妥珠单抗耐药乳腺癌细胞株 JIMT-1 中 MUC4 的表达水平较曲妥珠单抗敏感株要高，通过 siRNA 敲除 MUC4 表达后，曲妥珠单抗与 HER2 的结合能力恢复，逆转其耐药。②存在 *Her2/neu* 基因突变影响疗效[60]：蛋白酪氨酸家族是人类肿瘤中最常发生突变的基因家族。已知在约 10%的肺腺癌患者中发现了编码 HER2 蛋白酪氨酸激酶区的 HER2 基因突变，HER2 突变型较野生型更具侵袭性和致瘤性，突变型对 HER2 靶向治疗敏感，但对 EGFR 酪氨酸激酶抑制剂不敏感。③通过其他受体旁路启动 HER2 下游的信号通路导致曲妥珠单抗耐药[61~64]：细胞内的信号通路互相联系，形成一个复杂的网络体系，虽然曲妥珠单抗能够抑制 HER2 同源或异源二聚体的形成从而阻断下游信号通路，但肿瘤细胞可通过膜表面其他受体旁路激活 HER2 的下游信号通路，导致其耐药现象发生。抑制 HER2 和 EGFR 有可能逆转其耐药。HER2 及磷酸化的 p95 都能与 HER3 形成稳定的异源二聚体并活化下游 PI3K 及 MAPK 信号通路。耐药株共表达 HER3 可能是赫赛汀耐药机制之一。新一代的重组人源化 HER2 单抗帕妥珠单抗能通过位阻作用阻断 EGFR/HER2 和 HER2/HER3 的异源二聚化及其启动的下游信号通路。它们均有希望在提高赫赛汀有效率及逆转曲妥珠单抗耐药方面发挥一定的作用。④HER2 下游 PI3K/AKTRas/MAPK 信号通路持续活化[65~68]：PI3K-AKT 信号通路在细胞存活和抗凋亡中起重要作用。赫赛汀耐药株中 PI3K-AKT 信号通路即使在曲妥珠单抗存在的情况下仍持续活化，持续活化的 AKT 会导致其介导的细胞生长抑制的缺失，并抑制了其介导的细胞周期停滞和细胞凋亡，而产生耐药现象。PTEN 功能缺失会导致 PI3K-AKT 信号通路持续活化及其耐药，通过蛋白酶体抑制剂增加 PTEN 表达水平后，能恢复耐药株对该单抗的敏感性。⑤ErbB 受体酪氨酸激酶反馈抑制物功能失调导致信号通路异常活化[69]：ErbB 家族受体信号通路在激活下游 PI3K 及 MAPK 信号通路的同时还能活化编码 RTK 反馈抑制物的基因，使其转录形成反馈抑制物并抑制受体的持续活化，起到调节受体活性的作用。受体酪氨酸激酶反馈抑制物功能缺失与曲妥珠单抗耐药的产生有关。ErbB 受体酪氨酸激酶反馈抑制物功能失调可能与其耐药的机制有关。⑥曲妥珠单抗介导的 G_1 期停滞缺失[70~72]：该单抗能通过上调及活化 cdk 抑制蛋白 p27kip1 介导对肿瘤细胞的 G_1 期停滞作用。研究发现其耐药株的 p27kip1 水平下降而 cdk2 活性增强，转染 p27kip1 或蛋白酶体抑制剂恢复 p27kip1 水平后能恢复耐药株对该单抗的敏感性。p27kip1 水平下调可能与其耐药有关。⑦胰岛素样生长因子 I 型受体(IGF-IR)通路过度活化与曲妥珠单抗耐药有关[73~75]：IGF-IR 与配体结合后能够活化下游 PI3K 和 Ras/MAPK 信号通路，正常的 GH-IGFI axis 在乳腺细胞的增殖、分化和凋亡中起重要调节作用，但过度活化 IGF-IR 信号通路可导致细胞恶性增殖、转化和转移，因此 IGF-IR 信号通路的活化与赫赛汀耐药有关。赫赛汀耐药株中 IGF-IR 及其配体能活化 HER2 酪氨酸激酶，且存在能够活化 PI3K 和 MAPK 信号通路的 IGF-IR/HER2 异源二聚体，IGF-IR 抗体 α-IR3 破坏异源二聚体后能恢复耐药株对其的敏感性。该结果提示过度活化的 IGF-IR 信号通路有可能旁路活化 PI3K 和 MAPK 信号通路导致其耐药，IGF-IR 可能是该药敏感性的预测指标之一。因此，针对 IGF-IR 的靶向治疗能够逆转曲妥珠单抗耐药，探讨其耐药机制及寻找能预测其疗效的生物学指标对于预防耐药和个体化治疗是很重要的。

针对这些机制研制了一些可能提高曲妥珠单抗疗效的新型药物。随着对上述曲妥珠单抗耐药机制的研究深入，为解决曲妥珠单抗耐药问题，研制了许多针对性强的干预药物，期望能够提高曲妥珠单抗的治疗效果[76, 77]。表 2-5 所示为目前美国 FDA 已经批准与曲妥珠单抗联合使用进入临床试验的候选药物[78]。

表 2-5　美国 FDA 已经批准与曲妥珠单抗联合使用进入临床试验的候选药物[78]

药物	靶点	ErbB2 阳性肿瘤类型
Edotinib	HER1	转移性乳腺癌
Gefitinib	HER1	乳腺癌
Cetuximab	HER1	转移性乳腺癌
Lapatinib	HER2/ HER1	转移性乳腺癌
BIBW2992	HER2/ HER1	晚期乳腺癌
HKI-272	HER2	晚期乳腺癌
Pertuzumab	HER2	曲妥珠单抗抗性乳腺癌
Ertumaxomab	HER2、免疫细胞	曲妥珠单抗抗性乳腺癌
Peptide-Based Vaccine	HER2	乳腺癌
MM-111	HER2/HER3	转移性与晚期乳腺癌
Rapamycin	mTOR	转移性乳腺癌
Ridaforolimus	mTOR	曲妥珠单抗抗性乳腺癌
RAD001	mTOR	曲妥珠单抗抗性乳腺癌
BMS-754807	IGF-IR	转移性与晚期乳腺癌
MK2206	AKT	实体瘤
GDC-0941, T-DM1	PI3K	曲妥珠单抗抗性乳腺癌
XL147	PI3K	曲妥珠单抗抗性乳腺癌
Alvespimycin	HSP90	曲妥珠单抗抗性乳腺癌
Tanespimycin	HSP90	曲妥珠单抗抗性乳腺癌
IPI-504	HSP90	晚期与转移性乳腺癌
CNF2024	HSP90	晚期乳腺癌
PTK787	VEGF/VEGFR	复发或转移性乳腺癌
Bevacizumab	VEGF-A	转移性乳腺癌
AMG386	血管生成素	复发或转移性乳腺癌
Anastrazole	芳香酶	ER 阳性乳腺癌
Exemestane	芳香酶	绝经后晚期乳腺癌
Letrozole	芳香酶	ER 阳性乳腺癌
Fulvestrant	雌激素受体	绝经后Ⅳ期乳腺癌
GPG 7909	TLR9	转移性乳腺癌
Imatinib Mesylate	酪氨酸激酶	转移性实体瘤
SU011248	酪氨酸激酶	晚期乳腺癌
Xenogeneic HER2 DNA	免疫细胞	高危与转移性乳腺癌
Immunization	免疫细胞	高危与转移性乳腺癌
Agatolimod	免疫细胞	晚期与转移性乳腺癌
Interleukin-12	免疫细胞	放化疗失败乳腺癌
Aldesleukin	免疫细胞	曲妥珠单抗抗性乳腺癌
GM-CSF	免疫细胞	曲妥珠单抗抗性乳腺癌
Celecoxib	炎性细胞	曲妥珠单抗抗性乳腺癌
R115777	法尼基转移酶	晚期与转移性乳腺癌
BMS-214662	法尼基转移酶	晚期实体瘤

续表

药物	靶点	ErbB2 阳性肿瘤类型
Tipifarnib	法尼基转移酶	晚期与转移性乳腺癌
Panobinostat	脱乙酰基酶	转移性乳腺癌
Flavopiridol	细胞周期蛋白依赖性激酶	转移性乳腺癌
INCB007839	脱落酶	转移性乳腺癌
Etoposide	拓扑异构酶Ⅱ	转移性乳腺癌
Irinotecan	拓扑异构酶Ⅰ	转移性乳腺癌
PS-341	蛋白酶体	转移性乳腺癌
Epothilone D	微管蛋白	晚期与转移性乳腺癌
Radiation, Carboplatin	DNA	胰腺癌
Bevacizumab,Carboplatin	VEGF-A、DNA	脑转移性乳腺癌
Mannitol, Metbotrexate, Carboplatin	渗透作用、叶酸、DNA	脑转移性乳腺癌

2.6　抗体药物药效学和实验治疗学研究的实例

2.6.1　易普利姆玛

易普利姆玛(Ipilimumab)是一种重组人单克隆抗体，该抗体可结合至细胞毒 T 淋巴细胞相关抗原 4(CTLA4)。Ipilimumab 是在哺乳动物(中国仓鼠卵巢)细胞培养中生产的，是一种 IgG1 kappa 免疫球蛋白，近似分子质量 148kDa。2011 年 3 月，美国食品药品监督管理局(FDA)批准了一种可特异性中和人细胞毒 T 淋巴细胞相关抗原 4(CTLA4)的全人源单克隆抗体易普利姆玛，用于治疗不可切除的或转移性的黑色素瘤。

2.6.1.1　作用机制

CTLA4 与其配基 CD80/CD86 相互作用，是 T 细胞激活的负性调节剂。易普利姆玛作用机制主要是特异性结合至 CTLA4，阻断 CTLA4 与其配基 CD80/CD86 的结合。研究曾显示 CTLA4 的阻断可增加 T 细胞的激活和增殖。在黑色素瘤中易普利姆玛的作用机制影响是间接的，可能通过 T 细胞介导的抗肿瘤免疫反应[79, 80]发挥作用。

2.6.1.2　抗癌作用研究

肿瘤细胞表达的肿瘤相关抗原理论上为有效的免疫应答提供了研究基础。当抗原与抗原提呈细胞(APC)表面的主要组织相容性复合体(MHC)分子结合并提呈抗原后，还需要共刺激信号来促进效应 T 细胞的活化。然而，大多数黑色素瘤免疫原性低，其部分原因是缺乏共刺激信号而无法充分活化 T 细胞，也很可能是肿瘤细胞通过调节性 T 细胞(Treg)诱导的免疫抑制导致的。抗原提呈细胞上的 CD80 或 CD86 与 T 细胞上的 CD28 结合是一个关键的共刺激信号。CTLA4 与 CD28 是近亲，但与 CD80 和 CD86 具有更大的亲和力。CTLA4 与 CD80 或 CD86 的结合可阻断共刺激信号，从而作为 T 细胞活化的负调控因子发挥作用，其在限制免疫应答识别自身抗原的过程中发挥重要作用。基于这些发现，通过阻断 CTLA4 与 CD80 或 CD86 的相互作用可能会增强 T 细胞介导的抗肿瘤反应。在最初的小鼠实验中，研究人员发现以体内法给予 CTLA4 的特异性抗体可以抑制已经形成的黑色素瘤。这促使了 CTLA4 特异性全人源单克隆抗体的研发，并使其作为一种潜在的癌症免疫治疗制剂[79, 80]。

2.6.2 帕妥珠单抗

2.6.2.1 药理作用

帕妥珠单抗(Pertuzumab)的目标为 HER2 蛋白的胞外二聚化结构域，能抑制 HER2 同源二聚体形成或与 HER1、HER3、HER4 的异源二聚化，从而阻断 HER2 受体的激活，抑制肿瘤细胞增殖。因此，帕妥珠单抗抑制配体启动细胞内的信号通过两个主要的信号转导通路，丝裂原活化蛋白激酶和磷脂酰肌醇 3-激酶。这些信号通路可以抑制导致细胞生长停滞和凋亡[81~83]。

2.6.2.2 作用机制

帕妥珠单抗用于治疗 HER2 阳性的晚期(转移性)乳腺癌，是一种通过生物技术方法生产的人源化单克隆抗体。HER2 是一种参与正常细胞生长的蛋白质。在某些类型的癌细胞中，HER2 的数量会增加(HER2 阳性)，包括一些乳腺癌。在这些 HER2 阳性的乳腺癌中，HER2 促进了癌细胞的生长和生存[81~83]。

2.6.3 曲妥珠单抗

2.6.3.1 药理作用

1998 年，美国 FDA 批准第一个抗 ErbB2 的人源化单克隆抗体药物曲妥珠单抗(Trastuzumab，商品名 Herceptin)用来治疗 ErbB2 高表达的转移性乳腺癌患者。十余年来的临床应用证实了抗 ErbB2 单抗 Trastuzumab 独特的功效，对晚期、复发性及转移性乳腺癌的治疗显示出了新的前景。但是，曲妥珠单抗治疗存在客观有效率低(12%～34%)，且大部分初始接受曲妥珠单抗治疗有效的患者常在 1 年内产生耐药的现象[84~87]。

2.6.3.2 作用机制

人类表皮生长因子受体(human epidermal growth factor receptor，HER)是一族具有酪氨酸激酶活性的高同源性蛋白质，包括 HER1、HER2、HER3、HER4，跨膜分布在多种细胞表面的 HER2 及其单克隆抗体 Trastuzumab(Herceptin)是乳腺癌研究的热点之一。ErbB2(HER2、p185her2/neu)是由 *c-erbB2*(*Her2/neu*)基因编码的具有受体酪氨酸激酶(RTK)活性的跨膜糖蛋白，属于表皮生长因子受体(epidermal growth factor receptor，EG-FR)家族，该家族还包括 EGFR(ErbB1/HER1)、ErbB3 和 ErbB4。其中 ErbB2 在整个家族受体的活化中起了核心作用，其高表达与放化疗及内分泌治疗抵抗高度相关，被认为是一新的判断乳腺癌预后的独立标志物和治疗靶点[84~87]。

2.6.4 Adcetris

美国 FDA 于 2011 年 7 月 14 日通过了加速批准 Brentuximab vedotin 用于治疗霍奇金淋巴瘤及复发性间变性大细胞淋巴瘤(ALCL)。商品名为 Adcetris 的 Brentuximab vedotin 是西雅图遗传(Seattle Genetics)研发的一种新型靶向抗体-药物偶联物(ADC)，能靶向性地治疗两类表达 CD30 抗原的淋巴瘤患者。它由 3 个组分组成：①嵌合 IgG1 抗体 cAC10，特异性结合人 CD30；②微管的破坏剂 MMAE；③一个将 MMAE 共价附着在 cAC10 上的蛋白酶可裂解的连接桥。

作用机制：Brentuximab vedotin(ADCETRIS)是一种 ADC。抗体是一种导向 CD30 的嵌合 IgG1，小分子药物 MMAE 是一种微管破坏剂。MMAE 通过连接物被共价地附着在抗体上。非临床资料提示，ADCETRIS 的抗癌活性是由于 ADC 结合至 CD30 表达细胞，接着 ADC-CD30 复合物内化，利用蛋白酶水解裂解将 MMAE 释放出来。在细胞内 MMAE 结合至微管并破坏微管网络，随后引起细胞周期停止和细胞的凋亡[88~91](图 2-8)。

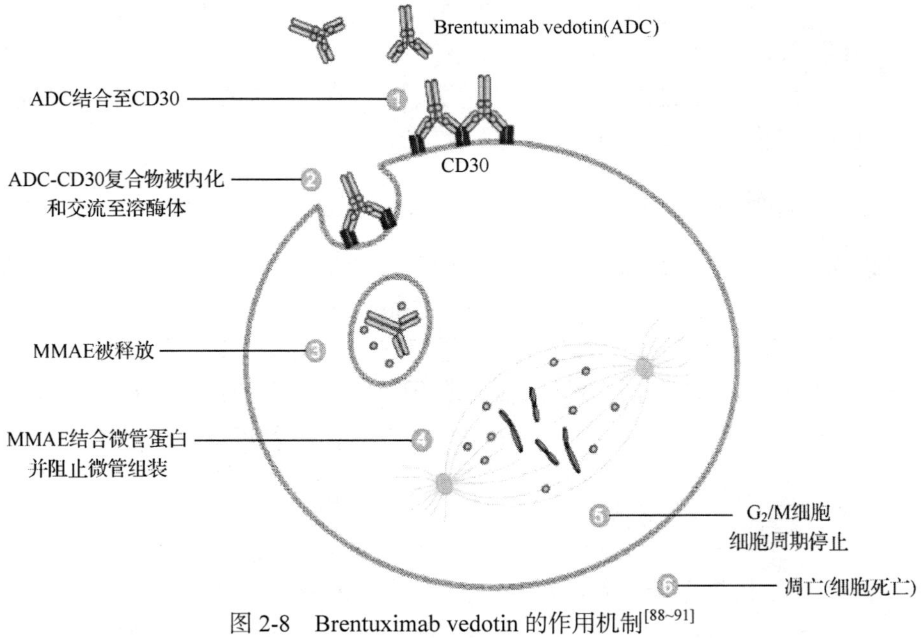

图 2-8　Brentuximab vedotin 的作用机制[88~91]

2.6.5 抗 IgE 单克隆抗体(Omalizumab)

免疫球蛋白 E(IgE)在变态反应疾病的发生和发展过程中发挥着重要的作用，IgE 分子及其通路是此类疾病新疗法的靶点。Omalizumab(rhuMAb-E25，Xolair)是一种重组的人源化单克隆抗体[92~95]，是第一个以免疫球蛋白 E(IgE)为特异作用靶点的治疗药物，其结构上，它是重组 DNA-衍生的人源化 IgG1 抗人 IgE 单克隆抗体，含有一段抗 IgE(Fab

段）的鼠单克隆抗体 mAb MAE11 和一段人 IgG 段（Fc 段）。抗 IgE 单克隆抗体 Omalizumab 在多个国家已获准用于治疗中度至重度过敏性哮喘。

2.6.5.1　药理作用

当 12 例用豚草特异性 IgE 致敏过的正常受试者的嗜碱性粒细胞接触抗原后，研究人员检测了 Omalizumab 与外周血中嗜碱性粒细胞的结合情况。只有豚草抗原可诱导组胺释放，而 Omalizumab 无此诱导作用。另一些研究中，研究人员用豚草特异性人 IgE 灌洗正常人肺组织条过夜，以致敏肺肥大细胞，然后检测 Omalizumab 抑制 IgE 结合人肺肥大细胞的能力。接触豚草抗原会诱导肥大细胞脱颗粒，这可通过检测组胺的释放和肌组织收缩来验证。与此相反，Omalizumab 可完全阻断这一效应。这些结果证明 Omalizumab 可有效阻断肥大细胞脱颗粒及相应的介质释放[92]。

由于 Omalizumab 结合食蟹猴血清 IgE 的亲和力（3×10^{-10}mol/L）与其结合人 IgE 的亲和力（1.7×10^{-10}mol/L）相近，所以研究人员以食蟹猴为对象研究了 Omalizumab 对 IgE 效应的影响。为确定 Omalizumab 体内激活皮内肥大细胞的作用，将 1μg 抗体注入正常食蟹猴皮内，但未发现肥大细胞脱颗粒而导致的水泡和皮肤发红等现象。与此相反，当用 1ng 的交联鼠单抗时，可见阳性反应。此外 Omalizumab 不能诱导预先用 27ng 人豚草特异性 IgE 致敏的猴子表皮形成丘疹样反应。这些结果与全身给药的结果一致。即使给药剂量增大至 50mg/kg，Omalizumab 也不能诱导全身变应性反应[92]。总之，这些临床前研究证明，设计的抗体 Omalizumab 是安全和有效的。

2.6.5.2　作用机制

免疫球蛋白 E（IgE）是哮喘和变态反应病理生理学过程中一个重要的介质。Omalizumab 的作用方式包括：快速作用（消除血清游离的 IgE）、短期作用（下调循环嗜碱性粒细胞及树突状细胞表面的 IgE 受体数量）和长期作用（减少组织内嗜酸性粒细胞和肥大细胞、T 细胞、B 细胞等的数量）。IgE 分子以同一部位（Ceε3）与 Omalizumab 或高亲和力受体（FcεRI）结合，因此，Omalizumab 可阻断 IgE 介导的前炎性因子信号通路[92]。

2.6.6　英夫利昔单抗

英夫利昔单抗（Infliximab，Remicade）是一种合成的嵌合体单克隆抗 TNF-α 抗体，由 75%人源性和 25%鼠源性构成。它对可溶性 TNF-α 具有高度特异性亲和力，可与单核巨噬细胞和活化的 T 细胞膜结合型 TNF-α 结合或与血浆中游离的 TNF-α 结合，并将其中和，从而减轻了 TNF-α 的作用[93~101]。该药适用于对常规治疗曾反应不充分的中度至严重活动性克罗恩病成年和儿童患者，减轻其体征和症状，诱导并维持临床反应；在有瘘管克罗恩病成年患者中，该药减少排泄肠皮及直肠阴道瘘、保持瘘管闭合数；对于类风湿关节炎、克罗恩病、溃疡性结肠炎、银屑病关节炎和斑块性银屑病，该药同样有效。

2.6.6.1　药效作用

该单抗具有治疗类风湿关节炎、克罗恩病、溃疡性结肠炎、银屑病关节炎和斑块性银屑病等多方面的药效作用[99~103]。

在类风湿关节炎中，Infliximab 可减少炎症细胞向关节炎性区的浸润并介导细胞黏附分子的表达[E-选择素、细胞间黏附分子-1（ICAM-1）和血管细胞黏附分子-1（VCAM-1）]和化学吸引[IL-8 和单核细胞趋化蛋白（MCP-1）]及组织降解[基质金属蛋白酶（MMP）1 和 3][100]。

在克罗恩病中，Infliximab 可抑制炎症细胞浸润和小肠炎症区内 TNF-α 的生成，降低能表达 TNF-α 和干扰素的固有层单核细胞比例。用 Infliximab 治疗后，类风湿关节炎或克罗恩病患者血清 IL-6 和 C-反应蛋白（CRP）水平低于相应的基线水平。Infliximab 对外周血淋巴细胞的数量或体外有丝分裂刺激增殖反应无明显抑制作用[101~103]。

在银屑病关节炎中，Infliximab 可降低滑膜和银屑病皮肤病变中 T 细胞、血管及滑膜中巨噬细胞数量。在斑块性银屑病中，Infliximab 治疗可减小表皮厚度，抑制炎症细胞的浸润。这些药理活性和 Infliximab 发挥其临床效应机制间的相互关系尚不清楚。

2.6.6.2　作用机制

根据细胞激酶间的关系[104]和人类疾病 TNF 拮抗剂细胞外的分子靶点[105]，可以理解和分析 TNF 拮抗剂的作用机制。

目前 TNF 抑制剂的作用机制可以让皮肤科医生根据个人需求和特点来制订治疗系统或光疗（phototherapy）方案[106~108]。一项研究比较了 3 个抗 TNF 药物的结合能力，试验证明这 3 个 TNF-α-TNF 拮抗剂结合的亲和力相似。TNF-α 单抗只结合 TNF-α 而与 TNF-β 不结合，由此可以解释这些药物治疗效果上的一些差异[105]。英夫利昔单抗治疗 *TNF-α-308G/G* 基因型关节炎的疗效优于 *A/A* 或 *A/G* 基因型关节炎。故 *TNF-α-308* 基因可作为预测英夫利昔单抗治疗效果的一个工具[109]。

英夫利昔单抗通过与可溶性和跨膜 TNF-α 高亲和力结合并抑制 TNF-α 与其受体结合的方式，中和 TNF-α 生物学活性。英夫利昔单抗不中和 TNF-β。后者是一种相关细胞因子，与 TNF-α 利用相同受体。所以，英夫利昔单抗生物学活性归因于 TNF-α，包括促炎症细胞因子如白细胞介素（IL）1 和白细胞介素 6 的诱导作用，通过激活内皮细胞和白细胞、中性粒细胞和嗜酸性粒细胞的功能活性的方式来诱导急性期反应物和其他肝蛋白，通过滑膜细胞和（或）软骨细胞产生组织降解酶、增加内皮层和黏附分子的表达、增强白细胞迁移的通透性。表达跨膜 TNF-α 的细胞在体内或体外与英夫利昔单抗结合后，均可发生溶解。大量的人纤维母细胞、内皮细胞、中性粒细胞、B 淋巴细胞、T 淋巴细胞和上皮细胞体外分析，均显示英夫利昔单抗能有效抑制 TNF-α 的功能。抗-TNF-α 抗体可降低棉顶狨猴（cotton-top tamarin）结肠炎模型中疾病活动度，抑制滑膜炎和在一种鼠类胶原-诱导关节炎模型中的关节侵蚀。对于结构性表达人 TNF-α 的转基因小鼠发生的多发性关节炎，英夫利昔单抗可促进被侵蚀关节的愈合[110]。

（刘昌孝　张慧霞　吴雅丽　李亚卓）

参 考 文 献

[1] Liu CX. Rethinking on research and development in innovation of biomedicines. Drugs Clinic, 2013, 28: 469-475.

[2] FDA, USA. White paper: Innovation/Stagnation: Challenge and Opportunity on the Critical Path to New Medical Products. USDHHS, FDA, March, 2004.

[3]刘昌孝, 程翼宇, 范骁辉. 转化研究: 从监管科学到科学监管的药物监管科学的发展. 药物评价研究, 2014, 37(5): 385-391.

[4] Liu CX, Constantinides PP, Yazhuo Li YZ. Research and development in drug innovation: reflections from the 2013 bioeconomy conference in China, lessons learned and future perspectives. Acta Pharm Sin(B), 2014, 4(2): 112-119.

[5] 何若平. 我国生物医药产业发展现状与方向. 天津: 2010 年生物经济大会报告(PPT), 2010.

[6] Kaiser PK, Cruess AF, Bogaert P, et al. Balancing risk in ophthalmic prescribing: assessing the safety of anti-VEGF therapies and the risks associated with unlicensed medicines. Graefes Arch Clin Exp Ophthalmol, 2012, 250(11): 1563-1571.

[7] Harboe E, Damås JK, Omdal R, et al. Risk of infection through use of selective immunomodulating drugs for rheumatoid arthritis. Tidsskr Nor Laegeforen, 2012, 132(16): 1867-1871.

[8] Yang ZY, Shen WX, Hu XF, et al. EGFR gene copy number as a predictive biomarker for the treatment of metastatic colorectal cancer with anti-EGFR monoclonal antibodies: a meta-analysis. J Hematol Oncol, 2012, 5: 52.

[9] Schmucker C, Ehlken C, Agostini HT, et al. A safety review and meta-analyses of bevacizumab and ranibizumab: off-label versus goldstandard. PLoS One, 2012, 7(8): e42701.

[10] Criscitiello C, Metzger-Filho O, Saini KS, et al. Targeted therapies in breast cancer: are heart and vessels also being targeted? Breast Cancer Res, 2012, 14(3): 209.

[11] Burmester GR, Panaccione R, Gordon KB, et al. Adalimumab: long-term safety in 23458 patients from global clinical trials in rheumatoid arthritis, juvenile idiopathic arthritis, ankylosing spondylitis, psoriatic arthritis, psoriasis and Crohn's disease. Ann Rheum Dis, 2013, 72(4): 517-524.

[12] Ali T, Yun L, Rubin DT. Risk of post-operative complications associated with anti-TNF therapy in inflammatory bowel disease. World J Gastroenterol, 2012, 18(3): 197-204.

[13] 陈琳, 李官成. 抗肿瘤抗体药物的研究进展. 国际病理科学与临床杂志, 2013, 33(2): 155-159.

[14] 甄永苏. 微生物药物和抗体药物发现和研制新药的重要领域. 药学学报, 2003, 38(7): 483-484.

[15] 上海自主研发的 4 个抗体药物通过专家验收. 中国医药指南. 2007, 2: 101.

[16] Scott AM, Wolchok JD, Old LJ. Antibody therapy of cancer. Nat Rev Cancer, 2012, 12: 278-287.

[17] Rettig WJ, Old LJ. Immunogenetics of human cell surface differentiation. Annu Rev Immunol, 1989, 7: 481-511.

[18] Scott AM, Lee FT, Tebbutt N, et al. A phase I clinical trial with monoclonal antibody ch806 targeting transitional state and mutant epidermal growth factor receptors. Proc Natl Acad Sci USA, 2007, 104: 4071-4076.

[19] Hughes B. Antibody-drug conjugates for cancer: poised to deliver? Nat Rev Drug Discov, 2010, 9: 665-667.

[20] Weiner LM, Surana R, Wang S. Monoclonal antibodies: versatile platforms for cancer immunotherapy. Nat Rev Immunol, 2010, 10: 317-327.

[21] Schrama D, Reisfeld RA, Becker JC. Antibody targeted drugs as cancer therapeutics. Nature Review Drug Discovery, 2006, 5: 147-159.

[22] Kendra K, Gan J, Ricci M, et al. Pharmacokinetics and stability of the ch14. 18-interleukin-2 fusion protein in mice. Cancer Immunol Immunother, 1999, 48: 219-229.
[23] Becker JC, Pancook JD, Gillies SD, et al. T cell-mediated eradication of murine metastatic melanoma induced by targeted interleukin 2 therapy. J Exp Med, 1996, 183: 2361-2366.
[24] Lode HN, Xiang R, Dreier T, et al. Natural killer cell-mediated eradication of neuroblastoma metastases to bone marrow by targeted interleukin-2 therapy. Blood, 1998, 91: 1706-1715.
[25] Xiang R, Lode HN, Dolman CS, et al. Elimination of established murine colon carcinoma metastases by antibody-interleukin 2 fusion protein therapy. Cancer Res, 1997, 57: 4948-4955.
[26] van Cutsem E, Köhne CH, Láng I, et al. Cetuximab plus irinotecan, fluorouracil, and leucovorin as first-line treatment for metastatic colorectal cancer: updated analysis of overall survival according to tumor KRAS and BRAF mutation status. J Clin Oncol, 2011, 29: 2011-2019.
[27] Hudis CA. Trastuzumab--mechanism of action and use in clinical practice. N Engl J Med, 2007, 357: 39-51.
[28] Weiner GJ. Rituximab: mechanism of action. Semin Hematol, 2010, 47: 115-123.
[29] Hodi FS, O'Day SJ, McDermott DF, et al. Improved survival with ipilimumab in patients with metastatic melanoma. N Engl J Med, 2010, 363: 711-723.
[30] Nelson AL, Dhimolea E, Reichert JM. Development trends for human monoclonal antibody therapeutics. Nat Rev Drug Discov, 2010, 9: 767-774.
[31] Chan AC, Carter PJ. Therapeutic antibodies for autoimmunity and inflammation. Nat Rev Immunol, 2010, 10: 301-316.
[32] Li J, Zhu Z. Research and development of next generation of antibody-based therapeutics. Acta Pharmacol Sin, 2010, 31: 1198-1207.
[33] Cheson BD, Leonard JP. Monoclonal antibody therapy for B-cell non-Hodgkin's lymphoma. N Engl J Med, 2008, 359: 613-626.
[34] 庄羽美. 一株新的鼠抗人 CD40 单克隆抗体的制备及其应用. 苏州: 苏州大学硕士学位论文, 2005.
[35] Chang L, Karin M. Mammalian MAP kinase signaling cascades. Nature, 2001, 410(6824): 37-40.
[36] Irving EA, Bamford, M. Role of mitogen and stress act ivated kinases in ischemic injury. J Cereb Blood Flow Metab, 2002, 22(6): 631-647.
[37] Suh Y. Cell signaling in aging and apopt osis. Mech Ageing Dev, 2002, 123(8): 881-890.
[38] Lowes VL, Ip NY, Wong YH. Integration of signals from receptor tyrosine kinases and g protein-coupled receptors. Neurosignals, 2002, 11(1): 5-19.
[39] Schoeberl B, Pace EA, Fitzgerald JB, et al. Therapeutically targeting ErbB3: a key node in ligand-induced activation of the ErbB receptor-PI3K axis. Sci Signal, 2009, 2: ra31.
[40] Cañadas I, Rojo F, Arumí-Uría M, et al. C-MET as a new therapeutic target for the development of novel anticancer drugs. Clin Transl Oncol, 2010, 12: 253-260.
[41] Scartozzi M, Bianconi M, Maccaroni E, et al. Dalotuzumab, a recombinant humanized mAb targeted against IGFR1 for the treatment of cancer. Curr Opin Mol Ther, 2010, 12: 361-371.
[42] Vearing C, Lee FT, Wimmer-Kleikamp S, et al. Concurrent binding of anti-EphA3 antibody and ephrin-A5 amplifies EphA3 signaling and downstream responses: potential as EphA3-specific tumor-targeting reagents. Cancer Res, 2005, 65: 6745-6754.
[43] Fox NL, Humphreys R, Luster TA, et al. Tumor necrosis factor-related apoptosis-inducing ligand (TRAIL) receptor-1 and receptor-2 agonists for cancer therapy. Expert Opin Biol Ther, 2010, 10: 1-18.
[44] Schliemann C, Neri D. Antibody-based vascular tumor targeting. Recent Results Cancer Res, 2010, 180: 201-216.

[45] 苗庆芳，邵荣光，甄永苏. 抗肿瘤抗体药物研究进展. 药学学报, 2012, 47(10): 1261-1268.
[46] Deckert PM. Current constructs and targets in clinical development for antibody-based cancer therapy. Curr Drug Targets, 2009, 10: 158-175.
[47] Scott AM, Wiseman G, Welt S, et al. A phase I dose-escalation study of sibrotuzumab in patients with advanced or metastatic fibroblast activation protein-positive cancer. Clin Cancer Res, 2003, 9: 1639-1647.
[48] Welt S, Divgi CR, Scott AM, et al. Antibody targeting in metastatic colon cancer: a phase I study of monoclonal antibody F19 against a cell-surface protein of reactive tumor stromal fibroblasts. J Clin Oncol, 1994, 12: 1193-1203.
[49] Jungbluth AA, Stockert E, Huang HJ, et al. A monoclonal antibody recognizing human cancers with amplification/overexpression of the human epidermal growth factor receptor. Proc Natl Acad Sci USA, 2003, 100: 639-644.
[50] Burstein HJ. The distinctive nature of HER2-positive breast cancers. N Engl J Med, 2005, 353(16): 1652-1654.
[51] Nahta R, Yu D, Hung MC, et al. Mechanisms of disease: understanding resistance to HER2-targeted therapy in human breastcancer. Nat Clin Pract Oncol, 2006, 3(5): 269-280.
[52] 李晓玲，徐建明，宋三泰. 曲妥珠单抗耐药机制及对策研究进展. 军事医学科学院院刊，2008，4: 392-394.
[53] 贾砚寒，黎燕，彭晖，等. 生长因子受体家族单克隆抗体耐药机制的研究进展. 国际药学研究杂志, 2012, 39(3): 197-203.
[54] Cho HS, Mason K, Ramyar KX, et al. Structure of the extracellular region of HER2 alone and in complex with the Herceptin Fab. Nature, 2003, 421(6924): 756-760.
[55] Lan KH, Lu CH, Yu D. Mechanisms of trastuzumab resistance and their clinical implications. Ann N Y Acad Sci, 2005, 1059: 70-75.
[56] Tseng PH, Wang YC, Weng SC, et al. Overcoming trastuzumab resistance in HER2-overexpressing breast cancer cells by using a novel celecoxib-derived phosphoinositide-dependent kinase-1 inhibitor. Mol Pharmacol, 2006, 70(5): 1534-1541.
[57] 吴凡，陈强，叶韵斌. HER2 单抗赫赛汀耐药机制研究进展. 中国新药与临床杂志，2008，27(91): 60-64.
[58] Price-Schiavi SA, Jepson S, Li P, et al. Rat Muc4 (sialomucin complex) reduces binding of anti-ErbB2 antibodies to tumor cell surfaces, a potential mechanism for herceptin resistance. Int J Cancer, 2002, 99(6): 783-791.
[59] Nagy P, Friedlander E, Tanner M, et al. Decreased accessibility and lack of activation of ErbB2 in JIMT-1, a herceptin-resistant, MUC4-expressing breast cancer cell line. Cancer Res, 2005, 65(2): 473-482.
[60] Wang SE, Narasanna A, Perez-Torres M, et al. HER2 kinase domain mutation results in constitutive phosphorylation and activation of HER2 and EGFR and resistance to EGFR tyrosine kinase inhibitors. Cancer Cell, 2006, 10(1): 25-38.
[61] Diermeier S, Horváth G, Knuechel-Clarke R, et al. Epidermal growth factor receptor coexpression modulates susceptibility to Herceptin in HER2/neu overexpressing breast cancer cells via specific erbB-receptor interaction and activation. Exp Cell Res, 2005, 304(2): 604-619.
[62] Gschwantler-Kaulich D, Hudelist G, Koestler WJ, et al. EGFR activity in HER-2 over-expressing metastatic breast cancer: evidence for simultaneous phosphorylation of Her-2/neu and EGFR. Oncol Rep, 2005, 14(2): 305-311.
[63] Ritter CA, Bianco R, Dugger T, et al. Mechanisms of resistance development against trastuzumab (Herceptin)

in an in vivo breast cancer model. Int J Clin Pharmacol Ther, 2004, 42(11): 642-643.

[64] Xia W, Bisi J, Strum J, et al. Regulation of survivin by ErbB2 signaling: therapeutic implications for ErbB2-overexpressing breast cancers. Cancer Res, 2006, 66(3): 1640-1647.

[65] Chan CT, Metz MZ, Kane SE. Differential sensitivities of trastuzumab(Herceptin)-resistant human breast cancer cells to phosphoinositide-3 kinase(PI-3K) and epidermal growth factor receptor(EGFR) kinase inhibitors. Breast Cancer Res Treat, 2005, 91(2): 187-201.

[66] Yakes FM, Chinratanalab W, Ritter CA, et al. Herceptin-induced inhibition of phosphatidylinositol-3 kinase and Akt Is required for antibody-mediated effects on p27, cyclin D1, and antitumor action. Cancer Res, 2002, 62(14): 4132-4141.

[67] Pandolfi PP. Breast cancer--loss of PTEN predicts resistance to treatment. N Engl J Med, 2004, 351(22): 2337-2338.

[68] Fujita T, Doihara H, Washio K, et al. Proteasome inhibitor bortezomib increases PTEN expression and enhances trastuzumab-induced growth inhibition in trastuzumab-resistant cells. Anticancer Drugs, 2006, 17(4): 455-462.

[69] Fiorini M, Alimandi M, Fiorentino L, et al. Negative regulation of receptor tyrosine kinase signals. FEBS Lett, 2001, 490(3): 132-141.

[70] Anastasi S, Sala G, Huiping C, et al. Loss of RALT/MIG-6 expression in ERBB2-amplified breast carcinomas enhances ErbB-2 oncogenic potency and favors resistance to Herceptin. Oncogene, 2005, 24(28): 4540-4548.

[71] Nahta R, Takahashi T, Ueno NT, et al. P27(kip1) down-regulation is associated with trastuzumab resistance in breast cancer cells. Cancer Res, 2004, 64(11): 3981-3986.

[72] Kute T, Lack CM, Willingham M, et al. Development of Herceptin resistance in breast cancer cells. Cytometry A, 2004, 57(2): 86-93.

[73] Lu Y, Zi X, Pollak M. Molecular mechanisms underlying IGF-I-induced attenuation of the growth-inhibitory activity of trastuzumab(Herceptin) on SKBR3 breast cancer cells. J Cancer, 2004, 108(3): 334-341.

[74] Laban C, Bustin SA, Jenkins PJ. The GH-IGF-I axis and breast cancer. Trends Endocrinol Metab, 2003, 14(1): 28-34.

[75] Nahta R, Yuan LX, Zhang B, et al. Insulin-like growth factor-I receptor/human epidermal growth factor receptor 2 heterodimerization contributes to trastuzumab resistance of breast cancer cells. Cancer Res, 2005, 65(23): 11118-111128.

[76] Yao E, Zhou W, Lee-Hoeflich ST, et al. Suppression of HER2 /HER3-mediated growth of breast cancer cells with combinations of GDC-0941 PI3K inhibitor, trastuzumab, and pertuzumab. Clin Cancer Res, 2009, 15(12): 4147-4156.

[77] Motoyama AB, Hynes NE, Lane HA. The efficacy of ErbB receptor-targeted anticancer therapeutics is influenced by the availability of epidermal growth factor-related peptides. Cancer Res, 2002, 62(11): 3151-3158.

[78] U.S. Food and Drug Administration. http: / /www. clinicaltrials. gov/ct2 /results? term = Herceptin & Search = Search. [2014-9-16].

[79] O'Day SJ, Hamid O, Urba WJ. Targeting cytotoxic T-lymphocyte antigen-4(CTLA-4): a novel strategy for the treatment of melanoma and other malignancies. Cancer, 2007, 110(12): 2614-2627.

[80] 杨帆, 张雅婷, 胡迪超. 易普利姆玛(ipilimumab). http://www.cnbg.com.cn/html/news/qy/2011/ 1011/725. html. [2013-05-11].

[81] Mamidi S, Cinci M, Hasmann M, et al. Lipoplex mediated silencing of membrane regulators(CD46,

CD55 and CD59) enhances complement-dependent anti-tumor activity of trastuzumab and pertuzumab. Mol Oncol, 2013, 7(3): 580-594.

[82] Sendur MA, Aksoy S, Altundag K. Pertuzumab in HER2-positive breast cancer. Curr Med Res Opin, 2012, 28(10): 1709-1716.

[83] 邓雨欣. 帕妥珠单抗(Perjeta)——国际最新的乳腺癌靶向药物. http://www.xywy.com/yp/ypkx/2012 12/07/2877619_2. html [2012-12-07].

[84] Bellone S, Roque D, Cocco E, et al. Downregulation of membrane complement inhibitors CD55 and CD59 by siRNA sensitises uterine serous carcinoma overexpressing Her2/neu to complement and antibody-dependent cell cytotoxicity in vitro: implications for trastuzumab-based immunotherapy. Br J Cancer, 2012, 106(9): 1543-1550.

[85] Andre F, Dieci MV, Dubsky P, et al. Molecular pathways: involvement of immune pathways in the therapeutic response and outcome in breast cancer. Clin Cancer Res, 2013, 19(1): 28-33.

[86] Nahta R. Molecular mechanisms of trastuzumab-based treatment in HER2-overexpressing Breast Cancer. ISRN Oncol, 2012, 2012: 428062.

[87] 沈国栋, 刘兢, 宋礼华, 等. 抗 ErbB2 抗体曲妥珠单抗的耐药机制与展望. 中国药理学通报, 2010, 26(8): 981-984.

[88] Kato J, O'Donnell RT, Abuhay M, et al. Efficacy and toxicity of a CD22-targeted antibody-saporin conjugate in a xenograft model of non-Hodgkin's lymphoma. Oncoimmunology, 2012, 1(9): 1469-1475.

[89] Deng C, Pan B, O'Connor OA. Brentuximab vedotin. Clin Cancer Res, 2013, 19(1): 22-27.

[90] U. S. Food and Drug Administration. Brentuximab vedotin. http://www.accessdata.fda.gov/drugsatfda_docs/label/2011/125388s000, 125399s 000lbl. pdf. [2013-05-11].

[91] 汤仲明. 美国 FDA 批准 Adcetris(brentuximab vedotin)治疗淋巴瘤. http://blog.sina.com.cn/s/blog_5948305d0100vrfj. html. [2013-05-11].

[92] Shields RL, Whether WR, Zioncheck K, et al. Inhibition of allergic reactions with antibodies to IgE. Int Arch Allergy Immunol, 1995, 107(1-3): 308-312.

[93] Belliveau PP. Omalizumab: a monoclonal anti-IgE antibody. Med Gen Med, 2005, 7(1): 27.

[94] Storms W. Allergens in the pathogenesis of asthma: potential role of anti-immunoglobulin E therapy. Am J Respir Med, 2002, 1(5): 361-368.

[95] D'Amato G. Therapy of allergic bronchial asthma with omalizumab-an anti-IgE monoclonal antibody. Expert Opin Biol Ther, 2003, 3(2): 371-376.

[96] Knight DM, Trinh H, Le J, et al. Construction and initial characterization of a mouse-human chimeric anti-TNF antibody. Mol Immunol, 1993, 30: 1443-1453.

[97] Scallon BJ, Moore MA, Trinh H, et al. Chimeric anti-TNF-*a* monoclonal antibody cA2 binds recombinant transmembrane TNF-*a* and activates immune effector functions. Cytokine, 1995, 7: 251-259.

[98] Siegel SA, Shealy DJ, Nakada MT, et al. The mouse/human chimeric monoclonal antibody cA2 neutralizes TNF in vitro and protects transgenic mice from cachexia and TNF lethality in vivo. Cytokine, 1995, 7: 15-25.

[99] van der Heijde DM, van Leeuwen MA, van Riel PL, et al. Biannual radiographic assessments of hands and feet in a three-year prospective follow-up of patients with early rheumatoid arthritis. Arthritis Rheum, 1992, 35(1): 26-34.

[100] van der Linden S, Valkenburg HA, Cats A. Evaluation of diagnostic criteria for ankylosing spondylitis. A proposal for modification of the New York criteria. Arthritis Rheum, 1984, 27(4): 361-368.

[101] van Dullemen HM, van Deventer SJH, Hommes DW, et al. Treatment of Crohn's disease with anti-tumor necrosis factor chimeric monoclonal antibody (cA2). Gastroenterology, 1995, 109: 129-135.

[102] Targan SR, Hanauer SB, van Deventer SJH, et al. A short-term study of chimeric monoclonal antibody cA2 to tumor necrosis factor a for Crohn’s disease. N Engl J Med, 1997, 337: 1029-1035.

[103] Present DH, Rutgeerts P, Targan S, et al. Infliximab for the treatment of fistulas in patients with Crohn's disease. N Engl J Med, 1999, 340(18): 1398-1405.

[104] Tak PP, J Kalden JR. Advances in rheumatology: new targeted therapeutics. Arthritis Res Ther, 2011, 13(S1): S5.

[105] Wong M, Ziring D, Korin Y, et al. TNF-alpha blockade in human diseases: mechanisms and future directions. Clin Immunol, 2008, 126(2): 121-136.

[106] van der Heijde D, Kavanaugh A, Gladman DD, et al. Infliximab inhibits progression of radiographic damage in patients with active psoriatic arthritis through one year of treatment. Results from the induction and maintenance psoriatic arthritis clinical trial 2. Arthritis Rheum, 2007, 56: 2698-2707.

[107] Quinn MA, Conaghan PG, O'Connor PI, et al. Very early treatment with infliximab in addition to methotrexate in early, poor-prognosis rheumatoid arthritis reduces magnetic resonance imaging evidence of synovitis and damage, with sustained benefit after infliximab withdrawal. Results from a twelvemonth randomized, double-blind, placebo-controlled trial. Arthritis Rheum, 2005, 52: 27-35.

[108] Cordoro KM, Feldman SR. TNF-alpha inhibitors in dermatology. Skin Therapy Lett, 2007, 12(7): 4-6.

[109] Mugnier B, Balandraud N, Darque A, et al. Polymorphism at position-308 of the tumor necrosis factor alpha gene influences outcome of infliximab therapy in rheumatoid arthritis. Arthritis Rheum, 2003, 48: 1849-1852.

[110] 汤冲明. REMICADE(infliximab). http://blog.sina.com.cn/s/blog_5948305d 0100px08. html. [2013-05-12].

第3章　治疗性抗体药物的药代动力学和毒代动力学研究

3.1　引　　言

在过去20年里，单克隆抗体（单抗）作为一种重要生物制剂用于各种疾病（包括癌症、炎症、自身免疫和感染等疾病）治疗已取得巨大进展。来源于小鼠杂交瘤细胞的第一代单抗药物，不能有效地与人体效应细胞反应，并因免疫原性而使药物从体内迅速被清除，因而在临床上受到了一定限制[1]。随着重组DNA技术的发展及嵌合抗体和人源化抗体的产生，许多新的技术可用于生产全人源化抗体，在一定程度上解决了上述一些问题[1~8]。在优化抗体序列以改变结合亲和力和Fc效应功能的基础上，获得预期的效应细胞特定单抗，如抗体依赖细胞介导的细胞毒作用（ADCC）和补体依赖的细胞毒性（CDC）。改变糖基化、靶向结合亲和力和半衰期的第二代修饰单抗类药物，提高其有效性及增加成功进入临床的机会[1, 4]。随着抗体工程和各种重组技术制备抗体的日趋复杂，抗体药物的临床前药代动力学研究就显得尤为重要。

临床前和临床所进行的具有独特设计的药代动力学（pharmacokinetics，PK，简称药动学）研究也获得一定进展。抗体药物具有明显的靶向性，靶向分布是PK研究的关键，以靶组织浓度高于非靶组织浓度表示靶向性；抗体药物在体内的消除半衰期长；存在明显的药动学-药效学（pharmacokinetics-pharmacodynamics, PK/PD）关系和治疗目标浓度；以及不同抗体类药物具有各自PK特点。例如，不同的抗体来源如鼠源性、嵌合性、人源化或人单抗具有独特的PK特点，甚至同一抗体的不同片段其PK也各具特点。抗体药物是生物技术药物中的重要组成部分，抗体药物的PK研究是对生物技术药物开发的重要挑战，其生物分析方法、生物等效性和暴露量-效应评价及药物递送过程有关的PK研究均不同于小分子化学药物。

3.2　抗体药物药代动力学研究的挑战

抗体药物是生物技术药物中的重要组成部分，抗体药物的PK研究是对生物技术药物开发的重要挑战之一，其中包括与生物分析方法、生物等效性和暴露量-效应评价及药物递送过程有关的PK研究均不同于小分子化学药物。在基础研究中，虽然适用于小分子药物的传统PK和PD原理同样适用于生物技术药物，但是生物技术产品的PK和PK/PD分析面临挑战，这与它们与内源性分子和体内物质的相似性、生物大分子的免疫原性等性质有关，特别是抗体药物的生物分析方法学、模型数据分析、暴露量-效应评价，靶向递药释药的挑战更为突出。针对特定的分子靶点（抗原）的抗体药物具有高度特异性，而要用PK/PD认识这类抗体药物如何发挥作用和影响因素远比小分子药物难得多。大分子的生物技术药物需要用一些特殊药代动力学和药效动力学方法来研究。单克隆抗体类药物的药代动力学研究有关的人免疫系统、生理抗体、治疗性抗体、抗体的效应子功能和作用方式、单克隆抗体治疗的必要条件、抗体生物分析问题、抗体的分解代谢、药代动力学模型和药代动力学特征及药效动力学等的研究存有诸多难点。在药物设计和开发阶段，对药代动力学特性及暴露量-效应评价和优化是生物技术来源的药物开发过程中极其重要的部分。PK 和 PD 概念影响着从先导化合物优化至Ⅲ期关键性试验的整个药物开发过程的每个阶段，也包括临床 PK 研究和评价。对于临床研究来说，了解其 PK 和 PD 及相关的剂量-浓度-效应关系都是至关重要的，因为这些信息是设计给药方案和合理应用于临床的基础。

针对各种不同的抗原，可以制备为数众多的、各不相同的单抗，作为新型药物的来源，因而又具有高度多样性。由于其特异性和多样性，研制单抗药物有巨大的潜力。其研究开发将为研制单抗药物提供与治疗肿瘤相关的新分子靶点，针对新靶点，利用新型抗体构建针对各种癌症的抗肿瘤单抗药物。抗肿瘤单抗药物将在肿瘤治疗中发挥重要作用。研究也发现，某些靶向性抗体药物的研发失败是由于对靶细胞或靶组织上靶抗原的分布特点和功能研究不足，或由于偶联物这类异体蛋白会被网状内皮系统摄取，而积聚于肝、脾和骨髓，或偶联物是大分子物质，通过毛细血管内皮层及穿透肿瘤细胞外间隙均受到限制，而无药代动力学特性优势，或因半衰期较短不利于其生物学效应的发挥，或由于难以确定抗同一种靶分子、同一表位的不同抗体药物在体内的分布、代谢、药效和毒副反应的一致性，这就为抗体“生物类似药物”的开发和临床应用带来显著风险。

3.3　抗体药物药代动力学研究的特点和内容

3.3.1　大分子抗体药物与小分子化学药品主要区别

生物技术药物是指我国《新生物制品审批办法》规定的药品，是应用普通的或以基因工程、细胞工程、蛋白质工程、发酵过程等生物技术获得的微生物、细胞及各种动物和人源的组织和液体等生物材料制备，用于人类疾病预防、治疗和诊断的药品。

临床前 PK 研究对生物技术药物安全有效地进行临床研究提供了重要科学依据，并能提供临床 PK 中不能获得的重要信息，如组织分布等。大分子生物技术药物(包括抗体药物和药物偶联物)的 PK 与化学药品的不同点主要表现在以下几个方面：①生物制品的组成复杂多样，更要注重在科学基础上，实事求是地按照具体药物情况，个别灵活地解决问题的总原则，设计相关研究内容；②人用生物制品与化学药品最大不同之处之一是“药物结构”本身，如人与动物多肽、蛋白质或核酸的一级结构不同，因此对人源性制品在动物体内可能无作用、作用不同或 PK 行为不同，因此正确而慎重地选择试验动物是非常关键的；③生物制品在体内转化过程与化学药品不同，生物制品的组成成分有可能被机体重新利用，因此 PK 的研究内容和技术要求与化学药品有所不同；④生物制品的化学组成与机体内源性物质的组成相似，对测定的特异性要求更高；⑤多数活性蛋白质多肽的给药量低，一般为微克级(μg)，体内药物浓度极低[一般为纳克(ng)到皮克(pg)级]，对检测方法的灵敏度要求极高。

3.3.2 抗体药物药代动力学的研究方法和特点

抗体药物 PK 的研究方法和蛋白质尤其是 DNA 重组蛋白相似，但也和抗体药物的类别(治疗或预防性抗体药物、放射性抗体药物或免疫毒素抗体)、毒性和疗效的特殊需求有关。通常，抗体是以 DNA 重组方法生产的蛋白质，因此对重组蛋白的规范要求也适用于抗体药物。即分析生物基质中单抗浓度的方法要满足特异性、标准曲线与线性范围、精密度、准确度、最低定量限、灵敏度，以及样品保存的条件、稳定性和设置质控样品等要求。测定生物样品中抗体药物方法包括生物鉴定法、抗体依赖细胞介导的细胞毒作用(ADCC)和补体依赖的细胞毒性(CDC)及免疫学方法，如抗原表达细胞免疫荧光标记抗体竞争法、抗原表达细胞免疫放射性标记抗体竞争法、EIA 法和 ELISA 法，其中 ELISA 法是最常用的方法。

抗体药物具有明显的靶向性，靶向分布是 PK 研究的关键，以靶组织浓度高于非靶组织浓度表示靶向性；抗体药物在体内的消除半衰期长；存在明显的 PK/PD 关系和治疗目标浓度；以及不同抗体类药物具有各自药代动力学特点。例如，不同的抗体来源如鼠源性、嵌合性、人源化或人单抗具有独特的药代动力学特点，甚至同一抗体的不同片段其 PK 也各具特点，如 IgG Fc 片段的半衰期($t_{1/2}$)是 10～20 天，Fab 和 L 链片段的 $t_{1/2}$ 分别是 0.18 天和 0.14 天。

3.3.3 实验动物选择的依据

生物制品的主要特点之一是其生物活性和 PK 行为与实验动物种属和(或)组织特异性有关，因此必须选择相关动物进行试验。应采用能产生所需药理活性的动物和同源性高的动物种属，如无相关动物种属时，也可用表达人受体的转基因动物或实验动物中具有相同活性的同源蛋白进行试验。所选动物应尽量与主要 PD 或长期毒性研究所用动物一致，以便于实验结果的相互印证。一般采用成年、健康的动物。创新药应尽可能选用两种动物，一种为啮齿类，另一种为非啮齿类。

3.3.4 给药途径和试验剂量的设计

研究所用的给药途径和方式应尽可能与推荐临床用药一致，如为血管外给药，还应设一组静脉给药组，用于比较不同途径给药的 PK 差异和生物利用度的计算。PK 研究至少应设 3 个剂量组，其中一个剂量应相当于药效试验有效剂量，高剂量一般接近于最大耐受剂量(MTD)，以了解药物在体内的动力学过程是线性动力学还是非线性动力学；如为非线性动力学，则要研究剂量的影响，绝不可为了适应检测方法而任意加大剂量，以免因动物的生理异常而影响结果的可靠性。如临床拟多次给药，还应设一组连续给药组，观察多次给药后的蓄积情况。分布试验可选择一个最佳药效剂量进行。

3.3.5 生物样品中生物制品的测定方法

生物体液中生物制品的测定比化学药物更难，因生物制品与内源性蛋白或降解代谢产物均由氨基酸组成。建立对目标生物制品特异性强、灵敏度高的分析方法是 PK 研究中的前提和关键问题之一。常用的 3 种方法是：免疫学分析法、同位素标记示踪法结合物理化学的分离分析法及生物检定分析法。应根据具体情况选用一种或多种分析方法，提供方法学可靠性验证的科学依据[9~11]。在动物研究中最好选用或建立临床 PK 亦可采用的分析方法，有利于比较动物与人 PK 的差异。

3.3.6 主要研究内容

(1) 血药浓度-时间曲线：取样点的设计应兼顾到吸收相、分布相和消除相。根据研究样品的特性，取样点通常可设 9～13 个点不等，即吸收分布相应取 2～3 个点，平衡相取 2～3 点，消除相取 6 个点。整个采样时间应持续到 3～5 个半衰期或到最大血药浓度 (C_{max}) 的 1/10～1/20。对于非连续取样的动物试验，每个时间点至少应有 5 只动物的数据；如经同一动物多次采样，每个时间点至少应有 3 只动物的数据。口服给药，一般给药前应禁食 12h 以上。根据血药浓度-时间数据，采用房室模型或非房室模型方法估算 PK 参数。主要有：①静注给药，应提供半衰期 ($t_{1/2}$)、表观分布容积 (V_d)、药时曲线性面积 (AUC) 和清除率 (CL) 等参数值；②血管外给药；应提供 C_{max}、达峰时间 (T_{max})、$t_{1/2}$ 和 AUC 等参数值，还应提供绝对生物利用度。

(2) 组织分布试验：选定一个有效剂量给药后，分别在吸收相、分布相和消除相各选一个时间点取样测定。应测定心、肝、肾、脾、肺、脑、胃、肠、子宫或睾丸、肌肉等重要组织中的浓度，以了解药物在体内的主要分布组织，特别是效应靶器官和毒性靶器官的分布及生物制品通过生物膜屏障的情况。若某组织的药物浓度较高，应进一步研究消除的情况。每个时间点至少应有 5 个动物的数据。

(3) 血浆蛋白结合试验：生物制品多为大分子，可通过超滤离心法和分子筛法分析其与血浆蛋白的结合。至少应进行 3 个浓度（应包括有效浓度在内）的血浆蛋白结合率试验，每个浓度至少重复试验 3 次，以了解血浆蛋白结合率是否有浓度依赖性。

(4) 排泄试验：选定一个有效剂量，给药后按一定的时间间隔分段收集尿液、粪便和胆汁，记录每一时间间隔内的尿液、粪便和胆汁的体积或质量，测定药物在其中的排泄量，至少应有 5 只动物的试验数据，以确定药物的排泄途径、排泄速率和每个途径的排泄量。生物制品的降解物（如氨基酸）有可能在体内再循环和利用，在质量守恒研究时需对蓄积和排泄结果作出正确评价。

(5) 代谢转化：生物制品的代谢规律一般是降解成小肽或氨基酸，不需要进行生物转化研究，但如有活性代谢物也应进行相应研究。

(6) 多次给药的药代动力学研究：对于多次用药的生物制品，必要时进行多次给药的 PK 研究，比较多次和单次 PK 差异，确定是否存在依赖于给药频率的 PK。

3.4 药代动力学-药效动力学研究

PK与PD及其相关性研究已经成为药物研究和发展的重要学科。PK和PD关系影响每一个药物开发的设计过程，合理使用 PK/PD 能更好地决策和优化临床试验的剂量，特别在III期临床试验中。新药的PK和PK/PD评价是新的药物产品发展的基石。大分子生物药物的PK/PD概念和原则同样适用于生物技术药物，而且生物技术药物的PK/PD分析构成了对新的生物技术药物PK/PD关系研究的挑战[12]，结合PK/PD的特点，以形成的相关的PK/PD模型来研究两者之间的关系[13, 14]。为了让PK/PD模型有利于生物医药的发展，并在基础研究和临床研究中发现密切相关的研究方法和终点指标，建立贯穿于药物的发现—开发—上市后监测全过程的PK/PD研究的定量方法，目前仍有诸多问题尚待解决。

在设计非临床药动学和临床药动学可比性研究中，要考虑许多因素，其中包括剂量、给药途径、受试者数量，特别是在临床研究中还要考虑使用平行或交叉设计及研究人群等因素。以患者为对象的临床研究最好采用多剂量给药设计。给药途径一般与临床预计的给药途径相同[15]。如果在人体内，靶介导的清除是主要的清除途径，或者在研究的同时评价PD，则相关动物(binding species)，如食蟹猴，或许是比较合适的研究对象。PD的评价可能影响研究的设计，特别是选择非临床动物物种或临床研究的受试人群、受试者数量、剂量、研究周期等方面。经过协调的国际规范也在这方面为研究提供了指导[16, 17]

用于比较研究的主要PK终点、接受标准和样本量大小等将取决于制备工艺改变的时间点和程度、PK参数预期的可变性及所用的动物种属等，在产品开发后期大量的工艺改变可能需要进行临床试验。PK可比性研究的接受标准选择要具体问题具体分析。I期、II期临床试验的PK接受标准可适当放宽[18]。

PD可比性评价可采取定性比较PD的经时变化和定量比较效应AUC两种方法。然而，可比性的定量评价可能因PD测量的高变异性和(或)临床相关剂量接近量效曲线的平台区而遇到难题。欧洲药物评审委员会(EMEA)指南建议研究人员事先规定或说明接受标准[19]。一般来说，在可比性研究系统中，PD评价用于补充PK评价。在评价可比性时，管理当局考虑的是可比性的整体情况，所以对可比较性方面的管理决策似乎也是具体问题具体分析了。

3.5 抗体药物毒动学的研究

3.5.1 毒动学的发展

毒理动力学(toxicokinetics)，简称毒动学(TK)，为一门新兴的学科，是药动学与毒理学研究的结合，与药动学(pharmacokinetics，PK)的区别在于TK是在毒性剂量下研究药物系统暴露(system exposure)与毒性的关系，TK参数用于解释毒性资料；而PK是在治疗剂量下研究药物的经时过程变化规律，基本PK参数用于指导临床合理用药[20~22]。

20世纪80年代，国际上开始认识到PK-TK在动物与人体间活性/毒性评价的桥梁作用；90 年代初，美国 FDA 就 TK 在技术审评中的地位问题进行专题讨论。1999 年，FDA 发布了毒动学研究指南[22]，国际协调会议(International Conference on Harmonization，ICH)等组织对 TK 的定义为：TK 是 PK 全身暴露评价在毒理学评价中的延伸，是药物临床前毒性研究的一个组成部分，其研究结果可用于阐明毒性表现及其与临床安全性的关系，指定相关技术要求(如 ICH，S3a 等)[23, 24]。其内涵是通过对血液或组织中药物浓度的测定、参数的计算来反映药物剂量与全身暴露量的关系，以及随时间的变化。各种生理(吸收、代谢、分布、排泄)、病理和操作因素等都可能影响毒动学数据和评价结果。1992 年，国际协调会议(ICH)启动 S3a 指导原则，1994 年规范了 TK 研究，制订了毒动学研究指导原则[21]。2002～2005 年 TK 的相关要求被写进我国药品管理办法，我国食品药品监督管理总局(CFDA)也制订了相应指导原则，要求在药品非临床研究质量管理规范(good laboratory practice of drug，GLP)下进行 TK 评价。我国目前还无独立的 TK 研究指导原则，仅在药物非临床药动学研究技术指导原则中提及相关 TK 研究。

在研究方法上，PK 与 TK 之间没有明显差别，后者可视为前者的延续。二者不同之处在于：PK 是药效剂量下测定的药物体内动力学行为，而 TK 是研究在毒性剂量下的动力学过程。前者通常呈线性，后者则较容易呈非线性。由于代谢饱和与器官的损伤，药物的体内分布和代谢行为可能发生改变。二者(PK/TK)在信息上具有互补性，提示应重新思考 PK 的价值。TK 对各类毒理试验都有价值，但存在试验难度的不同。同时要考虑不同类别毒理试验 TK 信息的互用性。因此在 TK 试验前必须充分了解药物的 PK 特征，这是把握 TK 成功的基础条件。

由于 TK 研究是药物安全性研究的重要组成部分，因此研究机构必须有药物安全性评价研究的资质[25, 26]。TK 要求在 GLP 实验室进行，硬件条件基本与毒性研究条件相同，要具备药动学研究的生物分析条件；软件条件要有相关的标准操作程序(standard operation procedure，SOP)及质量保证体系[21]。研究报告要求提供测定方法的建立和论证资料；提供生物样品分析程序；提供动物选择、给药方案、剂量选择及给药途径的依据；提供 TK 数据和统计分析；要对全身暴露进行评价；要用 TK 结果来解释毒性结果。

3.5.2　毒动学研究的临床意义

新药安全性研究风险无时不在。通过非临床安全性评价可提示潜在的毒性靶器官、毒性特征、可逆性、量效关系、可控性，评估人体试验的潜在安全范围，评估风险大小并结合适应证进行利弊权衡。利用上述定性和定量的安全性信息进行合理的临床方案设计，尽可能地控制风险。但通过非临床手段来预测人体风险的相关性还不令人满意(真阳性一致率 71%)，因非预期安全性问题而停止开发的比率相当高，撤市的品种也不少。其原因在于对相关性的认识远远不够，与动物研究结果的差异、定量评价的可靠性/一致性较差及人体与动物的生理/病理状况不同有关。TK 研究认为，靶器官药物浓度可以更科学、准确地把握毒性的量效关系，血液中药物浓度通常可以直接或成比例地反映局部组织的药物浓度，是一种客观、定量的评价手段。通过 TK 研究可合理解释动物实验结果，明显提高动物与人体的相关性(用 mg/kg 或 mg/m^2 比较)，从而提高风险性评估的把握度。

但 TK 研究也存在一定的局限性。因动物/人体生理系统很复杂，其内在不一致性可能使结果的推导复杂化。另外，靶器官浓度高不一定就有毒性，有些药物血药浓度与局部浓度相关性差，经口吸收差同时可能带来消化道毒性。在进行 TK 研究时要坚持“具体问题具体分析”的原则：TK 的目的是评价在毒性剂量下给药过程中的暴露量，如果其他可比毒理研究中已获得了这些数据，则不需要每一个毒性试验都进行 TK 研究。需要更多考虑不同类型毒性试验和同类毒性试验 TK 结果间的可替代性[16]。

3.5.3　TK 的研究目的

研究药物在毒性条件下全身暴露(exposure)与毒性的内在关系，为临床前毒性研究的试验设计提供依据。比较动物种属的毒性差异及解释毒性结果。通过对血液或组织中药物浓度的测定、参数的计算来反映药物剂量与全身暴露量的关系，以及随时间的变化。其研究结果可用于阐明毒性表现及其与临床安全性的关系。

3.5.4　研究设计

(1) TK 研究的试验设计：①药物浓度测定方法的技术要求与 PK 研究相同，不同毒性研究设计不同 TK 试验，给药途径和药物剂型应与临床用药和毒性研究一致，给药剂量应设低、中和高 3 个剂量，以获得药物暴露剂量与毒性程度相关性的信息。②在毒性研究中设卫星(相伴)实验：在同一条件下研究毒性和 TK 问题，具更好的可比性，避免单独的 TK 研究出现与毒性研究的差异；但要注意克服因采样过多影响毒性研究结果，要求毒性研究有一定的动物数。③测定目标物即原形药物、活性(毒性)代谢物，确定原则为毒性与代谢关系，代谢物与靶器官(组织)的反应性和代谢物的衰变速度。④全身暴露程度用 AUC 表示，由全血、血浆或血清浓度计算的 AUC 反映药物在体内驻留程度。具有明确毒性靶器官(组织)的应测定毒性靶器官(组织)的药物浓度，并要注意其他参数的意义。测定 AUC 时要求有足够的采样时间点，采样终点为 3 个以上半衰期，时间点数可比药动学试验少，同一动物采样量不宜过多。

(2) 剂量设计的考虑：考虑人体治疗剂量(预期的或已采用的)的整体暴露和剂量依赖性，并考虑受试对象的药效学(定性或定量的)可能存在的种属差异性。低剂量：无毒性反应剂量，应超过人体最大拟用剂量下的暴露量。中剂量：低剂量暴露的合适倍数和高剂量暴露的合适分数。高剂量：主要通过毒性反应来判断，如吸收饱和也可接受(主要针对低毒药)，关注非线性动力学的风险评估。另外，还要考虑毒性剂量与暴露间的关系、种属差异、性别差异、给药方案及代谢失活或抗体形成等因素的影响。

3.5.5　TK 研究的内容

(1) 单次给药的毒性研究：毒性研究早期进行，由暴露速度和暴露程度预测毒性，为长期毒性试验方案设计提供依据，并解释单次给药的毒性结果。

(2) 作为“卫星实验”，伴随长期毒性试验同步进行：TK 研究可以伴随长期毒性试验同步进行，动物选择要与药效要求一致，多剂量设计，毒性研究与毒动学研究同步设计并实施，对首次暴露量与末次暴露量进行比较，计算蓄积指数（R），即 $R_{C_{max}}=C^{ss}_{max}/C_{max}$，$R_{AUC}=AUC^{ss}_{0\sim t}/AUC_{0\sim t}$，以评价是否存在蓄积效应。要报告稳态血药浓度与 AUC。

（3）组织分布试验：单剂量分布试验为临床前药物安全评价的基础实验，必要时要进行多剂量的分布试验（如器官组织蓄积、组织半衰期长、稳态浓度高、靶器官毒性明显或特异分布）。组织分布试验要具有针对性，即选择一定剂量、特定动物种属和给药时间，采样一般不低于 1 周，稳态测定不长于 3 周，长半衰期药物不必使药物完全消除，以特定组织作为测定目标。

3.5.6　生物技术药物 TK 研究的特殊性

一般化学药物的 TK 研究程序不适于生物技术药物，生物技术药物的免疫原性会影响药动学和 TK 过程，动物选择应考虑免疫的介入。由免疫介导的清除机制引起的 TK 特征改变可影响动力学行为和对毒性试验数据的解释。某些产品还可能出现固有药效作用的表达比药动学特征明显延迟（如细胞因子），或药效作用的持续时间比血浆浓度水平更长的现象。生物制品的 TK 研究应注意中和抗体的存在，中和抗体的出现可反映在重复给药或单剂量给药时动力学参数特征的改变，因此应特别注意抗体的产生及其对 PK 的影响。

另外，要注意放射性标志物对结果的误导，由于放射性标志物的不稳定连接，可能难以解释用放射性标记蛋白得到的组织放射活性浓度和（或）放射自显影数据。解释特定的放射性示踪氨基酸试验时应谨慎，因为氨基酸可进入与产品无关的蛋白质或多肽的再循环。临床研究前应提供相关动物模型中的吸收、分布和清除的数据，以便根据暴露水平和给药剂量预测其安全范围。生物制品代谢的预期结果是降解成为小肽和各种氨基酸，通常对其代谢途径已有了解，因此一般不需要进行经典的生物转化试验，但应了解生物制品在生物基质（如血浆、血清、脑脊髓液）中的行为及与蛋白质结合的可能影响，这对药效学和安全性评价都具有重要价值。

3.6　抗体药物的 PK 研究实例

3.6.1　抗 TNF-α 人单抗（阿达木单抗，Adalimumab）的 PK 研究

Adalimumab（Humira）是第一个全人源化重组免疫球蛋白 G1（IgG1）单克隆抗体，用于抑制肿瘤坏死因子-α（TNF-α）。先前的抗 TNF-α 单抗为人-鼠嵌合抗体，具有潜在的免疫反应并限制了长期使用。由于 Adalimumab 为全人源化单抗，免疫原性相对较低，可长期使用[27, 28]。Adalimumab 是 2002 年 12 月被美国 FDA 批准的临床上第一个用于治疗类风湿关节炎（RA）的单抗，它可单独使用或与免疫抑制剂如甲氨蝶呤（MTX）合用。Adalimumab 的临床药代动力学研究结果表明，健康成人在临床剂量范围内呈线性动力学特征，单次皮下注射 40mg 的绝对生物利用度为 64%。达峰时间 T_{peak} 为（131±56）h，血浆峰浓度 C_{max} 为（4.7±1.6）μg/ml。隔周皮下注射 Adalimumab 推荐剂量 40mg，50%患者

的稳态血清谷浓度比预期有效剂量高 3～7 倍[29]。与甲氨蝶呤合用治疗 RA 并没有明显改变 Adalimumab 的药代动力学性质。在隔周给予推荐剂量 40mg 时，稳态血药浓度分别为 5μg/ml（不加 MTX）和 8～9μg/ml（加 MTX）。单次和多次注射后，甲氨蝶呤的表观清除率分别降低了 29%和 44%。RA 患者滑液中的药物含量为血清中药物含量的 31%～96%。尚未见有关儿童、肝或肾损害患者的药代动力学研究报告[30]。

3.6.2 抗 CD52 单抗（阿来组单抗）（Alemtuzumab，Mabcampath）的 PK 研究

Alemtuzumab 是抗 CD52 人源化单克隆抗体，临床用于治疗 B 细胞慢性淋巴细胞白血病。骨髓移植（BMT）的慢性粒细胞白血病患者静脉给予 Alemtuzumab 10mg/天，给药方案分为：5 天给药期（BMT 前 10 天～前 5 天，连续 5 天）和 10 天给药期（BMT 前 5 天～BMT 后 4 天，连续 10 天），其药代动力学研究结果表明，C_{max} 分别为 2.5μg/ml（连续给药 5 天后）和 6.1μg/ml（连续给药 10 天后）；$t_{1/2}$ 分别为 21 天和 15 天[31]。慢性淋巴细胞白血病（chronic lymphocytic leukemia，CLL）患者静脉滴注 Alemtuzumab 2h，初始剂量 3mg/ 天，逐步递增至 10mg/天，最终达到 30mg/天，隔日一次，每周 3 次，连续给药 12 周。CLL 患者给予 30mg/天后首次和末次给药后的 $t_{1/2}$ 分别为 11h 和 6 天，表明 Alemtuzumab 静脉滴注后为非线性消除动力学特征[32]。对曾用烷化剂和氟达拉滨无效的 CLL 患者，静脉滴注使治疗血清药物浓度达到 1.0μg/ml 时的平均累积剂量为 90mg，而皮下注射后的剂量为 551mg。对复发/难以治疗的 CLL 患者，静脉注射 Alemtuzumab 后，临床反应与患者血清中的最大谷浓度呈正相关。另外，在 12 周的治疗中，应答患者的平均谷浓度高于非应答患者[33]。

3.6.3 依法珠单抗（Efalizumab，Raptiva）的 PK 研究

Efalizumab 是一种人源化的治疗性抗体，可选择性和可逆性地阻断导致银屑病症状发展的 T 细胞的激活、反应和交换，对银屑病可进行持续控制。2003 年 11 月美国 FDA 批准 Efalizumab 用于治疗 18 岁及以上成人中至重度慢性斑块状银屑病。在开放式、多中心Ⅰ期临床试验中，70 例患有中至重度斑块状银屑病的患者皮下注射 Efalizumab，其中 33 例注射剂量为 1mg/kg、37 例为 2mg/kg，每周一次，连续 12 周[34]。临床药代动力学研究结果如下。吸收：皮下注射 Efalizumab 后，血浆中的药物浓度在 2～3 天后到达峰浓度，其平均生物利用度约为 50%。分布：皮下注射 1mg/kg 的 Efalizumab，每周一次，连续给药 4 周后达到稳态血药浓度；剂量为 2mg/kg 时，第一周初始剂量给予 0.7mg/kg 以后，连续给药 8 周后达到稳态血药浓度。1mg/kg 和 2mg/kg 剂量组平均波谷血药浓度分别为（9.1±6.7）μg/ml 和（23.5±12.2）μg/ml。分别单次静脉注射 Efalizumab 0.03mg/kg 和 10mg/kg 时，中央室分布容积分别为 110ml/kg 和 58ml/kg[35]。生物转化：Efalizumab 在体内通过胞内降解途径代谢，是药物与 CD11a 细胞表面结合或细胞溶解的结果。其降解产物为小肽和氨基酸，再经肾小球过滤被清除。细胞色素 P450 酶及共轭反应未参与 Efalizumab 的代谢[36]。消除：Efalizumab 通过剂量依赖性非线性饱和的机制被消除。1mg/（kg·w）和 2mg/（kg·w）剂量组平均稳态清除率分别为（24.3±18.5）mg/（kg·d）和（15.7±12.6）mg/（kg·d）、平均消

除半衰期分别为(6.21±3.11)天和(7.4±2.5)天，达稳态时间分别为(25.5±1.6)天和(44±10)天。Efalizumab 表明了剂量依赖非线性药代动力学性质，这可能是由于药物与 CD11a 细胞表面受体结合达到饱和。在较低剂量时药物能迅速清除，表明在血药浓度低于 10μg/ml 时药物清除是由受体介导的清除机制。在 1088 名患者的群体药代动力学研究中，体重是 Efalizumab 清除明显的影响因素。年龄对清除率也具有一定影响，然而性别和种族差异对清除率无影响[37]。此外，由 Efalizumab 开放扩大治疗试验的药代动力学数据可知，对最初治疗剂量(2mg/kg，连续 12 周)具有应答的患者接受 1mg/kg 剂量，连续 33 个月，每 12 周为一个治疗周期，连续 15 个月的药代动力学研究表明，其稳态谷浓度维持在恒定的水平上，未发现明显的药物蓄积或药代动力学性质的改变[38]。

3.6.4　英夫利昔单抗(Infliximab, Remicade)的 PK 研究

Infliximab 是一种治疗由促炎细胞肿瘤坏死因子-α(TNF-α)引起的各种慢性炎症疾病的潜在治疗制剂。Infliximab(cA2)是一种人-鼠嵌合单克隆抗体，具有潜在结合或中和可溶性 TNF-α 同源三聚体及其膜结合前体的特性。但它不中和 TNF-β(淋巴毒素-α)，即与 TNF-α 受体相同的相关细胞因子。近年来，已证实 TNF-α 是参与类风湿关节炎(RA)发病的重要致病性细胞因子之一。Infliximab 是一种 TNF-α 的拮抗剂，具有迅速缓解 RA 症状的作用。银屑病患者 II 期临床药代动力学研究结果表明，在 2 周即第 2 次给药后血清中 Infliximab 的含量最高，剂量为 5mg/kg 和 10mg/kg 时，中位血药浓度分别为 158.14mg/ml 和 298.89mg/ml，药物浓度与剂量呈正相关(图 3-1)[39]。

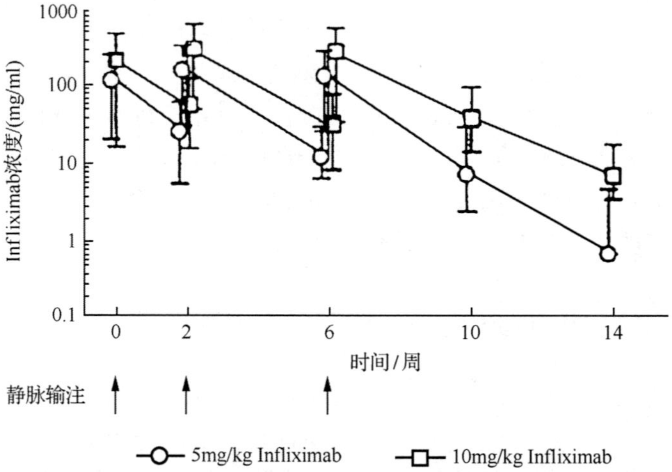

图 3-1　银屑病患者静脉滴注 Infliximab II 期临床药动学[39]

5mg/kg 剂量组的 C_{min}(0.67mg/ml)出现在第 14 周(<0.1～60.9mg/ml)，而 10mg/kg 剂量组平均 C_{min} 为 7.11mg/ml。Infliximab 主要分布在血管内，5mg/kg 和 10mg/kg 剂量组 $t_{1/2}$ 中位数分别为 7.62 天和 9.97 天[40]。克罗恩病患者 $t_{1/2}$ 期中位数为 9.5 天[41]。类风湿关节炎患者接受 Infliximab 后，对血清中 Infliximab 浓度与临床症状改善的关系进行了监测。Infliximab 剂量为 3mg/kg 或 10mg/kg，静脉滴注后 1h 时血药浓度最高分别为 68.8μg/ml

和 219.1μg/ml，并与剂量呈正相关[42]。药物谷浓度依赖于给药剂量和给药频率。通常，类风湿关节炎患者的谷浓度大于 1.0μg/ml 时，临床上具有良好治疗效果，但当浓度低于该阈值时，临床疗效迅速下降[43]。

3.6.5　莫罗莫那-CD3（Muromonab-CD3，Orthoclone OKT3）的 PK 研究

Muromonab-CD3 是 1986 年美国 FDA 最早批准的鼠源性单抗（OKT3），用于预防和治疗肾器官移植中急性肾移植排斥。肾移植患者的临床药代动力学研究发现，血浆中 Muromonab-CD3 的浓度根据 Muromonab-CD3 抗体情况、移植器官和患者年龄的不同而不同。肾移植患者给予 5mg，每天 1 次，连续 10～14 天，平均血药浓度在药后 1h 和 24h 后分别为 996μg/L 和 104μg/L，给药 2～4 天后血清 C_{ss} 为 500～1000μg/L。血清中 C_{ss} 达到 1000μg/L 时，能阻断体外细胞毒 T 细胞功能。此外，预防给药的移植排斥患者稳态血药浓度到达时间早于治疗给药的患者。患者重复注射 Muromonab-CD3 后，具有明显的累积效应，用于治疗和预防给药的血浆消除半衰期分别约为 18h 和 36h[44]。当血浆中的 Muromonab-CD3 含量低时，不能起到预防作用[45]。单独 $CD3^+$细胞水平对 Muromonab-CD3 浓度或早期敏感度并不是一个可靠的指标[46]，在 Muromonab-CD3 预防治疗中，除监测血药浓度、$CD3^+$细胞水平和抗 Muromonab-CD3 抗体滴度外，还需要不断地监控临床症状，以获得最佳的有效治疗剂量[47]。

3.6.6　那他珠单抗（Natalizumab，Tysabri）的 PK 研究

Natalizumab 是一种重组人单克隆抗体，选择性黏附分子抑制剂中的 α4 拮抗剂，临床上用于治疗多发性硬化症（MS）、克隆病和类风湿关节炎。临床药代动力学研究表明，单次给予 Natalizumab 剂量为 1～6mg/kg 后 24h 内使淋巴细胞表面 α4-整合蛋白受体呈最大饱和状态。当剂量为 3mg/kg 和 6mg/kg 时，约有 90%的患者超过 80%的 α4-整合蛋白受体饱和。给药剂量为 1mg/kg、3mg/kg 和 6mg/kg 时，受体饱和分别维持 1 周、3～4 周和 6 周。血清浓度为双指数下降，具有相对迅速的分布相和延长的末端相[48]。

3.6.7　奥马珠单抗（Omalizumab，Xolair）的 PK 研究

Omalizumab（rhuMab-E25，Xolair）是一种重组人源化 IgG1 单克隆抗人 IgE 抗体，2003 年 6 月被美国 FDA 批准用于治疗哮喘等变态反应疾病。IgE 是介导 I 型变态反应的抗体，在支气管哮喘、鼻炎、食物过敏等疾病的发病过程中起重要作用。临床药代动力学研究结果表明，在给药剂量大于 0.5mg/kg 时，Omalizumab 呈线性动力学特征[49]。患者皮下注射 Omalizumab 后的生物利用度（F）为 62%，T_{max} 为 7～8 天，血清中 C_{max} 为 30.9mg/L，CL 为 78mg/kg，特殊器官和组织中未观察到药物吸收升高。Omalizumab 主要经网状内皮系统和内皮细胞的肝降解而被消除，少量经胆汁排泄。皮下注射后，平均 $t_{1/2}$ 为 26 天，并与体重相关，体重增加 1 倍时，清除率约增加 1 倍。但 12～18 岁青少年和年老患者的有限数量的评价结果表明差异不大[50]。

3.6.8　利妥昔单抗(Rituximab，Rituxan)的 PK 研究

Rituximab 是利用基因重组技术生产的一种人-鼠嵌合抗 CD20 单克隆抗体，临床上广泛用于治疗非霍奇金淋巴瘤和其他淋巴瘤及自身免疫性疾病。Rituximab 是美国 FDA 批准的第一个单抗类抗肿瘤药物。静脉滴注 Rituximab 100～500mg/m^2 剂量，一次静脉滴注给药后的血清药物浓度用 ELISA 法测定。其药物浓度变化与剂量呈依赖关系，结果如图 3-2 所示[51]。

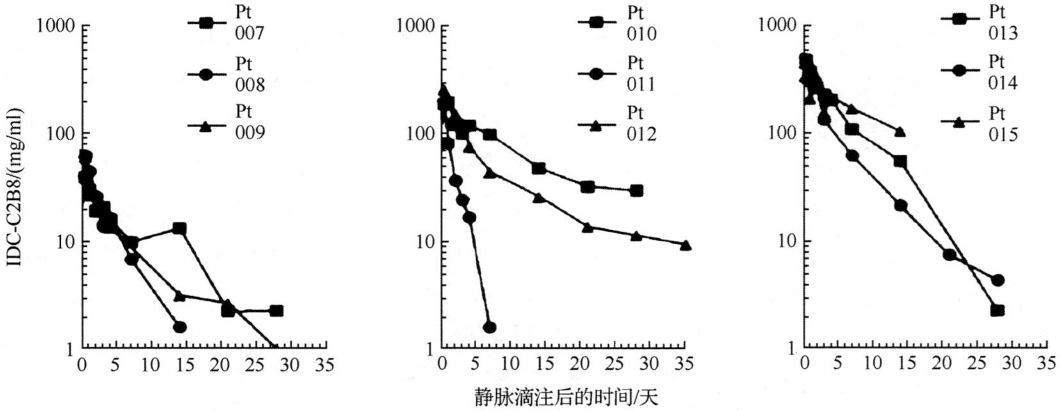

a 100mg/m^2　　b 250mg/m^2　　c 500mg/m^2

图 3-2　患者静脉滴注 Rituximab 100mg/m^2、250mg/m^2 和 500mg/m^2 后血浆浓度-时间曲线[51]

非霍奇金淋巴瘤(NHL)患者药代动力学研究结果表明，静脉滴注 Rituximab，剂量为 375mg/m^2，每周一次，连续 4 周，血浆中的峰浓度(C_{max})为 465mg/L；药物清除率经单次和多次(4 次)给药后分别为 38.2ml/h 和 9.2ml/h；药时曲线下面积单次和多次(4 次)给药后分别为 16 320(mg/L)·h 和 86 125(mg/L)·h。但多次给予 Rituximab 后，药物在体内的蓄积并未伴随任何毒副反应增加。经多次给药后其 $t_{1/2}$ 从第 1 次给药的 3.2 天，增加到第 4 次给药的 8.6 天，结果证实该抗体药物在体内的蓄积。所研究的 116 例患者中有 63%的患者在治疗结束后 3 个月时，仍可检测到药物含量，6 个月时仍有 11.2%的患者可检测到药物含量[52]。Rituximab 临床疗效与血清中抗体浓度呈一定相关性，在 4 周治疗期中应答者的中位血药浓度明显高于非应答者($P<0.01$)[51,52]。在维持剂量下的基础药代动力学可行性及有效性研究结果表明，多数患者单次给予 Rituximab 后，血清药物含量适当增加，并能持续维持几个月。在 12 个月的患者随访中，观察到应答患者具有较高 Rituximab 浓度的趋势[53]。

3.6.9　曲妥珠单抗(Trastuzumab，Herceptin)的 PK 研究

曲妥珠单抗(赫赛汀)是一种生物工程、人源化 IgGl、抗人表皮生长因子受体-2(HER2)的单克隆抗体，其作用靶点为直接抗 HER2 的胞外域[54]。曲妥珠单抗是 1998 年美国 FDA 批准的第一个上市治疗乳腺癌的单抗，特别是针对性地治疗 HER2 阳性乳腺癌患者[55]，目前已在 90 多个国家临床应用，能明显抑制乳腺癌细胞的生长[56,57]。赫赛汀是抗体依赖细胞介导的细胞毒作用(ADCC)的潜在介质[48]。在 I 期临床药动学研究中，18 例对化疗

无效的转移性乳腺癌患者静脉滴注曲妥珠单抗，剂量分别为 1mg/kg、2mg/kg、4mg/kg 和 8mg/kg，静脉滴注 90min，每个剂量组有 3～6 例患者[58]。结果显示各剂量组的平均血清 C_{min} 分别为(3.58±0.63)μg/ml、(6.53±5.26)μg/ml、(40.2±7.12)μg/ml 和(87.9±23.5)μg/ml。C_{max} 与剂量呈正相关；平均 V_d 为 52.1～74.3ml/kg，呈非剂量依赖性；$t_{1/2}$ 从低剂量(1mg/kg)的 2.7 天延长至高剂量(8mg/kg)的 10.4 天。

3.6.10 贝伐单抗(Bevacizumab，Avastin)的 PK 研究

贝伐单抗(阿瓦斯汀，Avastin)是重组人源化血管内皮生长因子(vascular endothelial growth factor，VEGF)单克隆抗体，通过与内源性 VEGF 竞争性结合 VEGF 受体，而抑制内皮细胞有丝分裂，减少新生血管形成，抑制肿瘤生长，并具有延长生存期而不增加传统治疗毒性的潜在优势[59]。在 I 期儿科难治性实体肿瘤临床药动学(PK)试验中，分别于治疗前和第 1 天输注给药后 10min、3h、5h、1 天、2 天、4 天、7 天、14 天采血；于第 15 天输注给药后 10min、14 天采血；并在下一疗程的第 1 天输注给药前采血，制备血清。采用酶联免疫吸附测定(ELISA)Bevacizumab 的浓度。对首次给药后 8 例受试者(共纳入 10 例)的足量血清样品，研究了药动学行为。结果显示，受试者分别给予 Bevacizumab 5mg/kg(3 例)和 15mg/kg(5 例)后的平均血药浓度-时间曲线(简称药时曲线)见图 3-3。采用非房室模型分析所有受试者的药动学参数。峰浓度 C_{max} 和药时曲线下面积 AUC 随给药剂量增加而增大，平均值 C_{max} 分别为(106±13)μg/ml 和(323±81)μg/ml；AUC 为(1115±264)(μg/ml)·d 和(3180±1655)(μg/ml)·d。Bevacizumab 血清清除率的变化范围介于 5 倍之间[3.1～15.5ml/(d·kg)]，中位数为 4.1ml/(d·kg)；而消除半衰期 $t_{1/2}$ 的变化范围介于 4 倍之间(4.4～14.6 天)，中位数为 11.8 天[60]。成年癌症患者静脉滴注 0.1～10.0mg/kg，PK 结果显示，峰浓度和药时曲线下面积随给药剂量的增加而增大，具有消除半衰期 $t_{1/2}$ 为 21 天的线性动力学分布，平均清除率为 2.3～16.6ml/(d·kg)[61]。提示，成年和小儿肿瘤患者静脉滴注后药物在体内暴露均与剂量正相关，且具有与有限血管外分布相一致的较低清除率和分布容积。

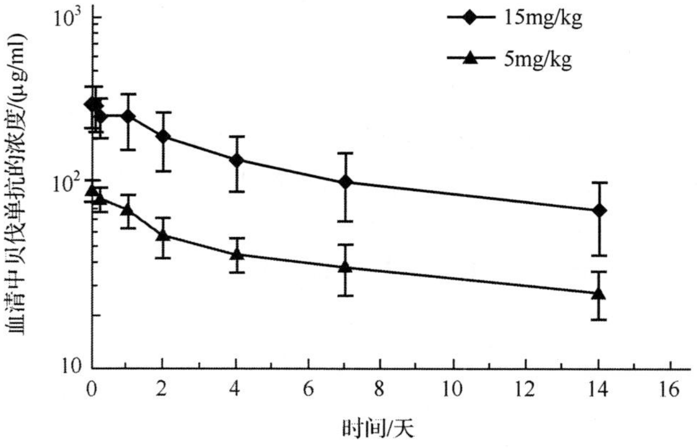

图 3-3 小儿患者分别静脉滴注 Bevacizumab 5mg/kg 和 10mg/kg(30～90min)后平均血清药物浓度-时间分布曲线[61]

3.6.11　奥必妥单抗(Obinutuzumab，GA101)的 PK 研究

在过去 10 年中，抗 CD20 单克隆抗体，特别是利妥昔单抗(Rituximab)的出现，极大地改善了 B 细胞恶性淋巴瘤的治疗效果，但该病的短期复发率仍然很高。Obinutuzumab(Gazyva，GA101)是首个进入临床研究阶段的糖基化的Ⅱ型抗 CD20 单克隆抗体，为 Genentech 开发的第二代抗 CD20 单抗，通过糖基化技术增加了抗体与 Fcγ RⅢa 的亲和力，进而增强抗体依赖细胞介导的细胞毒作用(ADCC)，削弱补体依赖的细胞毒性(CDC)[62, 63]。2013 年被 FDA 批准联合苯丁酸氮芥治疗慢性淋巴细胞白血病，生存期优于第一代的利妥昔单抗，针对惰性非霍奇金淋巴瘤、弥漫 B 细胞淋巴瘤的Ⅲ期临床研究正在进行。FDA 已授予 Obinutuzumab 突破性疗法标志。该药将为某些特定情况的 CLL 患者提供 Obinutuzumab 治疗。特定糖分子的修饰作用可以改变其与人体免疫细胞的相互作用，从而利用自身免疫系统来帮助攻击癌细胞。相比于Ⅰ型抗 CD20 单克隆抗体，Obinutuzumab 在治疗慢性淋巴细胞白血病(CLL)的疗效上具有明显优势，包括直接诱导淋巴细胞死亡、增强 ADCC 诱导作用及加快血液中 B 细胞的消耗速率等[64~66]。

一项针对复发性或难治性 CD20 非霍奇金淋巴瘤患者开展的Ⅰ期临床试验中，研究者采用剂量递增法以确定 Obinutuzumab 的临床耐受剂量，同时考察其在患者体内的药代动力学行为及安全性[67]。入组的受试者随机分为 7 组(每组 3 例)，以静脉输液方式给予 8 个周期的药物(每周期为 21 天)，分别于第一循环周期的第 1 天、第 8 天及其他 7 个周期的第 1 天给药(共给药 9 次)，且首次剂量均减半。前 4 个剂量组分别为 50mg/100mg、100mg/200mg、200mg/400mg 和 400mg/800mg，若未出现剂量限制性毒性反应，则继续开展第 5 个和第 6 个剂量组(800mg/1200mg 和 1200mg/2000mg)的临床试验。第 7 个剂量组则在第一周期的第 1 天、第 8 天均给予 1600mg 的负荷药量，其后周期中剂量降到 800mg。药代动力学结果显示，随着给药剂量的增加，Obinutuzumab 的血清浓度也呈增加趋势(图 3-4)。然而，前 3 个低剂量组中，受试者的血清药物浓度变化幅度较小，持续低于 200μg/ml；当剂量高于 400/800mg 时，Obinutuzumab 的血药浓度明显增高，且在治疗周期中呈累积趋势。这些数据表明 Obinutuzumab 的给药剂量至少高于 400/800mg 时，其靶点结合才能达到饱和状态。低剂量组中，靶点介导的药物处置作用很可能显著地提高了该药的清除速率；一旦靶点部位达到饱和状态，这种清除机制的作用就被极大地削弱了。另一项以日本相同病症患者为研究对象的Ⅰ期临床试验中，研究者以相同的给药方式设计考察了 Obinutuzumab 4 个药物剂量(分别为 200mg/400mg、400mg/800mg、800mg/1200mg 和 1200mg/2000mg)的药代动力学行为[68]，其相关的药代参数如表 3-1 所示。Obinutuzumab 在患者体内的药物处置基本符合线性动力学。其中，AUC_{last} 和 C_{max} 与剂量均呈正相关，而 $t_{1/2}$、CL 和 V_d 在不同的剂量范围内则变化不明显。此外，CL、V_d 与患者的体重或体表面积无显著相关性，提示 Obinutuzumab 临床给药可采用固定剂量[69]。

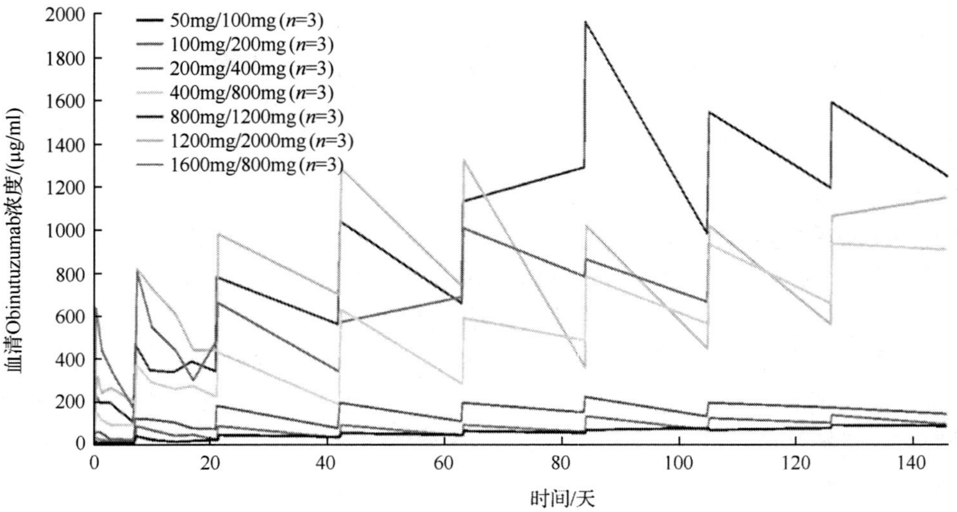

图 3-4　Obinutuzumab 不同剂量组受试者的平均血药浓度比较[65]（彩图请扫封底二维码）

表 3-1　不同剂量组受试者分别于给药第 1、2 及 9 次后的药代动力学参数

参量	第 1 组 (n=3)	第 2 组 (n=3)	第 3 组 (n=3)	第 4 组 (n=3)
第一循环周期的第 1 天（mean±SD）				
剂量/mg	200	400	800	1200
AUC_{last}/(μg/ml)·d	305±39.5	768±109	1470±297	1970±624
C_{max}/(μg/ml)	79.0±17.2	157±24.4	358±37.2	415±81.7
CL/(ml/天)	257±12.6	220±49.0	347±82.4	248±155
$t_{1/2}$/天	9.65±2.00	10.9±1.80	6.11±0.617	14.5±8.87
第一循环周期的第 8 天（mean±SD）				
剂量/mg	400	800	1200	2000
AUC_{last}/(μg/ml)·d	1630±283	4190±1190	6540±1070	9340±2060
C_{max}/(μg/ml)	201±40.5	421±56.4	669±124	833±186
CL/(ml/天)	115±43.9	80.2±43.4	108±16.9	69.1±11.2
$t_{1/2}$/天	17.1±4.68	28.1±19.7	14.2±1.44	30.3±7.88
第八周期（mean±SD）				
剂量/mg	400	800	1200	2000
AUC_{last}/(μg/ml)·d	3470±1820	11 900±7130	10 800±722	25 100±4970
C_{max}/(μg/ml)	359±118	1200±698	1040±146	1910±156
CL/(ml/天)	38.8±31.5	29.3±2.61	44.1±9.29	NC
$t_{1/2}$/天	37.0±19.4	25.2±15.0	27.2±6.23	NC

注：AUC_{last}，指从给药 0 时到可定量测定时间点的药时曲线下面积；CL，清除率；C_{max}，药物峰浓度；NC，无法计算；$t_{1/2}$，半衰期

3.7　讨论与展望：发展机遇与挑战

3.7.1　迎接抗体药物 PK 研究的挑战

生物技术药物，包括肽类、单克隆抗体、反义寡核苷酸及病毒和非病毒基因递送载体的 PK 研究是对生物技术药物开发的重要挑战，其中包括与生物分析方法、生物等效性和暴露量-效应评价及药物递送过程有关的 PK 研究均不同于小分子化学药物。在基础研究中，虽然适用于小分子药物的传统 PK 和 PD 原理同样适用于生物技术药物，但是生物技术产品的 PK 和 PK/PD 分析经常面临一些额外的挑战，这与它们和内源性分子及体内物质的相似性、生物大分子的免疫原性等性质有关，特别是抗体药物包含的技术挑战，如生物分析方法学、模型数据分析、暴露量-效应评价，靶向递药释药的挑战更为突出。针对特定的分子靶点(抗原)的抗体药物具有高度特异性。针对各种不同的抗原，可以制备为数众多的、各不相同的单抗，作为新型药物的来源，因而又具有高度多样性。由于其特异性和多样性，研制单抗药物具有巨大的潜力。抗肿瘤单抗药物将在肿瘤治疗中发挥重要作用。而要用 PK/PD 认识这类抗体药物如何发挥作用和影响因素远比小分子药物难得多。直至今日，小分子非生物技术药物的传统 PK 和 PD 的认识不能完全适用于大分子的生物技术药物，需要用一些特殊 PK 和 PD 特征。单克隆抗体类药物的 PK 研究有关的人免疫系统、生理抗体、治疗性抗体、抗体的效应子功能和作用方式、单克隆抗体治疗的必要条件、抗体生物分析问题、抗体的分解代谢、PK 模型、PK 特征及 PD 等的研究存在诸多难点。

在药物设计和开发阶段，对药代动力学特性和暴露量-效应评价和优化是生物技术来源的药物开发过程中极其重要的部分。生物技术药物已经在临床实践用药中占相当大的部分。PK 和 PD 概念影响着从先导化合物优化至Ⅲ期关键性试验的整个药物开发过程的每个阶段，也包括临床 PK 研究和评价。对于临床研究来说，了解其 PK 和 PD 及相关的剂量-浓度-效应关系都是至关重要的，因为这些信息是设计给药方案和合理应用于临床的基础。

3.7.2　特异的生物分析方法是抗体药物 PK 研究的基础

(1) 大分子的生物分析方法发展挑战：大分子抗体药物的生物分析技术的发展，在过去和现在相关专业人士都做了大量研究，自 2000 年以来，众多的相关学术会议和白皮书反映了研究者对大分子生物分析越来越感兴趣。许多传统的制药公司更多地投资于生物药物开发。大分子生物药物的生物分析概念得到广泛的理解，如方法开发和验证，使用非线性标准曲线，计算总误差、可信限和准确性等。当前将多组分检测方法、PK 参数计算方法、自动化技术、LC-MS/MS 分析技术等成功应用于药代动力学研究是关键问题。作者预测在此方面的突破有非常光明的未来，大量新颖的平台和先进的技术会给生物大分子分析提供武器。

(2) 总抗体药物、游离药物与目标的关系：单克隆抗体药物的开发与针对特定目标生物治疗蛋白的可溶性或膜有关，依赖膜相关受体发挥药理作用。在质量作用定律的基础上，此受体结合剂量和时间的动态变化，使靶配体与抗体的结合平衡。PK 和 PD 动态数据，有与使用药物浓度相关的药效量度相关联，它们又随确定剂量和剂量频率而变化。除了体内的动态平衡，抗体-配体复合物还受测定条件的影响。

如采用 ELISA 的方法，大多数的生物治疗药物和蛋白质目标量化，大分子抗体的捕获和检测总抗体药物、游离药物或组成部分，或部分结合、完全结合或仅为抗体是至关重要的。此外，代谢产物或其他失活成分还可能影响测定结果。因此，为了认识数据的可靠性和局限性，研究者正确解释数据是关键，大分子药物生物分析方法的设计应根据其拟定用途而定。

(3) 从药物发现到药物开发的生物分析方法的创新：在药物发现到药物开发的过程中，生物分析方法的创新发展很重要。如 LC-MS/MS 生物分析方法的开发中，首先应该科学地借鉴其他实验室的方法和成果，其次为了提高方法的灵敏度，采用高灵敏的串联质谱 (MS-MS) 方法进行检测和应用酶解法将蛋白质分解为小分子肽等方法。学习参照已有的成果，迎接挑战和机遇去解决相关问题。

(4) 高分辨率 LC-MS (LC-HRMS)：针对不同的 QC 样品相比体内试验样本，使用高分辨率 LC-MS (LC-HRMS) 进行有针对性的定量生物分析方法的全面评估。这种新技术具有的优点是提供有关的代谢产物和生物标志物。对 TK 和 PK 研究的方法应该有足够的灵敏度，为此必须改善和建立新的 LC-HRMS 系统。

(5) 液相加速器 (AMS) 质谱 (LC-AMS) 技术的应用：在建立新方法时，要重视新方法、新技术的应用。例如，液相加速器 (AMS) 质谱 (LC-AMS) 技术的应用，要考虑 AMS 的基本结构、敏感性、实施 AMS 的措施，以及进行 AMS 准备样品的制备。如应用于微剂量静脉临床研究，则需验证其设计支持和 AMS 规范。在合适的情况下，应运用适当的、科学严谨的分析平台，并在此平台上进行相关验证。

(6) 纳米-液相色谱-选择性反应检测 (selected reaction monitoring)-质谱方法 (nano-LC/SRM-MS)：Duan 等建立了纳米-液相色谱-选择性反应检测 (selected reaction monitoring)-质谱方法 (nano-LC/SRM-MS)，用于靶蛋白分析和生物样品中抗体检测及 PK 研究[70]。其具有以下优点：①nano-LC/SRM-MS 方法能实现高的分析灵敏度；②一种高分辨率的 nano-LC/LTQ/Orbitrap 为候选多肽的识别提供可信性；③飞行中的正交优化方法 (on-the-fly orthogonal array optimization，OAO) 在单一的 LC/MS 中为众多候选肽的优化提供高通量、准确性和重现性良好的分析方法；④采用优化的 SRM 参数综合评价候选多肽在基质中的稳定性；⑤使用两个独特的签名肽 (signature peptide，SP) 为单克隆抗体定量，以评估生物系统中可能降解/修饰的肽，从而提高了数据的可靠性；⑥利用纯化目的蛋白作为校准器，以消除当合成肽用作校准器时可能发生的严重的负面偏见风险[66]。作者应用该方法在无胸腺小鼠 Foxnu 中研究了 cT84.66 单抗在单次静脉 (i.v.) 1mg/kg，以及单次皮下 (s.c.) 给予 1mg/kg 和 10mg/kg 后不同时间平均血浆浓度 (图 3-5)，并计算出 cT84.66 单抗的药代动力学参数 (表 3-2)[70]。

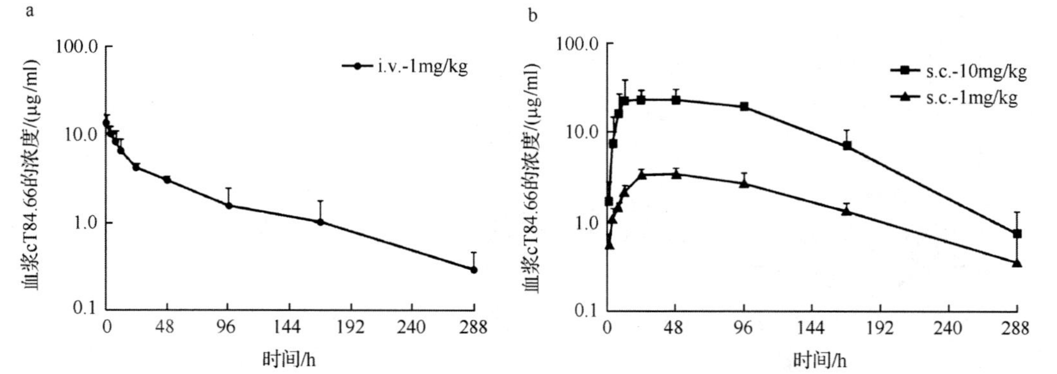

图 3-5　无胸腺小鼠分别单次 i.v.（1mg/kg）、s.c.（1mg/kg 和 10mg/kg）cT84.66 单抗后的平均血浆药物浓度（n=4）[70]

表 3-2　无胸腺小鼠单次 i.v.（1mg/kg）、s.c.（1mg/kg 和 10mg/kg）cT84.66 单抗后的 PK 参数[66]

参数	1mg/kg(i.v.)	1mg/kg(s.c.)	10mg/kg(s.c.)
t_{max}/h	1.0	36.0	36.0
C_{max}/h	13.2±3.7	3.8±0.6	29.9±10.4
$AUC_{0\sim t}$/(μg/ml)·h	540.2±175.4	530.4±99.5	3401.3±513.9
$AUC_{0\sim\infty}$/(μg/ml)·h	575.0±197.0	592.4±161.4	3456.1±549.4
$t_{1/2}$/h	73.0±19.7	77.4±34.6	45.4±7.1
CL/(ml/h/kg)	2.0±0.7	1.9±0.4	3.0±0.5

另外，Duan 等利用 nano-LC/nanospray-MS 方法，研究和评价了野生型和 3 株基因敲除型[FcγRⅡb(−/−)、FcγRⅠ/RⅢ(−/−)、FcRn α 链(−/−)]小鼠长期(73 天)重复腹腔注射 8C2 单抗 1mg/kg 后的稳态组织分布。结果表明，野生型小鼠的脑、心、肝、脾、肾和肺组织中的 8C2 单抗平均浓度分别为 0.466μg/g 组织、17.5μg/g 组织、9.65μg/g 组织、11.9μg/g 组织、18.2μg/g 组织和 25.4μg/g 组织。结果见图 3-6[71]。

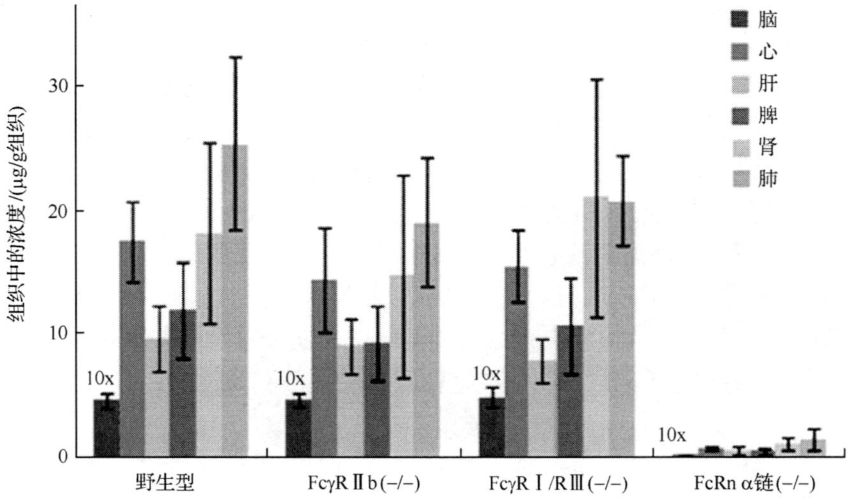

图 3-6　定量分析 8C2 抗体在野生型和 3 株基因敲除型(FcRn α 链、FcγRⅡb(−/−) 和 FcγRⅠ/RⅢ(−/−))小鼠的组织分布[71]

抗体药物不仅仅在肿瘤的治疗中取得了很好疗效，在其他疾病的治疗中也取得了一定的疗效和优势。例如，有些抗体药物在治疗类风湿关节炎、哮喘、克罗恩病、溃疡性结肠炎、治疗消化系统疾病等方面都有较好疗效，且在推荐的治疗剂量范围内安全性良好。这些优势与抗体药物的独特作用机制(如靶向效应)有关。如何应用 PK 研究指导临床科学用药还有许多问题值得研究。

药物按其免疫学特性可分为抗原药物和抗体药物两大类。对于具备抗原特性的蛋白质/多肽类药物，通常可采用双抗体夹心法来测定生物基质中药物的浓度。分子质量较小的不具备多个抗原表位时，可采用竞争法来进行测定。对于具备抗体特性的治疗性药物，通常采用间接法来测定生物基质中药物的浓度。生物样品中生物技术药物 PK 研究的分析方法应该根据具体情况来选择。在某种程度上，可应用的分析方法依赖于生物技术药物的物理化学性质和生物特性。至今，没有一种分析方法能够解决研究中可能遇到的所有分析问题如原形物、复合物和代谢物的定量，生物活性的评价等，因此其生物分析方法面临着挑战。几种分析方法联用进行生物技术药物的药代动力学研究更是取长补短，可推动这些先进技术的应用。这是保证研究结果可靠性的基础。

但是生物技术产品的 PK 和 PK/PD 分析面临难点和挑战，这与它们和内源性分子及体内物质的相似性、生物大分子的免疫原性等性质有关，特别是抗体药物包含的技术挑战，如生物分析方法学、模型数据分析、暴露量-效应评价，靶向递药释药的挑战更为突出。

3.8 结　论

抗体药物经历了近 30 年的发展历史，目前已有多种治疗性抗体药物成功地应用于临床。临床前和临床的 PK 研究也获得了一定进展。抗体药物具有明显的靶向性，靶向分布是 PK 研究的关键，以靶组织浓度高于非靶组织浓度表示靶向性；抗体药物在体内的消除半衰期长，存在明显的 PK/PD 关系和治疗目标浓度，以及不同抗体类药物具有各自药动学特点。抗体药物的生物分析方法学、模型数据分析、暴露量-效应评价，靶向递药释药的挑战更为突出。针对特定分子靶点(抗原)的抗体药物具有高度特异性。针对各种不同的抗原，可以制备为数众多的、各不相同的单抗，作为新型药物的来源，因而又有高度特异性和多样性，因此其研制单抗药物 PK 研究具有极大的挑战性和难度。

本章从抗体药物 PK 研究的挑战、PK 研究的特点、PK/PD 的研究、TK 和抗体药物的 PK 研究实例等 4 方面思考治疗性抗体药物的 PK 研究问题。展望今后发展，其一是生物分析方法的建立面临挑战，其也是保证研究结果可靠性的基础。其二是 PK 和 PK/PD 分析面临挑战。对于具有明显靶向性的抗体药物，靶向分布是 PK 研究的关键，PK/PD 模型数据分析、暴露量-效应评价，靶向递药释药的挑战更为突出。

（刘昌孝　蔡永明　吴雅丽　樊慧蓉）

参 考 文 献

[1] Carter PJ. Potent antibody therapeutics by design. Nat Rev Immunol, 2006, 6: 343-357.

[2] Hoogenboom HR. Selecting and screening recombinant antibody libraries. Nat Biotechnol, 2005, 23: 1105-1116.

[3] Lonberg N. Human antibodies from transgenic animals. Nat Biotechnol, 2005, 23: 1117-1125.

[4] Adams GP, Weiner LM. Monoclonal antibody therapy of cancer. Nat Biotechnol, 2005, 23: 1147-1157.

[5] Reichert JM, Rosensweig CJ, Faden LB, et al. Monoclonal antibody successes in the clinic. Nat Biotechnol, 2005, 23: 1073-1078.

[6] Kim SJ, Park Y, Hong HJ. Antibody engineering for the development of therapeutic antibodies. Mol Cells, 2005, 20: 17-29.

[7] Carson KL. Flexibility–the guiding principle for antibody manufacturing. Nat Biotechnol, 2005, 23: 1054-1058.

[8] Birch JR, Racher AJ. Antibody production. Adv Drug Deliv Rev, 2006, 58: 671-685.

[9] Liu CX, Zhong DF, Han GZ, et al. Practical Pharmacokinetics. Beijing: Chinese Phrmaceutical Science and Technology Press, 2003.

[10] Tang CM, Liu XW, Song HF. Pharmacokinetics of Biotech Drugs. Beijing: Chemical Industry Press, 2004.

[11] Liu CX. Course on Drug Evaluation. Beijing: Chemical Industry Press, 2005.

[12] Meibohm B. The role of pharmacokinetics and pharmacodynamics in the development of biotech drugs. *In*: Meibohm B. Pharmacokinetics and Pharmacodynamics of Biotech Drugs. Weinheim, Germany: Wiley-VCH verlag GmbH Co. KgaA, 2006: 5-12.

[13] Meibohm B, Derendorf H. Basic concepts of pharmacokinetic/pharmacodynamic（PK/PD） modelling. Int J Clin Pharmaco Ther, 1997, 35: 401-413.

[14] Derendorf H, Meibohm B. Modeling of pharmacokinetic/pharmacodynamic（PK/PD） relationships: concepts and perspectives. Pharm Res, 1999, 16: 176-185.

[15] Putnam WS, Prabhu S, Zheng Y, et al. Pharmacokinetic, pharmacodynamic and immunogenicity comparability assessment strategies for monoclonal antibodies. Trends in Biotechnology, 2010, 28: 509-516.

[16] International Conference on Harmonization of Technical Requirements for Registration of Pharmaceuticals for Human Use. ICH Harmonized Tripartite Guideline E10, Choice Of Control Group And Related Issues In Clinical Trials（CPMP/ICH/364/96） 2000, ICH, Geneva.

[17] International Conference on Harmonization of Technical Requirements for Registration of Pharmaceuticals for Human Use. ICH Harmonized Tripartite Guideline E4, Dose-Response Information to Support Drug Registration（CPMP/ICH/378/95） 1994, ICH, Geneva.

[18] Lewis RM, Cosenza ME. Summary of DIA workshop: Comparability challenges: Regulatory and scientific issues in the assessment of biopharmaceuticals. Drug Information Journal, 2010, 44: 485-504.

[19] The European Agency for the Evaluation of Medicinal Products. Guideline on Comparability of Biotechnology-derived Medicinal Products After a Change in the Manufacturing Process: Non-clinical and Clinical Issues（EMEA/CHMP/BMWP/101695/2006） 2007, EMA, London.

[20] Liu CX. Toxicokinetics in drug safety evaluation. Asian Journal of Drug Metabolism and Pharmacokinetics, 2001, 1（2）: 83-87.

[21] Liu CX. Toxicokinetics in pre-clinical evaluation of drug safety. Chin Clin Pharmacol Therapeut, 1999, 4（2）: 157-159.

[22] US Department of Health and Human Services Food and Drug Administration Center for Drug Evaluation and Research (CDER) Center for Veterinary Medicine (CVM). Guideline for Industry Toxicokinetics: The Assessment of Systemic Exposure in Toxicity Studies May 1999. http://www.fda.gov/downloads/Drugs/GuidanceCompliance Regulatory Information/ Guidances/ ucm074937. pdf. [1999-05-06].
[23] Mattison DR, Karyakina N, Goodman M. Pharmaco-and toxicokinetics of selected exogenous and endogenous estrogens: a review of the data and identification of knowledge gaps. Crit Rev Toxicol, 2014, 44 (8): 696-724.
[24] Landrum PF, Lydy MJ, Henry Lee II. Toxicokinetics in aquatic systems: Model comparisons and use in hazard assessment. Environmental Toxicology and Chemistry, 1992, 11 (12): 1709-1725.
[25] Liu CX, Wei GL, Li QS. Current status of guidelines for bioequivalence studies in difference countries. Asian J Drug Metab Pharmacokinetics, 2001, 1 (3): 207-215.
[26] Xia JH. Validation of analytical methods for pharmacokinetics, bioavailability and bioequivalence studies. Asian J Drug Metab Pharmacokinetics, 2001, 1 (2): 95-100.
[27] Rau R. Adalimumab (a fully human anti-tumour necrosis factor a monoclonal antibody) in the treatment of active rheumatoid arthritis: the initial results of five trials. Ann Rheum Dis, 2002, 61 (Suppl. S1): ii70-ii73.
[28] Vande Putte LBA, Salteld J, Kaymakcalan Z. Adalimumab. *In*: Moreland LW, Emery P. TNF-Inhibition in the Treatment of Rheumatoid Arthritis. London: Martin Dunitz, 2003: 71-93.
[29] Granneman RG, Zhang Y, Noetersheuser PA, et al. Pharmacokinetic/pharmacodynamic (PK/PD) relationships of adalimumab (Humira, Abbott) in rheumatoid arthritis patients during Phase II/III clinical trials. Arthritis Rheum, 2003, 48 (Suppl.): S140.
[30] Schiff MH, Burmester GR, Kent JD, et al. Safety analyses of adalimumab (Humira) in global clinical trials with US postmarketing surveillance of patients with rheumatoid arthritis. Ann Rheum Dis 2006, 65: 889-894.
[31] Rebello P, Cwynarski K, Varughese M, et al. Pharmacokinetics of CAMPATH-1H in BMT patients. Cytotherapy, 2001, 3: 261-267.
[32] CAMPATH (Alemtuzumab) product information 2004.
[33] Hale G, Rebello P, Brettman LR, et al. Blood concentrations of alemtuzumab and antiglobulin responses in patients with chronic lymphocytic leukemia following intravenous or subcutaneous routes of administration. Blood, 2004, 104: 948-955.
[34] Mortensen DL, Walicke PA, Wang X, et al. Pharmacokinetics and pharmacodynamics of multiple weekly subcutaneous efalizumab doses in patients with plaque psoriasis. J Clin Pharmacol, 2005, 45: 286-298.
[35] Bauer RJ, Dedrick RL, White ML, et al. Population pharmacokinetics and pharmacodynamics of the anti-CD11a antibody hull24 in human subjects with psoriasis. J Pharmacokinet Biopharm, 1999, 27: 397-400.
[36] Coffey GP, Stefanich E, Palmieri S, et al. In vitro internalization, intracellular transport and clearance of efalizumab (Raptiva) by humanT-cells. J Pharmacol Exp Ther, 2004, 310: 896-904.
[37] Sun Y, Yu J, Joshi A, et al. Population pharmacokinetics of Efalizumab (humanized monoclonal CD II antibody) following long term subcutaneous weekly dosing in psoriasis subjects. J Clin Pharmacol, 2005, 45: 468-476.
[38] Gottlieb AB, Hamilton TT, Walicke PA. Efficacy, safety and pharmacokinetic outcomes observed in patients with plaque psoriasis during longterm efalizumab therapy: results from an open-label trial. International Investigative Dermatology Meeting April 30-May 4, 2003 Miami Beach Florida, Poster

2003: 379.

[39] Smith SL. Ten years of Orthoclone OKT3 (muromonab-CD3): a review. J Transpl Coord, 1996, 6 (3): 109-119.

[40] Gottlieb AB, Masud S, Ramamurthi R, et al. Pharmacodynamic and pharmacokinetic response to anti-tumor necrosis factor-alpha monoclonal antibody (infliximab) treatment of moderate to severe psoriasis vulgaris. J Am Acad Dermatol, 2003, 48: 68-75.

[41] Cornillie F, Shealy D, D'Haens G, et al. Infliximab induces potent anti-inflammatory and local immunomodulatory activity but no systemic immune suppression in patients with Crohns disease. Aliment Pharmacol Ther, 2001, 15: 463-473.

[42] Clair EW, Wagner CL, Fasanmade AA, et al. The relationship of serum infliximab concentrations to clinical improvement in rheumatoid arthritis: results from ATTRACT, a multicenter, randomized. double-blind, placebo-controlledtrial. Arthritis Rheum, 2002, 46: 1451-1459.

[43] Markham A, Lamb HM. Infliximab: a review of its use in the management of rheumatoid arthritis. Drugs, 2000, 59: 1341-1359.

[44] Wilde MI, Goa LG. Muromonab CD3: a reappraisal of its pharmacology and use as prophylaxis of solid organ transplant rejection. Drug, 1996, 51 (5): 865-894.

[45] Abramowicz D, Goldman M, Mat O, et al. OKT3 serum levels as a guide for prophylactic therapy: a pilot study in kidney transplant recipients. Transpl Int, 1994, 7: 258-263.

[46] Broughan TA, Valenzuela R, Escorcia E, et al. Mouse antibody-coated lymphocytes during OKT3 therapy in liver transplantation. Clin Transpl, 1994, 8: 488-491.

[47] Toyoda M, Galfayan K, Wachs K, et al. Immunologic monitoring of OKT3 induction therapy in cardiac allograft recipients. Clin Transplant, 1995, 9: 472-480.

[48] Sheremata WA, Vollmer TL, Stone LA, et al. A safety and pharmacokinetic study of intravenous natalizumab in patients with MS. Neurology, 1999, 52 (5): 1072-1074.

[49] Package Inset. Xolair (omalizumab). East Hanober, NJ: Aventis, 2003.

[50] Berinstein NL, Grillo-Lopez AJ, White CA, et al. Association of serum rituximab (IDEC-C2B8) concentration and anti-tumor response in the treatment of recurrent low-grade or follicular nonhodgkin's lymphoma. Ann Oncol, 1998, 9: 995-1001.

[51] Maloney DG, Lies TM, Czerwinski DK, et al. Phase Ⅰ clinical trial using escalating single-dose infusion of chimeric anti-CD20 monoclonal antibody (IDEC-C2B8) in patients with recurrent B-cell lymphoma. Blood, 1994, 84: 2457-2466.

[52] Maloney DG, Grillo-Lopez AJ, Bodkin DJ, et al. IDEC-C2B8: results of a phase I multiple-dose trial in patients with relapsed non-Hodgkin's lymphoma. J Clin Oncol, 1997, 15: 3266-3274.

[53] Gordan LN, Grow WB, Pusateri A, et al. Phase II trial of individualized rituximab dosing for patients with CD20. J Clin Oncol, 2005, 23: 1096-1102.

[54] Krop IE, LoRusso P, Miller KD. A phase II study of trastuzumab emtansine in patients with human epidermal growth factor receptor 2-positive metastatic breast cancer who were previously treated with trastuzumab, lapatinib, an anthracycline, a taxane, and capecitabine. J Clin Oncol, 2012, 30 (26): 3234-324.

[55] Hamizi S, Freyer G, Bakrin N, et al. Subcutaneous trastuzumab: development of a new formulation for treatment of HER2-positive early breast cancer. Onco Targets Ther, 2013, 6: 89-94.

[56] Tsang RY, Finn RS. Beyond trastuzumab: novel therapeutic strategies in HER2-positive metastatic breast cancer. Br J Cancer, 2012, 106 (1): 6-13.

[57] Tinoco G, Warsch S, Glück S, et al. Treating breast cancer in the 21st century: emerging biological

therapies. J Cancer, 2013, 4(2): 117-132.
[58] Tokuda Y, Watanabe T, Omuro Y, et al. Dose escalation and pharmacokinetic study of a humanized anti-HER2 monoclonal antibody in patients with HER2/ neu-overexpressing metastatic breast cancer. Br J Cancer, 1999, 81(8): 1419-1425.
[59] Okada K, Yamasaki K, Tanaka C, et al. Phase I study of bevacizumab plus irinotecan in pediatric patients with recurrent/refractory solid tumors. Jpn J Clin Oncol, 2013, 43(11): 1073-1079.
[60] Glade Bender JL, Adamson PC, Reid JM, et al. Children's Oncology Group Study. Phase I trial and pharmacokinetic study of bevacizumab in pediatric patients with refractory solid tumors: a Children's Oncology Group Study. J Clin Oncol, 2008, 26(3): 399-405.
[61] Gordon MS, Margolin K, Talpaz M, et al. Phase I safety and pharmacokinetic study of recombinant human anti-vascular endothelial growth factor in patients with advanced cancer. J Clin Oncol, 2001, 9(3): 843-850.
[62] Golay J, Semenzato G, Rambaldi A, et al. Lessons for the clinic from rituximab pharmacokinetics and pharmacodynamics. Mabs, 2013, 5(6): 826-837.
[63] Morschhauser FA, Cartron G, Thieblemont C, et al. Obinutuzumab(GA101) monotherapy in relapsed/refractory diffuse large b-cell lymphoma or mantle-cell lymphoma: results from the phase II GAUGUIN study. J Clin Oncol, 2013, 31(23): 2912-2919.
[64] Sehn LH, Assouline SE, Stewart DA, et al. A phase 1 study of obinutuzumab induction followed by 2 years of maintenance in patients with relapsed CD20-positive B-cell malignancies. Blood, 2012, 119(22): 5118-5125.
[65] Alduaij W, Ivanov A, Honeychurch J, et al. Novel type II anti-CD20 monoclonal antibody(GA101) evokes homotypic adhesion and actin-dependent, lysosome-mediated cell death in B-cell malignancies. Blood, 2011, 117(17): 4519-4529.
[66] Patz M, Isaeva P, Forcob N, et al. Comparison of the in vitro effects of the anti-CD20 antibodies rituximab and GA101 on chronic lymphocytic leu-kaemia cells. Br J Haematol, 2011, 152(3): 295-306.
[67] Salles G, Morschhauser F, Lamy T, et al. Phase1 study results of the type II glycoengineered humanized anti-CD20 monoclonal antibody obinutuzumab(GA101) in B-cell lymphoma patients. Blood, 2012, 119(22): 5126-5132.
[68] Ogura M, Tobinai K, Hatake K, et al. Phase I study o f obinutuzumab(GA101) in Japanese patients with relapsed or refractory B-cell non-Hodgkin lymphoma. Cancer Sci, 2013, 104(1): 105-110.
[69] Goede V, Fischer K, Busch R. Obinutuzumab plus chlorambucil in patients with CLL and coexisting conditions. N Engl J Med, 2014, 370(12): 1101-1110.
[70] Duan X, Dai LP, Chen SC, et al. Nano-scale liquid chromatography/mass spectrometry and on-the-fly orthogonal array optimization for quantification of therapeutic monoclonal antibodies and the application in preclinical analysis. J Chromatogr A, 2012, 1251: 63-73.
[71] Duan X, Abuqayyas L, Dai LP, et al. High-throughput method development for sensitive, accurate, and reproducible quantification of therapeutic monoclonal antibodies in tissues using orthogonal array optimization and nano liquid chromatography/selected reaction monitoring mass spectrometry. Anal Chem, 2012, 84(10): 4373-4382.

第 4 章　抗体-药物偶联物(ADC)药代动力学研究

4.1　引　　言

抗体与药物偶联技术的概念产生于 1970 年[1]。随着偶联技术和靶向技术的进步，以及对抗体认识的发展，到 21 世纪初，已经产生了几个具有治疗特点的抗体-药物偶联物(antibody drug conjugate，ADC)用于临床，开创了抗体药物的新天地。在癌症治疗中，化疗已经成为一个重要的治疗手段。然而，细胞毒性试剂对肿瘤细胞缺少特异性，导致严重的副反应。目前已有 80 多种 ADC 药物针对肿瘤治疗开展研究，其中 30 多种已处于临床试验阶段。根据《自然 • 药物发现》杂志统计，2009～2010 年共有 7 种，2011～2012 年至少有 17 种 ADC 药物进入临床研究阶段。ADC 候选药物在数量上已经超过同为“改型抗体”的双特性抗体、抗体片段等类别，成为单抗尤其是肿瘤治疗用单抗的研究热点与发展方向。

ADC 将单克隆抗体和高效细胞毒素完美地结合到一起，充分利用了前者靶向、选择性强，后者活性高的优点，同时又消除了前者疗效偏低和后者不良反应偏大等缺陷。ADC 包括靶头(targeting moiety)抗体、间隔子(spacer)、化学连接子(chemical linker)和药物如细胞毒药物(drug)4 部分(图 4-1)，其中靶头(如抗体)是 ADC 的制导系统，能够靶向性地把效应分子输送到肿瘤细胞，有效地提高了抗体本身对癌细胞的杀伤力。通过靶向特定抗原，ADC 有效地渗透到肿瘤组织，并被肿瘤细胞吞噬进入酶溶体，释放效应分子。

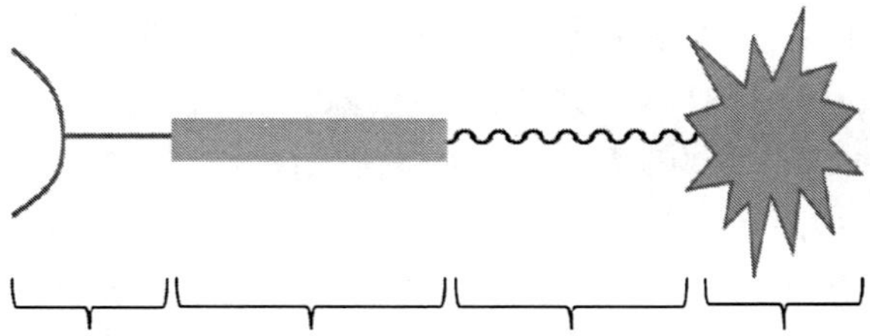

图 4-1　抗体-药物偶联物由药物、抗体及偶联抗体和化学连接子组成

在新型靶向偶联药物设计中，靶头除使用抗体(antibody)外，还可以使用肽(peptide)、适体(aptamer)、叶酸(folic acid)等，间隔子可以选择多聚物(polymer)、可裂解肽酶(enzyme cleavable peptide)等，化学连接子可以选择酯(ester)、酰胺(amide)、二硫物(disulfide)、硫醚(thioether)、亚胺肟(oxime)、亚胺(imine)等。但在命名时，要根据靶头的类型来定，如抗体-药物偶联物(ADC)、肽偶联药物(PDC)等。目前研究最多的是 ADC。

尽管 ADC 新药的开发已经获得前所未有的成功，但技术上仍然有待进一步优化，其中包括被肿瘤细胞吞噬的效率、细胞毒素的活性及效应分子的释放等。抗体-药物偶联物由药物、抗体及偶联抗体和化学连接子组成。当抗体和癌细胞表面的抗原特异性结合时，抗体-药物偶联物即可将药物成功靶向作用部位。抗体-药物偶联物的内在化过程和组成部分在设计和应用抗体偶联物到广泛的疾病模型中至关重要。

ADC 是由具有靶向特异性的单抗和具有高毒性的小分子结合而成的新药，比原来的单抗和小分子药物具有特异性高和毒性低的特征。由于这种不均匀性，用于 ADC 的药代动力学(pharmacokinetics，PK)研究的生物分析方法的建立和选择具有挑战性。同时具有大分子抗体和小分子组分生物分析方法的组合通常对了解 ADC 的体外体内过程，认识药物运送到作用部位和暴露反应的关系十分重要。本章就 ADC 的 PK 研究进展和难点予以介绍，以期与从事该类药物的研究者一起讨论分析。

4.2 研发的趋势和挑战

以前制备 ADC 药物的方法具有多种混合效果，部分抗体会比其他抗体携带更多的药物，因此很难确定最佳的药物用量。在 2008 年 7 月出版的《自然 • 生物技术》期刊上，Junutula 等报告了一种具有癌症治疗潜力的新型 ADC 技术，有望减少药物对健康细胞的伤害，副作用也更小[2]。在敏锐识别癌细胞的同时，以肿瘤为靶标的抗体也能忽略正常细胞，抗体的这种特征被用于靶向药物输送的研发中，研究人员希望将化学治疗药物束缚到这种抗体上，形成 ADC 药物。与以前的方法相比，对健康细胞的副作用就更小了。他们在抗体的结构上修改了特别位点以促进药物的束缚，同时又不会影响抗体的整体结构或识别癌细胞的能力。对模型小鼠的研究显示，这种新型 ADC 药物比传统的 ADC 药物更有效，而且对于兔和猴，这种新型的 ADC 药物具有更好的耐受性。由于 ADC 可特异性地将毒性药物靶向恶性病变区域而不会对正常组织产生不良影响的潜力，因而极受瞩目。2013 年 2 月，美国 FDA 批准 ADC 新药 Kadcyla(ADO-曲妥珠单抗 emtansine)上市，用于治疗 HER2 阳性的转移性乳腺癌。同年 6 月，我国浙江医药股份有限公司也宣布将利用引进的 Ambrx 公司技术，共同开发靶点为 HER2 的 ADC 药物。

ADC 属于靶向抗癌药物的一种。由单抗与有治疗作用的物质(放射性同位素、毒素和药物等)和“弹头”构成“导弹药物”(guided missile drug)，其中包括放射免疫偶联物、免疫毒素、化学免疫偶联物，此外还有酶结合单抗偶联物、光敏剂结合单抗偶联物等[3, 4]。例如，单抗与有治疗作用的放射性核素物质形成“弹头”两部分，构成的抗体-放射性核素偶联物[5~8]，其中包括放射免疫偶联物。当抗体和癌细胞表面的抗原特异性结合时，抗体-药物偶联物可将药物成功靶向体内部位。2011 年以来，Spirogen 公司和 Roche 公司采用相关的联结技术研发 ADC 类抗癌制剂，希望将 ADC 制剂开发成为具有重大影响力的新型抗癌药。尽管 ADC 新药的开发已经获得前所未有的成功，但技术上仍然有待进一步优化，其中包括被肿瘤细胞吞噬的效率、细胞毒素的活性及效应分子的释放等。试图从抗体、接头和效应分子 3 个方面开展研究，优化 ADC 分子在循环系统的稳定性。但是这类研究还存在一些尚未解决的问题，最突出的问题是如何降低单抗的免疫原性，单抗的异源性所引起的抗体反应，不但降低了单抗的效价，而且会给患者带来严重的后果。ADC 的内在化过程和组成部分在设计和应用抗体偶联物到广泛的疾病模型中至关重要。

通过结构分析，发现组成部分的类型、相互作用及其对抗体-药物偶联物的靶向性、稳定性和活性有影响。

ADC 药物由抗体、细胞毒基团及连接物共同构成。在 ADC 药物研究中，连接物的构建是难点之一。它必须具备一定的稳定性，在未达到靶细胞前，要确保 ADC 药物的完整性；进入靶细胞后，它又要确保“弹头”药物的有效释放。ADC 药物中抗体负载的“弹头”数量也取决于连接物。早期 ADC 药物的研发失败，多是由于连接物技术的落后，它直接影响了 ADC 药物的安全性和有效性。ADC 技术平台的研发包括细胞毒药物的筛选、连接子技术和偶联方法及裸抗体的研究。因此，抗体的靶向性质、连接子与抗体及“弹头”药物的连接效率和稳定性，以及“弹头”药物的抗肿瘤活性都直接影响着 ADC 药物的成药性，尤其是连接子的设计与连接方法是该类药物的研究关键。

ADC 药物主要依靠“弹头”药物杀伤肿瘤细胞，要取得良好疗效，高效“弹头”至关重要。常用于偶联单抗的化疗药物如阿霉素、丝裂霉素等，虽然对肿瘤细胞有相当强的杀伤作用，但作为“弹头”仍需用数十个药物分子去连接一个抗体分子以加强偶联物的活性。但如果一个抗体连接的“弹头”太多，“臃肿的体态”在体内会影响抗体功能，体内 PK 等问题不好解决。

因此，ADC 研发面临的挑战主要有 4 方面。①连接物的构建：ADC 药物由抗体、细胞毒基团及连接物共同构成。在 ADC 药物研究中，连接物的构建是难点之一。它必须具备一定的稳定性，在未达到靶细胞前，要确保 ADC 药物的完整性。②确保“弹头”药物的有效释放：进入靶细胞后，要确保“弹头”药物的有效释放。ADC 药物中抗体负载的“弹头”数量也取决于连接物。③抗体的优化是关键：ADC 药物为大分子物质，而大分子药物难以透过毛细管内皮层和穿过肿瘤细胞外间隙到达实体瘤的深部。使用抗体片段(如 Fab、Fab′)制备分子质量较小的 ADC，可提高对细胞外间隙的穿透性，增加到达深部肿瘤细胞的药物量。小型化或适度的小型化是研制 ADC 药物的重要途径。④提高稳定性和建立符合该药物特点的 PK 研究方法也是关键和难点：肿瘤靶向性差、应用鼠源单抗造成人抗鼠免疫反应、偶联不稳定导致药物在循环系统中稳定性差等是早期 ADC 药物的缺陷。针对实体瘤的抑制和转移研究，ADC 药物分子数目会直接影响其在体内的分布。今后，ADC 药物研究的定位偶联技术、定量偶联技术、PK 技术等的突破可能有利于创新研发水平的提高。

4.3　ADC 作用原理

2011 年 8 月，美国 FDA 批准了首个偶联药物 Adcetris(CD30-导向抗体药物结合物)用于治疗霍奇金淋巴瘤(HL)和复发性间变性大细胞淋巴瘤(ALCL)后，世界多家制药企业纷纷开展针对胰腺癌、肾癌和其他癌症药物的研究。2013 年 2 月，Roche 研发的治疗晚期或转移乳腺癌的 ADC 药物 Kadcyla 被美国 FDA 批准上市。患者静脉注射 Kadcyla 后，偶联药物随着血液循环分布至全身，并找到乳腺癌细胞表面上的 HER2 特定蛋白上，随后被癌细胞内吞进入细胞，最后有杀伤力的细胞毒物与抗体分离，靶向作用于癌细胞，阻止其分裂、增殖，从而达到治疗癌症的目的[3]。

ADC 药物是一新型的抗癌治疗给药系统和疗法，犹如全球定位系统 GPS 那样，成为定位功能的巡航导弹(guided missile)，这一给药系统可以精确地加工有效药物并将其带到作用病灶部位的癌细胞，从而避免有效药物的严重毒性作用。药物作用原理如图 4-2 所示，其工作原理可分为 7 步[3]：①人源化抗体-药物偶联物(ADC)形成药物导弹，研发实验室已证实患者的免疫系统不会排斥这种 ADC；②人源化抗体通过抗体的某些分子与高活性的毒素相结合，即形成药物偶联物——ADC；③当这种 ADC 静脉给药后，通过血液循环系统将 ADC 输送到靶部位；④ADC 到达靶位点的特定蛋白质，大量 ADC 在癌靶出现；⑤ADC 发现癌靶细胞，并结合至靶细胞上；⑥癌靶细胞内，ADC 上的毒素与抗体分离；⑦毒素破坏癌靶细胞，发挥治疗作用。第 1 步和第 2 步是与制备有关的研究过程，第 3～6 步是与 PK 有关的过程，第 7 步是与疗效有关的过程。

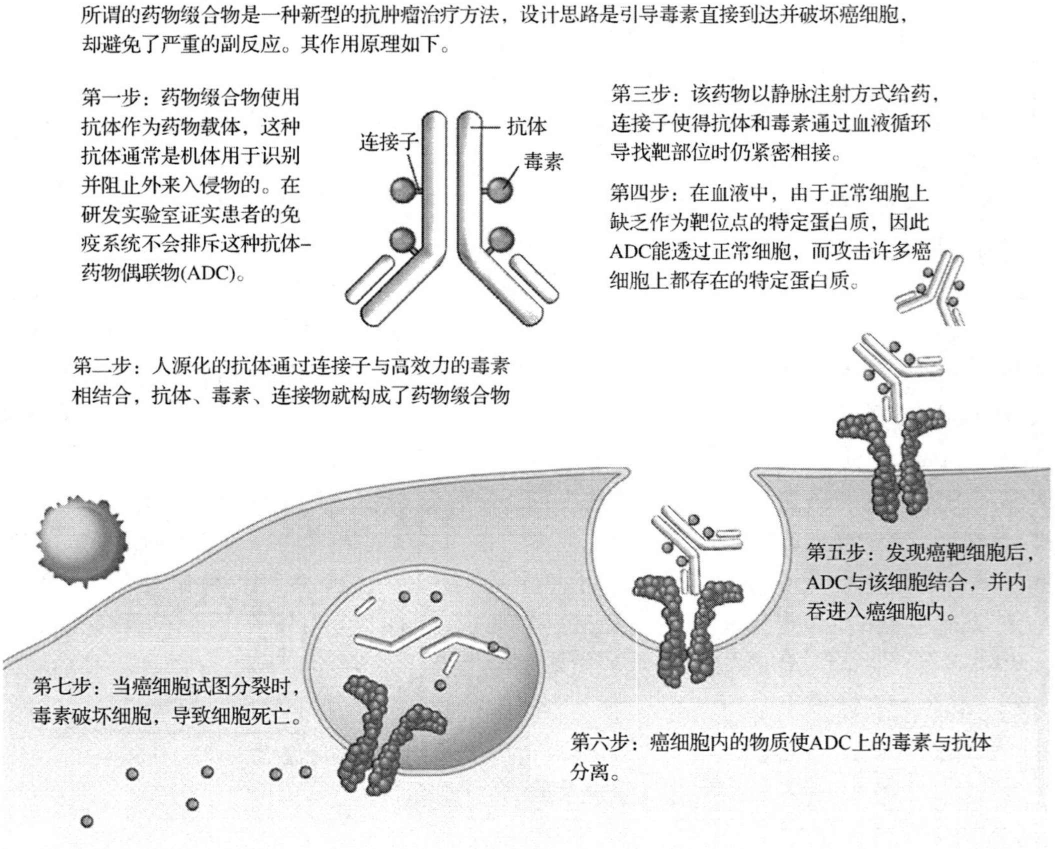

图 4-2　ADC 药物的工作原理[3]

根据靶向药物体内转运和代谢的特点，认为它与非靶向药物有以下明显不同的特点：①普通药物制剂进入血液中后是以游离药物的形式存在的，而靶向药物在达到作用靶之前，其药物以被包裹、吸附或偶联的状态存在。②被包裹、吸附或偶联的药物必须具备靶向转运的条件，在体内释放也必须具备一定条件才能定位释放，且基本不能在转运过程中成为游离的活性药物。③靶向药物在体内、外的释药行为受到药物在载体中分布(吸附、包裹或偶联的位置)的影响。④靶向载药体系自身在体内就有分布过程，这可能影响药物在体内的分布。因此，准确测定靶向药物不同组成部分在体内体液、组织、靶部位的含量，是常规的研究方法不能胜任的。准确测定生物样品中靶向药物或其组成部分载体材料的含量是技术瓶颈。建立区别测定生物样品中载体材料、载药系统(如靶头、间隔子、连接子、药物)、释放出的游离药物和血浆蛋白结合药物、代谢和消除等 PK 过程存在技术难点和挑战。

抗体-药物偶联物(ADC)由药物、抗体及偶联抗体和药物的连接子组成的复杂性，给发展新的药代动力学研究方法、认识药物体内过程，以及认识治疗作用和安全性的关系带来困难，因而新生物分析方法研究开发日益受到重视。近期检索到的有关 ADC 药代动力学、生物分布、代谢和消除的文献，可以看到对抗体药物，特别是 ADC 药物的研究和发展的重要性[9~34]。与小分子药物和蛋白质疗法相比，ADC 的生物分析具有挑战性，因为 ADC 具有复杂的分子结构，具有结合小分子药物和蛋白质疗法的分子特征。ADC 从血清或血浆中运行到作用部位或靶细胞，在酶的作用下，抗体-连接子-活性药物被裂解而释放药物，产生治疗作用。针对这种新颖的药物作用方式，其生物分析方法必须顾及抗体-连接子-活性药物三者，专门设计用于测定这种复杂 ADC 给药系统的分析方法，才能提供更多更完整的药代动力学信息，而不能靠传统的生物分析方法来实现。

4.4　生物分析方法的特殊性

2011 年和 2012 年《生物分析》杂志连续以白皮书形式讨论了生物分析方法的挑战问题[35~37]。2013 年该杂志又以专刊形式聚焦讨论了 ADC 药物生物分析难点[32, 33, 38~40]。

配体结合法和 LC-MS/MS 法两者结合可用于 ADC 的定量分析。这两种方法均有一定的局限性，LC-MS/MS 分析的前提是假设转运过程中的 ADC 并不释放药物，也就是说 ADC 在转运过程中是稳定的。如果这个假设在理论上是可行的，则所释放的有效药物，或药物与连接子部分，或与抗体结合的 ADC 都能分别被检测出来，这种生物分析方法才是可以用于研究 ADC 的 PK 的方法。

酶联免疫吸附测定(ELISA)试验和定量是生物技术药物研究中常用的方法，也是 ADC 药物 PK 研究的有效方法之一。抗体-连接子-药物偶联物具有在转运中的稳定性和肿瘤细胞瘤药物的高效释放性。针对 CD30+间变性大细胞淋巴瘤霍奇金病模型，单抗偶联物(monomethyl auristatin，MMAE)抗 CD30 单克隆抗体(mAb)、CAC10，产生了选择性的和有效的 ADC。该 ADC CAC10-缬氨酸-瓜氨酸-MMAE 中的二肽连接子具有蛋白酶敏感性，被靶细胞溶酶体组织中的蛋白酶水解，释放出 MMAE，起到杀死肿瘤细胞的作用。为了评估 ADC 在体内的稳定性，Russell 提供了使用抗独特型 CAC10 的单克隆抗体捕获并定量测定 CAC10 的 ELISA 法，和用组织蛋白酶 B 体外水解 ADC 后定量测定释放出的 MMAE 的竞争 ELISA 法，并对这两种 ELISA 方法进行了验证。

ADC 药物中的 CAC10 单抗可能与 2、4、6 或最多 8 个缬氨酸-瓜氨酸-MMAE 偶联，分别称为 E2、E4、E6 和 E8，未偶联 MMAE 的 CAC10 称为 E0，准确检测 E0、E2、E4、E6 和 E8 的浓度是极其重要的。由 E0～E8 的紫外全波长扫描图谱可见，5 种偶联物在

280nm 处有相同的吸收强度，而在 248nm 处吸收强度差异显著(图 4-3a)。采用疏水作用色谱/高效液相色谱对 5 种偶联物进行分离纯化，其 248nm 和 280nm 下吸收强度的比值表示各种偶联物在混合偶联物中的比例(图 4-3a)。分别测定相同 CAC10 浓度下 E0、E2、E4 和 E8 的吸光度，发现 CAC10 单抗上偶联的 MMAE 数目越多，抗独特性抗体对 CAC10 的捕获和定量测定能力越弱(图 4-3b)。

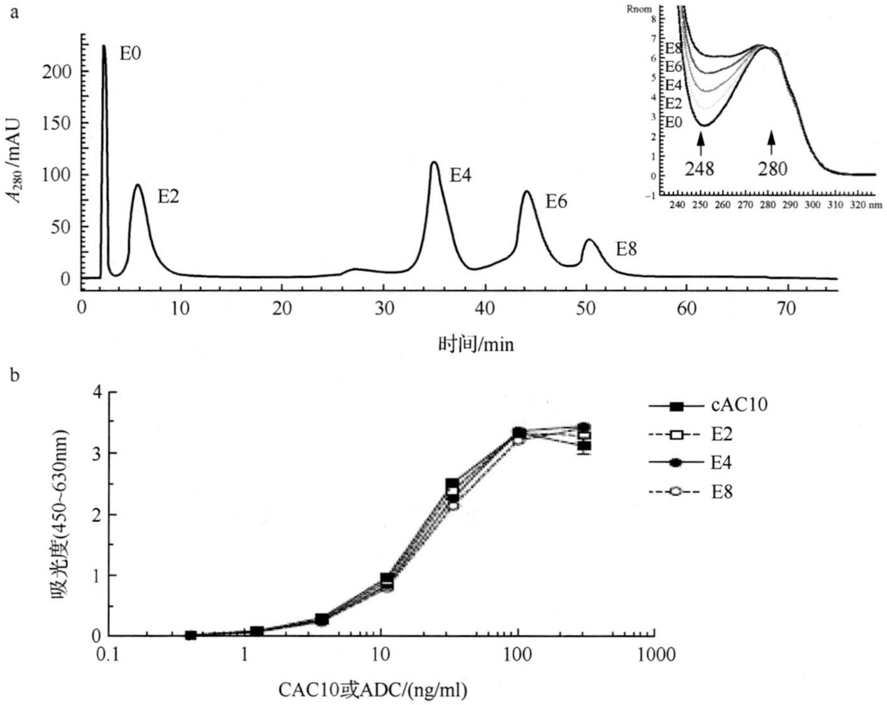

图 4-3　由 CAC10—ELISA 检测纯化 CAC10 的 ADC(E2、E4、E8)[34]

定量血浆样品中的药物/抗体比值也是对方法可行性的挑战。采用抗独特性抗体 ELISA 法和竞争 ELISA 法分别测定血浆中稳定 ADC 药物中的 CAC10 抗体和水解后的 MMAE 浓度，测得正常动物血浆模拟的 E2、E4、E8 样品中的药物/抗体比值(表 4-1)[34]与已知的药物/抗体比值近似。

表 4-1　ADC 药物在血浆中药物/单抗的比例[34]

ADC 药物	食蟹猴	正常小鼠
E2	2.6±0.0	2.1±0.0
E4	4.8±0.3	4.5±0.3
E8	10.6±0.1	7.2±1.0

所有的生物技术药物，包括 ADC 药物，有可能引起宿主的免疫反应，可能会影响它们的 PK 行为，影响其有效性和安全性。ADC 的单克隆抗体通过一个化学连接子与具有细胞毒性药物连接。新抗体为靶向基础，采用双/多特异性抗体、抗体片段和其他抗体衍生物而开发新的 ADC，更具选择性靶向目的。一种正在研究的新型 ADC 药物，如

Kadcyla 与目前偶联抗体-细胞毒性药物相比，其免疫原性可能会有所改善。因此，在新型 ADC 的 PK 研究中，要求研究所有成分的分子反应及测定用的生物分析策略，以便能够反映其作用特点[34]。为此，需要对所研究的生物分析方法进行筛选。进行免疫原性测定时，需要定义等于或高于某一浓度值(水平)为检测阳性的样品，而低于该值则定义为检测阴性样品。必须先确定免疫反应类型并对这类 ADC 药物的各个组成部分进行独立免疫检测，才能开发出免疫原性测定时所使用的检测试剂。如分析新型的 HER2 结合药物 T-DM1 中，检测抗体应该能够结合所有种类的抗治疗性抗体(ATA)。因此研究者采用分层的方法来评估样品的免疫反应，与常规的生物治疗药物评价类似，即先以筛选单一 ATA 为目的进行试验设计，随后对 ATA 特异性阳性的样品进行验证性试验。

4.5　生物分析方法的建立、筛选和验证

为确证生物分析方法的可用性，所建立的方法需要经过筛选验证、分层比较，用已经确证所要检测的成分(如抗体、偶联用的连接子、抗体片段)和活性药物进行验证比较后才能用于试验样品的分析。图 4-4 给出了免疫原性检测的临床样本分层方法[32]。首先，从临床研究样品筛选试验中筛检出与 ADO-曲妥珠单抗 emtansine 结合的 ATA 阳性样品；其次，通过与 ADO-曲妥珠单抗 emtansine 的竞争结合试验进行 ATA 的特异性确证；再者，通过检测连续稀释的阳性样品获得抗体滴度数据。

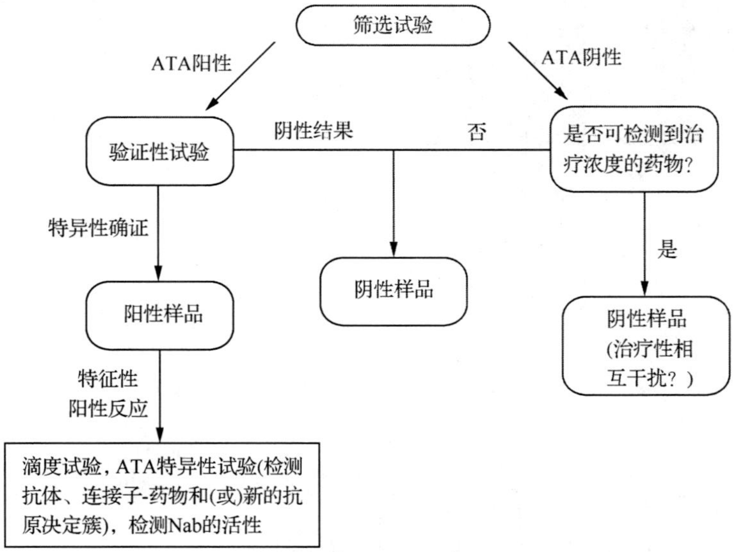

图 4-4　免疫原性检测的临床样本的分层方法[32]

ATA. 抗治疗性抗体(antitherapeutic antibody)；Nab. 中和抗体(neutralizing antibody)

验证性检测是确定方法的必要试验，用于确认筛选的 ATA 阳性样品是否为真阳性，以消除假阳性样品对后续免疫原性测定的影响。最常用的验证试验采用竞争结合的试验方法，即先将治疗性 ADC 药物掺入筛选试验筛出的阳性样品中，再对此混合样品进行免疫原性检测，若检测结果仍为阳性，则此样品为假阳性样品；反之，为真阳性样品。

对于 T-DM1，采用以风险评估为基础的分层方法，通过 ATA 阳性样品的筛选、验证及滴度检测试验，以确认和表征该药的免疫原性，并评估免疫反应是否与抗体或连接子、药物和(或)产生新的抗原决定簇的单抗偶联有关[32]。

采用分层、竞争性结合试验分别检测来自两只经过曲妥珠单抗偶联药物(Trastuzumab-linker-drug)超免疫的食蟹猴样品和一只进行曲妥珠单抗偶联药物毒理学研究的食蟹猴样品，以表征该 ADC 药物的多个组成成分产生抗体的特异性。图 4-5 为使用桥接实验测定筛选试验筛出的阳性样品与 ADC 药物的不同组成部分竞争性结合后，再进行 ATA 测定的结果，分别检测了不同时间点曲妥珠单抗偶联药物(Trastuzumab-linker-drug)、曲妥珠单抗(Trastuzumab)、曲妥珠单抗片段(Trastuzumab fab)、游离药物(free drug)和阴性对照单抗(negative control mAb) 5 种组分，纵坐标表示样品与各个组分混合后测定比混合前测定的电致化学发光减少量百分比。图 4-5a 显示食蟹猴体内的 ATA 主要是针对曲妥珠单抗偶联药物中曲妥珠单抗的抗原表位，而从第 12 周开始产生针对曲妥珠单抗抗原结合片段的 ATA。图 4-5b 为给予多剂量曲妥珠单抗偶联药物后产生了高水平 ATA(滴度>4)的食蟹猴样品中 ATA 的特异性测定结果，与上述实验结果一致。上述使用替代来源的 ATA 和含有多种 ATA 的食蟹猴样品的试验结果证实，分层的免疫原性策略是行之有效的。

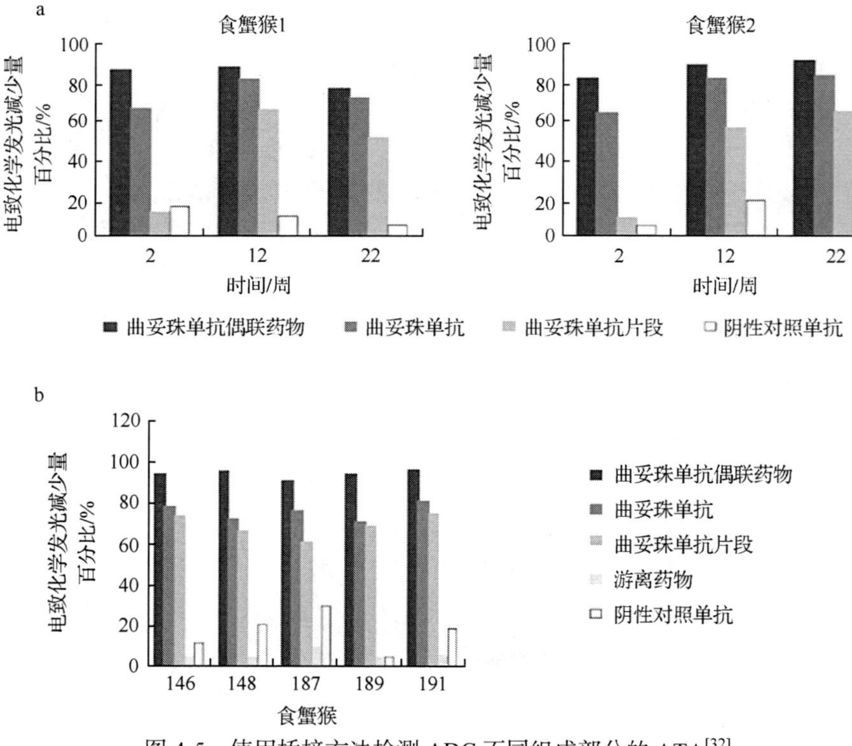

图 4-5 使用桥接方法检测 ADC 不同组成部分的 ATA[32]

a. 两只经过曲妥珠单抗偶联药物超免疫的食蟹猴体内的 ATA 特异性检测结果；b. 在曲妥珠单抗偶联药物的多剂量研究中，5 只体内产生高水平 ATA(滴度>4)的食蟹猴的 ATA 特异性检测结果

此外，测定临床前研究样本中 ATA 的滴度水平将有助于理解 ATA 对药代动力学所

产生的影响[32]。图 4-6 显示用电致化学发光法(ECLA)法检测具有高滴度和低滴度 ATA 的动物体内的曲妥珠单抗偶联药物药代动力学曲线，结果表明，与 ATA 阴性动物相比，低滴度 ATA 动物(滴度<2)体内的曲妥珠单抗偶联药物药代动力学曲线无显著差异，而高滴度 ATA 动物(滴度>4)的药代动力学曲线存在显著差异。因此，ECLA 筛选法可以同时检测改变药物 PK 性质的高滴度 ATA 和对 PK 无显著影响的低滴度 ATA。这在一定程度上有助于解释 ATA 滴度和药代动力学特性改变之间的潜在关系。

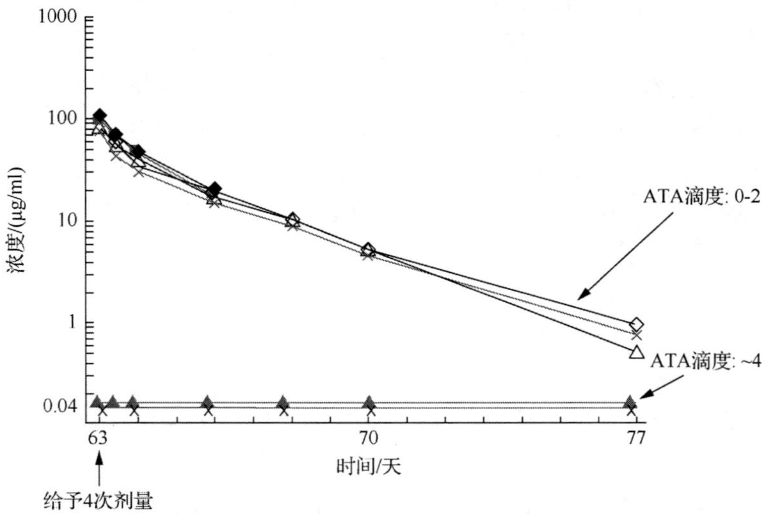

图 4-6　给予四次曲妥珠单抗偶联药物(4mg/kg)后，食蟹猴体内曲妥珠单抗偶联药物的药代动力学曲线[32]

4.6　LC-MS 的应用

LC-MS 或 LC-MS/MS 对于分析生物样品中的小分子活性药物、与连接子相连的药物或 ADC 的片段都是可行的分析方法。与 ELISA 方法比较具有定量准确的优势。由于用 LC-MS/MS 分析大分子仍是相对较新的方法，也可以通过合理的组合使这一技术更先进。利用典型的配基结合的方法进行分析时，LC-MS/MS 方法应包括使用一个内标物。除了药物共同给药和被分析物的分子质量是相似的以外，LC-MS/MS 法特异性更高，并能显著减少干扰测定的潜在因素。使用 QC 样品通常可以提供足够的信息来检测潜在的稳定性问题。例如，亲和 LC-MS 可以分析特定的工程化半胱氨酸连接子的 ADC，这种亲和力 LC-MS 在评估药物的释放程度时也可以使用。

亲和-捕获 LC-MS 和亲和-捕获疏水性相互作用色谱法是新颖的，这种生物分析工具可以用来表征在体外和体内完好的 ADC。通过实验获得完整的 ADC 药物对抗体分布的变化来了解体内的 ADC 命运。建议在使用新型亲和 LC-MS 检测血浆/血清中的 ADC 时，应根据其共轭状况和结构表征数据，了解生物分析方法的稳定性，对确定 ADC 的生物活性至关重要。此外，这样的数据也可以用来确保精确的定量的 ELISA 试剂盒的开发。

4.7　PK/PD 模型研究和体外实验的应用

抗体药物具有明显的靶向性，靶向分布是药动学研究的关键，以靶组织浓度高于非靶组织浓度表示靶向性；抗体药物在体内的消除半衰期长；存在明显的 PK/PD 关系和治疗目标浓度；以及不同抗体类药物具有各自 PK 和药效学(PD)特点。

在选定的肿瘤细胞系和正常细胞内化率的生物学基础上，建立 ADC 的 PK/PD 模型是理解药物作用机制的基础。用免疫组化方法相对地测定作用靶标的表达，更准确地决定自放射性标记的饱和理性结合的体外研究。对于治疗抗体，直接标记药物与基于细胞亲和力和基于细胞表达的流式细胞仪测量相结合是常用的试验方法。用经典的方法来确定受体-配体的内在比依赖于放射性配体和各种体外试验设计。以荧光激活细胞分选(FACS)为基础的方法允许选择绑定到特定的细胞群。用基于流式细胞仪的方法来获得大量信息。特别是有价值的血液和组织分析方法在适当的时候，可对具有代表性的单细胞悬液进行研究。

4.8　讨　　论

ADC 药物产业化制备工艺复杂，包括重组抗体制备、化学药物与抗体的偶联反应、ADC 药物的制剂与质控等环节。任一环节出现问题，都会影响其安全性和有效性。ADC 药物开发的核心技术掌握在少数国外公司手中，近年来国际制药界对于 ADC 药物的开发热情持续高涨。我国的仿制能力很强，但要开发出创新的 ADC 药物仍需开展大量工作。ADC 药物的开发需要蛋白质工程、基因工程、抗体工程和化学合成、合成生物学等跨学科的合作，因此，距离我国 ADC 药物上市可能还需要较长时间。在研发过程中，抗体-药物偶联的设想赋予实践，开始了 ADC 药物研发。而研发成功的关键在于 5 方面的考虑：①合适靶的筛选；②抗体的制备；③化学连接物的选择；④高效小分子药物的选择；⑤抗体与药物的偶联如何实现。

利用动物细胞表达重组抗体的成本，占据整个 ADC 药物生产成本的 2/3。ADC 药物所使用的化学药物具备高效力的化学毒性，此外化学药物与抗体的连接反应一般在中性缓冲液中完成，缓冲液的配制、使用应杜绝“微生物污染”等问题。因此，ADC 药物的生产车间对于环境的要求，远高于生产生物制品 cGMP 车间。另外，ADC 药物所偶联的抗体为大分子糖蛋白，重组抗体的聚体、降解、糖基化等“质量变异”，使其质量控制难度加大。而 ADC 药物中所含的小分子化学药物，其浓度在纳克每毫升的水平，其含量检测需借助现代灵敏的酶联免疫吸附测定、质谱等新检测手段。构建新一代稳定性“连接物”，建立可靠的 ADC 药物质控体系，以及药物生产车间的资金投入，也是目前 ADC 药物产业化开发所面临的重要问题。ADC 药物上市的困难除了制备技术、质控外，安全性评价也是难点。

目前有的 ADC 药物尽管临床前研究数据很理想，但在临床试验及应用中出现了许多意料之外的不良反应，包括外周神经毒性、骨髓抑制及肝脏毒性等，这可能与药物的脱靶有关。在临床实践中，治疗性抗体药物已经显示出强的特异性、不良反应也较小。

但是其疗效在单独使用时还不是很满意。小分子抗癌药物作用特异性差、严重不良反应限制了其使用。因此，考虑将靶向药物与化疗药物结合或联合来提高其治疗特异性和降低其副作用。

ADC 被称为一种复杂的药物体系，因为它的共轭化学性质，其体内过程具有复杂性，在转运过程中受到多种跨膜效应的影响和代谢酶的作用。预计在体内，由于随时间的循环，药物过早解离，这可能不仅影响它的安全性和有效性，也增加了生物分析的挑战。重要的是要了解 ADC 的组合物在体内的变化。因此分析体外结果时必须格外小心。

在研究新型 ADC 的 PK 时，所建立的测定用生物分析方法能够反映其作用特点十分重要。因为 ADC 具有复杂的分子结构，具有结合小分子药物与蛋白质疗法的分子特征，与小分子药物和蛋白质疗法相比，ADC 的生物分析极具挑战性，建立区别测定生物样品中载体材料、载药系统(如靶头、间隔子、连接子、药物)的生物分析方法，弄清释放游离药物机制，分析血浆蛋白结合药物、代谢和消除等 PK 特征是具有难度的研究工作。

4.9　结　　论

ADC 是由具有靶向特异性的单抗和具有高毒性的小分子结合而成的新药，与单抗和小分子药物相比，具有特异性高和毒性低的特征。由于这种特性，用于 ADC 的 PK 研究的生物分析方法的建立和选择具有挑战性。同时大分子抗体和小分子组分的药物，生物分析方法的组合对了解 ADC 的体外与体内过程，认识药物运送到作用部位和暴露量-效应关系十分重要。因此，对 ADC 的开发策略，新生物分析方法的开发、建立和验证，以及临床前和临床 PK、PK/PD 研究问题的挑战和机遇必须有足够认识。

（刘昌孝　吴雅丽　张慧霞　蔡永明）

参 考 文 献

[1] Moolten FL, Cooperband SR. Selective destruction of target cells by diphtheria toxin conjugated to antibody directed against antigens on the cells. Science, 1970, 169: 68-70.

[2] Junutula JR, Raab H, Clark S, et al. Site-specific conjugation of a cytotoxic drug to an antibody improves the therapeutic index. Nature Biotechnology, 2008, 26: 925-932.

[3] Rockoff JD. The Guided-Missile Cancer Treatment. The Wall Street Journal Report April 5, 2013.

[4] Govindan SV, Goldenberg DM. New antibody conjugates in cancer therapy. The Scientific World Journal, 2010, (10): 2070-2089.

[5] Janevik-Ivanovska E, Gautherot E, de Hillairet BM, et al. Bivalent hapten-bearing peptides designed for iodine-131 pretargeted radioimmunotherapy. Bioconjug. Chem, 1997, 8: 526-533.

[6] Sharkey RM, Karacay H, Richel H, et al. Optimizing bispecific antibody pretargeting for use in radioimmunotherapy. Clin Cancer Res, 2003, 9: 3897S-3913S.

[7] Sharkey RM, Goldenberg DM. Advances in radioimmunotherapy in the age of molecular engineering and pretargeting. Cancer Invest, 2006, 24: 82-97.

[8] Weiden PL, Breitz HB. Pretargeted radioimmunotherapy (PRIT) for treatment of non-Hodgkin's

lymphoma (NHL). Crit Rev Oncol Hematol, 2001, 40: 37-51.

[9] Boylan NJ, Zhou W, Proos RJ, et al. Conjugation site heterogeneity causes variable electrostatic properties in fc conjugates. Bioconjug Chem, 2013, 24 (6): 1008-1016.

[10] Strop P, Liu SH, Dorywalska M, et al. Location matters: site of conjugation modulates stability and pharmacokinetics of antibody drug conjugates. Chem Biol, 2013, 20 (2): 161-167.

[11] Sapra P, Damelin M, Dijoseph J, et al. Long-term tumor regression induced by an antibody-drug conjugate that targets 5T4, an oncofetal antigen expressed on tumor-initiating cells. Mol Cancer Ther, 2013, 12 (1): 38-47.

[12] Axup JY, Bajjuri KM, Ritland M, et al. Synthesis of site-specific antibody-drug conjugates using unnatural amino acids. Proc Natl Acad Sci USA, 2012, 109 (40): 16101-16106.

[13] Lin K, Tibbitts J. Pharmacokinetic considerations for antibody drug conjugates. Pharm Res, 2012, 29 (9): 2354-2366.

[14] Petrul HM, Schatz CA, Kopitz CC, et al. Therapeutic mechanism and efficacy of the antibody-drug conjugate BAY 79-4620 targeting human carbonic anhydrase 9. Mol Cancer Ther, 2012, 11 (2): 340-349.

[15] Boswell CA, Mundo EE, Zhang C, et al. Impact of drug conjugation on pharmacokinetics and tissue distribution of anti-STEAP1 antibody-drug conjugates in rats. Bioconjug Chem, 2011, 22 (10): 1994-2004.

[16] Kovtun YV, Audette CA, Mayo MF, et al. Antibody-maytansinoid conjugates designed to bypass multidrug resistance. Cancer Res, 2010, 70 (6): 2528-2537.

[17] McDonagh CF, Kim KM, Turcott E, et al. Engineered anti-CD70 antibody-drug conjugate with increased therapeutic index. Mol Cancer Ther, 2008, 7 (9): 2913-2923.

[18] Junutula JR, Raab H, Clark S, et al. Site-specific conjugation of a cytotoxic drug to an antibody improves the therapeutic index. Nat Biotechnol, 2008, 26 (8): 925-932.

[19] McDonagh CF, Turcott E, Westendorf L, et al. Engineered antibody-drug conjugates with defined sites and stoichiometries of drug attachment. Protein Eng Des Sel, 2006, 19 (7): 299-307.

[20] Lillo AM, Sun C, Gao C, et al. A human single-chain antibody specific for integrin alpha3beta1 capable of cell internalization and delivery of antitumor agents. Chem Biol, 2004, 11 (7): 897-906.

[21] Grünberg J, Jeger S, Sarko D, et al. DOTA-functionalized polylysine: a high number of DOTA chelates positively influences the biodistribution of enzymatic conjugated anti-tumor antibody chCE7agl. PLoS One, 2013, 8 (4): e60350.

[22] Pimm MV. Drug-monoclonal antibody conjugates for cancer therapy: potentials and limitations. Crit Rev Ther Drug Carrier Syst, 1988, 5 (3): 189-227.

[23] Chrastina A, Závada J, Parkkila S, et al. Biodistribution and pharmacokinetics of 125I-labeled monoclonal antibody M75 specific for carbonic anhydrase IX, an intrinsic marker of hypoxia, in nude mice xenografted with human colorectal carcinoma. Int J Cancer, 2003, 105 (6): 873-881.

[24] Bar H, Yacoby I, Benhar I. Killing cancer cells by targeted drug-carrying phage nanomedicines. BMC Biotechnol, 2008, 8: 37.

[25] Dosio F, Brusa P, Cattel L. Immunotoxins and anticancer drug conjugate assemblies: the role of the linkage between components. Toxins (Basel), 2011, 3 (7): 848-883.

[26] Acchione M, Kwon H, Jochheim CM, et al. Impact of linker and conjugation chemistry on antigen binding, Fc receptor binding and thermal stability of model antibody-drug conjugates. MAbs, 2012, 4 (3): 362-372.

[27] Shen BQ, Xu K, Liu L, et al. Conjugation site modulates the in vivo stability and therapeutic activity of antibody-drug conjugates. Nat Biotechnol, 2012, 30 (2): 184-189.

[28] Hamblett KJ, Senter PD, Chace DF, et al. Effects of drug loading on the antitumor activity of a monoclonal antibody drug conjugate. Clin Cancer Res, 2004, 10(20): 7063-7070.

[29] Wakankar AA, Feeney MB, Rivera J, et al. Physicochemical stability of the antibody-drug conjugate Trastuzumab-DM1: changes due to modification and conjugation processes. Bioconjug Chem, 2010, 21(9): 1588-1595.

[30] Carter PJ, Senter PD. Antibody-drug conjugates for cancer therapy. Cancer J, 2008, 14(3): 154-169.

[31] Sanderson RJ, Hering MA, James SF, et al. In vivo drug-linker stability of an anti-CD30 dipeptide-linked auristatin immunoconjugate. Clin Cancer Res, 2005, 11(2 Pt 1): 843-852.

[32] Carrasco-Triguero M, Yi JH, Dere R, et al. Immunogenicity assays for antibody–drug conjugates: case study with ado-trastuzumab emtansine. Bioanalysis, 2013, 5(9): 1007-1023.

[33] Xu K, Liu L, Dere R, et al. Characterization of the drug-to-antibody ratio distribution for antibody–drug conjugates in plasma/serum. Bioanalysis, 2013, 5(9): 1057-1071.

[34] Sanderson RJ, Hering MA, James SF, et al. In vivo drug-linker stability of an anti-CD30 dipeptide-linked auristatin immunoconjugate. Clinical Cancer Research, 2005, 11: 843-852.

[35] Garofolo F, Rocci Jr ML, Dumont I, et al. 2011 White paper on recent issues in bioanalysis and regulatory findings from audits and inspections. Bioanalysis, 2011, 3(18): 2081-2096.

[36] Stephan JP, Kozak KR, Wong WL. Challenges in developing bioanalytical assays for characterization of antibody-drug conjugates. Bioanalysis, 2011, 3(6): 677-700.

[37] DeSilva B, Garofolo F, Rocci M, et al. 2012 White Paper on Recent Issues in Bioanalysis and Alignment of Multiple Guidelines. Bioanalysis, 2012, 4(18): 2213-2226.

[38] Kaur S. Bioanalysis special focus issue on antibody–drug conjugates. Bioanalysis, 2013, 5(9): 981-983.

[39] Clark T, Han XG, King L, et al. Insights into antibody–drug conjugates: bioanalysis and biomeasures in discovery. Bioanalysis, 2013, 5(9): 985-987

[40] Gorovits B, Alley SC, Bilic S, et al. Bioanalysis of antibody–drug conjugates: American association of pharmaceutical scientists antibody–drug conjugate working group position paper. Bioanalysis, 2013, 5(9): 997-1006.

第 5 章　抗体药物的药效动力学与药代动力学同步研究

5.1　引　　言

一般认为药物效应和毒性与血药浓度有直接的关系。但随着药代动力学(pharmacokinetics，PK)和药效学(pharmacodynamics，PD)的发展，人们发现，血液通常不是药物的直接作用部位，药物作用的直接环境是效应部位(effect site)，通常指受体、酶和细胞膜等特异性超微结构。药物从血液运转到效应部位需要一定时间，所以大多数药物效应的变化滞后于血药浓度的变化。为了更精确地描述药物剂量与药物效应之间的关系，Sheiner[1]在经典 PK 中加入效应室，称为 PK/PD 模型。该模型在理论研究方面及一些药物的使用上都有不同程度的应用[2]，现已广泛应用于抗心律失常药、镇痛药、降压药、降血糖药及抗生素类药物等的效应分析。近年来，美国 FDA 提出在开发治疗性药物的Ⅰ期临床试验阶段，应提供该药物的 PK/PD 模型，其模型和特征参数要准确可靠，以便能正确地反映药物的临床药理学性质，为Ⅱ、Ⅲ期临床研究奠定基础[3]。

众所周知，新药的开发是一个高投入、高风险、高产出的过程。从目前观点来看，有两个环节是研发的关键：一是评价新药是否有开发的价值，即优越于现有的药物，它需要通过Ⅰ期和Ⅱ期临床试验加以确定；二是寻求有价值的研究方案，并加入对照方案作为比较，此环节包括传统的Ⅱb 期和Ⅲ期临床试验[4]。繁重而复杂的临床试验既耗费人力物力，又需要大量的资金支持，因此让很多中小型制药公司望而却步。但是随着 PK/PD 模型的诞生，研发人员不仅可以在临床试验阶段前就对药物的药代参数(如药物的半衰期、消除方式)和药效参数(如剂量的选择)作出合理的估计，甚至可以缩短研究期限，个别课题可以根据具体情况免去部分临床试验(图 5-1)[5~6]。因此，使用 PK/PD 模型可显著降低新药开发费用，加速药物研发的速度，为药物研究提供新的技术平台。从研发项目的总体来看，越是新的课题，PK/PD 模型使用得越广泛。近年来，中国医药产业的发展十分迅速，新药评价已经受到越来越多科学工作者的重视。尤其是对于抗生素类药物，根据其药效学试验的独特性，利用 PK/PD 模型模拟药物的临床效果无疑将显示出巨大的优势。由于不同的抗生素有不同的耐药机制，进一步完善 PK/PD 模型体系，找到能够广泛应用的 PK/PD 模型将成为未来药物评价的重点。相信随着数学模型在药学领域的逐渐渗透和合作发展，PK/PD 模型研究成果必将在抗生素类新药的研发过程中发挥越来越重要的作用。

PK/PD 模型研究仍然面临许多问题和挑战。一是如何选择和确定合适的药效指标来评价药物的疗效。因为许多药物的效应在体内是无法直接进行定量测定的，常常需要借助于生物标志物，所以，必须要事先弄清楚这些生物标志物的变化与疾病状态和治疗进程之间的相关性，以便使研究更具有临床实际意义。二是如何解决具有多靶点和多组分

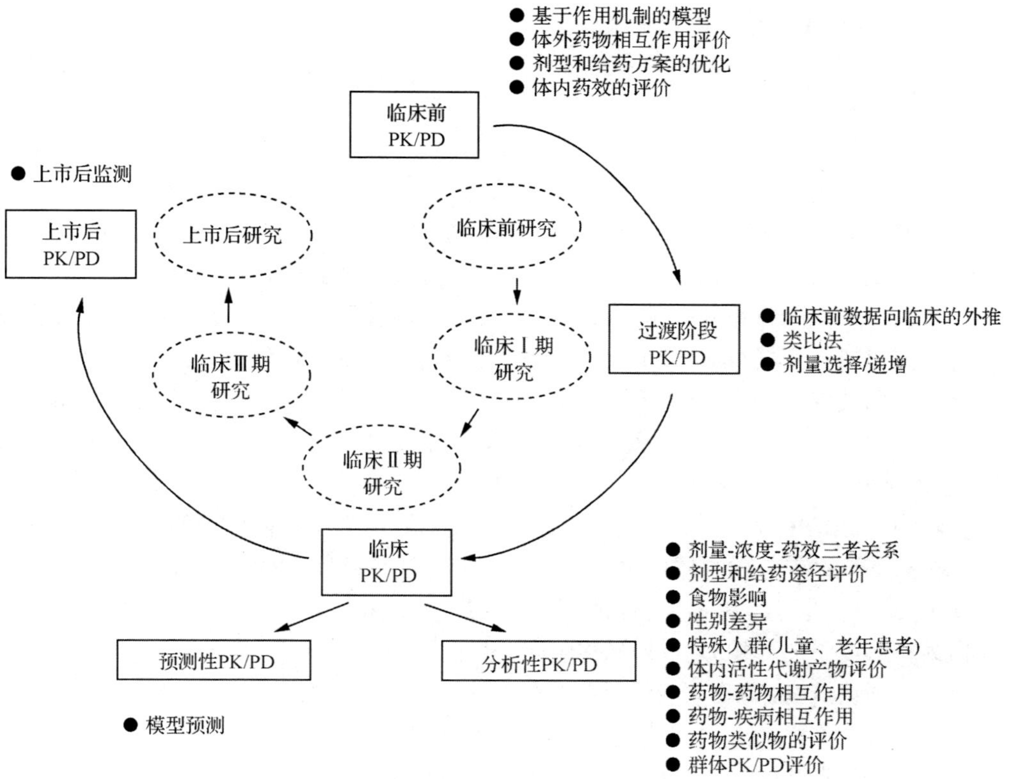

图 5-1　PK/PD 模型在新药研发过程中的潜在应用

特性药物的 PK/PD 结合研究，如中药的 PK 和 PD 关系的研究[6]。三是如何确证建立的模型是准确而且合理的。鉴于 PK/PD 模型的研究尚未完全成熟，统一的确证方法还未实行标准化，如何验证模型的真实可靠还需要进一步地思考。总体而言，PK/PD 模型理论以其实用性和独特性在药理学研究领域中一枝独秀。对于大多数药物而言，PK/PD 模型的不断进步和完善，将为其临床应用提供更好的参考。相信随着软件的进步和药物知识的丰富，PK/PD 模型将会越来越完善，其应用也将越来越广泛，更好地预测和指导临床安全合理用药。

5.2　PK/PD 模型

长期以来，反映血药浓度–时间关系的 PK 和反映效应部位的药物浓度-效应关系的 PD 是独立研究的两门学科。PK 解释的是“机体对药物处置”的问题[7]，而 PD 解释的是“药物对机体作用”的问题[8]。然而随着药物评价学的不断进步和发展，分开考虑 PK 和 PD 呈现出越来越多的问题。PK 与 PD 及其相关性研究，已经成为药物研究和发展的重要学科。PK 和 PD 的观念影响每一个药物开发的设计过程，合理使用 PK/PD 能更好地决策和优化临床试验的剂量，特别在Ⅲ期临床试验中。新药的 PK 和 PK/PD 评价被认为是新的药物产品开发的基石，而且通常深入发现和发展规划之中。因此，在药物开发的所有阶段，PK/PD 研究引起了医药产业界和学术界的重视，美国 FDA 的新药评价关键路径采用 PK/PD 指导新药的发展过程。

人们认识到，只有被测浓度和药效或不良反应之间的关系已知时，PK 研究才有意义；同样，只有效应室中药物浓度随时间变化的情况确定后，PD 研究才更有临床意义。因此，PK/PD 模型应运而生，它是将药物和机体结合在一起研究的模型，能描述和预测一定剂量方案下药物的效应-时间的关系[9~11]。1979 年，Sheiner 等[1]提出了效应室理论，将经典的 PK 模型加以扩展，增加了假想的“效应室”。

PK/PD 的概念已经广泛应用于小分子药物的开发。近年来，生物技术药物，包括蛋白质、多肽、单克隆抗体和抗体片段，以及反义寡核苷酸和基因治疗 DNA 的出现，已经成为研究与研究开发（R&D）的热点，越来越多的候选药物为生物大分子。PK 和 PD 在大分子生物技术药物方面的应用提出了新的 PK/PD 的概念，也就是说，PK 和 PD 的原则同样适用于生物技术药物，而且生物技术药物的 PK/PD 分析构成了对新的生物技术药物 PK/PD 关系研究的挑战[12, 13]。

在药物的 PK/PD 研究中，剂量-浓度-效应关系的定义是一种药物的 PK 和 PD 特点。PK 参数表征了所有药物的体内过程，它们有助于认识药物在体液（血液或血浆）的药物浓度-时间过程，此过程影响了药物吸收、分布、代谢和排泄。与此相反，PD 的特点是于药物某一浓度下的作用效应或毒性的强度表征[14, 15]。

效应室理论认为，药物效应滞后的出现是由于中央室和效应室之间存在着动态平衡，效应室以一级动力学与中央室接连，而且从中央室转运到效应室的药量与实际给药量相比极小，在血药浓度–时间曲线的数学方程中可以忽略不计。而估算 PD 参数需要定时测定血药浓度和药物效应，将血药浓度–时间数据用 PK 模型（如一室、二室模型）拟合以后，测得 PK 参数，再将模型化的效应室浓度方程代入 PD 模型方程，用非线性拟合方法将效应-时间（E-t）数据经 PD 模型方程拟合，可估算此方程中的未知 PD 参数[16~18]。

目前国内外有多种计算程序可用于 PK/PD 模型（PK/PD model）研究，如国外的 NONMEM（美国加利福尼亚大学）、MicroMath（美国犹他大学）和 WinNonlin（Scientific Consulting 公司，Apex，美国）等，国内的 CAPP 和 PK/PD S2 等。计算程序的基本功能分为 3 部分，即 PK 参数估算、PD 参数估算和图形显示。估算 PK 和 PD 参数的方法有 3 种，即参数法、非参数药效模型法和非参数 PK/PD 模型法（扩展的非参数法）[19]。3 种方法各有利弊，处理数据时可比较使用，如用非参数法求得初始值，再用参数法进行拟合。数据库技术和临床试验模拟技术是计算软件的发展趋势，以便做回顾分析，在新的研究中建立新模型。PK/PD 模型的计算机模拟可用于临床试验的多个环节，如统计和数据分析方法的评估、优选取样时间、随机浓度控制试验、评估疾病过程的设计及生物等效性等方面[20~23]。

5.3 临床前 PK/PD 研究

印晓星等[22]对美托洛尔（Met）的旋光异构体进行了 PK/PD 模型的研究，同时，对两种对映体在心血管系统的作用进行了比较，证实（+）-Met 和（–）-Met 在自发性高血压大鼠中存在立体选择性分布，（–）-Met 对心血管系统的抑制作用明显强于（+）-Met，提示给予患者含混旋体或某种纯旋光异构体的制剂时应考虑采用不同的剂量。

Mager 等[23]研究静脉(i.v.)给药方式和皮下(s.c.)给药方式对干扰素-β1a(IFN-βla)在猴体内的 PK 和 PD 的影响，包括单剂量研究和多剂量研究，药效指标为新蝶呤(neopterin)。计算结果表明，单剂量给予 IFN-βla 后，PK 可很好地符合一室模型，新蝶呤的实测值与拟合值基本吻合，药物浓度和时间曲线下面积(area under the curve，AUC)和药效曲线下面积(efficacy of the area under the curve，AUEC)与剂量间存在较好的相关性。多剂量研究结果发现，与首次给药相比，末次给药后 IFN-βla 浓度有明显升高现象，同时血浆中新蝶呤的浓度在给药后期出现平台，结合文献数据报道，在单剂量 PK/PD 模型的基础上引入了受体向下调节和负反馈抑制过程，拟合结果表明该模型能较好地反映实际情况。另外，对于一些没有合适的药效学参数来进行 PK/PD 模型研究的药物，还可以引入替代标志来反映药物疗效的症状和实验室检测指标。

Graumlich 等[24]以酰胺咪嗪作用于有遗传性癫痫倾向的大鼠，将引起海马 5-HT 释放作为酰胺咪嗪治疗癫痫的 PK/PD 模型的替代标志。Gobburu 等[25]在研究猴体内 CD154 的单克隆抗体 5c8 的免疫抑制作用时，引入 PK/PD 模型，以 ATT(antibody titer to tetanus toxoid)作为替代标志评价 5c8 的免疫抑制效果。需要注意的是，替代指标的变化必须与实际疗效有很强的相关性，而且只有对疾病的病理生理学进程和药物的作用机制研究达到一定水平时，才可准确预测药物的效应和安全性[26]。

5.4　临床 PK/PD 研究

Derendorf 等[27]将外周室游离药物浓度作为受体部位游离药物浓度的估计值，与体外受体结合试验得到的 E50 相结合建立的 PK/PD 模型，成功地绘制出 3 种皮质类固醇激素的时间–效应曲线，对其在体内引起血糖升高、淋巴细胞和粒细胞数目改变的效应进行了准确预测。此外，通过这一模型他们还建立了维持最大效应一半所需的恒速给药速率(DR)的计算公式：

$$\mathrm{DR}_{50}=\frac{E\times \mathrm{CL}}{1-\mathrm{fb}}$$

式中，E 来自体外受体结合试验结果；CL 为药物清除率，来自 PK 测定结果；fb 为药物的血浆蛋白结合率，为临床合理用药提供依据。Feiberg 等[28]对化疗药单次给药后引起白细胞与中性粒细胞数目的变化进行了 PK/PD 拟合，并通过所得参数计算出多种药物共有的系统相关性参数(基线、均分布时间、反馈参数)，得到了适用于多种化疗药物的 PK/PD 模型，成功地预测了多种化疗药物可能引起的骨髓抑制，为抗癌药物的合理应用提供了有力的帮助。

Niels 等[29]用 PK/PD 模型预测了抗生素的合理给药剂量。将抗生素的血药浓度曲线作为作用部位的血药浓度进行评价。将 C_{max}/MIC、AUC/MIC 和维持最低有效药物浓度作用的时间(T>MIC)作为药物评价的重要特征参数。临床上采用 PK/PD 模型预测了 β-内酰胺、大环内酯类抗生素的在体抗菌活性和疗效，可计算出合理给药剂量，达到安全、有效的给药目的。

根据静脉滴注威替米星[30]和庆大霉素[31]后血药浓度-时间曲线，作者分别尝试了一室模型、二室模型和多室模型进行模拟，最终得到一室模型为最佳拟合 PK 模型。将得到的 PK 模型和静态时间杀菌曲线得到的 PD 数据联合起来得到 PK/PD 模型，进而对威替米星和庆大霉素的临床疗效进行有效的预测。同时，将动态时间杀菌数据与 PK/PD 模拟的预测值在一起比较，便可进一步验证 PK/PD 模型的可靠性和可行性。

5.5 抗体药物的 PK/PD 研究

5.5.1 研究设计

在设计抗体药物的非临床药动学和临床药动学可比性研究中，要考虑许多因素，其中包括剂量、给药途径、受试者数量，特别是临床研究中还要考虑使用平行或交叉设计及研究的人群等因素。PK 研究通常采用单剂量，如果蛋白质治疗显示非线性动力学特征，那么最好选择线性动力学区段。虽然单剂量设计通常用于非临床 PK 可比性研究或健康志愿者参加的临床研究，但以患者为对象的临床研究最好采用多剂量给药设计。给药途径一般与临床预计的给药途径相同[32, 33]。当进行生物许可申请(BLA)中审查可比性研究时，健康受试者的数量(60～80 名)要大于患者的数量(7～30 名)。治疗性蛋白，如 mAb 半衰期较长时，通常采用平行给药设计。但是，5 个 mAb(Adalimumab、Efalizu-mab、Panitumumab、Trastuzumab 和 Cetuximab)的 BLA 包括用交叉设计进行临床可比性研究，或在平行设计基础上开展交叉研究比较。

对于非临床 PK 比较研究，动物种属选择也是重要因素。虽然蛋白质治疗药物也许在啮齿类动物体内没有相应靶点，但经常采用大鼠进行非临床可比性研究，以比较不同种属动物间相似的非特异性清除机制介导的 PK 差异。如果在人体内，靶介导的清除是主要的清除途径，或者研究同时评价 PD，则相关动物(binding species)如食蟹猴，或许是比较合适的研究对象。

PD 的评价可能影响研究的设计，特别是选择非临床动物物种或临床研究的受试人群、受试者数量、给药剂量、研究周期等方面。PD 反应的比较要求非临床研究采用相关动物，并在相应的患者身上开展临床研究。尽管单剂量给药对于阐明 PK 可比性已经足够，但二次给药对于 PD 可比性研究也是有用的[34, 35]。PD 可比性评价可能需要多剂量给药，并且(或者)为了研究药物清除差异，以及使 PD 标志物恢复原水平，需要延长研究周期。

5.5.2 药效动力学终点指标

用于比较研究的主要 PK 终点、接受标准和样本量大小等将取决于制备工艺改变的时间点和程度、PK 参数预期的可变性及所用的动物种属等，在产品开发后期大量的工艺改变可能需要进行临床试验。PK 可比性研究的接受标准选择要具体问题具体分析。但是，后期研究计划主要是生物等效性标准研究。如果每一项 PK 终点事件、AUC 和 C_{max} 的几何平均比率(GMR)的 90%置信区间为 0.8～1.25，可考虑受试药物具有可比性。

Ⅰ期、Ⅱ期临床试验的 PK 接受标准可适当放宽，也可具体问题具体分析。例如，一个较宽泛的标准已经用于一项以猴子为对象的研究中，以支持Ⅱ期前的细胞系改变。该标准允许的 GMR 90%置信区间为 0.7～1.43[36]。

为了消除 PK 研究中的中和抗体的影响，在非临床研究中可用一定时间段内的 $AUC_{0\sim t}$(代替 $AUC_{0\sim\infty}$)作为主要的 PK 终点指标。$AUC_{0\sim t}$可能变异更小，因此对样本量需求也会减少。

包含 PD 终点指标的可比性研究在蛋白质药物治疗学中应用尚不广泛。一般来说，假定用药后产生了生物学活性，包括安全性与疗效，于是 PK 可比性试验自身对于评价一个药物分子体内行为来说就已足够。但也可能有这样的情况，即药物有类似的 PK 行为，但对活性的影响不相同。另一个例子是，分子处置过程的改变可能会影响到 mAb 对靶点的亲和力，而不影响 PK 分析结果。近年来，在比较性评价中应用 PD 的研究日渐增多，部分原因是人们热衷于发现蛋白质药物治疗学方面的 PD 标志物，或受到药物管理当局要求的驱动。Efalizumab 和 Natalizumab 就是两个采用了与 PK 相关的 PD 标志物进行研究的 mAb 实例。PD 标志物作为补充评价指标，定性评估了临床可比性研究。

EMA 可比性研究指南对 PD 终点做了如下规定：①灵敏度足以检测出小的差异；②有足够的测量精密度；③靶标的临床相关性。在可比性评价中，尽管希望 PD 终点最好与临床治疗效果相关，但这些终点指标在多数蛋白质药物治疗学中仍有待建立。例如，与临床疗效相关的 PD 标志物包括：胰岛素治疗中的血糖浓度、粒细胞集落刺激因子的中性粒细胞计数、血小板生成刺激药物的血小板计数和红细胞生成刺激药物的红细胞水平等。

PD 可比性评价可采取定性比较 PD 的经时变化或定量比较效应 AUC 两种方法。然而，可比性的定量评价可能因 PD 测量的高变异性和(或)临床相关剂量接近量效曲线的平台区而遇到难题。EMA 指南建议研究人员事先规定或说明接受标准[37]。

Romiplostim(一种 Fc 肽融合蛋白)就是一个 PK 可比性研究不理想，而以 PD 可比性为评价基础并得到了药监当局批准的研究实例。romiplostim 用于治疗成人特发性血小板缺少性紫癜(idiopathicthrom-bocytopenic purpura，ITP)，这种罕见病个体化剂量需要摸索，直至将血小板数量升至临床需要的范围[38]。Romiplostim PK/PD 可比性示例给人们带来希望，因为该药的 PK 和 PD 间存在复杂的相互影响；治疗使血小板计数升高，而后者又造成总的靶点载量的增加，结果因靶点介导的药物处置而增加了药物的清除。为了给生产场地变化和小的工艺改变提供支持，在Ⅲ期开放扩展研究期间又进行了一项 PK 和 PD 可比性研究。两项 PK 和 PD 亚研究(substudy)采取了序贯设计，每一个研究大约有 20 例 ITP 患者参加。每个受试者既服用生产条件变化前的药物又服用变化后的药物。在 PK 研究中，AUC 和 C_{max}没有达到生物等效的标准，这可能是因为研究设计的局限(因个体剂量摸索和单个剂量水平上的小样本造成多剂量参差不齐)。但是，PK 差异并没有带来临床疗效的明显差异，研究成功建立了药物变化前后的 PD 可比性关系。此外，扩展研究继续收集变化后药物安全性和疗效方面的数据。一般来说，在可比性研究系统中，PD 评价用于补充 PK 评价。在评价可比性时，管理当局考虑的是可比性的整体情况，所以对可比性方面的管理决策是具体问题具体分析。

5.5.3 评价策略的探索

近 10 年来，基因组、蛋白质组等分子生物学技术的不断创新和生物信息学在生命科学中的广泛应用，为生命科学研究带来了前所未有的深度和广度，但同时也使基础和临床研究的距离加大。生命科学研究的许多成果都还没有及时应用到临床。在这种生命科学快速发展的大背景下，转换医学(translational medicine)应运而生，成为国际医学健康领域的新概念。新药研发的转换研究的成功取决于科学研究者能否有基础与临床研究领域的基本科学发现，转换医学在新药研究中一般需要考虑 3 个阶段的转换研究(图 5-2)：第 1 阶段的转换研究是开发潜在的治疗方法，在基础实验研究过程中探索其需要性，并测试其安全性和有效性，主要是随机临床试验；第 2 阶段的转换研究探讨如何从临床研究的结果，证明第 1 阶段的转换研究是有效和安全的治疗方法，确定药物的临床效果，并在实践中应用；第 3 阶段的转换研究是在第 2 阶段的研究基础上，增加了必要的信息转换治疗和预防策略，证明其是有效的，可节约医学治疗的成本，以确定有效性转换可产生持久的效果[39~42]。

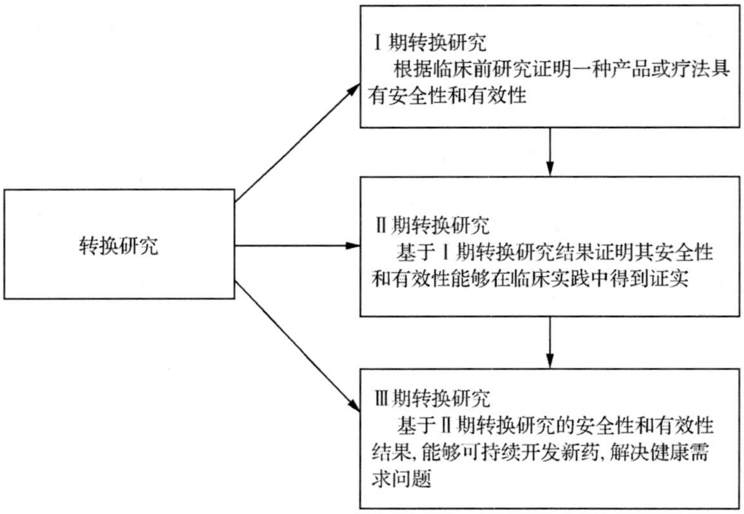

图 5-2　新药研究的 3 个阶段转换研究[42]

治疗蛋白的可比性评价策略仍在探索中。根据当前对生产工艺改变会影响产品质量和药效的认识，建议做一风险评估，以便决定开展哪些研究和分析来证明药物的可比性。本章介绍了在药物开发的各个阶段开展分级的可比性研究策略，即先分析研究以确定药物质量，再进行生物学特性研究，必要时进行体内 PK 或 PK/PD 研究。作者认为在生产中发生的电荷变化和糖基化改变等微小变化不太会对 PK 造成影响。目前存在的主要难题是非临床研究的 PK/PD 数据如何用于患者，PK、PD、免疫原性研究的标准制订，以及 PD 在可比性研究中的地位和作用等。此外，替代研究方法，如群体 PK/PD 研究法也在探索中。

5.6　0 期临床的 PK/PD 研究

5.6.1　早期临床终点的发现

我们知道，新药开发上市花费的时间越来越长，风险越来越大，成本越来越高。传统动物模型对药物的毒理和疗效的预测能力仍然较低，先进技术的应用，使临床试验变得越来越复杂。只有不到 10%的创新药物能够通过开发前期阶段，并最终提交新药研究(investigational new drug，IND)申请。在传统的新药Ⅳ期临床研究中，Ⅰ期临床试验主要评价药物的安全性和耐受性，得出最大耐受剂量(maximum tolerated dose，MTD)并进行药物动力学研究。而开展Ⅰ期试验的前提，是先用最敏感动物进行试验，以得到受试药物严重中毒剂量或最大耐受剂量。所有药物只有完成了Ⅰ、Ⅱ、Ⅲ临床期试验后，才能提交新药上市申请。进入临床试验之前，必须以系统而完整的动物试验结果为基础；在各期临床试验中，不仅需要大量的受试者，而且要消耗大量的资源与时间。就创新抗癌药物的开发而言，离不开以已知生物分子信号为基础的、与早期临床终点特异相关的新生物标志物和作用靶点的发现与检测，而可定量测定的生物标志物和(或)靶点指标的缺乏，使得抗癌药物的研发同样步履艰难[43]。此外，在抗癌药物开发中，难以在人体试验前高效率地预测出药物的临床疗效也是影响抗癌药物开发成功率的问题之一。目前，用传统模式开发抗癌药物的成功率不到 5%。于是，创建一种新机制，以便在开发早期发现那些疗效明确、安全性好的候选药物，降低开发失败的比例，将研究重心和资源放在最有希望的药物开发上，已成为药品开发和药品监管当局的当务之急[44~46]。

5.6.2　0 期临床试验研究的概念与特点

在传统药物开发模式成功率低的背景下，美国食品药品监督管理局(FDA)提出了“探索性研究用新药(exploratory investigational new drug，eIND)”的概念[47]，并于 2006 年发布了《eIND 研究指南》(*Exploratory IND Study*)[48](以下简称“指南”)，供制药行业、研究人员和药物评审专家参考。所谓 eIND 是指Ⅰ期临床试验正式进行之前，开展少量的新药临床试验(也称 0 期临床试验用药)。因此，以 eIND 进行的临床试验又称“0 期临床试验”。在 0 期临床试验中，通常不以药物疗效或诊断结果为研究目的[49]，研究只需少量受试患者(10 例或更少例数)，试验期较短(如 7 天或更短)，给药剂量通常是产生药理作用剂量的 1%，最大剂量不超过 100μg。通过 0 期临床试验，新药开发者可以实现以下目标：①验证临床前研究中发现的药物作用机制是否在人体上同样适用；②提供重要的药动学(PK)信息；③从候选药物中确定最有希望的先导化合物；④探索药物的生物分布特征。0 期临床试验在临床前资料准备、起始剂量确定、试验周期、受试者入选标准及人数、主要终点指标等方面，与传统Ⅰ期临床试验不尽相同[50]，二者的具体差异见表 5-1。

表 5-1 0 期临床试验与 I 期临床试验的比较[50]

项目	I 期临床试验	0 期临床试验
起始剂量确定	依据 eIND 规定的完全临床前毒理学研究而定	依据支持 eIND 研究的有限临床前毒理学研究结果而定
临床前生物标志物研究	临床试验开始前不一定完成	在开始 0 期临床试验前，用临床前模型验证靶/生物标志物分析方法
主要终点	建立剂量限制的毒性和最大耐受剂量	确定可调节（显影）靶点的剂量范围，供后续试验采用
受试者	标准治疗失败后或无法治愈的晚期肿瘤患者；20 例以上	标准治疗失败后的无法治愈的晚期肿瘤，或无需立即治疗的无症状疾病；10～15 例
清洗期	通常最短为 4 周	2 周或更短时间
剂量爬坡	主要参考受试物毒性	应在无明显毒性情况下达到希望的给药剂量和（或）靶点调节剂量
给药周期	多周期重复给药，直至疾病发展或出现无法接受的毒性	有限给药期（1～7 天）；单周期
疗效评价	定期进行抗肿瘤效应的常规评价，避免发生无效条件下的继续给药	无
生物标志物分析	不一定需要，因为多数 I 期临床试验不强调 PD 标志物	PD 标志物，以评价作用机制；用患者组织样本进行靶指标/生物标志物分析方法验证
肿瘤活检	可选检查	至少在药前和药后各检查一次，以评价受试物的靶效应
PK/PD 分析	收集样品，并在时间点后期分析，通常在试验结束后进行分析	实时进行

一般来说，由于 0 期临床试验给药剂量小，风险相对较低，因此对计划进行 0 期临床试验的药物的临床前药理学与毒理学资料要求的深度和广度相对较低。0 期临床试验可先于 I 期临床试验，甚至可与临床前研究同步进行。这样，不仅可以及时发现最有希望的候选药物，提高研发对象和投入的针对性与成功率，还可避免资源浪费，缩短开发周期。当然，适时开展 0 期临床试验研究，要求临床前研究与临床研究实现无缝对接。实际上，0 期临床试验与其说是药物开发的工具，不如说它更像一个药物发现的工具。

5.6.3 0 期临床试验研究的类型与要求

0 期临床试验研究通常有 3 种类型[50]。第一种研究主要设计用于评价分子靶向抗肿瘤药物对人体肿瘤和（或）替代组织的药效学作用，验证非临床研究模型中发现的作用机制[51]。在开展此类 0 期临床试验研究前，必须进行充分的药效学和药物作用机制研究，建立并验证相应的研究方法，以便实现临床前研究与临床研究的直接转换。例如，在第一个进行 0 期药效学研究的抗癌药物 ABT-888 的 0 期临床试验开始前，研究人员已经通过临床前研究模型，建立并验证了用于定量分析药物靶点作用指标或生物标志物的方法；并在临床前研究中，确定了药效替代指标——外周血单核细胞（PBMC）的采样时间点、肿瘤活检及替代组织样本的获得、处理与储藏等要求和方法[50]。由于此类试验的目标是验证受试物对肿瘤靶指标的抑制作用，因此，有必要给受试者药前肿瘤活检指标、PBMC指标或生物标志物的表达水平设定一个最低限，如果给药前的靶指标或生物标志物水平低于规定的低限，则没必要进行给药后的活检或生物标志物的测定。此外，还必须研究肿瘤活检样本中靶指标变化与替代指标 PBMC 的相关关系，因为一旦能确定二者相关，不仅可大大减少后续更大规模的研究对肿瘤组织活检的依赖，从而提高受试者对研究方案的耐受性，而且简化了研究程序，节约了资源。值得一提的是，在评价受试物在人体内靶点的药效学作用前，研究人员必须确定候选药物的作用是通过该靶点实现的，以避免无效研究。例如，Sorafenib(BAY43-9006)最初是作为 B-Raf 激酶抑制剂进行临床研究的，但其实际的肿瘤抑制作用是通过靶外效应实现的[52, 53]。如果研究人员把注意力集中在 B-Raf 上，很可能无法发现药物的抗肿瘤作用。第二种 0 期临床试验类型是比较研究两种以上作用于相同靶点的结构类似物的异同。传统研究模式中，在结构相关的类似物中挑选先导候选药物(lead candidate)进行临床研究的唯一方法是以临床前试验研究为基础。尽管目前化合物的优化方法有了很大进展，但由于用临床前模型来预测药物在人体内作用的能力有限，故在挑选合适的临床研究候选药物方面，开发人员仍然面临很大困难[54]。0 期临床试验可用少量受试者，在较短时间内，在药物开发早期，为从众多类似物中挑选出最佳候选药物提供了一个理想的平台。第三种 0 期临床试验研究适用于开发新型的显影探针或显影技术，用于评价药物在人体内的生物分布、组织结合及靶向作用等。人们一直以来都希望能够以不伤害受试者的方式研究药物在肿瘤上的靶点分布、评价肿瘤的异质性及显示肿瘤靶点的改变情况等，这极大地推动了分子显影技术在抗癌药物开发研究中的应用[55, 56]。开展显影剂 0 期临床试验，有助于对接受某些特殊治疗的患者进行临床疗效的评估，提高疗效判断的准确性。

在安全性评价方面，鉴于 eIND 临床研究的剂量、用药周期、试验目的等因素，其对临床前毒理学评价的要求低于传统的临床试验要求。但是，临床前研究必须在以下这几个方面与 0 期临床研究一致：确保在动物与人体内受试物作用机制一致；弄清受试物的组织亲和力或分布；评价受试物的 PK 和代谢；与其他治疗方案进行可能的治疗靶点的效应比较等。

在涉及 PK 的 0 期临床研究中，一般采用微剂量(microdose)设计。所谓微剂量，是指剂量低于产生药理学效应(动物试验)剂量的百分之一，且最大剂量不超过 100μg(蛋白质类受试物最大剂量不超过 30nmol)。微剂量临床研究参考的动物试验至少采用一种哺乳动物(雌雄兼用)，给药途径与临床给药途径一致，且动物试验应确定最小中毒剂量或给出安全范围；发起者应能证明临床剂量的 100 倍在动物身上没有发生不良反应。动物剂量与人用剂量的换算应按体表面积进行。若 0 期临床试验涉及药效学研究时，应提交更多的毒理学资料。例如，临床用药 7 天的受试物，可用敏感动物进行两周的多剂量毒理学研究，以帮助确定临床的安全起始剂量和最大剂量。通常首选大鼠等啮齿类动物进行试验，并用另一种非啮齿类动物来验证所选啮齿类动物是否为敏感动物。非啮齿类动物的数量可少于做统计学意义比较时所必需的数量，但在对受试物毒性作用的敏感性方面，应能证明与啮齿类动物没有差异。在药物作用机制研究中，FDA 接受用修正的药理学与毒理学研究结果来确定临床起始剂量或剂量爬坡方案。动物研究确定的剂量和给药方案可以外推用于临床研究。药理学与毒理学研究要确定安全的给药剂量上限和有效剂量下限，并以此提供有关确定临床用药剂量方面的信息。

5.6.4 0 期临床试验研究的伦理学问题

伦理学问题也是设计和进行 0 期临床试验所必须认真考虑的问题。0 期临床试验涉及伦理道德方面的主要问题是：0 期临床试验的目的并不是考察受试物的疗效，受试者一般难以从试验中获得治疗利益；试验常会给受试者带来一定的伤害[40]；试验是在较少的毒理学研究基础上开展的等。所以，必须考虑到有限的毒理学数据无法最大限度地保障受试者的安全[57]。必要时，要考虑给予受试者一定的经济补偿等[58]。尽管存在着上述挑战，但这些可能的障碍可以通过精心的试验方案设计和严格的知情同意程序加以解决。受试者必须知晓此类研究的本质——不以治疗疗效为目的且受试物的毒理学和安全性资料有限等。研究人员有责任让受试者在 0 期临床试验前后及时得到正规的治疗或在其他临床试验中接受治疗。所以，在设计 0 期临床试验时，必须考虑给予患者额外的治疗措施，可能的话，将这些治疗措施加入到临床试验过程中去。必须实时监测 0 期临床试验的终点指标，以便执行后续的治疗性干预措施。在设计试验时，包括生物统计学家、临床医生、基础学科和转换医学人员在内的多学科人员必须参与其中，以给受试者最大的保护[59]。

5.6.5 PD/PK 分析对 0 期临床试验的意义

自从 20 世纪 60 年代确定新药临床试验的Ⅰ、Ⅱ、Ⅲ期划分研究新药的安全性和有效性以来，已经走过了近 60 年的固定模式研究历程。转换医学研究打破了基础医学与药物研发、临床医学之间固有的屏障，建立起了直接关联，缩短了新药从实验室到临床应用的过程[60]。Doroshow 等[61]认为，0 期临床试验又可以在临床研究的早期提供有价值的信息，从而大大加快临床研究的进程和提高临床评价的效率。在抗癌药物的 0 期临床研究中，Kummara 等[62]提出的 0 期临床研究的路线图（图 5-3）很值得试验设计时参考，以临床前研究为基础调整发展决策目标或评估是成功评价的依据。它要求开发和验证的药代动力学和药效动力学的分析与预期目标之间有关联性。从图中可以看出 3 种提供决策的可能性：①当临床前研究结果与 0 期临床试验比较显示 PK/PD 完全相关时，提示可以用该相关性决策进入正式Ⅰ期临床试验。②当临床前研究结果与 0 期临床试验比较显示 PK/PD 完全不相关时，提示不可以决策进入正式Ⅰ期临床试验。③当临床前研究结果与 0 期临床试验比较显示 PK 相关而 PD 不相关时，提示利用该相关性决策进入正式Ⅰ期临床试验存在较大风险。这种风险可能与临床终点指标不一致有关，或是该重点指标选择不当。因此是否以此相关性研究来推进临床试验需要进行科学分析。用临床前模型中的药物和抗肿瘤活性与血浆水平相关的 3 种可能性来确定是否进入 0 期临床试验，提供科学评价依据[42]。

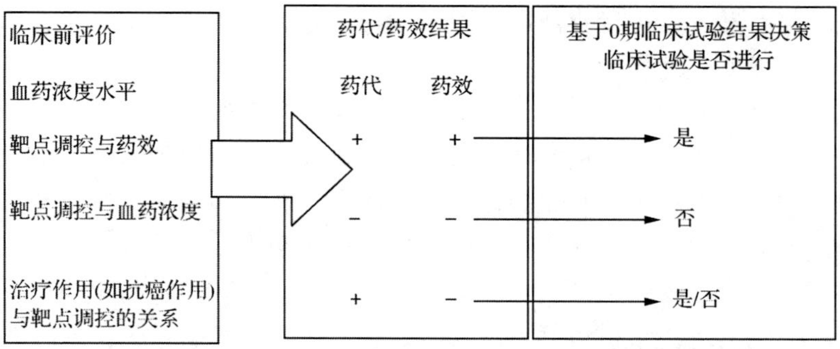

图 5-3　基于临床前 PK 和 PD 研究确定进入 0 期临床试验评估[62, 42]

以抗癌药物研发为例，在抗癌药物的化学、生物学从临床前研究向临床研究的转换研究中，有选择性的小分子调节剂的设计、合成、模拟及活性研究具有实用意义[63]。在临床上，转换医学研究不仅为开发新药品及研究新的治疗方法开辟了一条新途径，而且有助于探索新的治疗方法，缩短新的治疗方法从试验到临床阶段的时间，从而提升重大疑难疾病的诊治水平[64, 65]。

5.6.6　0 期临床试验的局限性

某受试物的 0 期临床试验能否成为其开发模式的转折，在受试物结束其 0 期临床试验之前，甚至是受试物最终获准上市之前，谁也无法回答这个问题[66]。开展 0 期临床试验的基本目的是提高新药开发的效率。已有的成功实例证明开展 0 期临床研究是可行的。但存在一些局限，使 0 期临床试验无法广泛开展起来。例如，并不是所有的药物都适合开展 0 期临床试验研究，许多研究机构还没有能力进行药物作用靶点或生物标志物效应的临床前及临床评价。至少，某些 0 期临床研究需要配备能专门从事 PD 定量分析方法开发的实验室，并拥有能建立和验证生物标志物定量分析方法的专业人员。0 期临床试验中还必须具备一定的设施和设备，以便实时开展 PD 和 PK 指标的测定和评价。目前，多数 0 期临床试验研究主要进行的是 PK 研究，开展 PD 研究的还很少。

尽管 0 期临床试验的作用毋庸置疑，人们从中可以获得如最佳适应证、药物是否到达靶位、是否有必要再进行 I 期临床试验研究等重要信息，从而为节约资源、缩短开发时间、提高研发成功率等带来益处，但如果无法确定并检测生物标志物，或药物动力学呈非线性，则 0 期临床试验的作用就变得非常有限。某些抗癌药物微剂量和全剂量的动力学特性差异很大，研究人员可能因此而错失潜在的有价值的药物。

Kummar 等[67, 68]在开展 ABT-888 的 0 期临床试验方面取得了很大成功，研究小组在 5 个月内完成了试验的主要目标。通过 0 期临床试验，ABT-888 很快进入联合用药研究阶段，并避免了传统的单一用药的 I 期临床试验。ABT-888 是典型的适合于进行 0 期临床试验的药物，它具备以下特点：可观察的药物与靶点结合作用，可有效地检测生物标志物，检测方法重复性好，药物动力学变化呈线性特征等。因此，不管 ABT-888 最终的命运如何，开展新药 0 期临床试验研究，有助于将药物临床研究方法提升到更高水平，并有助于使其得到更加广泛的认可。一个抗癌药物开发模式是否成功，取决于能否同时实现提高药物疗效并延长患者存活期的双重目标。总之 0 期临床试验研究模式是实现上述目标的新药开发研究的有效模式之一。

动物体内研究是研究药效学参数和体内药效关系的有效方式。然而由于蛋白质结合的作用、易变的药代动力学和动物免疫系统的影响，可能会得到非常复杂的结果。某些药物的药效学的动物数据可以从试验数据推断而来，有的药物均具有浓度依赖性。对这些重要实验进行简要的归纳即可使人们对体外、动物和人体药效学数据之间的关系有一个更好的认识。尽管体外和体内研究结果之间的关系可得到一定相关的结果，具有互补的性质，但是动物实验模型可能并不能完全代表人体临床试验。无论是临床前的药物开发还是临床合理用药，PK/PD 模型的研究都具有非常重要的意义。临床前，可利用 PK/PD 模型评价药物在生物体内的活性，帮助选择剂型和优化给药方案。在临床试验阶段，PK/PD 模型可建立剂量-浓度-效应或毒性的关系，评价食物、年龄、性别的影响及药物间相互作用等。另外，建立 PK/PD 模型还可有效地预测临床试验结果，有助于筛选出有前景的新药，从有限的实验数据中获取尽量多的信息及更有的放矢地进行临床试验，而且 FDA 也在药物审批过程中增加了对 PK/PD 数据的要求[32]。

大量文献证明[69~73]，由 PK/PD 引导的药物开发方案显然比传统的药物开发策略更具有优越性。而且随着药物评价学的不断完善和标准化，PK/PD 结合模型在未来的药物开发中必将更充分地发挥其重要作用并加速药物开发的进程。将获得的人体血药浓度数据进行整合分析，分别计算出威替米星和庆大霉素的 PK 参数，再将参数代入已知的 PK 模型，进行模拟预测，所得到的结果与实际实验测得的动态杀菌能力进行比较分析，进一步验证了 PK/PD 模拟的可靠性和准确性。不但如此，还将实际测定数据和 PK/PD 模拟结果结合起来考虑，可以肯定，威替米星在临床中的杀菌效果将与庆大霉素十分相似，但略逊于庆大霉素，因此，该药物的研发价值有待于在临床研究中予以确认。未来试验如果能够增加其他不同病原菌的数据，尤其是临床菌种的 PD 数据，将使得 PK/PD 模型更加完善和系统。同时，该模型还可以应用于其他新药的研发和实验设计，减少实验时间，降低实验风险性，节约实验经费，从而更合理有效地分配和使用资源，为科学而有效的新药评价研究和指导临床合理用药作出贡献。

（刘昌孝　蔡永明　李亚卓　张　骏）

参 考 文 献

[1] Sheiner LB, Stanski DR, Vozeh S, et al. Simultaneous modeling of pharmacokinetic and pharmacodynamic: application to d-tubcutatine. Clin Pharm Ther, 1979, 25(3): 385-371.

[2] 黄芳，陈渊成，刘晓东．板蓝根总生物碱中表告依春在发热大鼠体内的药动学-药效学结合模型研究．中草药, 2007, 38(10): 1514-1519.

[3] 魏敏吉，赵明．创新药物药代动力学研究与评价．北京：北京大学医学出版社, 2008.

[4] 苏如雄，林旭文，曾向宇．药动学-药效学结合模型的应用进展．中国药房, 2008, 19(10): 784-785.

[5] Shliner LB, Steimer JL. Pharmacokinetic/pharmacodynamic modeling in drug development. Annu Rev Pharmacol Toxicol, 2000, 40(1): 67-75.

[6] 柳晓泉, 陈渊成, 郝琨. 药动学–药效学结合模型的研究进展及在新药研发中的应用. 中国药科大学学报, 2007, 38(6): 481-488.
[7] 付婷, 韩国柱. 茶多酚的药动学研究进展. 中草药, 2010, 41(12): 2102-2106.
[8] 姜月霞, 刘侠, 刘明生. 海南青牛胆抗骨质疏松的药效学研. 中草药, 2010, 41(8): 1348-1350.
[9] Derendorf H, Meibohm B. Modeling of pharmacokinetic/pharmacodynamic(PK/PD) relationships: concepts and perspectives. Pharm Res, 1999, 16(2): 176-185.
[10] Schmidt S, Barbour A, Sahre M. PK/PD: new insights for antibacterial and antiviral applications. Curr Opin Pharmacol, 2008, 8(5): 549-556.
[11] Jang GR, Harris RZ, Lau DT. Pharmacokinetics and its role in small molecule drug discovery research. Med Res Rev, 2001, 21(5): 382-396.
[12] Sapra P, Betts A, Boni J. Preclinical and clinical pharmacokinetic/pharmacodynamic considerations for antibody-drug conjugates. Expert Rev Clin Pharmacol, 2013, 6(5): 541-555.
[13] Meibohm B. Pharmacokinetics and Pharmacodynamics of Biotech Drugs: The Role of Pharmacokinetics and Pharmacodynamics in the Development of Biotech Drugs. Germany: Wiley, 2006: 5-12.
[14] Meibohm B, Derendorf H. Basic concepts of pharmacokinetic/pharmacodynamic(PK/PD) modelling. Int J Clin Pharmaco Ther, 1997, 35: 401-413.
[15] Rajman I. PK/PD modelling and simulations: utility in drug development. Drug Discov Today, 2008, 13(7-8): 341-346.
[16] Visser SA, Wolters FL, Gubbens-Stibbe JM, et al. Mechanism-based pharmacokinetic/pharmacodynamic modeling of the electroencephalogram effects of GABAA receptor modulators: in vitro-in vivo correlations. J Pharmacol Exp Ther, 2003, 304(1): 88-101.
[17] Nagaraja NV, Pechstein B, Erb K, et al. Pharmacokinetic /pharmacodynamic modeling of luteinizing hormone(LH) suppression and LH surge delay by cetrorelix after single and multiple doses in healthy premenopausal women. J Clin Pharmacol, 2003, 43(3): 243-251.
[18] Parasrampuria DA, de Boer P, Desai-Krieger D, et al. Single-dose pharmacokinetics and pharmacodynamics of RWJ 67657, a specific p38 mitogen-activated protein kinase inhibitor: a first-in-human study. J ClinPharmacol, 2003, 43(4): 406-413.
[19] 凌树森. 治疗药物检测新理论与新方法. 北京: 中国医药科学出版社, 2002.
[20] 黄晓晖, 李俊. 药动药效联合模型定量分析方法的研究现状. 中国临床药理学与治疗学, 2004, 9(11): 1205-1208.
[21] Law FCP, 何绍雄. 药代动力学-药效学结合模型的应用进展. 国外医学: 药学分册, 2001, 8(1): 1-5.
[22] 印晓星, 张银娣, 沈建平, 等. 美托洛尔在正常大鼠和自发性高血压大鼠体内的药代动力学–药效学结合模型. 中国药理学与毒理学杂志, 1996, 10(2): 140-145.
[23] Mager DE, Neutebonm B, Efthymiopoulos C, et al. Reeeptor-mediated phannacokinetics and pharmacedynamics of interferon-β1a in monkeys. J Pharmacol Exp Ther, 2003, 306(1): 262-270.
[24] Graumlich JF, McLaughlin RG, Birkhahn D, et al. Carbamazepine pharmacokinetic-pharmacodynamic in genetically epilepsy-prone rats. Eur J Pharmacol, 1999, 26(3): 305-311.
[25] Gobburu JV, Tenhoor C, Rogge MC, et al. Pharmacokinetics/dynamics of 5c8, a monoclonal antibodv to CD154(CD40 ligend) suppression of an immune response in monkeys. J Pharmacol Exp ThPr, 1998, 286(2): 925-930.
[26] 史惠卿, 何凤慈. 药动学/药效学结合模型: 药理学研究新视角. 中国药房, 2004, 15(3): 181-183.
[27] Derendorf H, Hochhaus G, Mollmann H, et al. Receptorbased pharmacokinetic/ pharmacodynamic analysis of corticosteroids. J Clin Pharmacol, 1993, 33(2): 115-123.
[28] Feiberg LE, Henningsson A, Maas H, et al. Model of chemotherapy-induced myelosuppression with

parameter consistency across drugs. J Clin Oncol, 2002, 20(24): 4713-4721.
[29] Niels FM. How predictive is PK/PD for antibacterial agents. Int J Anlimicrob Agents, 2002, 19(4): 333-339.
[30] 魏敏吉, 张朴, 王珊, 等. 柱前衍生高效液相色谱荧光法测定人血清和尿样中威替米星的含量. 北京: 第六届全国抗菌药物临床药理学术会议, 2006.
[31] Nina I, Stefan S. Determination of gentamicin C1, C1a, and C2 in plasma and Urine by HPLC. Clinical Chemistry, 2000, 46(6): 837-842.
[32] Meibohm B, Derendorf H. Pharmacokinetic/pharmacodynamic studies in drug product development. J Pharm Sci, 2002, 91(1): 18-31.
[33] Putnam WS, Prabhu S, Zheng Y, et al. Pharmacokinetic, pharmacodynamic and immunogenicity comparability assessment strategies for monoclonal antibodies. Trends in Biotechnology, 2010, 28: 509-516.
[34] International Conference on Harmonization of Technical Requirements for Registration of Pharmaceuticals for Human Use. ICH Harmonized Tripartite Guideline E10, Choice Of Control Group And Related Issues In Clinical Trials (CPMP/ICH/364/96) 2000, ICH, Geneva.
[35] International Conference on Harmonization of Technical Requirements for Registration of Pharmaceuticals for Human Use. ICH Harmonized Tripartite Guideline E4, Dose-Response Information to Support Drug Registration (CPMP/ICH/378/95) 1994, ICH, Geneva.
[36] Lewis RM, Cosenza ME. Summary of DIA workshop: comparability challenges: regulatory and scientific issues in the assessment of biopharmaceuticals. Drug Information Journal, 2010, 44: 485-504.
[37] The European Agency for the Evaluation of Medicinal Products. Guideline on Comparability of Biotechnology-derived Medicinal Products After a Change in the Manufacturing Process: Non-clinical and Clinical Issues (EMEA/CHMP/BMWP/101695/2006) 2007, EMA, London.
[38] Newland A. Romiplostim: a breakthrough treatment for the management of immune thrombocytopenic purpura. Eur J Haematol, 2009, 82(S71), 20-25.
[39] Lean MEJ, Mann JI, Hoek JA, et al. Translational Research: From evidence-based medicine to sustainable solutions for public health problems. Brit Med J, 2008, 337: a863.
[40] Hiss RG. Fundamental issues in translational research. Translational research-two phases of a continuum. *In*: Natcher Conference Center, National Institutes of Health. From clinical trials to community: the science of translating diabetes and obesity research. Maryland, USA: Bethesda, 2004.
[41] Petticrew M, Roberts H. Evidence, hierarchies, and typologies: Horses for courses. J Epidemiol Commun Health, 2003, 57(7): 527-529.
[42] 刘昌孝. 药代动力学在新药成药性转换医学研究中的作用. 科学导报, 2012, 30(5): 67-71.
[43] Jacobson-Kram D, Mills G. Leveraging exploratory investigational new drug studies to accelerate drug development. Clin Cancer Res, 2008, 14: 3670-3674.
[44] Kola I, Landis J. Can the pharmaceutical industry reduce attrition rates? Nat Rev Drug Discov, 2004, 3: 711.
[45] LoRusso PM. Phase 0 clinical trials: an answer to drug development stagnation? J Clin Oncol, 2009, 27(16): 2586-2588.
[46] Robinson WT. Innovative early development regulatory approaches: expIND, expCTA, microdosing. Clin Pharmacol Ther, 2008, 83: 358-360.
[47] Johnson JI, Decker S, Zaharevitz D, et al. Relationships between drug activity in NCI preclinical in vitro and in vivo models and early clinical trials. Br J Cancer, 2001, 84: 1424-1431.
[48] U. S. Department of Health and Human Services, Food and Drug Administration, Center for Drug

Evaluation and Research (CDER). Guidance for industry, investigators, and reviewers exploratory IND studies. http: //www.fda.gov/cder/guidance/7086fnl. htm. [2006-1-16].
[49] Kinders R, Parchment RE, Ji J, et al. Phase 0 clinical trials in cancer drug development: From FDA guidance to clinical practice. Mol Interv, 2007, 7: 325-334.
[50] Murgo AJ, Kummar S, Rubinstein L, et al. Designing phase 0 cancer clinical trials. Clin Cancer Res, 2008, 14 (12): 3675-3682.
[51] Arrondeau J, Gan HK, Razak AR, et al. Development of anti-cancer drugs. Discov Med, 2010, 10 (53): 355-362.
[52] Wilhelm S, Carter C, Lynch M, et al. Discovery and development of sorafenib: a multikinase inhibitor for treating cancer. Nat Rev Drug Discov, 2006, 5: 835-844.
[53] Madhunapantula SV, Robertson GP. Is B-Raf a good therapeutic target for melanoma and other malignancies? Cancer Res, 2008, 68: 5-8.
[54] Kelland LR. Of mice and men: values and liabilities of the athymic nude mouse model in anticancer drug development. Eur J Cancer, 2004, 40 (6): 827-836.
[55] van Den Bossche B, van de Wiele C. Receptor imaging in oncology by means of nuclear medicine: current status. J Clin Oncol, 2004, 22: 3593-3607.
[56] Kelloff GJ, Krohn KA, Larson SM, et al. The progress and promise of molecular imaging probes in oncologic drug development. Clin Cancer Res, 2005, 11: 7967-7985.
[57] Hill TP. Phase 0 trials: are they ethically challenged? Clin Cancer Res, 2007, 13: 783-784.
[58] Pasqualetti G, Gori G, Blandizzi C, et al. Healthy volunteers and early phases of clinical experimentation. Eur J Clin Pharmacol, 2010, 66 (7): 647-653.
[59] Gutierrez M, Collyar D. Patient perspectives on phase 0 clinical trials. Clin Cancer Res, 2008, 4: 3689-3691.
[60] Cona MM, de Witte P, Verbruggen A, et al. An overview of translational (radio) pharmaceutical research related to certain oncological and non-oncological applications. World J Methodol, 2013, 3 (4): 45-64.
[61] Doroshow JH, Parchment RE. Oncologic phase 0 trials incorporating clinical pharmacodynamics: from concept to patient. Clin Cancer Res, 2008, 14 (12): 3658-3663.
[62] Kummara S, Doroshowa J H, Joseph E, et al. Phase 0 clinical trials: recommendations from the task force on methodology for the development of innovative cancer therapies. Eur J Cancer, 2009, 45 (5): 741-746.
[63] 刘昌孝. 转换医学在新药研究开发中的应用. 现代药物与临床, 2010, 25 (5): 1-6.
[64] Liu CX. Translational research in drug discovery, research and development. Asian J Pharmacodyn Pharmacokinet, 2010, 10 (4): 247-260.
[65] Zhang J, Cai YM, Zhang ZP, et al. Phase 0 clinical trials: An efficient way to development of new drugs. Asian J Pharmacodyn Pharmacokinet, 2010, 10 (4): 261-270.
[66] Abdoler E, Taylor HA, Wendler D. The ethics of phase 0 oncology trials. Clin Cancer Res, 2008, 14: 3692-3697.
[67] Kummar S, Kinders R, Gutierrez ME, et al. Phase 0 clinical trial of the poly (ADP-ribose) polymerase inhibitor ABT-888 in patients with advanced malignancies. J Clin Oncol, 2009, 27 (16): 2705-2711.
[68] Eliopoulos H, Giranda V, Carr R, et al. Phase 0 trials: an industry perspective. Clin Cancer Res, 2008, 14: 3683-3688.
[69] Gupta SK, Ellinwood EH, Nikaido AM, et al. Simultaneous modeling of the pharmacokinetic and pharmacodynamic properties of benzodiazepines. J Pharmacokinet Biopharm, 1990, 18 (2): 89-102.
[70] Furuya A, Nozawa M, Gotoh J, et al. Pharmacokinetic and pharmacodynamic analysis of TS2943, a

selective non-peptide platelet glycoprotein2IIb/IIIa (GP IIb/IIIa) receptor antagonist, using a nonlinear mixed effect model in dogs. J Pharm Pharmacol, 2002, 54 (7) : 921-927.

[71] Webb JA, Rostami-Hodjegan A, Abdul-Manap R, et al. Contribution of dihydrocodeine and dihydromorphine to analgesia following dihydrocodeine administration in man: a PK/PD modeling analysis. Br J Clin Pharmacol, 2001, 52 (1) : 35-43.

[72] Mould D, Chapelsky M, Aluri J, et al. A population pharmacokinetic-pharmacodynamic and logistic regression analysis of lotrafiban in patients. Clin Pharmacol Ther, 2001, 69 (4) : 210-222.

[73] Haidar SH, Johnson SB, Fossler MJ, et al. Modeling the pharmacokinetics and pharmacodynamics of a unique oral hypoglycemic agent using neural networks. Pharm Res, 2002, 19 (1) : 87-91.

第 6 章　抗体药物的临床前毒理学与安全性研究

6.1　引　　言

一般化学药物的毒理学研究程序不适于生物技术药物，生物技术药物的免疫原性会影响药物效应，也包括毒理学反应过程。在临床前毒理学和安全性评价研究时，动物选择应考虑免疫的介入。由免疫介导的清除机制引起的毒理学效应特征的改变影响对毒性试验数据的解释。某些产品还可能出现固有药效作用的表达明显延迟(如细胞因子)，或药物效应持续时间的延长。生物药物的毒理学研究应注意中和抗体的存在，中和抗体的出现可反映在重复给药或单剂量给药时毒理学参数的改变，因此应特别注意抗体的产生及其对研究的影响。

抗体-药物偶联物(antibody-drug conjugate，ADC)，如抗癌的细胞毒药物、放射性药物与抗体偶联时，要注意偶联小分子药物或放射性药物转运、传递、释放的速度对结果的影响。还有抗体、蛋白质、多肽本身的性质，在靶向递送过程中，释放的抗体、蛋白质、多肽、氨基酸等进入机体循环或再循环也可能影响毒理学效应。还有生物药物中的生物基质(如血浆、血清、脑脊髓液)的行为及其与蛋白质结合等也可能产生影响，考虑这些因素对药物的毒理学效应和安全性评价研究也具有重要价值。

新药安全性研究风险无时不在。通过非临床安全性评价可提示潜在的毒性靶器官、毒性特征、可逆性、可控性、量效关系，评估人体试验的潜在安全范围，评估风险大小，并结合适应证进行利弊权衡。利用上述定性和定量的安全性信息进行合理的临床方案设计，尽可能地控制风险。但通过非临床手段来预测人体风险的相关性还未令人满意(真阳性一致率 71%)，因非预期安全性问题而停止开发的比率相当高，撤市的品种也不少。其原因在于对相关性的认识远远不够，与动物研究结果的差异、定量评价可靠性/一致性较差及人体与动物的生理/病理状况不同有关。通过毒理学研究发现的毒性和安全性指标与靶器官药物浓度可以更科学、准确地把握毒性的量效关系，血液中药物浓度通常可以直接或成比例地反映局部组织的药物浓度，是一种客观、定量的评价手段。通过毒理学研究可合理解释动物实验结果，明显提高动物与人体的相关性(用 mg/kg 或 mg/m^2 比较)，从而提高风险性评估的把握度。

1986 年，世界上第一个治疗器官移植排斥反应的抗 CD3 单抗药物 OKT3 在美国上市[1]；1994 年，第一个嵌合抗体 ReoPro 上市；1997 年，Genentech 开发的 Rituxan 上市，这是第一个获准用于治疗人类肿瘤的单抗产品；2002 年，第一个全人源化单克隆抗体 Humira 上市；到 2012 年，FDA 共批准 30 多个治疗性单抗药物。近 10 年来，单克隆抗体偶联技术的发展是该领域的重大突破。利用单克隆抗体靶向病变组织或细胞表面抗原，已成为理想的治疗方法。

近5年，在抗体药物研发热点及单抗治疗药物品种和数量增多的形势下，近5年多个抗体药物在Ⅲ期临床试验中失败，有相当多与安全性有关。将动物临床前安全性评价结果过渡到临床还有许多不确定因素，难以在临床中预测。特别是抗体药物引起的不同类型的免疫介导的不良反应或毒性问题，至今还没有很好的试验动物模型可以供安全性评价研究使用。因此，治疗性抗体药物的临床前安全性评价面临着许多难题。本章就单抗临床前安全性评价的有关问题作简要阐述。

6.2　药物非临床研究质量管理规范

药品非临床研究质量管理规范(good laboratory practice，GLP)，又称良好药品试验研究规范，是指导科研机构研制安全、有效的药物的指令性文件，旨在确保研究试验的质量和试验数据的可靠，以及试验的安全性。1973年，丹麦制定了世界上首部GLP，但当时对世界医药产业的影响不大。美国食品药品监督管理局(FDA)于1976年1月19日颁布了GLP[2]，并于1979年6月20日开始生效。1983年，美国环境保护局(EPA)也颁布了自己的GLP。此后，许多国家和地区，如日本、欧盟、英国、韩国等及国际协调会议(ICH)[3]纷纷制定了自己的强制性GLP规定。

我国于1992年开始研究符合国际标准的GLP，成立了国家GLP专家委员会，在参考多国技术管理规范的基础上，于1994年由国家科学技术委员会发布了中国的第一部药品非临床研究质量管理规范(GLP)的中文和英文版，提出在国内试行[4]。本章作者刘昌孝作为首批国家GLP专家委员会成员参与了这部规范制定、起草、修改的全过程。

1999年国家食品药品监督管理局成立，组织专家在以前版本的基础上进行了修订。同年11月1日起国家食品药品监督管理局发布施行《药品非临床研究质量管理规范》(试行)[5]，到2003年才正式颁布在全国执行[6]，形成了一个正式对从事实验研究的规划设计、执行实施、管理监督和记录报告的实验室的组织管理、工作方法和有关条件提出的法规性文件。该规范内容包括9章45条，根据《中华人民共和国药品管理法》[7]而制定，执行此规范的目的是提高药物非临床研究的质量，确保实验资料的真实性、完整性和可靠性，保障人民用药安全。而且提出该规范适用于为申请药品注册而进行的非临床研究。药物非临床安全性评价研究机构必须遵循本规范。规范对组织机构和人员及其责任、实验设施运行和设施条件、仪器设备和实验材料、标准操作规程、研究工作的实施、资料档案、监督检查及本规范所用术语定义和解释权限等作了明确规定。2003年国家食品药品监督管理总局第一次对全国药物临床前安全评价实验室进行了试点检查，包括国家药物安全评价监测中心(NCSED)在内的4家实验室通过了CFDA的首批认可，至2012年已经有超过30多家单位获得了临床前安全评价GLP实验室的资格，并按时间对所有GLP实验室进行复查。

国际互认即化学品安全性评价资料相互认可体系(MAD)，从1981年起开始在经济合作与发展组织(OECD)成员国之间实行，其主要目的是促进登记资料要求的协调一致，制定统一规范，促使成员国之间的资料互通，从而减少昂贵的、重复的试验，避免非关税贸易壁垒，降低研究和登记成本，提高经济效益[8,9]。目前，已有美国、日本、英国和法国等

30 个工业国家先后成为 OECD 的成员国,实施国际安全性资料的相互认可。1989 年,OECD 理事会作出关于遵从 GLP 原则的决定和建议,明确实行资料国际互认的前提是试验数据必须产生于符合 OECD 准则要求的 GLP 实验室。因此,实施标准的 GLP 规范、建立符合规范的 GLP 实验室,是当前各国尤其是非成员国所迫切需要解决的问题。目前 OECD 的 GLP 准则已被作为国际标准在全世界范围内得到承认和实施。据不完全统计,MAD 的实施,每年为 OECD 成员国政府及化工企业至少节约 6000 万美元的评价费用,国际协调也大大节省了企业的测试费用,并为化学品安全性评价提供了一个共同的基础数据共享,使得各国政府既节省了时间,又避免了资源浪费,降低了动物使用数量。由于这种资料互认具有互惠互利的优越性,非 OECD 成员国家也逐渐认识到这种资料互认的重要性,积极申请加入国际安全性资料互认[8]。比较美国、经济合作与发展组织和我国 GLP 条款的差异(表 6-1),不难看出我国在 GLP 方面还需要改善,才能达到国际互认的条件,与国际标准要求有差距,国际认可度低,人员素质不高,执行过程比较粗糙,使用的动物级别难以实现等。我国仍然存在很多不完善的地方,我国的安全性评价水平、新药研究水平还存在很多不足,距离国际化还有很大的差距,需要认清并尽力完善安全性评价的监管不够严格、实施过程与法律体系的约束脱节、处罚制度没有严格的书面规定、对违反 GLP 处罚的制约措施太少、对撤销 GLP 认证没有相应的处罚等问题。目前的法律中,缺乏对 GLP 实验室日常检查和跟踪检查的规定,只作为不受理该次药品注册的申报材料依据[9]。

表 6-1 美国、经济合作与发展组织和我国 GLP 条款的比较

	美国	OECD	中国
适用范围	食品、染料、动物食品添加剂、人用药和动物用药、人用医疗器械、生物制品及电子产品	人用药物、杀虫剂、化妆品、动物用药、食品和饲料添加剂、工业化学产品	人用药品
人员职责	试验方法及总结报告由专题负责人批准	同美国	试验方案及总结报告由机构负责人批准
质量保证体系	①不需要审核研究方案	①不需要审核研究机构	①需要审核研究方案
	②定期检查研究机构	②不定期检查研究机构	②定期检查研究机构
标准化操作规程(SOP)内容	不包括质量保证体系的检查记录	包括质量保证体系的检查记录	包括质量保证体系的检查记录
实验数据的电子采集系统	有特别规定	有特别规定	没有规定
档案的管理和储存	①保存的最短期限:在向 FDA 提交申请后的 5 年或者研究/上市申请批准后的 2 年	①没有此项规定	①保存的最短期限:上市后 5 年
	②如果研究机构倒闭,则该研究机构各项试验的资料档案应分别转移给各个试验委托方的档案室	②同美国	②没有此项规定
总结报告	需要包括质量保证部门的监管记录	不需要包括质量保证部门的监管记录	不需要包括质量保证部门的监管记录
不合格机构的撤销	有详细的此项规定	没有提及	没有提及

6.3　毒性和安全性研究的指导原则

6.3.1　国际协调会议(ICH)指导原则

由于生物技术药物发展较快，性质多样且独特，为使其临床前安全性评价更科学和合理，欧盟、日本和美国的专家以国际协调会议(ICH)的形式通过相互交流和讨论，制订了生物技术药物临床前安全性评价的指导原则[10, 11]。按文件中一些原则要求设计的安全评价方案更科学和易被接受。设计生物技术药物的临床前安全性评价方案时应采用灵活、个案化和科学的方法。指导原则适用于利用细菌、酵母、昆虫、植物和哺乳动物细胞等表达系统从特征性细胞中得到的药物，但不包括常规细胞细菌和病毒疫苗或细胞及基因治疗。其总的原则要求是在设计方案时应考虑：①相关动物种属的选择；②动物的数量；③给药方案；④免疫原性；⑤在使用过程中受试物的稳定性和量的恒定。相关动物指在这种种属中由于受体或表位表达，受试物表现出药理学活性。安全评价方案常包括 2 种相关动物种属，但在证明合理的情况下，一种相关动物即可。非相关种属中的毒性试验可能会误导，因此不鼓励使用。当不存在相关种属时，应考虑使用表达人受体的转基因动物和使用同源蛋白质。某些情况下在提供科学的证据后可以用疾病的动物模型替代正常动物进行毒性试验。每一剂量组的动物数对试验中发现毒性的水平有直接影响，但在非人灵长类研究中常会受到样本量大小的限制，这可通过增加指标观察的频率和持续时间来部分弥补这一不足。选择的剂量应能提供剂量效应关系的信息，包括毒性反应剂量和无不良反应剂量。为证明高剂量选择的合理性，对受试物的药理、生理效应、可供应量和设想的临床使用应予以考虑。如果受试物对来自选择种属细胞的亲和力或效价低于来自人的细胞，那么较高剂量的试验可能是重要的。给药途径和次数应与临床拟用的尽可能接近，应考虑药物在所用动物种属中的药代动力学和生物利用度，如生物利用度低，则给药途径可与临床不一致。

6.3.2　美国 FDA 的指导原则

1986 年，世界上首个治疗器官移植排斥反应的单抗药物抗 CD3 单抗药品 OKT3 在美国上市[1]以来，治疗性抗体药物蓬勃发展，如何评价其毒性和安全性引起了人们的关注，针对不同药物研究和设计不同的方法来科学评价每个抗体药物的命运和前景，也在制订相关指导原则来规范其研究。美国 FDA 的生物制品评价和研究中心制订了“生产和测试人用单克隆抗体的考虑要点”[10]。在这一文件中对人用单克隆抗体的临床前药理毒理学试验提出了要求，内容包括抗体的免疫原性、稳定性、组织交叉反应性和功效。如果受试物不是偶联抗体，又无合适的疾病动物模型或带有相关抗原的动物且用人体组织进行的交叉反应显著阴性，则不必进行毒性试验。如有相关动物模型，则拟进行药效的剂量效应关系研究，设计较宽的剂量范围以更好地预测治疗指数。在人与动物之间，生物分布、功能和结构等的相关抗原性质应有可比性，确定在抗原数量、单抗对抗原的亲和性或单抗结合后细胞反应等方面的差异，这些有助于更精确地推断人用的初始安全剂量和估计安全剂量范围。

6.4　安全性研究实验设计的基本要点

6.4.1　动物种属/模型选择

为避免药物的临床不良反应，关键是要进行全面的、详细的、有针对性的临床前动物评价，重点是评价单克隆抗体对临床前安全药理学和长期免疫特点的影响，为临床应用提供更多的预测。临床前安全性评价的意义在很大程度上取决于动物毒性反应和人体不良反应之间的关联性，因此，选择一种与人体相关的动物模型对单抗的安全性评价至关重要。相关动物是指体内能表达期望抗原表位的动物，单抗能与动物靶抗原表位结合，发生类似于与人靶抗原表位结合的交叉反应，并表现出药理活性，即药理作用与人体反应一致的动物。若证实与人非靶组织有交叉反应，也可认为此动物有一定相关性[12, 13]。

单克隆抗体的安全性评价常常需要灵活的方法，如应用同源单抗和转基因小鼠等。但是，用动物进行的临床前安全性评价结果能否完全类推到人体，一直是难以解释的难题。选择相关动物最快捷、有效的方法就是参考已有的文献，在无参考文献可以借鉴时，或查不到相关药物安全性评价的文献资料时，一般要通过体外试验筛选相关动物模型。具体来说，在体外用传统的竞争结合试验、BIAcore 结合试验等检测单抗对人和动物细胞/组织的结合力或功能活性，并通过确定单抗在动物体内具有药理活性或交叉反应来选择合理的试验动物[13]。

通常认为，多肽蛋白质类氨基酸序列的同源性与动物相比越高，越容易与动物源性多肽蛋白质发生交叉反应。猕猴 IL-4 与人 IL-4 氨基酸序列有 93%的同源性，组成 C 螺旋结构的 Ala70Trp81 残基序列，即与 3B9（鼠源性抗人 IL-4mAb）和 SB240683（人源化的 mAb）的结合区，与人的同源性达 100%。而其他动物种属如小鼠、牛和马等的 IL-4 与人的同源性很低，因此猕猴是最佳的相关物种[14]。

单抗药物临床前安全性评价设计方案中一般应包括两种相关种属的动物，但是当仅有一种被确认为相关动物或对此单抗的生物学活性已充分了解时，也可使用一种相关动物。另外，如果在急性毒性研究中使用两种动物，且两种动物表现相似的毒性特点，则在长期毒性研究中使用一种相关动物也是合理的[13]。不相关动物种属的应用，不能够预测单抗在人体内可能的毒性反应甚至可以产生误导。虽然使用相关动物种属，但是动物试验的结果也未必能反映在人体内的作用。人源化的单克隆抗体 TGN1412 主要用于治疗白血病、多发性硬化症和类风湿关节炎，在进入人体试验前，动物试验中仅仅有 2 只猴子发生过腺体肿胀，但这可能只是暂时现象。在缺乏相关种属动物的情况下，可以应用同源/同系单抗或使用表达人源受体的相关转基因动物，同源/同系单抗一般在生殖和慢性安全试验研究中应用[15]。例如，嵌合抗人 TNFαmAb Infliximab 仅仅在人与黑猩猩间有交叉反应，但 6 个月反复多次给药毒性试验及生殖发育毒性试验却是在小鼠中进行的，应用的是嵌合抗鼠 TNFαmAb cVIq，这些试验数据支持 Infliximab 申请注册所需的资料[16]。

被认为与人类疾病相似的动物疾病模型近年来发展较快，这些模型包括诱发性、自发性动物疾病模型，基因敲除和转基因动物模型。当缺少相关种属动物时可以用转基因动物模型。例如，Keliximab 是灵长类动物源性的 mAb，主要用于与人 CD4 分子结合而发挥药效，而且此单抗也仅仅在人和黑猩猩之间有交叉反应[16]。研究者针对此单抗建立了一个转基因小鼠动物模型，此模型小鼠 CD4 基因被敲除，嵌入人 CD4 基因片段，因此能表达人 CD4 分子[16]。通过一系列的药理学和免疫学刺激试验来研究此系小鼠的反应特点，然后用此系小鼠进行 6 个月慢性毒性试验、生殖毒性试验及免疫功能试验（DTH/MLR）等也是所需的。

6.4.2 试验动物数量、性别和生理状况及给药剂量和途径的选择

试验动物的数量影响检出毒性的能力，动物数较少很难检出毒性；动物数较多，会违背动物福利的相关规定，而且会增加临床前安全性评价的成本。动物数少所带来的限制，可以通过增加检测频数或延长检测时间来弥补，如非人灵长类动物试验。试验动物性别选择一般雌雄各半（生殖、发育等特殊试验除外）。周龄及生理状态的选择要依据临床适应证、用药人群和临床用药方案等[17]。单抗给药剂量的选择应该能反映剂量-反应关系，包括中毒剂量和未观察到不良反应的剂量（NOAEL）。如果单抗对动物抗原决定簇的亲和力或作用强度较低时，选择较高的给药剂量尤为重要。为确定安全范围而设定的剂量常常需要根据单抗药物的种类、性质和临床适应证的变化而变化[17]。

6.4.3 临床前安全性评价的基本内容

单抗临床前安全性评价项目应包括单次给药/重复给药的毒性试验、免疫毒性试验、安全药理学试验、各种刺激试验及特殊毒性试验等。安全药理学是研究单抗药物治疗范围内或治疗范围以上剂量时，潜在的不期望出现的对生理功能的不良影响。此试验可以单独设计，也可以并入毒性试验的设计中去。其主要目的是评价单抗药物对主要生理功能的影响，如心血管系统、呼吸系统、肾脏和中枢神经系统。研究系统可以包含离体器官或其他非整体动物试验系统。单次给药能反映系统和（或）局部的毒性与剂量的关系，也可为长期毒性试验剂量选择提供依据。设计此试验时应参考安全药理学的有关试验参数。重复给药毒性试验应包括毒代动力学研究，在试验设计时还应包括恢复期试验，目的是检测药理、毒理作用的可逆性，加剧性潜能及潜在延迟毒性作用[18]。

如是未偶联抗体，又无合适的动物模型或无携带相关抗原的动物，且与人组织交叉反应试验呈明显阴性，则可以不进行毒理学试验[13]。

6.4.4 毒性研究的主要项目

6.4.4.1 单次给药毒性研究

在给予单剂量药品之后，应定性、定量地研究毒性现象及其发生与时间、剂量的关

系，以及单一高剂量对主要生理系统的效应[19~23]，主要包括：①剂量选择及给药途径，应根据临床治疗应用而定；②实验动物种属选择，日本要求至少两类哺乳动物及不同性别；而美国要求应用 3～4 种动物来评价药物作用的共同性及差异性，如动物种类之间对药物反应共同性大时对人毒性的外推较可靠，当差异性大时对人毒性的外推则难以判断；③研究指标，详细记录毒性症状、定量测定近似致死量以替代精确的 LD_{50} 测定，以减少药品用量，如每个剂量组用 6 只大鼠或小鼠，2 只犬或猴等进行实验[24]。

6.4.4.2　重复给药毒性研究

重复给药定性和定量研究毒性现象时，给药量依临床用药量、药效学剂量而定，给药途径应与临床用药一致，给药周期参照实验动物对该药品的免疫反应性而调整。一般选择对该药免疫反应性较低的动物种类，重复给药过程中如动物体内出现中和抗体或免疫复合物，应终止试验。实验动物一般选用大鼠、狗或猴。观察指标除一般血液学、血清免疫化学、组织病理学等指标外，还要特别注意检测心血管功能、血清抗体及免疫复合物测定，免疫复合物在组织中的沉积等[24]。

6.4.4.3　生殖和发育毒性研究

是否进行生殖和发育毒性试验依赖于受试物、临床适应证和拟用的疾病人群。基于种属特异性、免疫原性、生物活性和(或)消除半衰期的长短等，设计特定的实验方案[24]。

单抗通常不要求进行常规的遗传毒性和诱变性试验，但是 IgG 型单抗拟给育龄妇女反复或长期使用时，应该采用合适的动物模型进行生殖、发育毒性试验[23]。因为母体胎盘上存在一种分子 FcRn，能与 IgG 上的 FcRn 受体结合，介导 IgG 转移到胎儿，使胎儿暴露于高浓度的长半衰期的单抗药物中。由于非人灵长类动物具有较高的自然流产率，很难解释此现象是否是由单抗用药引起的，此种单抗仅仅与非人灵长类动物相应的抗原有交叉反应，进行此试验比较困难。有研究者建议母体单抗治疗对后代免疫功能的影响应在Ⅱ期临床试验中详细研究[16]。

6.4.4.4　遗传毒性研究

常规的药品遗传毒性研究范围和类型不适用于生物技术药物。利用标准的遗传毒性研究来评价工艺中污染物潜在遗传毒性也被认为是不合适的，但在有理由可能影响药物的安全性(如在连接蛋白产物中存在有机连接分子)时，应在新发展和相关的体系中进行遗传毒性研究[24]。

6.4.4.5　致癌性研究

一般认为对生物技术药物不适合进行标准的致癌性生物检测。依据临床给药时间、疾病人群和(或)药物的生物学活性(如生长因子和免疫抑制剂等)，仍需要进行药物特异性的致癌性评价[24]。可采用各种方法进行危险度评价。能维持或诱导转化细胞的增殖或克隆扩增可能导致肿瘤的生物技术药物，应在与研疾病人群显著相关的人肿瘤细胞和正常细胞受体表达方面进行评价，以决定药物对表达相应受体的正常细胞和肿瘤细胞刺激生长的能力。体外研究资料引起致癌性忧虑时，需要在相关动物模型上进一步研究。在长期毒性试验中结合敏感的细胞增殖指标可提供有用的信息。药物在啮齿类动物中有生物学活性而无免疫原性，其他研究无足够的信息要求进行致癌性评价，应考虑使用一种啮齿类动物。对于有潜在致癌性的单抗药物与有机物的偶联制剂，应根据使用的人群和用药时间的长短，考虑用替代的方法进行致癌性试验。有些单抗还需要做局部耐受试验，此试验可以单独设计，也可包括在单次/重复给药毒性试验中[13]。

6.4.4.6 免疫原性研究

抗体药物免疫原性的存在一直推进着抗体工程和抗体相关技术的发展。随着分子生物学的发展，特别是转基因小鼠、抗体库和噬菌体展示技术的应用，人们对传统的鼠源抗体进行改造，得到了各种基因工程抗体[25~29]。这些抗体药物在取得良好治疗效果的同时，均会引发不同程度的过敏反应和抗抗体反应(antigen-antibody reaction，AAR)，即人体对外源免疫球蛋白的免疫反应，包括人抗鼠抗体反应(human anti-mouse antibody reaction，HAMA)、人抗嵌合抗体反应(human anti-chimeric antibody response，HACA)、人抗人源化抗体反应(human anti-humanized antibody response，HAHA)等，这些反应有时会导致严重的临床后果[30, 31]。抗体药物研究遇到的最大障碍就是免疫原性问题。

1. 产生免疫原性的原因

抗体药物作为外源性蛋白，不可避免地会激活机体自身的免疫反应，诱导产生抗药物抗体，从而严重影响其安全性和有效性[32~35]。随着分子生物学技术的进步和抗体基因结构的阐明，全面和科学地预测药物的免疫原性将成为可能。抗体类药物免疫原性的发生机制尚无定论，与多种因素引起免疫原反应的差异有关。

在宿主方面，患者的遗传背景、年龄、疾病类型不同，其所表现的免疫原性不同，表6-2给出了宿主因素的差异。宿主因素包括遗传易感性、细胞应答效应、给药剂量和疗程等的影响。等位基因可以影响宿主对抗原的识别，T细胞介导的应答改变可以影响药物的作用，如出现并发症、肝肾损伤和自身免疫功能改变。对有些药物，提高剂量和改变疗程也会增加免疫原性的风险。不同给药途径对免疫原性也有影响，如皮下给药较静脉给药免疫原性要高。还有由于合并用药的多靶点性，可以降低药物毒性、提高疗效，也可能与免疫原性的变化有关。虽然药物的免疫原性反应可以从多方面预测并通过多种办法改变，但是在临床应用时，需要多途径考虑和分析，必须因人而异用药，谨慎对待免疫原性问题。

表 6-2 宿主对抗体药物的免疫原性因素

影响类型	影响来源	对生物医学效应的影响
遗传易感性	等位基因可以影响宿主对抗原的识别	影响患者对药物的敏感性，发生疗效和毒性或不良反应的变化
细胞应答效应	T细胞介导的应答改变可以影响药物的作用	出现并发症、肝肾损伤和自身免疫功能改变
剂量、给药途径和疗程效应	提高剂量和改变疗程也会增加免疫原性的风险	降低疗效，增加毒性或不良反应
合并用药效应	多靶点性药物联合应用，降低免疫原性的影响	降低药物毒性、提高疗效

药物方面，抗体药物的氨基酸序列、结构、翻译后修饰、多聚体的形成；联合用药、给药途径、给药频率、疗程长短及药物的生产和储存等都可能影响免疫原性的产生。表 6-3 总结了生物技术产品产生免疫原性的原因。

表 6-3　生物技术产品产生免疫原性的原因

成因类型	影响药物性质变化	对生物医学效应的影响
蛋白质结构因素	抗体药物的氨基酸序列影响蛋白质结构和构象与人源抗体的差异	抗原表位变化影响疗效
结构修饰因素	抗体药物蛋白质在非人细胞系中翻译后，糖基化和脱酰胺基化等修饰与人源抗体的差异，对天然蛋白质的化学修饰对表位结构产生影响	糖基化和脱酰胺基化等修饰影响抗原性的形成，天然蛋白质修饰影响表位结构改变，产生疗效和安全性变化
制备工艺因素	开发与生产的各个环节中均易形成蛋白质多聚体，降解物形成的杂质和杂蛋白污染因素	多聚体、降解物杂质和杂蛋白污染因素，影响抗原性形成和严重程度
药物剂型因素	影响抗体的天然构象，佐剂导致多聚体的产生，辅料影响产品稳定性	抗体构象、佐剂导致多聚体、辅料影响稳定性等因素
疗程剂量因素	由于多药靶点差异，增加药物的多途径发挥作用的能力	免疫原性的变化，降低药物毒性、提高疗效

分析生物技术产品产生免疫原性反应的原因主要有以下 5 个方面：①抗体药物的氨基酸序列和空间构象与人源抗体的差异是引起机体免疫反应的主要因素；②抗体药物蛋白质在非人细胞系中翻译后，糖基化和脱酰胺基化等修饰与人源抗体的差异是引起免疫反应的又一原因；③在抗体药物开发与生产的各个环节中均易形成蛋白质多聚体，这也是引起免疫原性反应不容忽视的原因；④药物的剂型是否能够维持抗体的天然构象，佐剂是否会导致多聚体的产生，对天然蛋白质的化学修饰(如放射性同位素标记)是否对表位结构产生影响；⑤疗程与计量因素，这些均为影响药物免疫原性的因素。随着人类基因组学研究的进一步深入，越来越多的新靶点和新表位被发现，为抗体药物提供了特异性更高、疗效更好的靶标，抗体药物会朝着更高靶向性、更低排斥性的方向发展。

2. 提高抗体药物的特异性，降低免疫原性

多年来，抗体技术的革新均围绕着如何降低抗体免疫原性而发展。在抗体药物发展过程中，不断推出降低免疫原性的方法，但均遵循了以下两个原则：保持或提高抗体亲和力及特异性；降低或基本消除其免疫原性。

1) 抗体的人源化(humanization)方法的应用

抗体药物经历了鼠源抗体、嵌合抗体、人源化抗体和全人源抗体 4 个发展阶段[36]。早期研究中大部分抗体是鼠源性抗体，鼠源单抗在人体中诱发的 HAMA 使其在临床应用中受到很大限制。20 世纪 80 年代以后，DNA 重组技术开始应用于抗体的改造，通过不断减少免疫球蛋白序列中鼠源氨基酸的比例，获得了嵌合抗体、人源化抗体等基因工程抗体。20 世纪 80 年代末到 90 年代，出现了转基因小鼠、酵母和噬菌体展示技术，全人源单克隆抗体药物开始迅速发展。目前，全人源单抗是所有抗体药物中获批数量、研发速度和研发数量增长最快的一类[28, 37]。Hwang 等[38]总结了 1984～2003 年所有抗抗体反应的病例报道，得出随着抗体人源化程度的提高，抗抗体反应的发生率及反应程度逐渐降低的结论。

鼠源抗体人源化改造的方法主要有：人-鼠嵌合抗体、互补决定区(complementarity determining reigion，CDR)移植或特异性决定区(specificity-determinin gresidue，SDR)移植、表面重塑、噬菌体抗体库技术等，这些技术联合使用效果更佳[39~42]。人-鼠嵌合抗体由鼠单抗可变区与人抗体恒定区拼接形成，人源化程度可达70%，大大降低了鼠源单抗的免疫原性，同时又保留了鼠单抗的高亲和性及特异性[39]。目前美国FDA批准上市的嵌合抗体有ReoPro、Rituxan、Simulect、Remicade、Erbitux等，分别用于心血管疾病、非霍奇金淋巴瘤、肾脏移植、类风湿关节炎、转移性结肠癌和头颈癌的治疗[27]。

CDR移植是目前应用较为广泛的人源化技术。研究发现，轻链的CDR1、CDR2和重链的CDR3对保证抗体与抗原特异性结合至关重要，CDR移植抗体仅保留了这3个鼠源性的CDR，其他全部为人源结构，人源化程度可达90%以上，进一步降低了抗体的免疫原性[37, 40, 41]。利用该方法制备的人源化单抗Zenapax(Daclizumab)用于治疗急性排异反应或顽固性哮喘。我国第一个基因重组人源化单克隆抗体药物泰欣生，也是采用了CDR移植技术，人源化程度达95%以上，具有更高的安全性和更低的毒性[40]。而SDR移植只将异源抗体中与抗原结合密切相关的SDR等少数氨基酸残基移植到人抗体相应位置上，最大限度地降低了抗体的异源性[42]。

表面重塑技术是将鼠抗体可变区(variable fragment，Fv)表面暴露的框架区残基中与人抗体可变区(Fv)不同者改为人源的氨基酸，达到Fv表面残基人源化，使其免疫原性降低，由于不影响Fv的整体空间构象，仍保留了与抗原的结合能力[25, 37]。2006年，Staelens等[43]用表面重塑的方法改造抗血管假性血友病因子鼠单抗82D6A3，将抗体可变区10个鼠源氨基酸残基替换为人源氨基酸残基，获得了很好的效果。噬菌体抗体库技术结合了噬菌体展示与抗体组合文库技术，将抗体序列插入噬菌体编码基因中，使抗体和噬菌体外壳蛋白形成融合蛋白，通过抗原筛选出表达相应抗体的噬菌体，最终获得特异性抗体基因[37, 42]。Baca[44]在对抗VEGF鼠单抗进行人源化时发现，单纯CDR移植获得的人源化抗体的亲和力与相应的嵌合抗体相比，免疫原性为其0.25‰。进一步分析发现骨架区中13个残基可能在抗原结合过程中起重要作用。将这13个残基进行随机化后构建噬菌体抗体库，通过8轮筛选，获得的人源化抗体，其亲和力提高了125倍。

2)去免疫化(deimmunization)方法的应用

对鼠源单抗的人源化改造已在很大程度上改善了其机体耐受性。但一些人源化甚至是全人单克隆抗体仍然存在免疫原性的危险，这可能与它们本身携带的T细胞表位有关。辅助T细胞是抗药物抗体形成过程中类型转换和亲和力成熟的一个重要因素，抗体药物的T细胞表位在抗原提呈细胞中暴露后与MHC类分子形成复合物，然后与辅助T细胞的CD4分子结合，从而激活一系列的免疫反应，产生中和抗体影响药物疗效，所以通过基因工程技术去除抗体药物的T细胞表位，可以达到降低其免疫原性的目的[34, 45~47]。去免疫化是在免疫学和分子生物学的基础上，定位和去除T细胞表位的技术[45]。EpiMatrix是一种抗原表位检测系统，它从抗体的一级序列入手，以9个氨基酸为一个单位，依次将其分割为若干个肽段，然后放到人MHC多样性库中筛选，Z值大于9的肽段被认为是T细胞表位，最后将这些T细胞表位进行突变[31]。一些去免疫化的治疗性单抗，如

ETI-204 和 Thromboview 已通过临床研究，去免疫化抗体 MLN-591 正在接受治疗前列腺癌的评估，Ⅰ期和Ⅱ期临床试验数据表明，MLN-591 未产生抗抗体反应[34]。Harding 等[47]分析了 8 个人源化抗体的 CD4+辅助 T 细胞表位，发现这些抗体的 CDR 结构各不相同，但 CD4+辅助 T 细胞识别表位只存在于包含 CDR 序列的区域。他们认为有些抗体的免疫原性一直存在可能是抗原结合位点的性质所致。在这种情况下，降低免疫原性应集中考虑抗原结合位点。通过调整 CDR 序列，在维持抗体生物活性的基础上，降低其免疫原性。

3) 糖基化修饰方法的应用

生物药物的糖基化对其结构和功能均有很大影响，进而影响药物的免疫原性。一方面，蛋白质表面的糖链可诱发特定的免疫反应；另一方面，糖链又可遮盖蛋白质表面的某些表位从而降低其免疫原性[48]。1998 年，Karpusas 等[49]将干扰素-β(IFN-β)糖基化后，使其免疫原性降低而获得成功。1990 年，Gribben 等[50]对重组人 GM-CSF(rhGM-CSF)进行糖基化后，也获得了成功。因此，可以推测可能是糖基侧链遮蔽了生物大分子产生免疫原性的活性位点。Yamada 等研究发现，单克隆抗体 Fc 段 CH2 结构域含有一个保守的糖基化位点(Asn-297)。Asn-297 糖链由七糖连接一些末端糖组成末端糖基高度可变的多糖。Asn-297 的糖基化对稳定抗体的结构和抗体能否达到最佳疗效有重要的作用[29]。如果人源抗体 IgG1 的 Asn-297 位点突变为 Gln-297 后，Kayser 等发现抗体在温度升高时结构不稳定，而且比较容易形成蛋白质多聚体[51]。在西妥昔单抗 Fab 片段的糖链中，Harding 等研究发现 α-1,3 半乳糖的存在与其过敏反应的产生有很密切的关系，当利用无半乳糖的糖基化修饰的细胞系生产西妥昔单抗时，所得到的产物免疫原性较低[47]，说明糖的选择与抗原性有关。

4) 小分子抗体的应用

蛋白质的相对分子质量也是衡量药物免疫原性的重要标准。一般来讲，相对分子质量越大，免疫原性越强，相对分子质量小于 10 000 的药物一般不引起免疫反应[33]。抗体分子的抗原结合部位局限在 Fv 段，从而可以构建相对分子质量较小的具有抗原结合功能的小分子片段，以降低其诱发免疫反应的可能性[37, 52]。2006 年，开始使用兰尼单抗治疗黄斑变性，小分子抗体已对整个单抗药物市场产生了显著的影响[52]。这些小分子抗体主要包括单链抗体、单域抗体、Fab 片段、双链抗体、双特异性抗体，以及小分子抗体融合蛋白。小分子抗体由于相对分子质量小，免疫原性低，组织渗透性强，可以结合不易与完整单抗结合的隐藏的抗原表位，且制备相对容易，生产成本较低[53, 54]。1994 年 12 月，FDA 批准了首个重组 Fab 片段阿昔单抗(ReoPro)上市，用以防止血小板聚集及血栓形成，作为冠状动脉导管插入术时预防心肌缺血的辅助用药取得成功[55]。

5) 避免或减少多聚体的形成

研究表明，多聚体是影响药物免疫原性的重要因素之一。在抗体类药物的开发与生产过程中，天然或变性单体均易聚集形成高相对分子质量的蛋白质多聚体，由此导致新表位的暴露或多价表位的产生，从而激发免疫系统产生免疫反应[34]。在产品工艺开发阶段，应该对抗体类药物的细胞培养、纯化、制剂工艺条件、包装和储存条件等进行深入研究，避免或尽量减少蛋白质多聚体的形成。例如，UCB 公司改进了单抗药物的纯化工艺，减少了多聚体的产生，结合新的制剂配方，使其在用药 96 周后产生中和抗体的患者比例降低了 20%。我国的单抗类生物仿制药强克在纯化工艺中，不但设计了去除蛋白质多聚体的工艺步骤，而且使用了性能稳定、技术先进的层析填料，有效地减少和控制了多聚体含量，改善了药物的免疫原性问题[34, 56]。

6.4.4.7　免疫毒性的研究

单克隆抗体有特异性识别作用靶点的能力，具有药效精确可控、副作用小的优点。但是抗体药物作为一种新型的药物具有特定的免疫原性，这类药物可能会与非靶器官外的其他组织或细胞结合，从而产生严重的副作用。因此抗体药物的免疫交叉反应在药物临床前的安全性评价中非常重要。免疫毒性包括免疫抑制、免疫原性产生、超敏反应、自身反应和不良免疫刺激等。免疫毒性的研究方法包括血中抗独特型抗体测定并分析其动态变化、血液及骨髓中白细胞计数及分类、免疫器官质量及功能变化、淋巴细胞增殖反应、全身各组织因免疫复合物形成和沉积所导致的病理变化，有时还包括行为和神经方面的变化等[20]。

蛋白质类药物，包括抗体药物，其免疫原性是影响药物效应的重要因素。通过不断地协调统一，最终建立了一项测定抗药物抗体(ADA)的系统方法，该方法规定了明确的评价标准，评价内容包括测定 ADA 的浓度或滴度、亲和力、免疫球蛋白的同型/亚型及其中和能力[57]。

表 6-4 显示了一个简短的治疗性蛋白质清单，它代表了主要药物产品，即单克隆抗体、重组细胞因子、酶和其他蛋白质的免疫原性和特点[58~60]。表中所列更详细的资料，可见于 www.fda.gov 和其他最近的评论。这些响应特性是对生物分析的挑战。研究者的观点和政府法规的指导性文件可能为人们认识这些问题提供了重要的见解和方向。

表 6-4　生物技术产品的免疫原性特点和发生率[58~60]

药物	作用机制	类型	免疫原性发生率[58~60]	ADA 估测浓度(类型)
阿达木单抗	抗肿瘤坏死因子-α(TNF-α)抗体	人 IgG1 κ	1%～12%	NR
英夫利昔单抗	抗 TNF-α 抗体	嵌合 IgG1 κ	10%	NR
阿来组单抗	抗 CD52 抗体	人源化 IgG1 κ	8.3%	NR
莫罗莫那-CD3	抗 CD3 抗体	鼠源 IgG1 κ	86%	(IgM、IgG、IgE)
西妥昔单抗	抗表皮生长因子受体(EGFR)抗体	嵌合 IgG1	5%	NR(IgE)
那他珠单抗	抗 α4β1 抗体	IgG1 κ	9%	NR
利妥昔单抗	抗 CD20 抗体	嵌合 IgG1 κ	1%	NR
达比波廷 α	促红细胞生成素(EPO)类似物	蛋白	3%～4%	0.2～1μg/ml(IgG1～IgG4)
干扰素	干扰素	蛋白	6%～24%	NR
阿那白滞素	白介素-1(IL-1)受体拮抗剂	蛋白	28%	NR
重组凝血因子 VIII，IX	凝血因子 VIII，IX 替代物	蛋白	3.6%～20%	1.2～3BU
阿葡糖苷酶 α	阿葡糖苷酶 α 替代物	蛋白	89%	滴度>12 800(IgG)

注：NR，未报道

1) 抗体药物的免疫交叉反应

只有认识和了解抗体药物免疫交叉反应相关的研究背景、国际法规要求、试验设计特点及试验操作注意事项等要求，重视免疫交叉反应试验系统设计的合理及试验操作的严格可以有效控制试验结果的准确可靠，才能正确判定抗体类药物是否存在组织交叉反应。根据美国 FDA 的相关规定，抗体药物的免疫交叉反应常常采用正常成人组织或相应的细胞株进行免疫组织化学或免疫细胞化学试验。在一些特殊情况下，免疫交叉反应也可选用培养的细胞株、干细胞、胚胎或胎儿组织。为覆盖人类基因的多态性，所采用的成人组织最好来源于 3 个或 3 个以上的捐赠者。免疫交叉反应中抗体浓度的选择非常重要。最佳的抗体浓度应该是与靶器官有效结合的最低浓度。此外，免疫交叉反应试验必须选用阴性和阳性对照组。据国外文献报道，一般的组织细胞中均有转铁蛋白受体的表达，所以常将抗转铁蛋白受体抗体作为阳性抗体。同时将检测抗体与相应的靶器官或细胞株进行反应，作为阳性对照中的自身对照，以确保检测抗体的效力。良好的免疫组织化学或免疫细胞化学染色切片是正确判定染色结果的基础和前提。因此，要根据染色结果进行调整。

2) 免疫毒性主要表现

免疫毒性主要表现为免疫抑制、免疫原性产生、超敏反应、自身反应和不良免疫刺激等。有关单抗药物免疫毒性的检测，一般将免疫毒性终点纳入非人灵长类动物的重复给药毒性试验中，依此来评价免疫毒性。

3) 评价受试物的潜在免疫原性

免疫毒性试验一方面评价受试物的潜在免疫原性，同时众多生物技术药物能调节体液和细胞免疫。注射部位的炎症反应提示刺激反应，但应认识到简单的注射创伤和配方中载体引起的特殊毒性效应可能也会导致注射部位的毒性变化。靶细胞上表面抗原的表达可能会改变，有潜在自身免疫并发症。免疫毒性研究还应考察与非靶组织结合的潜在毒性反应，如与人组织或细胞的交叉反应性或与非靶组织结合情况等。若有合适的模型，建议进行体外和动物体内试验，尤其是对具有溶细胞性的免疫复合物或具有抗体依赖细胞介导的细胞毒作用(ADCC)的单抗，还应考虑进行一种以上超剂量及重复剂量的动物毒性试验[13]。

单抗大多数是异源性的，反复多次使用可能会引起血清样过敏反应，但一般都是轻度的，经对症处理后，症状会消失。最严重的免疫方面副作用是过敏性休克，但比较少见[21]。对单抗进行嵌合或人源化都可以减少免疫原性[13]。动物体内产生抗独特型抗体时，应检测抗体的滴度、产生抗体的动物数和抗体性质(中和抗体或非中和抗体)。

4) 抗体反应的描述

生物技术药物对动物具有免疫原性，因此进行重复给药的毒性试验时应测量与药品相关的抗体，这有助于对研究结果作出解释。抗体反应需加以描述，如滴度、反应动物数、中和性等。抗体形成应与任何药理和毒理学变化相联系，如抗体形成对 PK/PD 参数、不良反应的发生率和严重程度、补体激活或新的毒性反应出现的影响。对与免疫复合物形成和沉积相关的可能病理变化也应注意。除非免疫反应中和了大部分动物的药理和毒理学效应，否则抗体检测不应成为早期终止临床前安全性评价和修改试验持续时间的唯一标准。

5) 免疫药理毒理学参数

抗体类药物作为一种新型的生物技术药物具有特定的免疫原性，如果除去本身特定的靶器官外，正常组织细胞中存在相同或相似的抗原决定簇，抗体药物则可能会与非靶器官外的其他组织或细胞结合，从而产生严重的副作用。因此抗体药物的免疫交叉反应在药物临床前的安全性评价中非常重要。因此，免疫毒性在抗体药物中更有其特殊性，也较复杂。

由于抗体的产生会影响药理毒理学参数，但是，动物体内抗体的形成并不能预示人体内有抗体形成的潜能，人体也可能产生抗人源化单抗的血清抗体，但往往在抗体出现后仍存在治疗作用。如果抗体的出现不干扰对安全性评价数据的解释，则可以认为抗体产生无特殊意义。除非抗体的出现在大多数动物中中和了单抗的药理毒理作用，否则把抗体的出现作为终止安全性评价试验或修改试验方案的唯一标准是不恰当的。因此阐述试验数据时，应考虑到抗体对药代动力学、药效学、不良反应发生率、补体激活和新的毒性出现的影响。例如，Pascolizumab 是一种人源化的抗 IL-4 单抗，在猕猴体内进行试验时，抗 Pascolizumab 抗体的出现率仅为 12.5%。在 9 个月的长期毒性试验中，抗 Pascolizumab 抗体的产生是短暂的，而且在第 2、3、4 次试验中没有监测到抗体产生。抗 Pascolizumab 抗体消失后，Pascolizumab 的药代动力学参数与没有产生抗体的猴子体内的药代动力学参数相似。可以预测 Pascolizumab 在人体内免疫原性比在猕猴体内弱，但是抗独特型抗体的反应仍然可能发生[14]。如前所述，这种短暂性的抗体反应不会影响在人体内长期治疗时 Pascolizumab 的药物浓度水平。

6.4.4.8 安全药理学研究

安全药理学(safety pharmacology)研究是新药非临床安全性评价的一项重要内容，主要研究药物在治疗范围内或治疗范围以上剂量时，出现的潜在不期望的不良影响，并研究观察到的和(或)推测的药物不良反应机制，从而最大限度地保障新药进入临床研究之前或上市之后，及早发现可能出现的治疗作用之外的不良反应。安全药理学研究概念最早出现于 1997 年人用药品注册技术国际协调会(ICH)的实施新药临床研究所需非临床安全性试验的时间安排(M3 指导原则)和生物技术药物的临床前安全性评价(S7 指导原则)中[18]，要求在非临床安全性评价中必须进行安全药理学研究，用于支持药物的人体临床研究。ICH 于 2000 年发布的“人用药品安全药理学研究指南”促进了该学科的快速发展，使安全药理学的设计原则、研究内容、动物模型选择、观察指标确定等有了规范的要求。

实验设计的基本要求是根据药物的用途和特性，采用合理的方法进行安全性药理学研究。实验设计需根据药物作用的特点和临床使用的目的而变化，选用认可的方法，包括科学而有效的新技术和新方法。某些安全性药理检测可根据药效反应的模型、药代动力学的特征、实验动物的种类、敏感性和可重复性来选择实验方法。实验可采用体内和(或)体外的方法。

6.4.4.9 心脏毒性

药物心脏毒性，也称为作为药物引起的心脏损伤，多种靶向治疗药物，如舒尼替尼(Sunitinib)、伊马替尼(Imatinib)、曲妥珠单抗(Trastuzumab)、索拉非尼(Sorafenib)引起心脏毒性的概率不同。

在许多情况下，临床心脏不良事件中没有预料到基于临床前安全性评价的分子水平问题。为了支持和发展将有效的、安全的激酶抑制剂用于治疗癌症和其他适应证，新的临床前研究方法和为预测临床心脏毒性而开展的筛选是必要的。例如，实验室研究药物分子诱导的心脏毒性的分子机制已经确定为临床安全性研究的共同主题，包括线粒体扰动调节磷酸腺苷活化蛋白激酶的活性。表征心肌特异性激酶基因敲除小鼠模型的研究，认识一些信号在心脏中的协调稳态作用。因此，在考虑激酶作为潜在未来目标或检查新型激酶抑制剂的二次药理作用(secondary pharmacological interaction)时，这些模型可能有助于用于心脏潜在不良反应的临床实践。

从公布的有限数据可以看到，描述激酶抑制剂在临床前与临床研究相关的心脏毒性仍然存在(表 6-5)。然而，从监管部门的批准文件中的一些信息可以看到，在特定的 FDA 的新药申请(NDA)的药理学评论中有所介绍[61]。在某些情况下，例如，对于伊马替尼(Imatinib)和曲妥珠单抗(Trastuzumab)，在临床的心脏不良事件中没有预料到基于临床前安全性评价在分子水平的研究[62]。这可能是由于：①缺乏从临床前研究转换到人的对于特定的毒性机制问题；②没有明显的病理的微妙和(或)无症状的临床前心脏功能不全；③在临床上，没有重视临床前评价或忽视其生物学意义的问题；④原有的心脏疾病和功能障碍患者治疗后可能加剧；⑤某些临床药物不良反应可能不会从年龄、健康、药物处理的动物结果来预测临床研究，也有可能是其他混杂因素，如性别因素[63]。

表 6-5　激酶抑制剂在临床前研究出现的心脏毒性

药物/生物制品	靶点	肿瘤学适应证	临床前心脏毒性研究	临床心脏毒性研究
曲妥珠单抗(赫赛汀)	人表皮生长因子受体 2(ErbB2)	人表皮生长因子受体 2 阳性乳腺癌	未见报道 在 6 个月的灵长类研究中未发现毒性	LVEF 及 HF 降低，若预先或同时服用蒽环类药物，可增加其用药风险
拉帕替尼(泰克泊)	EGFR(ErbB1)与人表皮生长因子受体 2(ErbB2)	人表皮生长因子受体 2 阳性乳腺癌	狗平均心肌收缩压、舒张压及动脉血压呈剂量依赖性增加； 大鼠和狗体内局灶性纤维化和肌细胞退化； 大鼠和狗体内未见 QT 变化	LVEF 及 HF 降低，无症状的心脏突发事件和 QT 间期延长
甲磺酸伊马替尼(格列卫)	Bcr-Abl、PDGFR-α 和 PDGFR-β、c-kit	CML(Ph+)、ALL(Ph+)、GIST(c-kit+)、MDS/MPD、ASM、HES、CEL 与 DFSP	大鼠可见可逆性肥肿；大鼠单次静脉给药后可见剂量依赖性的短期动脉血压降低；大鼠或狗体内未见 ECG 改变；对豚鼠离体心房的跳动频率和收缩力均无影响；狗单次口服给药后对其 BP 和 HR 均无影响	LVEF、LVD 和 HF 降低
达沙替尼(施达赛)	Bcr-Abl、Src 家族、c-kit、PDGFR-β 与 EPHA2	CML 与 ALL(Ph+)	QT 间期延长，收缩压、舒张压及动脉血压升高；血管及心肌纤维化，心肌肥厚，心肌坏死，瓣膜出血，心室、心房及心脏炎症	QT 间期延长和 HF
尼洛替尼(达希纳)	Bcr-Abl、PDGFR-α 和 PDGFR-β、c-kit	CML(Ph+)	QT 间期延长	QT 间隔延长及猝死(可能与心室复极有关)

续表

药物/生物制品	靶点	肿瘤学适应证	临床前心脏毒性研究	临床心脏毒性研究
索拉菲尼（多吉美）	Raf-1 (c-Raf)、b-Raf、VEGFR1、VEGFR2 和 VEGFR3、PDGFR 家族、c-kit	HCC 和 RCC	对于离体浦肯野纤维的 AP 作用表明其对 hERGK-电流和钙内向电流具有潜在的抑制作用。在狗体内为期 12 个月的研究中，未见 ECG、BP 或 HR 的改变。在为期 3 个月的大鼠研究中可见自溶、退化和炎症反应。在狗 12 个月的研究中观察到 CK 水平的升高同时伴有心脏出血及淤血	心肌缺血、梗死，生化/ECG 改变及 BP 增高
苹果酸舒尼替尼（索坦）	VEGFR1-3、PDGFR-α 及 PDGFR-β、集落刺激因子 1 受体(RET 激酶、c-kit 及 FLT3 激酶)	RCC 和 GIST	犬浦肯野纤维可见 AP 周期延长。舒尼替尼及其主要代谢产物是强效的 hERG 通路阻断剂。给予剂量相当于人的临床暴露量时可见 QT 间期延长和 HR 缩短。在灵长类动物体内可见多种 ECHO 参数的改变，包括右心房与主动脉的内径比例、LVEF 时间及 LV 面积降低。组织病理学研究发现毛细血管增生、心肌空泡化和心包发炎	QT 间期延长，LVEF、LVD 及 HF 降低，BP 增高。HF 与心血管并发症相关

6.4.4.10　其他安全性研究

人源化单克隆抗体毒性小，半衰期延长，免疫原降低，具有高度的种属特异性。例如，重组人源化抗血管内皮细胞生长因子抗体(rhuMAbVEGF)在食蟹猴中有生物学活性，但不与大鼠和小鼠的血管内皮细胞生长因子结合，因此毒性试验在食蟹猴中进行。结果显示，rhuMAbVEGF 除能抑制骨骼和黄体部位生理性血管形成外，在高达 50mg/kg 的剂量下无明显与治疗相关的毒性反应[13]。

6.5　靶向性分布单抗的药代动力学研究是设计毒理和安全性研究的基础

有研究资料证明灵长类为最相关动物种属时，未偶联的单抗药物的药代和毒代动力学(PK/TK)试验应考虑采用此类动物进行研究。单抗药物在相关动物中进行的 PK/TK 试验(吸收、蓄积、分布和消除)能为预测安全范围提供重要信息。其中 TK 实验一般作为相关毒理学研究的卫星试验(或相伴实验)。靶向性分布是单抗 PK 研究的关键，以靶组织浓度高于非靶组织浓度表示靶向性。另外，血液和靶点浓度的持续时间、血中抗体浓度与药物作用关系、血中抗体有效浓度、抗抗体的产生与毒性的关系、药物间相互作用等也是临床前 PK/TK 研究的重点。值得注意的是，不同抗体来源如鼠源性、嵌合性、人源化或人单抗具有独特的 PK/TK 特点，甚至同一抗体的不同片段其 PK 也各具特点，如 IgG Fc 片段的半衰期($t_{1/2}$)是 10～20 天，Fab 和 L 链片段的 $t_{1/2}$ 分别是 0～18 天和 0～14 天[19]。当研究需要用放射性核素标记单抗时，需要证实标记的单抗仍保持了与非标记单抗相当的生物活性。即使这样，有时也难以解释使用放射性标记单抗得到的组织放射活性和(或)放射自显影数据，因为标记联结有时不稳定，或标记的氨基酸进入与药物无关的蛋白质循环。

单抗药物在相关动物中进行的 PK 和 TK 试验(吸收、蓄积、分布和消除)能为预测安全范围提供重要信息。靶向性分布是单抗 PK 研究的关键，以靶组织浓度高于非靶组织浓度表示靶向性。另外，血液和靶点浓度的持续时间、血中抗体浓度与药物作用关系、血中抗体有效浓度、抗抗体的产生与毒性的关系、药物间相互作用等也是临床前动物 PK 研究的重点[19]。如果对此类药物的代谢途径已有相当的了解，那么一般不需要进行经典的生物转化试验。但是由于免疫介导的清除机制也可能影响单抗药物在动物体内的 PK 和 TK 行为，当无合适动物模型时，动物 PK 可以考虑不做，但要加强临床研究的 PK 方面的监控。PK 和 PD 终点反应与受体特性和人拟用剂量结合，确定合适剂量来考虑设计试验。

6.6　抗体药物安全性研究实例

6.6.1　易普利姆玛(Ipilimumab)单抗的毒理学和安全性

2011 年 3 月，美国食品药品监督管理局(FDA)批准了一种可特异性中和人细胞毒 T 淋巴细胞相关抗原 4(CTLA4)的全人源单克隆抗体易普利姆玛(Ipilimumab)，以用于治疗不可切除的或转移性的黑色素瘤。它是一种重组的全人源免疫球蛋白 IgG1κ 单克隆抗体，可结合 CTLA4 并阻断 CTLA4 与 CD80 或 CD86 的相互作用。其作用机制研究表明通过封闭 CTLA4 可增强 T 细胞的活化与增殖。在最初的小鼠实验中，研究人员发现以体内法给予 CTLA4 的特异性抗体可以抑制已经形成的黑色素瘤。这促使了 CTLA4 特异性全人源单克隆抗体的研发，并使其作为一种潜在的癌症免疫治疗制剂。虽然通过风险评估和降低风险的策略以确保该药的治疗优势大于风险，但是不能说不存在风险，如免疫介导的炎症反应问题。该单抗相对较低的反应率及毒性，可供患者进行选择，但发现利用生物标志物预测反应成为未来的一个很关键问题。对免疫系统负调节关键点的不断认识已经促使人们必须研究一些新的免疫调节剂，因此增强治疗效果并且取代易普利姆玛存在一定的可能性和必要性[64~66]。

6.6.1.1　非临床毒理学

(1)动物毒理学：对猴的产前和产后发育的研究表明，妊娠猴从第一个 3 个月器官形成期至分娩每 21 天接受临床剂量(3mg/kg)或高于临床剂量 2.6 倍或 7.2 倍的 Ipilimumab(按 AUC 计)。在猴重复静脉注射易普利姆玛的毒理学试验中，具有良好的耐受性，与免疫相关的不良反应出现较少(3%左右)，这些不良反应包括大肠炎(其中 1 只猴因该病死亡)、皮炎、输液反应等。个别猴出现甲状腺和睾丸质量减小，但是在病理学检查中没有发现异常，是否与给药相关尚不清楚[64~66]。

在妊娠的前两个 3 个月未检测到与治疗相关的对生殖的不良作用。从第三个 3 个月开始，Ipilimumab 组经受较高发生率的流产、死胎、早产(与相应体重减轻)，以及幼猴比对照发生依赖剂量方式的较高死亡率。

对 Ipilimumab 靶点 CTLA4(CTLA4$^{+/-}$)遗传工程化小鼠杂合子，表现健康和生产健康 CTLA4$^{+/-}$杂合子子代。交配 CTLA4$^{+/-}$杂合子小鼠也生产 CTLA4(纯合子阴性，CTLA4$^{-/-}$)缺陷子代。CTLA4$^{-/-}$纯合子阴性子代出生时表现健康，3～4 周龄时表现多器官淋巴增生疾病，有大量淋巴增生和多器官组织破坏。

(2)癌发生，突变发生，生育力影响试验：未曾在长期动物研究中评价 Ipilimumab 的致癌性潜能，也未曾评价 Ipilimumab 遗传毒性潜能，结果显示，其致畸、致突变及生殖毒性试验尚未研究，目前尚无此方面的数据[64~66]。

6.6.1.2 临床免疫介导的不良反应

1. 免疫介导小肠结肠炎

在该单抗治疗患者研究中发生 34 例(7%)严重、危及生命或致命性(超过基线 7 次腹泻，发热，肠梗阻，腹膜征象；3～5 级)免疫介导小肠结肠炎；在治疗患者中发生 28 例(5%)中度小肠结肠炎(腹泻超过基线达 6 次，腹痛，粪中有黏液和血；2 级)。所有治疗患者(n=511)中有 5 例(1%)患者发生小肠穿孔，4 例(0.8%)患者因并发症死亡，26 例(5%)患者因严重小肠结肠炎住院。有 3～5 级小肠结肠炎和有 2 级小肠结肠炎的患者发作中位时间分别为开始用该单抗后 7.4 周(范围 1.6～13.4 周)和 6.3 周(范围 0.3～18.9 周)。有严重小肠结肠炎的患者永远终止使用该单抗。

2. 免疫介导肝炎

该单抗治疗患者研究中 8 例(2%)发生严重、危及生命或致命性肝毒性[谷胱甘肽巯基转移酶(AST)或谷丙转氨酶(ALT)升高大于正常上限 5 倍或总胆红素升高超过正常上限 3 倍]，有致命性肝衰竭 0.2%和 0.4%的治疗患者住院。另外 13 例(2.5%)患者经受中度肝毒性表现为肝功能试验异常(AST 或 ALT 升高超过 2.5 倍但不超过正常上限 5 倍或总胆红素升高大于 1.5 倍但不超过正常上限 3 倍)。在所有患者中基础病理学未确定但在某些情况下包括免疫介导肝炎。有活检证明的肝炎患者数不足，不能描述此事件的临床过程特征。该单抗给药前监查肝功能检验(肝转氨酶和胆红素水平)和评估患者肝毒性体征和症状。

3. 免疫介导皮炎

该单抗治疗患者中 13 例(2.5%)发生严重、危及生命或致命性免疫介导皮炎，毒性表皮坏死、皮疹并发全层厚度皮肤溃疡，或坏死性、大疱或出血性表现。1 例(0.2%)患者死于毒性表皮坏死的结果，另一例患者严重皮炎需要住院。有 63 例(12%)中度(2 级)皮炎患者。监查患者皮炎体征和症状，如皮疹和瘙痒。除非已确定另外病因，否则皮炎体征或症状应被考虑为免疫介导。

4. 免疫介导肾病

研究报道一例致命性格林巴利综合征(Guillain-Barré syndrome)和一例严重周围运动神经病变。临床发展计划报道重症肌无力和另外格林巴利综合征病例。监查运动和感觉神经病变症状如单侧或双侧软弱，感觉变化，或感觉异常。严重神经病变患者永远终止使用该单抗。

5. 免疫介导内分泌病变

研究发现有 9 例(1.8%)该单抗治疗患者发生严重至危及生命的免疫介导内分泌病变，所有 9 例患者有垂体功能减退，其中有些还有内分泌病变如肾上腺功能不全、性功能减退和甲状腺功能减退。其中 6 例患者因严重内分泌病变住院。12 例(2.3%)患者发生中度内分泌病变，并有甲状腺功能低下、肾上腺功能不全、垂体功能减退；甲状腺功能亢进和库欣综合征各 1 例。中度至严重免疫介导内分泌病变中位时间为 11 周。监查患者垂体炎，肾上腺功能不全(包括肾上腺危象)，甲状腺功能亢进或减退的临床特征和症状。患者可能有疲乏，头痛，精神状态变化，腹痛，不寻常肠道习惯，低血压，或与其他原因如脑转移或所患疾病相似的非特异性症状。除非已确定另外病因，否则应考虑是免疫介导的内分泌病变的体征或症状。

6. 其他免疫介导不良反应

研究中使用该单抗治疗患者可见具有临床意义的免疫介导不良反应，包括肾炎、肺炎、脑膜炎、心包炎、葡萄膜炎、虹膜炎、溶血性贫血、心肌炎、血管病变、颞动脉炎、血管炎、风湿性多肌痛、结膜炎、睑炎、上巩膜炎、巩膜炎、白细胞破碎血管炎、多形性红斑、银屑病、胰腺炎、关节炎和自身免疫性甲状腺炎[67]。

6.6.2　奥马珠单抗(Omalizumab)的毒理学和安全性

6.6.2.1　动物毒性研究

支气管哮喘(简称哮喘)是多基因参与的具有遗传易感性的慢性气道变应性疾病，其发病涉及多种炎症细胞、炎性介质和复杂的细胞因子网络，以血清 IgE 增高、肺组织嗜酸性粒细胞浸润和气道高反应性为显著的临床特征。血清 IgE 和特异性 IgE 水平增高是哮喘的主要临床特征，也是引起哮喘发生和发展的关键环节之一。

抗 IgE 单克隆抗体奥马珠单抗是重组人源化抗 IgE 单克隆抗体，可选择性与高亲和力 IgE 受体结合，降低血浆中游离的 IgE 水平，从而抑制由 IgE 引起的一系列生物学效应。同时还对嗜碱性粒细胞、肥大细胞、B 细胞等具有调节作用。临床上主要用于治疗哮喘、荨麻疹、湿疹等过敏性疾病，具有良好的安全性和耐受性。相信该药的使用将会为过敏性疾病的治疗带来新的希望。抗 IgE 单克隆抗体奥马珠单抗(Omalizumab)能与血液循环中的 IgE 高度特异性结合，并阻断 IgE 与效应细胞膜表面受体相互作用，阻止效应细胞脱颗粒，从而阻断哮喘的发生和发展。

在动物实验中，未发现奥马珠单抗有母体毒性、胚胎毒性或在器官形成期的致畸毒性，或在受孕晚期、分娩期及哺乳期对胎儿/新生儿的生长发育有不良作用。奥马珠单抗与 IgG 类似，可以跨越胎盘屏障并从乳汁分泌，目前尚无有关药物对人类妊娠和哺乳的危害方面的资料。虽然胎儿和新生儿吸收该药的风险尚不清楚，但在必要的情况下，可用于孕妇。截至目前也未发现因此类抗体的产生而导致的免疫复合物介导的病理性反应。由于哮喘属慢性疾病，尤其是儿童需长期用药，长期研究并在药物整个开发阶段评估其血清 IgE 的抑制作用是必要的。Kamin 等认为，患过敏性疾病的儿童长期服用奥马珠单抗是安全和可耐受的[68]。

6.6.2.2　临床不良反应

所有服用奥马珠单抗的受试者具有类似的全身不良事件，按严重程度可分为轻度至中度不良事件。报告最多的不良事件是：疲倦、关节痛、皮疹、腹泻、恶心、呕吐、眩晕、鼻出血、月经过多、瘙痒、皮炎及血肿等。其他全身不良反应还有：病毒性感染（23%）、上呼吸道感染（20%）、鼻窦炎（16%）、头痛（15%）及咽炎（11%）等。各临床试验迄今尚未发现抗 IgE-IgE 免疫复合物疾病，也未发现补体激活或结合的证据。曾发生在猴子身上的血小板异常尚未在人体临床试验中发现。大约 45%接受治疗的患者注射部位发生了包括溃破、发红、发热及烧灼感在内的反应，且出现这些不良反应的比例（12%）较安慰剂更高（9%）。这类反应出现在注射后 1h 以内，但随着治疗的继续，发生率会下降[69]。

早在 2009 年 7 月 16 日，美国食品药品监督管理局（FDA）发布信息，宣布正在对奥马珠单抗（Omalizumab）的一项中期研究结果进行安全性评估。该项研究提示，与对照组相比，该单抗可能增加心血管和脑血管不良事件发生的风险[70]。

该单抗经批准用于中重度持续性哮喘的成年患者和青少年（12 岁或以上）患者，这些患者的气源性致敏原检测为阳性，且无法通过吸入性糖皮质激素控制病情。一项名为“中重度哮喘患者的临床疗效和长期安全性评价”（EXCELS）的研究是一项针对近 5000 名接受该单抗治疗的患者的观察性研究，对照组大约纳入了 2500 名未接受该单抗治疗的患者。其主要目的是评估 5 年中使用该单抗治疗的长期安全性。受试者为 12 岁及以上的中重度持续性哮喘发作且气源性致敏原检测为阳性的患者。

根据该药研发公司基因泰克（Genentech）公司所提交的中期数据，与对照组相比，单抗治疗组患者出现缺血性心脏病、心律失常、心肌病、心力衰竭、肺动脉高压、脑血管疾病、栓塞、血栓形成及血栓性静脉炎事件的比例均有不同程度的增加。FDA 建议在 EXCELS 研究评估完成之前，医护人员和患者应了解处方信息中所描述的风险与效益，并及时从 EXCELS 研究中获知有关心脑血管不良事件风险的最新信息[70]。

6.7　新技术、新方法的应用

在很多有关研究药物安全性的文献中都很注重方法问题[71~74]。单克隆抗体的安全性评价常常需要灵活的方法，如应用同源单抗和转基因小鼠等。但是，用动物进行的临床前安全性评价结果能否完全类推到人体，一直是难以解释的难题。临床严重不良反应的发生不仅仅危害受试者的健康，也是对整个单克隆药物产业的一个沉重打击。为避免药物的临床不良反应，关键是要进行全面的、详细的、有针对性的临床前动物评价，重点是评价单克隆抗体对临床前安全药理学和长期免疫特点的影响。为了能够提供更多的数据预测临床安全性，除了需要灵活的方法外，更需要先进的方法，重视新技术、新方法的应用显得十分重要。

由于单抗类药物在种属特异性、免疫原性、免疫毒性、药代动力学和毒代动力学等方面都有别于常规药物，因此通过嵌合单抗 NC05017 的安全性评价研究，探索单抗类药物安全性评价的新技术和新方法。在 NC05017 的试验研究中，共使用了 4 种不同于常规药物安全性评价的新技术和新方法[71]。

6.7.1　体外试验筛选和确定药物敏感动物

我们知道，同一种化疗药物对不同类型肿瘤疗效不同，即使同一种肿瘤由于患者个体差异，相同药物治疗效果也不同。而临床上往往用同一种化疗药物或同一套化疗方案治疗不同的肿瘤患者，这显然带有一定的盲目性，甚至部分患者初次化疗即告失败，而往往初次化疗的成败对疗效和提高患者生存期有着举足轻重的影响。抗癌药物敏感度预测试验筛选出对特定患者肿瘤敏感的抗癌药物，明确告知肿瘤患者对何种化疗药物效果最佳，为临床医生用药提供重要依据。因此在研究中，确定体外试验筛选和确定药物敏感动物至关重要。

通过体外试验筛选和确定药物敏感动物。利用血小板结合试验，发现 NC05017 与人、Beagle 犬和恒河猴的血小板结合力为人>Beagle 犬>恒河猴，而与大鼠、小鼠没有特异性结合，因此，在动物选择上首选 Beagle 犬进行药物安全性评价研究[75]。

6.7.2　组织交叉反应试验

组织交叉反应是单克隆抗体类药物临床前安全性评价的重要组成部分。通过免疫组织化学方法考察单抗类药物与人体内非靶抗原的结合情况，为临床用药监测毒性提供参考。随着单克隆抗体研发由鼠源型向全人源化单抗的转变和发展，单抗药物的组织交叉反应试验也随之出现了一些问题，包括标本、组织选用、试验设计、抗体浓度选用及对所得和结果进行综合分析等。近年来组织交叉反应研究的方法值得深入探讨，以促进和推动抗体类药物的临床前安全性评价技术的发展[76]。

(1) 组织标本选择：组织交叉反应最好采用成人冰冻组织，推荐使用手术标本。尽管手术组织是最佳来源，但部分组织不易获得，如脑或其他重要器官，因此大多数的组织样本来源于尸体解剖。在尸检中，尽可能缩短死亡时间与组织标本收集的时间间距。关于死者的一般信息必须收集，包括年龄、性别、民族、病史及死亡原因。此外，如果采用固定液固定的组织标本，则需要确保固定处理过程中靶抗原没有损失。

(2) 组织抗原的表达：一般的组织细胞中均有转铁蛋白受体的表达，所以常将抗转铁蛋白受体抗体作为阳性抗体。通过平行检测转铁蛋白受体的情况来监测靶抗原的情况。部分学者也有采用 β2 微球蛋白抗体检测组织中的抗原表达情况[76]。如果创新的单抗药物是针对病毒或支原体等病原体的特异蛋白，则可以考虑选用表达该种特异蛋白的培养细胞作为阳性对照。

(3) 免疫荧光技术：应用免疫荧光技术在组织切片上观察抗原的表达。该方法将一抗进行荧光标记后与相应抗原结合。之后，随着辣根过氧化物酶的发现，免疫酶标记抗体开始用于抗原的检测。单抗药物的组织交叉反应最常用到的是免疫组织化学方法，通过酶底物显色的方式检测单抗是否与正常人体组织存在结合[76]。

(4)免疫组织化学应用：直接法和间接法免疫组织化学染色方法可根据需要选用。但二者有差异，直接免疫组化法只采用一抗，通常可以标记辣根过氧化物酶、生物素、碱性磷酸酶或其他色原体。在生物素标记一抗后，仍需要使用抗生物素蛋白或链霉素连接辣根过氧化物酶，再与生物素结合，从而显现抗原的表达。间接免疫组化法采用二抗、三抗或者四抗，通常包括生物素或一些酶。组织交叉反应中最终采用何种方法取决于最佳的染色和最低的背景染色或非特异性染色。单克隆抗体是“人源化单抗”，由于正常人组织能与二抗(抗人组织抗体)结合造成背景非特异性染色增强，在很大程度上会影响试验结果。文献报道直接标记抗体可以在一定程度上改善背景染色。但是必须保证标记抗体不会改变抗体的 CDR 与相应受体表位的结合及抗体本身的特异性[76]。

组织交叉反应试验构建了用于单抗类药物安全性评价的人体组织库，完成了该药物与人体组织的交叉反应试验，结果发现 NC05017 与 29 种正常人体组织均无特异性组织交叉反应，但能与人血小板特异性结合，其和药效学试验结果一致[71]。

6.7.3　抗体酶标检测试剂盒的应用

在药代动力学评价中，自主研制开发了 NC05017 的多克隆抗体酶标检测试剂盒，完成了 Beagle 犬血浆中测定重组抗体融合蛋白 NC05017 的方法学构建。方法学认证结果显示该试剂盒测定方法可靠，特异性强，灵敏度高，重现性好，回收率高，线性范围可满足药代动力学研究的需要[71]。

6.7.4　免疫原性检测

本试验采用改良的 ELISA 方法测定了不同给药阶段 Beagle 犬血清抗体水平，结果发现重复给予 NC05017 不能引起 Beagle 犬血清中产生抗 NC05017 的特异性 IgG 抗体。

通过以上方法的研究，能更准确、更全面地评价单抗类生物技术药物的毒性反应，为我国同类药物的安全性评价研究提供参考依据[75]。

6.7.5　免疫交叉反应与基因的多态性

抗体药物有特异性识别作用靶点的能力，具有药效精确可控、不良反应小的优点，作为一种新型的药物还具有特定的免疫原性。如果除去本身特定的靶外，人体正常存在相同或相似的抗原决定簇，单克隆抗体类药物则可能会与非靶器官外细胞组织结合，从而产生严重的不良反应。因此研究单克隆抗体类药物的免疫交叉反应，在药物临床前的安全性评价中非常重要。抗体类药物的免疫交叉反应常常采用正常成人组织或相应的细胞株进行免疫组织化学或免疫细胞化学试验。在一些特殊情况下，免疫交叉反应也可选用培养的细胞株、干细胞、胚胎或胎儿组织。此外，免疫交叉反应试验必须选用阴性和阳性对照组。同时，将检测抗体与相应的靶器官或细胞株进行反应，作为阳性对照中的“自身对照”，以确保检测抗体的效力。

在一些特殊情况下，免疫交叉反应也可选用培养的细胞株、干细胞、胚胎或胎儿组织。免疫交叉反应中最佳的抗体浓度应该是与靶器官有效结合的最低浓度。良好的免疫组织化学或免疫细胞化学染色切片是正确判定染色结果的基础和前提。因此，要根据染色结果进行调整。免疫交叉反应试验系统设计的合理及试验操作的严格可以有效控制试验结果准确可靠，并正确判定单克隆抗体类药物是否存在组织交叉反应，为临床用药提供参考。

（刘昌孝　蔡永明　张慧霞　张宗鹏）

参 考 文 献

[1] Ortho multicentertransplant study Group. A randomized clinical trial of OKT3 monoclonal antibody for acute rejection of cadaveric renal transplants. New Engl J Med, 1985, 313(6): 337.

[2] U. S. Food and Drug Administration. proposed rule-good laboratory practice regulations. http://www.fda.gov/iceci/inspections/nonclinicallaboratoriesinspectedundergoodlaboratorypractices/ucm072691. htm. [1984-10-29].

[3] Wang T, Jacobson-Kram D, Pilaro AM, et al. ICH guidelines: inception, revision, and implications for drug development. Toxicol Sci, 2010, 118(2): 356-67.

[4] 国家科学技术委员会. 药品非临床研究质量管理规范(试行). 国家科学技术委员会令第 14 号, 1994.

[5] 国家药品监督管理局. 药品非临床研究质量管理规范(试行). 国家药品监督管理局令第 14 号, 1999.

[6] 国家药品监督管理局. 药品非临床研究质量管理规范. 国家药品监督管理局令第 2 号, 2003.

[7] 中华人民共和国药品管理法. 中华人民共和国主席令第 45 号, 2001.

[8] 李琳, 吕琳, 陈金香, 等. 我国 GLP 规范与国际互认. 中国药事, 2008, 22(7): 531-537.

[9] 刘夏, 叶桦. 美国、经合组织和中国 GLP 的特征分析与比较. 药学实践杂志, 2008, 26(5): 372-375.

[10] Hubbard WK. International conference on harmonisation; Guidance on preclinical safety evaluation of biotechnology-derived pharmaceuticals. Federal Reg ister, 1997, 62(222): 61515-61519.

[11] Serabian MA, Pilaro AM. Safety assessment of biotechnology-derived pharmaceuticals: ICH and beyond. Toxicol Pathol, 1999, 27(1): 27-31.

[12] Ebel W, Routhier E, Foley B, et al. Preclinical evaluation of MORAb-003, a humanized monoclonal antibody antagonizing folate receptor-alpha. Cancer Immun, 2007, 7: 6.

[13] Kathryn C, Pullen N, Graham M, et al. Preclinical safety testing of monoclonal antibodies: the significance of species relevince. Nat Rev Drug Discov, 2007, 6(2): 120.

[14] Hart TK, Blackburn M, Brigham N, et al. Preclinical efficacy and safety of pascolizumab(SB240683) : a humanized anti-inerleukin-4 antibody with therapeutic pot ent ial in asthma. Clin Exp Immunol, 2002, 130(1): 93.

[15] Clarke J, Leach W, Pippig S, et al. Evaluation of a surrogate antibody for preclinical safety testing of an ant i-CD11a monoclonal antibody. Regul Toxicol Pharmacol, 2004, 40(3): 219.

[16] Foulkes R. Preclinical safety evaluation of monoclonal antibodies. Toxicology, 2002, 174: 21.

[17] 苗玉发, 李波. 单克隆抗体药物临床前安全性评价中的几个问题. 中国药事, 2008, 22(6): 454-457.

[18] U. S. Food and Drug Administration. FDA-ICH Guidance for Industry: S7A safety pharmacology Studies for human pharmaceuticals. 2001.

[19] 汤仲明, 刘秀文, 宋海峰, 等. 生物技术药物药代动力学. 北京: 化学工业出版社, 2004: 261.

[20] Langezaal I, Coecke S, Hartung J. Whole blood cytokine responses as a measure of immunotoxicity. Toxicol In Vitro, 2002, 15: 313.
[21] Breedveld FC. Therapeutic monoclonal antibodies. Lancet, 2000, 355(9205): 735.
[22] Boon L, Laman JD, Ortiz-Buijsse A, et al. Preclinical assessment of anti-CD40 mAb 5D12 in cynomolgus monkeys. Toxicology, 2002, 174(1): 53.
[23] Ryan AM, Eppler DB, Hagler KE, et al. Preclinical safety evaluation of rhuMAbVEGF, an antiangiogenic humanized monoclonal antibody. Toxicol Pathol, 1999, 27(1): 78-86.
[24] 范玉明, 李露西. 基因工程药品临床前安全性评价. 中国药事, 1994, 8(2): 114-116.
[25] 沈倍奋. 治疗性抗体的改造. 医学分子生物学杂志, 2006, 3(4): 245-249.
[26] Nelson AL, Dhimolea E, Reichert JM. Development trends for human monoclonal antibody therapeutics. Nat Rev Drug Discov, 2010, 9(10): 767-774.
[27] 李心, 龚珉, 徐为人, 等. 抗体药物的国内外市场动态. 现代药物与临床, 2012, 27(3): 185-191.
[28] 王旻. 治疗性抗体药物研究与发展趋势. 药物生物技术, 2011, 18(2): 95-99.
[29] Yamada T. Therapeutic monoclonal antibodies. Keio J Med, 2011, 60(2): 37-46.
[30] Niebecker R, Kloft C. Safety of therapeutic monoclonal antibodies. Curr Drug Saf, 2010, 5(4): 275-286.
[31] 朱宏斌, 杨向民, 陈志南. 治疗性单抗的免疫原性研究进展. 中国免疫学杂志, 2009, 25(3): 286-289.
[32] 薛秀霞. 治疗用生物大分子免疫原性的研究进展. 齐鲁药事, 2012, 31(3): 174-176.
[33] 吕秋军. 生物技术药物免疫原性的评价及面临的挑战. 中国新药杂志, 2007, 16(3): 181-188.
[34] Holgate RG, Baker MP. Circumventing immunogenicity in the development of therapeutic antibodie. Drugs, 2009, 12(4): 233-237.
[35] Swann PG, Tolnay M, Muthukkumar S, et al. Considerations for the development of therapeutic monoclonal antibodies. Curr Opin Immunol, 2008, 20(4): 493-499.
[36] Sekine S. The current state and the issues of antibody drugs. Sci Technol Trends, 2010, 35(1): 9-22.
[37] 贾建桃, 马丽菊, 王秦秦. 治疗性单克隆抗体研究新进展. 医学综述, 2007, 13(5): 325-327.
[38] Hwang WY, Foote J. Immunogenicity of engineered antibodies. Methods, 2005, 36(1): 3-10.
[39] 孙红, 岳玉环, 朱平. 单克隆抗体人源化的进展及应用. 中国生物制品学杂志, 2008, 21(1): 70-73.
[40] Almagro JC, Fransson J. Humanization of antibodies. Front Biosci, 2008, 13(1): 1619-1633.
[41] Presta LG. Engineering of therapeutic antibodies to minimize immunogenicity and optimize function. Adv Drug Deliv Rev, 2006, 58(5-6): 640-656.
[42] 吴永强, 董关木. 人源化单克隆抗体研究进展. 微生物学免疫学进展, 2008, 36(2): 73-77.
[43] Staelens S, Desmet J, Ngo TH, et al. Humanization by variable domain resurfacing and grafting on a human IgG4, using an new approach for determination of non-human like surface accessible framework residues based on homology modelling of variable domains. Mol Immunol, 2006, 43(8): 1243-1257.
[44] Baca M, Presta LG, O'Connor SJ, et al. Antibody humanization using monovalent phagedisplay. J Biol Chem, 1997, 272(16): 10678-10684.
[45] Jones TD, Crompton LJ, Carr FJ, et al. Deimmunization of mon-oclonal antibodies. Methods Mol Biol, 2009, 525: 405-423.
[46] Baker MP, Reynolds HM, Lumicisi B, et al. Immunogenicity of protein therapeutics: The key causes, consequences and challenges. Self Nonself, 2010, 1(4): 314-322.
[47] Harding FA, Stickler MM, Razo J, et al. The immunogenicity of humanized and fully human antibodies: residual immunogenicity resides in the CDR regions. MAbs, 2010, 2(3): 256-265.
[48] 赵洪亮, 刘志敏. 蛋白质糖基化工程. 中国生物工程杂志, 2003, 23(9): 18-20.
[49] Karpusas M, Whitty A, Runkel L, et al. The structure of human interferon-beta: implications for activity.

Cell Mol Life Sci, 1998, 54(11): 1203-1216.

[50] Gribben JG, Devereux S, Thomas NS, et al. Development of antibodies to unprotected glycosylation sites on recombinant human GM-CSF. Lancet, 1990, 335(8687): 434-437.

[51] Kayser V, Chennamsetty N, Voynov V, et al. Glycosylation influences on the aggregation propensity of therapeutic monoclonal antibodies. Biotechnol J, 2011, 6(1): 38-44.

[52] 崔恒, 高磊. 基因工程抗体片段——谱写抗体家族的新乐章. 中国肿瘤生物治疗杂志, 2011, 18(5): 467-472.

[53] 朱振洪, 余勤, 万海同. 基因工程小分子抗体的研究进展. 生物技术通报, 2008, s1: 59-62.

[54] 邓宁, 向军俭, 黄峙. 小分子抗体技术研究进展. 生物学通报, 2004, 39(8): 1-3.

[55] Weisman HF, Schaible TF, Jordan RE, et al. Anti-plateletmonoclonal antibodies for the prevention of arterial thrombosis: experience with ReoPro, a monoclonal antibody directed againstthe platelet GPIIb/IIIa receptor. Biochem Soc Trans, 1995, 23(4): 1051-1057.

[56] 董健. 单抗类药物单抗类药物的免疫原性问题及其控制. 中国执业药师, 2012, 9(9): 15-20.

[57] Chirmule N, Jawa V, Meibohm B. Immunogenicity to therapeutic proteins: impact on PK/PD and Efficacy. The AAPS Journal, 2012, 14(2): 296-302.

[58] Hay C, Recht M, Carcao M, et al. Current and future approaches to inhibitor management and aversion. Semin Thromb Hemost, 2006, 32(Suppl 2): 15-21.

[59] Presta LG. Selection, design, and engineering of therapeutic antibodies. J Allergy Clin Immunol, 2005, 116(4): 731-736.

[60] Thorpe R, Swanson SJ. Assays for detecting and diagnosing antibody-mediated pure red cell aplasia(PRCA): an assessment of available procedures. Nephrol Dial Transplant, 2005, 20(Suppl 4): 16-22.

[61] Mellor HR, Bell AR, Valentin JP, et al. Cardiotoxicity associated with targeting kinase pathways in cancer. Toxicol Sci, 2011, 120(1): 14-32.

[62] Seidman A, Hudis C, Pierri MK, et al. Cardiac dysfunction in the trastuzumab clinical experience. J Clin Oncol, 2002, 20(5): 1215-1221.

[63] Nicolson TJ, Mellor HR, Roberts RR. Gender differences in drug toxicity. Trends Pharmacol Sci, 2010, 31(3): 108-114.

[64] U. S. Food and Drug Administration. YERVOY(ipilimumab) Label. http://www.accessdata.fda.gov/drugsatfda_docs/label/2013/125377s055lbl. pdf. [2013-11-06].

[65] Grosso JF, Jure-Kunkel MN. CTLA-4 blockade in tumor models: an overview of preclinical and translational research. Cancer Immun, 2013, 13: 5.

[66] Assi H, Wilson KS. Immune toxicities and long remission duration after ipilimumab therapy for metastatic melanoma: two illustrative cases. Curr Oncol, 2013, 20(2): 165-169.

[67] 孙双勇, 蒲小平. 抗晚期黑色素瘤新药易普利姆玛的药理与临床研究进展. 中国新药杂志, 2012, 21(17): 1955-1958.

[68] Kamin W, Kopp MV, Erdnuess F, et al. Safety of anti-IgE treatment with omalizumab in children with seasonal allergic rhinitis undergoing specific immunotherapy simultaneously. Pediatr Allergy Immunol, 2010, 21: 160-165.

[69] Lanier BQ, Corren J, Lumry W, et al. Omalizumab is effective in the long-term control of severe allergic asthma. Ann Allergy Asthma Immunol, 2003, 91: 154-159.

[70] U. S. Food and Drug Administration. FDA Drug Safety Podcast: FDA approves label changes for asthma drug Xolair(omalizumab), including describing slightly higher risk of heart and brain adverse events. http: //www. fda. gov/Drugs/DrugSafety/DrugSafetyPodcasts/ucm416786. htm. [2014-09-26].

[71] 吕秋军，丁林茂. 生物技术药物临床前安全性评价研究进展. 中国新药杂志, 2001, 10(4): 252-257.

[72] Benekli M, Hahn T, Williams BT, et al. Muromonab CD3(Orthoclone OKT3), methylprednisolone and cyclosporine for acute graft-versus-host disease prophylaxis in allogeneic bone marrow transplantation. Bone Marrow Transplant, 2006, 38(5): 365.

[73] Weinberg S. Good Laboratory Practice Regulations(2nd edit). New York: Marcel Dekker Inc, 1995: 26-48.

[74] U. S. Food and Drug Administration. Institute of Laboratory Animal Resources Commission on Life Sciences National Research Coucil. 1998.

[75] 耿兴超，彭茜，林志，等. 单抗 NC05017 安全性评价研究中的新技术方法. 毒理学杂志, 2007, 21(4): 302.

[76] 林志，屈哲，吕建军，等. 单克隆抗体类药物组织交叉反应常见问题的探讨. 中国新药杂志, 2012, 21(14): 1960-1963.

第 7 章　抗体药物的临床药理学与治疗学研究

7.1　引　　言

随着对人类基因组学中功能性基因组和支配肿瘤等疾病的基因组的深入认识及高新技术的运用，治疗性药物的发展必将跨入一个全新时代。分子靶向药物的未来研发模式，应以基于生物标志物的个体化药物治疗为目标，以信号网络的级联、反馈、代偿、非线性等特征为依据，强化信号调控网络干预、靶向关键节点的治疗性新药研究策略和新药的发展，将会对疾病的治疗产生深远影响。

当今，如抗肿瘤药物研发正在经历从传统细胞毒类药物向分子靶向药物转变的重大变革。自 1997 年首个分子靶向药物利妥昔单抗(Rituximab)成功上市以来，至今已有 30 种针对各类信号通路的分子靶向药物上市，其间经历了分子靶向药物研发的成功与失败。多种信号分子和通路被确证为抗肿瘤药物的治疗靶点，分子靶向抗肿瘤药物的发展前景良好。大分子靶向药物的研发，如治疗性单克隆抗体药物、抗体-药物偶联物和多肽药物偶联物的诞生均体现了药物创新研发的方向。

21 世纪后的大分子靶向药物的研发在抗肿瘤药物研发战略中占有重要地位，在继续深入发展细胞毒性药物的基础上，同时逐渐引入分子靶向药物的开发。有些已经按照循证医学的原则进入了国际肿瘤学界公认的标准治疗方案和规范。但必须清醒地认识到，分子靶向药物正在面对临床实践中不断出现的诸多问题与挑战。主要问题有疗效不确定性、靶向广谱性与毒性作用等。克服获得性耐药与联合用药等正成为目前分子靶向药物研究的前沿方向。针对以上难点，需要重视靶向药物及其治疗的分子生物学基础研究，认识大多数实体肿瘤都有多靶点、多环节调控过程的特点，认识目前的转化性研究还远远未能解释所发生的一切临床现象。

同步研发药物与诊断监测试剂，目的是筛选出适于接受新药治疗的患者，以提高效率，筛选并排除不适于接受新药治疗的患者，以降低新药的不良反应。靶向治疗药物是针对特定的酶，而同类癌症患者的这类酶有明显个体的、遗传的差异。因此，使用确定这类差异的监测试剂用于患者的筛查，可显著提高临床试验的有效性，缩短临床试验时间，提高研发速度。

随着生物技术科学的发展，个体化医疗优势日益明显。基因组测序成本的降低，医生对利用测序技术诊断日益感兴趣，并被更多支付方所接受，更重要的是药物治疗的疗效也越发现实。关键是投资者能否抓住机遇，确定某些特定药物研发方向，要重视对每种药物的靶向治疗的靶点、使用对象的精准诊断、个性差异研究，促使医生更多地使用特定的分子诊断和个性化医疗。如要获得更为及时、精准和经济的疾病诊断，还需开发和推广更多即时诊断类产品，满足个体化医疗的需要。事实证明，分子诊断和靶向药物同步研发是一项成功的研发策略，具有科学和应用价值。2011 年，美国 FDA 批准上市了两个同步研发的新抗癌药物和生物标志物诊断监测试剂。新药 Zelboral 和 *BRAF* 基因 *V600E* 突变检测试剂用于治疗晚期黑色素瘤获得批准，新药 Xalkori 和诊断监测试剂用于治疗间变型淋巴瘤激酶(anaplastic lymphoma kinase，ALK)阳性的患者取得成功。但是，同步研发模式仍面临许多挑战，一是这类特定药物的有效性和安全性受诊断监测试剂结果可靠性的限制；二是药物和试剂开发的评价及审评程序不尽完善；三是治疗患者选择和诊断监测技术难度受多种技术因素影响。

本章重点讨论抗体药物的临床药理学与治疗学的问题。在完成临床前研究以后，在预测基础上权衡新药的利弊，以转换研究的思维，在伦理原则和法规原则下开展新药研究，将新药向不同阶段临床推进，终成为上市新药，明确新药在临床治疗中的定位并发挥其作用。

7.2　新药临床试验的核心是转换研究

用转换研究思维分析淘汰药物的原因时，发现的突出问题是将现有的动物疾病模型和安全性评价研究方法所获得的资料运用到人体和人类的疾病治疗还有相当的距离。这些问题表现在：①动物疾病模型与人类疾病的生物标志物存在不一致性，不具备预见临床的有效性；②动物安全性评价结果不能有效地用以预测药物的安全性；③临床试验受试者的结果不具备显著的代表性；④新医药产品(基因、纳米、生物技术药物)尚无可靠的临床前和临床评价的工具和标准。将动物实验的资料过渡到人类疾病治疗的技术工具时出现的问题反映了提高成药性的难度。在广泛征询社会各界意见的基础上，美国食品药品监督管理局(FDA)自 2004 年 3 月以来发表了名为《创新/停滞：新医疗产品的关键路径上的挑战与机遇》(*Innovation/Stagnation：Challenge and Opportunity on the Critical Path to New Medical Products*)等 4 份白皮书[1~4]，分析了目前新药产品研发及审批过程中存在的问题，探讨了产生这些问题的原因并提出了相应的解决方案[5, 6]。

在转换研究中，需要结合体外、体内试验开展药代动力学研究，认识药代动力学与药效动力学、毒代动力学的关系，发现药物分子的靶向分布与作用靶点及毒性靶点的关系，并比较其在正常动物、实验动物及疾病模型动物之间的差异。在此基础上，开展 0 期或 I 期临床研究，提供新药安全性和有效性的资料，分析成药性的可能性，获得活性化合物的成药评价结论，为决策性的建议获得科学的实验依据。

在不同阶段临床转换研究中，基于Ⅱ、Ⅲ、Ⅳ期的临床研究，考察新药确实具有临床应用有效性和安全性，与已有药物比较有无优势，并进一步考察药物产业化中的问题和质量可控的问题，使之成为可以上市的新药。更需要考察新药上市后的再评价，特别是大范围临床应用的有效性和安全性评价，使之真正成为可持续发展的新药，成为能够解决临床治疗需求的上市药物。

7.3　临床研究的伦理准则

《世界医学协会赫尔辛基宣言》是在 1964 年 6 月赫尔辛基召开的第 18 届世界医学

大会上通过的世界医学文件[7]。该宣言历经多次修改，现已成为世界公认的医学伦理准则。《世界医学协会赫尔辛基宣言》是人体医学研究伦理准则的声明，用以指导医生及其他参与者进行人体医学研究。人体医学研究包括对人体本身和相关数据或资料的研究。促进和保护人类健康是医生的职责，医生的知识和道德正是为了履行这一职责。医学伦理的国际准则宣告："只有在符合患者的利益时，医生才可提供可能对患者的生理和心理产生不利影响的医疗措施。"规定在人体医学研究中，对受试者健康的考虑应优先于对科学和社会的兴趣。人体医学研究的主要目的是改进预防、诊断和治疗方法，提高对疾病病因学和发病机制的认识。即使是已被证实了的最好的预防、诊断和治疗方法，也应不断地通过研究来检验其有效性、安全性和可行性。

医学研究应遵从伦理标准，对所有的人加以尊重并保护他们的健康和权益。有些受试人群是弱势群体，需加以特别保护。必须认清经济和医疗上处于不利地位的人的特殊需要。要特别关注那些不能作出知情同意或拒绝知情同意的受试者、可能在胁迫下才作出知情同意的受试者、从研究中本人得不到受益的受试者及同时接受治疗的受试者。要求研究者必须知道所在国关于人体研究方面的伦理、法律和法规的要求，并且要符合国际的要求。任何国家的伦理、法律和法规都不允许减少或取消本宣言中对受试者所规定的保护。

医学研究的基本原则主要包括：保护受试者的生命和健康、维护受试者的隐私和尊严；必须遵从普遍接受的科学原则；必须适当谨慎地实施可能影响环境的研究，并要尊重用于研究的实验动物的权利；试验的设计和实施方案的伦理审批委员会进行审核批准；受试者已经知情同意；风险超过可能的受益或已经得出阳性的结论和有利的结果时，医生应当停止研究；必须始终尊重受试者保护自身的权利；当医学研究与医疗措施相结合时，患者作为研究的受试者要有附加条例加以保护。

7.4　药物临床试验质量管理规范

7.4.1　规范的国际公认原则

我国现在执行的《药物临床试验质量管理规范》是 2003 年 9 月 1 日开始执行的最近的国家法规[8]。该规范由 13 章 70 条组成。参照国际公认原则，为保证药物临床试验过程规范，结果科学可靠，保护受试者的权益并保障其安全而制定。该规范是临床试验全过程的标准规定，包括方案设计、组织实施、监查、稽查、记录、分析总结和报告。明确规定凡进行各期临床试验、人体生物利用度或生物等效性试验，均须执行本规范，必须符合《世界医学协会赫尔辛基宣言》，亦达到公正、尊重人格、力求使受试者最大程度受益和尽可能避免伤害。

7.4.2　临床试验基本要求

临床试验前的准备与必要条件包括：进行药物临床试验必须有充分的科学依据；临

床试验用药品由申办者准备和提供，临床试验药物的制备，应当符合《药品生产质量管理规范》；药物临床试验机构的设施与条件应满足安全有效地进行临床试验的需要。

受试者的权益：在药物临床试验的过程中，必须对受试者的个人权益给予充分的保障，并确保试验的科学性和可靠性，伦理委员会与知情同意书是保障受试者权益的主要措施。如发现涉及试验药物的重要新资料，则必须将知情同意书作书面修改送伦理委员会批准后，再次取得受试者同意。

临床试验开始前应制订试验方案，临床试验方案应包括以下内容：试验题目、试验目的、试验背景、申办者、试验的场所、研究者、试验设计的类型、受试者的入选标准和排除标准及剔除标准、选择受试者的步骤，受试者、试验用药品、剂型、剂量、给药途径、给药方法、给药次数、疗程和有关合并用药等规定、临床观察、随访和保证受试者依从性、疗效评定标准、不良事件报告方法、处理措施、统计分析计划和数据管理及数据可溯源性、临床试验的质量控制与质量保证、试验相关的伦理学等。

试验必须在良好的医疗设施、实验室设备、人员配备的医疗机构进行。在研究者的职责中规定了负责临床试验的研究者应具备的条件、相应专业技术职务任职和行医资格、专业知识和经验、与临床试验有关的资料与文献、试验的人员和使用该项试验所需的设备。研究者应了解并熟悉试验药物的性质、作用、疗效及安全性(包括该药物临床前研究的有关资料)，同时也应掌握临床试验进行期间发现的所有与该药物有关的新信息。研究者有义务采取必要的措施以保障受试者的安全，研究者应保证将数据真实、准确、完整、及时、合法地载入病历和病例报告表。

申办者负责发起、申请、组织、监查和稽查一项临床试验，并提供试验经费。申办者按国家法律、法规等有关规定，选择临床试验的机构和研究者，认可其资格及条件以保证试验的完成；申办者提供研究者手册，其内容包括试验药物的化学、药学、毒理学、药理学和临床的(包括以前的和正在进行的试验)资料和数据。申办者、研究者共同设计临床试验方案，阐明在方案实施、数据管理、统计分析、结果报告、发表论文方式等方面的职责及分工。申办者向研究者提供具有易于识别、正确编码并贴有特殊标签的试验药物、标准品、对照药品或安慰剂，并保证质量合格。申办者应建立对临床试验的质量控制和质量保证系统，可组织对临床试验的稽查以保证质量。申办者应与研究者迅速研究所发生的严重不良事件，采取必要的措施以保证受试者的安全和权益，并及时向药品监督管理部门和卫生行政部门报告。申办者应对参加临床试验的受试者提供保险，对于发生与试验相关的损害或死亡的受试者承担治疗的费用及相应的经济补偿等。

病历作为临床试验的原始文件，应完整保存。病例报告表中的数据来自原始文件并与原始文件一致，试验中的任何观察、检查结果均应及时、准确、完整、规范、真实地记录于病历并正确地填写至病例报告中。研究者应保存临床试验资料至临床试验终止后5年。申办者应保存临床试验资料至试验药物被批准上市后5年。

数据管理的目的在于把试验数据迅速、完整、无误地纳入报告，所有涉及数据管理的各种步骤均需记录在案，以便对数据质量及试验实施进行检查。用适当的程序保证数据库的保密性，应具有计算机数据库的维护和支持程序。临床试验资料的统计分析过程及其结果的表达必须采用规范的统计学方法。所选用统计分析数据集需加以说明。对于遗漏、未用或多余的资料需加以说明，临床试验的统计报告必须与临床试验总结报告相符。

试验用药品的管理规定临床试验用药品不得销售。申办者负责对临床试验用药品作适当的包装与标签，并标明为临床试验专用。试验用药品的使用记录应包括数量、装运、递送、接受、分配、应用后剩余药物的回收与销毁等方面的信息。试验用药品的使用由研究者负责，研究者必须保证所有试验用药品仅用于该临床试验的受试者，其剂量与用法应遵照试验方案，剩余的试验用药品退回申办者，上述过程需由专人负责并记录在案，试验用药品需有专人管理。试验用药品的供给、使用、储藏及剩余药物的处理过程应接受相关人员的检查。

申办者及研究者均应履行各自职责，并严格遵循临床试验方案，采用标准操作规程，以保证临床试验的质量控制和质量保证系统的实施。在数据处理的每一阶段必须进行质量控制，以保证数据完整、准确、真实、可靠。参加临床试验的医疗机构和实验室的有关资料及文件(包括病历)均应接受药品监督管理部门的视察。

7.4.3　多中心试验

多中心试验是由多位研究者按同一试验方案在不同地点和单位同时进行的临床试验。各中心同期开始与结束试验。多中心试验由一位主要研究者总负责，并作为临床试验各中心间的协调研究者。多中心试验的计划和组织实施要考虑以下各点：试验方案由各中心的主要研究者与申办者共同讨论认定，伦理委员会批准后执行；在临床试验开始时及进行的中期应组织研究者会议；各中心同期进行临床试验；各中心临床试验样本大小及中心间的分配应符合统计分析的要求；建立标准化的评价方法，试验中所采用的实验室和临床评价方法均应有统一的质量控制，实验室检查也可由中心实验室进行；数据资料应集中管理与分析，应建立数据传递、管理、核查与查询程序；保证各试验中心研究者遵从试验方案，包括在违背方案时终止其参加试验。多中心试验应当根据参加试验的中心数目和试验的要求，以及对试验用药品的了解程度建立管理系统，协调研究者负责整个试验的实施。

7.4.4　临床试验的分期

目前经过多年的努力和经验积累，研究人员对于临床试验已经有了一个非常客观、全面、精密的方法。每期试验均有不同的目的，为新药在研发中的地位提供相关信息，并决定新药未来的命运。

I 期临床试验：临床试验是新药上市之前的第一关，I 期临床试验往往仅纳入 10～20 例受试者。I 期试验的志愿者是健康人群而非患者，健康受试者用药后，了解用药剂量等信息之后，就可以指导是否进入 II 期试验。

II 期临床试验：为证明药物是否在患者身上有疗效，II 期试验往往要有上百人参加，需要很长时间能完成，而且要严格按照随机分组、安慰剂对照、双盲试验原则进行。经过 II 期试验筛选出来的新药，基本就能证明其对某疾病是否有治疗价值，往往约 20%的新药能够通过Ⅱ期试验的检验，约 80%的药物在此期被淘汰。

Ⅲ期临床试验：Ⅲ期试验需要的患者例数较多，是药物上市之前在大样本人群中使用的有效性和安全性的检测，此期甚至成千上万人参加，有时历时几年才能完成。同样要严格遵守随机分组、安慰剂对照、双盲、多中心的试验原则进行。确定该药确实具有治疗的有效性和安全性或优于现有药物，才有可能成为上市的新药。

Ⅳ期临床试验：往往是该药已经上市但还要继续进行试验，是新药的再评价试验，以进一步对该药在大样本人群(如数万例患者)中进行安全性和有效性评价，发现应用中的特殊问题(如有不良反应、治疗效果、剂量调整)，所以Ⅳ期试验也非常重要。

7.4.5　临床试验文件的科学管理

7.4.5.1　临床试验准备阶段

临床试验准备阶段要求为开展研究必须提供相应的资料和管理文件，是正式研究的准备。以下所列的 20 项文件缺一不可(表 7-1)。研究者手册是研究的基础。试验方案必须经过讨论修改，知情同意书必须得到伦理委员会批准，试验获得药政部门的临床批件才能进行。

表 7-1　临床试验准备阶段的文件

	临床试验保存文件	研究者	申办者
1	研究者手册	保存	保存
2	试验方案及其修正案(已签名)	保存原件	保存
3	病例报告表(样表)	保存	保存
4	知情同意书	保存原件	保存
5	财务规定	保存	保存
6	多方协议(已签名)(研究者、申办者、合同研究组织)	保存	保存
7	伦理委员会批件	保存原件	保存
8	伦理委员会成员表	保存原件	保存
9	临床试验申请表	不保存	保存原件
10	临床前实验室资料	不保存	保存原件
11	国家食品药品监督管理局批件	不保存	保存原件
12	研究者履历及相关文件	保存	保存原件
13	临床试验有关的实验室检测正常值范围	保存	保存
14	医学或实验室操作的质控证明	保存原件	保存
15	试验用药品的标签	不保存	保存原件
16	试验用药品与试验相关物资的运货单	保存	保存
17	试验药物的药检证明	不保存	保存原件
18	设盲试验的破盲规程	不保存	保存原件
19	总随机表	不保存	保存原件
20	监查报告	不保存	保存原件

7.4.5.2　临床试验进行阶段

临床试验进行阶段的 17 个文件是监管临床研究的基本文件(表 7-2)，是保证研究质量和结果真实性、原始性和科学性的起码要求。

表 7-2　临床试验阶段的文件

	临床试验保存文件	研究者	申办者
1	研究者手册更新件	保存	保存
2	其他文件(方案、病例报告表、知情同意书、书面情况通知)的更新	保存	保存
3	新研究者的履历	保存	保存原件
4	医学、实验室检查的正常值范围更新	保存	保存
5	试验用药品与试验相关物资的运货单	保存	保存
6	新批号试验药物的药检证明	不保存	保存原件
7	监查员访视报告	不保存	保存原件
8	已签名的知情同意书	保存原件	不保存
9	原始医疗文件	保存原件	不保存
10	病例报告表(已填写，签名，注明日期)	保存副本	保存原件
11	研究者致申办者的严重不良事件报告	保存原件	保存
12	申办者致药品监督管理局、伦理委员会的严重不良事件报告	保存	保存原件
13	中期或年度报告	保存	保存
14	受试者鉴认代码表	保存原件	不保存
15	受试者筛选表与入选表	保存	保存
16	试验用药品登记表	保存	保存
17	研究者签名样张	保存	保存

7.4.5.3　临床试验完成后

临床试验完成后的 7 个文件是保证研究资料完整性基本要求(表 7-3)。最终研究报告需要通过一定的程序编写、讨论和修改，最终形成评价所研究的新药报送药政管理审评的依据。所从事研究的研究者，特别是研究技术负责人需要承担科学的和法律的责任。

表 7-3　临床试验准完成后的文件

	临床试验保存文件	研究者	申办者
1	试验药物销毁证明	保存	保存
2	完成试验受试者编码目录	保存	保存
3	稽查证明件	不保存	保存原件
4	最终监查报告	不保存	保存原件
5	治疗分配与破盲证明	不保存	保存原件
6	试验完成报告(致伦理委员会食品药品监管部门)	不保存	保存原件
7	总结报告	保存	保存原件

7.5 临床药理学和治疗学研究设计的基本原则

临床药理学(clinical pharmacology)是药理学基础理论与临床医学实际紧密结合起来的一门新兴学科。它以人体特别是病态人体为主要研究对象，研究药物对人体的作用，以及药物在体内的动态变化规律，以患者为对象，利用现代理论、现代技术研究药物的体内处置过程与人体间相互作用的规律和机制，评价药物的安全有效性，并对药物的合理应用提出指导性意见。早在 20 世纪 30 年代就已提出了临床药理学概念，70 年代以来发展迅速，主要是运用了医学、药学、药代动力学、药效动力学、毒理学、生物学、生物化学、数学和物理学及相关现代技术，综合研究了药物与人体和疾病的相互作用，构成相互影响的三维系统，为制订个体化剂量方案、减少药物不良反应和药源性疾病发生提供依据(图 7-1)。因此，临床药理学成为了一门医学与药学、药理学与治疗学紧密结合的现代新兴学科。

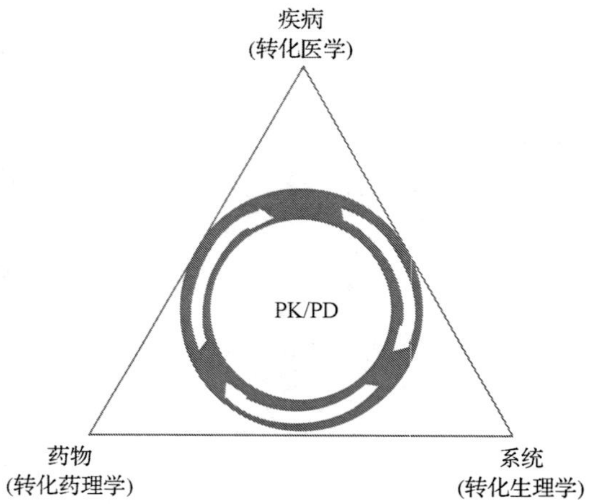

图 7-1　药物-疾病-机体系统的三维关系

临床药物治疗学(clinical pharmacotherapeutics)是临床治疗学的重要组成部分，临床药理学为药物治疗学提供理论基础。从新药研究的角度看，临床药理学是新药研究的重要阶段，对新药的临床疗效、体内过程及安全性等作出评价，为制订给药方案，药物生产、管理及指导临床合理用药提供科学依据等。它是研究药物对不同群体患者在药物治疗下，对机体、疾病所产生的影响和临床效应及治疗药物的作用原理。在研究药物疗效的同时应观察药物可能发生的不良反应、中毒反应、过敏反应和继发性反应等。其研究任务是在用药过程中详细记录受试者的各项主、客观症状，并进行生化检查，出现反应时，应分析其产生疗效及不良反应发生的剂量和疗程，以及产生这些作用的原因，提出可能的防治措施。因此，在新药的临床试验中，按照一定规范，在不同临床研究期，评价新药的疗效和毒性，提出科学评价依据是临床药物治疗学研究的重要任务。

随着大量生物技术药物的研发，对大量生物技术药物进行了临床前和临床药理学及治疗学研究，由于其多数为大分子药物，其作用机制和转运特点不同于小分子药物，在方法学和评价学方面给研究者带来了诸多挑战。特别是免疫原性的研究和评价成为阐明这些药物临床安全性和有效性的关键因素，评价非预期的免疫原性是生物技术药物临床前和临床评价的重要内容。完整的免疫原性评价应是方法学的验证，选择合理的免疫学和生物学方法检测抗体滴度的变化及分析抗体亚型和特性，测定抗体的中和活性，免疫复合物的形成及沉积，分析治疗性抗体药物及其偶联物[如抗体-药物偶联物(ADC)、多肽或蛋白药物偶联物(PDC)的药物治疗学、药效动力学、药代动力学和毒性反应等临床药理学和治疗学问题，针对这些科学问题以区别对待的原则开展临床药理学、药代动力学和治疗学研究[9~21]，为指导临床科学合理用药提供科学依据。但是由于抗体药物的特点，其在很大程度上有别于小分子化学药物，因此，对这类药物的研究面临着挑战。

7.6 抗体药物临床药理学

7.6.1 作用机制

治疗性抗体药物能够发挥其治疗作用，与其独特的作用机制有关。1997 年，世界首个用于 B 细胞非霍奇金淋巴瘤(B-cell non-Hodgkin's lymphoma)治疗性抗体药物利妥昔单抗诞生[22]。

此后，这种抗体成为治疗性单抗的重要药物。事实上它推进了生物技术药物的发展。除此之外，利用未偶联的单克隆抗体，通过诱导免疫反应，抑制肿瘤细胞血管生成生长因子受体的高表达和激活以用于癌症治疗也有成功的例子[23]。以抗癌抗体药物为例，直接细胞毒性(direct cytotoxicity)抗体药物、免疫调节(immune modulation)作用的免疫细胞毒性(immunocytokine)药物、诱导细胞凋亡(apoptosis induction)的药物、具有抗癌活性的药物形成的前体药物(prodrug)或具有前靶向作用(pretargeting)的抗体药物等构成新的治疗性抗体药物的全新概念[24](图 7-2)。但是，依赖于抗体和细胞因子的融合，以原抗体和细胞因子的组合治疗来改善疗效，效果微乎其微。以细胞因子 IL-2 为例，治疗作用不能依赖于增加抗体-IL-2 融合蛋白，与 IL-2 分子相比，抗体在体内的半衰期改变[25]，因为该抗体-IL-2 融合蛋白是一个并无治疗效果的不相关抗原的抗体。临床前动物试验模型的体内分布分析表明，肿瘤特异性的融合蛋白优先在荷瘤器官中蓄积[26]。根据对肿瘤模型的研究结果，随着时间的推移，药物在肿瘤部位的蓄积改善，肿瘤微环境内的融合蛋白显示较长的半衰期。因此，抗体-IL-2 融合蛋白介导的治疗效果与先天性或获得性免疫证明 IL-2 活性的广谱性有关[26~28](图 7-3)。

又如 CTLA4 是 T 细胞激活的负性调节剂。Ipilimumab 结合至 CTLA4，阻断 CTLA4 与其配基 CD80/CD86 的相互作用。CTLA4 的阻断可促进 T 细胞的激活和增殖。在黑色素瘤患者中，Ipilimumab 的作用机制影响是间接的，可能通过 T 细胞介导的抗肿瘤免疫反应[29]。

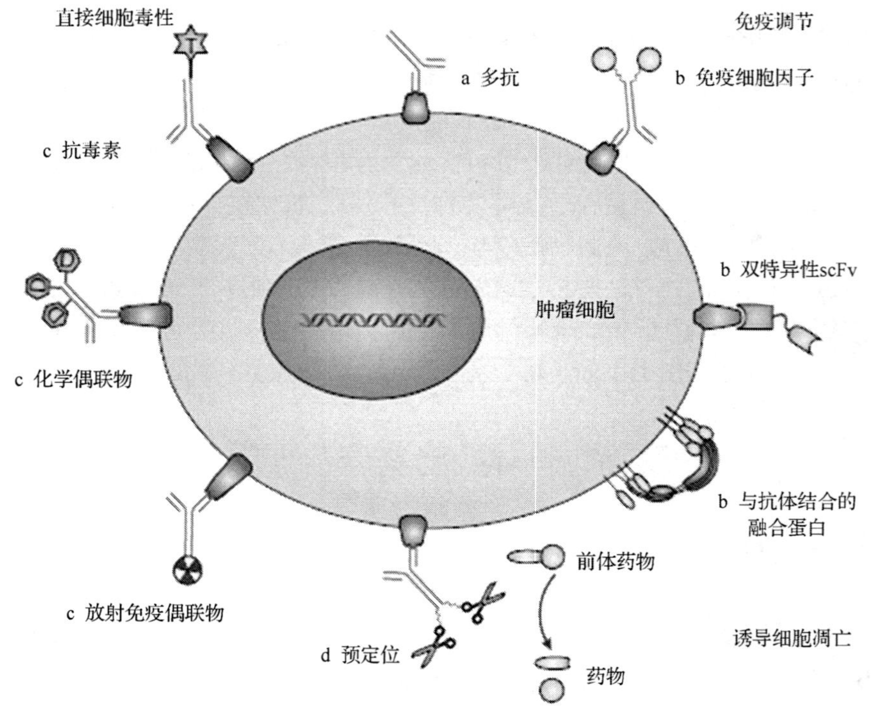

图 7-2　治疗性抗体药物的概念[23]

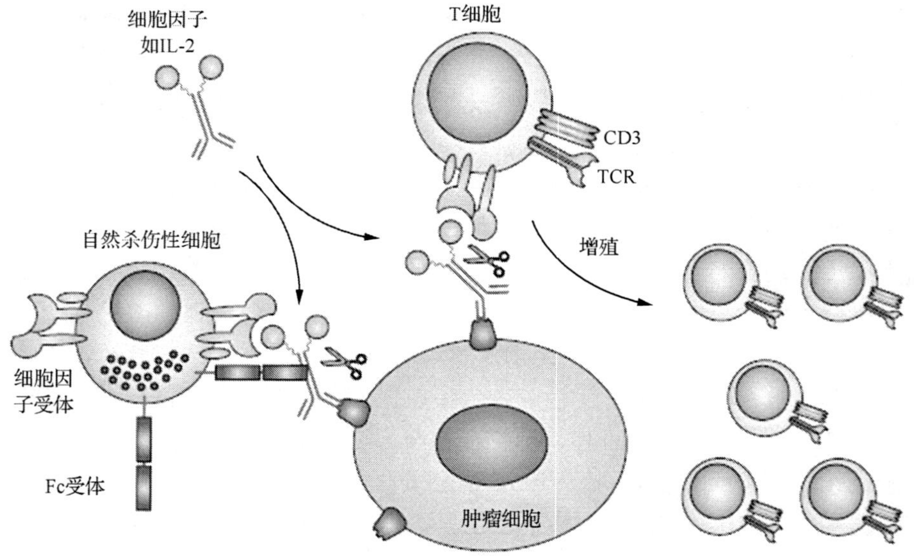

图 7-3　免疫细胞因子 IL-2 的肿瘤靶向作用机制[23]

现有研究可以将治疗性抗体药物的药效治疗机制分为 6 大类：一是靶点封闭(blocking target)；二是信号转导抑制(inhibition of signal transduction)；三是靶向载体(targeting)；四是免疫应答(immunological effect)；五是中和作用(neutralization)；六是免疫调节(immunoregulation)。在临床研究中，需要根据临床前药效学基础研究结果，分析靶向作用机制，设定相关重点指标去研究作用机制与疗效的关系，便于发挥基础研究在临床转化中的作用。

7.6.2　临床药代动力学

许多药物的 0 期或 I 期临床药代动力学试验一般在健康人群中进行；以疗效评价为主要目的的临床药代动力学在患者中进行；而抗癌药物的临床药代动力学一般均在患者中进行。

易普利姆玛(Ipilimumab)的药代动力学：499 例不可切除的或转移黑色素瘤患者接受剂量分别为 0.3mg/kg、3mg/kg、10mg/kg 的易普利姆玛，每 3 周给药 1 次，共 4 次，以研究易普利姆玛的药代动力学[30]。结果显示，在所试验剂量范围内，易普利姆玛的峰浓度(C_{max})、谷浓度(C_{min})和药时曲线下面积(AUC)与剂量均成正比。每 3 周重复给予易普利姆玛，清除率随时间变化不大，呈很少的全身蓄积，其蓄积指数为 1.5 倍或更小，在第三次给药后达到稳态浓度。通过群体药代动力学分析获得以下平均药动学参数(变异的百分率)：末端半衰期为 14.7 天(30.1%)；全身清除率(CL)为 15.3ml/h(38.5%)；稳态分布容积(V_{ss})为 7.21L(10.5%)。采用易普利姆玛 3mg/kg 方案达到稳态，其谷浓度 C_{min} 为(21.8±11.2)μg/ml。

7.6.3　特殊人群的药代动力学研究

各类药物在临床研究中，一般需要开展特殊人群的药代动力学研究，如老年患者、儿童患者、特殊体质患者。但是不同的药物由于适应人群的差异，目前难以用一个统一的标准和方案开展此类研究。

以易普利姆玛的特殊人群的药代动力学研究为例，该研究包括 420 例黑色素瘤患者接受单次或多次输注剂量为 0.3mg/kg、3mg/kg、10mg/kg 的易普利姆玛[30]。在群体药代动力学分析中评估各种协变量对易普利姆玛药代动力学的影响。易普利姆玛的 CL 随体重增加，但是，在 mg/kg 级基础上给药后无需根据体重调整易普利姆玛的剂量。研究发现，下列因素对易普利姆玛的 CL 无临床意义的影响：年龄(26～86 岁)、性别、同时使用布地奈德(Budesonide)、体力状态、HLA-A2*0201 状态、抗-易普利姆玛抗体状态阳性、既往使用全身抗癌治疗或基线乳酸脱氢酶(LDH)水平。因为非高加索人种族组例数有限，未能确定种族是否有影响。对于肾受损患者，计算肌酐清除值为 29ml/min 或更大的患者对易普利姆玛药代动力学无临床意义影响。对于肝受损患者，各种程度肝受损患者的基线 AST、总胆红素和 ALT 水平对易普利姆玛药代动力学均无重要临床影响。

7.7　临床治疗学研究

治疗性抗体及其偶联药物是目前肿瘤靶向治疗中最受关注的领域，该疗法已在临床应用近 20 年，有很成熟和成功的经验。临床上已有多种针对不同肿瘤的单克隆抗体药物，如靶向针对 Her2 阳性乳腺癌的曲妥珠单抗(赫赛汀 Herceptin)、针对血管内皮细胞生长因子(VEGF)的贝伐单抗(阿瓦斯汀 Avastin)、针对 CD20 阳性淋巴瘤的利妥昔单抗等。抗体疗法的发展趋势除继续开发更多直接针对肿瘤表面相关分子的产品外，靶向针对执行免疫调节功能细胞的单克隆抗体研发也展现出巨大的前景，此类单抗研发的标志性事件是美国 FDA 在 2011 年批准的易普利姆玛(也称易普利姆单抗，Ipilimumab)用于晚期转移性黑色素瘤的治疗。这些药物的产生和上市为抗体药物的临床治疗学发展和患者的疾病治疗提供了新的药源。

根据已有文献资料，开展抗体药物利妥昔单抗的临床治疗学研究，以抗癌抗体药物为例，有必要把握 9 个基本问题，才有利于通过研究获得药物的治疗适应证、诊断标准、找准适合治疗对象、到达预期治疗效果、预测不良反应状况和预后分析等有价值的研究结果。

7.7.1　IVLBCL 疾病的定义

根据最近的 WHO 肿瘤细胞分类，血管内大 B 细胞淋巴瘤(intravascular large B-cell lymphoma，IVLBCL)的特征是肿瘤累及血管腔，尤其是毛细血管、较大的动脉和静脉[31]，如肾小球毛细血管内可见伴大核仁和核分裂的 IVLBCL 肿瘤细胞。IVLBCL 通常无淋巴结肿大，其肿瘤细胞具有淋巴瘤特征，可侵及所有类型的器官，如骨髓、皮肤、肺、肾上腺、肝、肾、脾、甲状腺、垂体腺和胃肠道，并导致器官受损[32~35]。

7.7.2　形态学和免疫表型

淋巴样肿瘤细胞主要存在于各器官小或中等血管腔内，肿瘤细胞大、核仁显著、分裂相常见。罕见的 IVLBCL 病例细胞有间变的特征，有时血管外区域可见少量新生细胞，肝、脾和骨髓内可见窦状隙[36]，偶尔在外周血中可检出恶性细胞[37]。大多数 IVLBCL 肿瘤细胞免疫表型表达 B 细胞相关抗原[31]。由免疫表型分析证实血管内 T 细胞或 NK 细胞淋巴瘤，其中某些与 EB 病毒感染相关[38]。具有 T 细胞或 NK 细胞抗原的病例象征着与 IVLBCL 为不同的疾病实体。几乎所有 IVLBCL 患者均表达 CD20，CD5 阳性表达 38%，CD10 阳性表达 13%[35]。伴 MUM-1 表达的 CD5 阳性 IVLBCL 病例属于非生发中心型的范畴[35]。亚洲国家最近病例分析显示全部 CD10 阴性 IVLBCL 病例属于非生发中心型的范畴[35]。欧洲国家病例的免疫表型分析显示 20%IVLBCL 患者为生发中心 B 型。这些发现提示几乎所有的 IVLBCL 病例为非生发中心型。类似发现亦见于其他结外淋巴瘤，如中枢神经系统(CNS)弥漫性大 B 细胞淋巴瘤，是否与结外分布的特殊生物习性有关尚有待澄清。IVLBCL 的发病机制与黏附分子或移居血管外区域所需的归巢(定居)受体有关。Ponzoni 等提示 IVLBCL 肿瘤细胞并不表达 CD29 或 CD54(细胞间黏附分子，ICAM-1)。其他报道提示 CD11a 与血管腔内肿瘤细胞的存在相关。然而，肿瘤细胞泊居于血管腔内的生物学证据依然不足。

7.7.3　细胞遗传学特征

IVLBCL 的细胞遗传学特征仍然不全了解。已有研究提示免疫球蛋白基因发生了克隆性重排。肿瘤细胞的核型分析和原位荧光杂交(FISH)试验已证实，IVLBCL 的细胞周期蛋白(cyclin)D1 异常，进而导致染色体异常。Shimada 等[37]报道，57%的 IVLBCL 有细胞遗传学异常。IVLBCL 的特征性细胞遗传学异常至今尚无报道。

7.7.4 临床特征和分期

IVLBCL 在老年人中最典型。最近，Shimada 等[37]报道 IVLBCL 患者的平均年龄为 67 岁，72%的患者年龄在 60 岁以上。肿瘤细胞可侵及任何系统的器官，系统症状多样，如不明发热、全身疲劳、体能状态明显恶化和神经学变化。对许多医生而言，欲确诊如此异质性和非特异性症状的患者确实困难重重。亚洲和欧洲 IVLBCL 系列间皮肤损害有实质性的不同[37, 39, 40]。作为 IVLBCL 亚洲变异型的特征，肝肺综合征(hepato-pulmonary syndrome，HPS)代表最相关的临床表现。最近报道亚洲患者 HPS 发生率为 59%[37]。欧洲 IVLBCL 系列患者噬血细胞增多症增加[32]，其他的器官累及包括肝、肺和肾。

Ferreri 等[32]报道欧洲系列 IVLBCL 皮肤变异型占 76%。40% IVLBCL 患者显示为 IE 期(Ann Arbor 分期系统)[39]。Shimada 等组[37]所有的 IVLBCL 患者分期为Ⅳ期。尸检病例显示弥散病变，尽管无明显皮疹，任意的皮肤活检可见肿瘤细胞累及。在缺乏多器官累及明显征象的情况下 IVLBCL 可广泛播散存在。

7.7.5 血液检查异常

Shimada 等所有血管内大 B 细胞淋巴瘤(IVLBCL)患者均显示血液学检查的异常[37]。最常见为血清乳酸脱氢酶(LDH)浓度增高，亚洲组和欧洲组分别为 98%和 69%[32, 37]。血液学异常，常见贫血、白细胞减少[37]。欧洲组贫血和白细胞减少与亚洲组具有同等程度，但血小板减少不太频繁，反映亚洲病例存在噬血细胞增多症[39]。亚洲组 sIL2R 水平明显增高[37]，低白蛋白血症常见，但欧洲组则无明显差异[32, 37]。亚洲组转氨酶显著增高亦不常见[37]。

7.7.6 疾病的诊断

为正确诊断 IVLBCL 器官必须进行活检。对于该病患者及时和正确诊断极为重要，相应的治疗可改善临床转归[37]，但正确诊断 IVLBCL 的标准措施尚未确立。鉴于肿瘤累及可发生在任何器官，从病理标本识别肿瘤细胞相对容易，当怀疑存在该种疾患时选择活检的器官是正确诊断的关键。值得引起重视的是，骨髓液是疾病关联性最强的诊断部位[35]。

7.7.7 治疗疗效评价

在利妥昔单抗之前，IVLBCL 的临床转归极为不佳，重要原因之一是难以早期、正确诊断。原报道约半数患者系死后诊断，皮质类固醇的治疗作用仅是试探。1994 年，DiGiuseppe 等报道 Johns Hopkins 医院 10 例 IVLBCL 患者中 4 例接受化疗，2 例诊断后又存活了约 4 年，其余 6 例未接受化疗的患者中位生存期为 3 个月(1～19 个月)。2004 年，Ferreri 等[41]报道 22 例接受化疗的患者临床转归。随访的 8 例参与治疗的患者仍存活，其中 7 例无病生存，中位随访期为 35 个月(21～126 个月)，3 年总生存延长 33%(图 7-4)。

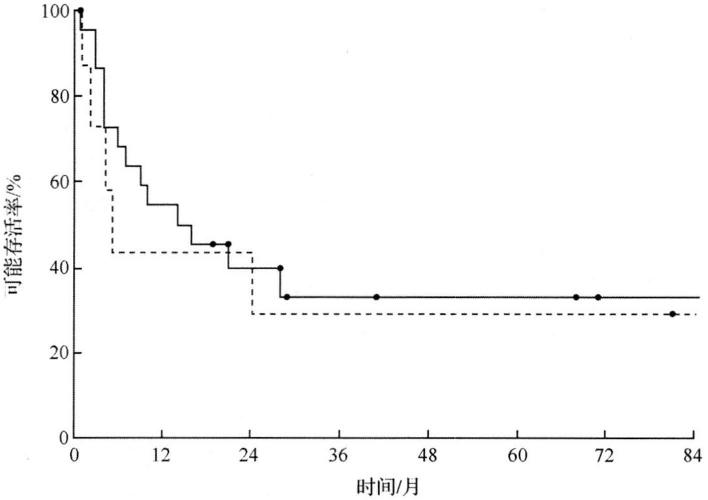

图 7-4　22 位患者的治疗生存曲线[41]

2008 年，Shimada 等对 106 例在 1994 年~2007 年间接受化疗+利妥昔单抗联合治疗(n=49)或单纯化疗(n=57)的患者的临床转归进行了回顾分析[37]，以评估化疗+利妥昔单抗联合治疗 IVLBCL 的疗效。结果显示，与单纯化疗组相比，化疗+利妥昔单抗组的完全应答率(82% vs 51%，P=0.001)、无进展生存期(56% vs 27%，P=0.001)和 2 年总生存率 (66% vs 46%，P=0.01)均显著提高，这在一定程度上肯定了加用利妥昔单抗的优势。

Ferreri 等报道，亚洲和欧洲国家的回顾性研究提示利妥昔单抗可改善 IVLBCL 患者的临床转归[37, 42~44]。日本系列研究比较了亚洲和欧洲 IVLBCL 患者使用利妥昔单抗的有效性。10 例接受利妥昔单抗+化疗(R-CT)的患者与 20 例患者单用化疗(CT)比较，以评价利妥昔单抗治疗 IVLBCL 的疗效。结果发现两个亚群患者之间没有显著差异。此外，利妥昔单抗可显著提高完全缓解率(90% vs 50%，P=0.04)、无事件生存率(3 年，89% vs 35%，P=0.003)和总生存期(3 年，89% vs 38%，P=0.01)。

7.7.8　治疗的毒性作用和不良反应

应用利妥昔单抗相关的毒性作用应予以重视。Shimada 等报道，29%发生与利妥昔单抗输注相关的不良反应，包括发热 12 例、低血压 9 例、低氧 5 例和发冷 3 例；3 度低氧 1 例(发生在利妥昔单抗输注的首天)[37]。最近欧洲组[45]报道轻度不良反应包括发冷、发热和低血压，见于 12%的患者。严重不良反应通常发生在第一疗程后，包括肺衰竭和昏迷，发生率为 6%。因此，在第一疗程中延迟数天给予利妥昔单抗或许对避免利妥昔单抗输注严重反应是有利的选择，尤其在有严重器官损害包括肺累及相关低氧的患者中。

7.7.9　联合用药的治疗学研究

易普利姆玛的安全性和有效性研究采用随机、双盲的试验方案进行评估，试验对象为 676 例患有不可切除或转移性黑色素瘤且经过一种或多种“标准化疗法”[氮烯唑胺、阿地白介素(Aldesleukin)、达卡巴嗪(Dacarbazine)、替莫唑胺(Temozolomide)、福替目丁(Fotemustine)或卡铂(Carboplatin)]后病情进一步恶化的患者(以静脉输注，3mg/kg，4 剂量/3 周)。试验对象按 3∶1∶1 的比例进行分组，分别为易普利姆玛与 gp100 肽疫苗联合治疗组(n=403)，易普利姆玛组(n=137)和 gp100 肽疫苗组(n=136)。试验只招募 HLA-A*0201 阳性患者，因为 gp100 肽疫苗只能在具有特异性 MHC 分子的免疫系统中进行递呈。主要终点是比较易普利姆玛联合 gp100 组与 gp100 组总体生存期的差异。次要终点包括易普利姆玛联合 gp100 组与易普利姆玛组总体生存期的差异，易普利姆玛组与 gp100 组总体生存期的差异，以及每一个研究组中的客观反应率和反应持续时间。肿瘤反应的评估在第 12 和 24 周时进行，随后每 3 个月进行一次评估。对在 12 或 24 周有数据表明出现客观肿瘤反应的患者，分别在 16 或 28 周进行反应持续性的评估加以确证。

在随机化患者中，易普利姆玛+gp100、易普利姆玛和 gp100 组中分别有 61%、59% 和 54%是男性；29%年龄≥65 岁(中位年龄为 57 岁)，71%有 M1c 期，12%有既往脑转移治疗史，98%按 ECOG 评分标准可知体力状态为 0 或 1，23%曾接受阿地白介素，38% 有 LDH 水平升高，61%患者随机化至或含易普利姆玛组接受所有 4 次计划的剂量。中位随访时间为 8.9 个月。

表 7-4　易普利姆玛(Ipilimumab)生存期比较结果

	Ipilimumab(n=137)	Ipilimumab+gp100(n=403)	gp100(n=136)
风险比(相比 gp100)	0.66	0.69	—
95%(CI)	0.51～0.87	0.55～0.85	—
P 值	0.0026	0.0004	—
风险比(相比 Ipilimumab)	—	1.04	—
95%(CI)	—	0.83～1.30	—
中位总生存期/月	10	10	6
95%(CI)	8.0～13.8	8.5～11.5	5.5～8.7

表 7-4 的研究结果表明，无论加用或不加用 gp100 疫苗，易普利姆玛均可延长总体生存期。易普利姆玛联合 gp100 组、易普利姆玛组和 gp100 组的中位总体生存期分别为 10 个月、10 个月和 6 个月，评估的客观反应率分别为 5.7%、10.9%和 1.5%。易普利姆玛联合 gp100 组反应持续时间的中位数为 11.5 个月，但并没有达到易普利姆玛组和 gp100 组持续时间的中位数[30]。此外，据文献报道，易普利姆玛的不良反应主要包括免疫介导小肠结肠炎、免疫介导肝炎、免疫介导肾病、免疫介导内分泌病变和免疫介导其他不良反应等[46~52]。

7.7.10 预后

Ferreri 等[41]报道有利的预后因素包括：欧洲国家患者、体能状态 1、病变限于皮肤、Ⅰ期疾病和应用化疗。Murase 等[35]报道“在亚洲国家应用化疗”亦是有利的预后因素。Shimada 等将“应用利妥昔单抗”确定为 IVLBCL 有利的预后因素。因为在该组几乎所有 IVLBCL 患者根据国际预后指数(IPI)都划分在高危组范畴[37]，建立的预后指标未必有用。迄今为止，对危险分层尚未建立的患者预示因素仍是有用的指标。

乳腺癌 MDR 是导致临床化疗失败和肿瘤复发转移的主要原因，严重影响患者的预后[53]。在大部分难治/复发白血病和部分实体瘤(如肺癌、乳腺癌和卵巢癌等)及其转移灶中发现，*MDR1* 基因及由此编码的 P-gp 表达增加，其表达水平与细胞耐药程度有关[54]。*MDR1* 定位于 7 号染色体 q21.1，其编码蛋白 P-gp 的相对分子质量为 1.70×10^5，属 ABC 超家族成员，为能量依赖型药泵，具有结合药物与转运药物的功能。研究表明，P-gp 的表达与肿瘤患者的耐药及预后关系密切，MDR1/P-gp 阳性率高的患者其生存期短、缓解率低及复发率高[55]。陈文慧研究结果显示，MCF-7/ADM 细胞中 G_0/G_1 期细胞所占比例较亲本细胞降低[56]，这可能与耐药细胞 MCF-7/ADM 恶性程度更高有关[57]。

肿瘤的本质是细胞周期调控机制被破坏，恶性程度高的细胞更多发生细胞信号转导和细胞代谢紊乱。血管内皮生长因子(VEGF)受体酪氨酸激酶抑制剂舒尼替尼已被批准用于一线治疗转移性肾癌患者，然而，因原发性和获得性耐药的存在，这种抗血管生成剂的疗效有限。鉴于成纤维细胞生长因子 2(fibroblast growth factor 2，FGF2)参与多种肿瘤化疗耐药的发生而显著增强肿瘤细胞的耐药性[58]，Welti等通过筛选候选人生长因子的平台，发现 FGF2 作为一种有效的因子，可调节内皮细胞对舒尼替尼的敏感性。他们的研究表明，FGF2 支持内皮细胞增殖和新生小管的形成；抑制舒尼替尼诱导小管回缩。重要的是，FGF2 可被成纤维细胞生长因子受体信号转导抑制剂——小分子 PD173074 所耗竭，从而抑制 FGF2 的作用。临床肾肿瘤样本的分析显示，肾癌 FGF2 表达升高，故靶向抑制 FGF2 作用可能是更有效的治疗策略；同时，针对血管内皮生长因子 FGF2 的 bFGFmAb 可作用于对分子靶向药物(舒尼替尼和贝伐单克隆抗体等)耐药肿瘤的鉴别[59]。碱性成纤维细胞生长因子(basic FGF，bFGF)可通过与靶细胞上的受体结合使其酪氨酸磷酸化而活化，然后启动多种信号通路(包括 MAK/ERK、PI3K-AKT、STAT 和 PLCγ/PK 等)[60]，这些通路可以磷酸化 P-gp。bFGF mAb 通过中和 bFGF 作用于 FGF2/FGFR 系统，阻断下游信号通路，抑制 P-gp 的功能，逆转多药耐药。但是，bFGFmAb 与放化疗联合能提高抗肿瘤效果，对其逆转 MDR 及其机制有待深入研究。

7.8 单克隆抗体类药物耐药性

从目前的研究结果来看，现有的小分子靶向药物和靶向抗体药物，有三大问题影响药物的临床应用：一是临床有效率低，如靶向抗癌药物的有效率仅在 10%左右；二是易产生耐药性，一般使用半年左右就会出现耐药问题而终止治疗；三是毒性和不良反应多，特别是免疫原性反应预测难、对策难，甚至构成患者死亡的重要原因之一。这些问题多与药物的选择性、特异性和适应证范围有关，严重影响治疗有效性和安全性。其中耐药性问题在临床治疗学上有许多理论研究、基础研究和应用实践引起临床学家的关注。以往的耐药性研究多针对抗感染药物，广泛、深入地了解了抗感染药物耐药性的危害及相应的对策。本节将以耐药性的分类、成因和对策，并以研究较多的 EGFR 家族的耐药性为重点，予以分析和讨论。

7.8.1　耐药性分类与成因

小分子靶向药物和靶向抗体药物(包括抗体-药物偶联物 ADC)的耐药性分为获得性耐药和原发性耐药两大类。获得性耐药性，可能由于基因突变导致靶点不与药物结合、导致其他激酶的激活，或代偿性机制出现，使其信号通路激活。原发性耐药性，可能与激酶下游基因突变、冗余激酶同步激活或癌基因沉默有关。还有肿瘤组织微环境的变化和药物免疫系统毒性的影响也可能使双重耐药发生，成为治疗因耐药而失败的原因。

7.8.2　EGFR 家族的耐药性

7.8.2.1　受体结构改变

尽管没有数据显示 EGFR 的点突变与西妥昔单抗耐药相关，但是研究人员发现了一种名为 EGFRvIII的突变体，这种 EGFR 突变体与非突变的 EGFR 相比，缺少了胞外区的配体结合区域。研究人员在一项关于头颈部鳞状细胞癌(SCCHN)的研究中发现，42%的 SCCHN 肿瘤表达 EGFRvIII，并且体内和体外实验均证明 EGFRvIII可以增强肿瘤细胞的增殖能力。为了研究 EGFRvIII与西妥昔单抗耐药的关系，将 EGFRvIII转染到不表达 EGFRvIII的肿瘤细胞中，然后测定对西妥昔单抗的敏感性，发现表达 EGFRvIII的细胞对西妥昔单抗的敏感性相对于不表达 EGFRvIII的细胞大大降低[61]。

Anido 等[62]报道从 HER2 分子跨膜区域的另一种甲硫氨酸起始位点开始翻译得到一种 HER2 的 C 端碎片，该碎片具有激酶活性，却缺少曲妥珠单抗结合表位，因此可以使肿瘤细胞逃脱抗体的杀伤。实际上，HER2 的胞外区在一定情况下确实可能发生脱落，成为一种相对分子质量为 9.5×10^4 的截短 HER2，命名为 p95her2，p95her2 具有激酶活性[63]。Scaltriti 等[64]在临床病例中发现，表达 p95her2 的转移性乳腺癌患者对曲妥珠单抗的反应率明显低于不表达 p95her2 的患者。目前，已知拉帕替尼能够抑制 p95her2 的催化活性，因此，表达 p95her2 的乳腺癌患者可以选择拉帕替尼与曲妥珠单抗联合使用。

另外，膜联糖黏蛋白(MUC4)可以屏蔽掉 HER2 的曲妥珠单抗结合位点，从而导致肿瘤对曲妥珠单抗的获得性耐药[65]。在 HER2 高表达的乳腺癌细胞系中检测到一种缺少了外显子 16 的致癌拼合亚型(HER2Δ16)[66]。缺少外显子 16 会导致持续的二聚体化，进而激活 HER2 受体，增强 Src 活性。表达 HER2Δ16 的细胞均对曲妥珠单抗耐药，但是这种耐药可以被 Src 抑制剂所逆转[67]。

7.8.2.2 血管生成

很多研究表明，西妥昔单抗的抗肿瘤效应在很大程度上是通过抑制血管生成来完成的。因此，西妥昔单抗的耐药也在一定程度上归因于细胞通过另外的途径重新激活促血管生成因子，从而导致血管生成[68]。Viloria-Petit 等[69]曾报道，对 EGFR 抗体耐药的肿瘤细胞中血管内皮生长因子(VEGF)表达量升高，研究者建立了一个 A431 鳞状细胞癌移植小鼠模型，并且分别给予小鼠西妥昔单抗、hR3(一种未修饰的人源抗 EGFR 单抗)和 mR3(一种未修饰的鼠源抗 EGFR 单抗)3 种阻断 EGFR 的抗体，并利用该模型建立了 6 种耐药细胞系，分别耐 hR2 和 mR3 抗体。通过免疫印迹方法检测发现，EGFR 的水平与亲本株较为一致，但是 VEGF 的 mRNA 和蛋白质水平都提升了 2 倍多。将耐药细胞株移植入小鼠体内，会发现肿瘤对上述 3 种抗体全部耐药，并且血管生成能力增强。另外，有研究者通过建立胃癌移植小鼠模型发现，VEGF 抑制剂 DC101 与西妥昔单抗联合使用和单独使用 DC101 或西妥昔单抗相比能更好地抑制肿瘤的生长及诱导肿瘤细胞凋亡[70]。

7.8.2.3 多种受体酪氨酸激酶的活化

对西妥昔单抗敏感的 NSCLC 细胞系 NCIH226、SCCHN 细胞系 UMSCC-1 经过不断增加浓度的西妥昔单抗处理后，建立耐药细胞系，并对其进行检测。发现耐药细胞的 EGFR、HER2、HER3 和肝细胞生长因子受体(MET)表达水平上调。免疫共沉淀检测发现，在耐药细胞中 EGFR 与 HER2、HER3 和 MET 的结合能力增强。帕妥珠单抗(Pertuzumab)与西妥昔单抗联合使用能够下调 HER3 及 AKT 的表达。因此，以上研究表明，NSCLC 和 SCCHN 耐药细胞可能通过活化多种受体酪氨酸激酶(receptor tyrosine kinase，RTK)及其与 EGFR 的异源二聚化，从而绕过西妥昔单抗的阻断[71]。

CDK 抑制剂 p27kip1 调节 HER 家族之外其他 RTK 的活化，会导致曲妥珠单抗的耐药，其中就包括胰岛素样生长因子-1 受体(insulin-like growth factor 1 receptor，IGF-1R)。将高表达的 IGF-1R 或者 IGF-1R/HER2 异源二聚体转染入曲妥珠单抗敏感的肿瘤细胞，会导致胞内 PI3K 及下游效应分子 AKT 的激活，从而消除曲妥珠单抗的作用[72]。另外，HER2 高表达细胞在用曲妥珠单抗处理后会上调 MET 的表达，进一步研究表明，MET 的活化可以通过阻断 p27 信号从而保护细胞免受曲妥珠单抗的杀伤[73]。

在大量 HER2 阳性的患者中发现，红细胞生成素人肝细胞受体酪氨酸激酶 A2(EphA2)的高表达往往预示较差的治疗效果。用曲妥珠单抗处理耐药细胞可以诱导胞内 Src 及 EphA2 的磷酸化，进而导致 PI3K-AKT 及 MAPK 的激活。体内实验证明，EphA2 的中和抗体可以恢复耐药细胞对曲妥珠单抗的敏感[74]。有研究表明，红细胞生成素受体(EpoR)在 HER2 高表达的肿瘤中共表达。用重组人红细胞生成素(rHuEPO)处理细胞，可以激活胞内 Jak 和 Src，最终导致磷酸酶及张力蛋白同源体(PTEN)的抑制，进而导致对曲妥珠单抗的耐药[75]。

7.8.2.4 EGFR 的亚细胞定位

EGFR 可定位于细胞内的胞内体、线粒体及细胞核中，细胞核内的 EGFR 在脑癌、乳腺癌、膀胱癌、卵巢癌、NSCLC 和 SCCHN 等很多肿瘤中已被检测到，并且已经被看作 SCCHN、卵巢癌和乳腺癌的一种预后因素。Li 等[76]通过体外实验发现，西妥昔单抗耐药细胞与敏感细胞相比，细胞核内 EGFR 的水平增高，从而导致细胞周期蛋白 D1(cyclinD1)、B-myb 及增殖细胞核抗原(PCNA)等 EGFR 调节的下游基因表达升高。

西妥昔单抗耐药细胞的 Src 家族激酶(Srcfamily kinase，SFK)表达升高。用 pan-SFK 抑制剂达沙替尼(Dasatinib)处理细胞后发现细胞核 EGFR 水平下降，同时细胞膜表面 EGFR 水平显著增强。并且达沙替尼可以恢复西妥昔单抗耐药细胞对抗体的敏感性。该研究证明 SFK 是 EGFR 定位于细胞核所必需的，可以保护肿瘤细胞免受西妥昔单抗的杀伤[76]。Nevo 等[77]研究发现，乳腺源性生长因子抑制剂(mammary-derived growth factor inhibitor，MDGI)可以导致 EGFR 的细胞内聚集，从而产生西妥昔单抗耐药。

7.8.2.5　上皮向间质转化

上皮向间质转化(epithelial to mesenchymal，EMT)已经被看作肿瘤发生的标志之一。EMT 具有以下特征：缺失连接蛋白(如 E-钙黏素)、增加细胞支架丝(如波形蛋白)及侵袭能力增强等[78]。Fuchs 等[79]利用 Western 印迹法分析 12 种人类肝细胞癌细胞系的 E-钙黏素和波形蛋白水平来对其进行上皮或间质的分类，最终发现，间质细胞系均表现出对西妥昔单抗、厄洛替尼和吉非替尼的耐药，而上皮细胞均表现出对上述 EGFR 抑制剂的敏感。分析所有 12 个细胞系的下游信号通路发现，间质细胞系 AKT、STAT3 及已知的 AKT 激动剂整联蛋白连接激酶(ILK)表达上调。ILK 被抑制的细胞 E-钙黏素表达增加，标志着间质细胞向上皮转化。这一过程跟 AKT 水平的下调相关，并且恢复了细胞对 EGFR 抑制剂的敏感。这一过程在动物的抑制模型中同样被证实。以上研究表明 EMT 和 ILK 在西妥昔单抗耐药中具有非常重要的作用[79]。

7.8.2.6　EGFR 下游效应分子的持续激活

AKT 的持续激活会导致下游 PTEN 的蛋白酶体降解，并导致 NSCLC 细胞系 NCI-HCC827 对西妥昔单抗的耐药。有研究用蛋白酶体抑制剂 MG-132 处理 HCC827 耐药细胞后，检测到 PTEN 泛素化，证明了 PTEN 是降解的靶点。AKT 抑制剂 LY294002 与西妥昔单抗联合使用比单独使用 LY294002 能更好地阻断 AKT 的激活。上述研究表明，西妥昔单抗诱导 AKT 的下调需要 PTEN 的参与，并且 PTEN 的下调会直接导致西妥昔单抗的耐药[80]。通过增加胞内激酶 Src 的活性可以激活 PI3K-AKT 通路，Wheeler 等[81]通过研究对西妥昔单抗耐药的 NCI-H226 细胞(一种 NSCLC 细胞系)发现，耐药株胞内 Src 家族激酶上调。另外，耐药株表达高水平的 AKT，用达沙替尼可以降低 AKT 的活性，因而降低耐药细胞的增殖能力，从而证明 SFK 信号在西妥昔单抗耐药中的重要作用。并且西妥昔单抗和达沙替尼联合用药处理西妥昔单抗耐药细胞可以大大降低细胞的增殖能力，同时伴随着下游 AKT 信号通路的下调。

用西妥昔单抗对转移性结直肠癌患者进行临床试验发现，凡是含有 *KRAS* 突变的患者都表现出对于西妥昔单抗治疗的耐药。因此，将 *KRAS* 突变水平作为西妥昔单抗治疗的预测指标已经被广泛接受[82]。Dunn 等[83, 84]研究发现，联合使用西妥昔单抗和达沙替尼可以明显抑制*KRAS*突变的结直肠癌细胞的生长，并且可以检测到 MAPK、β-连环蛋白(catenin)信号通路的下调。体内试验同样验证了这一发现。他们的研究证明在*KRAS*突变的细胞中阻断 SFK 的表达可以导致下游信号通路的下调，进而抑制肿瘤细胞的增殖。

PI3K-AKT 等下游信号通路的异常激活同样会导致细胞对曲妥珠单抗的耐药。在这些信号通路中关键分子的异常突变在乳腺癌及其他肿瘤中经常发生，包括 PI3K 信号通路的过度激活，编码 PI3K 催化亚基 p110α 的基因*PIK3CA*的功能获得性突变，*AKT1*突变，*AKT2*的扩增，*PTEN*的缺失，肿瘤抑制物肌醇多磷酸 4-磷酸酶的增加。在原发性乳腺癌中，*PIK3CA* 的突变与淋巴结转移和 HER2 高表达相关[84]。Berns 等[85]研究证实，*PTEN* 是一个敲除后会导致曲妥珠单抗耐药的基因。在对乳腺癌患者的研究中发现，*PIK3CA*突变及低水平的 PTEN 预示着曲妥珠单抗的治疗效果较差。

7.8.2.7　HER 家族生长因子表达上调

Hatakeyama 等[86]利用 DNA 微阵列技术比较了口底癌 UMSCC-1 细胞及西妥昔单抗耐药细胞系 1Cc8 的基因表达差异。他们发现了肝素结合 EGF(HB-EGF)在耐药细胞系中表达升高。实验表明，用 HB-EGF 刺激多种西妥昔单抗敏感的细胞系可以增加其对西妥昔单抗的耐药。另外，在 1Cc8 细胞中敲除 HB-EGF 表达能够恢复细胞对西妥昔单抗的敏感性。利用 RT-PCR 的方法发现，在 1Cc8 细胞中 microRNA-212 表达相对 UMSCC-1 细胞降低至原来的 3.7%。进一步研究发现，microRNA-212 可以降低 HB-EGF 的表达，并且能够恢复 1Cc8 细胞对西妥昔单抗的耐药。

2010 年，Hatakeyama 等在患者标本中同样检测了 HB-EGF 及其他 EGFR 配体，发现在 SCCHN 肿瘤标本中，HB-EGF、转化生长因子-α(transforming growth factor-α，TGF-α)及双向调节蛋白均有表达，而 HB-EGF 在复发肿瘤患者标本中表达更高。并且在复发患者的血浆标本中检测到的 HB-EGF 表达水平比初治患者高 5 倍。以上研究证明 HB-EGF 表达的上调及相关的特异性微小 RNA 表达下调在西妥昔单抗耐药中有着非常重要的作用[86]。此后，Ghosh 等也报道称自分泌的 TGF-α 会通过激活 EGFR-HER2 二聚体，破坏 HER2 的降解，进而导致曲妥珠单抗的获得性耐药[87]。

7.8.3　耐药的对策研究

根据研究发现的上述各种耐药机制，联合用药对逆转耐药有一定作用。如前所述，将 VEGF 抑制剂 DC101 与西妥昔单抗联合使用，可以逆转由于 VEGF 表达上调引起的西妥昔单抗耐药，达沙替尼与西妥昔单抗联合用药可以逆转由于 SFK 表达升高而引起的耐药[88]。但是由于肿瘤细胞的周期调控机制被破坏，恶性程度高的细胞发生细胞信号转导和细胞代谢紊乱。虽然单抗与放化疗联合应用可以提高抗肿瘤效果，但是，对逆转乳腺癌的 MDR 及其机制仍有待深入研究。有研究认为 bFGF 参与多种肿瘤化疗耐药的发生，增强肿瘤细胞的耐药性[58]。Weltij 等[59]研究发现，舒尼替尼或贝伐单克隆抗体耐药的肿瘤患者 bFGF 升高，bFGF 能促进 VEGF 介导的血管新生，提示分子靶向药物舒尼替尼和贝伐单克隆抗体等对肿瘤耐药。bFGF 可通过与靶细胞上的受体结合使其酪氨酸磷酸化而活化，并启动多种信号通路，如 MAK/ERK、PI3K-AKT、STAT 和 PLCγ/PK 等[60]。这些通路可以磷酸化 P-gp。bFGF mAb 通过中和 bFGF 作用于 bFGF/FGFR 系统，阻断下游信号通路、抑制 P-gp 的功能、逆转其多药耐药性的发生。

7.8.3.1 新的靶向抗体发现与不同靶向药物联用

帕妥珠单抗是一种靶向 HER2 的单抗，其可以结合到 HER2 的异源二聚体化区域，阻断 HER2 与 EGFR 或 HER3 的异源二聚体化作用，且可以逆转包括曲妥珠单抗和西妥昔单抗在内的多种 EGFR 靶向药物的耐药[89]。帕妥珠单抗现已进入Ⅲ期临床试验阶段，初期的结果显示，该药能极大地延长 HER2+转移性乳腺癌患者的无进展生存期。

2004 年，Dragowska 等的研究表明，EGFR 抑制剂吉非替尼(Gefitinib)与哺乳动物的雷帕霉素靶蛋白 mTOR(mammalian target of sirolimus，Rapamycin，mTOR)抑制剂依维莫(RAD001)联合用药，能使 HER2 高表达，提高曲妥珠单抗对乳腺癌治疗的敏感性，从而达到提高疗效的结果[90]。同年，Matar 等的体内研究也发现，西妥昔单抗介导的抗肿瘤效应较为短暂，利用 EGFR 酪氨酸激酶抑制剂吉非替尼和厄洛替尼能够增强西妥昔单抗抗肿瘤作用的持续时间和强度[91]。2004 年，Lu 等在曲妥珠单抗诱导抑制 SKBR3 乳腺癌细胞生长活性机制的临床前研究中证实，将曲妥珠单抗与其他靶向抑制 IGF-1R[92]或 MET 受体的药物联用[74]，可以逆转曲妥珠单抗的耐药。提示将靶向 EGFR 家族的抗体与靶向其他 RTK 的药物联用可以增强疗效并改善耐药。

抗体与化疗药物联合使用也有利于对抗耐药性。有研究显示，将细胞毒性的化疗药物与西妥昔单抗联合使用的抗肿瘤效应明显优于化疗药物或西妥昔单抗单独使用[93, 94]，曲妥珠单抗与化疗药相结合的用药方式也大大提高了临床治疗效果，并且已经成为目前治疗 HER2 高表达乳腺癌的标准治疗方案。

7.8.3.2 多途径研究对抗耐药性

目前，有关靶向 EGFR 家族的单抗类药物的耐药机制研究主要集中在下游的信号通路上，如 PI3K-AKT。此外其他耐药机制如血管生成、HER 家族生长因子表达上调、上皮向间质转化等也被发现。但是关于微环境方面的研究还较少，考虑到单抗类药物的抗肿瘤作用在很大程度上依赖于一个体内、体外的大环境，如抗体依赖细胞介导的细胞毒作用(antibody-dependent cell-mediated cytotoxicity，ADCC)。作者认为未来的研究将会逐渐转向微环境等方面，并结合细胞内信号通路及其他相关基因和蛋白质，寻找新的耐药靶点。靶向 EGFR 家族单抗类药物的耐药机制是复杂且多种机制共存的，目前很难针对一个有效的靶点来彻底克服耐药。因此，未来的研究趋势是与生物信息学相结合，并利用系统生物学、网络药理学等方法寻求能真正有效克服耐药的靶点，并合理设计组合用药，进而改善 EGFR 家族相关肿瘤的抗体治疗效果。

EGFR 家族抗体耐药的出现，除了作用位点发生缺失外，引起胞内核心信号通路及其旁路生长因子受体通路代偿性增强及不可控的激活同样是重要原因。这些研究结果表明，在肿瘤耐药的复杂病理过程中，必然涉及机体相关信号网络系统和多个靶点引起的多种变化。以往的“疾病-单一基因-单一靶点-特异性药物”研发模式，对于肿瘤、心脑血管疾病等复杂疾病，已经受到广泛质疑。在各种“组学”、网络药理学和系统生物学发展的基础上，建立“疾病-基因-靶点-药物”相互作用网络，通过网络分析，来观察单个抗体或多个药物与抗体合用对病理网络的干预与影响，全方位考察机体内外因素引起的实际影响，从而提高研发的成功率。

表皮生长因子受体(epidermal growth factor receptor，EGFR)是受体酪氨酸激酶(RTK)EGF 家族的成员之一，EGFR 家族包括 4 个成员，分别是 EGFR(ErbB1/HER1)、HER2/neu(ErbB2)、HER3(ErbB3)和 HER4(ErbB4)。因此，以 EGFR 家族受体为靶标，通过组学研究得到的大量数据，构建靶向 EGFR 家族抗体耐药蛋白相互作用网络，分析网络中信号通路之间的交互作用(cross-talk)，发现网络关联度高的多种基因及蛋白质靶标，合理设计与抗体的组合用药，开展特异性干预这些关键的病理环节等途径研究，是提高抗肿瘤药物有效性和安全性、降低耐药性的研究方向。

所有的 EGFR 家族成员都包括 1 个胞外的配体结合区域、1 个单跨膜区域、1 个近膜核定位信号和 1 个胞内酪氨酸激酶区域，它们广泛存在于体内的各种细胞中。EGFR 家族受体与配体结合后，出现同源或异源二聚体化，导致胞内酪氨酸残基自身磷酸化从而引起受体激活，进而活化下游信号转导通路。现有研究表明，被 EGFR 家族成员活化的信号通路包括 RAS/RAF/MEK/ERK 和 PI3K-Akt 通路，甚至也有报道称 Src 酪氨酸激酶、磷酸酯酶 Cγ(PLCγ)、蛋白激酶 C(PKC)，以及信号转导与转录激活因子(STAT)的活化也可由 EGFR 家族成员的活化而激发。以上信号通路的激活进一步促进肿瘤细胞的存活、增殖、侵袭及血管生成。EGFR 受体酪氨酸激酶家族因其在肿瘤生长及增殖中扮演的重要作用而被广泛研究，并成为治疗多种肿瘤的重要靶点。EGFR 的异常表达或激活已经在很多人类上皮组织肿瘤中被证实，并且被认为是发病的一个重要原因，包括头颈部鳞状细胞癌、非小细胞肺癌、结直肠癌、胰腺癌及中枢神经系统肿瘤等[88]。

研究耐药的分子机制至关重要。表皮生长因子受体酪氨酸激酶抑制剂(EGFR TKIs)治疗对肺癌患者获得性耐药的发展几乎不可避免，因而限制了改善患者的治疗效果。但是克服肿瘤细胞对 EGFR TKIs 耐药的决定性因素尚不清楚。一种可能是肝细胞生长因子受体(MET)过度表达富含亮氨酸重复序列和免疫球蛋白样结构域基因 1(leucine-rich repeat and immunoglobulin-like domains1，LRIG1)，从而破坏和损害肝细胞生长因子(HGF)的反应能力[95]。另一种可能是 MET 诱导的细胞行为受到了制约，有研究表明，Abl 酪氨酸激酶通过磷酸化衔接蛋白 CrkII 的 Y221 位点，可对 MET 诱导的细胞能动性产生负调节作用[96]。Yono 和 Yamada 等研究已证实 HGF 与 EGFR TKIs 获得性耐药密切相关，在 EGFR *T790M* 突变的肺癌患者中，HGF 能降低肿瘤细胞对 EGFR 不可逆抑制剂的敏感性[97,98]。

Ju 等的研究发现，整合素 β1(integrin β1)能诱导非小细胞肺癌(NSCLC)患者对 EGFR TKIs 产生耐药性。2013 年，该研究团队深入探究了整合素 β1 和 MET 的关联性，发现整合素 β1 的配基与 MET 可协同促进细胞增殖，同时二者的抑制剂也可协同增加肿瘤细胞对 EGFR 抑制剂吉非替尼的敏感性，促进细胞凋亡，并抑制下游信号黏着斑激酶(FAK)和 AKT 的转导。另外，配体依赖性活化的整合素 β1 可以通过活化的 MET 和下游信号诱导产生 EGFR

TKIs 耐药性(图 7-5)。因此，研究者认为在非小细胞肺癌患者中，整合素 β1 和 MET 之间可以相互影响，整合素 β1 介导的 EGFR TKIs 获得性耐药与 MET 的信号转导通路密切相关[99]。

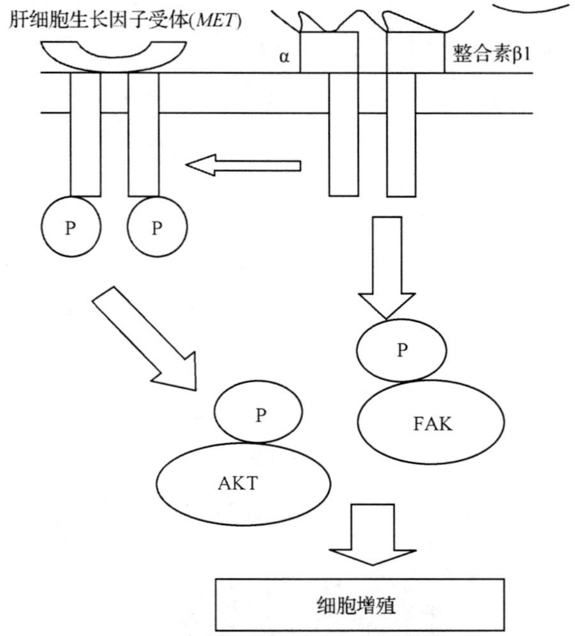

图 7-5　整合素 β1 超表达通过增加 MET 的磷酸化及其下游信号 FAK 和 AKT 诱导 EGFR TKIs 耐药[99]

T790M 突变和 *MET* 扩增是 EGFR 两个主要的耐药机制，但目前尚不清楚这两种机制之间的关系。Suda 等将 HCC827 细胞系长期暴露于递增浓度的埃罗替尼中，以此建立了埃罗替尼耐药细胞系 HCC827ER[100]。研究发现，该细胞系中 *MET* 高度扩增，而 *MET* 基因拷贝数扩增与 EGFR TKIs 耐药已被证实存在显著的临床相关性。此外，该研究团队还用同样的试验方法建立了另一种埃罗替尼耐药细胞系 HCC827EPR，但在培养的过程中加入了一种 MET 激酶抑制剂——PHA-665752。在 HCC827EPR 中并未见 *MET* 扩增，而是检测到了 *T790M* 突变。该研究还对 6 例吉非替尼耐药的肿瘤患者进行了样本检测，结果发现 3 例为 *T790M* 突变，1 例为 *MET* 扩增，其他 2 例根据病灶部位不同可见 *T790M* 突变和(或) *MET* 扩增。在这些吉非替尼耐药的难治性肿瘤患者中，93%的肿瘤可见 *T790M* 突变，但无 *MET* 基因扩增；80%的肿瘤可见 *MET* 基因中度扩增(<4 倍)；仅 8%的肿瘤可见 *MET* 基因高度扩增(≥4 倍)。图 7-6a 描述了吉非替尼耐药肿瘤在有或无 *T790M* 突变的情况下，*MET* 基因拷贝倍数与肿瘤数目的关系，可见 *T790M* 突变与 *MET* 扩增彼此相互制约平衡，共同决定肿瘤患者的生存状况。图 7-6b 对 HCC827 细胞经不同的分子靶向药物处理后产生耐药的机制进行了阐述。此前，Takano 等研究发现 41%的晚期肺腺癌患者中存在 EGFR 突变，且 EGFR 突变的患者从吉非替尼治疗中获益更多，预后更佳[101]。

Garnett 等提出一套人肿瘤细胞系筛选系统，以期鉴别对癌症治疗药物敏感或耐药的新型生物标志物[102]。基于临床和临床前研究的 130 种药物，该研究团队筛选了数百个代表人类癌症组织和遗传多样性的癌细胞系。研究发现，对于目前大多数抗癌药物，突变的癌症基因均与细胞应答率相关，其中尤因氏肉瘤细胞的 *EWS*(也被称为 *EWSR1*)-*FLI1*

基因易位与聚合酶(PARP)抑制剂的敏感性呈显著相关。通过对候选药物和抗癌药物进行抗癌敏感性实验，研究者发现一批新型生物标志物，希望以此研究来应对抗癌药物的耐药问题。通过将药物活性与癌基因组的功能复杂性相关联，系统的药物基因组学分析为肿瘤细胞株中生物标志物的发现提供了强大的平台，也为癌症治疗提供了新思路。

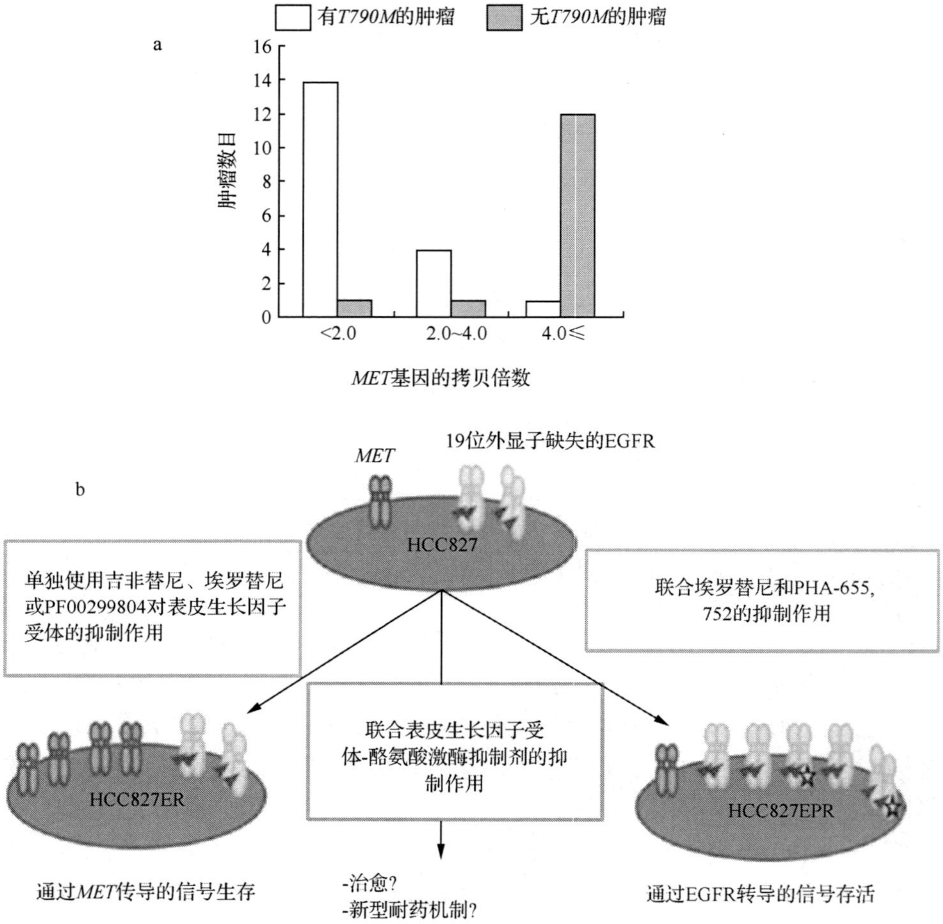

图 7-6　*MET* 扩增和 *T790M* 突变的相互关系[100]

a. 吉非替尼耐药肿瘤在有或无 *T790M* 突变的情况下，*MET* 基因拷贝倍数与肿瘤数目的关系；b. HCC827 细胞经不同的分子靶向药物处理后产生耐药的机制；HCC827 细胞中所有扩增的 EGFR 等位基因均发生 19 位外显子缺失突变，其中一部分在 HCC827EPR 细胞中发生了 *T790M* 突变(星形标出)

7.9　临床药物毒性与药物不良反应

7.9.1　临床不良反应

任何药物均存在毒性和不良反应，其反应程度与药物类型有关，也与患者状态、条件有关，还与用药剂量、疗程有关。在此以易普利姆玛(Ipilimumab)为例，分析其不良反应发生情况。该单抗是一种 IgG1 kappa 免疫球蛋白，是分子质量约为 148kDa 的一种重组人单克隆抗体，可结合至细胞毒 T 淋巴细胞伴随抗原 4(CTLA4)。采用随机、双盲的试验方案，以 676 例患有不可切除或转移性黑色素瘤且经过一种或多种“标准化疗法”后病情进一步恶化的患者为试验对象，完成其临床的安全性和有效性研究。表 7-5 给出了该试验的不良反应发生率。抗体药物最常见不良反应是疲乏、腹泻、瘙痒、皮疹和结肠炎，总发生率在 5%以上[30]。

表 7-5　易普利姆玛不良反应发生率*　　(单位：%)

系统器官	Ipilimumab (*n*=31)		Ipilimumab+gp100 (*n*=380)		gp100 (*n*=132)	
	不良反应例数	3～5 级	不良反应例数	3～5 级	不良反应例数	3～5 级
胃肠道疾患						
腹泻	31	5	37	4	20	1
结肠炎	8	5	5	3	2	0
皮肤、皮下组织疾患						
瘙痒	31	0	21	1	11	0
皮炎	29	2	25	2	8	0
一般疾患						
疲乏	41	7	34	5	31	3

*根据不良事件报告统计

7.9.2　免疫介导不良反应

抗原和免疫复合物引起并造成持续的免疫炎症，能对特定的组织器官造成损伤，损伤类型的组织病理学损伤取决于免疫反应的定位及类型。

例如，IgE 介导(Ⅰ型超敏反应)的肾脏病中，IgE 介导的免疫反应为变应原敏感的 T 细胞与特异的变应原接触并释放出促变应性白介素 IL-4、IL-5，它们促进 IgE 的产生并活化肥大细胞和嗜碱性粒细胞。被覆 IgE 的肥大细胞、嗜碱性粒细胞在变应原出现时释放血管活性蛋白(如组胺)及趋化因子(如 IL-4)，引起血管的痉挛、前列腺素的合成、血小板介导的凝血、血栓形成及纤维蛋白沉着。在几种肾脏炎症性疾病中，可有 IgE 的沉积及嗜酸性粒细胞的浸润。

细胞毒性抗体介导(Ⅱ型超敏反应)性肾脏病抗肾小球基底膜病是该类肾脏病的原型。其肾脏损害是针对 GBM 中Ⅳ型胶原特异性抗体的线性沉积所致。抗体与相应抗原结合形成免疫复合物活化补体系统，后者是一组具有酶活性、化学引诱物、结合及调节特性的血浆和膜蛋白。补体可通过 C1(经典途径)或 C3(替代途径)激活，形成一种蛋白质，称为膜攻复合物(MAC)，它是由补体成分 C5～C9 组成。MAC 对组织的损伤，可直接通过膜通道，也可间接吸引其他炎症细胞参与免疫反应。抗中性粒细胞胞质抗体(ANCA)也可引起细胞毒性抗体介导的免疫性肾脏病。ANCA 生成的始动因素尚不知晓，但已认为 ANCA 与中性粒细胞胞质抗原的相互作用激活了中性粒细胞。细胞表面整合素上调，吸引中性粒细胞并使之沿肾脏或在血管炎症过程中其他受累器官的血管内皮细胞滚动。中性粒细胞对内皮细胞的黏附使内皮细胞表面相互作用，导致多种免疫炎症反应，如生成反应性氧类物质，溶酶体的脱粒，T 细胞活化并释放淋巴因子，造成了内皮细胞的损伤。目前已知的抗体药物免疫介导引起的不良反应包括：免疫介导小肠结肠炎、免疫介导肝炎、免疫介导肾病、免疫介导内分泌病变和免疫介导其他不良反应等[30, 46~51, 103, 104]。

易普利姆玛免疫介导不良反应研究认为，若出现此类严重反应，则应永远终止治疗。对于中度免疫介导不良反应，应停药直至恢复基线水平，改善至轻度严重性或完全消除；患者可给予低剂量泼尼松来抑制免疫介导不良反应；对于严重、持久或复发性免疫介导反应，应给予全身高剂量皮质激素。各类免疫介导的疾病发生率见表 7-6。

表 7-6　易普利姆玛免疫介导的疾病发生率　　（单位：%）

	易普利姆玛 3mg/kg（n=131）	易普利姆玛 3mg/kg+gp100（n=380）
任何免疫介导补量反应	15	12
小肠结肠炎 [a,b]	7	7
肝毒性 [a]	1	2
皮炎 [a]	2	3
神经病变 [a]	1	<1
内分泌病变	4	1
垂体功能减退	4	1
肾上腺功能不全	0	1
其他		
肺炎	0	<1
脑膜炎	0	<1
肾炎	1	0
嗜酸性粒细胞增多 [c]	1	0
心包炎 [a,c]	0	<1

注：a. 包括致命性结局；b. 包括肠穿孔；c. 病未确定

7.9.2.1　免疫介导小肠结肠炎

小肠和结肠炎疾病活动期的肠黏膜主要是巨噬细胞产生的肿瘤坏死因子（TNF-α）、IL-1、IL-6、IL-8 等炎性细胞因子，以及淋巴细胞凋亡调控蛋白表达异常，花生四烯酸代谢产物、自由基及一氧化氮等炎性递质和微循环障碍使炎症加剧。IL-1 受体拮抗剂（IL-1RA）及 IL-4 介导的炎症反应机制异常，IL-7 介导的免疫调节机制异常等均导致肠黏膜免疫机构平衡失调。依据辅助 T 细胞（Th）产生的细胞因子的种类可分为主要以细胞免疫有关的 Th1（产生 IFN-γ、IL-2）和主要以体液免疫有关的 Th2（IL-4、IL-5、IL-10）。溃疡性结肠炎（UC）主要是以 IL-5 产生亢进、抗杯状细胞抗体等自身抗体生成、IgG1 亚型相关的速发型变态反应为主的 Th2 免疫反应[104]。免疫学上认为自身免疫介导的组织损伤是溃疡性结肠炎发病的重要因素之一。如发现某些侵犯肠壁的病原体(如大肠杆菌等)与人体大肠上皮细胞存在着交叉抗原，当机体感染这些病原体以后，循环中的自身抗体不仅与肠壁内的病原体作用还杀伤了自身的上皮细胞。近年来从溃疡性结肠炎患者结肠上皮内发现的一种 40kDa 的抗原，可在激活机体产生抗结肠上皮抗体的同时激活结肠上皮表面的补体及抗原抗体复合物。溃疡性结肠炎患者的免疫淋巴细胞和巨噬细胞被激活后，可释放出多种细胞因子和血管活性物质，促进并加重组织的炎症反应。认识到抗体药物介导的这类不良反应，从免疫角度来认识其作用机制值得深入探讨。

此外，近年来也有报告指出，机体循环中的抗体和 T 淋巴细胞与溃疡性结肠炎患者肠上皮细胞内的热休克蛋白(heat shock protein，HSP)相互作用，产生了肠上皮的损伤。在溃疡性结肠炎患者中有关 T 淋巴细胞、B 淋巴细胞计数测定结果，血白细胞、巨噬细胞及淋巴细胞转化率测定结果均提示本病与细胞免疫学方面的改变有关。

免疫介导小肠结肠炎是易普利姆玛治疗患者中发生的严重不良反应，1～2 级反应发生率高达 7%，危及生命；3～5 级免疫介导小肠结肠炎发生率高达 5%。英夫利昔单抗(Infliximab)用药患者中，发生严重的或危及生命的免疫介导小肠结肠炎的患者也有 8%。在用药过程中，应密切监查患者是否有小肠结肠炎体征和症状，如腹泻、腹痛、粪中有黏液和血、发热、肠穿孔等，以及时停药并治疗。有严重小肠结肠炎的患者永远停用易普利姆玛并开始全身皮质激素泼尼松低剂量给药治疗；对于中度小肠结肠炎的患者停用易普利姆玛，并给予抗腹泻治疗[30]。

7.9.2.2　免疫介导肝炎

免疫介导肝炎的发病机制比较复杂，免疫反应导致肝细胞的持续损伤，肝损伤的免疫学机制涉及多种细胞，如淋巴细胞、单核巨噬细胞(Kupffer 细胞)、肝内皮细胞、肝实质细胞和星形细胞。研究认为淋巴细胞的激活是免疫介导肝损伤的起始步骤。激活的淋巴细胞通过死亡配体和受体的结合诱导肝细胞的凋亡。淋巴细胞进一步激活巨噬细胞，导致多种炎症细胞因子的释放，从而导致细胞死亡级联反应，介导肝损伤。

在一项研究中，有 2%易普利姆玛治疗的患者发生严重、危及生命或致命性肝毒性，AST 或 ALT 升高大于正常上限 5 倍，或总胆红素升高超过正常上限 3 倍，有致命性肝衰竭患者需要住院治疗。中度肝毒性的患者表现为肝功能试验异常，AST 或 ALT 升高超过 2.5～5 倍，或总胆红素升高大于 1.5 倍但不超过正常上限 3 倍[30]。

7.9.2.3　免疫介导皮炎

免疫介导皮炎(如银屑病)的发病机制中，细胞活化一直是免疫 E 炎症网络学说的关键。多数研究证明活化的细胞能表达多种黏附分子，可加速细胞的皮肤归巢。根据细胞免疫的一般规律，细胞的活化首先需要连接在抗原提呈细胞(APC)分子 MHC 上的特异性抗原与相应 T 细胞的 CD3/CTR 结合，即提供第一刺激信号。此外，T 细胞还可通过非抗原依赖方式活化，也是 T 细胞活化的形式之一。抗体药物介导的皮炎也是值得重视的不良反应，其中以多形性红斑(EM)为特征的突发急性渗出性炎症疾病的史-约综合征(Stevens-Johnson syndrome)最为典型。该综合征常伴有全身反应，是一种累及全身皮肤和黏膜的自身免疫性疾病。该反应是否与上述机制有关值得研究。

在一项研究中，有2.5%的易普利姆玛治疗患者发生严重、危及生命或致命性免疫介导肝炎、史-约综合征、重症多形性红斑、毒性表皮坏死、皮疹并发全层厚皮肤溃疡、坏死性大疱或出血性表现。0.2%患者死于毒性表皮坏死。12%患者出现中度皮炎。除非已确定另外病因，否则皮炎体征或症状应被考虑为免疫介导。有史-约综合征、毒性表皮坏死、合并全层厚皮肤溃疡皮疹、坏死、大疱或出血表现的患者永远终止该药治疗。对轻至中度皮炎，如局部皮疹和瘙痒等，应对症处理[30]。

7.9.2.4 免疫介导肾病

免疫介导肾病是由对自身或外源性抗原的有害免疫反应所致，特别是肾小球肾炎和间质性肾炎最为常见。机体免疫系统识别外源性或内源性致肾炎抗原，是诱发致肾炎免疫应答反应的第一步。由于引起致肾炎免疫应答反应的抗原种类繁多，针对免疫应答反应过程的不同环节给予特异性处理，是治疗免疫介导肾脏疾病治疗的出发点。在临床试验中，易普利姆单免疫介导肾病发病率不足1%[30]。

7.9.2.5 免疫介导神经性病变

格林-巴利综合征(Guillain-Barré syndrome，GBS)是一种常见的神经系统脱髓鞘疾病，目前主要认为该病与感染后自身免疫有关。据GBS分级标准及国际大型研究中常用的合并方式，不同严重程度的患者可出现不同的运动感觉障碍、面神经瘫痪或延髓部功能障碍、自主神经功能障碍、合并其他疾病及免疫球蛋白IgG异常等现象。据报道，在易普利姆玛用药人群中，发生了一例致命性格林-巴利综合征和一例严重周围运动神经病变。严重神经病变患者永远终止易普利姆玛治疗，同时可适当采取药物干预措施[30]。

7.9.2.6 免疫介导内分泌病变

在一项关于易普利姆玛治疗的研究中，有1.8%的治疗患者发生严重至危及生命的免疫介导内分泌病变。所有这些患者都有垂体功能减退，有些还有内分泌病变，如肾上腺功能不全、性功能减退及甲状腺功能减退等；2.3%的患者发生中度内分泌病变，包括甲状腺功能低下、肾上腺功能不全、垂体功能减退；发生甲状腺功能亢进和库欣综合征各有一例。因此，在用药过程中应密切关注患者是否发生垂体炎、肾上腺功能不全、包括肾上腺危象和甲状腺功能亢进或低下临床特征和症状。患者有疲乏、头痛、精神状态变化、腹痛、不寻常肠道习惯和低血压，或其他原因，如脑转移或与所患疾病相似的非特异性症状时也应予以重视[30]。

7.9.2.7 其他免疫介导不良反应

易普利姆玛治疗的患者(低于1%)可见以下临床意义免疫介导不良反应：肾炎、肺炎、脑膜炎、心包炎、葡萄膜炎、虹膜炎和溶血性贫血。其他的发生率低于1%的免疫介导不良反应有：心肌炎、血管病变、颞动脉炎、血管炎、风湿性多肌痛、结膜炎、睑炎、上巩膜炎、巩膜炎、白细胞破碎血管炎、多形性红斑、银屑病、胰腺炎、关节炎和自身免疫性甲状腺炎[30]。

7.10 展　望

抗体是由 B 淋巴细胞转化而来的浆细胞分泌的，每个 B 淋巴细胞株只能产生一种其专有的、针对一种特异性抗原决定簇的抗体。这种从一株单一细胞系产生的抗体就称为单克隆抗体(McAb)。30 年以来，人们一直尝试利用人免疫系统产生人源性单抗来制备特异性强的人源抗体药物，从而治疗肿瘤、感染性疾病及自身免疫性疾病等。近年来，单克隆抗体技术的出现是免疫学领域的重大突破。利用单克隆抗体靶向病变组织或细胞表面抗原，已成为理想的治疗方法。因而治疗性抗体已成为生物制药业发展最快的领域之一，它们用于治疗如肿瘤、移植排斥、自身免疫病、心血管疾病、病毒感染等。

由于鼠单抗分子质量大、免疫原性强、难以到达靶部位、注射后机体清除快且易引起严重的人抗鼠抗体反应(HAMA)，因此限制了其临床应用。近年来随着分子生物学技术的发展，抗体人源化已成为当今治疗性抗体的发展趋势。对鼠源性单抗进行了大量的人源化改造的工作也有了一定进展。人源化单抗虽然大大降低了鼠源性成分，降低了 HAMA 的发生率，同时人源化单抗的生物学功能也得到了很大提高。但是，人源化单抗仍含有鼠源性成分，因而不可避免地仍会发生 HAMA，从而影响其临床应用。在发展初期，鼠源单克隆抗体为人类疾病的研究起到了重大的推动作用。随着抗体库技术、转基因小鼠和转染色体小鼠技术的日趋完善，鼠源性单抗、人源化单抗最终将被完全人源化单抗所取代，完全人源化的抗体药物也将随之广泛应用于人类疾病的预防、诊断和治疗。也由于制备技术的发展，将放射性物质、化疗药物及生物毒素等与单克隆抗体偶联得到偶联物(ADC)，这些偶联物被单克隆抗体特异性地导向表达相应抗原细胞的表面，并发挥抗肿瘤效应。在利用单克隆抗体靶向病变组织或细胞表面抗原的同时也降低了药物对正常组织的损伤。单克隆抗体药物不只在肿瘤的治疗中取得了很好疗效，在其他疾病的治疗中也取得了一些疗效，如利妥昔单抗对类风湿和系统性红斑狼疮有很好的治疗作用。英夫利昔单抗可减轻类风湿关节炎患者疼痛、晨僵、关节肿胀等临床症状。英夫利昔单抗可快速、显著缓解顽固性银屑病、关节炎患者的关节和皮损症状，对克罗恩病、溃疡性结肠炎、酒精性肝病等消化系统疾病都有较好疗效。又如化学药物可以和抗肿瘤 mab 进行偶联，给药后偶联物质通过 mab 的导向作用结合到抗原阳性的肿瘤细胞表面，引发偶联物的内化，相当大的一部分完整的化学药物游离出来通过和 DNA 分子结合发挥其细胞毒作用，从而通过抑制细胞 DNA 或蛋白质合成、干扰破坏细胞核酸或蛋白质功能、抑制细胞有丝分裂等方式来杀伤肿瘤细胞。偶联物常用的化学药物，如与顺铂、环磷酰胺、阿霉素、紫杉醇、长春花碱等偶联，可以提高原药的选择性、有效性和降低其毒性作用，可以更好地发挥原有药物的临床价值。

抗体技术是 20 世纪最重大的科学成就和目前最重要的科学技术前沿之一，抗体药物作为众多严重危害人类健康的疾病的特效治疗手段，是当前世界各国高度重视发展的领域。目前研发中抗体药物达 700 多个。抗体-药物偶联物(ADC)是近年来关注的重点，目前已经有 30 多种作用于 24 个靶点的 ADC 进入临床试验。我们知道，小分子药物研发的竞争往往注重同一靶点，而不同公司研发的 ADC 药物注重作用靶点的多样性，其靶点包括 CD19、CD22、CD56、CD74、CD79b、CD138、GPNMB、PSMA、EGFR 等。在白血病治疗领域 ADC 药物占有重要位置。目前进入Ⅱ和Ⅲ期临床试验的 8 种 ADC 药物中有 5 种治疗血液癌症[105]。在实体瘤治疗领域 ADC 药物正在寻找新的靶点和适应证。伴随诊断试剂的开发和联合应用也更受到重视。

抗体药物免疫原性的存在一直推进着抗体工程和抗体相关技术的发展。随着分子生物学的发展，人们对传统的鼠源抗体进行改造，得到了各种基因工程抗体。这些抗体药物在取得良好治疗效果的同时，均会引发不同程度的过敏反应和抗抗体反应(antigen-antibody reaction，AAR)，即人体对外源免疫球蛋白的免疫反应，包括人抗鼠抗体反应(human anti-mouse antibody reaction，HAMAR)、人抗嵌合抗体反应(human anti-chimeric antibody response，HACAR)、人抗人源化抗体反应(human anti-humanized antibody response，HAHAR)等，这些反应有时会导致严重的临床后果[106~108]，影响此类药物的安全性和有效性。抗体类药物免疫原性的发生机制可能与多种因素有关，包括:①患者的遗传背景、年龄、疾病类型；②抗体药物的氨基酸序列、结构、翻译后修饰、多聚体的形成；③联合用药、给药途径、给药频率、疗程长短及药物的生产和储存等[109~114]。因此，抗体药物临床研究遇到的免疫原性问题可能会影响临床进展。随着分子生物学技术的进步、抗体基因结构的阐明，全面和科学地预测药物的免疫原性将成为可能。新靶点和新表位的发现，为抗体药物提供了特异性更高、疗效更好的靶标，抗体药物会朝着更高靶向性、更低排斥性的方向发展。

展望未来，抗体药物及其偶联物的发展无疑是临床医学、制药领域中的巨大突破。

第一，抗体药物治疗主要是利用其靶向性来干预肿瘤发生发展过程中的各个通路，或是激活宿主对肿瘤的免疫等。随着生物技术和生物医学的发展，一定会出现具有更高靶向性的单抗和药效更强的“弹头”。这些特性为其靶向药效学、靶向分布的药代动力学的基础研究开辟了天地，也为临床药理学和治疗学的发展提出了新问题。

第二，抗体药物还存在一些尚未解决的问题，最突出的问题是如何降低单抗的免疫原性。单抗的异源性所引起的抗体反应，不但降低了单抗的效价，而且会给患者带来严重的后果。因此，对异源性单抗进行改造及人源性单抗的研制成为了单抗研究的重要方向。

第三，寻求新的分子靶点的任务十分艰巨。单抗对相应的抗原具有高度特异性，这是单抗药物显示靶向性抗肿瘤作用的基础。寻求与肿瘤细胞相关的靶点是研制单抗药物的关键。特定的癌基因表达蛋白、生长因子受体等均可作为单抗药物的分子靶点，如血管生成与肿瘤生长密切相关。因此，与血管内皮细胞增殖相关的因子也可能作为分子靶点。

从靶向药物治疗的局限性认识研发的难点：靶的有效性不足(单靶点或多靶点)、靶的特异性不佳(毒性作用:心血管消化系统、免疫原性不良反应)、靶的干预性效率不高(有效率低与原发性和继发性耐药的关系)。如何针对其研发难点，必须清醒地认识到，分子靶向药物正在面临临床实践中不断出现的诸多问题与挑战。主要问题有：①获得靶向路径的可靠信息和确定靶点的特征及不同通路影响靶点的相互作用，而致其疗效不确定性。

②靶向广谱性与毒性作用互为矛盾，特别是抗体药物的免疫原性毒性十分复杂。抗原和免疫复合物引起并造成持续的免疫炎症，能对特定的组织器官造成损伤，常通过一种或多种的经典免疫反应，损伤类型的组织病理学损伤取决于免疫反应的定位及类型。目前，已知抗体药物免疫介导的不良反应包括免疫介导小肠结肠炎、免疫介导肝炎、免疫介导肾病、免疫介导内分泌病变和免疫介导其他不良反应，往往成为影响治疗和出现不良反应的重要问题。③获得性耐药克服与联合用药等正成为目前分子靶向药物研究关注的热点与前沿。不论是抗体药物，还是抗体-药物偶联物(ADC)，耐药问题一直是受关注的尚未解决的问题。针对以上难点，需要重视靶向药物及其治疗的分子生物学基础研究，认识大多数实体肿瘤都有多靶点、多环节调控过程的特点，认识目前的转化性研究还远远未能解释所发生的一切临床现象。

靶向治疗新药研发重在基础，分子靶向是基础，以癌治疗来说，从分子水平认识癌细胞生长、增殖、死亡和转移信号调控；发现细胞靶，识别靶是关键，因为分子靶不只是癌细胞特有的，因此研究系统靶向才是目标，单纯靶向机制不能治愈肿瘤，还必须从大环境、微环境、免疫调节等方面多管齐下。分子靶向药物的未来研发模式，应以基于生物标志物的个体化药物治疗为目标，以肿瘤信号网络的级联、反馈、代偿、非线性等特征为依据，强化信号调控网络干预、靶向关键节点的抗肿瘤新药研究策略。发展分子靶向抗肿瘤药物和相伴诊断试剂的研发，能为安全有效的临床试验和上市后的推广应用产生深远影响。但是有多方面的挑战需要面对，主要挑战之一是解决生物标志物的鉴定识别、准确选择患者的分子信号及其优化并指导用药等问题。

国际上的靶向药物研究战略和策略也在改变，最近报道，吉非替尼(易瑞沙)在美国终止新的临床适应证的开发。该药自 2002 年在日本上市以来，经历过大起大落。2003 年，美国 FDA 批准吉非替尼用于晚期非小细胞肺癌的治疗，但来自Ⅲ期的研究数据并不理想，并不能延长患者生存期。2005 年，美国 FDA 取消其上市批准，限制该药的应用许可。2009 年，随着对 EGFR 突变的认识，欧盟批准该药用于 EGFR 突变的非小细胞肺癌的治疗。2011 年，吉非替尼的世界销售额达 5.54 亿美元，中国为其贡献了近 25%的份额。2013 年，制药商主动提出终止新适应证的临床研发，主要出于有效性、安全性等方面的考虑，以避免出现潜在的临床风险，也为今后解决临床风险留有余地[118]。反观国内，吉非替尼的仿制和美国的市场状况，是否会影响中国的这类药物研发？是否这种靶向药物的研发过程也会在抗体靶向药物中出现？是否需要更加重视临床有效性和安全性的科学评价？这些问题都是值得重视的。

第四，抗体偶联技术和偶联物分子的小型化是值得重视的问题。抗体和小分子药物的共价连接必须在血浆中稳定，当进入靶细胞后是可解离的。针对细胞表面蛋白质，其靶向主要是通过抗体小分子药物偶联(ADC)的蛋白质与细胞毒素或放射性核素偶联。

图 7-7 给出了已经探索过的 34 种可以形成 ADC 的靶标(target)，包括 B 细胞、T 细胞、内皮细胞、基质细胞、血管细胞、心肌细胞、血细胞和癌细胞的靶标[114]，为人们选择适当小分子药物与抗体偶联提供参考。但是抗体偶联技术和偶联物分子的小型化的临床前研究具有不确定性。临床的有效性和安全性风险又需多个确定性因素，更需要医学科学评价后才能见分晓。

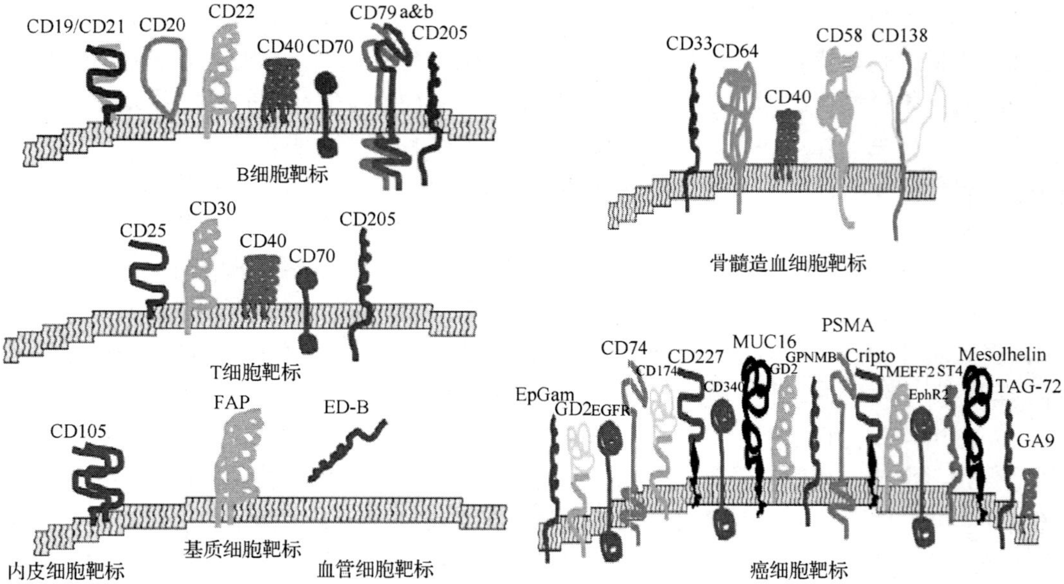

图 7-7　34 种 ADC 的潜在靶标(target)[114]

从药物转运角度来看，庞大的偶联物分子难以通过毛细血管内皮层和细胞外间隙到达实体瘤深部的肿瘤细胞。因此，研制小型化单抗药物对提高疗效有重要意义。可以预测，使用小型化抗体技术制成单抗药物，在药代动力学方面将具有新特点，并可能减少或推迟人体的抗体反应。因此，分子的小型化无疑是研制高效单抗药物的一条重要途径。

抗体药物临床试验和治疗已经有 20 多年历史，其特点就是高特异性和低毒性。它们的药代动力学特点与传统的非抗体类化学药物有显著的不同，在临床中有重要的应用。单抗类药物通常是静脉注射、皮下注射或肌内注射给药的。由于其分子质量巨大，亲水性强和易被胃肠道降解，单抗类药物不适于口服给药。同样由于分子质量巨大，单抗向各组织分布的速度通常较缓慢，且分布容积较小。单抗在一些组织中优先被降解成氨基酸或多肽，如血液中的吞噬细胞或表达靶抗原的细胞。单抗和内源性免疫球蛋白可以通过与保护性的 FcRn 受体结合而免于被降解，从而使消除半衰期大大延长。单抗的体内动力学呈现线性和非线性的特征，决定因素在于靶抗原介导的代谢和消除。影响单抗清除过程的因素包括靶抗原水平、抗体药物受到的免疫反应和患者人口学特征。肠道外给药，组织分布容积小和半衰期长构成了单抗药物最显著的临床药代动力学特征。因此其临床药代研究必须因药而异来设计试验方案。

第五，单抗有高度特异性，体现在作用靶标的选择性和生物分布的特异性方面，是提高抗体药物疗效和降低毒性作用的关键。但是，单抗又具有高度多样性，在此如何权衡其特异性和多样性在治疗中的利弊和研制新型单抗药物的潜力，如何通过药理学基础和临床研究提供依据并不容易。对抗癌抗体药物而言，肿瘤分子生物学研究的飞跃发展为研制单抗药物提供了与治疗肿瘤相关的新靶点。随着抗癌药物研究的发展，可针对新靶点研究新型“弹头”物质，研究利用新型抗体与新型释药系统药物并重，为获得免疫原性低和疗效高的抗肿瘤单抗药物开辟了思路，研制抗癌抗体药物前景广阔，任务艰巨。

（刘昌孝　吴雅丽　蔡永明　张　骏　樊慧蓉）

参 考 文 献

[1] U.S. Food and Drug Administration. Challenge and Opportunity on the Critical Path to New Medicinal Products. http: //www.fda.gov/oc/initiatives/criticalpath/whitepaper.pdf. [2004-03-10].

[2] U.S. Food and Drug Administration. Critical Path Opportunities Report. http: //www.fda.gov/oc/initiatives/ criticalpath / reports/opp_ report.pdf. [2006-03-10].

[3] U.S. Food and Drug Administration. Critical Path Opportunities List. http: //www.fda.gov/oc/initiatives/ criticalpath/ reports/opp_list.pdf. [2006-03-10].

[4] U.S. Food and Drug Administration. Critical Path Opportunities for Generic Drugs. http: //www.fda.gov/oc/ initiatives/ criticalpath/reports/ opp_generic drugs.pdf. [2007-05-12].

[5] Liu YT, Liu CX. Introducing FDA's white paper: challenge and opportunity on the critical path to new medical products. Asian J Pharmacodyn Pharmacokinet, 2007, 7(4): 302-314.

[6] 刘昌孝. 转换研究与新药的发现研究开发. 重庆医学, 2010, 39(1): 1-3.

[7] World Medical Association. Declaration of Helsinki. Oct 18, 2008.

[8] 国家药品监督管理局. 药物临床试验质量管理规范. 2003 年 9 月 1 日.

[9] Wang W, Wang EQ, Balthasar JP. Monoclonal Antibody Pharmacokinetics and Pharmacodynamics. Clinical Pharmacology & Therapeutics, 2008, 84(5): 548-558.

[10] Roskos LK, Davis CG, Schwab GM.The clinical pharmacology of therapeutic monoclonal antibodies. Drug Development Research, 2004, 61(3): 108-120.

[11] Paintaud G, Diviné M, Lechat P. Monoclonal antibodies for therapeutic use: specific characteristics of clinical development, evaluation by the agencies, and long-term monitoring of safety. Therapie, 2012, 67(4): 329-337.

[12] Dierickx D, Beke E, Devos T, et al. The use of monoclonal antibodies in immune-mediated hematologic disorders.Med Clin North Am, 2012, 96(3): 583-619.

[13] Kerpel-Fronius S. Clinical pharmacology aspects of development and application of biosimilar antibodies. Magy Onkol, 2012, 56(2): 104-112.

[14] Reichert JM, Dhimolea E. The future of antibodies as cancer drugs. Drug Discov Today, 2012, 17(17-18): 954-963.

[15] Bugelski PJ, Martin PL. Concordance of preclinical and clinical pharmacology and toxicology of therapeutic monoclonal antibodies and fusion proteins: cell surface targets. Br J Pharmacol, 2012, 166(3): 823-846.

[16] Baldrick P. Safety evaluation of biological drugs: What are toxicology studies in primates telling us? Regulatory Toxicology and Pharmacology, 2011, 59: 227-236.

[17] Kanduc D. Epitopic peptides with low similarity to the host proteome: towards biological therapies without side effects. Expert Opinion on Biological Therapy, 2009, 9: 45-53.

[18] Kalgutkar AS, Fate G, Didiuk MT, et al. Toxicophores, reactive metabolites and drug safety: when is it a cause for concern? Expert Review of Clinical Pharmacology, 2008, 1: 515-531.

[19] Antonucci A, Negosanti M, Tabanelli M, et al. Treatment of refractory pemphigus vulgaris with anti - CD20 monoclonal antibody (rituximab): Five cases. Case Report, 2007, 18: 178-183.

[20] Bassetti M, Pizzorni C, Gradoni L, et al. Visceral leishmaniasis infection in a rheumatoid arthritis patient treated with adalimumab. Rheumatology, 2006, 45: 1446-1448.

[21] Cai XY, Thomas J, Cullen C, et al. Challenges of developing and validating immunogenicity assays to support comparability studies for biosimilar drug development. Bioanalysis, 2012, 4: 2169-2177.

[22] Grillo-Lopez AJ, Hedrick E, Rashford M, et al. Rituximab: ongoing and future clinical development. Semin Oncol, 2002, 29: 105-112.

[23] Adams GP, Weiner LM. Monoclonal antibody therapy of cancer. Nature Biotechnol, 2005, 23: 1147-1157.

[24] Schrama D, Reisfeld RA, Becker JC. Antibody targeted drugs as cancer therapeutics. Nature Review Drug Discovery, 2006, 5: 147-159.

[25] Kendra K, Gan J, Ricci M, et al. Pharmacokinetics and stability of the ch14.18-interleukin-2 fusion protein in mice. Cancer Immunol Immunother, 1999, 48: 219-229.

[26] Becker JC, Pancook JD, Gillies SD, et al. T cell-mediated eradication of murine metastatic melanoma induced by targeted interleukin 2 therapy. J Exp Med, 1996, 183: 2361-2366.

[27] Lode HN, Xiang R, Dreier T, et al. Natural killer cell-mediated eradication of neuroblastoma metastases to bone marrow by targeted interleukin-2 therapy. Blood, 1998, 91(5): 1706-1715.

[28] Xiang R, Lode HN, Dolman CS, et al. Elimination of established murine colon carcinoma metastases by antibody-interleukin 2 fusion protein therapy. Cancer Res, 1997, 57: 4948-4955.

[29] U.S. Food and Drug Administration. YERVOY(ipilimumab) Label. http: //www.accessdata.fda.gov/drugsatfda_docs/label/2013/125377s055lbl.pdf. [2013-12-06].

[30] U.S. Food and Drug Administration.Yervoy(ipilimumab): Risk Evaluation and Mitigation Strategy. http: //www.fda.gov/Safety/MedWatch/SafetyInformation/SafetyAlertsforHumanMedicalProducts/ucm249770.htm. [2011-03-25].

[31] Swerdlow SH, Campo E, Harris NL. WHO Classification of Tumors of Haematopoietic and Lymphoid Tissues. Lyon, France: IARC Press, 2008: 252-253.

[32] Ferreri AJ, Dognini GP, Campo E, et al. Variations in clinical presentation, frequency of hemophagocytos is and clinical behavior of intravascular lymphoma diagnosed in different geographical regions. Haematologica, 2007, 92(4): 486-492.

[33] 村濑卓平，真野和夫，中村栄男. Intravascular lymphoma. 内科, 2005, 96(2): 304-309.

[34] 王学文，杨继红. 日本血管内淋巴瘤的研究进展. 江苏医药, 2007, 33(2): 192-193.

[35] Murase T, Yaaguchi M, Suzuki R, et al. Intravascular large B-cell lymphoma(IVLBCL): a clinicopathologic study of 96 cases with special reference to the immnophenotypic heterogeneity of CD5. Blood, 2007, 109(2): 478-485.

[36] Shimada K, Kosugi H, Narimatsu H, et al. Sustained remission after rituximab-containing chemotherapy for intravascular large B-cell lymphoma. J Clin Exp Hematol, 2008, 48(1): 25-28.

[37] Shimada K, Matsue K, Yamamoto K, et al. Retrospective analysis of intravascular large B-cell lymphoma treatedwith rituximab-containing chemotherapy as reported by the IVL study group in Japan. J Clin Oncol, 2008, 26(19): 3189-3195.

[38] Cerroni L, Massone C, Kutzner H, et al. Intravascular large T-cell or NK-cell lymphoma: a rare variant of in travascular large cell lymphoma with frequent cytotoxic phenotype and association with Epstein-Barrvirus infection. Am J Surg Pathol, 2008, 32(6): 891-898.

[39] Ferreri AJ, Campo E, Seymour JF, et al. Intravascular lymphoma: clinical presentation, natural history, management and prognostic factor in a series of 38 cases, with special emphasis on the cutaneous variant. Br J Haematol, 2004, 127(2): 173-183.

[40] Aznar AO, Montero MA, Rovira R, et al. Intravascular large B-cell lymphoma presenting with neurological syndromes: clinic pathicopathologic study. Clin Neuropathol, 2007, 26(4): 180-186.
[41] Ferreri AJ, Campo E, Amb rosett iA, et al. An thracycline-based chemotherapy as primary treatment for intravascular lymphoma. Ann Oncol, 2004, 15(8): 1215-1221.
[42] Shimada K, Kinoshita T. Canrituximab change the usually dismalprognos is of patients with in travascular large B-cell lymphoma? Author reply J Clin Oncol, 2008, 26(31): 5136-5137.
[43] Ferreri AJ, Dognini GP, Govi S, et al. Canrituximab change the usually dismal prognosis of patients with intravascular large B–cell lymphoma? J Clin Oncol, 2008, 26(31): 5134-5136.
[44] Ferreri AJ, Dognini GP, Bairey O, et al. The addition of rituximab to anthracycline-based Chemotherapy significantly improves out come in “Western” patients with intravascular large B-cell lymphoma. Br J Haematol, 2008, 143(2): 253-257.
[45] Maki RG, Ungbluth AA, Gnjatic S, et al. Pilot study of anti-CTLA4 antibody ipilimumab in patients with synovial sarcoma. Sarcoma, 2013, 2013: 8.
[46] Gilardi L, Colandrea M, Vassallo S, et al. Ipilimumab-induced immunomediated adverse events: possible pitfalls in 18F-FDG PET/CT interpretation. Clin Nucl Med, 2014, 39(5): 472-474.
[47] Cha E, Small EJ. Is there a role for immune checkpoint blockade with ipilimumab in prostate cancer? Cancer Med, 2013, 2(2): 243-252.
[48] Mitchell KA, Kluger H, Sznol M, et al. Ipilimumab-induced perforating colitis. J Clin Gastroenterol, 2013, 47(9): 781-785.
[49] Di Giacomo AM, Calabrò L, Danielli R, et al. Long-term survival and immunological parameters in metastatic melanoma patients who responded to ipilimumab 10 mg/kg within an expanded access programme. Cancer Immunol Immunother, 2013, 62(6): 1021-1028.
[50] Kelderman S, van der Kooij MK, van den Eertwegh AJ, et al. Ipilimumab in pretreated metastastic uveal melanoma patients. Results of the Dutch Working group on Immunotherapy of Oncology(WIN-O). Acta Oncol, 2013, 52(8): 1786.
[51] Assi H, Wilson KS. Immune toxicities and long remission duration after ipilimumab therapy for metastatic melanoma: two illustrative cases. Curr Oncol, 2013, 20(2): e165-169.
[52] McCain J. The MAPK(ERK) Pathway: Investigational Combinations for the Treatment Of BRAF-Mutated Metastatic Melanoma. P T, 2013, 38(2): 96-108.
[53] Rivera E. Management of metastatic breast cancer: monotherapy options for patients resistant to anthracyclines and taxanes. Am J Clin Oncol, 2010, 33(2): 176-185.
[54] Zhou S F. Structure, function and regulation of P-glycoprotein and its clinical relevance in drug disposition. Xenobiotica, 2008, 38(7-8): 802-832.
[55] Song S, Wientjes MG, Gan Y, et al. Fibroblast growth factors: an epigenetic mechanism of broad spectrum resistance to anticancer drugs. Proc Natl Acad Sci USA, 2000, 97(15): 8658-8663.
[56] 陈文慧，徐萌，杜超超，等. 碱性成纤维细胞生长因子单克隆抗体通过 P-糖蛋白逆转乳腺癌 MCF-7/ADM 细胞多药耐药性的分子机制. 肿瘤, 2013, 31(1): 8-12.
[57] 陈慧君，吴绪峰，陈惠祯. 卵巢癌中 ToPo Ⅱ α、GST-π、P-gp 表达与化疗反应性及预后的关系. 肿瘤, 2006, 26(4): 380-384.
[58] 颜昕，阮文雯，王效民，等. 多药耐药对肝癌细胞增殖、凋亡、侵袭活性、耐药机制及丝裂原活化蛋白激酶表达的影响. 肿瘤, 2012, 32(7): 507-515.
[59] 徐萌，李金瀚. 肺癌耐药发生和细胞周期改变的流式细胞术分析. 中华肿瘤杂志，2000，22(5): 385-388.
[60] Weltij C, Gourloune M, Powles T, et al. Fibroblast growth factor 2 regulates endothelial cell sensitivity

to sunitinib. Oncogene, 2011, 30(10): 1183-1193.

[61] Sok JC, Coppelli FM, Thomas SM, et al. Mutant epidermal growth factor receptor(EGFRv Ⅲ) contributes to head and neck cancer growth and resistance to EGFR targeting. Clin Cancer Res, 2006, 12(17): 5064-5073.

[62] Anido J, Scaltriti M, Bech Serra JJ, et al. Biosynthesis of tumorigenic HER2 C-terminal fragments by alternative initiation of translation. EMBO J, 2006, 25(13): 3234-3244.

[63] Esteva FJ, Cheli CD, Fritsche H, et al. Clinical utility of serum HER2 /neu in monitoring and prediction of progression-free survival in metastatic breast cancer patients treated with trastuzumabbased therapies. Breast Cancer Res, 2005, 7(4): R436-443.

[64] Scaltriti M, Rojo F, Ocana A, et al. Expression of p95HER2, a truncated form of the HER2 receptor, and response to anti-HER2 therapies in breast cancer. J Natl Cancer Inst, 2007, 99(8): 628-638.

[65] Nagy P, Friedlander E, Tanner M, et al. Decreased accessibility and lack of activation of ErbB2 in JIMT-1, a herceptin-resistant, MUC4-expressing breast cancer cell line. Cancer Res, 2005, 65(2): 473-482.

[66] Castiglioni F, Tagliabue E, Campiglio M, et al. Role of exon-16-deleted HER2 in breast carcinomas. Endocr Relat Cancer, 2006, 13(1): 221-232.

[67] Mitra D, Brumlik MJ, Okamgba SU, et al. An oncogenic isoform of HER2 associated with locally disseminated breast cancer and trastuzumab resistance. Mol Cancer Ther, 2009, 8(8): 2152-2162.

[68] Brand TM, Iida M, Wheeler DL. Molecular mechanisms of resistance to the EGFR monoclonal antibody cetuximab. Cancer Biol Ther, 2011, 11(9): 777-792.

[69] Viloria-Petit A, Crombet T, Jothy S, et al. Acquired resistance to the antitumor effect of epidermal growth factor receptor-blocking antibodies in vivo: a role for altered tumor angiogenesis. Cancer Res, 2001, 61(13): 5090-5101.

[70] Jung YD, Mansfield PF, Akagi M, et al. Effects of combination anti-vascular endothelial growth factor receptor and anti-epidermal growth factor receptor therapies on the growth of gastric cancer in a nude mouse model. Eur J Cancer, 2002, 38(8): 1133-1140.

[71] Wheeler DL, Huang S, Kruser TJ, et al. Mechanisms of acquired resistance to cetuximab: role of HER(ErbB) family members. Oncogene, 2008, 27(28): 3944-3956.

[72] Nahta R, Yuan LX, Zhang B, et al. Insulin-like growth factor- Ⅰ receptor /human epidermal growth factor receptor 2 heterodimerization contributes to trastuzumab resistance of breast cancer cells. Cancer Res, 2005, 65(23): 11118-11128.

[73] Shattuck DL, Miller JK, Carraway KL, et al. Met receptor contributes to trastuzumab resistance of Her2-overexpressing breast cancer cells. Cancer Res, 2008, 68(5): 1471-1477.

[74] Zhuang G, Brantley-Sieders DM, Vaught D, et al. Elevation of receptor tyrosine kinase EphA2 mediates resistance to trastuzumab therapy. Cancer Res, 2010, 70(1): 299-308.

[75] Liang K, Esteva FJ, Albarracin C, et al. Recombinant human erythropoietin antagonizes trastuzumab treatment of breast cancer cells via Jak2-mediated Src activation and PTEN inactivation. Cancer Cell, 2010, 18(5): 423-435.

[76] Li C, Iida M, Dunn EF, et al. Nuclear EGFR contributes to acquired resistance to cetuximab. Oncogene, 2009, 28(43): 3801-3813.

[77] Nevo J, Mattila E, Pellinen T, et al. Mammary-derived growth inhibitor alters traffic of EGFR and induces a novel form of cetuximab resistance. Clin Cancer Res, 2009, 15(21): 6570-6581.

[78] Thompson EW, Newgreen DF, Tarin D. Carcinoma invasion and metastasis: a role for epithelial-mesenchymal transition? Cancer Res, 2005, 65(14): 5991-5995.

[79] Fuchs BC, Fujii T, Dorfman JD, et al. Epithelial-to-mesenchymal transition and integrin-linked kinase

mediate sensitivity to epi-dermal growth factor receptor inhibition in human hepatoma cells. Cancer Res, 2008, 68(7): 2391-2399.

[80] Kim SM, Kim JS, Kim JH, et al. Acquired resistance to cetuximab is mediated by increased PTEN instability and leads crossresistance to gefitinib in HCC827 NSCLC cells. Cancer Lett, 2010, 296(2): 150-159.

[81] Wheeler DL, Iida M, Kruser TJ, et al. Epidermal growth factor receptor cooperates with Src family kinases in acquired resistance to cetuximab. Cancer Biol Ther, 2009, 8(8): 696-703.

[82] Allegra CJ, Jessup JM, Somerfield MR, et al. American Society of Clinical Oncology provisional clinical opinion: testing for KRAS gene mutations in patients with metastatic colorectal carcinoma to predict response to anti-epidermal growth factor receptor monoclonal antibody therapy. J Clin Oncol, 2009, 27(12): 2091-2096.

[83] Dunn EF, Iida M, Myers RA, et al. Dasatinib sensitizes KRAs mutant colorectal tumors to cetuximab. Oncogene, 2011, 30(5): 561-574.

[84] Garrett JT, Arteaga CL. Resistance to HER2-directed antibodies and tyrosine kinase inhibitors: mechanisms and clinical implications. Cancer Biol Ther, 2011, 11(9): 793-800.

[85] Berns K, Horlings HM, Hennessy BT, et al. A functional genetic approach identifies the PI3K pathway as a major determinant of trastuzumab resistance in breast cancer. Cancer Cell, 2007, 12(4): 395-402.

[86] Hatakeyama H, Cheng H, Wirth P, et al. Regulation of heparinbinding EGF-like growth factor by miR-212 and acquired cetuximab-resistance in head and neck squamous cell carcinoma. PLoS One, 2010, 5(9): e12702.

[87] Ghosh R, Narasanna A, Wang SE, et al. Trastuzumab has preferentialactivity against breast cancers driven by HER2 homodimers. Cancer Res, 2011, 71(5): 1871-1882.

[88] Wheeler DL, Dunn EF, Harari PM. Understanding resistance to EGFR inhibitors-impact on future treatment strategies. Nat Rev Clin Oncol, 2010, 7(9): 493-507.

[89] Kruser TJ, Wheeler DL. Mechanisms of resistance to HER familytargeting antibodies. Exp Cell Res, 2010, 316(7): 1083-1100.

[90] Dragowska WH, Weppler SA, Qadir MA, et al. The combination of gefitinib and RAD001 inhibits growth of HER2 overexpressing breast cancer cells and tumors irrespective of trastuzumab sensitivity. BMC Cancer, 2011, 11: 420.

[91] Matar P, Rojo F, Cassia R, et al. Combined epidermal growth factor receptor targeting with the tyrosine kinase inhibitor gefitinib(ZD1839) and the monoclonal antibody cetuximab(IMCC225): superiority over single-agent receptor targeting. Clin Cancer Res, 2004, 10(19): 6487-6501.

[92] Lu Y, Zi X, Pollak M. Molecular mechanisms underlying IGF-Ⅰ-induced attenuation of the growth- inhibitory activity of trastuzumab(Herceptin) on SKBR3 breast cancer cells. Int J Cancer, 2004, 108(3): 334-341.

[93] Sobrero AF, Maurel J, Fehrenbacher L, et al. EPIC: phase Ⅲ trial of cetuximab plus irinotecan after fluoropyrimidine and oxaliplatin failure in patients with metastatic colorectal cancer. J Clin Oncol, 2008, 26(14): 2311-2319.

[94] Cunningham D, Humblet Y, Siena S. Cetuximab monotherapy and cetuximab plus irinotecan in irinotecan-refractory metastatic colorectal cancer. N Engl J Med, 2004, 351(4): 337-334.

[95] Shattuck DL, Miller JK, Laederich M, et al. LRIG1 is a novel negative regulator of the Met receptor and opposes Met and Her2 synergy. Mol Cell Biol, 2007, 27: 1934-1946.

[96] Cipres A, Abassi YA, Vuori K. Abl functions as a negative regulator of Met-induced cell motility via phosphorylation of the adapter protein CrkII. Cell Signa, 2007, 19(8): 1662-1670.

[97] Yano S, Wang W, Li Q, et al. Hepatocyte growth factor induces gefitinib resistance of lung adenocarcinoma with epidermal growth factor receptor-activating mutations. Cancer Res, 2008, 68: 9479-9487.

[98] Yamada T, Matsumoto K, Wang W, et al. Hepatocyte growth factor reduces susceptibility to an

irreversible epidermal growth factor receptor inhibitor in EGFR-T790M mutant lung cancer. Clin Cancer Res, 2010, 16: 174-183.

[99] Ju LX, Zhou CC. Association of integrin beta1 and c-MET in mediating EGFR TKI gefitinib resistance in non-small cell lung cancer. Cancer Cell International, 2013, 13(15): 1-7.

[100] Suda K, Murakami I, Katayama T, et al. Reciprocal and complementary role of MET amplification and EGFR T790M mutation in acquired resistance to kinase inhibitors in lung cancer. Clin Cancer Res, 2010, 16(22): 5489-5498.

[101] Takano T, Fukui T, Ohe Y, et al. EGFR mutations predict survival benefit from gefitinib in patients with advanced lung adenocarcinoma: a historical comparison of patients treated before and after gefitinib approval in Japan. J Clin Oncol, 2008, 26: 5589-5595.

[102] Garnett MJ, Edelman EJ, Heidorn SJ, et al. Systematic identification of genomic markers of drug sensitivity in cancer cells. Nature, 2012, 483(7391): 570-575.

[103] Ribas A, Hodi FS, Callahan M, et al. Hepatotoxicity with combination of vemurafenib and ipilimumab. N Engl J Med, 2013, 368(14): 1365-1366.

[104] Rughani MG, Gupta A, Middleton MR. New treatment approaches in melanoma: current research and clinical prospects. Ther Adv Med Oncol, 2013, 5(1): 73-80.

[105] Mullard A. Maturing antibody-drug conjugate pipeline hits 30. Nature Reviews Drug Discovery, 2013, 12: 329-332.

[106] Yamada T. Therapeutic monoclonal antibodies. Keio J Med, 2011, 60(2): 37-46.

[107] Niebecker R, Kloft C. Safety of therapeutic monoclonal antibodies. Curr Drug Saf, 2010, 5(4): 275-286.

[108] 朱宏斌，杨向民，陈志南. 治疗性单抗的免疫原性研究进展. 中国免疫学杂志，2009，25(3): 286-289.

[109] 薛秀霞. 治疗用生物大分子免疫原性的研究进展. 齐鲁药事, 2012, 31(3): 174-176.

[110] 吕秋军. 生物技术药物免疫原性的评价及面临的挑战. 中国新药杂志, 2007, 16(3): 181-188.

[111] Holgate RG, Baker MP. Circumventing immunogenicity in the development of therapeutic antibodies. Drugs, 2009, 12(4): 33-37.

[112] Swann PG, Tolnay M, Muthukkumar S, et al. Considerations for the development of therapeutic monoclonal antibodies. Curr Opin Immunol, 2008, 20(4): 493-499.

[113] 李佳. 易瑞沙终止在美国临床开发. 医药经济报, 2013, 96: 1.

[114] Teicher BA. Antibody-drug conjugate targets. Current Cancer Drug Targets, 2009, 9: 982-1004.

第 8 章　阿达木单抗(Adalimumab，Humira)

8.1　概　　述

阿达木单抗是首个抑制肿瘤坏死因子-α(tumor necrosis factor alpha，TNF-α 或 TNF)的完全人重组免疫球蛋白 G1(immunoglobulin G1，IgG1)单克隆抗体。先前的抗 TNF-α 单抗为人-鼠嵌合抗体，因具有产生免疫反应的潜在风险而限制了其长期应用。由于阿达木单抗为完全人重组单抗，长期单独使用或与免疫抑制剂如甲氨蝶呤等合用，免疫原性均相对较低[1,2]。

阿达木单抗通过噬菌体展示技术重组而得，由人重链、轻链的可变区和人 IgG1 的 κ 链恒定区组成[3]。噬菌体展示技术模拟了生理条件下的抗体产生过程。与 B 细胞表达抗体的自然选择过程相比，噬菌体展示技术可从抗体库中选择针对某一特定抗原(本章为 TNF)的全人抗体。如所需抗体在抗体库中较为罕见，可利用更快速的两步法“定向选择”技术制备抗体。因此，制备阿达木单抗的第一步为定向选择法，即以鼠抗人 TNF 抗体 MAK195 分离与其中和表位一致的人源抗体。MAK195 是一种高效的人 TNF 中和单抗，具有亲和力高和解离速率常数低的特点。MAK195 重链和轻链的可变区可与人源蛋白配对，这些噬菌体抗体文库是以重组人 TNF 为抗原进行抗原结合筛选而得的。选择人重链和轻链可变区基因用以产生全人源化抗 TNF 抗体。

早期人抗 TNF 抗体的优化模拟了抗体优化的自然过程。阿达木单抗由 IgG1 κ 链全链及优化的重链和轻链可变区组成，具有特异性强、亲和性高等特点[2]。由于阿达木单抗不含非人源化成分或人工融合的人多肽序列，因此其在功能和作用上与天然的人 IgG1 无差异，并与人 IgG1 有相似的消除半衰期，即约为 2 周[4]。

将含阿达木单抗重链和轻链表达盒的质粒载体转染至中国仓鼠卵巢(Chinese hamster ovary，CHO)宿主细胞中，以标准化和控制良好的发酵和纯化工艺制备阿达木单抗[3]。每批次的阿达木单抗均经一系列生理和生化检测严格控制，以确保其符合质量标准。

8.2　药理学与药代动力学

8.2.1　药理学

TNF 可发挥多种生物学功效以保护机体免受感染和损伤的影响，在炎症过程中也可发挥一定作用。TNF 可与内皮细胞、滑膜成纤维细胞、角质形成细胞、树突状细胞和免疫系统的其他成分相互作用以介导损伤引起的级联反应[5]。TNF 可促进炎症细胞的聚集，激活内皮黏附分子，并促进其他促炎细胞因子如白细胞介素-1(interleukin-1，IL-1)、白细胞介素-6(interleukin-6，IL-6)、粒细胞-巨噬细胞集落刺激因子(granulocyte-macrophage colony stimulating factor，GM-CSF）等和趋化因子的合成[5~7]（图 8-1）。尽管 TNF 在免疫反应中具有重要的保护作用，但 TNF 水平长期升高也是诱发某些疾病的因素，如类风湿关节炎（rheumatoid arthritis，RA）、银屑病、银屑病关节炎（psoriatic arthritis，PsA）、强直性脊柱炎（ankylosing spondylitis，AS）和克罗恩病（Crohn’s disease，CD）等。

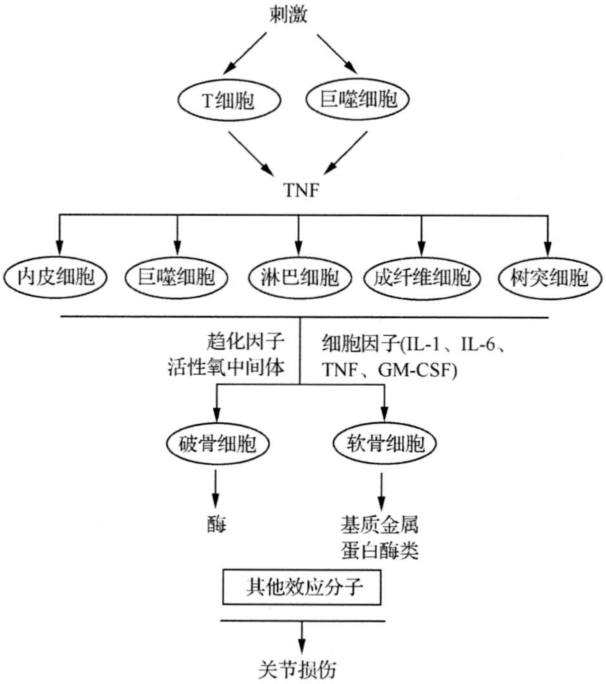

图 8-1　肿瘤坏死因子在类风湿关节炎发病机制中的作用

研究表明，TNF 可诱发多种疾病。其一，在类风湿关节炎患者滑膜液、银屑病患者皮损、强直性脊柱炎患者的骶骨关节活检样品，以及克罗恩病患者的粪便、黏膜和血液中均发现含有较高浓度的 TNF[8~13]；其二，TNF 可加速类风湿关节炎动物模型的疾病活动；其三，抗 TNF 抗体可降低类风湿关节炎动物模型的疾病活动[14, 15]。

目前，已有多种 TNF 拮抗剂被批准上市，用于类风湿关节炎及其他炎性关节病的治疗[16]。作为最常用的抗 TNF 注射制剂，阿达木单抗的年销售额预期将从 2013 年的 92 亿美元增至 2016 年的 112 亿美元。其他相关的抗 TNF 制剂如英夫利昔单抗、戈利木单抗、依那西普和聚乙二醇化赛妥珠单抗的临床应用均有所增长[17]。

阿达木单抗与可溶性 TNF 的结合具有特异性强和亲和力高（$K_d=6\times10^{-10}$mol/L）的特点，二者的结合可阻碍 TNF 与细胞表面肿瘤坏死因子受体Ⅰ/肿瘤坏死因子受体Ⅱ（tumor necrosis factor alpha receptor Ⅰ/tumor necrosis factor alpha receptor Ⅱ，TNF-RⅠ/Ⅱ）的相互作用[3, 4, 6]。阿达木单抗可中和 TNF 的促炎活性[3, 4]（图 8-2），并可结合或中和与疾病相关的跨膜型 TNF[18]。阿达木单抗不与淋巴毒素（lymphotoxin alpha，LTα，又名 tumor necrosis factor beta，TNF-β）结合或使之失活，其对炎症改善与中和 TNF 的主要作用机制相一致。在阿达木单抗单次给药、安慰剂对照的类风湿关节炎患者Ⅰ期临床试验初步评价中[19]，患者随机单次给予不同剂量的阿达木单抗 0.5mg/kg、1mg/kg、3mg/kg、

5mg/kg、10mg/kg 或安慰剂，给药一周后，所有患者的急性时相反应物 C 反应蛋白(C-reactive protein，CRP)和红细胞沉降率(erythrocyte sedimentation rate，ESR)与基线水平相比均有明显降低[19]。IL-6、IL-1 受体拮抗剂及 IL-1β 的 mRNA 水平也迅速降低[20]。

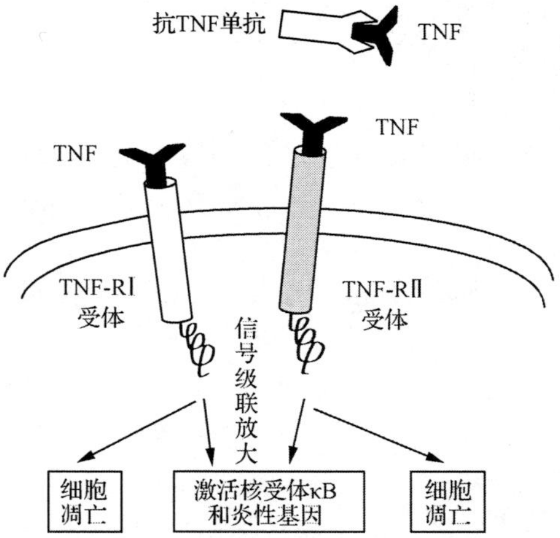

图 8-2　抗 TNF 单抗抑制 TNF 与 TNF-RⅠ或 TNF-RⅡ受体的结合

患者给予阿达木单抗后，基质金属蛋白酶 1 和基质金属蛋白酶 3(matrix metalloprotease-1 and matrix metalloprotease-3，MMP-1 和 MMP-3)的水平下降超过 6 个月[19, 21]。长期单独使用阿达木单抗治疗可调节软骨和滑膜的转化，有助于改善其影像学结果[22]。阿达木单抗也可改变主要介导白细胞迁移的黏附分子(内皮细胞黏附分子-1、血管细胞黏附分子-1 和细胞间黏附分子-1)的表达[3]。

8.2.2　免疫原性

当患者血样中阿达木单抗浓度低于 2μg/ml 时，对该患者进行阿达木单抗的抗体检测。针对幼年型类风湿关节炎患者的 DE038 研究中，在导入(open-label lead-in，OL LI)期和双盲(double-blind，DB)期共 16%(27 例)的患者至少观察到一次抗体阳性反应，其中 5 例(6%)为阿达木单抗和甲氨蝶呤(methotrexate，MTX)合并治疗，22 例(26%)为阿达木单抗单药治疗。上述研究结果表明，在幼年患者中单药治疗的抗体产生率高于合并治疗。在阿达木单抗和 MTX 合并治疗中，幼年和成年患者的抗体产生率未见明显差异。DE038 研究中，根据 ACR 儿科标准抗体检测阳性患者达到了至少 30%改善(American College of Rheumatology Paediatric 30)的比例低于抗体检测阴性患者。研究数据表明，患者疗效的降低与抗体产生有关。总体而言，抗体的产生未影响药物使用的安全性[23]。

8.2.3　药代动力学

阿达木单抗的临床药动学研究结果表明，健康成人在临床剂量范围内呈线性动力学特征，单次皮下注射(subcutaneous，s.c.)40mg 的绝对生物利用度为 64%，达峰时间 T_{peak} 为(131±56)h，血浆峰浓度 C_{max} 为(4.7±1.6)μg/ml。隔周皮下注射阿达木单抗推荐剂量为

40mg，50%患者的稳态血清谷浓度比预期有效浓度高 3～7 倍[24]。与 MTX 合用治疗 RA 并没有明显改变阿达木单抗的药动学性质。在隔周给予推荐剂量 40mg 时，稳态血药浓度分别为 5μg/ml（无 MTX）和 8～9μg/ml（有 MTX）。单次和多次注射后，MTX 的表观清除率分别降低了 29%和 44%。RA 患者滑液中的药物含量为血清中药物含量的 31%～96%[3]。4～17 岁多关节型幼年型类风湿关节炎患者，多次 s.c. 24mg/m^2 体表面积阿达木单抗（最大给药剂量为 40mg）后，平均血清药物浓度分别为 5.5μg/ml（无 MTX）和 10.9μg/ml（有 MTX）。儿童和青少年患者的药物暴露量与成年无明显差异，但个体间差异更大。阿达木单抗合并 MTX 治疗患者的血清药物浓度高于未合用 MTX 的患者，且前者个体差异也小于后者[23]。

8.2.4　阿达木单抗与英夫利昔单抗（Infliximab）、依那西普（Etanercept）比较

阿达木单抗与其他 TNF 拮抗剂如人-鼠嵌合抗体英夫利昔单抗及 TNF 受体融合蛋白依那西普在结构和功能上均存在一定差异。这些差异涉及特异性、TNF 结合亲和力、免疫原性、药代动力学性质和针对不同疾病状态的功效。阿达木单抗和英夫利昔单抗对可溶性和跨膜型 TNF 的结合特异性较高，而依那西普可结合并中和 LTα 及 TNF。阿达木单抗与 TNF 的结合亲和力很高[25]（K_d 约为 85pM），在生物测定法中可有效中和 TNF[4]（IC_{50} 约为 130pM）。阿达木单抗和英夫利昔单抗的结合动力学参数较为相似，而依那西普与 TNF 的解离速度远快于阿达木单抗和英夫利昔单抗[25]。

免疫原性与治疗蛋白的结构直接相关，免疫原性强可增加不良反应，降低治疗效果。阿达木单抗为完全人单克隆 IgG1 抗体，与天然产生的 IgG1 并无差异，在少量患者中观察到了阿达木单抗的抗体[3]。这种低水平的免疫原性反映了天然免疫网络针对内源性抗体产生抗独特型抗体的自然过程。英夫利昔单抗是将鼠和人的抗体融合重组得到的嵌合抗体，除非与免疫抑制药物合用，否则会在大量患者中产生免疫原性[26~29]。依那西普虽包含人源化成分但其结构为人工构建，有报道称依那西普可产生较低水平的免疫原性；然而，采用不同检测抗体的方法，其结果的变异性较大[27]。

3 种 TNF 拮抗剂亦存在药代动力学差异。阿达木单抗的半衰期（10～20 天）比依那西普（3.5～5 天）长，给药频率降低。相比而言，英夫利昔单抗必须静脉输注给药，其峰浓度明显高于阿达木单抗和依那西普，而谷浓度明显低于二者[23, 29, 30]。这种浓度大幅波动的临床意义尚不清楚。

总之，通过人 TNF 转基因的类风湿关节炎动物模型评估的 3 种 TNF 拮抗剂的治疗效果表明，3 种 TNF 拮抗剂的疗效也存在差异[25]。在此项研究中，阿达木单抗与英夫利昔单抗和依那西普相比，可更有效地抑制关节炎的发展；组织病理学结果也证实，阿达木单抗能有效抑制滑膜炎症及血管、软骨和骨侵蚀。给予依那西普后，人 TNF 的血清清除较另外两种药物缓慢，表明 TNF-依那西普在体循环中存在的时间更长。不同药物的临床评价结果表明，三者在类风湿关节炎治疗方面疗效相当，而阿达木单抗和英夫利昔单抗对克罗恩病和银屑病的疗效优于依那西普，这可能是由于前者的组织渗透性更强和（或）抗体的效应子功能。尽管 3 种药物均可与转染细胞的膜 TNF 结合，但三者结合和启动 Fc 片段介导的效应子功能（如补体激活和抗体依赖细胞介导的细胞毒作用，antibody-dependent cell-mediated cytotoxicity，ADCC)的体外试验结果并不一致[31, 32]。并且，TNF拮抗剂在诱导 T 细胞、单核细胞和其他细胞凋亡的体外研究数据方面也存在差异[32~35]，然而，这些药物的体外研究结果与体内安全性、有效性的关系仍有待进一步研究。

8.3　临床适应证

2002 年，美国食品药品监督管理局(Food and Drug Administration，FDA)批准了阿达木单抗的生物制品许可申请(biologics license application，BLA)，其可用于中重度活动性类风湿关节炎成年患者的治疗。随后，FDA 逐步批准了阿达木单抗用于银屑病关节炎、强直性脊柱炎、克罗恩病、银屑病和多关节型幼年型类风湿关节炎等的治疗。截至 2012 年 6 月，全球已有 90 多个国家批准了阿达木单抗针对至少 1 种适应证的治疗。目前，已批准的阿达木单抗适应证见 8.3.1～8.3.7 节，欧洲和美国的药品适应证略有差异[3, 36, 37]。

8.3.1　类风湿关节炎

阿达木单抗的首个适应证为 RA 的治疗。在美国，阿达木单抗用于缓解 RA 的体征和症状，包括主要的临床反应，抑制结构性损伤的发展，以及改善中重度活动性 RA 成年患者的身体机能[3]。在欧洲，阿达木单抗适用于改善抗风湿药(disease-modifying antirheumatic drug，DMARD)疗效不佳的患者的病情。然而，欧洲的药品说明书对于未使用过 MTX 的重度活动性和进行性成年 RA 患者采用阿达木单抗治疗进行了特别说明[36]。关于阿达木单抗的使用方法，美国药品说明书的表述为“可单独或与 MTX 等其他 DMARD 合并使用”，欧洲为“可与 MTX 合并使用或单独使用”[3, 36]。

8.3.2　银屑病关节炎

阿达木单抗也可用于银屑病关节炎的治疗。在美国，药品说明书中介绍阿达木单抗可用于缓解银屑病关节炎患者活动性关节炎的体征和症状[3]。与类风湿关节炎的表述相似，欧洲药品说明书规定阿达木单抗适用于 DMARD 疗效不佳的患者[36]。FDA 规定阿达木单抗可单独或与 DMARD 合并使用，而欧洲药品评价局(European Medicines Evaluation Agency，EMEA)在此处未提及阿达木单抗的合并用药[36]。

8.3.3　强直性脊柱炎

阿达木单抗可用于缓解活动性强直性脊柱炎患者的体征和症状[3]。在欧盟，阿达木单抗适用于传统疗法效果不佳时的重度活动性强直性脊柱炎成年患者[36]。

8.3.4　幼年型类风湿关节炎

多关节型幼年型特发性关节炎(juvenile idiopathic arthritis，JIA)是以多个关节炎性病变为主的罕见儿童期疾病。在美国，阿达木单抗可用于缓解 4 岁及以上中重度活动性多关节型 JIA 患者的体征和症状。在欧盟，阿达木单抗适用于 DMARD 疗效不佳的 2～17 岁多关节型 JIA 患者，可与 MTX 合用或单独使用[3, 24, 36]。

8.3.5　克罗恩病

阿达木单抗可用于治疗传统疗法效果不佳的中重度活动性克罗恩病。美国药品说明书特别提到，对英夫利昔单抗疗效不佳或无法耐受的患者，应用阿达木单抗治疗也可缓解体征和症状[3]。

8.3.6　斑块状银屑病/银屑病

阿达木单抗在美国和欧洲可分别适用于中重度慢性成年银屑病患者和其他治疗效果不佳的成年银屑病患者[3]。

8.3.7　溃疡性结肠炎

2012 年，欧盟和美国分别批准阿达木单抗的新适应证——溃疡性结肠炎。阿达木单抗用于治疗中重度活动性溃疡性结肠炎成年患者；患者对传统治疗药物如皮质类固醇激素、6-巯基嘌呤（6-mercaptopurine，6-MP）或硫唑嘌呤（azathioprine，AZA）疗效不佳或有禁忌证时，可选用阿达木单抗治疗[37]。

8.3.8　用法和用量

类风湿关节炎、银屑病关节炎和强直性脊柱炎的推荐剂量为 40mg，皮下注射，隔周给药[3, 36]。美国药品说明书介绍某些未合并使用 MTX 的类风湿关节炎患者可将给药频率增至每周 1 次（40mg）以改善疗效[3]。欧洲药品说明书也提及使用单一疗法的 RA 患者如疗效降低可改为每周给药一次。欧美说明书均指出糖皮质激素、水杨酸类药物、非甾体抗炎药（nonsteroidal anti-inflammatory drug，NSAIDS）和镇痛药可在阿达木单抗的治疗中继续使用。

阿达木单抗应置于 2～8℃冷藏，避光保存，不可冷冻[3]。阿达木单抗为皮下注射给药。对于主治医生认为适当和进行必要随访的患者，在接受正确注射技术培训后可自行注射给药。为了降低注射部位反应（injection site reaction，ISR）的发生，应轮换注射部位。禁止注射于皮肤柔嫩、瘀伤、发红或发硬部位[3]。

幼儿特发性关节炎的推荐剂量因患儿体重和年龄而异。当患儿体重为 15～30kg 时，隔周给药剂量为 20mg；当患儿体重≥30kg 时，隔周给药剂量为 40mg[3, 24]。

克罗恩病和溃疡性结肠炎的推荐给药方案为首次给予阿达木单抗 160mg（一天内给药 4 次，每次 40mg；或连续两天给药，每天两次，每次 40mg），两周后（第 15 天）给药 80mg，从第 29 天起隔周给药 40mg 以维持治疗。给药第 57 天后，仅在已显现临床缓解的溃疡性结肠炎患者中继续给予阿达木单抗治疗。

斑块状银屑病的给药方案为首次给予阿达木单抗 80mg，此后隔周给药 40mg 以维持治疗[3]。

阿达木单抗为不含防腐剂的无菌皮下注射液。为满足不同适应证患者的临床需求，共有 4 种规格，分别为单剂量预填充笔(40mg/0.8ml)、单剂量预填充玻璃注射器(40mg/0.8ml)、单剂量玻璃小瓶(40mg/0.8ml，仅供研究机构使用)及单剂量预填充玻璃注射器(20mg/0.4ml)[3]。

8.4　阿达木单抗的临床研究

阿达木单抗在 RA 患者中进行了广泛的研究，已有超过 1 万名患者被纳入 RA 临床研发项目。研究人员已对其中 300 例患者进行了至少 5 年的追踪研究，对部分患者已进行了 7 年的追踪研究[38, 39]。

8.4.1　类风湿关节炎研究

阿达木单抗安全性和有效性的关键性评估研究包括：ARMADA(anti-TNF research study program of the monoclonal antibody adalimumab，DE019)、STAR(the safety trial of adalimumab in rheumatoid arthritis)、DE011 和 PREMIER 试验。ARMADA 全称为“单克隆抗体阿达木单抗的抗-TNF 研究实验项目”，在晚期类风湿关节炎患者中合并使用阿达木单抗和 MTX；STAR 为“阿达木单抗在类风湿关节炎患者中的安全性试验”，合并使用阿达木单抗和 DMARD；DE011 为“阿达木单抗在重症患者中单药治疗”；PREMIER 为“在疾病早期单药治疗或与 MTX 合用治疗”。

在上述试验的双盲期结束后，启动了阿达木单抗的开放标记扩大(open-label extension，OLE)试验。除此之外，另有超过 900 例和 6600 例患者分别参与了 Act 和 ReAct 试验评估，开放标记试验意在前瞻性地研究阿达木单抗在实际应用中的治疗安全性和有效性[39~41]。

8.4.1.1　阿达木单抗与 MTX 合用

ARMADA 为一项随机、双盲、安慰剂对照的多中心试验，旨在评价阿达木单抗在 MTX 疗效不佳的长期类风湿关节炎患者中与 MTX 合用的安全性和有效性。试验中，271 例患者除给予 MTX 外，分别隔周皮下注射阿达木单抗 20mg、40mg、80mg 或安慰剂[21]。一周后，阿达木单抗组达到“美国风湿病学会的临床改善至少 20%标准”(at least 20% improvement in American College of Rheumatology response，ACR20)的患者为 25%～32%；24 周后阿达木单抗组 20mg/kg、40mg/kg、80mg/kg 和安慰剂组的 ACR20 分别为 48%、67%、66%和 15%(各组与安慰剂组相比 $P<0.001$)，ACR50 反应率分别为 32%、55%、43%和 8%($P=0.003$，$P<0.001$ 和 $P<0.001$)。阿达木单抗组 40mg/kg、80mg/kg 和安慰剂组的 ACR70 分别为 27%、19%和 5%($P<0.001$ 和 $P=0.02$)。患者的健康评估

问卷残疾指数（health assessment questionnaire disability index，HAQ-DI）、疲劳量表和健康调查简表（short form 36，SF-36）评分也高于基线值，这些改善显著高于安慰剂组。阿达木单抗治疗患者的 HAQ-DI 评分下降了 40%。患者合用阿达木单抗和 MTX 治疗时，在 SF-36 的 6 个领域获得了具有临床意义的改善（≥10 点），而患者合用安慰剂和 MTX 时仅有两个领域改善。阿达木单抗在所有剂量组耐受性良好。此外，阿达木单抗组与安慰剂组的感染发生率相似，分别为 1.55 名/患者年（patient-year，PY）和 1.38/PY。

本研究的 OLE 试验尚在进行中，在接受 5 年治疗的患者中，临床疗效持久，患者的 ACR20、ACR50 和 ACR70 反应率分别为 76%、64%和 39%，52%的患者达到临床缓解，28%的患者无运动限制[42, 43]。此外，OLE 试验中多数患者降低糖皮质激素和（或）MTX 的剂量对长期临床疗效无不良影响[42]。OLE 期的严重不良反应发生率与对照期相似，分别为 2.03/100PY 和 2.30/100PY。患者退出试验的主要原因包括疗效不佳（8%）、不良反应事件（11%）和其他原因（16%）。

在评价阿达木单抗合用 DMARD 的长期安全性和有效性的 OLE 研究（DE020）中，入组的 846 例类风湿关节炎患者分别来自 ARMADA、STAR 和两项Ⅰ期试验，所有患者均接受过阿达木单抗治疗，且大部分合用了 MTX。患者在 6 个月治疗期的对照试验中观察到显著的临床改善，可维持 4 年之久，患者的 28 个关节的疾病活动性评分（disease activity score in 28 joints，DAS 28）、触痛和肿胀关节计数及 HAQ-DI 评分持续较低。治疗 6 个月后的 ACR20、ACR50 和 ACR70 反应率仍可维持 4 年。在末次随访中，49%的患者 DAS 28＜2.6，24%无关节触痛，21%无关节肿胀，44% HAQ-DI≤0.5，这些参数均表明患者的疾病得到了缓解。相当比例的患者在使用阿达木单抗和 MTX 合用时可降低类固醇和 MTX 使用剂量而不影响疾病的控制。在疾病得到缓解的患者中，中度和年轻患者与重症和老年患者相比疾病缓解得更快，维持时间更长[44, 45]。

DE019 是一项随机、双盲、安慰剂对照的多中心研究，用以评估阿达木单抗的疗效。在 619 例 MTX 治疗效果不佳的活动性类风湿关节炎患者中阿达木单抗能抑制影像学进展和降低疾病活性。患者随机分组，合用 MTX 的同时分别隔周给予阿达木单抗 40mg 和 20mg，或给予安慰剂[46]。52 周后与 ARMADA 研究相似，隔周给予 40mg 患者的 ACR20、ACR50 和 ACR70 分别为 59%、42%和 23%，隔周给予 20mg 的患者分别为 55%、38%和 21%，安慰剂组分别为 24%、10%、5%（P≤0.001），阿达木单抗组患者的 ACR20、ACR50、ACR70 反应率显著高于安慰剂组。

阿达木单抗可显著延缓以总 Sharp 评分（total Sharp score，TSS）评定的影像学进展。阿达木单抗治疗一年后的患者的 TSS 平均改变为 0.1 个单位，而安慰机组为 2.7 个单位。62%（隔周给药 40mg）和 58%（每周给药 20mg）的阿达木单抗组患者，以及 46%的安慰剂组患者（P≤0.001，P≤0.05），给药后第 52 周未见新的侵蚀形成。患者的功能状态和生活质量（HAQ-DI 和 SF-36）也有显著改善，其中约 40%患者的 HAQ-DI 评分降低，而安慰剂组仅为 17%；与安慰剂组相比，药物组患者在 SF-36 评分中显示了具有临床意义的改善[46]。

在本研究的 OLE 期，457 名完成 DE019 的患者隔周给予阿达木单抗 40mg。其中，79%的患者（n=363）接受治疗达 3 年之久；2%、7%和 11%的患者分别因疗效降低、不良反应事件或其他原因中断治疗。在 OLE 试验中接受治疗达 3 年的患者疗效持续，

ACR20、ACR50 和 ACR70 反应率分别为 58%、42%和 24%。阿达木单抗抑制疾病进展的长期疗效确切。在 3 年随访期，阿达木单抗合用 MTX 的治疗可持续抑制结构性损伤。治疗 3 年后，129 名最初随机接受阿达木单抗治疗(40mg，隔周给予)的患者影像学检查表明，平均 TSS 为 0.3。约 62%的患者无放射影像学进展(与基线 TSS 相比，升高≤0.5 个单位)，28%的患者具有放射影像学改善[47](与基线 TSS 相比，降低＞0.5 个单位)。阿达木单抗在持续改善临床症状和抑制疾病进展的同时，也改善了功能状态[48,49](HAQ-DI)。

8.4.1.2 阿达木单抗与传统 DMARD 合用

STAR 是一项 24 周的随机、双盲、安慰剂对照、多中心研究，用以评价经 DMARD 治疗后的持续活动性类风湿关节炎患者接受阿达木单抗治疗的安全性和有效性[50]。本试验意在研究阿达木单抗对临床实践中的一般患者人群和标准治疗方案的影响。本研究共入组 636 名正在接受标准抗风湿治疗的疾病活动性患者。患者接受标准治疗的同时隔周给予阿达木单抗 40mg 或安慰剂。甲氨蝶呤、抗疟药和来氟米特(单用或合用)为最常见的标准治疗药物。

在标准抗风湿疗法中加入阿达木单抗，患者耐受性良好[50]，主要不良反应事件为轻度或中度。两治疗组不良事件发生率和退出率相似，各组均有 91%的患者完成试验。在研究期间，各治疗组间任何感染或严重感染的发生并无差异[50]。与安慰剂加标准疗法相比，阿达木单抗加标准疗法可显著提高患者的 ACR20、ACR50 和 ACR70 反应率，阿达木单抗组的 ACR20、ACR50 和 ACR70 分别为 53%、29%和 15%，安慰剂组分别为 35%、11%和 3.5%[50]($P\leqslant0.001$)。

8.4.1.3 后期研究

1. 阿达木单抗与传统 DMARD 合用

Act 试验和 ReAct 试验为 12 周的开放研究，意在前瞻性评估阿达木单抗在实际生活中的安全性和有效性，两项研究分别涉及 936 例和 6610 例活动性、疗效不佳的类风湿关节炎患者[39~41, 51]。参与者患有多种并发症，接受了广泛的抗风湿治疗并被纳入多种社会保障体系中。将患者隔周给予阿达木单抗 40mg 作为经典的附加疗法，即加至目前疗效不佳的疾病治疗中。在 ReAct 试验中，患者可选择延长阿达木单抗的治疗周期。

在 ReAct 试验中，69%、40%和 18%的患者在给药 12 周后分别达到 ACR20、ACR50 和 ACR70 的反应率。83%的患者获得中度欧洲抗风湿病联盟(European League Against Rheumatism，EULAR)反应，33%的患者获得良好 EULAR 反应。平均 DAS28 降低了 2.1 个单位，且 20%的患者 12 周时 DAS 28＜2.6。平均 HAQ-DI 评分降低了 0.54 个单位。这些数据证明了阿达木单抗对于 6000 多名难以治疗的活动性类风湿关节炎患者的有效性[51]。

2. 阿达木单抗单一疗法

在一项 26 周的Ⅲ期随机、双盲、安慰剂对照的多中心试验中评价了阿达木单抗单一疗法的安全性和有效性。试验入组了 544 例多种 DMARD 治疗失败的难治性重度类风湿关节炎患者[52](DE011)。活动性疾病患者随机分组，分别给予阿达木单抗 20mg(隔周)、

20mg（每周）、40mg（隔周）和 40mg（每周）或安慰剂。26 周后，阿达木单抗治疗组达到主要疗效终点 ACR20 的患者明显多于安慰剂组（所有治疗组均 $P \leqslant 0.01$）。患者给予阿达木单抗 20mg（隔周）、20mg（每周）、40mg（隔周）和 40mg（每周）或安慰剂后，ACR20 的反应率分别为 36%、39%、46%、53%和 19%，阿达木单抗组的 ACR50 反应率分别为 19%、21%、22%和 35%，明显高于安慰剂组 8%的反应率。与安慰剂相比，阿达木单抗治疗提高了 ACR70 的反应率。每周给予 40mg 阿达木单抗组的 ACR 反应率稍高于隔周给药 40mg 组。26 周后，阿达木单抗治疗的中度 EULAR 反应率（42%、48%、56%、61%）明显高于安慰剂组（26%）（$P \leqslant 0.05$）。此外，采用阿达木单抗治疗 2 周后，临床症状即有改善[52]。

OLE 研究（DE018）旨在评价阿达木单抗单一疗法的长期有效性和安全性，794 例类风湿关节炎患者分别来自 DE011 试验和其他 3 项阿达木单抗试验，其中多数接受阿达木单抗单药治疗。阿达木单抗治疗 1 年后的临床疗效可维持长达 5 年，ACR20、ACR50 和 ACR70 反应率分别为 67%、40%和 17%。5 年有 81%的患者达到中等 EULAR 反应，触痛和肿胀关节计数的降低亦可维持。患者的保留率高表明了阿达木单抗治疗耐受性良好[53]。

3. 早期类风湿关节炎的关键性研究

类风湿关节炎的疾病发展迅速且隐蔽。当关节畸形和功能障碍显现时，许多患者已发生了实质性的不可逆损伤[54]。70%的患者在发病前两年即可由放射影像观察到关节损伤[54, 55]。发病前 4 个月即可由核磁共振观察到滑膜肥厚、骨水肿和早期侵蚀[54, 56]。此外，疾病早期患者可在无症状的膝关节活检样本中检测到活动性滑膜炎[54, 57]。这些观察结果表明在不可逆关节损伤发生前，采用阿达木单抗和 DMARD 联合治疗可改善类风湿关节炎患者的长期临床疗效[58~60]。

PREMIER 研究是一项为期两年的随机、双盲、阳性对照、多中心试验，该试验的目的是在 799 例未接受过 MTX 治疗的早期侵袭性类风湿关节炎（平均病程为 0.7 年）患者中，比较阿达木单抗（隔周给药，40mg）和 MTX 联合治疗、阿达木单抗（隔周给药，40mg）单药治疗和 MTX（试验开始后迅速提高至 20mg/wk）单药治疗的效果。结果表明，联合治疗的疗效均优于阿达木单抗或 MTX 单药治疗。联合用药治疗、阿达木单抗单药治疗和 MTX 单药治疗 1 年后的 ACR50 反应率分别为 62%、41%（$P<0.001$）和 46%（$P<0.001$），ACR70 反应率分别为 46%、26%（$P<0.001$）和 28%（$P<0.001$）。上述差异在治疗 2 年时仍然显著（图 8-3）。

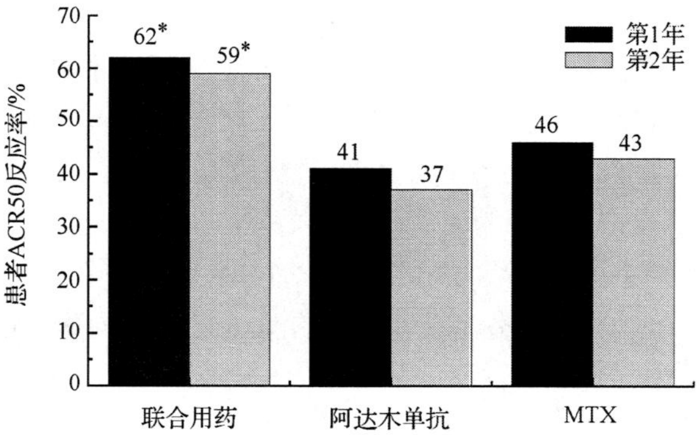

图 8-3　PREMIER 研究中不同给药组患者 ACR50 反应率

*表示联合用药组与阿达木单抗组、MTX 组比较，$P<0.001$

未接受过 MTX 治疗的早期 RA 患者应用阿达木单抗联合 MTX 和阿达木单抗单药治疗，在改善疾病发展及抑制放射影像学进展方面明显优于 MTX 单药治疗。治疗 1 年时，阿达木单抗联合 MTX 治疗(1.3，$P<0.001$)的平均 TSS 基线改变显著低于阿达木单抗(3.0)和 MTX(5.7)单药治疗。治疗 2 年时，阿达木单抗与 MTX 单药治疗在抑制疾病发展方面的差异更加明显。MTX、阿达木单抗单药治疗和阿达木单抗联合 MTX 治疗的累积 TSS 改变分别为 10.4、5.5 和 1.9。虽然两个单药治疗组的 ACR 反应率相近，但在治疗 1 年(3.0 vs 5.7)和 2 年(5.5 vs 10.4)时阿达木单抗在缓解临床进展方面均优于 MTX($P<0.001$，图 8-4)。上述研究结果表明类风湿关节炎临床表现和症状的评估并不能完全反映其治疗上的改善[61]。

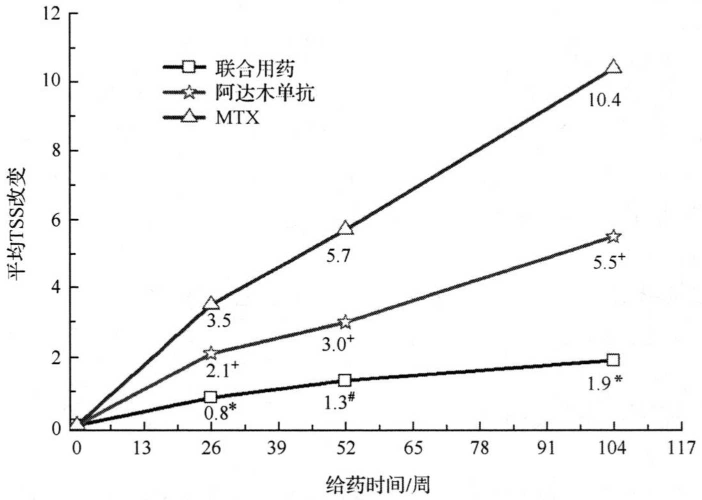

图 8-4　PREMIER 研究中平均 TSS 随时间的变化

*表示联合用药组与阿达木单抗组、MTX 组比较，$P<0.001$；#表示联合用药组与 MTX 组比较，$P<0.001$，联合用药组与阿达木单抗组比较，$P=0.002$；＋表示阿达木单抗组与 MTX 组比较，$P<0.001$

有趣的是治疗第 2 年时，MTX 治疗患者的疾病进展速率与第 1 年相近(Sharp 评分 5.7 vs 4.7)。相比较而言，联合治疗组患者第 2 年的疾病进展速率约为第 1 年的一半(Sharp 评分 1.3 vs 0.6)。并且，治疗 2 年后约半数(49%)联合治疗组患者达到临床缓解(DAS28<2.6)和主要临床应答(ACR70 反应持续≥6 个月)。

PREMIER 研究结果表明，对早期、侵袭性类风湿关节炎患者应用 MTX 联合阿达木单抗治疗，在缓解疾病进展方面优于 MTX 单一治疗。联合疗法治疗早期类风湿关节炎可改善临床症状，疗效可维持至少 2 年。

4. 在接受过其他抗-TNF 制剂患者中应用阿达木单抗

研究人员对预先接受过抗-TNF 治疗的 ReAct 数据进行分析。在试验入组的 6610 例患者中，899 例预先接受了依那西普和(或)英夫利昔单抗的治疗，疗程中位数为 9.5 个月。尽管此类患者疾病活动性高且预先接受过多种 DMARD 的治疗，但其接受阿达木单抗治疗后临床反应良好。治疗 12 周时，采用过其他抗-TNF 制剂患者的 ACR20、ACR50 和 ACR70 反应率分别为 60%、33%和 13%，而未接受治疗患者的 ACR20、ACR50 和 ACR70

反应率分别为 70%、41%和 19%。

阿达木单抗在因疗效不佳或耐受性差而中断其他抗-TNF制剂治疗(ACR20 反应率为 67%)和未接受过上述治疗的患者中临床反应相近[62, 63, 51]。

在另外两项针对英夫利昔单抗治疗失败患者采用阿达木单抗治疗的研究中，所得研究结果与 ReAct 一致[64, 65]。在第 1 项研究中，41 例因英夫利昔单抗疗效不佳、疗效降低和(或)耐受性差/不良反应而中断治疗(英夫利昔单抗的平均疗程为 17 个月)的长期中重度类风湿关节炎患者，隔周给予阿达木单抗 40mg 治疗。16 周后，ACR20、ACR50 和中等 EULAR 反应率分别为 49%、31%和 65%。治疗 2 周后，具有临床意义的触痛和肿胀关节计数降低明显。此外，患者改用阿达木单抗治疗后疾病的活动性和残疾(DAS28 和 HAQ-DI 评分)显著降低。在第 2 项研究中，24 例中断英夫利昔单抗治疗(英夫利昔单抗的平均疗程为 18.5 个月)的类风湿关节炎患者接受 12 个月的阿达木单抗治疗，隔周给药 40mg。比较了上述患者和 25 例接受阿达木单抗治疗的对照组患者(未接受其他抗-TNF 制剂治疗)的治疗效果。治疗 12 个月后，试验组和对照组的 ACR20 反应率分别为 75%和 76%，EULAR 反应率分别为 71%和 72%，两组患者的平均 DAS28 变化(–2.4 vs –2.7)亦很接近[64]。这两项研究结果显示，阿达木单抗在治疗不能耐受英夫利昔单抗患者中的耐受性依旧良好。

上述试验结果表明，虽然 TNF 拮抗剂英夫利昔单抗治疗失败，但更换同类药物阿达木单抗后仍可获得显著的临床效果。

8.4.2 银屑病关节炎的关键性研究

ADEPT(adalimumab effectiveness in psoriatic arthritis trial)是一项为期 24 周的双盲、随机、平行、多中心研究，用以评价阿达木单抗在 NSAIDS 疗效不佳的中至重度银屑病关节炎患者中的治疗效果[66~68]。315 例触痛和肿胀关节计数均≥3 的活动性皮损或有皮损病史患者随机隔周皮下给予阿达木单抗 40mg 或安慰剂[66]。受试者于随机给药前根据是否接受过 MTX 治疗和银屑病关节炎的严重程度(<3%或≥3%)分组。

治疗 24 周时，阿达木单抗组和安慰剂组的 ACR20 反应率分别为 57%和 15%[66] (P<0.001，图 8-5)，且阿达木单抗组的 ACR50 和 ACR70 反应率明显高于安慰机组。两治疗组中各有 69 例患者接受银屑病面积和严重指数(psoriasis area and severity index，PASI)评估，阿达木单抗组达到 75%和 90% PASI 改善的患者比例分别为 59%和 42%，安慰剂组的相应比例分别为 1%和 0%(P<0.001，图 8-6)。此外，阿达木单抗组和安慰剂组达到临床医师总体评价(physician global assessment，PGA)指标为“清除”(clear)和“基本清除”(almost clear)的患者比例分别为 67%和 10%。

阿达木单抗可抑制患者的放射影像学损伤进展，治疗 24 周时，阿达木单抗组和安慰剂组的修正 TSS 平均变化值分别为–0.2 和+1.0[66]。

上述临床改善和患者的残疾与生活质量水平的提高相关[66]。阿达木单抗组和安慰剂组的 HAQ-DI 平均变化值分别为–0.4%和–0.1(P<0.001)。分别以慢性病功能评价量表体系(functional assessment of chronic illness therapy)和皮肤病生活质量指数(dermatology life quality index）评价患者的身体功能和生活质量变化，结果表明阿达木单抗组患者的两指标均有改善[66]。

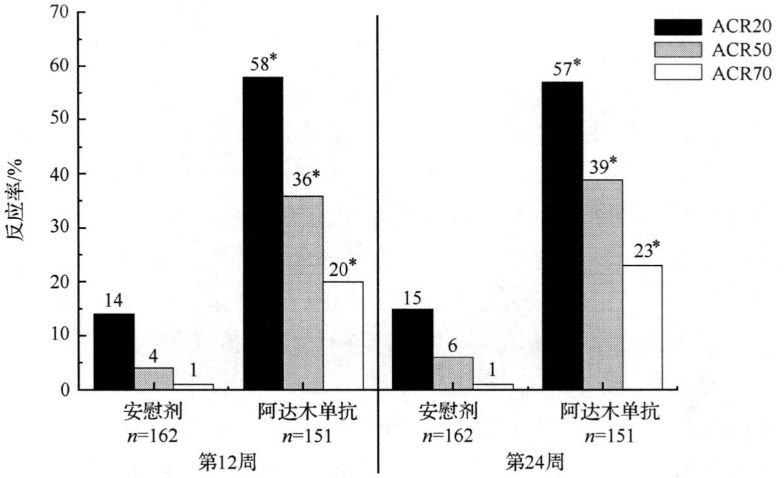

图 8-5　ADEPT 研究中安慰剂组和阿达木单抗组患者的 ACR20、ACR50 和 ACR70 反应率

*表示 $P<0.001$

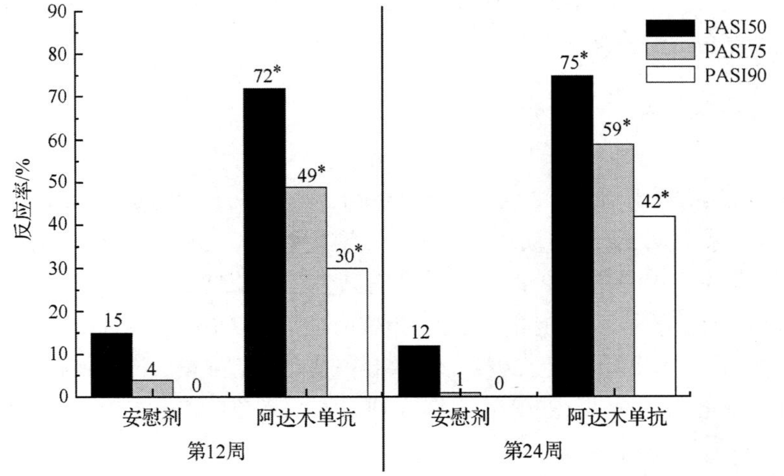

图 8-6　ADEPT 研究中安慰剂组和阿达木单抗组患者的 PASI 50、PASI 75 和 PASI 90 反应率

*表示 $P<0.001$

24 周的双盲期 ADEPT 试验结束后，285 例患者进入 OLE 期，继续接受隔周皮下给予阿达木单抗 40mg 的治疗[67]。原阿达木单抗组患者在治疗 48 周时，ACR、PASI、HAQ-DI 评分改善和放射影像学进展抑制维持前 24 周水平，TSS 的平均变化值为 0.1[67, 68]。原安慰剂组患者在治疗 48 周(24 周安慰剂治疗)时，ACR20、ACR50 和 ACR70 反应率分别为 54%、37%和 21%。PASI 50、PASI 75 和 PASI 90 的反应率分别为 76%、63%和 47%，此反应率与双盲期患者接受 24 周阿达木单抗治疗的反应率相似。放射影像学进展与 24 周安慰剂治疗相比明显降低，TSS 平均变化值为 0.1。这些患者的残疾症状亦有改善，HAQ-DI 平均变化为–0.4[67, 68]。OLE 试验 12 周时，12 例触痛和肿胀关节计

数降低≤20%的患者将治疗剂量提高至每周给予阿达木单抗 40mg，其中 3 例患者达到 ACR20 反应。

REVEAL 试验是一项为期 52 周的双盲、随机、安慰剂对照Ⅲ期临床试验，用以评价阿达木单抗在中至重度慢性斑块状银屑病患者中长期治疗的安全性和有效性。该试验共 3 个研究周期，分别为 0～16 周、16～33 周和 33～52 周。当患者在前一周期中可获得至少 PASI 75 的反应率时，才可进入下一研究周期。给药 16 周后，阿达木单抗组和安慰剂组的 PASI 75 反应率分别为 71%和 7%。给药 33 周后，阿达木单抗组达到 75% PASI 改善的患者被随机分为两组，分别给予阿达木单抗或安慰剂。给药 52 周后，评价 PASI 改善的降低。REVEAL 试验结束后，完成 52 周试验的患者、给药 16 周后 PASI 反应率低于 75%的患者、给药 33 周后 PASI 反应率为 50%～75%的患者、给药 33 周后 PASI 改善降低或丧失的患者可进入 OLE 试验，以接受阿达木单抗的长期治疗。第一研究周期中给予安慰剂的患者也可进入 OLE 试验。在 OLE 试验第一研究阶段(M03-658)，患者隔周给予 40mg 阿达木单抗，至少连续给药 108 周。给药 24 周后，PASI 反应率低于 50%的患者提高剂量至每周给药 40mg。研究结果表明，在 REVEAL 试验中获得 PASI 75%改善的患者接受阿达木单抗长期治疗后，通常疗效可较好持续 3 年。治疗 100 周后，PASI 75、PASI 90 和 PASI 100 反应率分别为 83%、59%和 33%；治疗 160 周后，PASI 75、PASI 90 和 PASI 100 反应率分别为 76%、50%和 31%。部分在 REVEAL 试验中疗效欠佳的患者也可达到长期的 PASI 75 改善[69]。

8.4.3　强直性脊柱炎

ATLAS(adalimumab trial evaluating long-term efficacy and safety in ankylosing spondylitis)是一项为期 24 周的双盲、随机、安慰剂对照、多中心研究，用以评价阿达木单抗在强直性脊柱炎患者中的长期安全性和有效性[66~68]。315 例患者以 2∶1 的比例随机分组，分别隔周给予阿达木单抗 40mg 或安慰剂。治疗 12 周时，阿达木单抗组和安慰剂组达到强直性脊柱炎国际工作组 20%改善标准评估(20% improvement in the assessment in ankylosing spondylitis，ASAS20)的比例分别为 58%和 21%[95% CI，(27.4%～47.8%)，$P<0.001$]。临床改善始于阿达木单抗给药后 2 周[70]。

治疗 12 周时，阿达木单抗和安慰剂治疗患者的 Bath 强直性脊柱炎疾病活动指数(Bath ankylosing spondylitis disease activity index，BASDAI)提高 50%的比例分别为 45.2%和 15.9%(95% CI，(19.6%～39.0%)，$P<0.001$)。这种显著性差异一直维持至给药后 24 周[70]。治疗 24 周后，阿达木单抗和安慰剂组患者中 6 项 ASAS 评价指标至少 5 项达 20%改善者分别为 44.7%和 12.1%[95% CI，(23.4%～41.7%)，$P<0.001$]。阿达木单抗组达到 ASAS40 和部分缓解的患者比例同样显著高于安慰剂组。上述差异在治疗 12 周后可观察到，并维持至治疗后 24 周[70](图 8-7)。

阿达木单抗在 TSA(total spinal ankylosis，TSA)患者($n=11$)和非 TSA 患者中疗效相近[3]。

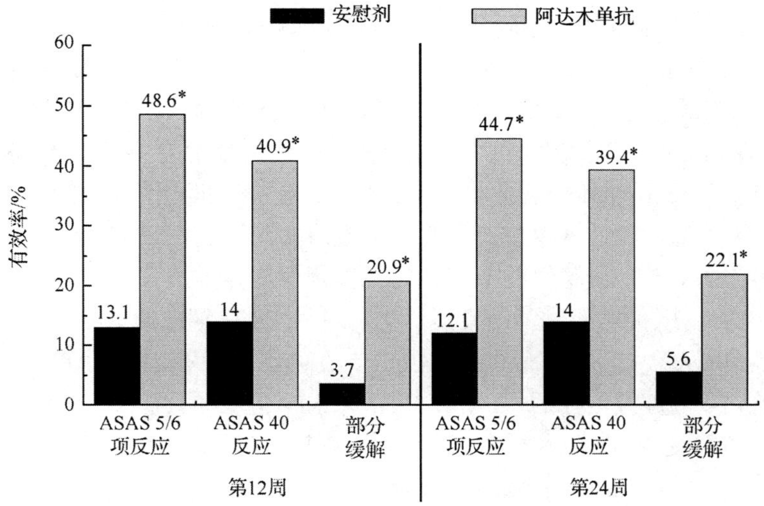

图 8-7　ATLAS 研究中安慰剂组和阿达木单抗组的患者有效率

*表示 $P<0.001$

8.4.4　幼年型类风湿关节炎

DE038 为一项随机、双盲、分层、Ⅲ期多中心试验，旨在评价阿达木单抗在 4～17 岁多关节性 JIA 儿童和青少年中的安全性和有效性。患者入组前，根据是否接受过 MTX 治疗分为 2 组。本试验共分为 4 期，分别为：①16 周的开放期(OL LI 期)；②32 周的双盲期(DB 期)；③开放扩大期(根据体表面积给药，body surface area，OLE BSA 期)；④开放扩大期(固定剂量给药，fixed dosing，OLE FD 期)。1～3 期给药剂量为 $24mg/m^2$ 体表面积(最大剂量为 40mg)，隔周给药；第 4 期固定给药剂量为 20mg 或 40mg，隔周给药。OL LI 期试验结束后，达到 PedACR30 的 133 例患儿随机分成 2 组进入 DB 期，分别给予安慰剂或阿达木单抗。完成 DB 期试验的 128 例患者进入 OLE BSA 期，阿达木单抗给药方案修订获批后，根据患者体重将给药剂量固定为 20mg 或 40mg，隔周给药，即 OLE FD 期[71, 24]。

在 OL LI 期试验中，患者给予阿达木单抗 $24mg/m^2$ 或与 MTX 合并治疗。共 155 例患者完成试验，其中 81 例为合并治疗，74 例为阿达木单抗单药治疗。16 周时，阿达木单抗合并 MTX 治疗组(合用组)和阿达木单抗单药治疗组(单药组)的 PedACR30 反应率分别为 94%和 74%。在 16 周治疗中，阿达木单抗单药治疗或与 MTX 合并治疗均安全且耐受性良好。在 DB 期试验结束时，合用组患者分别给予阿达木单抗和安慰剂后的疾病复发率分别为 37%和 67%，单药组分别为 43%和 71%[71, 24]。

8.4.5　银屑病

在一项 12 周的随机、双盲、安慰剂对照多中心试验中，评价了阿达木单抗治疗斑块状银屑病的安全性和有效性，试验共采用两种给药方案[72]。148 例患者分为 A 组、B 组和安慰剂组：A 组于第 0 周给予阿达木单抗起始剂量 80mg 后，再从第 1 周起隔周给药 40mg；B 组于第 0 和第 1 周给予阿达木单抗 80mg，从第 2 周起每周给药 40mg。第 12 周时，A 组、B 组和安慰剂组获得 PASI 75 的百分率分别为 53%、80%和 4%。A 组、B 组和安慰剂组的 PGA 为“清除”或“基本清除”的比例分别为 49%、76%和 2%。“皮肤病生活质量指数”(dermatology life quality index)、SF-36 和欧洲五维健康量表(EuroQOL 5D)的评分结果表明，阿达木单抗可显著改善银屑病患者的生活质量[73~76]。阿达木单抗安全且耐受性良好，3 个试验组的不良反应无显著性差异[72]。

12 周双盲、安慰剂对照试验结束后，患者进入 OLE 期。原安慰剂组患者给予阿达木单抗 80mg，并从第 12 周起隔周给药 40mg。在 OLE 期，原阿达木单抗治疗组患者可维持治疗反应。24 周连续治疗后，A 组和 B 组获得 PASI 75 的百分率分别为 67%和 77%。原安慰剂组患者接受 12 周阿达木单抗治疗后 PASI 75 获得率为 55%。A 组、B 组和安慰剂/阿达木单抗治疗组的 PGA 指标为“清除”或“基本清除”的比例分别为 69%、84%和 46%[72]。

8.4.6　克罗恩病

CLASSIC-Ⅰ(clinical assessment of adalimumab safety and efficacy studied as induction therapy in Crohn’s disease)为一项随机、双盲、安慰剂对照的多中心试验，旨在评价阿达木单抗在 299 例未接受过抗 TNF 治疗的中重度克罗恩病患者中的安全性和有效性。CLASSIC-Ⅰ为 4 周的剂量范围诱导试验，患者随机分为 4 个诱导治疗组：A 组分别于第 0 周和第 2 周给予阿达木单抗 40mg 和 20mg，B 组分别于第 0 周和第 2 周给予阿达木单抗 80mg 和 40mg，C 组分别于第 0 周和第 2 周给予阿达木单抗 160mg 和 80mg，安慰剂组于第 0 周和第 2 周给予安慰剂[77]。

血清中阿达木单抗浓度随剂量成比例升高。第 2 周和第 4 周血清中的阿达木单抗浓度相近，表明负荷剂量在 2 周后可达到稳态水平。160mg/80mg 组和 80mg/40mg 组的血清阿达木单抗浓度分别与每周给药 40mg 和隔周给药 40mg 相当[77]。

治疗 4 周时，各试验组达到“临床缓解”(克罗恩病活动性指数，Crohn’s disease activity index，CDAI＜150)、“CDAI 与基线相比降幅≥70”和“CDAI 与基线相比降幅≥100”的比例见图 8-8。在本试验中，最优诱导剂量方案为“第 0 周和第 2 周分别给予阿达木单抗 160mg 和 80mg”。治疗 4 周时，A 组、B 组、C 组和安慰剂组达到“临床缓解”(主要疗效终点)的患者百分率分别为 18%、24%、36%和 12%；4 组达到“CDAI 与基线相比降幅≥70”的百分率分别为 54%、59%、60%和 37%；4 组达到“CDAI 与基线相比降幅≥100”的百分率分别为 34%、40%、50%和 25%[77]。

ISR 在阿达木单抗治疗患者中更为常见，A 组、B 组、C 组和安慰剂组的 ISR 发生率分别为 26%、24%、38%和 16%。除此之外，4 个治疗组其他不良反应发生率相近[77]。

CLASSIC-Ⅱ为一项为期 1 年的开放和随机双组试验，用以评价阿达木单抗对克罗恩病患者临床缓解的保持情况，完成 CLASSIC-Ⅰ试验的患者可进入 CLASSIC-Ⅱ试验[78]。55 例第 0 周和第 4 周均达到临床缓解的患者分别随机给予阿达木单抗 40mg(隔周)、阿

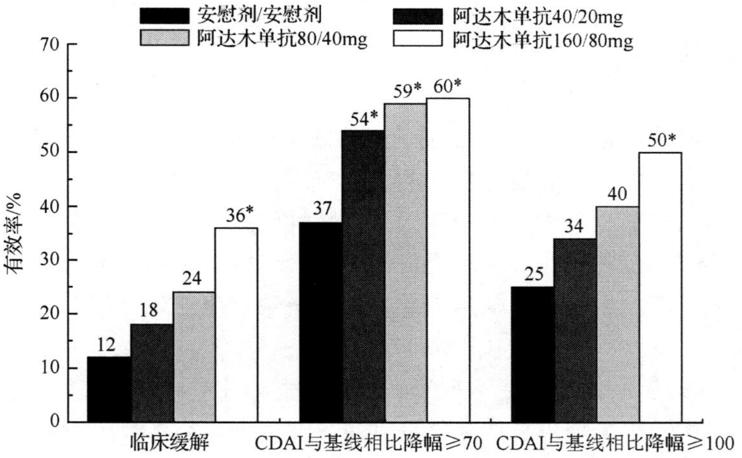

图 8-8　CLASSIC-Ⅰ研究第 4 周时各试验组患者的临床缓解率和反应率

*表示与安慰剂组相比 $P<0.05$

达木单抗 40mg(每周)和安慰剂，其余未达到临床缓解患者接受开放的阿达木单抗治疗，隔周给药 40mg。当治疗过程中克罗恩病发作或持续无应答时，可将阿达木单抗给药剂量提高至每周 40mg。在开放组试验中评价了 220 例中重度克罗恩病患者隔周给予阿达木单抗 40mg 的长期安全性和有效性。6 个月时，71%的患者坚持采用阿达木单抗治疗，其中 98 例(45%)隔周给药 40mg，58 例(26%)每周给药 40mg，33%的患者达到临床缓解。

达到“临床缓解”、“CDAI 与基线相比降幅≥70”和“CDAI 与基线相比降幅≥100”的患者比例分别为 33%、78%和 70%。不良反应均为轻度至中度，且与之前类风湿关节炎试验不良反应相似[78]。治疗 1 年后，试验结果表明阿达木单抗可维持“临床缓解”，且患者达到“临床缓解”、“CDAI 与基线相比降幅≥70”和“CDAI 与基线相比降幅≥100”的比例分别为 43%、69%和 61%[79]。55 例随机组患者在治疗 1 年后，每周给药 40mg 组、隔周给药 40mg 组和安慰剂组达到“临床缓解”的患者比例分别为 83%、68%和 39%[80]。阿达木单抗在克罗恩病患者中的初步研究结果表明，患者由于英夫利昔单抗疗效欠佳或耐受性差，转而接收阿达木单抗治疗后可获得临床改善。上述试验数据与类风湿关节炎临床试验结果相近[81~85]。在第 1 项试验中，6 例活动性克罗恩病患者接受英夫利昔单抗治疗后获得改善，因过敏反应而改用阿达木单抗治疗，其 Harvey–Bradshaw 指数(Harvey–Bradshaw index，HBI)和炎性标志物均有改善，表明患者仍可获得临床改善[85]。在第 2 项试验中，15 例克罗恩病患者因英夫利昔单抗疗效降低转而接受 6 个月的阿达木单抗治疗，患者首次给予阿达木单抗 80mg，随后隔周给药 40mg。共 13 例患者完成治疗，其中 7 例完全缓解(HBI≤4 且无需皮质激素治疗)，6 例部分缓解(HBI 降幅≥50%且皮质激素治疗减量)，2 例无应答。在第 3 项试验中，克罗恩病患者由于英夫利昔单抗疗效丧失或无法耐受转而接受阿达木单抗治疗。12 周时，17 例患者中分别有 5 例和 10 例达到“临床缓解”(CDAI≤150)和“CDAI 与基线相比降幅≥70”。在上述所有试验中，除产生过敏反应迹象或症状外，阿达木单抗耐受性良好[82, 83, 85]。虽然患者总量较少，但上述试验表明，患者因疗效丧失或无法耐受英夫利昔单抗转而接受阿达木单抗治疗后仍可获得临床改善。

8.4.7 溃疡性结肠炎

炎性肠病(inflammatory bowel disease，IBD)是一种特殊的慢性肠道炎症性疾病，主要包括克罗恩病和溃疡性结肠炎。IBD 的发病机制尚未明确，目前认为可能是由环境因素引起遗传易感人群的异常免疫反应所致。溃疡性结肠炎是以大肠黏膜和黏膜下层发炎和溃疡为特征的一类反复发作的慢性炎症性疾病。M06-826 和 M06-827 是 2 项随机、双盲的安慰剂对照研究，意在评价阿达木单抗在成年中重度活动性溃疡性结肠炎患者中的安全性和有效性[37]。

在 M06-826 研究中，在接受标准溃疡性结肠炎治疗的患者(未曾接受抗-TNF 治疗)中加入阿达木单抗，患者随机分成 3 组分别皮下注射低、高剂量阿达木单抗或安慰剂。具体给药方案为高剂量组：第 0 周给予阿达木单抗 160mg，第 2 周给予 80mg，第 4 周和第 6 周分别给予 40mg；低剂量组的所有给药剂量减半。第 8 周时，阿达木单抗的高剂量、低剂量组和安慰剂组的临床缓解率分别为 18.5%、10.0%和 9.2%(高剂量组 P=0.031，低剂量组 P=0.833)。8 周双盲试验结束后进入开放期，患者隔周给予阿达木单抗 40mg 至 52 周。在第 12 周时，阿达木单抗治疗效果不佳的患者可将剂量提高至每周给药 40mg[37]。

在 M06-827 研究中，在接受标准溃疡性结肠炎治疗的患者(曾接受抗-TNF 治疗)中加入阿达木单抗。患者随机分成 2 组，分别给予阿达木单抗 160mg/80mg(具体给药方案同 M06-826 试验高剂量组)或安慰剂。第 8 周时，阿达木单抗组和安慰剂组的临床缓解率分别为 16.5%和 9.3%(P=0.019)，第 52 周时，阿达木单抗组和安慰剂组的临床缓解率分别为 17.3%和 8.5%(P=0.004)。第 12 周时，阿达木单抗治疗效果不佳的患者进入开放记期，即隔周给药 40mg 至 52 周。根据 Mayo 评分，治疗效果仍不理想的患者可将剂量提高至每周给药 40mg[37]。

8.4.8 手骨关节炎

手骨关节炎中最常见的是手指骨关节炎，发病部位通常为手的远端和近端指间关节，中老年女性多见[86, 87]。70 岁以上的男性和女性人群出现该症状的比例分别为 13%和 26%[88]。在上述患者中有一类难治型患者(通常为女性)，经过非药理学和药理学的联合治疗后仍具有剧烈疼痛和功能丧失的症状[89~91]。研究人员在一项随机、双盲、安慰剂对照、平行组、多中心试验中评价了阿达木单抗在镇痛药和 NSAIDS 难治型手骨关节炎患者中的有效性。85 例患者随机分为 2 组，其中 42 例给予 2 次阿达木单抗，每次 40mg，间隔 15 天；43 例给予安慰剂。上述患者中，37 例阿达木单抗组和 41 例安慰剂组患者至少给药 1 次。研究人员在给药后 6 周评价主要疗效终点，阿达木单抗组和安慰剂组疼痛降低超过 50%的患者比例分别为 35.1%和 27.3%(P=0.48)，未见明显差异。两组患者的次要临床终点和不良事件发生率亦未见明显差异。结果表明，在镇痛药和 NSAIDS 难治型手骨关节炎患者中，阿达木单抗的治疗效果并未优于安慰剂[92]。

8.5　阿达木单抗的安全性

阿达木单抗在临床试验中总体耐受性良好，患者因不良反应退出试验的发生率低于10%[6, 50, 46]。一项权威机构的研究数据表明阿达木单在抗治疗 1 年时依从率为 82%，高于其他 TNF 抑制剂[93]。TNF 抑制剂的主要潜在风险为严重感染，包括结核病(tuberculosis，TB)和其他机会感染[6, 39]、自体免疫性疾病[6]、髓鞘脱失综合征[94]和恶性肿瘤、罕见淋巴瘤等[6]。阿达木单抗的长期安全性评价结果表明上述严重不良反应发生率低。

8.5.1　不同适应证中的安全性

1. 类风湿关节炎治疗的长期安全性

临床试验对 10 000 例以上中重度 RA 患者进行了安全性评估，其中 300 例患者接受阿达木单抗治疗达 5 年以上，部分已达 7 年。这些患者的阿达木单抗总体暴露量为 12 506PY[39]。此外，阿达木单抗在美国上市后的暴露量预计超过 78 500PY[39]。类风湿关节炎患者中阿达木单抗的不良反应类型在临床研究和上市后监察阶段相似[95]。

在安慰剂对照的类风湿关节炎研究中，报告率≥5%的阿达木单抗不良反应列于表 8-1。阿达木单抗的最常见不良反应为 ISR，在 4 项类风湿关节炎关键性研究(ARMADA、DE011、DE019 和 STAR)中阿达木单抗和安慰剂的 ISR 发生率分别为 20%和 14%[3, 36]。绝大部分 ISR 为轻微和非复发性，患者因 ISR 中断治疗较罕见[3, 96]。

表 8-1　安慰剂对照类风湿关节炎研究中报告率≥5%的不良反应

不良反应事件	阿达木单抗 40mg，隔周给药 (n=705)/%	安慰剂 (n=690)/%
呼吸系统		
上呼吸道感染	17	13
鼻窦炎	11	9
流感样综合征	7	6
胃肠道系统		
恶心	9	8
腹痛	7	4
实验室检查		
实验室检查异常*	8	7
高胆固醇血症	6	4
脂血症	7	5
血尿症	5	4
碱性磷酸酶升高	5	3

续表

不良反应事件	阿达木单抗 40mg，隔周给药（n=705）/%	安慰剂（n=690）/%
其他		
注射部位疼痛	12	12
头痛	12	8
皮疹	12	6
意外伤害	10	8
注射部位反应#	8	1
背痛	6	4
尿路感染	8	5
高血压	5	3

* “实验室检查异常”在欧洲试验中作为不良反应；#不包括红斑和(或)发痒、出血、疼痛及肿胀

2. 银屑病关节炎和强直性脊柱炎治疗的安全性

阿达木单抗在银屑病关节炎和强直性脊柱炎患者中安全性评估的广泛性不及类风湿关节炎患者，但临床试验结果表明阿达木单抗治疗 1 年时耐受性良好。不良反应事件与类风湿关节炎相似，无新的安全性忧虑[66, 67, 70]。

3. 幼年型类风湿关节炎治疗的安全性

DE038 试验通过不良事件评估、临床实验室评估、体检等监测了阿达木单抗的安全性。在试验过程中，未见死亡、恶性肿瘤、充血性心力衰竭、机会感染等严重不良事件。共报告 55 例严重不良反应，其中多数为轻或中度，12 例患者因不良事件而退出试验[24]。

4. 溃疡性结肠炎治疗的安全性

临床试验中溃疡性结肠炎患者的阿达木单抗暴露量为 52 000PY，上市后约为 200 万 PY，在上述患者中未见新发不良反应[37]。

8.5.2　免疫系统作用

DE019 免疫学亚研究结果表明阿达木单抗不影响正常免疫功能[97]。阿达木单抗未显著改变外周粒细胞、自然杀伤细胞、单核/巨噬细胞、B 细胞、T 细胞或 T 细胞亚群的总数。体内有丝分裂和回忆抗原的增殖试验表明阿达木单抗未改变淋巴细胞增殖能力。总免疫球蛋白水平、IgG 水平和回忆抗原的抗原特异性抗体应答试验表明迟发型超敏反应和 B 细胞功能无临床相关性差异。通过氧化爆发试验和荧光颗粒吞噬试验测定了阿达木单抗组和安慰剂组患者中性粒细胞和巨噬细胞的吞噬功能，两组的细胞吞噬功能相近[98]。

8.5.3　感染

在安慰剂对照的类风湿关节炎研究中，阿达木单抗组和安慰剂组的感染发生率均约

为 1PY，常见的感染为上呼吸道感染、鼻炎、支气管炎和尿路感染[3, 36]。治疗期间严重感染发生率未见增高，阿达木单抗治疗的严重感染发生率处于整体类风湿关节炎患者发生率范围内(约 3/100PY～约 9/100PY)，并与传统 DMARD 和其他 TNF 拮抗剂治疗的发生率相近[99, 39]。在对照试验中，阿达木单抗组和安慰剂组产生严重感染的程度和类型未见明显差异，OLE 研究与随机试验结果相似[6, 99]。ReAct 试验中，6610 例长期类风湿关节炎患者的严重感染发生率为 5.5/100PY，与其他研究数据相近[53]。

1. 结核病(TB)

应用 3 类抗-TNF 制剂治疗均观察到了 TB 病例。在研究项目的初始阶段未进行 TB 筛查，但在Ⅱ期研究开始时引入了 TB 筛查。随着欧洲临床试验引入常规筛查，TB 的发生率降低了 75%(0.33/100PY)。在北美类风湿关节炎临床试验中，在 4914PY 的阿达木单抗治疗中共报告 4 例 TB 病例[39](0.08/100PY)。从 2002 年 12 月 21 日阿达木单抗上市后至 2005 年 6 月 30 日，美国共报告 17 例(0.02/100PY)TB 病例，其中 5 例为肺外型。这些试验数据与其他 TNF 抑制剂一致[6]。然而，由于阿达木单抗存在诱发潜伏性结核的风险，因此在治疗前应对患者进行详细的病史询问和筛查试验(如结核菌素皮肤试验、胸部 X 线摄影术等)以排除活动性和非活动性(潜伏性)结核感染患者。欧洲药品说明书将活动性结核列为阿达木单抗的禁忌证之一。对于潜伏性结核病患者在接受阿达木单抗治疗前应给予适当的抗结核预防治疗。并且，在这些患者接受治疗前应谨慎权衡治疗所带来的益处和风险[36]。

2. 机会感染

应用所有 TNF 拮抗剂治疗均观察到了机会感染。这些感染十分罕见且病原体不同。在类风湿关节炎试验中共报道 4 例组织胞浆菌病病例，均处于此地方病发病地区[39]。医生应严密监控患者在接受阿达木单抗治疗前、治疗中和治疗后的感染[36]。

8.5.4　其他不良反应

1. 淋巴瘤

在类风湿关节炎临床研发项目中，阿达木单抗治疗患者有近 2500 例淋巴瘤病例，与中重度类风湿关节炎患者的淋巴瘤发病率一致[100]。在阿达木单抗的暴露量为 12 506PY 时，共发现 15 例淋巴瘤病例(0.12/100PY)。与正常类风湿关节炎患者在监测、流行病学和最终结果数据库的标准化发病率(standardized incidence ratio，SIR)相比，淋巴瘤在阿达木单抗临床试验中的 SIR 为 3.19，该数据与未接受抗-TNF 治疗的类风湿关节炎患者相似[39]。

2. 脱髓鞘疾病

在阿达木单抗的暴露量为 12 506PY 时，共报道 6 例多发性硬化症(multiple sclerosis，MS)、2 例非特异性脱髓鞘病变和 2 例格林-巴利综合征病例[95]。类风湿关节炎、银屑病和甲状腺肿大患者 MS 的发病率明显高于对照组，表明上述患者自身的 MS 患病风险高于普通人群[94, 101]。然而，TNF 抑制剂对此类失调的真正影响尚不可知[6, 94]。

3. 自身抗体和自体免疫性疾病

3%～12%的患者接受阿达木单抗治疗后产生抗核抗原和双链 DNA 的自身抗体[6]。由于这些抗体衍化为狼疮样疾病的情况并不常见，因此其产生的机制和临床含义尚不可知[6]。在阿达木单抗的暴露量为 12 506PY 时，共报道 13 例系统性红斑狼疮（systemic lupus erythematosus，SLE）和狼疮样疾病病例。然而，上述病例均无内脏损伤[39]。

8.6 特殊人群及用药

8.6.1 孕妇

目前尚无阿达木单抗对孕妇用药的全面评估结果。阿达木单抗是一种 IgG1 单克隆单体，IgG1 可在妊娠晚期由主动转运的方式通过胎盘。通过测定 10 例接受阿达木单抗治疗的孕妇和 8 例新生婴儿血清中的阿达木单抗浓度，表明阿达木单抗存在胎盘主动转运。食蟹猴生殖试验中未见阿达木单抗对胎儿的损伤。但由于动物的生殖试验结果并不能完全预测人的反应，因此应在确有必要时对孕妇用药[3]。

8.6.2 哺乳期妇女

文献中有限的研究数据表明，阿达木单抗可通过乳汁少量分泌，但婴儿摄入后可能不被吸收。然而，目前并无新生儿或早产儿从母乳中吸收阿达木单抗的研究数据。因此，哺乳期妇女应谨慎用药[3]。

8.6.3 老年人

在Ⅰ～Ⅳ期 RA 临床试验中，519 例 65 岁及以上 RA 老年患者接受阿达木单抗治疗，其中 75 岁及以上患者 107 例。上述老年患者的疗效与年轻患者相比未见差异。但 65 岁及以上老年患者治疗时严重感染和恶性肿瘤的发生率高于 65 岁以下患者。这主要是由于老年人群中感染和肿瘤的发病率更高，因此医生用药时应密切关注老年患者的不良反应[3]。

8.6.4 儿童和 JIA 患者

目前，尚未见阿达木单抗在除 JIA 患者外的儿童中应用的安全性和有效性评估结果。由于阿达木单抗可抑制 TNF-α，妊娠期给药治疗，可影响新生儿和婴儿的免疫反应。通过对胎儿期暴露于药物的 8 例婴儿进行分析，表明阿达木单抗可透过胎盘。目前，婴儿体内阿达木单抗浓度升高的临床意义尚不可知。在阿达木单抗暴露婴儿中接种活疫苗或减毒活疫苗的安全性尚不可知，在给该类婴儿注射疫苗时应谨慎平衡利弊。

临床试验表明，阿达木单抗可降低 4～17 岁活动性多关节型 JIA 患者临床体征和症状。目前，尚未开展在小于 4 岁的儿童中应用阿达木单抗的研究，体重低于 15kg 的儿童研究数据也十分有限[3]。

8.7 结　语

尽管 TNF 在免疫反应中具有保护作用，但研究表明 TNF 与多种慢性炎症性疾病密切相关。完全人源化阿达木单抗可改善疾病症状和功能水平，提高患者生活质量。更为重要的是，阿达木单抗可抑制多种疾病的进展。目前，阿达木单抗在类风湿关节炎、银屑病关节炎、强直性脊柱炎、斑块状银屑病/银屑病、克罗恩病、多关节型幼年特发性关节炎和溃疡性结肠炎等疾病的治疗中具有广泛临床应用前景。

(申文晋　王海燕　蔡永明　张宗鹏)

参 考 文 献

[1] Rau R. Adalimumab (a fully human anti-tumour necrosis factor α monoclonal antibody) in the treatment of active rheumatoid arthritis: the initial results of five trials. Annals of the Rheumatic Diseases, 2002, 61 (suppl 2): ii70-ii73.

[2] van de Putte LBA, Salfeld J, Adalimumab KZ. *In*: Moreland LW, Emery P. TNF-Inhibition in the Treatment of Rheumatoid Arthritis. London: Martin Dunitz, 2003: 71-93.

[3] U. S. Food and Drug Administration. Humira (adalimumab) lable. http: //www. accessdata. fda. gov/drugsatfda_docs/label/2013/125057s310lbl. pdf. [2013-06-24].

[4] Salfeld J, Kaymakcalan Z, Tracey D, et al. Generation of fully human anti-TNF antibody D2E7. Arthritis Rheum, 1998, 41 (Suppl 9): S57.

[5] Mease P, Goffe BS. Diagnosis and treatment of psoriatic arthritis. Journal of the American Academy of Dermatology, 2005, 52 (1): 1-19.

[6] Lee, SJ, Kavanaugh, A. Adalimumab for the treatment ofrheumatoid arthritis. Therapy, 2005, 2: 13-21.

[7] Maini RN, Taylor PC. Anti-cytokine therapy for rheumatoid arthritis. Annual Review of Medicine, 2000, 51 (1): 207-229.

[8] Partsch G, Steiner G, Leeb BF, et al. Highly increased levels of tumor necrosis factor-alpha and other proinflammatory cytokines in psoriatic arthritis synovial fluid. The Journal of Rheumatology, 1997, 24 (3): 518-523.

[9] Ritchlin C, Haas-Smith SA, Hicks D, et al. Patterns of cytokine production in psoriatic synovium. The Journal of Rheumatology, 1998, 25 (8): 1544-1552.

[10] Braun J, Bollow M, Neure L, et al. Use of immunohistologic and in situ hybridization techniques in the examination of sacroiliac joint biopsy specimens from patients with ankylosing spondylitis. Arthritis Rheum, 1995, 38 (4): 499-505.

[11] Braegger CP, Nicholls S, Murch SH, et al. Tumour necrosis factor alpha in stool as a marker of intestinal inflammation. Lancet, 1992, 339 (8785): 89-91.

[12] Murch SH, Lamkin VA, Savage MO, et al. Serum concentrations of tumour necrosis factor alpha in childhood chronic inflammatory bowel disease. Gut, 1991, 32 (8): 913-917.

[13] Murch SH, Braegger CP, Walker-Smith JA, et al. Location of tumour necrosis factor alpha by immunohistochemistry in chronic inflammatory bowel disease. Gut, 1993, 34 (12): 1705-1709.

[14] Cooper WO, Fava RA, Gates CA, et al. Acceleration of onset of collagen-induced arthritis by intra-articular injection of tumour necrosis factor or transforming growth factor-beta. Clinical & Experimental Immunology, 1992, 89(2): 244-250.

[15] Williams RO, Feldmann M, Miani RN. Anti-tumour necrosis factor ameliorates joint disease in murine collagen-induced arthritis. ProcNatlAcadSci USA, 1992, 89: 974-978.

[16] Machold KP, Smolen JS. Adalimumab-a new TNF-α antibody for treatment of inflammatory joint disease. Expert Opinion on Biological Therapy, 2003, 3(2): 351-360.

[17] Sylwestrzak G, Liu J, Stephenson JJ, et al. Considering patient preferences when selecting anti-tumor necrosis factor therapeutic options. Am Health Drug Benefits, 2014, 7(2): 71-81.

[18] Georgopoulos S, Plows D, Kollias G. Transmembrane TNF is sufficient to induce localized tissue toxicity and chronic inflammatory arthritis in transgenic mice. Journal of Inflammation, 1996, 46(2): 86-97.

[19] den Broeder A, van de Putte L, Rau R, et al. A single dose, placebo controlled study of the fully human anti-tumor necrosis factor-alpha antibody adalimumab(D2E7) in patients with rheumatoid arthritis. The Journal of Rheumatology, 2002, 29(11): 2288-2298.

[20] Barrera P, Joosten LA, den Broeder AA, et al. Effects of treatment with a fully human anti-tumour necrosis factor alpha monoclonal antibody on the local and systemic homeostasis of interleukin 1 and TNFalpha in patients with rheumatoid arthritis. Ann Rheum Dis, 2001, 60(7): 660-669.

[21] Weinblatt ME, Keystone EC, Furst DE, et al. Adalimumab, a fully human anti-tumor necrosis factor α monoclonal antibody, for the treatment of rheumatoid arthritis in patients taking concomitant methotrexate: the ARMADA trial. Arthritis & Rheumatism, 2003, 48(1): 35-45.

[22] den Broeder A, Saxne T, Heinegård D, et al. Long term anti-tumour necrosis factor α monotherapy in rheumatoid arthritis: effect on radiological course and prognostic value of markers of cartilage turnover and endothelial activation. Annals of the Rheumatic Diseases, 2002, 61(4): 311-318.

[23] European Medicines Agency. Assessment report for Humira. EMEA/CHMP/479654/2008. http: //www. ema. europa. eu/docs/en_GB/document_library/EPAR_-_Assessment_Report_-_Variation/ human/000481/ WC500050877. pdf. [2013-06-24].

[24] Granneman RG, Zhang Y, Noertersheuser PA, et al. Pharmacokinetic/pharmacodynamic(PK/PD) relationships of adalimumab(HUMIRA, Abbott) in rheumatoid arthritis(RA) patients during phase Ⅱ/Ⅲ clinical trials. Arthritis Rheum, 2003, 48(9): S140.

[25] Kaymakcalan Z, Beam C, Kamen R, et al. Comparison of adalimumab(D2E7), infliximab, and etanercept in the prevention of polyarthritis in a transgenic murine model of rheumatoid arthritis. Arthritis Rheum, 2002, 46: S304.

[26] Jerne NK. Towards the network theory of the immune system. Ann Immunol, (Inst. Pasteur), 1974, 125: 373-389.

[27] Anderson PJ. Tumor necrosis factor inhibitors: clinical implications of their different immunogenicity profiles. Semin Arthritis Rheum, 2005, 34(5 Suppl1): 19-22.

[28] Baert F, Noman M, Vermeire S, et al. Influence of immunogenicity on the long-term efficacy of infliximab in Crohn's disease. NEngl J Med. 2003, 348(7): 601-608.

[29] Maini RN, Breedveld FC, Kalden JR, et al. Therapeutic efficacy of multiple intravenous infusions of anti-tumor necrosis factor alpha monoclonal antibody combined with low-dose weekly methotrexate in rheumatoid arthritis. Arthritis Rheum, 1998, 41: 1552-1563.

[30] Zhou H, Buckwalter M, Boni J, et al. Population-based pharmacokinetics of the soluble TNFretanercept: a clinical study in 43 patients with ankylosing spondylitis compared with post hoc data from patients with rheumatoid arthritis. Int J Clin Pharmacol Ther, 2004, 42: 267-276.

[31] Scallon BJ, Moore MA, Trinh H, et al. Chimeric anti-TNF-alpha monoclonal antibody cA2 binds recombinant transmembrane TNF-alphaand activates immune effector functions. Cytokine, 1995, 7: 251-259.

[32] van den Brande JMH, Braat H, van den Brink GR, et al. Infliximab but not etanercept induces apoptosis in lamina propria T-lymphocytes from patients with Crohn's disease. Gastroenterology, 2003, 124(7): 1774-1785.

[33] Catrina AI, Trollmo C, Af KE, et al. Evidence that anti-tumor necrosis factor therapy with both etanercept and infliximab induces apoptosis in macrophages, but not lymphocytes, in rheumatoid arthritis joints: extended report. Arthritis Rheum, 2005, 52(1): 61-72.

[34] Mitoma H, Horiuchi T, Hatta N, et al. Infliximab induces potent anti-inflammatory responses by outside-to-inside signals through transmembrane TNF-α. Gastroenterology, 2005, 128(2): 376-392.

[35] Shen C, Assche GV, Colpaert S, et al. Adalimumab induces apoptosis of human monocytes: a comparative study with infliximab and etanercept. Alimentary Pharmacology & Therapeutics, 2005, 21(3): 251-258.

[36] European Medicine Agency. EPAR summary for the public, Humira(Adalimumab). EMA/65420/2013. http: //www. emea. europa. eu/docs/en_GB/document_library/EPAR_-_Summary_for_the_public/human/000481/WC500050865. pdf. [2013-06-24].

[37] U. S. Food and Drug Administration. Advisory committee briefing document Humira(adalimumab) for ulcerative colitis. Gastrointestinal drugs advisory committee meeting on 28 August 2012. http: //www. fda. gov/downloads/AdvisoryCommittees/CommitteesMeetingMaterials/Drugs/GastrointestinalDrugs Advisory Committee/UCM316788. pdf. [2013-06-24].

[38] Schiff MH, Breedveld FC, Weisman MH. Adalimumab(HUMIRA®) plus methotrexate is safe and efficacious in patients with rheumatoid arthritis into the 7th year of therapy. Ann Rheum Dis, 2005, 64(Suppl Ⅲ): 438-439.

[39] Schiff MH, Burmester GR, Kent JD, et al. Safety analyses of adalimumab(HUMIRA) in global clinical trials and US postmarketing surveillance of patients with rheumatoid arthritis. Annals of the Rheumatic Diseases, 2006, 65(7): 889-894.

[40] Bombardieri S, Moutsopoulos HM, McKenna F, et al. Rapid response to adalimumab after first dose: the ReAct trial. Ann Rheum Dis, 2004, 63: 261.

[41] Burmester GR, MonteagudoSaez I, Malaise M, et al. Efficacy and safety of adalimumab(Humira®) in European clinical practice: the ReAct trial. Ann Rheum Dis, 2004, 90: 266.

[42] Weinblatt ME, Keystone EC, Furst DE, et al. Long-term efficacy, remission, and safety of adalimumab (HUMIRA®) plus methotrexate in patients with rheumatoid arthritis in the ARMADA trial. Arthritis Rheum, 2005, 52(9): 563.

[43] Weinblatt ME, Keystone EC, Furst DE, et al. Long term efficacy and safety of adalimumab plus methotrexate in patients with rheumatoid arthritis: ARMADA 4 year extended study. Annals of the Rheumatic Diseases, 2006, 65(6): 753-759.

[44] Emery P, Schiff MH, Kalden JR, et al. Adalimumab(HUMIRA) plus methotrexate induces sustained remission in both early and long-standing rheumatoid arthritis. Arthritis Rheum, 2004, 50: S183-S184.

[45] Schiff MH, Weisman MH, Cohen SB, et al. Significant clinical improvement at 6 months are sustained over 4 years in patients with rheumatoid arthritis treated with adalimumab(Humira) plus methotrexate. Arthritis Rheum, 2004, 50(Suppl.): S182-S183.

[46] Keystone ED, Kavanaugh AF, Sharp JT, et al. Radiographic, clinical, and functional outcomes of treatment with adalimumab(a human anti-tumor necrosis factor monoclonal antibody) in patients with

active rheumatoid arthritis receiving concomitant methotrexate therapy: A randomized, placebo - controlled, 52 - week trial. Arthritis Rheum, 2004, 50(5): 1400-1411.

[47] Keystone EC, Kavanaugh AF, Sharp JT, et al. Inhibition of radiographic disease progression in patients with long-standing rheumatoid arthritis following 3 years of treatment with adalimumab(Humira) plus methotrexate. Ann Rheum Dis, 2005, 64(Suppl. Ⅲ): 419.

[48] Keystone ED, Kavanaugh AF, Perez JL, et al. Adalimumab(Humira) plus methotrexate provides sustained improvements in physical function over 2 years in treatment of patients with rheumatoid arthritis. Ann Rheum Dis, 2004, 64(Suppl. 1): 278.

[49] Keystone ED, Kavanaugh AF, Perez JL, et al. Adalimumab(Humira) plus methotrexate provides sustained improvements in physical function over 2 years in treatment of patients with rheumatoid arthritis. Ann Rheum Dis, 2004, 63(Suppl. 1): 278.

[50] Furst DE, Schiff MH, Fleischmann RM, et al. Adalimumab, a fully human anti-tumor necrosis factor-alpha monoclonal antibody, and concomitant standard antirheumatic therapy for the treatment of rheumatoid arthritis: results of STAR(Safety Trial of Adalimumab in Rheumatoid Arthritis). The Journal of Rheumatology, 2003, 30(12): 2563-2571.

[51] Burmester GR, MonteagudoSáez I, Malaise MG, et al. Adalimumab(HUMIRA®) is effective and safe in treating rheumatoid arthritis(RA) in real-life clinical practice: 1-year-results of the ReAct study. Arthritis Rheum, 2005, 52(Suppl 9): 541-542.

[52] van de Putte LBA, Atkins C, Malaise M, et al. Efficacy and safety of adalimumab as monotherapy in patients with rheumatoid arthritis for whom previous disease modifying antirheumatic drug treatment has failed. Annals of the Rheumatic Diseases, 2004, 63(5): 508-516.

[53] Burmester GR, van de Putte LBA, Rau R, et al. Sustained efficacy of adalimumabmonotherapy for more than four years in DMARD-refractory RA. Ann Rheum Dis, 2003, 62(Suppl 1): 192-193.

[54] Lee D, Weinblatt M. Rheumatoid arthritis. Lancet, 2001, 358: 903-911.

[55] McQueen FM, Stewart N, Crabbe J, et al. Magnetic resonance imaging of the wrist in early rheumatoid arthritis reveals a high prevalence of erosions at four months after symptom onset. Annals of the Rheumatic Diseases, 1998, 57(6): 350-356.

[56] McGonagle D, Conaghan PG, O'Connor P, et al. The relationship between synovitis and bone changes in early untreated rheumatoid arthritis: a controlled magnetic resonance imaging study. Arthritis Rheum, 1999, 42(8): 1706-1711.

[57] Soden M, Rooney M, Cullen A, et al. Immunohistological features in the synovium obtained from clinically uninvolved knee joints of patients with rheumatoid arthritis. Rheumatology, 1989, 28(4): 287-292.

[58] Landewé R, Boers M, Verhoeven AC, et al. COBRA combination therapy in patients with early rheumatoid arthritis: long-term structural benefits of a brief intervention. Arthritis Rheum, 2002, 46(2): 347-356.

[59] Möttönen T, Hannonen P, Korpela M, et al. Delay to institution of therapy and induction of remission using single-drug or combination-disease-modifying antirheumatic drug therapy in early rheumatoid arthritis. Arthritis Rheum, 2002, 46(4): 894-898.

[60] Tsakonas E, Fitzgerald AA, Fitzcharles MA, et al. Consequences of delayed therapy with second-line agents in rheumatoid arthritis: a 3 year followup on the hydroxychloroquine in early rheumatoid arthritis(HERA) study. The Journal of Rheumatology, 2000, 27(3): 623-629.

[61] Breedveld FC, Weisman MH, Kavanaugh AF, et al. The PREMIER study: a multicenter, randomized, double-blind clinical trial of combination therapy with adalimumab plus methotrexate versus

methotrexate alone or adalimumab alone in patients with early, aggressive rheumatoid arthritis who had not had previous methotrexate treatment. Arthritis Rheum, 2006, 54(1): 26-37.

[62] Bombardieri S, Tzioufas AG, McKenna F, et al. Adalimumab(HUMIRA®) is effective in treating patients with rheumatoid arthritis who previously failed etanercept and/or infliximab in real-life clinical settings. Arthritis Rheum, 2005, 52(9 Suppl): S144.

[63] Bombardieri S, McKenna F, Drosos A, et al. Efficacy and safety of adalimumab(Humira®) in 899 patients with rheumatoid arthritis(RA) who previously failed etanercept and/or infliximab in clinical practice. European League Against Rheumatism, 2006, 65: 178.

[64] Nikas SN, Voulgari PV, Alamanos Y, et al. Efficacy and safety of switching from infliximab to adalimumab: a comparative controlled study. Annals of the Rheumatic Diseases, 2006, 65(2): 257-260.

[65] van der Bijl AE, Breedveld FC, Antoni C. Adalimumab(HUMIRA®) is effective in treating patients with rheumatoid arthritis who previously failed infliximab treatment. Ann Rheum Dis, 2005, 64(Suppl Ⅲ): 428.

[66] Mease PJ, Gladman DD, Ritchlin CT, et al. Adalimumab for the treatment of patients with moderately to severely active psoriatic arthritis: results of a double - blind, randomized, placebo - controlled trial. Arthritis Rheum, 2005, 52(10): 3279-3289.

[67] Mease PJ, Gladman DD, Ritchlin CT, et al. Clinical efficacy and safety of adalimumab for psoriatic arthritis: 48-week results of ADEPT. Arthritis Rheum, 2005, 52(Suppl 9): S215.

[68] Mease P, Sharp J, Ory P, et al. Inhibition of joint destruction in PsA with adalimumab: 48-week results of ADEPT. Arthritis Rheum, 2005, 52(Suppl.): S631.

[69] Gordon K, Papp K, Poulin Y, et al. Long-term efficacy and safety of adalimumab in patients with moderate to severe psoriasis treated continuously over 3 years: results from an open-label extension study for patients from REVEAL. Journal of the American Academy of Dermatology, 2012, 66(2): 241-251.

[70] van der Heijde D, Kivitz A, Schiff MH, et al. For the adalimumab trial evaluating long-term efficacy and safety in ankylosing spondylitis study group efficacy and safety of adalimumab in patients with ankylosing spondylitis: results of a randomized, placebo-controlled trial(ATLAS). Arthritis Rheum, 2006, 54: 2136-2146.

[71] Lovell DJ, Ruperto N, Goodman S, et al. Preliminary data from the study of adalimumab in children with juvenile idiopathic arthritis. Arthritis Rheum, 2004, 50(ssuppl), S436-S437.

[72] Langley R, Leonardi C, Toth D, et al. Long-term safety and efficacy of adalimumab in the treatment of moderate to severe chronic plaque psoriasis. J Am Acad Dermatol, 2005, 52(3 Suppl.): 203.

[73] Wallace KL, Langley R, Bissonnette R, et al. Quality of life in patients with psoriatic arthritis treated with adalimumab: subanalysis of studies in moderate to severe psoriasis. J Am Acad Dermatol, 2005, 52(3 Suppl.): 192.

[74] Wallace KL, Gordon KB, Langley M, et al. Dermatologic quality of life in patients with moderate to severe plaque psoriasis receiving 48 weeks of adalimumab therapy. J Am Acad Dermatol, 2005, 52(3 Suppl.): 180.

[75] Wallace KL, Bissonnette R, Leonardi C, et al. Effects of adalimumab on health status as measured by EQ-5D in patients with moderate to severe plaque psoriasis. J Am Acad Dermatol, 2005, 52(3 Suppl): 181.

[76] Wallace KL, Leonardi C, Kempers S. General physical and mental health status in patients with moderate to severe plaque psoriasis receiving 48 weeks of adalimumabtherapy. J Am Acad Dermatol, 2005, 52(3 Suppl): 185.

[77] Hanauer SB, Sandborn WJ, Rutgeerts P, et al. Human anti-tumor necrosis factor monoclonal

antibody (adalimumab) in Crohn's disease: the CLASSIC-Ⅰ Trial. Gastroenterology, 2006, 130 (2): 323-333.
[78] Sandborn W, Hanauer S, Lukas M, et al. Induction and maintenance of clinical remission and response in subjects with Crohn's disease treated during a 6-month open-label period with fully human anti-TNF-α monoclonal antibody adalimumab (Humira®). Gastroenterology, 2005, 128 (suppl 2): A111.
[79] Sandborn WJ, Hanauer S, Lukas M. Clinical remission and response in patients with Crohn's disease treated with open-label for 1 year with fully human anti-TNF-α monoclonal antibody adalimumab. Gut, 2005, 54 (Suppl. Ⅶ): A18.
[80] Sandborn WJ, Hanauer S, Enns R. Maintenance of remission over 1 year in patients with active Crohn's disease treated with adalimumab: results of CLASSIC Ⅱ, a blinded, placebo-controlled study. Gut, 2005, 54 (Suppl. Ⅶ): A81-A82.
[81] Barthel HR, Gille T, Halbsguth A, et al. Successful treatment with adalimumab in infliximab-resistant Crohn's disease. J Gastroenterol Hepatol. 2005, 20 (9): 1464-1465.
[82] Papadakis KA, Shaye OA, Vasiliauskas EA, et al. Safety and efficacy of adalimumab (D2E7) in Crohn's disease patients with an attenuated response to infliximab. The American Journal of Gastroenterology, 2005, 100 (1): 75-79.
[83] Sandborn WJ, Hanauer S, Loftus EV, et al. An open-label study of the human anti-TNF monoclonal antibody adalimumab in subjects with prior loss of response or intolerance to infliximab for Crohn'sdisease. The American Journal of Gastroenterology, 2004, 99 (10): 1984-1989.
[84] Stallmach A, Giese T, Schmidt C, et al. Severe anaphylactic reaction to infliximab: successful treatment with adalimumab-report of a case. European Journal of Gastroenterology & Hepatology, 2004, 16 (6): 627-630.
[85] Youdim A, Vasiliauskas EA, Targan SR, et al. A pilot study of adalimumab in infliximab - allergic patients. Inflammatory Bowel Diseases, 2004, 10 (4): 333-338.
[86] Lawrence RC, Helmick CG, Arnett FC, et al. Estimates of the prevalence of arthritis and selected musculoskeletal disorders in the United States. Arthritis Rheum, 1998, 41: 778-799.
[87] Kalichman L, Hernández-Molina G. Hand osteoarthritis: an epidemiological perspective. Semin Arthritis Rheum, 2010, 39: 465-476.
[88] Zhang Y, Niu J, Kelly-Hayes M, et al. Prevalence of symptomatic hand osteoarthritis and its impact on functional status among the elderly: the Framingham study. Am J Epidemiol, 2002, 156: S225.
[89] Punzi L, Ramonda R, Sfriso P. Erosive osteoarthritis. Best Pract Res Clin Rheumatol, 2004, 18: 739-758.
[90] Zhang W, Doherty M, Leeb BF, et al. EULAR evidence based recommendations for the management of hand osteoarthritis: report of a Task Force of the EULAR Standing Committee for International Clinical Studies Including Therapeutics (ESCISIT). Ann Rheum Dis, 2007, 66: 377-388.
[91] Hochberg MC, Altman RD, April KT, et al. American College of Rheumatology 2012 recommendations for the use of non-pharmacologic and pharmacologic therapies in osteoarthritis of the hand, hip, and knee. Arthritis Care Res, 2012, 64: 455-474.
[92] Chevalier X, Ravaud P, Maheu E, et al. Adalimumab in patients with hand osteoarthritis refractory to analgesics and NSAIDs: a randomised, multicentre, double-blind, placebo-controlled trial. Ann Rheum Dis, 2015, 74 (9): 1697-1705.
[93] Kristensen L, Saxne T, Geborek P. Adherence to therapy of infliximab, etanercept, adalimumab, and anakinra in chronic arthritis patients treated in clinical practice in southern Sweden. Ann Rheum Dis, 2004, 64 (Suppl 1): 263.
[94] Magnano MD, Robinson WH, Genovese MC. Demyelination and inhibition of tumor necrosis factor

(TNF). Clinical and experimental rheumatology, 2004, 22: S134-S140.

[95] Schiff MH, Burmester GR, Kent J, et al. Safety of adalimumab in long-term treatment of patients with rheumatoid arthritis. J Am Acad Dermatol, 2005, 52(3 Suppl.): 203.

[96] Wells AF, Kupper H, Fischkoff S, et al. Injection site reactions in adalimumab rheumatoid arthritis(RA) pivotal clinical trials. Ann Rheum Dis, 2003, 62(Suppl I): 411.

[97] Kavanaugh A, Grenwald M, Zizic T. Treatment with adalimumab(D2E7) does not affect normal immune responsiveness. Arthritis Rheum, 2002, 45(Suppl 9): S132.

[98] Kavanaugh A, Cush J J, Matteson E. ACRHotline(2003) FDA meeting March 2003: update on the safety of new drugs forrheumatoid arthritis. Part Ⅱ. CHF, infection, and other safety issues. http: //www. rheumatology. org/publications/hotline/0803chf. asp? [2006-12-11].

[99] Schiff MH, van de Putte LB, Breedveld FC, et al. Rates of infection in adalimumab rheumatoid arthritis clinical trials. Ann Rheum Dis, 2003, 62(Suppl I): 184.

[100] Schiff MH, Chartash E, Spencer-Green G. Malignancies in rheumatoid arthritis(RA) clinical trials with adalimumab(HUMIRA®). Arthritis Rheum, 2003, 48(9 Suppl): S700.

[101] Heinzlef O, Alamowitch S, Sazdovitch V, et al. Autoimmune diseases in families of French patients with multiple sclerosis. Actaneurologicascandinavica, 2000, 101(1): 36-40.

第 9 章　阿来组单抗(Alemtuzumab, Mabcampath)

9.1　发 展 概 述

阿来组单抗(Alemtuzumab)是单克隆抗体 Campath-1 家族成员之一，可以识别人白细胞上的 CD52 糖蛋白。阿来组单抗是在对多种大鼠源 Campath-1 单克隆抗体免疫学性质的详细研究中发现的。这些抗 CD-52 抗体最初由英国剑桥大学病理部的研究者研发获得(Campath 的由来)。当时，研究者的初衷是为了在骨髓移植前清除骨髓供体的淋巴细胞，以防止骨髓受体产生移植物抗宿主病(graft-versus-host disease，GvHD)。

下述 Campath-1 抗体属于大鼠源免疫球蛋白 M(immunoglobulin M，IgM)单克隆抗体，可与 T 细胞、B 细胞、某些单核细胞结合，修复人补体，但不与干细胞结合[1]。在随后的研究中发现 Campath-1G 抗体与免疫球蛋白 2b(immunoglobulin 2b，IgG2b)属同种型，除能够与淋巴细胞结合、修复补体外，还可以诱导人淋巴细胞产生抗体依赖的细胞介导的细胞毒作用(antibody-dependent cell-mediated cytotoxicity，ADCC) [2]。上述特性表明，IgG2b 也许可以作为一种清除淋巴细胞增殖紊乱患者淋巴细胞的理想候选药物。一项比较 IgM、IgG2a 及 IgG2b 清除淋巴细胞有效性的预试验数据也支持以上假设。IgM 及 IgG2a 变异体仅能在短时间内清除慢性淋巴细胞性白血病(chronic lymphocytic leukemia，CLL)患者血液中的淋巴细胞，而 IgG2b 的变异体 Campath-1G 可以长时间清除外周血及骨髓中的淋巴细胞[3]。因此，研究人员对大鼠源单克隆 Campath-1G 抗体进行了深入研究。

然而，大鼠源单克隆抗体应用的主要局限性为长期重复性给药时人抗鼠抗体的产生。为了降低 Campath-1G 的抗原性并优化其治疗潜力，研究人员将 Campath-1G 进行人源化改造，在鼠免疫球蛋白的高变区插入人 IgG1 的骨架，最终形成了 Campath-1H(阿来组单抗)[4]。最初的预实验结果显示，Campath-1H 对非霍奇金淋巴瘤(non-Hodgkin's lymphoma，NHL)患者呈显著疗效，且未见抗球蛋白反应[5]。阿来组单抗已经在临床上就诸多疾病的治疗进行了研究，如今主要用于治疗对氟达拉滨无效且使用烷化剂的慢性 B 淋巴细胞性白血病及多发硬化症(multiple sclerosis，MS) [6~9]。

9.2　基 本 原 理

9.2.1　抗体特征

基于人 IgG1 在补体结合、ADCC 及人 IgG Fc 受体结合方面优于其他同种型，Campath-1G 的人源化将编码大鼠 IgG2 抗体高变区(抗原结合位点)的 DNA 序列插至人 IgG1 同种型可变区骨架和恒定区中。人源化抗体 Campath-1H 的最终结构见图 9-1[10]。

Campath-1H 在补体结合方面与 Campath-1G 效果相当，而在 ADCC 方面优于 Campath-1G[4]。

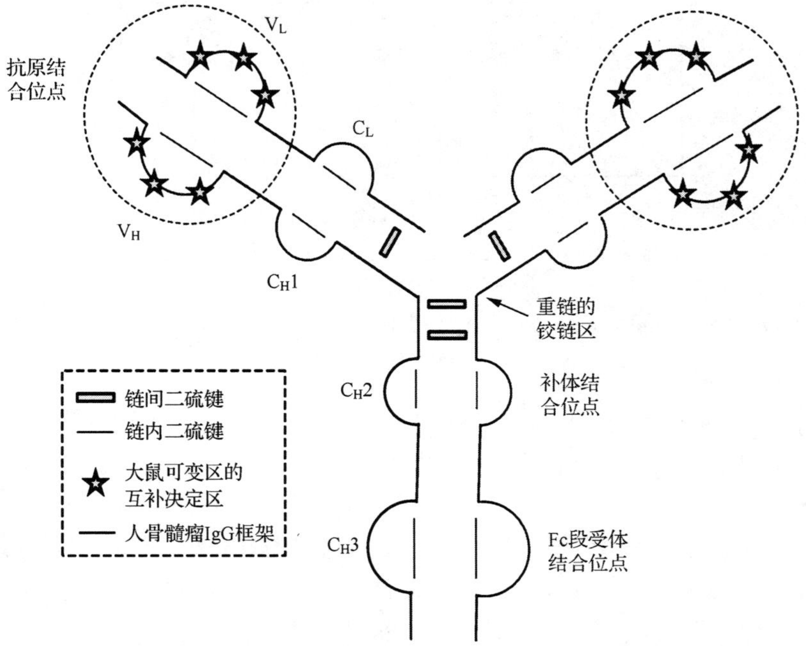

图 9-1　单克隆抗体 Campath-1H（阿来组单抗）的结构[10]

9.2.2　抗体制备

将包含大鼠和人序列的重组重链和轻链抗体脱氧核糖核酸（deoxyribonucleic acid，DNA）转染至中国仓鼠卵巢（Chinese hamster ovary，CHO）细胞，通过细胞增殖的方法对 Campath-1H 进行批量生产。虽然转染细胞的培养基中含有新霉素，但是在最终临床使用的 Campath-1H 溶液中并未检测到新霉素[11]。

9.3　作用机制

9.3.1　分子靶向及靶向表达

作为 Campath-1 抗体靶点的 CD52 抗原共包含 12 个氨基酸，N 端 3 位天冬酰胺连接一个复杂的糖基，C 端连接一个糖基化磷脂酰肌醇（glycosylphosphatidy- linositol，GPI）脂质锚定结构。CD52 通过锚定分子连接于细胞膜表面，锚定分子和 CD52 的 C 端残基部分共同构成 Campath-1H 识别的抗原表位（图 9-2）[12]。结构分析认为该表位和细胞表面的邻近程度决定了 Campath-1 抗体诱导的补体介导的细胞裂解作用的效能[13]。

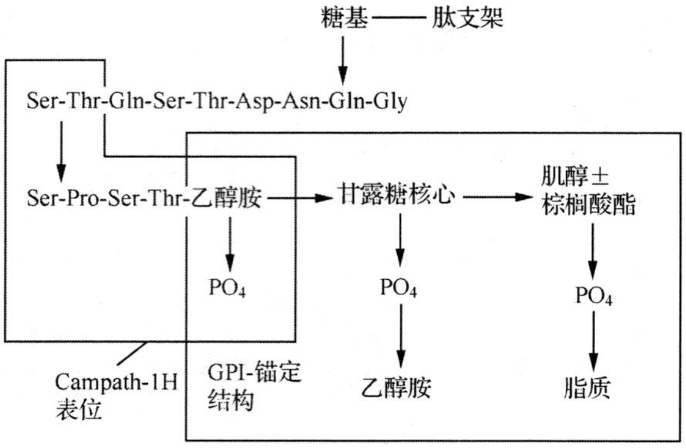

图 9-2　CD52 抗原的结构

CD52 是包含 12 个氨基酸的糖蛋白，N 端 3 位天冬酰胺连接一个复杂的糖基，C 端连接一个糖基化磷脂酰肌醇（GPI）脂质锚定结构[12]

CD52 的功能尚不清楚。其在淋巴细胞表面表达广泛，约占淋巴细胞表面的 5%，在淋巴细胞分化的不同阶段均可表达[12]；因此，CD52 也许可以作为淋巴细胞增殖紊乱治疗的理想靶点。

CD52 在男性附睾、输精管及精囊腺上皮细胞中也有表达。然而，当成熟的精子穿过生殖道时，CD52 会从以上细胞脱落而后随精子排出体外。但尚未观察到 Campath-1H 对生殖系统的毒性作用[12, 14]。尽管 CD52 在单核细胞、巨噬细胞及嗜酸性淋巴细胞中也有表达，但在 Campath-1H 对骨髓单核细胞和 CD34（+）造血干细胞的作用评价研究中发现，其不会降低祖细胞数目，最重要的是不会影响它们的增殖、成熟及造血功能[15]。

对于健康个体，CD52 在 T 淋巴细胞上的表达量高于 B 淋巴细胞；在白血病患者中，CD52 在 T 幼淋巴细胞白血病（T-PLL）患者中的表达高于 B 细胞 CLL 患者[16]。这种表达的差异可能导致了 Campath-1H 在治疗不同患者及不同淋巴细胞型恶性肿瘤时的疗效差异；CD52 在 Campath-1H 的治疗应答患者中的表达水平高于无应答患者[16]。CD52 从淋巴细胞上的脱落也会影响治疗效果。CLL 患者血浆中含有高浓度的可溶性 CD52，可溶性 CD52 浓度越高，疾病越严重，患者的生存率越低。在接受阿来组单抗治疗的患者血浆中，发现可溶性 CD52 可与阿来组单抗形成复合物。体外试验结果表明，患者血浆中的可溶性 CD52 阻断了阿来组单抗与 CLL 细胞的结合。治疗应答患者血浆中可溶性 CD52 浓度低于无应答患者，提示，研究者在采用阿来组单抗治疗时应考虑患者血浆中可溶性 CD52 的水平[17]。

另外，CD52 抗原靶向治疗也应考虑 CD52 亚克隆的出现。例如，高表达 CD52 的 B 淋巴细胞系（Wien 133）与阿来组单抗共同孵育并与抗人 IgG 结合后，绝大多数细胞会生长抑制和凋亡，但是存活的细胞扩增至 2～4 周时发现，细胞表面的 CD52 表达减少。随后 CD52 的结合并不会抑制这些细胞的生长，分析表明 GPI 锚定分子的合成或结合缺陷导致了耐药性的产生[18]。在一项为期 5～10 天的Ⅱ期临床试验中，25 例类风湿关节炎（rheumatoid arthritis，RA）患者每日静脉给予阿来组单抗 25～80mg，其中 3 例患者产生了较高水平的 CD52（–）B 细胞和 T 细胞。阿来组单抗对 B 细胞水平升高作用短暂（<3 个月），对 CD52（–）T 细胞的升高作用至少持续 20 个月，但并未影响阿来组单抗的治疗效果[19]。近期有研究报告指出，B-CLL 患者皮下注射 18 周阿来组单抗（3～30mg）作为

一线治疗，患者出现了 CD52(–)T 细胞亚型，治疗结束时这些细胞占到了全部外周 T 细胞的 80%，之后逐渐减少，但一直持续到治疗后 18 个月。也就是说，CD52(–)T 细胞水平与治疗效果无明显关系[20]。

9.3.2　细胞裂解机制

有研究表明，阿来组单抗可通过几种不同机制诱导 CD52 阳性细胞死亡。如上文所述，当 CD52 上的阿来组单抗结合表位靠近细胞膜时，可诱导产生补体介导的细胞毒作用。最早关于 Campath-1M(IGM)补体消耗的记载来源于对猴子和淋巴细胞恶性肿瘤患者的早期研究[21]。近期，阿来组单抗和新鲜分离的人肿瘤细胞的体外研究证实，在人补体存在的情况下，阿来组单抗可诱导多种恶性肿瘤细胞的补体依赖细胞毒作用，这些恶性肿瘤细胞可导致 B-CLL、B 幼淋巴细胞白血病(B-prolymphocytic leukemia，B-PLL)、多毛细胞白血病、伯基特淋巴瘤、外套细胞淋巴瘤及滤泡淋巴瘤等[22]。

由于 Campath-1G[3]和阿来组单抗的人 IgG1 部分可以介导 ADCC，因此，ADCC 也可诱导细胞裂解[23]。此外，研究人员证实在不含人补体的鼠成熟 T 细胞白血病(adult T-cell leukemia，ATL)模型中，阿来组单抗杀伤肿瘤细胞时需要 Fc 受体[24]。并且，对源自 CLL 患者的外周血单核细胞进行培养发现，阿来组单抗的 Fc 片段可与抗 Fc 抗体在无补体的情况下交叉结合，进而提高阿来组单抗的凋亡水平，产生细胞聚集，促进前凋亡蛋白的生成[25]。上述发现表明，ADCC 也介导了阿来组单抗所引起的细胞凋亡，在某种程度上是通过半胱氨酸天冬酰胺水解酶依赖的凋亡通道。

阿来组单抗似乎通过含半胱氨酸的天冬酰胺水解酶依赖的凋亡通道诱导细胞凋亡，因此当患者对利用传统凋亡通道为作用机制的制剂耐药时仍可受益于此[18, 25~26]。如上所述，在体外试验中，交叉结合抗体的加入可显著增强阿来组单抗诱导的凋亡作用[18, 25~26]。

9.3.3　免疫原性及抗球蛋白反应

鼠单抗在移植中的重复使用产生的抗球蛋白反应，是鼠源 Campath-1 抗体的主要顾虑。由于阿来组单抗是人源化的大鼠单克隆抗体，因此以上顾虑就会大幅下降。例如，在一项肾移植研究中 17 例患者给予大鼠单克隆抗体 Campath-1G 后，15 例产生抗球蛋白反应；而 12 例使用阿来组单抗的患者均未出现抗球蛋白反应[27]。在两项独立的临床试验中，分别对 CLL 患者静脉或皮下注射阿来组单抗，分析其抗球蛋白反应[28]。30 例对氟达拉滨及烷化剂治疗耐药的患者每周 2 次静脉注射阿来组单抗，连续 12 周，患者均未产生抗球蛋白反应[28]。另一项试验中，32 例患者每周 3 次皮下注射阿来组单抗作为一线治疗，连续 18 周，仅 2 例患者对阿来组单抗产生免疫球蛋白反应[29]。尽管这些反应会影响治疗效果，但是没有引起任何严重不良反应[28]。

9.4　阿来组单抗的药代动力学研究

在骨髓移植(bone marrow transplant，BMT)研究中，慢性髓性白血病患者静脉注射阿来组单抗 10mg/天，连续 5 天(BMT 前 10 天到 BMT 前 5 天)或 10 天(BMT 前 5 天到 BMT 后 4 天)，末次药后的平均血清峰浓度分别为 2.5μg/ml 和 6.1μg/ml，消除半衰期分别为 21 天和 15 天[30]。CLL 患者的阿来组单抗给药方案为：初始每日静脉滴注 2h(3mg)，当患者可耐受时增至 10mg/天，且患者可耐受时再增至维持剂量，即 30mg/天，每周给药 3 次(隔日)，连续 12 周。CLL 患者首次给药 30mg 后平均半衰期为 11h，末次给药 30mg 后平均半衰期为 6 天，由此可见，阿来组单抗为非线性消除动力学[11]。氟达拉滨和烷化剂耐药的 CLL 患者采用以上治疗方案，阿来组单抗达到治疗血清浓度 1.0μg/ml 的平均累积剂量为 90mg(图 9-3)。患者皮下注射阿来组单抗的研究中，达到治疗血清浓度 1.0μg/ml 的平均累积剂量则为 551mg[28]。复发/难治性 CLL 患者静脉注射阿来组单抗治疗时，临床效果与患者血清中阿来组单抗的最大谷浓度呈正相关(图 9-4a)[28]。并且，在 12 周的治疗中，阿来组单抗应答患者(骨髓中 CLL 细胞<0.4%)的平均谷浓度高于无应答患者(图 9-4b)。

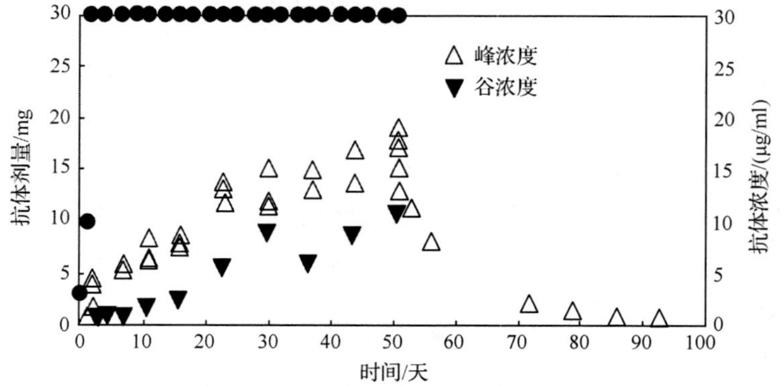

图 9-3　阿来组单抗静脉给予复发/难治性 CLL 患者后的血清药物浓度

第 1 周时，给药剂量由 3mg 递增至 30mg 后，一周 3 次，连续 8 周。●代表阿来组抗体的给药剂量[28]

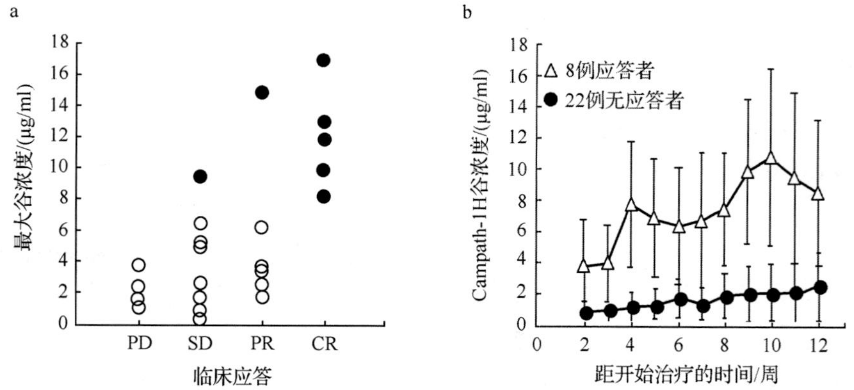

图 9-4　阿来组单抗静脉注射给予复发/难治性 CLL 患者后血清药物浓度和临床应答的关系

a. 阿来组单抗的最大谷浓度和 NCI-WG 标准评估的临床应答，临床应答和最大谷浓度呈正相关($P=0.006$；Kruskal-Wallist 检验)。●代表患者为微小残留病(minimal residual disease，MRD)阴性应答，即患者骨髓中 CLL 细胞<0.1%。MRD 阴性患者比 MRD 阳性患者的最大谷浓度高($P<0.0001$，Kruskal-Wallist 检验)。b. 阿来组单抗静脉注射给药后 12 周的平均谷浓度。应答者为骨髓中 CLL 细胞<0.4%的患者。PD 为进展性疾病(progressive disease)；SD 为稳定性疾病(stable disease)；PR 为部分应答(partial response)；CR 为完全应答(complete response)[28]

9.5　阿来组单抗的临床研究

9.5.1　慢性淋巴细胞性白血病(CLL)

9.5.1.1　复发/难治性 CLL

一项评价阿来组单抗安全性和有效性的多中心关键性Ⅱ期临床试验中，共纳入 93 名复发或顽固性 CLL 患者，这些患者之前接受过多种的治疗(中位数为 3)，且对烷化剂和氟达拉滨无效。阿来组单抗静脉滴注 2h，起始剂量为 3mg，靶剂量为 30mg，每周 3 次，连续 12 周[31]。采用修订版 1996 年美国国立癌症研究所慢性淋巴细胞白血病工作组(National Cancer Institute–sponsored Working Group，NCI-WG)指导原则评价治疗效果[32]。患者接受阿来组单抗治疗后，骨髓中的恶性肿瘤细胞迅速消除(图 9-5)[31]。患者的总响应率(overall response rate，ORR)为 33%，CR 为 2%，PR 为 31%；其中对氟达拉滨从无应答患者的 ORR 为 29%，而曾经有应答患者的 ORR 为 38%。应答持续的中位时间为 8.7 个月，所有患者的中位总生存期(overall survival，OS)为 16 个月(95% CL：11.8～21.9 个月)，治疗应答患者的中位总生存期为 32 个月(n=31)[31]。该结果对氟达拉滨耐药患者而言具有明显意义。之前氟达拉滨耐药的 CLL 患者接受一线挽救治疗(采用多种药物)，其总生存期的中位数仅 9～10 个月[33]。

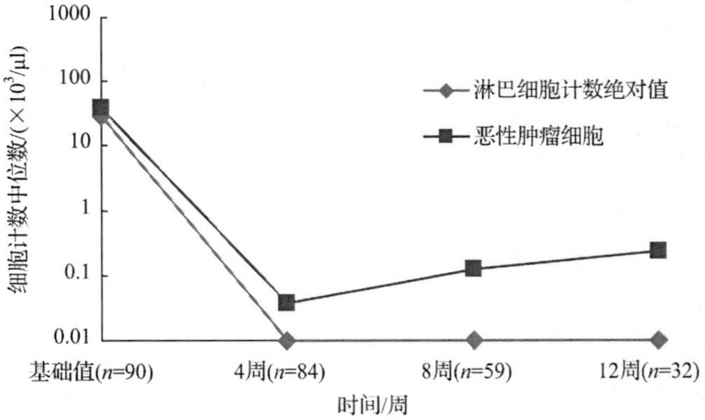

图 9-5　阿来组单抗治疗期间外周血中位恶性肿瘤细胞(CD19＋/CD5＋细胞)计数[31]

阿来组单抗可以使淋巴细胞增多症消退(降低至＜30%)，所有患者消退率 83%，响应者消退率达 93%，而骨髓活组织检查达正常的比例，为 26%，响应者的比例为 48%。此外，经 47%的淋巴结病患者验证，阿来组单抗治疗可以使增大的淋巴结至少减小 50%，然而，此前的研究中淋巴结肿大患者(淋巴结＞5cm)的症状很难消退。入组时即伴有肝脏增大的患者，症状消退的比例为 52%；脾脏增大患者症状消退的比例为 54%。治疗结束时患者在其他方面的临床受益包括：76%的患者 B-CLL 症状或疲劳症状消退，55%的患者脾大症状消退，49%的患者行为评分改善，76%的患者贫血得以改善。在试验过程中，65 例患者完成既定治疗方案，28 例患者较早退出试验，其中部分患者希望在毒性得以控制后进行给药。

在一项小规模的多中心Ⅱ期临床试验中，23 例晚期 CLL 患者和 1 例 T-PLL 患者采用阿来组单抗治疗，所有患者曾接受过氟达拉滨和其他药物的治疗[34]。患者静脉给予阿来组单抗，初始剂量为 10mg/天，而后递增至 30mg/天。每周给药 3 次，每次 30mg 的给药方案持续最长 16 周。采用 1996 年 NCI-WG 标准评价治疗效果。研究人员在治疗过程中和治疗后 28 天内每 4 周 1 次监测患者的抗球蛋白反应，治疗后 6 个月内每月监测 1 次，之后每 3 个月监测 1 次患者的抗球蛋白反应。与Ⅱ期关键性试验结果相似，患者的 ORR 为 33%(均为 PR)。应答持续的中位时间为 15.4 个月，所有患者的中位总生存期为 27.5 个月，治疗应答患者为 35.8 个月。75%的患者血液中的恶性细胞可以消除，37%的患者骨髓中的恶性细胞可以消除。脾脏增大和肝脏增大患者的症状消除比例分别为 38%和 50%。治疗结束时，患者的血小板计数较基础值显著升高，并在随访时持续升高[34]。

在一项单中心Ⅱ期临床试验中，晚期 CLL 患者(n=42)、T-PLL 患者(n=18)和其他慢性淋巴细胞增殖紊乱患者(n=18)采用阿来组单抗治疗后疗效明显[35]。大多数患者对多种治疗(中位数为 3)无效，其中 55%的患者对烷化剂耐药，55%对氟达拉滨耐药，40%对以上两种均耐药。治疗方案与关键性Ⅱ期试验相似，起始剂量为 3mg，而后逐步增至最终剂量 30mg，每周给药 3 次，持续最长 12 周。采用 1996 年 NCI-WG 标准评价治疗效果。对于 NHL 患者，采用出版的 NCI-WG 关于 NHL 的治疗原则评价治疗效果[36]。患者的 ORR 为 35%(CR 为 13%，PR 为 22%)，CR 和 PR 患者应答持续的中位时间分别为 18 个月和 7 个月。CLL 患者(n=42)中的 ORR 为 31%(CR 为 4%，PR 为 25%，结节性 PR 为 2%)。氟达拉滨耐药和敏感患者的 ORR 分别为 26%和 37%。T-PLL 患者的 ORR 高达 55%(CR 为 44%，PR 为 11%)[35]。84%的患者血液中的恶性肿瘤细胞可以消除，49%的患者骨髓中的恶性肿瘤细胞可以消除。超过半数的肝大、脾大患者可获得 50%以上的改善。

最近的一篇研究报道中，研究人员从 1991～2010 年斯德哥尔摩癌症登记处的 1301 例患者中选取接受过阿来组单抗治疗的 56 例复发/难治性 CLL 患者，这些患者年龄中位数为 69 岁，其中 88%的人之前平均接受过 3 种治疗；1/4 的患者患有淋巴结病，73%的患者对嘌呤类似物耐药。患者接受了平均 11.6 周的治疗，阿来组单抗平均累积剂量为 930mg。难治性、嘌呤类似物耐药性、复发性及其他类型患者的 ORR 分别为 43%、32.5%、50%和 87.5%。响应率与疾病类型显著相关(P=0.0104)。响应率越高，疾病改善程度越好(P=0.0227)。治疗失败时间(time to treatment failure，TTF)为 7.8 个月，且响应者的有效时程(13.4 个月)较无响应者明显延长(P＜0.0001)。严重感染发生率为 36%。总生存期中位数为 22.5 个月(0.4～74.3 个月)。患者的良好状态(P＜0.0001)及之前接受过的合适治疗方案(P=0.0038)会带来较好的治疗效果。20%的患者接受了阿来组单抗的再次治疗，ORR 为 54.5%，TTF 为 7.1 个月。高累积剂量/长时程的治疗可以获得较之前报道更高的响应率。良好的患者识别及管理可以减少早期的退出并带来较好的疗效[37]。

由于几项试验均证实了阿来组单抗对常规治疗无效的 CLL 患者的疗效，因此在其他难治性和高风险 CLL 患者中进一步评价了阿来组单抗的活性。*p53* 基因突变或缺失为 CLL 患者对传统治疗方法效果不佳的预测指标，因此，评价阿来组单抗在 *p53* 基因异常的 CLL 患者中的治疗效果非常重要。采用 36 例曾接受过治疗的 CLL 患者的低温保存细胞进行研究，这些患者多数(81%)对氟达拉滨耐药且接受过多种治疗(中位数为 3)，结果表明其中 15 例患者(42%)为 *p53* 基因突变或缺失[35]。根据方案给予阿来组单抗治疗 12 周，采用 1996 年 NCI-WG 指导原则评价治疗效果。所有患者和 *p53* 基因异常患者的 ORR 分别为 31%(CR 为 6%，PR 为 25%)和 40%(均为 PR)；应答持续的中位时间分别为 10 个月和 8 个月[38]。因此，阿来组单抗可能为 *p53* 基因异常的 CLL 患者带来福音。

9.5.1.2　CLL 中的微小残留白血病(MRD)

NCI-WG 标准[32]为现行的 CLL 患者治疗效果评价标准，该标准也是临床试验和常规临床治疗中重要的指导原则。然而，在 NCI-WG 标准中关于 CR 的定义是骨髓中的淋巴细胞＜30%，但这其中仍可能存在恶性肿瘤细胞，导致疾病复发。采用高灵敏度的四色流式细胞技术测定依据 NCI-WG 标准达到 CR 的 CLL 患者样本，发现将近 25%的患者有 MRD，即骨髓白细胞中的 CLL 细胞＞0.05%[39]。患者体内的 MRD 水平为一项重要的预测指标；与 MRD 阴性相比，MRD 阳性(CLL 细胞＞0.05%)是 CLL 患者中无事件性生存期和总生存期显著降低的预测性指标[39]。

依据上述发现，研究人员针对接受过多种治疗(中位数为 3)的复发/难治性 CLL 患者(n=91)展开研究，旨在通过阿来组单抗的治疗彻底消除 MRD[40]。多数患者曾接受过嘌呤类似物的治疗，其中 48%属于难治性 CLL 患者。采用标准的剂量递增方案，然后患者每次给予 30mg 阿来组单抗(84 例患者静脉给药，7 例患者皮下给药)，每周 3 次直至达到最大应答。分别于治疗前、治疗中和结束后，采用流式细胞术检测血液和骨髓样本，用以判定 CLL 和 MRD 阴性。采用 1996 年 NCI-WG 标准评价治疗效果。由该标准认定的 CR 患者，若采用四色流式细胞术检测为 MRD 阳性，则判定为 MRD 阳性 CR[40]。接受约 9 周(中位数)的治疗后，患者的 ORR 为 54%(CR 为 35%，PR 为 19%)。20%的患者为 MRD 阴性 CR，15%为 MRD 阳性 CR。MRD 阴性 CR 患者的中位生存期截至该研究发稿时未获得，MRD 阳性 CR 患者的中位生存期为 60 个月，PR 患者为 70 个月，NR 患者为 15 个月，MRD 阴性 CR 的中位总生存期与 MRD 阳性 CR、PR 和 NR 患者相比显著延长(P=0.0007)[40]。MRD 阴性 CR 患者的中位无治疗生存期也显著延长(P＜0.0001)，这进一步表明消除 MRD 具有延长生存期的潜在优势。本研究结果也证实了阿来组单抗在治疗氟达拉滨难治性疾病方面的有效性。在此类难治性患者中，阿来组单抗的 ORR 为 50%(CR 为 27%，PR 为 23%)，MRD 的消除率为 18%[40]。

9.5.1.3　初治的 CLL

阿来组单抗作为初治的进行性 CLL 患者的一线药物也颇具前景。在早期的探索性试验中，9 例患者分别静脉注射(intravenous，Ⅳ)(n=5)或皮下注射(subcutaneous，SC)(n=4)阿来组单抗，给药剂量递增至 30mg，每周 3 次，连续给药 18 周[41]。阿来组单抗的 ORR 为 89%(CR 为 33%，PR 为 56%)。截至发稿时尚未得到应答持续的中位时间，但其在(8+～24+)个月内。所有患者血液中的 CLL 细胞完全消除，78%的患者骨髓中的恶性肿瘤细胞得以降低。67%的患者肝大及(或)脾大症状完全消退，4 例患者的淋巴结肿大症状降低＞50%。1 例患者出现了 3 级中性粒细胞减少，但其他血液学毒性均较轻微。89%的患者给予首剂量时产生发热和寒战。1 例患者引发巨细胞病毒(cytomegalovirus，CMV)肺炎及口腔念珠菌感染[41]。

在近期的一项Ⅱ期多中心临床试验中，研究人员在 41 例 CLL 患者中评价了阿来组单抗作为一线药物的临床疗效[29]。初治的 CLL 患者大腿部位皮下注射阿来组单抗，给药剂量由 1mg 递增至 3mg，维持剂量为 30mg，每周 3 次，连续给药 18 周。给药 2～3 周后，患者可自行在家注射阿来组单抗。采用 1996 年 NCI-WG 标准评价治疗效果。阿来组单抗的 ORR 为 87%(CR 为 19%，PR 为 68%)。截至发稿时，治疗失败的中位时间尚未得到(18 个多月)。95%的患者体内的 CLL 细胞得以消除，消除的中位时间为 21 天，18 周时 66%的患者骨髓中的 CLL 细胞可实现 CR 或淋巴结 PR[29]。

在治疗结束时及治疗后，研究人员开展了后续试验以评价阿来组单抗对血液中淋巴细胞亚群的影响[20]。采用流式细胞术分析 23 例患者(所有应答患者)的血样，结果表明阿来组单抗可导致长期的免疫抑制作用(如抑制 CD4＋、CD8＋细胞及自然杀伤细胞、正常 B 细胞、粒细胞、单核细胞等)。治疗结束时，细胞的中位数较低；治疗结束 9 个月后，仍低于基础值的 25%[20]。然而，阿来组单抗的蓄积和淋巴细胞减少的严重程度及持续时间并无明显关系[20]。

9.5.2　化学免疫联合疗法

由于阿来组单抗的 B-CLL 治疗机制与化疗药物不同，因此将二者联合使用可能会出现协同作用，即与两种药物单独使用相比疗效提高。研究人员对同时使用或先后使用氟达拉滨和阿来组单抗治疗进行了研究，联合治疗始于 6 例曾接受过治疗的 CLL 患者，治疗前患者对氟达拉滨(疗程中位数为 8)和阿来组单抗单药治疗耐药，给药方案为每 28 天中 3 天静脉给予氟达拉滨(25mg/m^2)和每周 3 次给予阿来组单抗(30mg)，最少 8 周。采用 1996 年 NCI-WG 标准评价治疗效果。联合疗法的 ORR 为 83%(CR 为 16%，PR 为 67%)，1 例患者疾病进展，3 例患者骨髓恢复正常，其中 2 例经流式细胞术检测为 MRD 阴性，同时 1 例患者淋巴结肿大完全消退，2 例患者经治疗后可成功接受外周血干细胞自体移植。综上所述，两种药物联合应用显示了协同作用和疗效的提高。联合疗法的毒性反应可接受，1 例患者于中性粒细胞减少期间出现了假单胞菌支气管肺炎，同时 2 例患者出现了中性粒细胞减少症状[42]。

一项单中心Ⅱ期临床试验在 36 例复发或难治型 CLL 患者中评估了同时采用氟达拉滨和阿来组单抗治疗(氟阿方案)的安全性和有效性[43]。患者曾接受过约 2 种(中位数)治疗，其中 4 例患者曾接受阿来组单抗单药治疗，22 例患者曾接受氟达拉滨单药治疗或与其他制剂联合治疗。25%的患者对氟达拉滨耐药。阿来组单抗的剂量在几日内由 3mg 增至 10mg，最终达到维持剂量 30mg。随后，同时给予氟达拉滨和阿来组单抗，每 4 周给药 1 次(于每个疗程的第 1～3 天给予 30mg/m^2 的氟达拉滨和 30mg 的阿来组单抗)，最多给药 6 次。采用 1996 年 NCI-WG 标准评价治疗效果。联合疗法的 ORR 为 83%(CR 为 30%，PR 为 53%)，本次试验中所有患者的中位总生存期为 35.6 个月。截至该研究发稿时，尚未获得 CR 患者的中位总生存期[43]。所有患者的 TTP 中位数为 12.97 个月，其中 CR 患者为 21.9 个月。参照患者对先前治疗方法的应答程度进行分析，结果表明 12 例难治型患者中 8 例有效(CR 和 PR 均为 4 例)，24 例复发患者中 22 例有效(7 例 CR，15 例 PR)。在之前曾接受氟达拉滨治疗的患者中，18 例有效(6 例 CR，12 例 PR)，9 例氟达拉滨耐药患者中 6 例有效[43]。

研究者在氟达拉滨疗法有效的 34 例患者中也评价了阿来组单抗巩固治疗的安全性和有效性[44]。本试验中，患者接受阿来组单抗巩固治疗以消除外周干细胞中的 MRD，为自体移植做准备。所有患者均曾接受过以氟达拉滨为主的一线治疗，包括氟达拉滨单药治疗($n=31$)或氟达拉滨和环磷酰胺联合治疗($n=1$)。另有两例患者接受氟达拉滨单药治疗后，由于淋巴结反应欠佳转为氟达拉滨和环磷酰胺联合治疗。采用 1996 年 NCI-WG 标准评价治疗效果。患者先前接受氟达拉滨为主的治疗，CR 为 35%，淋巴结 PR 为 21%，PR 为 44%，但所有患者经共同引物 PCR 检测后均为 MRD 阳性[44]。患者 SC 阿来组单抗，由初始剂量递增至 10mg/次，每周 3 次，连续 6 周。并单独给予粒细胞集落刺激因子(granulocyte colony stimulating factor，G-CSF)或联用中剂量的阿糖胞苷(800mg/m^2/12h)以动员干细胞。氟达拉滨末次给药与阿来组单抗首次给药的中位间隔时间为 16 周(12～76 周)。接受阿来组单抗治疗后，53%的患者治疗效果得到改善，试验的 CR 为 79%(27 例)，MRD 阴性 CR 为 56%(19 例)。此外，26 例患者中 24 例成功动员外周干细胞以满足移植的需求。18 例患者进行了干细胞移植，在随后接受阿来组单抗治疗中(中位数：28 个月，11～42 个月)，17 例患者可维持 CR[44]。阿来组单抗 SC 给药后最常见的不良反应为首剂量反应，如注射部位反应(76%)和发热(41%)，多数为 1 或 2 级。试验中未见阿来组单抗相关的血液学毒性。虽然 53%的患者产生了 CMV 继发感染(试验中对 CMV 抗原血症进行常规监测)，但口服更昔洛韦进行先发治疗可遏制所有病例的 CMV 感染恶化(3 例患者自愈)。未见细菌或真菌感染的报道[44]。本试验证明阿来组单抗巩固治疗可有效消除采用以氟达拉滨为主治疗的 CLL 患者的 MRD，以及干细胞动员和成功移植的可能性。

一项Ⅲ期随机试验比较了阿来组单抗巩固治疗和仅用氟达拉滨为主治疗微小残留病的效果[45]。阿来组单抗巩固治疗每次给药 30mg，每周给药 3 次，连续 12 周，巩固治疗($n=11$)与仅用氟达拉滨为主治疗($n=10$)相比患者达 MRD 阴性比例更高(巩固治疗中，6 例检测样本中 5 例 MRD 阴性，氟达拉滨为主治疗中，3 例检测样本中无 MRD 阴性，$P=0.048$)，平均无进展生存期延长(分别为 0 个月和 24.7 个月，$P=0.036$)。两试验组的患者均预先接受 6 个疗程的氟达拉滨或氟达拉滨加环磷酰胺一线治疗[45]。接受阿来组单抗治疗后，2 例患者由 PR 转为 CR，3 例患者达到骨髓清除。

在近期的一项Ⅱ期临床研究中，研究人员短期使用喷司他丁、阿来组单抗及低剂量高频次的利妥昔单抗治疗嘌呤类似物耐药性或 *TP53* 功能障碍性 CLL/小淋巴细胞淋巴瘤，该研究中包含 36 名难治/复发性 CLL 患者及 3 名初治的 *17p13* 缺失患者在内的共 39 名患者。13 名被告知功能失调的患者(33%)同时存在 *17p13* 缺失和 *TP53* 突变，8 名患者仅对嘌呤类似物耐药而 *TP53* 功能正常。26 名患者(67%)完成了全部疗程，仅有 5 名患者出现治疗相关毒性，未见治疗相关死亡病例。22 名(56%)患者对治疗方案响应，11 名(28%)患者完全响应(4 名患者骨髓出现不完全性复发)。疾病无恶化生存期中位数为 7.2 个月，需要进一步治疗的时间为 9.1 个月，总生存期为 34.1 个月。死亡主要原因为疾病恶化[46]。以上试验的进一步研究已获批准旨在优化初次治疗和巩固治疗的时间间隔，以使免疫功能得到充分恢复。此试验的最新研究结果证实了阿来组单抗巩固治疗的优势。上述试验结果表明，阿来组单抗与化疗联合治疗可行性强、疗效更好，阿来组单抗既可与化疗药物同时给药，又可在化疗后给药以消除微小残留病。

9.5.3 免疫联合疗法

在 48 例患者中评价了阿来组单抗和利妥昔单抗联用治疗复发/难治性淋巴组织恶性肿瘤的可行性，后者是一个以 CD20 为抗原的人-鼠嵌合单克隆抗体[47]。CD20 抗原在正常及恶性 B 淋巴细胞上表达，利妥昔单抗被批准用于复发或难治性、低度或囊泡性、CD20 阳性、B 细胞 NHL[48]。本试验中患者预后较差并具有患以下表达 CD52 和 CD20 恶性肿瘤的可能：CLL、CLL/PLL、PLL、套细胞白血病/淋巴瘤或 Richter's 综合征。治疗方案为利妥昔单抗静脉注射给药 375mg/m^2，每周给药 1 次，连续 4 周；阿来组单抗静脉注射给药，第 1 周连续 3 天分别给药 3mg、10mg 和 30mg，2～4 周的第 3 天和第 5 天分别给药 30mg。根据第 1 疗程给药后患者的状态进行第 2 疗程的治疗。采用 1996 年 NCI-WG 标准评价 CLL 治疗效果。试验的 ORR 为 52%（CR 为 8%，淋巴结 PR 为 4%，PR 为 40%），63%的 CLL 患者和 44%的 CLL/PLL 患者对该联合治疗方案产生应答[47]。1 例 PLL 患者也对该方案产生应答，然而，所有的套细胞白血病/淋巴瘤患者（n=4）和 Richter's 综合征患者（n=2）对此均无效。虽然多数患者的外周血恶性肿瘤细胞得到清除，但是仅 36%的 CLL 患者、25%的 CLL/PLL 患者和 1 例 PLL 患者具有骨髓应答。59%的 CLL 患者和 67%的 CLL/PLL 患者的淋巴结病和肝脾肿大至少减少 50%。TTP 的中位数为 6 个月，中位总生存期为 11 个月[47]。

有研究者比较了低剂量的阿来组单抗联合一线化疗药物氟达拉滨和环磷酰胺（fludarabine，cyclophosphamide and alemtuzumab，FCA）与仅用氟达拉滨和环磷酰胺（fludarabine and cyclophosphamide，FC）对高危 CLL 的作用差异，其从荷兰 Haemato 肿瘤学基金会中随机选取了 68 名高危 CLL 患者，随机进行 6 个 28 天的 FC 治疗（第 1～3 天：每天给予氟达拉滨 40mg/m^2 和环磷酰胺 250mg/m^2，n=139）或 FC 加 30mg 阿来组单抗每天皮下注射（FCA，n=133）。结果表明，FCA 可以延长初始治疗终点及疾病无进展生存期（3 年内疾病无进展生存期 53%比 37%，P=0.01），但对第二终点和总生存率（OS）无影响。然而，统计分析表明，FCA 可以延长 65 岁以下患者的 OS（3 年 OS 为 85%∶76%，P=0.035）。FCA 也增加了总响应率（88%∶78%，P=0.036）和治愈率（无骨髓最小残留病发病，64%∶43%，P=0.016）。FCA 治疗后常见机会感染，但未使治疗相关死亡率增加（FCA 为 3.8%，FC 为 4.3%）。FCA 可以使高危害性 CLL 患者在无疾病进展的情况下生存期延长，且 FCA 表现了与预期相同的较强免疫抑制作用，但不会使治疗相关死亡率增加[49]。

9.5.4 阿来组单抗在 CLL 患者中的安全性

综合不同临床试验的毒性反应可知，阿来组单抗给药后可引发输液相关不良反应、血液学毒性、感染及罕见的 Graves 病[50]等。尽管某些毒性反应可达 3/4 级，但针对这些并发症的控制均有相应的指导原则，可使患者在以阿来组单抗为主的治疗中获益最大。

9.5.4.1 输液相关不良反应

静脉给予阿来组单抗后常伴有发热、寒战、恶心、呕吐、皮疹、呼吸困难、低血压、头疼及低氧症的发生。多数的不良反应可在首次给药后 2 周自行消退[31, 35, 40]。输液相关不良反应的预防和控制建议见专家圆桌会议“关于起草阿来组单抗对 CLL 患者的治疗指导原则”，会议结果的一部分已出版(表 9-1)[51]。作者指出，依据他们的经验，这些临床指导原则准许多数患者继续使用阿来组单抗治疗。尽管多数患者可见注射部位反应(injection-site reaction，ISR)，但上文所述的输液相关毒性罕见或未见报告[29]。由于患者群体的不同，各试验间无法直接比较，但在阿来组单抗皮下与静脉给药试验的关键性研究中最常见的输液相关反应的发生率差异表明，皮下给药可以避免或将输液相关毒性降至最低[44](表 9-2)。

表 9-1 关于控制阿来组单抗首次静脉给药所致输液反应的指导原则[51]

不良反应	建议
标准的治疗前用药	输液前 30min 使用 50mg 苯海拉明或≤35mg 氯苯那敏及 650mg 扑热息痛 治疗第 1 周内，如有必要，于输液后 4h 给予扑热息痛
严重的输液相关反应	在治疗前给药方案中增加氢化可的松(静脉剂量 50 ~ 100mg，随后输注) 尽快停止类固醇的使用，一周后最佳
寒战	继续滴注并静脉给予 25mg 哌替啶或杜冷丁 如果给予哌替啶/杜冷丁后患者有恶心症状，在治疗前用药方案中加入止吐药
皮疹	如有必要，每 4h 口服 1 次 25 ~ 50mg 苯海拉明或氯苯那敏 如苯海拉明或氯苯那敏无效，可使用氢化可的松 对于严重皮疹，治疗前给予 H_2 受体拮抗剂(如西咪替丁或雷尼替丁)
低血压	根据心脏状况，如无禁忌可补充生理盐水
呼吸困难	继续滴注，给予吸入性 β_2-激动剂治疗 对于严重的呼吸困难，必要时可临时使用类固醇治疗
粒细胞减少性发热	遵医嘱给予抗生素或 G-CSF(粒细胞集落刺激因子)

表 9-2 静脉及皮下给予阿来组单抗后常见不良反应及首剂量反应(以患者百分率表示)[51]

不良反应	静脉给药(n=93, %)		皮下给药(n=41, %)	
	1/2 级	3/4 级	1/2 级	3/4 级
发热	69	13	15	2
寒战	77	11	15	2
皮疹/荨麻疹	44	4	0	0
低血压	14	1	0	0
呼吸困难	11	6	0	0
恶心/呕吐	78	0	0	0
腹泻	12	1	0	0
头痛	13	0	0	0
疲劳	14	3	5	2
局部注射部位反应	0	0	88	0

9.5.4.2 血液学毒性

阿来组单抗静脉或皮下给药均可见血液学毒性的发生，这可能与其骨髓抑制特性相关。在有治疗史的 CLL 患者中，报告中常见的血液学毒性多为短暂的血小板及中性粒细胞减少[31, 34~35, 40]，这些反应亦多见于无治疗史的患者中，但前者不良反应的发生率和严重程度更高[29]。此外，疾病本身也常伴有血细胞减少，即患者在接受阿来组单抗治疗前常可见血小板减少或中性粒细胞减少。

化学免疫联合疗法中采用“氟阿方案”治疗所报告的血液学毒性为白细胞减少、血小板减少和中性粒细胞减少[43]。阿来组单抗巩固治疗后，在一项较小规模的研究中未见 3/4 级血液学毒性[52]，但在一项稍大规模的针对有治疗史的重症患者试验和阿来组单抗巩固治疗的随机试验中，3/4 级血小板减少和中性粒细胞减少较为常见[45, 53]。在阿来组单抗和利妥昔单抗联合疗法中，多数患者仅接受一个疗程的治疗，近 66%的患者出现骨髓抑制，但 3/4 级较为罕见[45]。

血小板减少常见于治疗的第 2～4 周，中性粒细胞减少常可见于治疗的第 4～8 周，因此建议临床医师在上述时间段严密监测并及时控制不良反应的发生。治疗中如出现严重不良反应可给予生长因子，但专家不建议终止治疗(尽管在阿来组单抗产品信息中建议终止治疗)，因为患者在重新接受治疗时易产生输液相关毒性。现行指导原则中关于控制血小板减少、中性粒细胞减少及贫血(发生率及严重程度不及血小板减少及中性粒细胞减少)的条款列于表 9-3[51]。专家发现第 4 周时出现中性粒细胞减少不应终止治疗，除非患者出现了严重感染。

表 9-3　关于控制血液学毒性的指导原则[51]

症状	建议
贫血	
所有患者贫血	使用阿来组单抗时，输血(辐照血液制品)或给予促红细胞生成素
中性粒细胞减少	除非中性粒细胞减少伴有重大感染，否则不建议降低剂量或终止治疗
ANC＞500/μl	无需治疗，因为该症状常会自发恢复
ANC＜500/μl	遵医嘱可给予 G-CSF 或 GM-CSF
ANC＜250/μl	暂停使用阿来组单抗直至恢复
粒细胞减少性发热	暂停使用阿来组单抗直至恢复
血小板减少	
< 25 000/μl	如无出血症状，不需降低阿来组单抗治疗剂量
< 10 000/μl	遵医嘱可输血治疗
出血	暂停使用阿来组单抗直至恢复

注：ANC，中性粒细胞绝对计数(absolute neutrophil count)

9.5.4.3　免疫抑制和感染

27 例氟达拉滨难治型 CLL/小淋巴细胞性淋巴瘤(SLL)或 B-PLL 患者数据的回顾性分析结果表明，不考虑挽救治疗，89%的患者产生了严重感染，其中 78.9%为细菌性感染[54]。严重感染是指需要入院并静脉给予抗生素治疗。首次出现严重感染的中位时间为距开始对氟达拉滨治疗无效后 4 个月，入院治疗中位时间为 42 天[54]。因此，化疗难治型 CLL 患者在挽救治疗时极易产生严重的感染。因为这些患者在接受阿来组单抗治疗前免疫功能就很低下，因此他们的感染并发症发生率高并不能完全归咎于阿来组单抗的免疫抑制特性。

使用阿来组单抗治疗复发/难治性 CLL 患者的试验结果表明，治疗时产生了包括败血症、CMV 继发感染、肺炎及疱疹病毒感染在内的严重感染，所有试验中均有感染引发的死亡病例报道。感染的发生和治疗应答间似乎存在一种趋势，即感染的发生率越低，患者对治疗的应答越高[31, 34~35, 40]。采用氟阿方案治疗时，36 例复发/难治性疾病患者中 3 例出现了感染(2 例为真菌性肺炎，1 例为致命性败血症)。这些患者或者入组时状态很差，或者对阿来组抗体治疗无应答(如治疗后疾病进展)。3 例患者未见 CMV 继发感染[43]。当阿来组单抗用于巩固治疗时，37%的患者出现感染，其中 9 例为 CMV 继发感染。此外，3 例患者出现 Epstein-Barr 病毒(EB 病毒)大细胞淋巴瘤[53]。采用阿来组单抗作为一线治疗药物，且给予抗感染药物的 CLL 患者未出现严重感染，CMV 继发感染也得到了控制(无＞1 级感染发生)[29]。上述发现支持以下观点，即 CLL 患者的免疫功能在治疗初期或疾病早期可能更完善。阿来组单抗进行一线巩固治疗时，患者产生了 CMV 继发感染、肺曲霉病、疱疹病毒、肺结核继发感染和非典型性感染综合征[45, 52, 55]。治疗过程中，某些患者的 T 细胞计数可降至检测不到的水平，少量患者的观察结果未见 T 细胞计数及严重感染风险间的相关性[45]。

患者接受阿来组单抗治疗时预防和控制感染的临床指导原则包括：常规的抗生素预防和每周 1 次的 CMV 继发感染监测，CMV 继发感染常见于治疗的 3～6 周[51, 56]。如观察到 CMV 继发感染或疑似感染，推荐立即使用更昔洛韦(或同类产品)治疗。也有研究表明，低剂量高频次的利妥昔单抗可以减少感染发生并减缓 CLL 细胞对 CD20 的低表达[46]。最新研究表明更昔洛韦可以预防 EB 病毒感染[57]。更多详细的建议见表 9-4[51]。

表 9-4　关于控制感染的指导原则[51]

感染	建议
卡氏肺囊虫性肺炎	每日两次给予两倍量的甲氧苄啶/磺胺甲噁唑进行预防 如患者不能耐受上述治疗方案，替代方案包括烷眯气雾剂，口服氨苯砜及口服阿托伐醌 阿来组抗体治疗结束后或 CD4 水平恢复至 250 000/μl，进行最少 2 个月的预防(最好 4 个月)
病毒感染	给予泛昔洛韦、阿昔洛韦或伐昔洛韦预防治疗 阿来组抗体治疗结束后或 CD4 水平恢复至 250 000/μl，进行最少 2 个月的预防(最好 4 个月)
CMV 继发感染	
患者不明原因发热	检测 CMV 抗原，如有可能最好选用 PCR 法 如无 PCR，医师应给予更昔洛韦治疗所有不明原因发热
PCR 阳性的有症状患者	立即静脉给予更昔洛韦或膦甲酸治疗 如更昔洛韦单独治疗无效，可合用膦甲酸 继续给予阿来组单抗治疗直至感染治愈
PCR 阳性的无症状患者	采用 PCR 法复检 如复检为阳性，则给予更昔洛韦治疗。如条件允许可采用定量 PCR 监测治疗效果 如更昔洛韦单独治疗无效，可合用膦甲酸
有肺炎症状但 PCR 检测为 CMV 阴性	支气管镜检查并灌洗

注：CMV，巨细胞病毒；PCR，聚合酶链反应(polymerase chain reaction)

9.5.5　T 细胞白血病及淋巴瘤

9.5.5.1　T 细胞淋巴瘤（皮肤/外周 T 细胞淋巴瘤）

当皮肤 T 细胞淋巴瘤（cutaneous T-cell lymphomas，CTCL）局部治疗后转为难治型疾病时，通常治疗方案很少且预后较差。由于恶性 T 细胞的 CD52 表达水平较高，故开展了阿来组单抗治疗晚期 CTCL 患者的有效性研究试验。

在最近的一项多中心Ⅱ期临床试验中，以 CTCL 最常见的蕈样肉芽肿或 Sezary 综合征（mycosis fungoides /Sezary's syndrome，MF/SS）患者为研究对象评价了阿来组单抗的有效性，试验结果富有前景[54, 58, 59]。CD52-阳性的晚期 MF/SS 患者（n=22，接受过的治疗方案中位数为 3）接受阿来组单抗治疗，30mg/次，每周 3 次，连续 12 周（首次给药剂量为 3mg）。本试验的 ORR 为 55%（CR 为 32%，PR 为 23%）；先前接受过 1 种或 2 种治疗的患者 ORR 为 80%；接受过 3 种以上治疗的患者 ORR 为 33%。86%的患者外周血中肿瘤细胞清除，55%的患者病灶部位淋巴结和皮肤中的肿瘤细胞被清除[60]。69%的红皮病患者得到改善，CR 为 38%。有报告称患者的瘙痒症状减轻或消失。半数的患者完成了全部 12 周的治疗。治疗应答患者 TTF 的中位数为 12 个月。尽管中性粒细胞减少症状出现的时间延迟，但 CTCL 患者中的毒性特点与先前阿来组单抗治疗 CLL 患者中的毒性相似（如输液相关不良反应、血液学毒性和感染）。该试验结果证明了阿来组单抗对 MF/SS 患者的治疗有效性[60]。

另一项多中心的回顾性研究分析了 2003～2013 年采用阿来组单抗治疗的 CTCL 晚期患者的疗效，该研究纳入的 39 例患者（年龄中位数为 62 岁，20～83 岁）中，23 例为 SS，16 例为 MF。这些患者每周 2～3 次使用阿来组单抗 30mg，共使用 1～35 周（中位数为 12 周），15 例患者接受了 6～277 周的维持治疗（中位数为 24 周）。11 例（28%）患者疾病转移（MF，n=10；SS，n=1）。在治疗后 24 个月（中位数为 0.3～124 个月）的随访中，8 例（21%）患者依旧存活。整个研究中总响应率为 51%（部分响应，n=13；完全响应，n =7）；其中 SS 患者和 MF 患者的响应率分别为 70%和 25%（P=0.009）。疾病抑制中位数时间为 3.4 个月（范围为 0.4～42 个月）。6 例患者（15%；SS，n=5；MF，n=1）疾病停滞时间超过 2 年（中位数为 56 个月，范围为 28～117 个月）。5 例患者在阿来组单抗治疗期间皮下出现巨大 T 细胞淋巴瘤，一例患者出现皮下巨大 B 细胞淋巴瘤。24 例（62%）患者出现 3 级或更高级别的感染事件，10 例（26%）患者表现为血液学毒性且导致了 17 例（44%）治疗终止及 2 例（5%）死亡。以上研究表明阿来组单抗可以长期抑制 SS 疾病，但对 MF 和变异型 CTCL 效果不佳[61]。

晚期外周 T 细胞淋巴瘤（peripheral T-cell lymphoma，PTCL）的治疗方案有限且疗效较差。在一项阿来组单抗治疗 PTCL 的Ⅱ期临床试验中，以 14 例接受过多种治疗的复发/难治性 PTCL 患者为研究对象，进行阿来组单抗治疗，每周 3 次给予递增剂量的阿来组单抗，直至剂量达 30mg，每周给药 3 次，最长给药 12 周[62]。试验的 ORR 为 36%（3 例患者 CR，2 例患者 PR），3 例患者的 CR 持续时间分别为 2 个月、6 个月和 12 个月。仅 1 例患者完成了全部 12 周的治疗，中位治疗时间为 6 周。患者因达到 CR（n=3）、毒性反应和(或)疾病进展(n=10)而终止治疗。血液学毒性(4 例患者全血细胞减少，2 例患者产生嗜血细胞综合征)及感染并发症为常见毒性，5 例患者死于阿来组单抗治疗和疾病晚期相关的严重不良反应。尽管这组预后较差患者的 ORR 令人鼓舞，但高发的毒性反应令研究者难以向 PTCL 患者推荐阿来组单抗治疗，除非他们参与了精心设计和监护的临床试验[62]。

与此不同，1 项 8 例晚期 MF/SS 患者采用阿来组单抗治疗的试验，其结果并不尽如人意。尽管试验的 ORR 为 38%(均为 PR)，且患者的瘙痒症状改善，但反应持续时间不到 3 个月，且观测到了高发生率的 4 级血液学毒性和感染并发症 [63]。作者认为该试验结果与其他试验的差异可能是由于患者先前接受过多种治疗(如 8 例患者中的 7 例接受过至少 4 种治疗)。

之后有研究者对另一组晚期 PTCL 患者采用降低剂量的阿来组单抗进行治疗。10 例复发/难治性 PTCL(n=6)或 MF(n=4)患者给予 10mg 阿来组单抗治疗，每周 3 次，连续 10 周[64]，患者先前接受治疗方案的中位数为 3。试验的 ORR 为 60%(CR 为 20%，PR 为 40%)。2 例 PTCL 患者达到 CR，3 例 MF 患者达到 PR。应答持续的中位时间为 7 个月，在此剂量下阿来组单抗的耐受性良好(未见 3/4 级血液学毒性；1 例 CMV 继发感染也得到了有效控制)。另有文献报道，因 PTCL 患者经标准的 CHOP 方案(cyclophosphamide＋doxorubicin＋oncovin＋prednisone，环磷酰胺+多柔比星+长春新碱+泼尼松联合应用方案)治疗后疾病的长期缓解并不令人满意，因此开展了Ⅱ期多中心临床试验，以评估初治 PTCL 患者经 CHO(E)P-14 诱导后完全或部分缓解，随后采用阿来组单抗巩固治疗的效果。41 例患者中 29 例接受了阿来组单抗巩固治疗(共 133mg)，CR 和 PR 分别为 58.5%和 2.4%，另有 29.3%的患者疾病进展。治疗后 3 年，所有患者中的无事件生存率和总生存率分别为 32.3%和 62.5%；其中，42.4%和 75.1%的患者接受了阿来组单抗的治疗。总体而言，尽管会产生严重感染，但 CHO(E)P-14 诱导后采用阿来组单抗治疗切实可行[65]。

综上，随着研究的深入，阿来组单抗治疗 CTCL 和 PTCL 的疗效会逐步提高，毒性反应会减退或消失[66, 67]。

9.5.5.2　T-幼淋巴细胞白血病(T-cell prolymphocytic leukemia，T-PLL)

T-PLL 细胞也为 CD52 高表达细胞。目前，T-PLL 无确切的治疗方案，患者经治疗后复发率高，平均生存期短。39 例 T-PLL 患者(2 例未经过治疗，37 例曾接受过治疗)采用阿来组单抗治疗，每周 3 次，每次 30mg，在其中 38 例可评估患者中，ORR 高达 76%(CR 为 60%，PR 为 16%)。在化疗无效的患者中，34%达到 CR。大多数病灶产生治疗应答。所有患者中位总生存期为 10 个月，CR 患者中位总生存期为 16 个月。9 例患者在治疗完全结束后 29 个月依然存活，且 1 例患者的生存期为 54 个月。毒性反应与阿来组单抗治疗 CLL 患者的反应相似，且所有患者耐受性良好[68]。7 例患者给予阿来组单抗治疗后，可接受高剂量化疗(high-dose chemotherapy，HDT)和自体干细胞移植，且流式细胞术和 PCR 技术检测表明收集的干细胞中不含 T-PLL 细胞。基于这些令人鼓舞的结果，研究人员认为阿来组单抗可能成为 T-PLL 的一线治疗药物[68]。

在一项回顾性研究中，研究人员对上述试验中的 18 例患者和 76 例 T-PLL 患者的数据进行分析，以确定阿来组单抗的安全性和有效性[69]。患者纳入 1 项酌情使用阿来组单抗的项目，除 4 例初治患者(也是仅有的之前未进行治疗的 4 例)外，其余患者先前的治疗均失败。患者接受初始剂量后，递增至 30mg，每周给药 3 次，连续 4～12 周。72 例曾接受过治疗的患者中，ORR 为 50%(CR 为 37.5%，PR 为 12.5%)，3 例初治患者达到 CR，总 ORR 为 50%[69]。39%的患者达到骨髓 CR，32%的患者达到淋巴结 CR，33%的脾大患者达到 CR，30%的肝增大患者达到 CR。皮肤的治疗应答率为 43%。27 例接受阿来组单抗治疗后达到 CR 的患者，在之前的治疗中，仅 1 例达到 CR，10 例达到 PR。所有患者的中位总生存期为 7.5 个月，CR 患者的中位总生存期为 14.8 个月。产生的毒性反应与 CLL 患者类似。初治患者的应答表明应在未化疗的患者中对阿来组单抗进行深入研究[69]。1 项 4 例 T-PLL 患者的独立研究结果表明阿来组单抗治疗的 ORR 为 75%[70]。最近的一项研究将其作为清髓剂用于治疗罕见的儿童 T-PLL，干细胞移植 1.5 年未见复发[71]。综上，阿来组单抗治疗或辅助治疗 T-PLL 有效。

9.5.5.3 成人 T 细胞白血病

由于阿来组单抗具有肿瘤细胞杀伤作用，且对成人 T 细胞白血病的模型鼠具有延长生存期的作用[24]，目前恶性肿瘤尚无有效的治疗方案，因此阿来组单抗的治疗活性研究获得批准。近期有报道称 1 例 55 岁的难治性成人 T 细胞白血病女性患者采用阿来组单抗和核苷类似物喷司他丁治疗后，病情得到改善。阿来组单抗的给药剂量为每次 30mg，每周 3 次；喷司他丁为每周 $4mg/m^2$，连续给药 4 周，而后每两周给药 1 次。该治疗方案耐受性良好，治疗 2 个月后疾病缓解明显，血细胞计数正常，CT 扫描改善。此外，经多次形态学或免疫表型分析确证患者骨髓中无疾病细胞存在[24]。因此，阿来组单抗有望用于成人 T 细胞白血病的治疗，应在患者中进行深入研究[72]。

9.5.6 非霍奇金淋巴瘤(NHL)

阿来组单抗在研发过程中最早应用于 2 例 NHL 患者的治疗，且在患者的血液、骨髓、脾和淋巴结中均有活性[73]。复发性或耐药性低度 NHL 很难治疗。利妥昔单抗已被批准用于该适应证的治疗，因此将阿来组单抗用于该类患者的治疗亦具有可行性。在一项Ⅱ期多中心试验中，50 例曾接受过治疗的患者给予 30mg 阿来组单抗，每周 3 次，长达 12 周[74]。依据每位患者的基本情况，最初剂量设为 3mg 或 10mg。患者的中位治疗时间为 8 周，其中共 9 例患者完成全部 12 周的治疗。尽管 40%的患者无治疗应答，但 ORR 为 20%[74](CR 为 4%，PR 为 16%)。94%的患者血液中达到 CR(中位数为 7 天)，32%的患者骨髓中达到 CR，15%的患者脾大完全消除，5%的患者淋巴结肿大完全消除(11%的患者至少减小 50%)，40%的患者皮损完全消退。TTP 中位数为 4 个月。常见的毒性反应为血液学毒性、输液反应(随时间推移发生率降低)和感染，然而，28%的基础中性粒细胞和(或)血小板计数较低患者，采用阿来组单抗治疗后得到了改善，6 例患者在治疗中或治疗后死亡，死因包括疾病恶化、败血症、原有的呼吸衰竭及原因不明的肺炎[74]。本试验表明，尽管部分 NHL 患者对阿来组抗体治疗应答，但并不持久。研究人员猜测淋巴结应答较低和淋巴结病恶化是造成患者应答维持时间短的主要原因。

一项针对 16 例非大肿块 NHL 患者和 2 例 MRD 患者的研究中患者应答稍好(ORR 为 22%，2 例 CR 患者治疗后存活 4.5 年)，但是该试验由于高发的严重感染综合征而过早终止[75]。因此，即使在非大肿块 NHL 和 MRD 患者中，也仅有部分受益。

另 1 项针对 18 例复发/难治性 NHL 患者的研究中包括 2 例高度恶化的 HNL 患者[76]。这 2 例患者每周 1 次给予最大剂量的阿来组单抗(75mg 和 240mg)，其余 16 例患者每次给予 30mg 阿来组单抗，每周 3 次，连续 6 周。这 16 例患者为上文所述的 50 例患者的Ⅱ期多中心临床试验纳入者。治疗应答的评价标准有些稍许不同，分为 CR、大幅的疾病改善(major disease improvement，MDI)、疾病改善(disease improvement，DI)或有限的疾病改善(limit disease improvement，LDI)。最终的治疗应答为 DI(2 例)和 LDI(6 例)，应答率为 44%。其中，6 例患者骨髓渗透降低，5 例淋巴结肿大减小，2 例脾大减小。然而，平均应答持续时间为 3.5 个月。2 例患者于试验中死亡，2 例因支气管痉挛而终止试验。治疗的最主要限制性因素为感染，11 例患者共报告了 12 种感染[76]。

9.5.7　干细胞移植(stem cell transplantation，SCT)

9.5.7.1　供体 T 细胞耗竭(GvHD)的预防及移植物排斥的预防

最初，研究人员为了耗竭体内的供体骨髓异体移植物中的成熟 T 淋巴细胞，从而降低 GvHD 在移植受体中的风险而研发了 Campath-1 家族的抗体。在 1 项针对 11 例高危患者的早期研究中，采用鼠 Campath-1 单克隆抗体(以同体血清作为补体来源)处理人类白细胞抗原(human leukocyte antigen，HLA)匹配的同胞供体骨髓后移植，试验中未使用抗 GvHD 的药物。移植物被迅速且成功地植入所有患者体内，且在 12 个月的随访期内，无患者产生 GvHD[77]。该研究结果表明，Campath-1 及同体人血清提供的补体可以成功地在移植前去除异体内成熟的 T 淋巴细胞。然而，进一步的研究表明供体 T 细胞介导了移植物抗白血病作用和 GvHD[78]。

为降低供体 T 细胞耗竭的异体移植物排斥风险，应对方案是同时给予受体 Campath-1。951 例白血病和其他恶性肿瘤患者均接受了 HLA 匹配的同胞供体骨髓移植，在多种方案中采用 Campath-1(IgM 和 IgG2b)耗竭供体体外骨髓中的 T 细胞和(或)受体体内组织中的 T 细胞，以控制 GvHD 和移植物排斥。分析研究结果表明，在放化疗前 5～10 天使用 Campath-1G 后移植 Campath-1M 体外处理(加入补体)的异体移植物，合并并发症[移植物失败和(或)GvHD]的发生率最低[79]。

一项纳入 70 例急性髓性白血病(acute myelogenous leukemia，AML)患者的临床试验研究了该方案，患者均接受了 HLA 匹配的同胞骨髓移植。试验设 2 个对照组，1 组中 50 例患者使用 Campath-1M 耗竭异体移植物中的 T 细胞而不使用 Campath-1G，另 1 组是来自国际骨髓移植登记处的 459 例患者的数据，这些患者移植了未耗竭 T 细胞的移植物并使用了传统的 GvHD 预防药物[73]。体外使用 Campath-1G 和体内使用 Campath-1M 的方案与第 1 对照组相比，可明显降低移植物排斥率(6%相对于 31%)、急性 GvHD 发生率(4%相对于 20%)及移植相关死亡率(5 年时：15%相对于 58%)；与第 2 组相比，可降低急性 GvHD 发生率(4%相对于 35%)及移植相关死亡率(5 年时：15%相对于 26%)。试验组移植物排斥发生率高于第 2 对照组(6%相对于 2%)。试验组患者的 5 年生存率(62%相对于 35%；$P=0.001$)及无白血病生存期(60%相对于 33%；$P=0.002$)已明显优于第 1 对照组；两组患者疾病复发的风险无差异。试验组和第 2 对照组的总生存期、无白血病生存期和疾病复发风险无差异[73]。该研究结果证实 T 细胞耗竭可高效预防 GvHD，也表明体内给予 Campath-1G 耗竭宿主的淋巴细胞有助于预防移植物排斥。

9.5.7.2　降低剂量预处理和非清髓性预处理

非清髓性预处理方案主要用以降低移植相关的致死率，使血液系统恶性肿瘤患者的异基因造血干细胞移植(SCT)更加容易。现有的治疗方案多依赖氟达拉滨，也可能包括美法仑或白消安，或仅采用全身放疗(total body irradiation，TBI)。尽管这些方案的异体移植有效率高且非血液学毒性很小，但患者罹患严重的急性 GvHD 风险很高。研究人员将阿来组单抗纳入新型的预处理方案以考察其是否能降低 GvHD 的发生率[80, 81]。对 44 例血液学恶性肿瘤患者(14 例 NHL 患者、10 例霍奇金病患者、6 例 AML 患者、7 例多发性骨髓瘤患者、3 例低增生性骨髓增生异常综合征患者，以及 ALL、CLL、慢性粒细胞性白血病和浆细胞白血病患者各 1 例)采用阿来组单抗、氟达拉滨和美法仑治疗，然后接受未经处理的 HLA 匹配的同胞($n=36$)或非相关供体($n=8$)的异基因外周血干细胞，并同时给予传统的 GvHD 预防药物[环孢菌素(ciclosporin A，CsA)/CsA＋甲氨蝶呤]。43 例患者中，42 例达到了持久植入。未见 3/4 级急性 GvHD 的报告，2 级急性 GvHD 的发生率为 5%，仅有 1 例患者的肝脏和皮肤出现了慢性 GvHD。12 个月时评估的 OS 为 73.2%[82]。另一项研究对 22 例患者(5 个月～26 岁)采用白消安(16mg/kg、静脉注射)、阿来组单抗(52mg/m^2)、氟达拉滨(140mg/m^2)及环磷酰胺(105mg/kg)联合治疗，而后接受 HLA-匹配移植，该方案可降低肝窦阻塞综合征(sinusoidal obstruction syndrome，SOS)、严重及慢性 GvHD 发病率，提高初次移植的成功率及存活周期[81]。在 47 例异基因 BMT 或 SCT 血液学恶性肿瘤患者中进一步评估了该预处理方案，结果与上文相似[83]。

在 2 项前瞻性试验中，129 例患者采用氟达拉滨和美法仑进行非清髓性处理，试验比较了这些患者采用 CsA 和阿来组单抗或 CsA 和甲氨蝶呤作为 GvHD 预防药物的效果[84]。尽管在试验开始时，阿来组单抗组患者的 CMV-阴性供体/受体比例高于甲氨蝶呤组(37%相对于 9.1%，$P=0.009$)，但患者采用含阿来组单抗的方案后，CMV 继发感染的发生率较高(46.6%相对于 22.7%，$P=0.018$)。在降低急、慢性 GvHD(21.7%相对于 45.1%，$P=0.006$；5%相对于 66.7%；$P<0.001$)方面，阿来组单抗方案比甲氨蝶呤方案更加有效。两种方案均可达到早期和持久的植入，且 OS 未见明显差异。因此，两种非清髓性处理方案对于异基因移植均有效，但所产生的并发症不同[84]。尽管在非清髓性方案中额外加入阿来组单抗可有效降低 GvHD 的发生率，但由于上述研究中高发的 CMV 继发感染提示应对其密切监控。

最近的一项研究对 2006～2013 年两个中心需要血液或骨髓移植的 22 例良性遗传疾病患者采用新型低毒性方案进行清髓治疗，所有患者平均年龄 3.5 岁(5 个月～26 岁)，治疗方案为静脉注射白消安(16mg/kg)、阿来组单抗(52mg/m^2)、氟达拉滨(140mg/m^2)及环磷酰胺(105mg/kg)，未见 SOS、严重或慢性 GvHD 及移植失败报告，中性粒细胞(>500 个细胞/nl)和血小板(>2 万个细胞/μl)的平均植入时间分别为 19 天(12～50 天)和 23.5 天(14～134 天)。平均随访时长为 3 年(0.2～6.3 年)。100 天和 6 年时的总生存率分别为 95%(95%可信区间为 0.72～0.99)和 90%(95%可信区间为 0.68～0.98)。治疗方案相关毒性(regimen related toxicity，RRT)及慢性 GvHD 是良性遗传疾病患者骨髓移植的主要障碍[81]。上述以阿来组单抗为基础的方案可以耐受移植物、有效治疗临床疾病，相关毒性发生率低且无慢性 GvHD[81]。

以上结果均表明阿来组单抗对成人 GvHD 的发生有较强的抑制作用，最近的报道显示了其在儿科 GvHD 中的较好疗效。在一个单中心的临床研究中，对 18 名平均 8.9 岁(2.3～20.2 岁)的镰状细胞病患者(男/女＝15/3)进行同胞兄弟姐妹骨髓(n＝15)或脐带血(n＝3)移植，在移植前给予 HLA 配对成功的供体白消安注射液 12.8～16mg/kg，氟达拉滨 180mg/m^2，阿来组单抗 54mg/m^2。平均全血及红细胞供者细胞嵌合率在＋100 天和＋365 天分别为 91%和 88%。Ⅱ～Ⅳ级 GvHD 发生率为 17%，2 年 EFS 和 OS 均为 100%，且 2 年内患者的神经、呼吸及心血管功能稳定或改善。而白消安/环磷酰胺(200mg/kg)联合应用时的埃德蒙衰弱量表(Edmonton frail scale，EFS)大约为 85%，且伴有急性或后发的清髓状态。阿来组单抗的联合应用使得 EFS 大大改善、细胞嵌合期延长、GvHD 发病率降低、器官功能稳定/改善[85]。

9.5.7.3　安全性

上述这些移植方案均为研究性的，到目前为止针对某个特定方案的详细安全性研究尚未开展。例如，在供体 T 细胞耗竭的方案中，患者移植后给予供体 T 细胞增加了诱发 GvHD 的风险，也相应地增加了死亡率。在上文 131 例患者的研究中，6 例患者移植后接受了供体 T 细胞即死于 GvHD。此外，同一试验中的 15 例患者死于预处理方案引起的器官衰竭[78]。含阿来组单抗的非清髓性预处理方案引起了移植后高发的 CMV 感染，对患者而言 CMV 病也可能是致命的[56]。有研究认为机体与破坏淋巴细胞药物作用时间越长，患儿 T 细胞及自然杀伤细胞重新构建越慢[80]。因此，需要更多的 PK/PD 数据及进一步研究以优化采用阿来组单抗的移植治疗方案。

9.5.8　实体器官移植中 GvHD 的预防

阿来组单抗的免疫抑制特性显示其在实体器官移植中可能发挥极大作用。尽管基于钙调神经磷酸酶并辅以类固醇的治疗方法为实体器官移植中标准的免疫抑制方案，但长期使用可能会引发肾毒性、脂血症及继发性糖尿病。

试验人员采用几组研究评估了阿来组单抗作为肾移植诱导治疗方案的安全性和有效性。44 例患者接受了尸源性肾移植，并于移植当日(d0)和移植后第 4 天(d4)给予 0.3mg/kg 阿来组单抗，两次给药前均静脉注射泼尼松龙[86]。研究人员也评估了采用低剂量(50%)他克莫司及霉酚酸酯(mycophenolate mofetil，MMF)维持免疫抑制，以及在移植后第 1 周去除糖皮质激素的可行性。患者仍然给予 CMV 预防药物[86]。结果表明，移植后该方案患者和移植物的 1 年生存率达到 100%，且 44 例患者中的 38 例不需要使用糖皮质激素。4 例患者在移植后前 4 个月经活检证实为急性移植物排斥，其中 2 例患者给予基于糖皮质激素的方案联合静注皮质激素和 0.3mg/kg 的阿来组单抗后成功治愈。未见 CMV 或多瘤病毒感染的报道。4 例患者因不良反应需入院治疗，包括非典型性肺炎、感染性淋巴囊肿、短暂的 EB 病毒感染和腹泻[86]。

在一项更大规模的回顾性研究中，研究人员比较了 126 例移植当日和移植后采用阿来组单抗诱导治疗患者的治疗效果及 1115 例未使用阿来组单抗的历史对照的差异。对照组患者给予了抗-CD25 的单克隆抗体、巴利昔单抗或利达珠单抗（n=799），多克隆抗胸腺细胞球蛋白（n=160）或抗-CD3 单克隆抗体、抗胸腺细胞球蛋白或非抗体治疗（n=156）[87]；阿来组单抗与低剂量的甲基强的松龙（10mg/天）、MMF（1000mg，每日两次）和他克莫司或 CsA（当血清中肌酸酐＜3.0mg/dl 时开始使用）联合使用。总体而言，患者采用阿来组单抗诱导治疗后显著降低了移植物排斥的发生率（P=0.037）并提高了移植物生存期（P=0.0159）。同样的，移植物功能延迟患者采用阿来组单抗治疗后可显著降低移植物排斥的发生率（P=0.0096）。更重要的是，采用阿来组单抗诱导治疗可降低患者对类固醇及具有肾毒性的免疫抑制剂的依赖，且不增加感染和继发性恶性肿瘤的发生[87]。

研究数据证实了长期使用阿来组单抗进行诱导治疗的安全性和有效性。对 33 例使用阿来组单抗诱导治疗的肾移植患者（移植当日及次日给予 20mg/天的阿来组单抗，自移植第 3 日起给予半量的 CsA，除此之外无其他免疫抑制剂）进行 5 年的随访分析，结果表明患者的生存期、移植物生存期、移植物功能、急性排斥、感染及严重不良反应发生率与 66 例未用阿来组单抗的患者无显著性差异[88]。在一项初步研究中，采用阿来组单抗进行诱导治疗的肾和胰腺移植患者与采用兔抗胸腺细胞球蛋白和类固醇诱导方案的患者相比，类固醇的消除更快[89]。移植后，阿来组单抗组患者给予 2mg/天 MMF，如排尿次数增加或血清肌酸酐＜4.0mg/dl，则随后给予他克莫司。对照组患者给予 1mg/天 MMF，他克莫司给药同上，第 5 周和 2 个月时每日类固醇的消除分别为 20mg/天和 5mg/天。每组均有 16 例患者接受以下移植：死亡供体肾移植（n=9）、活体肾移植（n=5）、肾/胰腺联合移植（n=1）、肾移植后胰腺移植（n=1）。两组患者在肾移植物功能延迟、血小板减少和感染的发生率、6 个月时肌酐清除率、急性排斥发生率、9 个月和 11 个月时患者和移植物生存率方面均未见明显差异[89]。尽管阿来组单抗组患者随访评估时的血细胞计数和绝对淋巴细胞计数显著低于对照组（P 均＜0.05），但感染的发生未见明显差异。

另一项研究旨在确定在胰腺/肾移植或单纯胰腺移植中使用阿来组单抗和 MMF 进行诱导治疗和移植后维持治疗是否可以免除使用钙调神经磷酸酶及类固醇药物。75 例患者在移植当日或移植第 2、14、42 日给予 30mg 阿来组单抗诱导治疗。此外，患者移植后第 4 日给予 1 次兔抗胸腺细胞球蛋白和至少 6 周的 MMF[90]（≥2g/天）。维持治疗包括 30mg 阿来组单抗（当绝对淋巴细胞计数≥200mm^{-3}）和≥2g/天的 MMF。将以上结果与 266 例采用抗胸腺细胞球蛋白及他克莫司治疗的历史对照进行比较。采用阿来组单抗治疗后，3 类移植患者（胰腺移植、肾移植后胰腺移植和胰腺/肾移植）的 6 个月生存率≥90%，且与历史对照无明显差异[90]。胰腺移植物生存期在不同类型的移植患者之间，以及阿来组单抗组和对照组之间均无差异。移植 6 个月时，未见胰腺/肾移植患者和肾移植后胰腺移植患者产生胰腺移植物排斥，单纯胰腺移植患者中的胰腺移植物排斥率为 15%。移植 6 个月时，阿来组单抗治疗组和对照组腹腔及 CMV 感染率无差异，采用阿来组单抗治疗后未见继发性恶性肿瘤的报道[90]。尽管还需要更长的随访期，但试验结果表明联合使用阿来组单抗和 MMF 在治疗胰腺/肾移植方面切实有效，并且可消除应用类固醇和除钙调神经磷酸酶抑制剂所带来的不良反应。

在一项单中心试验中，101 例接受活体肾移植的儿科患者(7 个月～18 岁)接受两次 30mg 阿来组单抗进行免疫抑制，首次给药为移植前 12～29 天，第二次为移植时。免疫抑制维持治疗采用低剂量的钙调神经磷酸酶抑制剂和 MMF。移植后 1 年，移植物和患者的生存率分别为 96%和 97%，急性排斥发生率为 26%；移植后 3 年，移植物和患者的生存率分别为 89%和 93%，急性排斥发生率为 35%[91]。

上述试验结果表明，不同的给药方案，阿来组单抗可以遏止移植后类固醇的长期使用并减少或遏制钙调神经磷酸酶抑制剂的使用。因此，应开展进一步研究以使阿来组单抗在实体器官移植中发挥更好的作用。

9.5.9　多发性硬化症(MS)

两项Ⅲ期临床试验(MS care Ⅰ和Ⅱ)证实了阿来组单抗治疗复发性多发性硬化症(MS)的有效性及其与干扰素 β1a(interferon β1a，IFN-β1a)的疗效优劣，两项试验中有多达 500 名和 800 名患者参与[92]。一项试验中每日静脉给予初治患者 12mg 阿来组单抗，连续 5 天，并在治疗后 12 个月，连续给药 3 天；或皮下给予初治患者 44μg IFN-β1a，每周 3 次。阿来组单抗组的复发率改善了 54.9%($P<0.001$)。两年内，阿来组单抗组的复发率(59%)明显少于 IFN-β1a 组(78%)($P<0.0001$)[93]。另一项试验中纳入了原发-进展型 MS 患者，这些采用 IFN-β1a 或醋酸格拉替雷治疗的患者在近 12 个月内至少复发 1 次。阿来组单抗组和 IFN-β1a 组的给药方案同上。两年时，阿来组单抗组患者的疾病复发率(65%)均优于 IFN-β1a 组(47%，$P<0.0001$)，且 IFN-β1a 组的残疾持续累积风险(20%)明显高于阿来组单抗组(13%，$P=0.008$)[94]。以上结果均表明，阿来组单抗在降低复发率、减轻脑损伤及脑萎缩上疗效优于 IFN-β1a，鉴于以上结论，包括加拿大、澳大利亚及欧盟在内的 30 多个国家和地区药物监管部门在 2013 年批准了阿来组单抗治疗复发性 MS 的申请[95, 96]。也有研究从动物模型、人源化细胞及临床等方面对阿来组单抗治疗 MS 的有效性和机制进行研究[97~99]，尽管如此，美国 FDA 拒绝了阿来组单抗(商品名为 Lemtrada)治疗 MS 的上市申请，理由为对临床试验设计及安全性的顾虑[98, 100]。

最近发表的一项旨在研究阿来组单抗长期使用治疗 MS 的安全有效性研究中，纳入了 1999～2012 年英国剑桥 87 例使用阿来组单抗的 MS 患者，并将这些患者的扩展残疾状态量表评分(expanded disability status scale，EDSS)及其他临床和实验室数据与基础数据进行对比分析，结果表明，在这项中位数为 7 年(33～144 个月)的研究中，大多数患者(52%)仅需要 2 个循环的阿来组单抗治疗，其他患者由于疾病复发而进行了总数为 3(36%)、4(8%)或 5(1%)个循环的阿来组单抗治疗。与该病相比，59/87 的患者的半年残疾持续累积风险较基础数据改善或持平。通过曲线下面积分析，52/87 的患者(59.8%)

总体改善或疾病不恶化。常见的副反应为继发性自体免疫性疾病、恶性肿瘤及死亡，其中继发性自体免疫性疾病最常见，86 例患者中有 41 例患者(47.7%)出现，且以甲状腺部位发病率最高[101]。

综上所述，阿来组单抗是诱导治疗中的一类候选药物，即初始治疗阶段单药治疗，维持阶段与其他药物合并治疗。阿来组单抗与米托蒽醌合用可实现短期和长期的疾病控制。尽管有引发自体免疫性疾病的风险，但阿来组单抗仍是活动性 MS 患者的理想候选药物[102]。已有报道表明阿来组单抗治疗 CLL 或 NHL 患者可引发进行性多灶性白质脑病(progressive multifocal leukoencephalopathy，PML)[103]。目前，MS 患者的治疗中未见 PML 的病例报道。但临床应用时应密切监控 PML，并推荐在治疗过程中检测 JC 病毒的状态。根据检测结果确定个体患者罹患 PML 的风险。也有研究者认为由于现在市场上出现的新型口服药物富马酸二甲酯、特立氟胺可以代替醋酸格拉替雷、IFN-β 作为 MS 的一线治疗药物，而阿来组单抗可以作为二线治疗药物[104]。尽管不同的研究者对阿来组单抗治疗 MS 持不尽相同的态度，但是其对于 MS 的治疗优势不容置疑，只需要连续两年对患者进行几天的输注，期间不用其他治疗，只需要监控自免疫疾病即可，这种便利和优势增加了晚期 MS 患者的治疗选择[105]。

安全性：阿来组单抗治疗 MS 主要的不良反应包括输注反应、轻至中度的感染及自免疫疾病，主要表现为甲状腺功能失调和免疫性血小板减少症[106]。其中输注反应可以通过抗组胺药对症治疗及糖皮质激素预处理减轻[107]；较严重的不良反应为自身免疫性疾病，可以通过监测患者血清中 IL-21 水平来预测并进行相应诊治[108]。

9.6 展　望

9.6.1 其他血液学恶性肿瘤(多发性骨髓瘤，急性白血病)

由于 CD52 在淋巴细胞上表达，因此阿来组单抗也可能应用于其他血液学恶性肿瘤的治疗。61 例浆细胞增殖紊乱患者参加了阿来组单抗疗效的初步研究。这些患者所患疾病包括多发性骨髓瘤($n=23$)、原发性系统性淀粉样病变($n=29$)及来源不明的单克隆丙种球蛋白病(MGUS，$n=9$)，试验结果表明 CD52 抗原在恶性肿瘤细胞上高度表达[109]。在 MGUS、多发性骨髓瘤及原发性系统性淀粉样病变中，CD38＋/CD45＋的恶性浆细胞中 CD52 的表达比例分别为 73%、88%和 80%，提示阿来组单抗可能对上述恶性肿瘤的治疗有效[109]。

在一项个案研究中，1 例 58 岁的复发 ALL 患者采用 30mg 阿来组单抗治疗，每周 3 次，连续 4 周，后续的治疗中每次给药 30mg，每周 3 次，连续 2 个月，可产生长期的疾病缓解[110]。该患者自开始治疗后 16 个月内无疾病发作。尽管患者出现血细胞减少症状，但可通过给予生长因子得以有效控制。另一项研究中，3 例 SCT 后 ALL 复发患者隔天给予 30mg 阿来组单抗治疗，共给药 5 次，所有患者均产生临床应答[111](无 CR)。然而治疗应答并不持久，且 3 例患者在治疗后数月内死于疾病进展。治疗方案和患者个体的差异可能导致了应答的不同。尽管如此，两篇报道均显示阿来组单抗在 ALL 患者中具有活性，应对此类肿瘤的治疗进行深入研究。

9.6.2 在自体免疫性疾病中的应用

由于 RA 是一种 T 淋巴细胞介导的失调疾病，因此 RA 患者应用阿来组单抗的治疗效果也有必要给予评估。41 例活动性的难治性 RA 患者接受 100mg、250mg 或 400mg 阿来组单抗治疗 5 天或 10 天，并监测 6 个月内的疗效[112]。治疗改善了患者的体征，35 例患者中，Paulus 有效率达到 50%(31 天时为 50%，59 天时为 43%，87 天时为 29%，178 天时为 20%)，患者的触痛和肿胀关节计数降低[100mg 组维持至治疗后 59 天，250mg 组至治疗后 178 天，400mg 组至治疗后 129 天(肿胀)和 178 天(触痛)]。与 100mg 组相比，高剂量组(250mg 和 400mg)可以提高治疗应答率并达到更持久的应答。多数患者产生输注相关不良反应，除 1 例罕见的致命感染外，感染不良反应较为少见[112]。31 例患者进行了血清抗球蛋白检测，其中 9 例为阳性。然而，抗球蛋白的出现与治疗活性和不良反应无关[112]。有证据表明阿来组单抗在 RA 患者中具有治疗活性，但其治疗作用仍需进一步研究。

9.6.3 在脱髓鞘病-Balo 氏同心圆硬化症中的应用

由于阿来组单抗在 MS 的治疗中显示了较好的疗效，因此研究人员尝试将阿来组单抗应用于脱髓鞘病-Balo 氏同心圆硬化症(Balo's concentric sclerosis，BCS)的治疗。BCS 是一种罕见的中枢神经系统脱髓鞘病，1 例 52 岁进行性 BCS 男性患者，对类固醇、血浆置换和环磷酰胺无效，标准的阿来组单抗治疗未能明显地延缓疾病进展。目前，通过对试验结果的分析已形成了初步的优化方案以开展进一步的研究[113]。

(王海荣 申文晋 范明源 蔡永明 张宗鹏)

参 考 文 献

[1] Hale G, Bright S, Chumbley G, et al. Removal of T cells from bone marrow for transplantation: a monoclonal antilymphocyte antibody that fixes human complement. Blood, 1983, 62(4): 873-882.

[2] Hale G, Clark M, Waldmann H. Therapeutic potential of rat monoclonal antibodies: isotype specificity of antibody-dependent cell-mediated cytotoxicity with human lymphocytes. J Immunol, 1985, 134(5): 3056-3061.

[3] Dyer MJ, Hale G, Hayhoe FG, et al. Effects of CAMPATH-1 antibodies in vivo in patients with lymphoid malignancies: influence of antibody isotype. Blood, 1989, 73(6): 1431-1439.

[4] Riechmann L, Clark M, Waldmann H, et al. Reshaping human antibodies for therapy. Nature, 1988, 332(6162): 323-327.

[5] Hale G, Dyer MJ, Clark MR, et al. Remission induction in non-Hodgkin lymphoma with reshaped human monoclonal antibody CAMPATH-1H. Lancet, 1988, 2(8625): 1394-1399.

[6] Tanasescu R, Ionete C, Chou IJ, et al. Advances in the treatment of relapsing-remitting multiple sclerosis. Biomed J, 2014, 37(2): 41-49.
[7] Fernandez O. Alemtuzumab in the treatment of multiple sclerosis. J Inflamm Res, 2014, 7: 19-27.
[8] Derwenskus J, Lublin FD. Future treatment approaches to multiple sclerosis. Handb Clin Neurol, 2014, 122: 563-577.
[9] Coles AJ, Compston A. Product licences for alemtuzumab and multiple sclerosis. Lancet, 2014, 383(9920): 867-868.
[10] Rai KR, Stephenson J. Campath-1H: emerging frontline therapy in chronic lymphocytic leukemia. Parthenon Publishing, Pearl River NY, 2001: 62.
[11] CAMPATH(Alemtuzumab) product information. 2004.
[12] Hale G. The CD52 antigen and development of the CAMPATH antibodies. Cytotherapy, 2001, 3(3): 137-143.
[13] Xia MQ, Hale G, Lifely MR, et al. Structure of the CAMPATH-1 antigen, a glycosyl-phosphatidylinositol-anchored glycoprotein which is an exceptionally good target for complement lysis. Biochem J, 1993, 293(Pt 3): 633-640.
[14] Kirchhoff C. CD52 is the 'major maturation-associated' sperm membrane antigen. Mol Hum Reprod, 1996, 2(1): 9-17.
[15] Gilleece MH, Dexter TM. Effect of Campath-1H antibody on human hematopoietic progenitors in vitro. Blood, 1993, 82(3): 807-812.
[16] Ginaldi L, de Martinis M, Matutes E, et al. Levels of expression of CD52 in normal and leukemic B and T cells: correlation with in vivo therapeutic responses to Campath-1H. Leuk Res, 1998, 22(2): 185-191.
[17] Albitar M, Do KA, Johnson MM, et al. Free circulating soluble CD52 as a tumor marker in chronic lymphocytic leukemia and its implication in therapy with anti-CD52 antibodies. Cancer, 2004, 101(5): 999-1008.
[18] Rowan W, Tite J, Topley P, et al. Crosslinking of the CAMPATH-1 antigen(CD52) mediates growth inhibition in human B-and T-lymphoma cell lines, and subsequent emergence of CD52-deficient cells. Immunology, 1998, 95(3): 427-436.
[19] Brett SJ, Baxter G, Cooper H, et al. Emergence of CD52-, glycosylphosphatidylinositol-anchor-deficient lymphocytes in rheumatoid arthritis patients following Campath-1H treatment. Int Immunol, 1996, 8(3): 325-334.
[20] Lundin J, Porwit-MacDonald A, Rossmann ED, et al. Cellular immune reconstitution after sub-cutaneous alemtuzumab(anti-CD52 monoclonal antibody, CAMPATH-1H) treatment as first-line therapy for B-cell chronic lymphocytic leukaemia. Leukemia, 2004, 18(3): 484-490.
[21] Hale G, Swirsky DM, Hayhoe FG, et al. Effects of monoclonal anti-lymphocyte antibodies in vivo in monkeys and humans. Mol Biol Med, 1983, 1(3): 321-334.
[22] Golay J, Manganini M, Rambaldi A, et al. Effect of alemtuzumab on neoplastic B cells. Haematologica, 2004, 89(12): 1476-1483.
[23] Greenwood J, Clark M, Waldmann H. Structural motifs involved in human IgG antibody effector functions. Eur J Immunol, 1993, 23(5): 1098-1104.
[24] Zhang Z, Zhang M, Goldman CK, et al. Effective therapy for a murine model of adult T-cell leukemia with the humanized anti-CD52 monoclonal antibody, Campath-1H. Cancer Res, 2003, 63(19): 6453-6457.
[25] Nuckel H, Frey UH, Roth A, et al. Alemtuzumab induces enhanced apoptosis in vitro in B-cells from patients with chronic lymphocytic leukemia by antibody-dependent cellular cytotoxicity. Eur J Pharmacol,

2005, 514(2-3): 217-224.

[26] Stanglmaier M, Reis S, Hallek M. Rituximab and alemtuzumab induce a nonclassic, caspase-independent apoptotic pathway in B-lymphoid cell lines and in chronic lymphocytic leukemia cells. Ann Hematol, 2004, 83(10): 634-645.

[27] Rebello PR, Hale G, Friend PJ, et al. Anti-globulin responses to rat and humanized CAMPATH-1 monoclonal antibody used to treat transplant rejection. Transplantation, 1999, 68(9): 1417-1420.

[28] Hale G, Rebello P, Brettman LR, et al. Blood concentrations of alemtuzumab and antiglobulin responses in patients with chronic lymphocytic leukemia following intravenous or subcutaneous routes of administration. Blood, 2004, 104(4): 948-955.

[29] Lundin J, Kimby E, Bjorkholm M, et al. Phase Ⅱ trial of subcutaneous anti-CD52 monoclonal antibody alemtuzumab(Campath-1H) as first-line treatment for patients with B-cell chronic lymphocytic leukemia(B-CLL). Blood, 2002, 100(3): 768-773.

[30] Rebello P, Cwynarski K, Varughese M, et al. Pharmacokinetics of CAMPATH-1H in BMT patients. Cytotherapy, 2001, 3(4): 261-267.

[31] Keating MJ, Flinn I, Jain V, et al. Therapeutic role of alemtuzumab(Campath-1H) in patients who have failed fludarabine: results of a large international study. Blood, 2002, 99(10): 3554-3561.

[32] Cheson BD, Bennett JM, Grever M, et al. National Cancer Institute-sponsored Working Group guidelines for chronic lymphocytic leukemia: revised guidelines for diagnosis and treatment. Blood, 1996, 87(12): 4990-4997.

[33] Keating MJ, O'Brien S, Kontoyiannis D, et al. Results of first salvage therapy for patients refractory to a fludarabine regimen in chronic lymphocytic leukemia. Leuk Lymphoma, 2002, 43(9): 1755-1762.

[34] Rai KR, Freter CE, Mercier RJ, et al. Alemtuzumab in previously treated chronic lymphocytic leukemia patients who also had received fludarabine. J Clin Oncol, 2002, 20(18): 3891-3897.

[35] Ferrajoli A, O'Brien SM, Cortes JE, et al. Phase Ⅱ study of alemtuzumab in chronic lymphoproliferative disorders. Cancer, 2003, 98(4): 773-778.

[36] Cheson BD, Horning SJ, Coiffier B, et al. Report of an international workshop to standardize response criteria for non-Hodgkin's lymphomas. NCI Sponsored International Working Group. J Clin Oncol, 1999, 17(4): 1244.

[37] Eketorp Sylvan S, Lundin J, Ipek M, et al. Alemtuzumab(anti-CD52 monoclonal antibody) as single-agent therapy in patients with relapsed/refractory chronic lymphocytic leukaemia(CLL)-a single region experience on consecutive patients. Ann Hematol, 2014, 93(10): 1725-1733.

[38] Lozanski G, Heerema NA, Flinn IW, et al. Alemtuzumab is an effective therapy for chronic lymphocytic leukemia with *p53* mutations and deletions. Blood, 2004, 103(9): 3278-3281.

[39] Rawstron AC, Kennedy B, Evans PA, et al. Quantitation of minimal disease levels in chronic lymphocytic leukemia using a sensitive flow cytometric assay improves the prediction of outcome and can be used to optimize therapy. Blood, 2001, 98(1): 29-35.

[40] Moreton P, Kennedy B, Lucas G, et al. Eradication of minimal residual disease in B-cell chronic lymphocytic leukemia after alemtuzumab therapy is associated with prolonged survival. J Clin Oncol, 2005, 23(13): 2971-2979.

[41] Osterborg A, Fassas AS, Anagnostopoulos A, et al. Humanized CD52 monoclonal antibody Campath-1H as first-line treatment in chronic lymphocytic leukaemia. Br J Haematol, 1996, 93(1): 151-153.

[42] Kennedy B, Rawstron A, Carter C, et al. Campath-1H and fludarabine in combination are highly active in refractory chronic lymphocytic leukemia. Blood, 2002, 99(6): 2245-2247.

[43] Elter T, Borchmann P, Schulz H, et al. Fludarabine in combination with alemtuzumab is effective and

feasible in patients with relapsed or refractory B-cell chronic lymphocytic leukemia: results of a phase Ⅱ trial. J Clin Oncol, 2005, 23(28): 7024-7031.

[44] Montillo M, Tedeschi A, Miqueleiz S, et al. Alemtuzumab as consolidation after a response to fludarabine is effective in purging residual disease in patients with chronic lymphocytic leukemia. J Clin Oncol, 2006, 24(15): 2337-2342.

[45] Wendtner CM, Ritgen M, Schweighofer CD, et al. Consolidation with alemtuzumab in patients with chronic lymphocytic leukemia(CLL) in first remission experience on safety and efficacy within a randomized multicenter phase Ⅲ trial of the German CLL Study Group(GCLLSG). Leukemia, 2004, 18(6): 1093-1101.

[46] Zent CS, Taylor RP, Lindorfer MA, et al. Chemoimmunotherapy for relapsed/refractory and progressive 17p13-deleted chronic lymphocytic leukemia(CLL) combining pentostatin, alemtuzumab, and low-dose rituximab is effective and tolerable and limits loss of CD20 expression by circulating CLL cells. Am J Hematol, 2014, 89(7): 757-765.

[47] Faderl S, Thomas DA, O'Brien S, et al. Experience with alemtuzumab plus rituximab in patients with relapsed and refractory lymphoid malignancies. Blood, 2003, 101(9): 3413-3415.

[48] Rituxan(Rituximab) product information. Genentech, South San Francisco, CA. 2005.

[49] Geisler CH, van T'veer MB, Jurlander J, et al. Frontline low-dose alemtuzumab with fludarabine and cyclophosphamide prolongs progression-free survival in high-risk chronic lymphocytic leukemia: a randomized trial. Blood, 2014, 123(21): 3255-3262.

[50] Tsourdi E, Gruber M, Rauner M, et al. Graves' disease after treatment with Alemtuzumab for multiple sclerosis. Hormones(Athens), 2014.

[51] Keating M, Coutre S, Rai K, et al. Management guidelines for use of alemtuzumab in B-cell chronic lymphocytic leukemia. Clin Lymphoma, 2004, 4(4): 220-227.

[52] Montillo M, Cafro AM, Tedeschi A, et al. Safety and efficacy of subcutaneous Campath-1H for treating residual disease in patients with chronic lymphocytic leukemia responding to fludarabine. Haematologica, 2002, 87(7): 695-700; discussion 700.

[53] O'Brien SM, Kantarjian HM, Thomas DA, et al. Alemtuzumab as treatment for residual disease after chemotherapy in patients with chronic lymphocytic leukemia. Cancer, 2003, 98(12): 2657-2663.

[54] Perkins JG, Flynn JM, Howard RS, et al. Frequency and type of serious infections in fludarabine-refractory B-cell chronic lymphocytic leukemia and small lymphocytic lymphoma: implications for clinical trials in this patient population. Cancer, 2002, 94(7): 2033-2039.

[55] Antohe I, Dascalescu A, Burcoveanu C, et al. Pact with the devil: alemtuzumab therapy, immune suppression and infectious complications in chronic lymphocytic leukemia. Rev Med Chir Soc Med Nat Iasi, 2014, 118(1): 92-95.

[56] Chakrabarti S, Mackinnon S, Chopra R, et al. High incidence of cytomegalovirus infection after nonmyeloablative stem cell transplantation: potential role of Campath-1H in delaying immune reconstitution. Blood, 2002, 99(12): 4357-4363.

[57] Gill H, Hwang YY, Chan TS, et al. Valgan-ciclovir suppressed Epstein Barr virus reactivation during immunosuppression with alemtuzumab. J Clin Virol, 2014, 59(4): 255-258.

[58] Halkes CJ, Zoutman WH, van der Fits L, et al. Mutation in PIGA results in CD52 negative escape variant in sezary syndrome patient during alemtuzumab treatment. J Invest Dermatol, 2014, [Epub ahead of print].

[59] Polansky M, Talpur R, Daulat S, et al. Long-term complete responses to combination therapies and allogeneic stem cell transplants in patients with sezary syndrome. Clin Lymphoma Myeloma Leuk, 2014,

Epub ahead of print].

[60] Lundin J, Hagberg H, Repp R, et al. Phase 2 study of alemtuzumab(anti-CD52 monoclonal antibody) in patients with advanced mycosis fungoides/Sezary syndrome. Blood, 2003, 101(11): 4267-4272.

[61] de Masson A, Guitera P, Brice P, et al. Long-term efficacy and safety of alemtuzumab in advanced primary cutaneous T-cell lymphomas. Br J Dermatol, 2014, 170(3): 720-724.

[62] Enblad G, Hagberg H, Erlanson M, et al. A pilot study of alemtuzumab(anti-CD52 monoclonal antibody) therapy for patients with relapsed or chemotherapy-refractory peripheral T-cell lymphomas. Blood, 2004, 103(8): 2920-2924.

[63] Kennedy GA, Seymour JF, Wolf M, et al. Treatment of patients with advanced mycosis fungoides and Sezary syndrome with alemtuzumab. Eur J Haematol, 2003, 71(4): 250-256.

[64] Zinzani PL, Alinari L, Tani M, et al. Preliminary observations of a phase Ⅱ study of reduced-dose alemtuzumab treatment in patients with pretreated T-cell lymphoma. Haematologica, 2005, 90(5): 702-703.

[65] Binder C, Ziepert M, Pfreundschuh M, et al. CHO(E)P-14 followed by alemtuzumab consolidation in untreated peripheral T cell lymphomas: final analysis of a prospective phase Ⅱ trial. Ann Hematol, 2013, 92(11): 1521-1528.

[66] Gautschi O, Blumenthal N, Streit M, et al. Successful treatment of chemotherapy-refractory Sezary syndrome with alemtuzumab(Campath-1H). Eur J Haematol, 2004, 72(1): 61-63.

[67] Zeitlinger MA, Schmidinger M, Zielinski CC, et al. Effective treatment of a peripheral T-cell lymphoma/lymphoepitheloid cell variant(Lennert's lymphoma) refractory to chemotherapy with the CD-52 antibody alemtuzumab. Leuk Lymphoma, 2005, 46(5): 771-774.

[68] Dearden CE, Matutes E, Cazin B, et al. High remission rate in T-cell prolymphocytic leukemia with CAMPATH-1H. Blood, 2001, 98(6): 1721-1726.

[69] Keating MJ, Cazin B, Coutre S, et al. Campath-1H treatment of T-cell prolymphocytic leukemia in patients for whom at least one prior chemotherapy regimen has failed. J Clin Oncol, 2002, 20(1): 205-213.

[70] Floisand Y, Brinch L, Gedde-Dahl T, et al. Treatment of T-cell prolymphocytic leukemia with monoclonal anti-CD52 antibody(alemtuzumab). Tidsskr Nor Laegeforen, 2004, 124(6): 768-770.

[71] Mitton B, Coutre S, Willert J, et al. A pediatric case of T-cell prolymphocytic leukemia. Pediatr Blood Cancer, 2014, [Epub ahead of print].

[72] Ravandi F, Faderl S. Complete response in a patient with adult T-cell leukemia(ATL) treated with combination of alemtuzumab and pentostatin. Leuk Res, 2006, 30(1): 103-105.

[73] Hale G, Zhang MJ, Bunjes D, et al. Improving the outcome of bone marrow transplantation by using CD52 monoclonal antibodies to prevent graft-versus-host disease and graft rejection. Blood, 1998, 92(12): 4581-4590.

[74] Lundin J, Osterborg A, Brittinger G, et al. CAMPATH-1H monoclonal antibody in therapy for previously treated low-grade non-Hodgkin's lymphomas: a phase Ⅱ multicenter study. European Study Group of CAMPATH-1H Treatment in Low-Grade Non-Hodgkin's Lymphoma. J Clin Oncol, 1998, 16(10): 3257-3263.

[75] Khorana A, Bunn P, McLaughlin P, et al. A phase Ⅱ multicenter study of CAMPATH-1H antibody in previously treated patients with nonbulky non-Hodgkin's lymphoma. Leuk Lymphoma, 2001, 41(1-2): 77-87.

[76] Uppenkamp M, Engert A, Diehl V, et al. Monoclonal antibody therapy with CAMPATH-1H in patients with relapsed high-and low-grade non-Hodgkin's lymphomas: a multicenter phase Ⅰ/Ⅱ study. Ann

Hematol, 2002, 81 (1): 26-32.

[77] Waldmann H, Polliak A, Hale G, et al. Elimination of graft-versus-host disease by in-vitro depletion of alloreactive lymphocytes with a monoclonal rat anti-human lymphocyte antibody (CAMPATH-1). Lancet, 1984, 2 (8401): 483-486.

[78] Naparstek E, Or R, Nagler A, et al. T-cell-depleted allogeneic bone marrow transplantation for acute leukaemia using Campath-1 antibodies and post-transplant administration of donor's peripheral blood lymphocytes for prevention of relapse. Br J Haematol, 1995, 89 (3): 506-515.

[79] Hale G, Waldmann H. Control of graft-versus-host disease and graft rejection by T cell depletion of donor and recipient with Campath-1 antibodies. Results of matched sibling transplants for malignant diseases. Bone Marrow Transplant, 1994, 13 (5): 597-611.

[80] Willemsen L, Jol-van der Zijde CM, Admiraal R, et al. Impact of serotherapy on immune reconstitution and survival outcomes after stem cell transplantations in children: Thymoglobulin versus Alemtuzumab. Biol Blood Marrow Transplant, 2014, [Epub ahead of print].

[81] Mahadeo KM, Weinberg KI, Abdel-Azim H, et al. A reduced toxicity regimen is associated with durable engraftment and clinical cure of non-malignant genetic diseases among children undergoing blood and marrow transplantation with an HLA-matched related donor. Biol Blood Marrow Transplant, 2015, 21 (3): 440-441.

[82] Kottaridis PD, Milligan DW, Chopra R, et al. In vivo CAMPATH-1H prevents graft-versus-host disease following nonmyeloablative stem cell transplantation. Blood, 2000, 96 (7): 2419-2425.

[83] Chakraverty R, Peggs K, Chopra R, et al. Limiting transplantation-related mortality following unrelated donor stem cell transplantation by using a nonmyeloablative conditioning regimen. Blood, 2002, 99 (3): 1071-1078.

[84] Perez-Simon JA, Kottaridis PD, Martino R, et al. Nonmyeloablative transplantation with or without alemtuzumab: comparison between 2 prospective studies in patients with lympho-proliferative disorders. Blood, 2002, 100 (9): 3121-3127.

[85] Bhatia M, Jin Z, Baker C, et al. Reduced toxicity, myeloablative conditioning with BU, fludarabine, alemtuzumab and SCT from sibling donors in children with sickle cell disease. Bone Marrow Transplant, 2014, 49 (7): 913-920.

[86] Ciancio G, Burke GW, Gaynor JJ, et al. The use of Campath-1H as induction therapy in renal transplantation: preliminary results. Transplantation, 2004, 78 (3): 426-433.

[87] Knechtle SJ, Fernandez LA, Pirsch JD, et al. Campath-1H in renal transplantation: The University of Wisconsin experience. Surgery, 2004, 136 (4): 754-760.

[88] Watson CJ, Bradley JA, Friend PJ, et al. Alemtuzumab (CAMPATH 1H) induction therapy in cadaveric kidney transplantation efficacy and safety at five years. Am J Transplant, 2005, 5 (6): 1347-1353.

[89] Sundberg AK, Roskopf JA, Hartmann EL, et al. Pilot study of rapid steroid elimination with alemtuzumab induction therapy in kidney and pancreas transplantation. Transplant Proc, 2005, 37 (2): 1246-1249.

[90] Gruessner RW, Kandaswamy R, Humar A, et al. Calcineurin inhibitor-and steroid-free immuno-suppression in pancreas-kidney and solitary pancreas transplantation. Transplantation, 2005, 79 (9): 1184-1189.

[91] Kaabak MM, Babenko NN, Samsonov DV, et al. Alemtuzumab induction in pediatric kidney transplantation. Pediatr Transplant, 2013, 17 (2): 168-178.

[92] Rommer PS, Dudesek A, Stuve O, et al. Monoclonal antibodies in treatment of multiple sclerosis. Clin Exp Immunol, 2014, 175 (3): 373-384.

[93] Cohen JA, Coles AJ, Arnold DL, et al. Alemtuzumab versus interferon beta 1a as first-line treatment for patients with relapsing-remitting multiple sclerosis: a randomised controlled phase 3 trial. Lancet, 2012, 380(9856): 1819-1828.

[94] Coles AJ, Twyman CL, Arnold DL, et al. Alemtuzumab for patients with relapsing multiple sclerosis after disease-modifying therapy: a randomised controlled phase 3 trial. Lancet, 2012, 380(9856): 1829-1839.

[95] Bruce AC, Cree M, PhD MCR. 2014 Multiple sclerosis therapeutic update. The Neurohospitalist, 2014, 4(2): 63-65.

[96] Editorial. Alemtuzumab and the value of neurological research. Lancet Neurol, 2014, 13(3): 233.

[97] Freedman MS, Kaplan JM, Markovic-Plese S. Insights into the Mechanisms of the Therapeutic Efficacy of Alemtuzumab in Multiple Sclerosis. J Clin Cell Immunol, 2013, 4(4) pii: 1000152.

[98] Jones JL, Coles AJ. Mode of action and clinical studies with alemtuzumab. Exp Neurol, 2014, 262(Pt A): 37-43.

[99] Hartung HP, Aktas O, Boyko AN. Alemtuzumab: A new therapy for active relapsing-remitting multiple sclerosis. Mult Scler, 2014, [Epub ahead of print].

[100] Mullard A. FDA's rejection of alemtuzumab divides neurologists. Lancet, 2014, 383(9920): 859.

[101] Tuohy O, Costelloe L, Hill-Cawthorne G, et al. Alemtuzumab treatment of multiple sclerosis: long-term safety and efficacy. J Neurol Neurosurg Psychiatry 2014, [Epub ahead of print].

[102] Edan G, Le Page E. Induction therapy for patients with multiple sclerosis: why? When? How? CNS Drugs, 2013, 27(6): 403-409.

[103] Keene DL, Legare C, Taylor E, et al. Monoclonal antibodies and progressive multifocal leukoencephalopathy. Can J Neurol Sci, 2011, 38(4): 565-571.

[104] Sorensen PS. New management algorithms in multiple sclerosis. Curr Opin Neurol, 2014, 27(3): 246-259.

[105] Garnock-Jones KP. Alemtuzumab: a review of its use in patients with relapsing multiple sclerosis. Drugs, 2014, 74(4): 489-504.

[106] Caon C, Meyer C, Mayer L, et al. Efficacy and safety of alemtuzumab in multiple sclerosis and impact on nursing role. Int J MS Care, 2013, 15(4): 159-168.

[107] Hersh CM, Cohen JA. Alemtuzumab for the treatment of relapsing-remitting multiple sclerosis. Immunotherapy, 2014, 6(3): 249-259.

[108] Azzopardi L, Thompson SA, Harding KE, et al. Predicting autoimmunity after alemtuzumab treatment of multiple sclerosis. J Neurol Neurosurg Psychiatry, 2014, 85(7): 795-798.

[109] Kumar S, Kimlinger TK, Lust JA, et al. Expression of CD52 on plasma cells in plasma cell proliferative disorders. Blood, 2003, 102(3): 1075-1077.

[110] Laporte JP, Isnard F, Garderet L, et al. Remission of adult acute lymphocytic leukaemia with alemtuzumab. Leukemia, 2004, 18(9): 1557-1558.

[111] Piccaluga PP, Martinelli G, Malagola M, et al. Alemtuzumab in the treatment of relapsed acute lymphoid leukaemia. Leukemia, 2005, 19(1): 135.

[112] Isaacs JD, Manna VK, Rapson N, et al. CAMPATH-1H in rheumatoid arthritis--an intravenous dose-ranging study. Br JRheumatol, 1996, 35(3): 231-240.

[113] Brown J, Coles A, Jones J. First use of alemtuzumab in Balo's concentric sclerosis: a case report. Mult Scler, 2013, 19(12): 1673-1675.

第 10 章　贝伐单抗(Bevacizumab，Avastin)

10.1　发展概述

血管生成是指原有血管中形成新生血管的过程，它是正常组织和肿瘤发生、发展的关键。从生理学角度讲，血管生成在胚胎和婴儿的生长与发育过程中起着关键的作用，但对于健康成年人其作用限于伤口愈合和月经周期[1]。实体瘤的恶变过程依赖于病理性血管生成：体积小于 $2mm^3$ 的肿瘤可借助扩散作用获得养分，但肿瘤组织必须建立一种血管供应才能继续生长。肿瘤细胞不仅要依靠血管生成来保证其能稳定地获取营养成分和生长因子，还需要使用新生的血管进行转移播散。

血管生成是一个复杂的过程，受到各种刺激或抑制新血管形成的因素密切控制[2]。肿瘤组织必须激发其自身血供的形成才能得以生长，这一点是通过破坏促血管生成因子与抗血管生成因子之间的精细平衡来实现的[3]。肿瘤突变会破坏促血管生成因子之间的平衡，促进损伤内部及周围的新生血管发育——这被称为“血管生成开关”[3]。由于原本受到严格控制的促血管生成因子与抗血管生成因子的表达出现异常，肿瘤组织血管生成，形成的肿瘤脉管系统结构和功能异常。与正常组织的脉管系统相比，肿瘤的血管发育不成熟，分支异常，形状不规则，容易出血。而且，因为缺少正常脉管系统所有的致密内皮层，肿瘤血管是有漏隙的，造成肿瘤组织间质液压升高，使得氧和大分子(如化学毒性试剂)容易渗入损伤部位。

在各种促血管生成因子中，血管内皮生长因子(vascular endothelial growth factor，VEGF)是正常组织和肿瘤组织血管生成的关键介导子[2]。VEGF 是血管内皮细胞表达的相对分子质量约 45kDa 的同源二聚体糖蛋白，哺乳动物的 VEGF 家族共有 7 个成员，分别为 VEGF-A(常称为 VEGF)、VEGF-B、VEGF-C、VEGF-D、VEGF-E、VEGF-F 和胎盘生长因子(placenta growth factor，PLGF)，每个成员均包含许多不同的亚型，每种亚型具有不同的理化特性和生物活性，通过与相应 VEGFR 的激酶区结合发挥不同的生物学功能，包括刺激血管内皮细胞生长和迁移、增加血管通透性等，在胚胎发育、血管新生、肿瘤发生和心血管疾病等过程中均有重要作用[4]。它们通过与酪氨酸激酶受体(tyrosine kinases receptor)VEGFR-l(flt-1)、VEGFR-2(flk-1/KDR)和 VEGFR-3(flt-4)结合(图 10-1)而发挥不同的生物学功能[5]。

研究表明，虽然 VEGFR-2 与 VEGF 的亲和力(K_d＝75～250pmol/L)仅为 VEGFR-1 的 1/10，但 VEGFR-2 与 VEGF 结合后所产生的酪氨酸激酶活性更强，故 VEGFR-2 介导的信号通路在 VEGF 相关的信号转导途径及血管内皮生成过程中均起主导作用[7]。VEGF 与 VEGFR-2 结合而激活 VEGF 通路可激发一系列信号事件[8]，从而促进血管内皮细胞生长、迁移和存活，以及动员内皮祖细胞从骨髓进入循环[1]，见图 10-2。

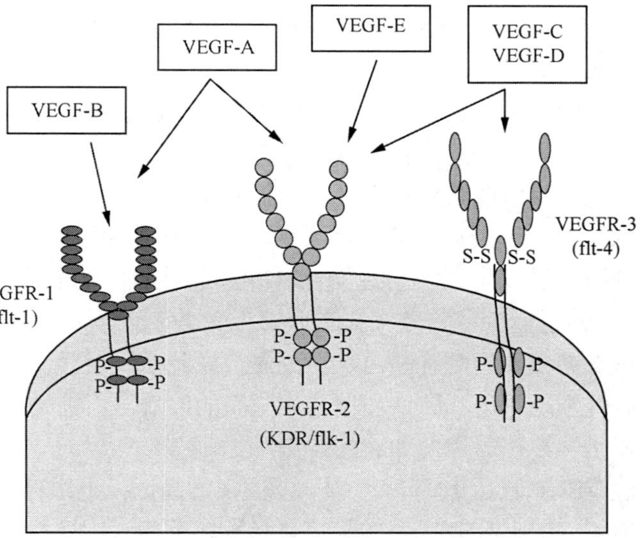

图 10-1　VEGF 与酪氨酸激酶受体结合[6]

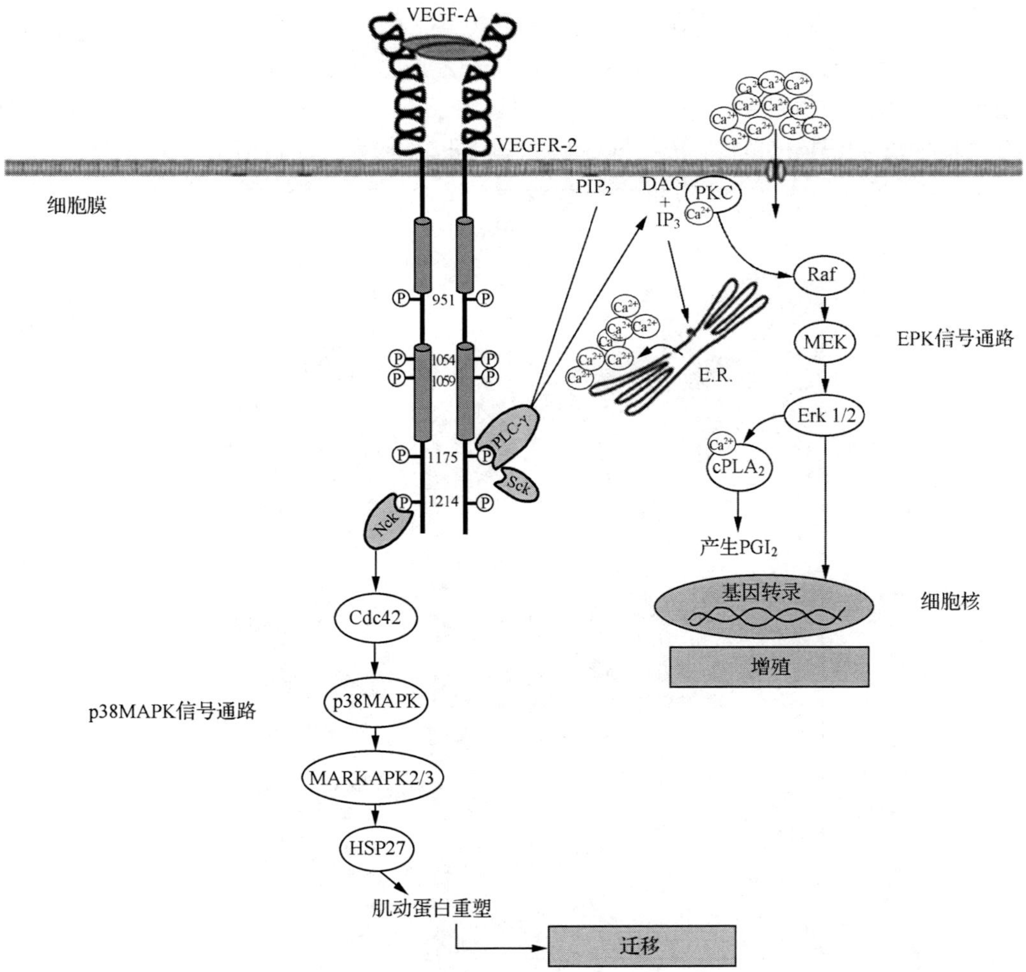

图 10-2　VEGFR-2 介导的胞内信号通路示意图[9]

正常情况下，VEGF 和其他促血管生成因子及抗血管生成因子之间的生成平衡可确保生理必需情况下血管的形成。然而，在肿瘤组织中 VEGF 不加制约地释放可驱动与肿瘤血管生成密切相关的许多过程，包括促进血管内皮细胞从血管中生长和迁移，使得由此生成的形态学和功能都异常的血管在肿瘤内存活。VEGF 的表达也显示出与微血管密度及某些类型肿瘤的转移播散的相关性[3]。诱导 VEGF 表达是许多类型肿瘤的特征，研究已证实 VEGF 水平升高是癌症患者预后不良的一个预测指标[10]。

因为 VEGF 最初显示出诱导血管通透性的作用，故也被称为血管通透性因子；在肿瘤组织中，VEGF 可促进脉管系统管壁小孔的形成并增加血管对循环中大分子的通透性[1]。这就使得血浆蛋白能够从肿瘤血管漏出，形成血管外基质，增强了随后内皮细胞生长所需的环境。肿瘤脉管系统通透性的增加也造成更高的间质压，逆转了组织内正常的压力梯度，损害了氧和化学治疗药物向肿瘤的传递[11]。

很多因子可使 VEGF 表达上调[3, 12]。缺氧是主要的刺激，通过低氧诱导因子(hypoxia induced factor，HIF)，特别是 HIF-1α 转导信号触发血管生长。当肿瘤生长到血液供应不足以提供其生长需要时就处于缺氧状态，引起 HIF-1α 水平升高。HIF-1α 诱导 VEGF 表达，进一步促进血管生成(图 10-3)。通过这种方式，肿瘤组织产生的 VEGF 产生正反馈环以维持脉管系统进一步发育及随后的肿瘤生长。其他上调 VEGF 生成的刺激包括通常由肿瘤组织表达的主要生长因子，如表皮生长因子(EGF)、角质形成细胞生长因子-1、胰岛素样生长因子-1(IGF-1)、成纤维细胞生长因子(FGF)和血小板衍生生长因子(PDGF)

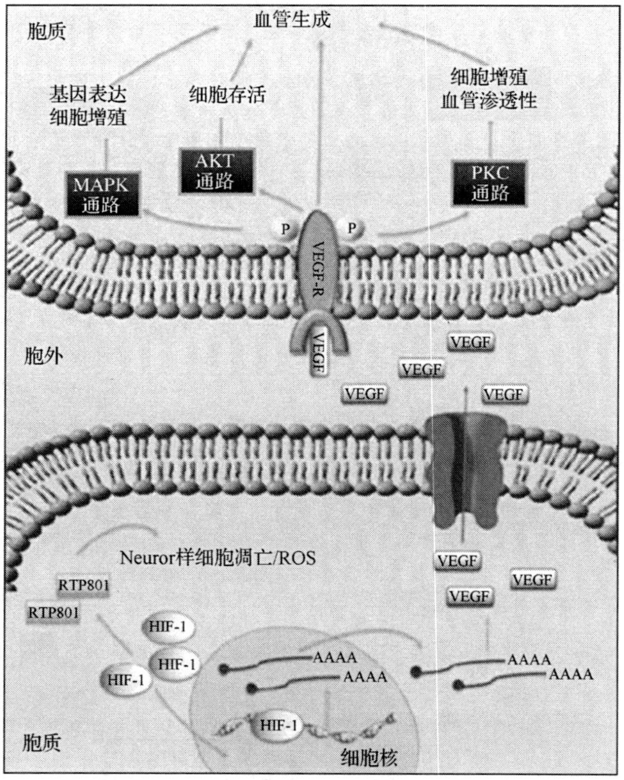

图 10-3　血管内皮生长因子(VEGF)在血管形成中的关键作用

等[13]；激素，如促甲状腺激素刺激激素(TSH)、血管紧张素Ⅱ和促肾上腺皮质激素，也能诱导 VEGF 表达；还有炎性细胞因子白介素 IL-1α、IL-6 和前列腺素 E2。此外，肿瘤抑制基因，包括 *p53* 和致癌基因(如 *ras*)的突变均可使 VEGF 表达上调。

VEGF 在肿瘤血管生成中的核心作用使之成为抗癌治疗中一个引人注意的靶点。抑制 VEGF 具有引起不成熟肿瘤血管退化的潜能，从而抑制新生肿瘤脉管系统的发育，逆转已有肿瘤脉管系统结构和功能的异常。

重要的是，抑制 VEGF 可能阻断血管生成而不会危害健康的脉管系统。由于在健康成年人中血管生成的生理作用是不明显的，因此抑制 VEGF 对正常生理过程产生的不利作用很可能是最小的，由此不良反应相对很少。

VEGF 之所以成为一个吸引人的治疗靶点还有两个其他原因。第一，VEGF 在血液中循环并直接作用于血管内皮细胞，VEGF 靶向药物不需要渗入肿瘤组织以抑制肿瘤血管生成。第二，VEGF 作用于内皮细胞，内皮细胞是相对稳定的，与遗传学上不稳定的肿瘤细胞相比，前者不太可能突变为治疗抗性的基因型。因此，对于长期治疗，内皮细胞是比肿瘤细胞更好的靶点[14]。

目前有两种不同的靶向 VEGF 的方法：一种方法是靶向 VEGF 分子本身；另一种靶向方法则针对细胞表面的 VEGF 受体[15, 16]。受体靶向方法的特点之一是 VEGF 受体除了可以与 VEGF 结合外还可以与 VEGF 亚家族的其他成员结合，这些成分的抑制除了影响血管生成以外，还能影响生理系统。而靶向 VEGF 分子本身可选择性作用于最熟悉的血管生成因子，也可能是更为安全的选择，对正常生理功能的不良反应最小。

人源性单克隆抗体贝伐单抗(Avastin)通过与 VEGF 结合从而阻止 VEGF 与受体的结合，是目前唯一获批准的以 VEGF 为靶点的抗肿瘤单克隆抗体。目前，尽管对仅靶向 VEGF 受体的治疗效果，以及是否需要抑制涉及其他肿瘤生长和存活机制的受体从而产生抗癌活性等方面存在一些质疑，但是，具有抗血管生成活性的药物应用仍然正日益广泛。如下所述，用人源性抗 VEGF 单克隆抗体抑制 VEGF 配体，与化学治疗联合用于结直肠癌(colorectal cancer，CRC)、非小细胞肺癌(nonsquamous nonsmall-cell lung cancer，NSCLC)、乳腺癌(breast cancer，BC)、肾细胞癌(renal cell carcinoma, RCC)、恶性脑胶质瘤等肿瘤的治疗已被证实具有临床效果。

10.2　临床前生物学评价研究

10.2.1　贝伐单抗的构建

贝伐单抗是从鼠抗体 A4.6.1 开发得到的一种靶向人 VEGF 的人源化、人-鼠嵌合单克隆抗体。A4.6.1 识别人 VEGF 分子内特异性氨基酸序列并以高度亲和力结合于此特异性位点[解离常数(K_d)＝8×10^{-10}M]。A4.6.1 与 VEGF 的结合阻止了 VEGF 与其受体结合并激活受体[1]。

作为一种鼠蛋白，A4.6.1 很可能激发人类产生免疫应答，因而不适合患者应用。为解决这一问题，A4.6.1 抗体被人源化形成了贝伐单抗，与人和鼠的同源性分别为 93%和

7%。通过对人 DNA 框架位点定向遗传突变设计而成，在这个过程中，决定 A4.6.1 结合特异性的 6 个区域被转移到了人 DNA 框架[17]。为了保证相当的结合亲和力，框架内的 7 个氨基酸残基变为了相应的鼠源氨基酸残基。

10.2.2　作用方式

贝伐单抗通过与游离的 VEGF 结合而阻断了所有 VEGF 亚型与其受体的结合，因而将 VEGF 从循环中除去[17]。通过靶向循环中的 VEGF 而不是某一种特异性受体，贝伐单抗可抑制所有 VEGF 结合受体的效应。

抗 VEGF 治疗抑制了新生肿瘤血管系统的发育，而后者是肿瘤进一步生长和转移所必需的。对人肿瘤细胞系的研究表明，抑制 VEGF 可抑制血管内皮细胞的增殖和迁移，用药 24h 内可抑制新血管萌芽[18]。在小鼠模型中发现，抗 VEGF 治疗阻断新血管形成并使已有血管在 9 天内断裂[19]。临床前研究已证实靶向 VEGF 抑制肿瘤血管生成，阻断肿瘤生长[20]，减少裸鼠肝脏转移灶的数量和大小[21]。撤去抗 VEGF 治疗后造成毛细血管快速重生及肿瘤恢复生长[18]，提示获得最大抗肿瘤效果需要持续抑制 VEGF。

抗 VEGF 治疗除了抑制新生肿瘤血管的形成，也能引起已有肿瘤的血管系统退化。在肿瘤发展的早期阶段，新血管的形成仍然有赖于持续提供 VEGF[3]。VEGF 是血管肿瘤细胞的一种存活因子，防止其凋亡并促进肿瘤生长[22]。如果没有稳定提供的 VEGF，血管内皮细胞发生凋亡，任何新形成的肿瘤微血管系统均会瓦解。研究表明，在人体内单次给予抗 VEGF 治疗可减小肿瘤微血管系统的密度[23]。

VEGF 抑制还可以导致肿瘤血管系统重塑：去除不成熟的血管，仅保留成熟的、具有正常功能的血管[24, 25]。通过这一过程，形成了更为有序的肿瘤血管系统，血液供应更有效，肿瘤内部间质液压降低[24]，因此化学毒性药物和氧能更有效地渗透到肿瘤组织。由此，抗 VEGF 治疗可以提高化学治疗和放射治疗的效能。

贝伐单抗的作用可分为 3 个阶段：在初期，当药物作用于肿瘤时，可导致肿瘤血管的退化，使肿瘤体积缩小；继而可使存活的形态紊乱、管壁通透性高的肿瘤血管趋向正常化，将化疗药物更有效地传递进肿瘤组织内，增强肿瘤细胞对细胞毒化疗药物的灵敏度；后期，贝伐单抗可进一步抑制与肿瘤相关的血管新生和再生[26]。

10.2.3　贝伐单抗非临床活性

在非临床肿瘤生长模型中已证实，贝伐单抗和 A4.6.1 具有几乎相等的活性；在体外试验中，贝伐单抗抑制 VEGF 诱导的内皮细胞增殖，半数有效剂量（ED_{50}）为（50±5）ng/ml，A4.6.1 的 ED_{50} 为（48±8）ng/ml[17]。在小鼠中，两抗体阻断血管生成和抑制人肿瘤异种移植物生长的程度相近[17]。因此，在人体细胞和组织中，这两种抗体在药理学上是等效的。

非临床动物模型也已证实贝伐单抗和 A4.6.1 与化疗药物联合应用具有协同作用。贝伐单抗也显示出与紫杉醇（紫杉酚、红杉醇）和人内皮生长因子受体 2（human epidermal growth factor receptor，HER2）抑制剂曲妥单抗（赫赛汀）的协同效应。其他几项研究已证实了贝伐单抗与标准化疗方案联合的潜能。在体外研究中，VEGF 对多西他奇(泰索帝，紫杉特尔)处理的内皮细胞具有保护作用，贝伐单抗可对抗这种保护[27]。总的来讲，非临床毒性数据表明单次或多次给予贝伐单抗耐受性良好[28]。这些非临床数据有力地推动了后续研究，促进了临床试验的广泛开展。

10.3　贝伐单抗治疗重要类型肿瘤的临床研究与应用

两项Ⅰ期临床试验评价了贝伐单抗单独应用[29]或与化疗药物联合用药[30]的安全性。在单独用药的临床试验中，25 例不同类型实体瘤患者在治疗第 0、28、35 和 42 天接受 0.1mg/kg、0.3mg/kg、1mg/kg、3mg/kg 或 10mg/kg 贝伐单抗[29]，未出现 3 级或 4 级不良反应，但少数患者出现 1 级或 2 级的虚弱、头痛、发热、皮疹和恶心等。在与化疗药物合用的临床试验中，12 例实体瘤患者使用卡铂(伯尔定)/多柔比星(阿霉素)或 5-氟尿嘧啶(5-FU)/亚叶酸钙(LV)治疗的同时，每周接受 3mg/kg 贝伐单抗，连续 8 周[30]。贝伐单抗没有增加化疗方案预期不良反应的发生频率或严重程度。此外，未观察到明显的贝伐单抗相关的毒性反应。在 12 例受试者中，3 例治疗有效并继续接受贝伐单抗治疗直至 40 周，这些患者未见毒性增加，提示贝伐单抗长期应用的耐受性良好[30]。

贝伐单抗在这些临床试验中显示了有前景的治疗活性和可耐受的毒性作用，这为贝伐单抗与标准化疗方案联合用于结直肠癌、乳腺癌、非小细胞肺癌、肾细胞癌、胰腺癌、卵巢癌等适应证的Ⅱ期和Ⅲ期临床试验提供了依据。由于癌症早期肿瘤的进一步生长和发育最依赖于 VEGF，抗 VEGF 治疗最有可能在癌症早期发挥作用。目前，已开展多项以贝伐单抗为佐剂及与标准方案联合作为转移癌的一线治疗的临床研究与评价。

10.3.1　结直肠癌(CRC)

5-FU 单用或与 LV 联用被确定为转移性 CRC 一线治疗的标准维持方案。根据两项随机临床试验的结果，依立替康(盐酸伊立替康和山梨醇注射剂)与快速注射 5-FU/LV 联合用药(IFL)成为新的标准方案，用于首次接受化疗的转移性 CRC 患者。这些试验证实，与单独快速注射[31]或推注[32]5-FU 相比，依立替康与 5-FU/LV 联合用药可提高治疗有效率和患者的存活率。另一项随机临床试验[33]确定了奥沙利铂作为转移性 CRC 一线治疗的另一种药物，试验证实与单独应用 5-FU/LV 相比，奥沙利铂联合输注 5-FU/LV (FOLFOX4)可提高治疗有效率和患者无进展存活率。随后的研究提示，与 IFL 比较，FOLFOX4 可改善转移性 CRC 患者的生存中值[34]。

虽然这些药物可改善 CRC 患者的临床结果，但该病预后差，意味着仍需新的治疗方法。贝伐单抗，作为新的靶向治疗药物，可改善患者存活而无明显的附加毒性。2004 年 2 月，美国食品药品监督管理局(FDA)批准了以贝伐单抗与 5-FU 为基础的化疗方案联用作为转移性 CRC 的一线治疗。贝伐单抗的推荐剂量是 5mg/kg，每 14 天一次，静脉输注，直至检测到疾病进展。2005 年 1 月，欧洲批准了贝伐单抗(5mg/kg，每 14 天一次，直至检测到疾病进展)联合 5-FU/LV(有/无依立替康)作为一线治疗方案。

10.3.1.1　贝伐单抗对 CRC 的效能

一项随机对照开放的Ⅱ期临床试验（AVF0780）在 104 例未经治疗的转移性 CRC 患者中对贝伐单抗联合 5-FU/LV 与单独使用化疗方案（对照组）进行了初步的比较[35]，结果显示，贝伐单抗有延长中位总生存期的趋势（对照组、10mg/kg 贝伐单抗组和 5mg/kg 贝伐单抗组分别为 13.8 个月、16.1 个月和 21.5 个月），但这种增长无统计学意义。这可能与样本量小及 5-FU/LV 组患者在疾病进展期交叉使用贝伐单抗有关。基于这些数据，研究者选择每 2 周使用 5mg/kg 贝伐单抗的方案进行随后的试验（AVF2192），评价了贝伐单抗联用 5-FU/LV 在未经治疗的、以一线依立替康治疗效果不佳的转移性 CRC 患者的治疗效能[36]：与联用安慰剂组相比，贝伐单抗使主要终点指标——中位总生存期延长 29%（16.6 个月 vs 12.9 个月，$P=0.16$），中位无进展生存期也得以延长（9.2 个月 vs 5.5 个月，$P=0.0002$），肿瘤缓解率由 15.2%增加到 26%（$P=0.055$）。值得注意的是，此项试验首次证明了贝伐单抗与化疗联用可提高 CRC 患者的生存率（8.5 个月 vs 14 个月）。虽然两组的生存率都相当长，使得试验对总体生存终点的说服力不够充分，但是，5-FU/LV 加用贝伐单抗的治疗方案仍具有积极的临床价值。

一项随机双盲对照的Ⅲ期临床试验（AVF2107）在转移性 CRC 患者中评价了贝伐单抗与包含依立替康的一线化疗方案联用与单用此方案相比，是否可改善总体存活率[37]。该研究设计比较了贝伐单抗（5mg/kg，每 2 周一次）联合依立替康（125mg/m^2 静脉输注）、5-FU（500mg/m^2 静脉快速注射）和 LV（20mg/m^2 静脉快速注射）（IFL）的方案与 IFL 单独治疗的效能。923 例患者随机分为 3 组：IFL/安慰剂（$n=411$）、IFL/贝伐单抗（$n=402$）或 5-FU（500mg/m^2 静脉快速注射）/LV（500mg/m^2 静脉输注）/贝伐单抗（$n=110$）。IFL 以 6 周为一疗程，前 4 周每周给药一次，5-FU/LV 以 8 周为一疗程，前 6 周每周给药一次。5-FU/LV/贝伐单抗组作为对照组以确保 IFL/贝伐单抗组的安全性是可接受的，IFL/贝伐单抗组和 5-FU/LV/贝伐单抗组的安全性相当。在 IFL 方案基础上加入贝伐单抗可使总体生存率提高 30%；IFL 加安慰剂组生存中值为 15.6 个月，而 IFL 加贝伐单抗组可延长到 20.3 个月（$P<0.001$）（图 10-4）。而且，贝伐单抗使无进展生存期（progress-free survival，PFS）从 6.2 个月延长到 10.6 个月（$P<0.001$），提高了 71%。IFL/贝伐单抗组总体有效率为 44.8%，IFL/安慰剂组为 34.8%（$P=0.004$）[37]。

Hurwitz 等[37]也报道了该试验中以奥沙利铂作为二线治疗的 25%的患者，IFL＋贝伐单抗组和 IFL+安慰剂组总体生存率分别为 25.1 个月和 22.2 个月。这一发现支持了其他研究[38]的结论：接受几种活性抗癌药物治疗的患者比只用一种或两种药物治疗者生存时间更长。这些数据证实贝伐单抗治疗 CRC 的有效性不仅仅体现在与 IFL 的联用，还提示 5-FU/LV/贝伐单抗方案是 CRC 患者有效的替代治疗方案。

在这 3 个临床试验[35~37]中，5-FU/LV/贝伐单抗组的受试者数量均相对偏小。这或许可以解释为什么这些试验中贝伐单抗＋5-FU/LV 联用组患者总体生存率的增长尽管具有临床意义，却没有显示出统计学差异。将这 3 项临床试验的原始数据组成混合数据的联合分析[39]揭示：5-FU/LV 方案中加入贝伐单抗（5mg/kg，每两周一次）可显著增加总生存率；5-FU/LV/贝伐单抗组与联合对照组的中位总生存期分别为 17.9 个月和 14.6 个月

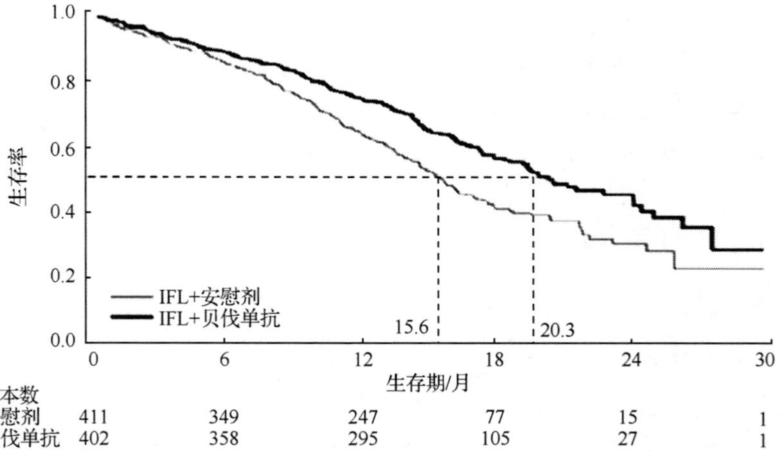

图 10-4　依立替康＋5-氟尿嘧啶(5-FU)/亚叶酸钙(LV)(IFL)有/无贝伐单抗治疗转移性结直肠癌(CRC)患者的总体生存率(FDA-Avastin prescribing information)

生存中值(月)：IFL＋安慰剂 15.6(95%CI 为 14.3～17.0) vs IFL＋贝伐单抗 20.3(95%CI 为 18.5～24.2)，风险比＝0.66(95%CI 为 0.54～0.81)，P<0.001

(P＝0.008)，PFS 也从 5.6 个月延长至 8.8 个月(P＝0.0001)，有效率也呈现同样趋势(从 24.5%提高至 34.1%，P＝0.019)。在联合分析中，贝伐单抗所表现出的提高总有效率和延长 PFS 的效果不逊于 5-FU/LV 加依立替康或奥沙利铂的效果[31, 33]。

美国东部肿瘤协作组织(Eastern Cooperative Oncology Group，ECOG)3200 临床试验对贝伐单抗＋FOLFOX4 作为转移性 CRC 二线治疗方案进行了评价[40]。在这项临床试验中，829 例此前曾接受以依立替康为基础治疗方案的 CRC 患者，分别接受贝伐单抗(10mg/kg，每两周一次)、FOLFOX4 或 FOLFOX4＋贝伐单抗治疗。FOLFOX4 加入贝伐单抗可明显改善中位总生存期，由单用 FOLFOX4 的 10.8 个月延长至 12.9 个月(HR＝0.75，P＝0.0011)。PFS 也由 4.7 个月延长至 7.3 个月(P<0.0001)，有效率也呈同样趋势(从 8.6%提高到 22.7%，P<0.0001)。在此项研究中，贝伐单抗与奥沙利铂联用的安全性与其他试验中观察到的贝伐单抗治疗 CRC 的结果相近。

一项随机研究 TREE-2 在 223 例 CRC 患者中比较了贝伐单抗与 3 种以奥沙利铂为基础化疗药物的临床联用疗效[41]。患者分别接受推注 5-FU/LV 联合奥沙利铂(bFOL)＋贝伐单抗(每 2 周 5mg/kg)，XELOX＋贝伐单抗(每 3 周 7.5mg/kg)或改良的 FOLFOX6 方案＋贝伐单抗(每 2 周 5mg/kg)。结果表明，这些化疗方案与贝伐单抗合用较单独应用相比，CRC 患者的生存率提高：改良 FOLFOX6 方案比贝伐单抗合用组提高 52%，XELOX 合用组提高 46%，bFOL 合用组提高 39%。贝伐单抗的加入还延长了总生存期(overall survival，OS)(分别为 26.1 个月、24.6 个月和 20.4 个月)。美国临床肿瘤学会 2009 年会公布的澳大利亚胃肠试验组随机Ⅲ期研究结果再次证实贝伐单抗与化疗联合一线治疗转移性 CRC，可提高有效率，延长中位肿瘤进展时间和中位生存期[42]。

抑制 VEGF 将阻止恶性肿瘤生长的关键因素——血管生成的触发，据此，贝伐单抗也可能作为佐剂产生临床价值。研究表明，无论在一线治疗还是二线以上治疗转移性 CRC，贝伐单抗与化疗联合应用可提高有效率，延长中位肿瘤进展时间和中位生存期[37, 40]。

随着分子靶向治疗在实体瘤治疗领域中地位不断提高，贝伐单抗在结直肠癌的临床治疗中得到了较为广泛的应用[43, 44]。我国学者对化学药物治疗及其联合贝伐单抗靶向治疗对中国人群晚期结直肠癌疗效与安全性的 *Meta* 分析结果显示，在中国晚期结直肠癌患者中，化疗联合靶向治疗的疗效明显优于单纯化疗（OR＝0.48，95%CI 为 0.37～0.63，$P<0.001$），但恶心、呕吐、腹泻、肝损害、骨髓抑制、神经系统等不良反应发生率二者无明显差别（$P>0.05$）[45]。

10.3.1.2　贝伐单抗治疗 CRC 的安全性和不良反应的处理

贝伐单抗在转移性 CRC 患者中的耐受性良好（表 10-1）。在 CRC 临床试验中观察到的与贝伐单抗治疗有关的最常见不良反应包括高血压、蛋白尿、动脉血栓形成、伤口愈合并发症和出血。虽然接受贝伐单抗治疗的患者中这些不良反应的发生率较对照组高，但多数是可以耐受的。

表 10-1　贝伐单抗联合化疗药物用于转移性 CRC 的临床试验中观察到的不良事件的发生率

（单位：%）

不良事件	Kabbinavar 等[36]AVF2192		Hurwitz 等[37]AVF2107		Hurwitz 等[46]AVF2107 第三组	
	5-FU/LV＋安慰剂（n＝104）	5-FU/LV＋贝伐单抗 5mg/kg（n＝100）	IFL＋安慰剂（n＝397）	IFL＋贝伐单抗 5mg/kg（n＝393）	IFL＋安慰剂（n＝98）	5-FU/LV＋贝伐单抗 5mg/kg（n＝109）
高血压						
全部	5	32	8.3	22.4	14.3	33.9
3 级	3	16	2.3	11.0	3.1	18.3
蛋白尿						
全部	19	38	21.7	26.5	25.1	34.9
3 级	0	1	0.8	0.8	0	1.8
全部血栓形成事件	18	18	16.2	19.4	19.4	13.8
出血事件						
3、4 级	3	5	2.5	3.1	1.0	6.4
腹泻 3、4 级	40	39	24.7	32.4	25.5	37.6
白细胞减少						
3、4 级	7	5	31.1	37.0	37.7	5.5
胃肠穿孔	0	2	0.0	1.5	0	0

VEGF 可诱导内皮细胞一氧化氮合酶的生成，进而诱导一氧化氮的释放，而一氧化氮为机体重要的舒血管物质[47]。一旦 VEGF 相关的信号通路受阻，则血管舒张剂的产生明显减少，进而导致血管阻力显著增高而致血压升高。同时，VEGF 与 VEGFR 信号通路受阻可引起毛细血管数量下降，使外周血管阻力增加，从而导致高血压的发生[48]。Mourad 等[49]研究证实，贝伐单抗也可导致患者血管内皮系统功能严重障碍，甚至出现微血管密度显著下降症状。18 例接受贝伐单抗治疗的患者，在治疗 6 个月后，均出现了内皮功能严重障碍和微血管密度下降现象，并伴随血压升高。虽然高血压可能发生在治疗过程中的任何时候，但大多数情况下通过口服降压药能够有效地控制。但是如

果不能有效地降压，就应该中断贝伐单抗的治疗。对于出现高血压危象的患者也应停止治疗。未控制的高血压患者应用贝伐单抗之前应被告知要保持警惕，治疗期间应监测血压。

蛋白尿也是贝伐单抗治疗中常见的不良反应，其发生率为 23%，主要以无症状的蛋白尿为主，而 3、4 级蛋白尿及肾病综合征较为少见[50]。出现蛋白尿可能与患者肾小球的滤过作用有关。肾小球滤过作用的执行者为肾小球滤过膜，其主要由足细胞、基底膜和内皮细胞构成。其中足细胞具有分泌 VEGF 的能力，VEGF 在维持滤过膜的完整性方面具有重要作用，而贝伐单抗可抑制足细胞 VEGF 的表达，进而导致肾小球和肾小管出现病变，肾小球滤过膜的通透性升高，肾小球滤液中的蛋白质含量增高，一旦超出肾小管的重吸收能力，则引起肾小管功能障碍，重吸收能力降低，最终出现蛋白尿。贝伐单抗引起蛋白尿的另一个原因是高血压导致肾小球内压增高，滤过膜的通透性增加。治疗前及治疗过程中应通过浸渍片尿分析来监测蛋白尿。停药后蛋白尿得以改善，目前推荐：患者尿蛋白≥2g/24h 时，应中断贝伐单抗治疗，出现肾病综合征时应停止治疗。

贝伐单抗可明显提高患者脑血管疾病、心肌梗死和心绞痛等危险性事件的发生率，尤其是贝伐单抗使动脉血栓阻塞事件发生率显著增加。其可能的机制是贝伐单抗导致血管内皮细胞凋亡且抑制了内皮细胞的再生，严重破坏了血管的完整性，进而使血管内皮下的促凝血磷脂暴露并与多种细胞因子聚集，最终导致血栓形成。贝伐单抗可通过诱导产生促红细胞生成素，增加红细胞压积和血液黏稠度，从而增加血栓风险；贝伐单抗还可促进肿瘤组织释放大量的促凝血物质和致炎细胞因子，导致血管损伤和原位血栓形成。临床试验中，贝伐单抗组与对照组转移性 CRC 患者各种类型血栓栓塞的总发生率分别为 13.8%～19.4%和 16.2%～19.4%，3、4 级栓塞事件的发生率两组也相近，分别为 16.0%～17.6%、14.4%～18.3%。然而，贝伐单抗组患者动脉血栓栓塞的发生率(3.3%～10%)较对照组更高(1.3%～4.8%)。Scappaticci 等[51]的临床研究结果显示，贝伐单抗联合化疗组动脉血栓栓塞事件总发生率明显高于单纯化疗组，差异具有显著统计学意义。出现动脉血栓栓塞事件应停用贝伐单抗。

VEGF 在成年人中的已知作用之一是参与伤口愈合。但贝伐单抗治疗开始前 28～60 天曾进行手术的患者在接受贝伐单抗治疗过程中未见有任何伤口愈合并发症的报道。相比之下，10%～20%经历了大手术(急症手术和选择性手术)的患者在接受贝伐单抗治疗时出现了与伤口愈合并发症有关的不良事件。由于这个原因，推荐选择性手术前应停止贝伐单抗治疗至少 6 个月，出现需要医疗干预的伤口愈合并发症的患者也应停用该药。

VEGF 在血管内皮再生中发挥着重要作用，一旦 VEGF 被拮抗，则内皮细胞的再生能力下降，血管通透性增加，进而导致出血。CRC 临床试验中轻度黏膜、皮肤出血的报道相对较常见，22%～34.2%接受贝伐单抗处理的患者出现鼻出血，通常为 1 度，持续时间少于 5min，采用标准急救技术很容易控制。贝伐单抗不增加严重出血事件的风险；3 度和 4 度出血事件的发生率与对照组相近。需要指出的是，这些临床试验中排除了中枢神经系统(CNS)转移的患者，故其 CNS 出血的风险未经充分评价。因此，贝伐单抗禁用于未经治疗的 CNS 转移患者。而且，贝伐单抗在有先天性出血倾向或获得性凝血障碍的患者，以及曾接受全量抗凝剂治疗血栓栓塞性疾病的患者中的安全性未知。尽管一些贝伐单抗治疗中出现静脉血栓的患者同时应用全量华法林和贝伐单抗并未增加严重出血的风险，但这些患者在应用贝伐单抗治疗时应谨慎。

胃肠穿孔是转移性 CRC 患者使用贝伐单抗中出现的罕见的但会危及生命的不良反应。在对 CRC 的临床试验中，贝伐单抗组患者胃肠穿孔的发生率为 1.5%～2%，在这些事件中，致命性的反应不足 0.5%。一些患者存在易患因素，如胃溃疡引起的腹腔内炎症、肿瘤坏死或化疗相关的大肠炎[37, 52]。那么，接受贝伐单抗治疗的有腹腔炎症的转移性 CRC 患者出现胃肠穿孔的风险增加。如果患者出现胃肠穿孔，应终身停用贝伐单抗。

总的来说，贝伐单抗通常具有较好的耐受性，不会增加与化疗有关的毒性的发生频度或程度。尽管与之有关的一些特殊的安全性问题已得到证实，但大多数不利的副作用是容易控制的或无临床意义的。

10.3.1.3　贝伐单抗在 CRC 中的应用前景

临床数据表明，贝伐单抗与现有的治疗方案联用疗效明显；它是迄今为止唯一一个被证实与一线化疗药物联用可延长转移性 CRC 患者生存时间的药物。两项大规模研究 BRiTE[50]和 BEAT[53]，以大样本评价了贝伐单抗的安全性和疗效，被研究群体中贝伐单抗相关的严重不良反应发生率为 9%～12%，胃肠穿孔不常见，未发现新的安全性信号。最近，一项开放的国际性Ⅲ期临床试验(BO17920)观察了以贝伐单抗为佐剂治疗结肠癌(图 10-5)。这项试验纳入了 3450 例Ⅱ级或Ⅲ级的高危患者，其中 2867 例Ⅲ级高危患者被随机分为 3 组：FOLFOX4 治疗 24 周；FOLFOX4 加贝伐单抗(每 2 周 5mg/kg)治疗 24 周，随后单用贝伐单抗 24 周(每 3 周 7.5mg/kg)。结果发现，贝伐单抗加入 FOLFOX4 方案中并不能提高患者的无进展生存率，反而可能产生潜在的不利作用而增加死亡率[54]。

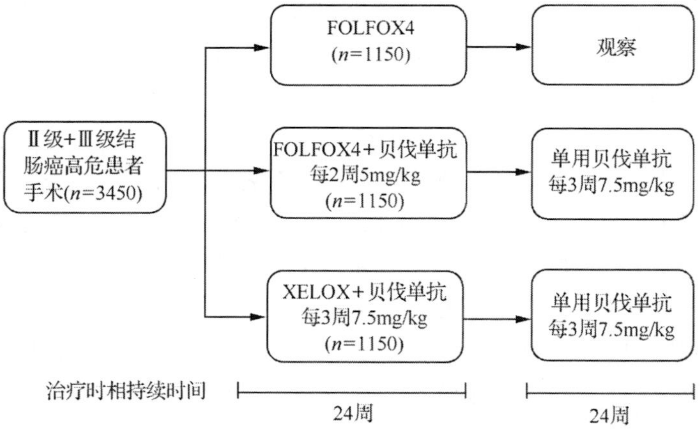

图 10-5　BO17920 试验设计

美国的一项Ⅲ期临床试验 NSABP C-08(national surgical adjuvant breast and bowel project C-08)纳入 2673 例Ⅱ级或Ⅲ级结肠癌患者来评价 FOLFOX6 方案中加入贝伐单抗的治疗效果，受试者接受改良 FOLFOX6 方案(两周一次，12 个周期)单独治疗或与贝伐单抗(每 2 周 5mg/kg，持续 1 年)联用，主要终点是无瘤生存率。最近公布了该项研究 5

年随访的结果，尽管贝伐单抗不能改善这些患者的 PFS 或 OS，但随访期间观察到贝伐单抗可短期改善 PFS。而该研究并未见贝伐单抗增加化疗毒性[55]。

目前临床试验得出的初步数据提示，贝伐单抗与任何标准化疗方案(包括含 5-FU、卡培他滨、依立替康或奥沙利铂的方案)联用，作为一线方案治疗转移性 CRC 均是有效的。在此基础上，一些正在进行的其他试验将有助于确定贝伐单抗与其他化疗方案和生物治疗联用的有效性和安全性，如最近的Ⅱ期临床研究[56]结果证实了贝伐单抗与卡培他滨和奥沙利铂联用在 70 岁以上的 mCRC 老年人中应用的治疗效果和安全性。

10.3.2　非小细胞肺癌

NSCLC 患者预后差，病死率高。晚期 NSCLC 的标准治疗是以铂为基础的化疗，目前为止证实其只能在一定程度上提高生存率。晚期 NSCLC 患者接受以铂为基础的一线化疗方案，中位总生存期仅为 8～10 个月，这种情况下亟需新的治疗策略。靶向治疗(如贝伐单抗)有着改善患者生存率并且不显著增加传统化疗毒性的潜能。ECOG 已将贝伐单抗加卡铂/紫杉醇方案作为非鳞状 NSCLC 患者维持治疗的标准[57]。

10.3.2.1　贝伐单抗用于 NSCLC 的效能

基于一些临床研究对 NSCLC 患者采用化疗(卡铂/紫杉醇)联合每 3 周 15mg/kg 贝伐单抗的疗效和安全性的初步观察结果[52, 58, 59]，Ⅲ期临床试验 E4599 中，未经治疗的晚期非鳞状 NSCLC 患者被随机分为两组：单独应用卡铂/紫杉醇或与每 3 周 15mg/kg 贝伐单抗合用[57]。该研究主要终点指标是OS，次级终点指标包括缓解率、肿瘤进展时间和耐受性。未接受过化疗且组织学证实为ⅢB 期(胸腔积液)、Ⅳ期或复发性非鳞状 NSCLC 的患者，体力状况 ECOG 评分为 0、1 或 2 级者入选试验，血液学、肝肾功能等指标也要符合要求。组织学显示鳞状上皮细胞改变，脑转移和咯血者被排除，因Ⅱ期临床试验已确定鳞状上皮组织是严重咯血的危险因素。878 例患者随机分为两个治疗组：444 例单独应用卡铂/紫杉醇(对照组)，434 例接受卡铂/紫杉醇加每 3 周 15mg/kg 贝伐单抗。对照组患者不允许在肿瘤进展期交叉使用贝伐单抗。研究结果证实，与单独应用化疗方案相比，加入贝伐单抗显著增加患者总生存率。接受贝伐单抗的患者生存中值为 12.3 个月，而对照组为 10.3 个月(HR＝0.79；P＝0.0075)。此外，贝伐单抗明显增加 PFS(HR＝0.66；6.2 个月 vs 4.5 个月；P＜0.0001)和缓解率(27.2.% vs 10%；P＜0.0001)，提高 1 年和 2 年的生存率(51% vs 44%；23% vs 15%)。该研究证实，卡铂/紫杉醇加入贝伐单抗对非鳞状 NSCLC 患者生存期的改善既有统计学意义又具有临床意义。根据这一研究结果，贝伐单抗加卡铂/紫杉醇的方案被 ECOG 采纳，作为非鳞状 NSCLC 患者一线治疗的标准。最近的一项对 E4599 试验中经过 6 个周期治疗后 21 天仍然存活且无进展的病例的回顾性分析[60]表明，与治疗期单独应用化疗方案相比，治疗期和维持期应用贝伐单抗可显著降低进展和生存的风险比(0.64，P＜0.001；0.75，P＝0.03)，提示维持期应用贝伐单抗可使患者受益。

两年后，AVAiL 试验研究[61]比较了 2 个不同剂量的贝伐单抗(7.5mg/kg 或 15mg/kg) ＋吉西他滨和顺铂与安慰剂＋吉西他滨和顺铂的疗效，结果显示，相对于安慰剂组，贝伐单抗显著延长了 PFS，改善了危险度(RR)，但是 OS 未见明显改善；2 个剂量的贝伐单抗组的 RR 和 PFS 相似，分别为 34%和 30%及 6.7 个月和 6.5 个月，但高剂量组的毒性反应增加。

在 E4599 与 AVAiL 这两项著名的多中心随机研究中，虽然二者的有效率和 PFS 的最终结果较为相似，但二者的最终 OS 结果相悖。主要的原因可能是 OS 更容易受到一线治疗后的后续治疗措施的影响，即 E4599 研究中的晚期 NSCLC 患者接受了更为有效的后期治疗，此外该研究中涉及的紫杉醇能抑制血管内皮细胞的增生，不排除有与贝伐单抗具有协同作用的可能性[62]。

多项大型临床研究证实在一线含铂方案化疗结束后，继续应用贝伐单抗维持治疗可使患者获得最长的生存获益。但是，接受贝伐单抗维持治疗是否会增加患者不良反应的发生率，一直未有定论。在大型Ⅳ期临床研究 SAiL[63]中，晚期非鳞癌患者给予贝伐单抗联合不同一线化疗方案治疗 6 个周期，随后给予贝伐单抗维持治疗至进展，结果显示，延长贝伐单抗的应用时间并未明显增加患者不良反应的发生率。该研究中，亚洲患者的总缓解率为 57.7%，疾病控制率为 94.1%，中位至疾病进展时间(TTP)为 8.3 个月，长于 SAiL 研究中总体人群的 7.8 个月，中位 OS 高达 18.9 个月，亦明显高于总体人群的 14.6 个月。

一些临床试验还对不化疗情况下，贝伐单抗与其他生物制剂合用的有效性和安全性进行了评价。一项Ⅰ/Ⅱ期临床试验评价了贝伐单抗与内皮生长因子受体(EGFR)酪氨酸激酶抑制剂厄洛替尼合用的剂量限制性毒性、有效性和耐受性[64]。该研究Ⅰ期试验的主要终点指标是建立剂量限制性毒性，Ⅱ期试验则评价二者合用的效能和耐受性。次级终点指标包括总缓解率和药动学。组织学证实为ⅢB 期(胸腔积液)、Ⅳ期或复发性非鳞状 NSCLC 且 Karnofsky 体力状况至少为 70%的患者入选试验。入组了 40 例患者，采用二阶段设计方案，12 例患者参加Ⅰ期试验剂量探索研究，其他 28 例用于评价贝伐单抗与厄洛替尼在确定的剂量下作为二线治疗方案的效能和耐受性。Ⅰ期试验分为 3 个剂量组：厄洛替尼(100mg/天，连续 3 周)加贝伐单抗(每 3 周 7.5mg/kg)、厄洛替尼(100mg/天，连续 3 周)加贝伐单抗(每 3 周 15mg/kg)、厄洛替尼(150mg/天，连续 3 周)加贝伐单抗(每 3 周 15mg/kg)。筛选出用于Ⅱ期试验的剂量是厄洛替尼 150mg/天加贝伐单抗每 3 周 15mg/kg。该试验结果表明，厄洛替尼与贝伐单抗联合用药在晚期或复发性非鳞状 NSCLC 患者中显示出抗肿瘤活性的一些早期迹象。根据 RECIST(实体瘤缓解评价标准)，40 例患者全部用于效能评价。没有病例完全缓解，但 8 例部分缓解(20%；95%CI 为 7.6%～32.4%)，26 例病情稳定(65%；95%CI 为 50.2%～79.8%)。全部病例中位总生存期为 12.6 个月，PFS 为 7.0 个月。贝伐单抗与厄洛替尼联合用于 NSCLC 治疗的进一步研究是有必要的。

10.3.2.2　贝伐单抗在 NSCLC 患者中的安全性和不良反应的处理

在 NSCLC 临床试验中观察到的大多数贝伐单抗相关的不良反应发生率和严重程度与在 CRC 患者中的报道相似，应按同样的方式进行处理。在预先排除贝伐单抗在鳞状上皮细胞性 NSCLC 患者中使用后，观察到晚期 NSCLC 患者出现严重的、有时甚至是致命的咯血。

接受贝伐单抗的 NSCLC 患者发生严重出血事件的风险增加。在卡铂/紫杉醇联合/不联合两个剂量之一的贝伐单抗的Ⅱ期临床试验中[52]，66 例贝伐单抗处理的患者中有 6

例(9%)出现了重大的、致命性的出血事件[肺出血和(或)咯血]，其中 4 人死亡。一项回顾性多变量分析揭示，鳞状上皮细胞性改变和(或)位于胸腔中央靠近大血管处的肿瘤患者发生严重出血事件的风险最高。一些病例，在重大出血事件之前往往有肿瘤空洞形成和坏死。

基于这些发现，随后的 NSCLC 试验中入选标准排除了发生鳞状上皮细胞组织学改变的患者(大约占 NSCLC 总数的 30%)，使得关键的Ⅲ期临床试验中严重出血事件的发生率减少[57]：420 例贝伐单抗治疗患者中仅有 8 例(1.9%)发生 3 级以上咯血(Ⅱ期试验中 9%)。贝伐单抗与厄洛替尼合用看起来也降低了这些事件的发生率[49]：该试验中未见严重的剂量限制性毒性，也未见咯血。

总的来说，对 NSCLC 临床试验的特殊安全性建议是要排除鳞状上皮细胞性组织学改变的病例，因其与严重出血事件风险的增加有关。需要就出血事件进行医学干预的患者应该停用贝伐单抗。此外，贝伐单抗副作用的表现与其他适应证临床试验中所观察到的反应相近。应指出的是，接受贝伐单抗的 NSCLC 患者中少见发生胃肠穿孔(<1%)。而且，对 NSCLC 患者的研究为证实贝伐单抗能够与许多化疗方案及其他靶向治疗联合应用提供了进一步的证据。

10.3.2.3　贝伐单抗在 NSCLC 中的应用前景

目前肺癌是全球范围内死亡率最高的恶性肿瘤之一，约有 80%为非小细胞肺癌(non-small cell lung cancer，NSCLC)，其中 65%以上的患者在诊断出该病时已为Ⅲb 期-Ⅳ期，丧失了手术治疗时机。以化疗为主的综合抗肿瘤模式是晚期 NSCLC 的治疗手段，铂类药物联合第三代细胞毒药物是化疗基础，但化疗的治疗效果已经达到一个平台[59]，新的化学毒性制剂联用方案不太可能显著改善患者的生存期。因此，临床上需要更为有效的治疗手段。美国 FDA 于 2006 年 10 月批准贝伐单抗联合紫杉醇及卡铂方案，欧盟于 2007 年 8 月批准贝伐单抗联合含铂两药方案作为无法手术、局部复发或转移的非鳞型 NSCLC 的一线治疗方案[65]。VEGF 和 EGFR 抑制剂已被证实可延长 NSCLC 患者的生存期，这使得人们对持续抑制将比单剂量抑制提供更好的效果产生诸多期许。因此，将贝伐单抗与其他生物制剂合用于 NSCLC 应该是有效的。然而，一项国际多中心随机对照双盲的Ⅲ期临床试验(BeTa)将入组的 736 例标准一线治疗失败的复发或难治性 NSCLC 患者随机分配到单用厄洛替尼组(对照组)或与贝伐单抗合用组(贝伐单抗组)，观察这两种治疗方案对晚期非鳞状上皮细胞性 NSCLC 的效果和安全性。结果发现，贝伐单抗组(n=319)与对照组(n=317)主要终点指标 OS 无显著差异(HR=0.97，95% CI 为 0.80～1.18，P=0.7583)；安全性评价中，贝伐单抗组有 130 例(41%)出现严重不良反应，对照组为 114 例(36%)；贝伐单抗组 20 例(6%)发生 5 级不良反应，包括 2 例动脉血栓事件，对照组为 14 例(4%)。该研究结果提示，贝伐单抗对提高晚期 NSCLC 患者的生存率无益[66]。因此，尽管贝伐单抗是迄今为止唯一被批准用于治疗 NSCLC 的抗血管生成制剂[67]，但它与其他生物制剂合用于 NSCLC 的效果和安全性尚需要更多的研究来论证。

贝伐单抗的毒性反应也是被关注的另一个焦点，尤其是治疗相关的致死性事件和出血事件。一份对 6 项随机对照临床试验的 Meta 分析[62]显示，贝伐单抗联合化疗方案治疗晚期 NSCLC 在一定程度上可增加毒性反应，尤其是高剂量贝伐单抗(15mg/kg)，可增加治疗相关死亡、高血压、蛋白尿、出血等不良事件的发生风险，且由于其独特的作用机制，贝伐单抗的不良反应与一般化疗药物具有不同之处，在使用贝伐单抗的过程中应严密监控患者不良反应，尤其是具有出血、胃肠道穿孔和中性粒细胞减少倾向的患者。正确选择适应证人群，在治疗过程中及时发现并处理相关毒性反应，可视为贝伐单抗联合化疗治疗晚期 NSCLC 的有效方案。

10.3.3 乳腺癌

VEGF 的表达与乳腺癌患者 OS 成反比[68~70]，这为通过抑制 VEGF 来治疗转移性乳腺癌(MBC)提供了依据。几项Ⅱ期和Ⅲ期临床试验已经评价了贝伐单抗治疗乳腺癌的有效性和安全性。

10.3.3.1 贝伐单抗治疗乳腺癌的效能

贝伐单抗应用于 MBC 患者的一项剂量递增的Ⅱ期临床试验中(AVF0776g)，75 例患者每 2 周接受 3 个剂量之一的贝伐单抗(3mg/kg、10mg/kg 或 20mg/kg)[71]。经过 22 周贝伐单抗治疗，16%的患者病情稳定或进行性客观缓解。3 个剂量组的客观缓解率分别为 5.6%、12.2%和 6.3%。从数据来看，最高缓解率见于每 2 周 10mg/kg 剂量组。这一结果，加之 20mg/kg 剂量水平时头痛、恶心的发生率更高，故作者建议以每 2 周 10mg/kg 剂量作为随后临床研究的合适剂量。

Ⅲ期临床试验 AVF2119 中，462 例 MBC 患者随机分为两组：单用卡培他滨(每 3 周 d1～d14，每天分两次应用 2500mg/m^2)或同样剂量卡培他滨加贝伐单抗(每 3 周 15mg/kg)[72]。纳入试验的患者在使用佐剂和(或)发生转移的情况下已采用蒽环类抗生素和紫杉烷进行预先干预。主要终点指标是由独立评价体系(independent review facility，IRF)确定的 PFS，次级终点指标包括基于研究者评价的 PFS、以 IRF 和研究者共同确定的客观缓解率及 OS。贝伐单抗与卡培他滨合用不增加 PFS，合用组为 4.86 个月，单用卡培他滨组为 4.17 个月(P=0.857)。此外，这个预先干预群体中，贝伐单抗加入卡培他滨后并未改善 OS(15.1 个月 vs 14.5 个月)。造成这些结果的可能原因包括疾病后期其他促血管生成因子发挥作用，使得抑制 VEGF 的方案疗效下降。然而有意思的是，接受贝伐单抗和卡培他滨的患者的客观缓解率经 IRF(19.8% vs 9.1%，P=0.001)和研究者(30.2% vs 19.1%，P=0.006)评价，明显高于单用卡培他滨者。鉴于贝伐单抗的作用机制和乳腺癌的发展，VEGF 对肿瘤生长的相对影响降低，作者提出，用抗血管生成的药物进行乳腺癌的一线治疗或许更为有效。

为了检验这一理论，ECOG 与北美乳腺合作组成员合作实施了一项随机、非盲法Ⅲ期临床试验(E2100)，研究贝伐单抗与每周一次紫杉醇合用作为 MBC 的一线治疗方案的治疗效果[73]：715 例患者随机分为单用紫杉醇组(每周 90mg/m^2 连续 3 周，随后间隔 1 周)或同剂量紫杉醇加贝伐单抗每 2 周 10mg/kg 组。结果证明 PFS(主要终点指标)由单用紫杉醇治疗组的 6.11 个月增加到紫杉醇与贝伐单抗联合用药组的 11.4 个月(P<0.0001)。在用紫杉醇治疗的过程中加用贝伐单抗使全部患者(由 13.8%到 29.8%，P<0.0001)和仅

可测量肿瘤患者(由 16%到 37.7%，$P<0.0001$)的缓解率显著提高。两组生存期未见统计学差异，或许需要更长随访时间。最近的一项对 220 例 MBC 患者的临床研究[74]也证实了贝伐单抗与紫杉醇联用作为一线治疗方案对未经治疗的 MBC 患者的疗效和安全性。

一项由罗氏公司实施的Ⅲ期临床试验(AVADO)考察了不同剂量贝伐单抗对 MBC 患者的效能。736 例 HER2 阴性的 MBC 患者被随机分为 3 组[75]：一组接受多西他奇(每 3 周 100mg/m^2)，另外两组分别接受多西他奇加贝伐单抗(每 3 周 7.5mg/kg)、多西他奇加贝伐单抗(每 3 周 15mg/kg)。21 天为一个周期，最多不能超过 9 个周期。出现不能耐受的毒性时停药。经过 25 个月的中位随访，贝伐单抗 15mg/kg 组的 PFS 更优于安慰剂组(中位 PFS 时间为 10.1 个月和 8.2 个月，HR＝0.77，$P=0.006$)，而贝伐单抗 7.5mg/kg 组与安慰剂组比较无明显统计学差异(中位 PFS 为 9.0 个月和 8.2 个月，HR＝0.86，$P=0.12$)。这些数据提示贝伐单抗在乳腺癌中的最佳剂量可能是每周 15mg/kg，3 组的总生存率相似，安慰剂组中有 40%的患者在二线治疗中接受了贝伐单抗治疗。

2005 年 12 月至 2007 年 8 月，在一项随机双盲对照的国际多中心Ⅲ期试验(RIBBON-1)中，对 18 岁以上的未曾接受化疗的 HER2 阴性局部晚期或转移性乳腺癌患者，排除 HER2 阳性、12 个月内曾接受辅助或新辅助治疗、脑转移、血压高于 150/100mmHg①、不稳定型心绞痛、心功能Ⅱ级或更严重的心绞痛、血栓栓塞性病史、出血体质或凝血功能障碍、6 个月内有消化道穿孔或腹腔内脓肿、严重的未愈合外伤等因素后，共入组 1237 例，按照 2∶1 随机分配到化疗＋贝伐单抗组和化疗＋安慰剂组。患者每 3 周化疗 1 次，接受以单药卡培他滨(2000mg/m^2，d1～d14)或紫杉类为基础方案(白蛋白结合型紫杉醇 260μmg/m^2、多西紫杉醇 75μmg/m^2 或 100μmg/m^2)或以蒽环类为基础方案［多柔比星或表柔比星联合化疗(多柔比星/环磷酰胺、表柔比星/环磷酰胺、5-氟尿嘧啶/表柔比星/环磷酰胺、5-氟尿嘧啶/多柔比星/环磷酰胺)]，每 3 周 1 次接受贝伐单抗 15mg/kg 或安慰剂治疗。主要终点指标是 PFS，次要终点指标包括 OS、1 年生存率、客观反应率、疗效持续时间和安全性。根据化疗方案确定两个独立队列人群(接受卡培他滨或紫杉类/蒽环类基础方案化疗的患者)进行平行分析。入组的 1237 例患者中卡培他滨队列 615 例，紫杉类/蒽环类基础方案队列 622 例，化疗＋贝伐单抗各组较化疗＋安慰剂组有更长的中位 PFS。卡培他滨队列：PFS 从 5.7 个月延长到 8.6 个月(HR＝0.69，95%CI 为 0.56～0.84，$P<0.01$)。紫杉类/蒽环类基础方案队列：PFS 从 8.0 个月延长至 9.2 个月(HR＝0.64，95%CI 为 0.52～0.80，$P<0.001$)。然而，贝伐单抗组与安慰剂组的 OS 没有显著差异，这可能与分析时 66%的联合紫杉类/蒽环类药物组患者和 70%的联合卡培他滨组患者仍然存活有一定关系，并且进展后安慰剂组有一半以上病例交叉进入贝伐单抗治疗，而贝伐单抗组仅 1/3 病例继续使用贝伐单抗治疗，对照组的“污染”可能影响 OS[76]。

10.3.3.2　贝伐单抗在乳腺癌治疗中的安全性和不良反应的处理

在 MBC 的临床试验中，贝伐单抗通常表现出良好的耐受性。在贝伐单抗处理的病例中，一些不良反应的发生率较对照组更常见，但主要是可控制的高血压和蛋白尿，故

① 1mmHg=1.333 22×10^{2}Pa。

并不影响治疗。贝伐单抗组的出血事件较对照组多，但主要是 1、2 级鼻出血。严重的出血事件(如在 NSCLC 试验中观察到的)是罕见的，并且在 MBC 的临床试验中贝伐单抗处理组的发生率与对照组相近。最近的一项 *Meta* 分析显示，接受贝伐单抗每周 5mg/kg 治疗的乳腺癌患者的高血压发生风险显著提高(HR＝18.83，95%CI 为 1.23～292.29)，而且高血压的发生率差别很大[77]，有学者试图寻找合适的基因标志物来预测人群中贝伐单抗引发的高血压反应[78]。

乳腺癌试验中的血栓栓塞事件并不多见，而且贝伐单抗处理组的发生率与对照组相近。在Ⅱ期剂量递增试验中，两例患者出现腋前线/锁骨下静脉血栓，但未见末端或肺栓子。今后的Ⅲ期临床试验应进一步观察贝伐单抗是否会增加血栓栓塞的风险。

贝伐单抗与卡培他滨合用的Ⅲ期临床试验[71]报道了贝伐单抗处理的病例有 3%出现充血性心力衰竭(congestive heart failure，CHF)或心肌病，而对照组(单用卡培他滨)发生率为 1%。这些事件的严重程度从左心室射血分数(LVEF)无症状性降低到需要住院的有症状的 CHF 不等。所有贝伐单抗处理的病例之前曾使用蒽环类抗生素治疗，有一些还曾接受左胸壁放射治疗。此外，7 名出现 CHF 的病例中有 3 名基础 LVEF＜50%。在Ⅱ期剂量递增试验中，75 名受试者中有 2 名出现 CHF；这些受试者之前也曾接受蒽环类抗生素和胸壁放射治疗，1 名受试者出现转移性心包受累。由于该事件仅出现在少数受试者，心脏功能障碍与之前接受蒽环类抗生素和贝伐单抗治疗之间的关系尚不清楚。在最近公布的对 2300 例乳腺癌患者应用贝伐单抗治疗的研究中，高级别的 CHF 发生率为 1.6%(95%CI 为 1.0～2.6)；而对照组或安慰剂组则为 0.4%(95%CI 为 0.2～1.0)[79]。

总之，贝伐单抗在乳腺癌患者中的耐受性较好，其不良反应与在他适应证中的报道相似。

10.3.3.3　贝伐单抗在乳腺癌中的应用前景

贝伐单抗在乳腺癌领域的应用一直备受争议。贝伐单抗曾被认为是很有前景的 HER2 阴性乳腺癌乃至三阴性乳腺癌的靶向治疗药物。基于 E2100 试验中贝伐单抗与紫杉醇联用可使 HER2 阴性乳腺癌患者的中位 PFS 延长 5.5 个月的结果，Avastin 在 2008 年 2 月通过 FDA 的快速审批程序获准与其他化疗药物(紫杉醇)联用治疗转移性 HER2 阴性乳腺癌。由于执行的快速审批程序，当时试验数据并不完备，许多相关的临床试验(AVADO，RIBBON)尚未进行或尚在进行当中。E2100 和 AVADO 这两项大型Ⅲ期临床研究结果都证实贝伐单抗联合紫杉类作为一线方案治疗 HER2 阴性转移性乳腺癌能显著提高肿瘤缓解率并延长 PFS，且安全性较好，RIBBON-1 试验证实贝伐单抗联合非紫杉类化疗方案作为 HER2 阴性转移性乳腺癌的一线治疗同样在 PFS 上获益。E2100、AVADO、RIBBON-1 试验研究结果显示，贝伐单抗无论与紫杉类还是非紫杉类化疗药物联合，用于 HER2 阴性转移性乳腺癌的一线治疗，都能明显延长 PFS，并且患者的耐受性良好，这 3 项临床研究结果奠定了贝伐单抗在转移性乳腺癌一线治疗中的重要地位。RIBBON-2 试验将贝伐单抗与不同化疗方案联合用于 HER2 阴性转移性乳腺癌患者的二线治疗，结果提示化疗联合贝伐单抗的治疗方案较单纯化疗相比明显延长了 PFS，亚组分析显示无论患者的年龄、转移的病灶数目和部位、激素受体状态及一线治疗至疾病进展的时间，HER2 阴性转移性乳腺癌患者都能从含贝伐单抗的二线治疗方案中获益[80]。但遗憾的是，以上试验数据都未能证明其改善 OS 的益处(图 10-6)。美国 FDA 认为贝伐单抗治疗转移性乳腺癌的风险超过其可能产生的功效，在 2011 年 11 月将乳腺癌从贝伐单抗的适应证中撤出；英国临床优化研究所的新指南草案中指出贝伐单抗联合卡培他滨治疗进展性转移性乳腺癌的证据不足，因此该方案也被英国临床优化研究所否定。尽管如此，欧洲药品管理局仍然批准贝伐单抗与紫杉醇或卡培他滨联合用于进展性转移性乳腺癌的治疗；2012 年版 NCCN 一如既往地保留了贝伐单抗与紫杉醇的联合方案。最近的一项 *Meta* 分析得出了有力的结论[81]，肯定了贝伐单抗与紫杉醇联合方案对 HER2 阴性的 MBC 患者的治疗效果，但同时也指出贝伐单抗并不能改善 OS。

a OS —E2100试验

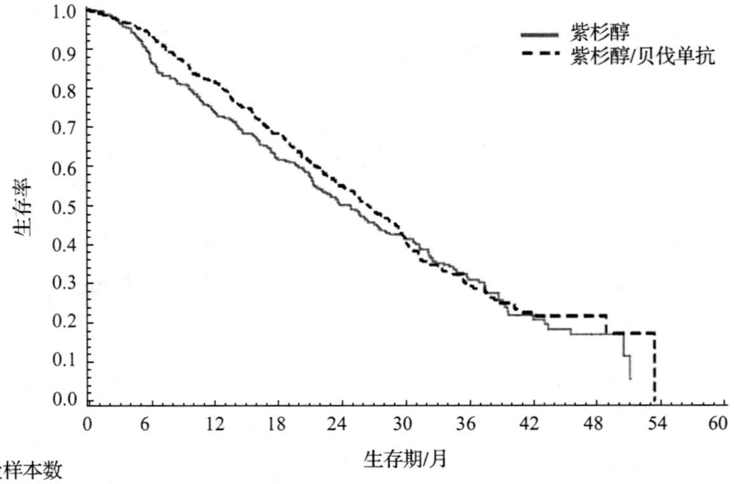

风险样本数									
紫杉醇	354	307	258	215	165	103	48	19	8	0
紫杉醇/贝伐单抗	368	344	297	249	183	104	48	23	5	0

b OS —AVR2119试验

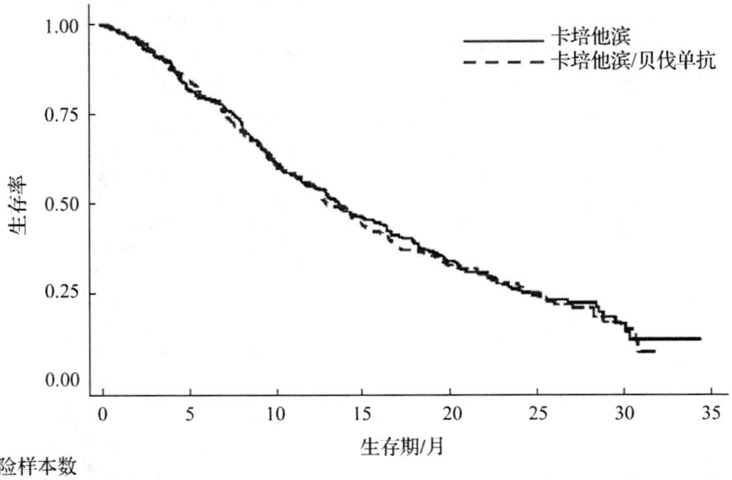

风险样本数								
卡培他滨	230	189	144	108	78	42	8	0
卡培他滨/贝伐单抗	232	197	145	105	77	42	7	0

c OS —AVADO试验(贝伐单抗7.5mg/kg)

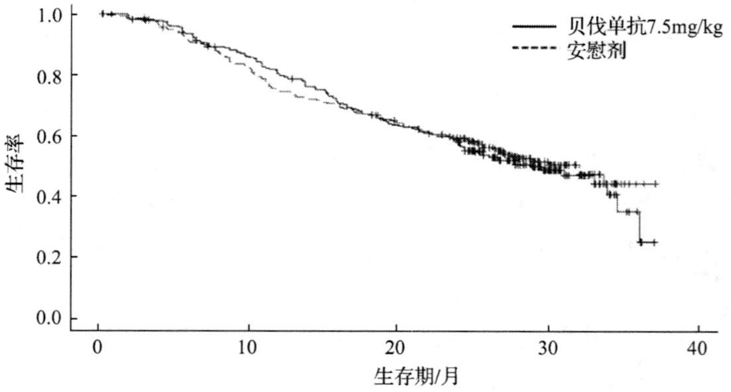

风险样本数														
贝伐单抗7.5mg/kg	248	239	229	215	195	181	164	154	136	92	41	16	2	0
安慰剂	241	235	215	198	178	170	160	147	135	90	49	19	2	0

d OS —AVADO试验(贝伐单抗15mg/kg)

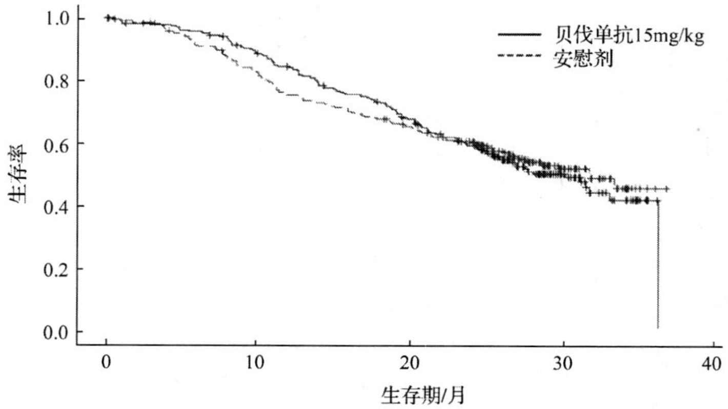

风险样本数														
贝伐单抗15mg/kg	247	239	234	219	201	183	173	151	134	79	48	20	2	0
安慰剂	241	235	215	198	178	170	160	147	135	90	49	19	2	0

e OS —RIBBON-1试验(紫杉烷/蒽环类抗生素)

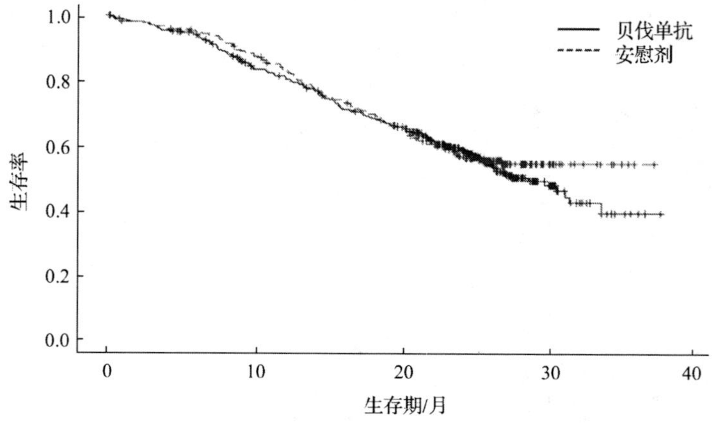

风险样本数									
贝伐单抗	415	385	329	288	247	150	37	7	0
安慰剂	207	195	176	148	126	75	19	3	0

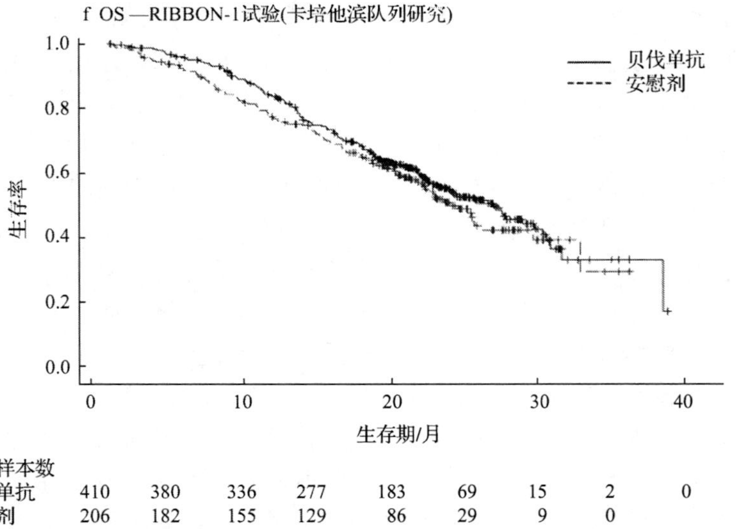

图 10-6　E2100、AVADO、RIBBON1、AVF2119g 试验：贝伐单抗不能改善 OS[Memorandum to the File BLA 125085 Avastin (bevacizumab): Withdraw Memo: Metastatic Breast Cancer Indication. FDA center for drug evaluation and research.] (彩图请扫封底二维码)

目前需要更多的临床研究来进一步明确贝伐单抗能否使乳腺癌患者获益及其安全性。美国的一项贝伐单抗联合化疗治疗淋巴结阳性乳腺癌的Ⅱ期临床试验(E2104)，对贝伐单抗作为佐剂加入以蒽环类抗生素为基础的化疗方案后心脏毒性事件的发生率进行了评价。受试者入选前 4～12 周经历手术切除肿瘤，并且未接受化疗或放疗。226 例受试者被随机分成两组：阿霉素(60mg/m^2)/环磷酰胺(Cytoxan)(600mg/m^2)合用或不用贝伐单抗，每 2 周 10mg/kg(4 个循环)。两组受试者随后接受紫杉醇(175mg/m^2)加贝伐单抗，每 2 周 10mg/kg(4 个循环)，随后单独应用贝伐单抗 18 个或 22 个循环。主要终点是确定左室射血分数(LVEF)变化和非心脏毒性。结果表明，3 级高血压、血栓症、蛋白尿及出血的发生率分别为 12%、2%、2%和<1%，2 例患者出现 3 级脑缺血，各组均有 3 例患者出现心力衰竭。各组间 LVEF 的降低无显著差异，贝伐单抗作为佐剂加入以蒽环类抗生素为基础的化疗方案不会导致需要停药的心脏毒性[82]。该研究对评价贝伐单抗的安全性具有引领作用，以此为基础的Ⅲ期临床试验 E5103 正在进行中。

NSABPB-40 试验[83]开展了针对 HER2 阴性乳腺癌患者的临床试验研究：随机入组 1206 例患者，所有患者随机分成 3 组，分别接受 4 个周期的多西紫杉醇单药(n=400)、多西紫杉醇联合卡培他滨(n=405)，或多西紫杉醇联合吉西他滨(n=401)新辅助化疗，4 个周期新辅助化疗后，3 组患者均序贯 4 个周期的多柔比星联合环磷酰胺的新辅助化疗。同时，所有患者会进行第二次随机分组，分别在新辅助化疗的前 6 个周期中同期联用(n=604)或不联用(n=602)贝伐单抗治疗。相较于对照组，贝伐单抗的应用可使该组患者的乳腺病理完全缓解率(pathological complete response，pCR)显著提高(使用贝伐单抗组 34.5%，无贝伐单抗组 28.2%，P=0.02)。在亚组分析中发现，肿瘤分级越高的患者，从贝伐单抗中获益的比例越高，这一结果在同期的 GeparQuinto(GBG44)试验中得到了证实：1889 例 HER2 阴性的临床分期为 T3/T4a-4b 的淋巴结阳性乳腺癌患者随机进入单纯化疗和联合贝伐单抗组。单纯化疗组接受 4 个周期 EC 方案化疗（表阿霉素 90mg/m^2 和环磷酰胺 600mg/m^2）序贯 4 个周期多西他赛（100mg/m^2）。联合组接受相同化疗方案联合同步贝伐单抗治疗（15mg/kg，每 3 周一次）。其中，1/3 的患者为三阴性乳腺癌。到手术时，联合组未能显示出明显的获益。联合组与化疗组的 pCR 分别为 20.3%和 18.5%，两组无统计学差异[84]。在 NSABPB-40 试验中，贝伐单抗在 HR 阳性的乳腺癌患者中比 HR 阴性患者效果更为明显（贝伐单抗组 23.2%，无贝伐单抗组 15.1%，P=0.007），为对常规化疗药物不敏感的 HR 阳性乳腺癌提供了新的治疗思路，但是 GeparQuinto 试验发现贝伐单抗仅能使 HR 阴性的患者获益[84]。故贝伐单抗对不同 HR 亚型患者的疗效仍有待进一步研究。值得注意的是，这两项研究均采用乳腺癌组织的局部变化来了解药物对 HER2 阴性可手术乳腺癌的疗效，虽然较为直观，但仍然不能替代无病生存率和总生存率来评价药物。且 NSABPB-40 研究中发现贝伐单抗可提高患者乳腺的病理完全缓解率，但是并不能显著提高患者乳腺及淋巴结的完全缓解率，这就提示该药物对患者远期生存的作用不明显，而且研究发现贝伐单抗的联用增加了不良事件的发生率，尤其是高血压、黏膜炎和手足综合征等，左心室功能障碍的发生率也会显著提高[83]，故临床应用需谨慎。

对于贝伐单抗治疗 HER2 阴性转移性乳腺癌的价值，仁者见仁，智者见智，我们期待有更多的循证医学证据来证实贝伐单抗在乳腺癌治疗中的价值。

10.3.4 贝伐单抗在肾细胞癌中的应用

抗 VEGF 是治疗 RCC 的合理方法，因为许多 RCC 患者存在 VHL（希佩尔-林道综合征）基因突变，后者会引起 VEGF 过表达，造成血管过度形成。贝伐单抗单疗法已显示可使接受过治疗的转移性 RCC 患者的疾病进展时间延长[85]。此外，一项对 RCC 的Ⅱ期临床试验将贝伐单抗与厄洛替尼合用，缓解率达到了 25%[86]，这对于即使采用标准治疗（干扰素 α_{2a}）也很难缓解的疾病来说是不可思议的。

贝伐单抗联合干扰素（interferon，IFN）已被证实可提高转移性 RCC（mRCC）的有效率，延长 PFS。欧洲开展的一线治疗 mRCC 的多中心随机对照双盲Ⅲ期临床试验（AVOREN 试验）的最终结果在 2009 年被报道，入组的 649 例转移或无法切除的肾细胞癌复发患者被随机分为 2 组，分别给予 IFN＋贝伐单抗（327 例）和 IFN＋安慰剂（322 例）。IFN＋贝伐单抗组与 IFN＋安慰剂组的中位 PFS 分别为 10.2 个月和 5.4 个月（HR＝0.63，P=0.0001），OS 分别为 23.3 个月和 21.3 个月（HR＝0.91，95% CI 为 0.76～1.10），RR 分别为 31%和 12%，不良反应可耐受[87, 88]。美国的 CALJB90206 研究纳入 732 例晚期 mRCC 患者，分别接受贝伐单抗联合 IFN 或 IFN 单药治疗，联合治疗组和单药治疗组的 PFS 分别为 8.5 个月和 5.2 个月，OS 分别为 18.3 个月和 17.4 个月。分层分析显示，两组 MSKCC 评分为低危的患者 OS 分别为 32.5 个月和 33.5 个月，中危患者的 OS 分别为 17.7 个月和 16.1 个月，高危患者的 OS 分别为 8.4 个月和 4.9 个月。贝伐单抗联合 IFN-α 显著改善了 RR 和 PFS，且 OS 有延长趋势，但差异无统计学意义[89]。基于上述 2 项研究结果，美国 FDA 于 2009 年 8 月批准贝伐单抗用于 mRCC 的治疗，它也是目前唯一被 FDA 批准的作为 mRCC 一线治疗的单克隆抗体[90]。

10.3.5　贝伐单抗在恶性脑胶质瘤中的应用

在一项开放的多中心对照研究 AVF3708g[91]中，167 例恶性脑胶质瘤患者被随机分入贝伐单抗单药组和贝伐单抗联合伊立替康组，研究结果显示，单药组与联合组 6 个月无进展生存率分别为 42.6%和 50.3%，有效率分别为 28.2%和 37.8%，OS 分别为 9.2 个月与 8.2 个月，两者均无显著性差异。基于这些前瞻性研究结果[92]，美国 FDA 于 2009 年 5 月批准贝伐单抗单药二线治疗胶质母细胞瘤，日本也在 2013 年批准其用于恶性神经胶质瘤的治疗。然而，欧洲药品管理局(European Medicines Agency，EMA)却以“缺乏对治疗效果及收益-风险的客观评估”为由拒绝了贝伐单抗用于复发性脑胶质瘤的注册申请。

一项Ⅲ期临床研究(AVAGLIO)在900 余例初诊的胶质母细胞瘤患者中考察了贝伐单抗的治疗效果：贝伐单抗组在替莫唑胺同步放疗基础上联用贝伐单抗，对照组则联用安慰剂，同步放化疗结束 4 周后贝伐单抗组给予替莫唑胺＋贝伐单抗维持治疗，对照组给予替莫唑胺＋安慰剂，维持治疗后贝伐单抗或安慰剂单药治疗至疾病进展。2012 年 11 月 AVAGLIO 的研究者公布了初步的试验结果[92]：贝伐单抗的加入可提高患者生存中值(10.6 个月 vs 6.2 个月)，降低进展/死亡风险(HR＝0.64，95% CI 为 0.55～0.74，$P<0.0001$)；临时分析表明 OS 有小幅改善，但无统计学差异；安全性分析发现，虽然未见新的不良事件，但贝伐单抗的加入增加了严重不良反应事件的发生率(36.6% vs 25.7%)，使得因不良反应而中断治疗的比例提高(24.6% vs 13.2%)。最新公布的数据[93]使这一结果更具说服力。同时，最近的一项随机、双盲、安慰剂对照临床研究[94]也得到了同样的结论。

此外，关于贝伐单抗治疗胶质母细胞瘤中引起的神经认知功能降低的结果尚存在争议，有研究认为这可能与贝伐单抗降低海马部位突触的可塑性有关[95]。

以上研究结果提示，贝伐单抗在恶性神经胶质瘤治疗中的作用和地位尚有待进一步研究确定[96, 97]。

10.4　展　　望

近年来，恶性肿瘤的发病率及病死率逐年上升，研究者一直在探索更有效而安全的治疗方法。血管生成在肿瘤的生长和发育中发挥了枢纽作用，而且实体瘤和血液病患者体内 VEGF 的过度表达与不良预后和低存活率相关。贝伐单抗是世界上首个被批准上市的重组人 VEGF 单克隆抗体，并于 2010 年 5 月在中国上市。贝伐单抗通过与内源性的 VEGF 竞争而和 VEGF 受体结合，使内源的 VEGF 生物活性失效，从而抑制内皮细胞有丝分裂，减少新生血管形成，抑制肿瘤生长。此外，贝伐单抗还可以通过促进肿瘤血管正常化、降低组织间隙压和影响血管通透性，来增加到达肿瘤细胞的化疗药物浓度，提高化疗疗效[23]。因而，贝伐单抗对于各种类型的肿瘤具有延长生存期而不增加传统治疗毒性的潜在优势。

现有的临床研究表明，贝伐单抗具有适用于多种类型肿瘤治疗的潜力。它显著改善接受一线治疗的转移性 CRC 患者的生存期，在有/无依立替康时与 5-FU/LV 合用的效能或作为佐剂及作为一线治疗与其他化疗方案(包括以奥沙利铂或卡培他滨为基础的方案)合用情况下对转移性 CRC 的效能已得到证实，与标准一线化疗方案联合用于转移性 NSCLC[55]和乳腺癌[75]患者也可产生临床收益。值得注意的是，贝伐单抗在曾接受过化疗的患者中的作用尚未确立。

一些临床试验也证实了贝伐单抗对胰腺癌的治疗活性。一项Ⅲ期临床试验 BO17706 在 607 例未经治疗的胰腺癌患者中比较了吉西他滨＋厄洛替尼合用/不用贝伐单抗(每 2 周 5mg/kg)的治疗效果和安全性，结果表明，吉西他滨＋厄洛替尼方案中加入贝伐单抗并未显著改善主要终点指标OS，但使无进展时间明显延长，安全性评价中未见预期外的不良事件[98]。

一项对卵巢癌的Ⅱ期临床试验，使用贝伐单抗(每 3 周 15mg/kg)单一治疗的缓解率为 17.7%，6 个月无进展生存率为 38.7%，与历史对照数据比较表现出了优势[99]。一项Ⅲ期临床试验(ICON7)在符合妇产科学国际联盟(International Federation of Gynecology and Obstetrics，FIGO)Ⅱb～Ⅳ期上皮卵巢肿瘤标准的 1528 例患者中观察了卡铂＋紫杉醇标准化疗合用(或不用)贝伐单抗(每 3 周 15mg/kg)6 个周期，随后接受 12 个周期贝伐单抗维持治疗的效果。结果表明，贝伐单抗与一线化疗药合用可延长 PFS，但随后的分析也表明贝伐单抗维持治疗使患者生存质量有所降低，故提出临床实践中需要权衡使用[100]。另一项试验，GOG0218，FIGOⅢ/Ⅳ期的卵巢癌或腹膜癌患者被随机分为 3 组：所有患者接受 6 个周期化疗(紫杉醇 175mg/m^2，卡铂 AUC 达到 6，每 3 周一次)。第 1 组患者接受安慰剂和化疗药，随后单用安慰剂；第 2、3 组患者接受贝伐单抗(每 3 周 15mg/kg)和化疗，随后第 2 组单用安慰剂，第 3 组单用贝伐单抗，治疗持续 15 个月。结果表明，贝伐单抗加入化疗方案及其后的维持治疗使患者的 PFS 明显延长，并且不会明显影响生存质量[101]。最近的一项对铂类耐药的复发性卵巢癌患者的Ⅲ期临床试验[102]证实，在化疗药物(阿霉素，每周一次紫杉醇或托泊替康)的基础上加用贝伐单抗可显著提高患者的 PFS 和总缓解率。

一项对晚期胃癌的全球多中心、随机、双盲、安慰剂对照Ⅲ期临床研究(AVAGAST)考察了卡培他滨＋顺铂方案联合贝伐单抗的治疗效果和安全性，774 例无法手术的局部晚期或转移性胃癌、胃食管结合部腺癌的患者被随机分配到顺铂联合安慰剂组和顺铂联合贝伐单抗(7.5mg/kg)组。结果表明，在顺铂基础上联合贝伐单抗有较好的疗效和安全性。患者的 OS 从联合安慰剂组的 10.1 个月延长至 12.1 个月(HR＝0.87，P＝0.1002)，但未达到预期终点。而次要终点则已达到，联合贝伐单抗组患者的 PFS 显著延长(6.7 个月 vs 5.3 个月，HR＝0.80，P＝0.0037)，总缓解率显著提高(46% vs 37%，P＝0.0315)，提示在化疗基础上联合贝伐单抗可给晚期胃癌患者带来临床获益[101, 103]。而最近发表的在中国患者中进行的Ⅲ期临床试验(AVATAR)并未观察到治疗效果的改善[104]。虽然研究数据显示联合贝伐单抗治疗的安全性尚可，未出现预期外的不良反应结果[105]，但在使用中仍需注意其安全性。

此外，在贝伐单抗联合卡培他滨和奥沙利铂用于不能切除和不能移植的晚期肝癌患者的Ⅱ期临床试验中，其有效率达 20%，表明贝伐单抗联合化疗是安全的给药方案，贝伐单抗对 HCC 的治疗价值有待更进一步的研究[106]。

除了上述类型的肿瘤已经或正在进行大规模的Ⅲ期临床试验，贝伐单抗单独应用或与其他药物合用于血液学或其他类型恶性肿瘤尚需进一步的临床研究来评价其应用价值，包括非霍奇金淋巴瘤和急性骨髓性粒细胞性白血病[107, 108]、前列腺癌[109]、黑素瘤[110]等。

10.5 结　语

抗血管生成药物具有延长患者生存期、相比传统化疗方案不良反应少等优势。其中，贝伐单抗开发得最好、研究得最为透彻。已证明，贝伐单抗作为一线治疗可显著延长转移性 CRC 和 NSCLC 患者的生存期。MBC 或 RCC 患者的一线治疗方案中加入贝伐单抗后，其 PFS 或恶化时间得到改善。进一步考察贝伐单抗的有效性和耐受性将有助于优化其治疗方案以使患者最大程度受益。从现有的研究结果来看，贝伐单抗很可能成为多种类型肿瘤一线治疗方案中的一个关键成分，或可与化学治疗、免疫治疗、放射治疗或其他生物治疗合用。关于联合抑制 EGFR 和 VEGF 信号通路的Ⅰ/Ⅱ期临床试验虽然得到了令人鼓舞的结果[64]，但仍有待大规模的研究来证实，这些试验将进一步揭示贝伐单抗作为转移性癌症的一线治疗或作为佐剂的有效性和安全性。新近报道，从 AVADO 试验的结果发现，血浆 VEGF-A 和 VEGFR 浓度可能成为评价贝伐单抗对 MBC、胃癌及胰腺癌治疗效能的潜在标志物，目前 MERiDiAN 试验正在 MBC 患者中对血浆 VEGF-A 的评价效能进行前瞻性研究[111]，预期结果将为客观地评估贝伐单抗抗肿瘤的临床效果提供科学依据。

贝伐单抗耐受性通常较好，严重的不良反应少见。迄今为止的临床试验——无论其针对哪种类型的肿瘤——确定的与贝伐单抗有关的最常见的不良反应是高血压、蛋白尿和轻度出血性事件，通常为轻、中度反应，标准治疗或急救措施通常可以控制。临床试验中报道的贝伐单抗最严重的不良反应是胃肠穿孔(用于胃肠癌或卵巢癌)、严重出血事件(用于 NSCLC)和动脉血栓栓塞事件，虽然这些事件仅出现在少数患者中，但在实际应用中密切关注其危险程度及进一步确定这些事件的危险因素是十分必要的。

(朱学慧　胡晓丞　宋紫辉　张　骏　张宗鹏)

参 考 文 献

[1] Ferrara N, Gerber HR, LeCouter J. The biology of VEGF and its receptors. Nat Med, 2003, 9(6): 669-676.

[2] Jain RK. Molecular regulation of vessel maturation. Nat Med, 2003, 9(6): 685-693.

[3] Bergers G, Benjamin LE. Tumorigenesis and the angiogenic switch. Nat Rev Cancer, 2003, 3(6): 401-410.

[4] Saharinen P, Eklund L, Pulkki K, et al. VEGF and angiopoietin signaling in tumor angiogenesis and metastasis. Trends Mol Med, 2011, 17(7): 347-362.

[5] Nagy JA, Dvorak AM, Dvorak HF. VEGF-A and the induction of pathological angiogenesis. Annu Rev

Pathol Mech Dis, 2007, 2: 251-275.
[6] Jackson AL, Zhou B, Kim WY. HIF, hypoxia and the role of angiogenesis in non-small cell lung cancer. Expert Opin Ther Targets, 2010, 14(10): 1047-1057.
[7] Shibuya M, Claesson-Welsh L. Signal transduction by VEGF receptors in regulation of angiogenesis and lymphangiogenesis. Exp Cell Res, 2006, 312(5): 549-560.
[8] Cuadrado A, Nebreda AR. Mechanisms and functions of p38 MAPK signaling. Biochem J, 2010, 429(3): 403-417.
[9] 王秀云，王锦政，张娟，等. 靶向血管内皮生长因子/血管内皮生长因子受体-2 的血管生成抑制剂. 药学进展, 2013, 37(1): 8-16.
[10] Poon RT, Fan ST, Wong J. Clinical implications of circulating angiogenic factors in cancer patients. J Clin Oncol, 2001, 19(4): 1207-1225.
[11] Jain RK. Tumor angiogenesis and accessibility: role of vascular endothelial growth factor. Semin Oncol, 2002, 29(6 Suppl 16): 3-9.
[12] Ferrara N. VEGF and the quest for tumour angiogenesis factors. Nat Rev Cancer, 2002, 2(10): 795-803.
[13] Frank S, Hübner G, Breier G, et al. Regulation of vascular endothelial growth factor expression in cultured keratinocytes. Implications for normal and impaired wound healing. J Biol Chem, 1995, 270(21): 12607-12613.
[14] Kerbel R, Folkman J. Clinical translation of angiogenesis inhibitors. Nat Rev Cancer, 2002, 2(10): 727-739.
[15] Gabrilovich DI, Ishida T, Nadaf S, et al. Antibodies to vascular endothelial growth factor enhance the efficacy to cancer immunotherapy by improving endogenous dendritic cell function. Clin Cancer Res, 1999, 5(10): 2963-2970.
[16] Vitaliti A, Wittmer M, Steiner R, et al. Inhibition of tumor angiogenesis by a single-chain antibody directed against vascular endothelial growth factor. Cancer Res, 2000, 60(16): 4311-4314.
[17] Presta LG, Chen H, O'Connor SJ, et al. Humanization of an anti-vascular endothelial growth factor monoclonal antibody for the therapy of solid tumors and other disorders. Cancer Res, 1997, 57(20): 4593-4599.
[18] BalukP, Hashizume H, McDonald DM. Cellular abnormalities of blood vessels as targets in cancer. Curr Opin Genet Dev, 2005, 15(1): 102-111.
[19] Osusky KL, Hallahan DE, Fu A, et al. The receptor tyrosine kinase inhibitor SU11248 impedes endothelial cell migration, tubule formation, and blood vessel formation in vivo, but has little effect on existing tumor vessels. Angiogenesis, 2004, 7(3): 225-233.
[20] Kim KJ, Li B, Winer J, et al. Inhibition of vascular endothelial growth factor-induced angiogenesis suppresses tumour growth in vivo. Nature, 1993, 362(6423): 841-844.
[21] Warren RS, Yuan H, Matli MR, et al. Regulation by vascular endothelial growth factor of human colon cancer tumorigenesis in a mouse model of experimental liver metastasis. J Clin Invest, 1995, 95(4): 1789-1797.
[22] Harmey JH, Bouchier-Hayes D. Vascular endothelial growth factor(VEGF), a survival factor for tumour cells: implications for anti-angiogenic therapy. Bioessays, 2002, 24(3): 280-283.
[23] Willett CG, Boucher Y, di Tomaso E, et al. Direct evidence that the VEGF-specific antibody bevacizumab has antivascular effects in human rectal cancer. Nat Med, 2004, 10(2): 145-147.
[24] Jain RK. Normalizing tumor vasculature with anti-angiogenic therapy: a new paradigm for combination therapy. Nat Med, 2001, 7(9): 987-989.
[25] Jain RK. Normalization of tumor vasculature: an emerging concept in antiangiogenic therapy. Science,

2005, 307(5706): 58-62.
[26] Jain RK. A new target for tumor therapy. N Engl J Med, 2009, 360(25): 2669-2671.
[27] Sweeney CJ, Miller KD, Sissons SE, et al. The antiangiogenic property of docetaxel is synergistic with a recombinant humanized monoclonal antibody against vascular endothelial growth factor or 2-methoxyestradiol but antagonized by endothelial growth factors. Cancer Res, 2001, 61(8): 3369-3372.
[28] Ryan AM, Eppler DB, Hagler KE, et al. Preclinical safety evaluation of rhuMABVEGF, an antiangiogenic humanized monoclonal antibody. Toxicol Pathol, 1999, 27(1): 78-86.
[29] Gordon MS, Margolin K, Talpaz M, et al. Phase I safety and pharmacokinetic study of recombinant human anti-vascular endothelial growth factor in patients with advanced cancer. J Clin Oncol, 2001, 19(3): 843-850.
[30] Margolin K, Gordon MS, Holmgren E, et al. Phase lb trial of intravenous recombinant humanized monoclonal antibody to vascular endothelial growth factor in combination with chemotherapy in patients with advanced cancer: pharmacologic and long-term safety data. J Clin Oncol, 2001, 19(3): 851-856.
[31] Saltz LB, Cox JV, Blanke C, et al. Irinotecan plus fluorouracil and leucovorin for metastatic colorectal cancer. Irinotecan Study Group. N Engl J Med, 2000, 343(13): 905-914.
[32] Douillard JY, Cunningham D, Roth AD, et al. Irinotecan combined with fluorouracil compared with fluorouracil alone as first-line treatment for metastatic colorectal cancer: a multicentre randomised trial. Lancet, 2000, 355(9209): 1041-1047.
[33] de Gramont A, Figer A, Seymour M, et al. Leucovorin and fluorouracil with or without oxaliplatin as first-line treatment in advanced colorectal cancer. J Clin Oncol, 2000, 18(16): 2938-2947.
[34] Goldberg RM, Sargent DJ, Morton RF, et al. A randomized controlled trial of fluorouracil plus leucovorin, irinotecan, and oxaliplatin combinations in patients with previously untreated metastatic colorectal cancer. J Clin Oncol, 2004, 22(1): 23-30.
[35] Kabbinavar F, Hurwitz HI, Fehrenbacher L, et al. Phase Ⅱ, randomized trial comparing bevacizumab plus Huorouracil(FU(/leucovorin(LV) with FU/LV alone in patients with metastatic colorectal cancer. J Clin Oncol, 2003, 21(1): 60-65.
[36] Kabbinavar FF, Schulz J, McCleod M, et al. Addition of bevacizumab to bolus fluorouracil and leucovorin in first-line metastatic colorectal cancer: results of a randomized phase Ⅱ trial. J Clin Oncol, 2005, 23(16): 3697-3705.
[37] Hurwitz H, Fehrenbacher L, Novotny W, et al. Bevacizumab plus irinotecan, fluorouracil, and leucovorin for metastatic colorectal cancer. N Engl J Med, 2004, 350(23): 2335-2342.
[38] Grothey A, Sargent D, Goldberg RM, et al. Survival of patients with advanced colorectal cancer improves with the availability of fluorouracil-leucovorin, irinotecan, and oxaliplatin in the course of treatment. J Clin Oncol, 2004, 22(7): 1209-1214.
[39] Kabbinavar FF, Hambleton J, Mass RD, et al. Combined analysis of efficacy: the addition of bevacizumab to fluorouracil/leucovorin improves survival for patients with metastatic colorectal cancer. J Clin Oncol, 2005, 23(16): 3706-3712.
[40] Giantonio BJ, Catalano PJ, Meropol NJ, et al. Bevacizumab in combination with oxaliplatin, fluorouracil, and leucovorin(FOLFOX4) for previously treated metastatic colorectal cancer: results from the Eastern Cooperative Oncology Group Study E3200. J Clin Oncol, 2007, 25(12): 1539-1544.
[41] Hochster HS, Hart LL, Ramanathan RK, et al. Safety and efficacy of oxaliplatin and fluoropyrimidine regimens with or without bevacizumab as first-line treatment of metastatic colorectal cancer: results of the TREE Study. J Clin Oncol, 2008, 26(21): 3523-3529.
[42] Tebbutt NC, Wilson K. Capecitabine, bevacizumab, and mitomycin in first-line treatment of metastatic

colorectal cancer: results of the Australasian Gastrointestinal Trials Group Randomized Phase Ⅲ MAX Study. J Clin Oncol, 2010, 28(19): 191-3198.

[43] Knijn N, Tol J, Punt CJ. Current issues in the targeted therapy of advanced colorectal cancer. Discov Med, 2010, 9(47): 328-336.

[44] Welch S, Spithoff K, Rumble RB, et al. Bevacizumab combined with chemotherapy for patients with advanced colorectal cancer: a systematic review. Ann Oncol, 2010, 21(6): 1152-1162.

[45] 金启成, 杨薏帆, 闫涵, 等. 化学药物治疗及其联合靶向治疗对中国人群晚期结直肠癌疗效与安全性的 Meta 分析. 国际病理科学与临床杂志, 2013, 33(1): 28-38.

[46] Hurwitz HI, Fehrenbacher L, Hainsworth JD, et al. Bevacizumab in combination with fluorouracil and leucovorin: an active regimen for first-line metastatic colorectal cancer. J Clin Oncol, 2005, 23(15): 3502-3508.

[47] Shiojima I, Sato K, Izumiya Y, et al. Disruption of coordinated cardiac hypertrophy and angiogenesis contributes to the transition to heart failure. J Clin Invest, 2005, 115(8): 2108-2118.

[48] Izumiya Y, Shiojima I, Sato K, et al. Vascular endothelial growth factor blockade promotes the transition from compensatory cardiac hypertrophy to failure in response to pressure overload. Hypertension, 2006, 47(5): 887-893.

[49] Mourad JJ, des Guetz G, Debbabi H, et al. Blood pressure rise following angiogenesis inhibition by bevacizumab. A crucial role for microcirculation. Ann Oncol, 2008, 19(5): 927-934.

[50] Grothey A, Sugrue MM, Purdie DM, et al. Bevacizumab beyond first progression is associated with prolonged overall survival in metastatic colorectal cancer: results from a large observational cohort study(BRiTE). J Clin Oncol, 2008, 26(33): 5326-5334.

[51] Scappaticci FA, Skillings JR, Holden SN, et al. Arterial thromboembolic events in patients with metastatic carcinoma treated with chemotherapy and bevacizumab. J Natl Cancer Inst, 2007, 35(99): 1232-1239.

[52] Johnson DH, Fehrenbacher L, Novotny WF, et al. Randomized phase Ⅱ trial comparing bevacizumab plus carboplatin and paclitaxel with carbopbtin and padUaxel alone in previously untreated locally advanced or metastatic non-small-cell lung cancer. J Clin Oncol, 2004, 22(11): 2184-2191.

[53] van Cutsem E, Rivera F, Berry S, et al. Safety and efficacy of first-line bevacizumab with FOLFOX, XELOX, FOLFIRI and fluoropyrimidines in metastatic colorectal cancer: the BEAT study. Ann Oncol, 2009, 20(11): 1842-1847.

[54] de Gramont A, van Cutsem E, Schmoll HJ, et al. Bevacizumab plus oxaliplatin-based chemotherapy as adjuvant treatment for colon cancer(AVANT): a phase 3 randomised controlled trial. Lancet Oncol, 2012, 13(12): 1225-1233.

[55] Allegra CJ, Yothers G, O'Connell MJ, et al. Bevacizumab in stage Ⅱ-Ⅲ colon cancer: 5-year update of the National Surgical Adjuvant Breast and Bowel Project C-08 trial. J Clin Oncol, 2013, 31(3): 359-364.

[56] Vamvakas L, Matikas A, Karampeazis A, et al. Capecitabine in combination with oxaliplatin and bevacizumab(AXELOX) as 1st line treatment for fit and vulnerable elderly patients(aged ＞70 years) with metastatic colorectal cancer(mCRC): a multicenter phase Ⅱ study of the Hellenic Oncology Research Group(HORG). BMC Cancer, 2014, 14: 277.

[57] Sandler AB, Gray R, Brahmer J, et al. Randomized phase Ⅱ/Ⅲ trial of paclitaxel(P) plus carboplatin 1 with or without bevacizumab(NSC # 704865) in patients with advanced non-squamous non-small cell lung cancer(NSCLC): an Eastern Cooperative Oncology Group(ECOG) trial-E4599. J Clin Oncol, 2005, 23(Suppl.): 2s(Abstract LBA4).

[58] Kelly K, Crowley J, Bunn PA, et al. Randomized phase Ⅲ trial of paclitaxel plus carboplatin versus

vinorelbinc plus cisplatin in the treatment of patients with advanced non-small-cell lung cancer: a Southwest Oncology Group trial. Clin Oncol, 2001, 19(13): 3210-3218.

[59] Schiller JH, Harrington D, Belani CP, et al. Comparison of four chemotherapy regimens for advanced non-small-cell lung cancer. N Engl J Med, 2002, 346(2): 92-98.

[60] Lopez-Chavez A, Young T, Fages S, et al. Bevacizumab maintenance in patients with advanced non-small-cell lung cancer, clinical patterns, and outcomes in the Eastern Cooperative Oncology Group 4599 Study: results of an exploratory analysis. J Thorac Oncol, 2012, 7(11): 1707-1712.

[61] Reck M, von Pawel J, Zatloukal P, et al. Phase Ⅲ trial of cisplatin plus gemcitabine with either placebo or bevacizumab as first-line therapy for nonsquamous non-small cell lung cancer: AVAil. J Clin Oncol, 2009, 27(8): 1227-1234.

[62]张涛, 袁帅飞, 王子平, 等. 贝伐单抗联合化疗治疗非小细胞肺癌的meta分析. 中国肺癌杂志, 2013, 16(2): 82-90.

[63] Tsai CM, Au JS, Chang GC, et al. Safety and efficacy of firstline bevacizumab with chemotherapy in asian patients with advanced nonsquamous NSCLC results from the phase Ⅳ MO19390(SAiL) Study. J Thorac Oncol, 2011, 6(6): 1092-1097.

[64] Herbst RS, Johnson DH, Mininberg E, et al. Phase Ⅰ/Ⅱ trial evaluating the anti-vascular endothelial growth factor monoclonal antibody bevacizumab in combination with the HER-l/epidermal growth factor receptor tyrosine kinase inhibitor erlotinib for patients with recurrent non-small-cell lung cancer. J Clin Oncol, 2005, 23(11): 2544-2555.

[65] Langer C, Soria JC. The role of anti-epidermal growth factor receptor and anti-vascular endothelial growth factor therapies in the treatment of nonsmall cell lung cancer. Clin Lung Cancer, 2010, 11(2): 82-90.

[66] Herbst RS, Ansari R, Bustin F, et al. Efficacy of bevacizumab plus erlotinib versus erlotinib alone in advanced non-small-cell lung cancer after failure of standard first-line chemotherapy(BeTa): a double-blind, placebo-controlled, phase 3 trial. Lancet, 2011, 377(9780): 1846-1854.

[67] Crinò L, Metro G. Therapeutic options targeting angiogenesis in nonsmall cell lung cancer. Eur Respir Rev, 2014, 23(131): 79-91.

[68] Gasparini G, Toi M, Gion M, et al. Prognostic significance of vascular endothelial growth factor protein in node-negative breast carcinoma. J Natl Cancer Inst, 1997, 89(2): 139-147.

[69] Gasparini G, Toi M, Miceli R, et al. Clinical relevance of vascular endothelial growth factor and thymidine phosphorylase in patients with node-positive breast cancer treated with cither adjuvant chemotherapy or hormone therapy. Cancer J Sci Am, 1999, 5(2): 101-111.

[70] Linderholm BK, Lindahl T, Holmberg L, et al. The expression of vascular endothelial growth factor correlates with mutant p53 and poor prognosis in human breast cancer. Cancer Res, 2001, 61(5): 2256-2260.

[71] Cobleigh MA, Langmuir VK, Sledge GW, et al. A phase Ⅰ/Ⅱ dose-escalation trial of bevacizumab in previously treated metastatic breast cancer. Semin Oncol, 2003, 30(5 Suppl 16): 117-124.

[72] Miller KD, Chap LI, Holmes FA, et al. Randomized phase Ⅲ trial of capecitabine compared with bevacizumab plus capecitabine in patients with previously treated metastatic breast cancer. J Clin Oncol, 2005, 23(4): 792-799.

[73] Miller KD. E2100: a phase Ⅲ trial of paclitaxel versus paclitaxel/bevacizumab for metastatic breast cancer. Clin Breast Cancer, 2003, 3(6): 421-422.

[74] Dank M, Budi L, Piko B, et al. First-line bevacizumab-paclitaxel in 220 patients with metastatic breast cancer: results from the AVAREG study. Anticancer Res, 2014, 34(3): 1275-1280.

[75] Miles DW, Chan A, Dirix LY, et al. Phase Ⅲ study of bevacizumab plus docetaxel copared with placebo plus doctaxel for the first-line treatment of human epidermal growth factor receptor 2-negative metastatic breast cancer. J Clin Oncol, 2010, 28(20): 3239-3247.

[76] Robert NJ, Diéras V, Glaspy J, et al. RIBBON-1: Randomized, double-blind, placebo-controlled, phase Ⅲ trial of chemotherapy with or without Bevacizumab for first-line treatment of human epidermal growth factor receptor 2-negative, locally recurrent or metastatic breast cancer. J Clin Oncol, 2011, 29(10): 1252-1260.

[77] An MM, Zou Z, Shen H, et al. Incidence and risk of significantly raised blood pressure in cancer patients treated with bevacizumab: an updated meta-nanlysis. Eur J Clin Pharmacol, 2010, 66(8): 813-821.

[78] Lambrechts D, Moisse M, Delmar P, et al. Genetic markers of bevacizumab-induced hypertension. Angiogenesis, 2014, 17(3): 685-694.

[79] Choueiri TK, Mayer EL, Je Y, et al. Congestive heart failure risk in patients with breast cancer threated with bevacizumab. J Clin Oncol, 2011, 29(6): 632-638.

[80] Brufsky AM, Hurvitz S, Perez E, et al. RIBBON-2: a randomized, double-blind, placebo-controlled, phase Ⅲ trial evaluating the efficacy and safety of bevacizumab in combination with chemotherapy for second-line treatment of human epidermal growth factor receptor 2-negative metastatic breast cancer. J Clin Oncol, 2011, 29(32): 4286-4293.

[81] Wang X, Huang C, Li M, et al. The efficacy of bevacizumab plus paclitaxel as first-line treatment for HER2-negative metastatic breast cancer: a meta-analysis of randomized controlled trials. Tumour Biol, 2014, 35(5): 4841-4848.

[82] Miller KD, O'Neill A, Perez EA, et al. A phase Ⅱ pilot trial incorporating bevacizumab into dose-dense doxorubicin and cyclophosphamide followed by paclitaxel in patients with lymph node positive breast cancer: a trial coordinated by the Eastern Cooperative Oncology Group. Ann Oncol, 2012, 23(2): 331-337.

[83] Bear HD, Tang G, Rastogi P, et al. Bevacizumab added to neoadjuvant chemotherapy for breast cancer. N Engl J Med, 2012, 366(4): 310-320.

[84] von Minckwitz G, Eidtmann H, Rezai M, et al. Neoadjuvant chemotherapy and Bevacizumab for HER2-negative breast cancer. N Engl J Med, 2012, 366(4): 299-309.

[85] Yang JC, Haworth L, Sherry RM, et al. A randomized trial of bevacizumab, an anti-vascular endothelial growth factor antibody, for metastatic renal cancer. N Engl J Med, 2003, 349(5): 427-434.

[86] Hainsworth JD, Sosman JA, Spigel DR, et al. Treatment of metastatic renal cell carcinoma with a combination of bevacizumab and erlotinib. J Clin Oncol, 2005, 23(31): 7889-7896.

[87] Escudier B, Bellmunt J, Négrier S, et al. Phase Ⅲ trial of bevacizumab plus interferon alfa-2a in patients with metastatic renal cell carcinoma(AVOREN): final analysis of overall survival. J Clin Oncol, 2010, 28(13): 2144-2150.

[88] Escudier B, Pluzanska A, Koralewski P, et al. Bevacizumab plus interferon alfa-2a for treatment of metastatic renal cell carcinoma: a randomised, double-blind phase Ⅲ trial. Lancet, 2007, 370(9605): 2103-2111.

[89] Rini BI, Halabi S, Rosenberg JE, et al. Phase Ⅲ trial of bevacizumab plus interferon alfa versus interferon alfa monotherapy in patients with metastatic renal cell carcinoma: final results of CALGB 90206. J Clin Oncol, 2010, 28(13): 2137-2143.

[90] Diamond E, Riches J, Faltas B, et al. Immunologics and chemotherapeutics for renal cell carcinoma. Semin Intervent Radiol, 2014, 31(1): 91-97.

[91] Kreisl TN, Kim L, Moore K, et al. Phase 2nd trial of single-agent bevacizumab followed by bevacizumab

plus irinotecan at tumor progression in recurrent glioblastoma. J Clin Oncol, 2009, 27(5): 740-745.

[92] Rahmathulla G, Hovey EJ, Hashemi-Sadraei N, et al. Bevacizumab in high-grade gliomas: a review of its uses, toxicity assessment, and future treatment challenges. Onco Targets Ther, 2013, 6: 371-389.

[93] Chinot OL, Wick W, Mason W, et al. Bevacizumab plus radiotherapy-temozolomide for newly diagnosed glioblastoma. N Engl J Med, 2014, 370(8): 709-722.

[94] Gilbert MR, Dignam JJ, Armstrong TS, et al. A randomized trial of bevacizumab for newly diagnosed glioblastoma. N Engl J Med, 2014, 370(8): 699-708.

[95] Fathpour P, Obad N, Espedal H, et al. Bevacizumab treatment for human glioblastoma. Can it induce cognitive impairment? Neuro Oncol, 2014, 16(5): 754-756.

[96] Khasraw M, Ameratunga M, Grommes C. Bevacizumab for the treatment of high-grade glioma: an update after Phase Ⅲ trials. Expert Opin Biol Ther, 2014, 14(5): 729-740.

[97] Chauffert B, Feuvret L, Bonnetain F, et al. Randomized phase Ⅱ trial of irinotecan and bevacizumab as neo-adjuvant and adjuvant to temozolomide-based chemoradiation compared to temozolomide-chemoradiation for unresectable glioblastoma: final results of the TEMAVIR study from ANOCEF. Ann Oncol, 2014, 25(7): 1442-1447.

[98] van Cutsem E, Vervenne WL, Bennouna J, et al. Phase Ⅲ trial of bevacizumab in combination with gemcitabine and erlotinib in patients with metastatic pancreatic cancer. J Clin Oncol, 2009, 27(13): 2231-2237.

[99] Burger RA, Sill MW, Monk BJ, et al. Phase Ⅱ trial of bcvacizumab in persistent or recurrent epithelial ovarian cancer(EOC) or primary peritoneal cancer(PPC): a gynecologic oncology group(GOC) study. J Clin Oncol, 2007, 25(33): 5165-5171.

[100] Stark D, Nankivell M, Pujade-Lauraine E, et al. Standard chemotherapy with or without bevacizumab in advanced ovarian cancer: quality-of-life outcomes from the International Collaboration on Ovarian Neoplasms(ICON7) phase 3 randomised trial. Lancet Oncol, 2013, 14(3): 236-243.

[101] Monk BJ, Huang HQ, Burger RA, et al. Patient reported outcomes of a randomized, placebo-controlled trial of bevacizumab in the front-line treatment of ovarian cancer: a Gynecologic Oncology Group Study. Gynecol Oncol, 2013, 128(3): 573-578.

[102] Pujade-Lauraine E, Hilpert F, Weber B, et al. Bevacizumab combined With chemotherapy for platinum-resistant recurrent ovarian cancer: The AURELIA open-label randomized phase Ⅲ trial. J Clin Oncol, 2014, 32(13): 1302-1308.

[103] Morishita A, Gong J, Masaki T. Targeting receptor tyrosine kinases in gastric cancer. World J Gastroenterol, 2014, 20(16): 4536-4545.

[104] Shen L, Li J, Xu J, et al. Bevacizumab plus capecitabine and cisplatin in Chinese patients with inoperable locally advanced or metastatic gastric or gastroesophageal junction cancer: randomized, double-blind, phase Ⅲ study(AVATAR study). Gastric Cancer, 2014, 18(1): 168-176.

[105] Norguet E, Dahan L, Seitz JF. Targetting esophageal and gastric cancers with monoclonal antibodies. Curr Top Med Chem, 2012, 12(15): 1678-1682.

[106] Sun W, Sohal D, Haller DG. Phase 2 trial of bevacizumab, capecitabine, and oxaliplatin in treatment of advanced hepatocellular carcinoma. Cancer, 2011, 117(14): 3187-3192.

[107] Stopeck AT, Unger JM, Rimsza LM, et al. A phase 2 trial of standard-dose cyclophosphamide, doxorubicin, vincristine, prednisone(CHOP) and rituximab plus bevacizumab for patients with newly diagnosed diffuse large B-cell non-Hodgkin lymphoma: SWOG 0515. Blood, 2012, 120(6): 1210-1217.

[108] Ossenkoppele GJ, Stussi G, Maertens J, et al. Addition of bevacizumab to chemotherapy in acute

myeloid leukemia at older age: a randomized phase 2 trial of the Dutch-Belgian Cooperative Trial Group for Hemato-Oncology (HOVON) and the Swiss Group for Clinical Cancer Research (SAKK). Blood, 2012, 120(24): 4706-4711.

[109] Small AC, Oh WK. Bevacizumab treatment of prostate cancer. Expert Opin Biol Ther, 2012, 12(9): 1241-1249.

[110] Slingluff CL Jr, Petroni GR, Molhoek KR, et al. Clinical Activity and Safety of Combination Therapy with Temsirolimus and Bevacizumab for Advanced Melanoma: A Phase Ⅱ Trial (CTEP 7190/Mel47). Clin Cancer Res, 2013, 19(13): 3611-3620.

[111] Miles DW, de Haas SL, Dirix LY, et al. Biomarker results from the AVADO phase 3 trial of first-line bevacizumab plus docetaxel for HER2-negative metastatic breast cancer. Br J Cancer, 2013, 108(5): 1052-1060.

第 11 章　依法珠单抗(Efalizumab，Raptiva)

11.1　发 展 概 述

依法珠单抗(Efalizumab，商品名 Raptiva)，是一种重组的人源化抗-CD11a 单克隆免疫球蛋白(Ig)G1，对银屑病有非常好的临床疗效[1]。作为一类靶向特异性生物制剂，依法珠单抗是针对淋巴功能相关抗原(LFA-1)的人源化单克隆抗体，其可与 T 细胞表面 CD11a 的 LFA-1 相结合，阻止 LFA-1 和细胞间黏附分子(ICAM-1)的结合，可逆性地抑制免疫级联反应的多个关键步骤，包括 T 细胞的激活和转运[2]。

商品化的依法珠单抗是一种瓶装的冻干粉，每瓶含 150mg 原料药，注射之前加水溶解制成注射液备用。初次单剂量给予 0.7mg/kg 之后，每周注射剂量为 1.0mg/kg(最大单剂量不能超过 200mg)。在欧洲，初期治疗 12 周后对治疗敏感的患者才能进行依法珠单抗连续治疗。

2003 年，依法珠单抗被药监部门批准用于适合系统治疗的中度到重度斑块状银屑病成人患者的连续治疗。每周注射 1 次，这些患者可能需要全身治疗或者光学治疗才能控制其银屑病。2004 年，欧盟批准该药物用于中度到重度斑块状银屑病患者，尤其是那些对其他系统治疗方法(如环孢霉素、甲氨蝶呤和 PUVA 即补骨脂素联合使用 A 波段紫外线暴露疗法)已经无明显效果、有禁忌证的或者是不能耐受的患者。负责对所有获得批准上市的药物进行监测的 FDA 监督与流行病学办公室收到的报告发现，使用依法珠单抗的部分患者因严重感染而住院，有些甚至死亡。因此，新黑框警告强调细菌性脓毒症、病毒性脑膜炎、侵入性霉菌症、进行性多灶性白质脑病(progressive multifocal leucoencephalopathy，PML)及其他机会致病菌感染的风险[3]。2008 年 10 月 16 日，美国 FDA 宣布修订依法珠单抗说明书，其中一项黑框警告强调了包括 PML 在内的致命性感染。2009 年 7 月，由于 PML 风险的存在，依法珠单抗从美国市场上自动退市[4]。

11.2　依法珠单抗研发历程

依法珠单抗(rhuMAb CD11a，hu1124)是一个由两条完全相同的轻链(每条含 214 个氨基酸残基)和两条重链(每条含 451 个氨基酸残基)组成的 IgG1κ 异型抗体。每条轻链通过二硫键与重链共价结合，两条重链通过链间的二硫键彼此共价连接，与人的 IgG1 结构相符合，完整的依法珠单抗分子质量为 148 841Da。

最初研发的单抗是鼠抗-CD11a 单克隆抗体(MHM24)[5]，随后通过基因工程的手段以人 DNA 序列取代鼠的序列，降低了免疫原性从而制成了依法珠单抗，由此得到了人源化单克隆抗体(HuIgG1)，而鼠抗体中对抗原识别至关重要的互补决定区(CDR)同时也被保留了下来。对鼠 MHM24 的早期研究发现，它同其他抗-CD11a 抗体类似，能抑制 T 细胞功能[6, 7]。

人重链亚群Ⅲ(V_H-CH1)和轻链亚群 κ1 的一致序列被用作人源化的结构骨架。随后，又制成并筛选了几种人源化变体作为抗原结合片段(Fab)。构建人源化 MHM24 的首个 Fab，CDR 的全部 6 个残基由鼠抗体换成人的构架。将来的变体构建可通过靶向交换骨架残基或以 Fab-1 作模板由 CDR 上的残基来实现。为达到这一目的，每个变体的轻链和重链均是全序列，包含这些序列的质粒转化到大肠杆菌内进行蛋白质表达。所有的变体均需通过 Jurkat 细胞(人外周血白血病 T 细胞)检测进行 CD11a 黏附的测定，具有最佳结合特性的变体 V_L 和 V_H 区域再被转到人 IgG1 C 区，产生全长完整的人源化抗体[8]。对依法珠单抗和其母鼠源抗体 MHM24 进行了几种体外检测对比，包括角质细胞黏附性检测和混合淋巴细胞反应检测，结果显示，在这些检测中依法珠单抗与 MHM24 同等有效。此外，两名志愿者的外周血单核细胞饱和结合力测定结果显示，二者表观 K_d 值相似[8]。

近年来研究发现，治疗型 CD11a 抗体依法珠单抗通过阻断 T 细胞激活和迁移干扰银屑病发病。研究者针对人体 T 细胞激活期间的影响做了一个详细的分析，发现依法珠单抗抑制 T 细胞增殖和细胞因子产生的作用严格依赖于共刺激信号的数量和质量。依法珠单抗通过共刺激可诱导共刺激分子 ICOS、OX40、CD27 或者 4-1BB 抑制人体 T 细胞的分化增殖和细胞因子的产生，但是对共刺激可诱导共刺激分子 CD2 或 CD28 获得的 T 细胞作用并不显著。另外，还发现依法珠单抗治疗时诱导的对 T 细胞的抑制效应可被 CD2 或 CD28 信号恢复[9]。

11.3 依法珠单抗的药理和毒理特性

11.3.1 非临床研究

为了评价依法珠单抗的药效/药代动力学性质及毒性，研究者进行了大量非临床研究[10]。依法珠单抗体外研究表明，它能与人类及黑猩猩的白细胞结合，抑制淋巴细胞与角质细胞表面的 ICAM-1 结合，抑制 T 细胞增殖。在小鼠和黑猩猩的体内模型中，依法珠单抗能使淋巴细胞表面 LFA-1 的表达下调，同时依法珠单抗在猴体内表现出两相动力学特征，呈非线性消除。小鼠体内抗鼠 CD11a 抗体的发育毒性研究表明，给予剂量是临床推荐剂量 1mg/kg 的 30 倍时，在交配、生育、繁殖等参数上未见损害，同时也未见母体毒性、胚胎毒性和致畸性。同其他免疫球蛋白相似，对于处于妊娠期和哺乳期的小鼠，抗鼠 CD11a 抗体可以被分泌到乳汁中，而且其后代在 11 周龄产生抗体应答的能力大大降低，但至少会有一部分又可在 25 周后恢复。在行为、生长和生殖功能上未有不良反应。与对照组相比，免疫的黑猩猩暴露于高剂量的依法珠单抗(＞10 倍临床剂量)和破伤风类毒素中，产生未损伤的抗体应答。到目前为止，依法珠单抗尚未见动物生殖毒性及长期致癌性研究报道。

11.3.2 药效学

研究者开展了多项关于依法珠单抗静脉或皮下注射单剂量或每周重复给药的Ⅰ期、

Ⅱ期临床研究，旨在评价其在人体内的药效学。在一项单剂量静脉注射研究中，依法珠单抗给予的治疗剂量为 0.03～10mg/kg[11]。结果显示，患者在服药后 24h 内其 T 细胞表面 CD11a 的表达降至给药前表达水平的 25%，而且只要依法珠单抗在体循环内，这种抑制作用就会持续存在，直到 7～10 天后依法珠单抗在体内清除，CD11a 的表达才恢复至基线水平，期间未见淋巴细胞的损耗。为使其药效作用发挥到最大，静脉注射剂量需要超过 3mg/kg[11]。若使淋巴细胞的 CD11a 结合位点下调达到完全饱和并维持饱和状态，需要每周静注剂量为 0.6mg/kg，此时依法珠单抗的血浆浓度为 5μg/ml。

注射依法珠单抗后可在银屑病斑块部位发现一些组织学改变。其中，角蛋白 16 明显降低，其相应的疾病活力亦下降。角质细胞 ICAM-1 水平也同时下降，提示细胞因子介导的炎症降低。此外，治疗 28 天后可观察到病变皮肤表皮明显变薄，正常皮肤开始恢复；超过 50%的皮肤 T 细胞浸润得以减轻，同时 CD11a 的效力降低[12]。这些数据证明，依法珠单抗通过降低皮肤中 T 细胞表面的 CD11a，进而改变炎症的组织学信号和斑块银屑病的病理学增生特性。

据报道，皮下注射依法珠单抗的疗效与静脉给药相似。每周 1mg/kg 的皮下给药剂量能达到临床需要的 5μg/ml 的血药浓度，使结合位点下调和饱和。除了降低 CD3＋T 细胞表面 CD11a 的表达，依法珠单抗还能降低一系列其他黏附分子的表达，如 CD11b、L-选择素及 β_7 整合素[13]。这些黏附分子表达的下调很可能是由依法珠单抗的抗黏附作用所致。此外，依法珠单抗还使得 αβ＋T 细胞受体和 T 细胞抗原受体(TCR)相关受体(如 CD4、CD8 及 CD2)减少。因此，抑制 TCR 介导的活化反应或许可影响依法珠单抗的作用方式。

11.3.3　药代动力学

旨在揭示皮下注射依法珠单抗药代动力学特性的一项开放的多中心Ⅰ期临床研究纳入了 70 例中到重度斑块状银屑病患者，分别给予依法珠单抗每周 1mg/kg 或每周 2mg/kg 的剂量，连续治疗 12 周[14]，结果如下。

吸收：皮下注射依法珠单抗，2～3 周后达到血浆峰浓度。推荐剂量为每周 1mg/kg，平均生物利用度在 50%左右。

分布：每周给予依法珠单抗 2mg/kg，在给药 4 周后达到稳态血药浓度，每周给予 1mg/kg 时则可在给药 8 周后达到稳态血药浓度。依法珠单抗平均血浆药物浓度分别为(9.1±6.7)μg/ml(1mg/kg 组)和(23.5±12.2)μg/ml(2mg/kg 组)。单剂量静脉注射时中央室分布容积分别为 110ml/kg(0.03mg/kg 剂量水平)和 58ml/kg(10mg/kg 剂量水平)[15]。

生物转化：依法珠单抗通过与细胞表面 CD11a 结合的细胞内降解方式或者细胞内吞作用进行代谢，降解后形成小分子多肽和氨基酸，再通过肾小球滤过消除。细胞色素 P450 和结合反应并不参与依法珠单抗的代谢[16]。

消除：依法珠单抗通过剂量依赖的非线性饱和消除方式被清除体外，平均稳态清除率分别为(24.3±18.5)ml/kg(1mg/kg 组)和(15.7±12.6)ml/kg(2mg/kg 组)[11]。消除半衰期分别为(6.21±3.11)天(1mg/kg 组)和(7.4±2.5)天(2mg/kg 组)。稳态 T_{end} 分别为(25.5±1.6)天(1mg/kg 组)和(44±10)天(2mg/kg 组)。依法珠单抗表现为剂量依赖的非线性药代动力学的特点，这是因为它与细胞表面受体 CD11a 的特异性结合具有饱和性。低剂量时清除率更快，提示在低于 10μg/ml 的药物水平时存在受体介导机制[11]。在 1088 例患者的药代动力学分析中发现，体重是影响依法珠单抗清除的重要变量，其他变量如银屑病斑块面积、严重指数、淋巴细胞基线数及年龄对依法珠单抗的清除影响较小，性别和种族对其清除无影响[17]。一项开放的依法珠单抗扩大治疗试验提供了更多的药代动力学相关数据，在此试验中前 12 周内给予患者依法珠单抗 2mg/kg 的剂量，而后给予 1mg/kg 的剂量至给药 33 个月。研究者以 12 周为一个治疗阶段并持续对给药后直至 15 个月内的药代动力学进行了分析，发现稳态血药水平始终保持恒定，在长期给药中未观察到依法珠单抗的蓄积或者药代动力学模型的改变[18]。

11.4 依法珠单抗在银屑病治疗中的应用

11.4.1 银屑病：流行、特性和治疗手段

银屑病是一种很常见的皮肤病。尽管在不同国家因环境和基因因素不同，使得银屑病的流行情况有很大差异，但这些因素影响了全世界 2%～3%的人口[19]，而且其中 20%～25%罹患中至重度银屑病[20]。75%的患者在 40 岁之前首次出现临床症状，在之后 10 年内达到高峰[21]。通常有银屑病家族病史的患者，发病会更严重些，表现为频繁复发。

斑块状银屑病又称寻常型银屑病，是银屑病最常见的发病形式，约 70%患者属于此类。斑块状银屑病表现为角化过度、角化不全及皮肤的炎症损害，损害可见于全身各处，但多在头皮、肘部、膝盖、腰背部等处对称性发病。其他少见的银屑病形态学表现有滴状银屑病、皮褶银屑病、脓疱型银屑病、红皮病型银屑病等，这些类型的可单独发生或伴随发生抑或继发。

目前，研究者已达成共识，认为免疫机制在包括银屑病在内的多种慢性复发型炎症皮肤病的发病机制中发挥重要作用[20, 22]。T 细胞在银屑病病理过程中发挥核心作用的证据日益增多，主要基于以下几点：①在银屑病损伤中发现活化 T 细胞[23, 24]；②已在 SCID（严重受损的免疫缺陷）小鼠模型中证实，T 细胞有能力诱导银屑病中角质细胞的生长和分化。通过向小鼠真皮中注入自体免疫细胞可获得移植的人类皮肤，来源于银屑病患者的免疫细胞会致使小鼠本无症状的皮肤出现斑块[25, 26]。试验证实 T 细胞靶向的免疫抑制剂类药物，如环孢菌素 A[27]、抗 CD25 受体抗体[28]和 CD4[29]，能够显著改善银屑病症状。

在骨髓移植中，如果供体患有银屑病，则可使受者感染银屑病；同样，银屑病也可以通过该方式被“治愈”，即以健康人的骨髓移植到银屑病患者体内[21]。当无症状的人皮肤移植入 AGR129 小鼠中时，造成Ⅰ型和Ⅱ型干扰素受体缺乏，重组激活基因 2 和常驻型人 T 细胞局部增生，证明了常驻免疫细胞在银屑病发展中的重要性[30]。

采用流式细胞仪检测 45 例银屑病患者（26 例进行期、19 例静止期）和 25 例健康体检者（对照组）外周血 T 细胞 VLA-4（VLA 即整合素 β1 亚家族）的表达，并结合银屑病皮损面积及严重度指数（psoriasis area and severity index，PASI）进行相关性分析。发现银屑病

进行期患者外周血 T 细胞 VLA-4 的表达水平明显高于静止期患者和对照组($P<0.05$)，静止期患者 VLA-4 的表达水平与对照组无明显差异($P>0.05$)，银屑病患者外周血 T 细胞 VLA-4 的表达水平与 PASI 评分无明显相关关系($r=0.26$，$P>0.05$)。证明了银屑病患者外周血 T 细胞 VLA-4 表达增高，可能与银屑病的发病有关[31]。外周和囊内 T 细胞激活的抑制作用能够改变依法珠单抗相关的进行性多质性脑病的临床病症[32]。

目前，针对银屑病有多种治疗选择，比较温和的治疗手段是局部给药治疗，包括维生素 D3 类似物、糖皮质激素类和类维生素 A(图 11-1)；当疾病发展严重后，可采用光线疗法；最终还有一个选择是口服免疫抑制剂，如甲氨蝶呤、环孢菌素 A、口服类维生素 A 或延胡索酸酯，可单用也可联合应用。因为大多数银屑病患者在 40 岁前发病，所以许多中重度银屑病患者需要接受数十年的不间断系统治疗或光线治疗。但遗憾的是，因为长期应用的安全性和毒性问题，这些治疗方法都不能长期使用。

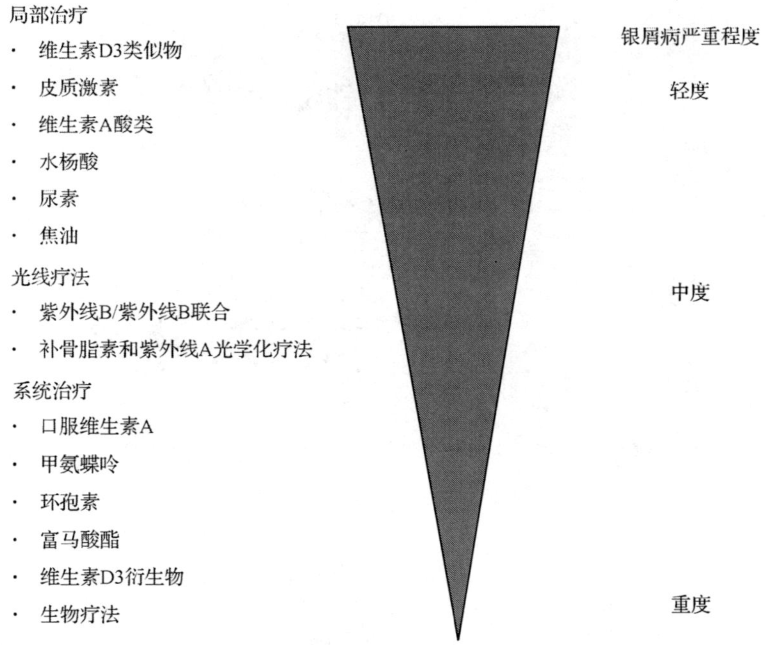

图 11-1　银屑病的治疗手段

近年，基于 T 细胞在银屑病发病机制中的重要作用而相应开发了几种生物制品，如靶向 T 细胞调控的依法珠单抗，它用于对银屑病的连续免疫治疗，不存在传统全身制剂的安全性问题。

11.4.2　银屑病发病机制

11.4.2.1　T 细胞活化

银屑病的免疫致病级联第一步是通过表皮和真皮的朗格汉斯细胞及树突状细胞(抗原提呈细胞，APC)分别捕获、处理抗原。尽管抗原的性质未知，但有证据表明，角化细胞衍生肽可能参与其中[33, 34]。APC-抗原复合物迁移到皮肤引流淋巴结，抗原在此处被

APC 表面的主要组织相容性复合体Ⅱ(MCHⅡ)提呈给 CD4+细胞的 T 细胞受体(TCR)，但 APC- MCHⅡ/TCR 复合物尚不足以活化 T 细胞。

T 细胞表面的 LFA-1 和 APC 表面的 ICAM-1 介导了 T 细胞和 APC 的最初结合，这种稳定的结构被称为“免疫突触”[35](图 11-2)，该结构形成后 LFA-1 和 ICAM-1 接着介导抗体特异性信号(信号 1)和辅助刺激信号(信号 2)的传递[36]。随着信号 1 和信号 2 的传递，细胞因子会诱导 T 细胞增殖、分化，其中增殖被认为主要由干扰素 2(IL-2)介导。

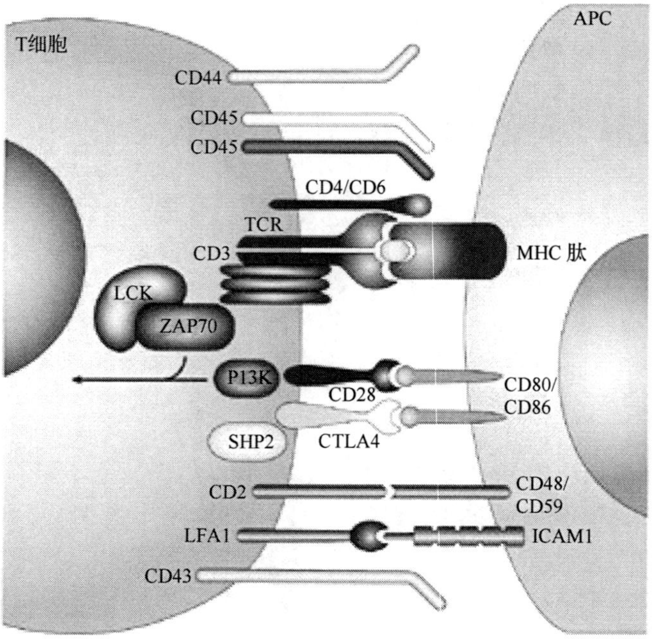

图 11-2　免疫突触示意图[35]

11.4.2.2　T 细胞迁移和外溢

活化后，T 细胞离开淋巴结，随着血流到达真皮血管(图 11-3)。角质细胞衍生的细胞因子(IL-8、CCL27)刺激致使黏附分子表达增加，包括 E-选择素和 ICAM-1，它们存在于炎症皮肤的毛细血管后微静脉中。E-选择素是 T 细胞表面表达的皮肤淋巴细胞抗原(CLA)的靶点。CLA 与 E-选择素结合，同时淋巴细胞趋化因子受体(CCR10)与其配体 CCL27 相互作用，减慢了淋巴细胞循环，使淋巴细胞沿着内皮壁向前移动[37, 38]。

因为暴露趋化因子增加，LFA-1 与 ICAM-1 的结合力增加，这很可能是 LFA-1 分子构象改变引发的。结合的 T 细胞穿出内皮到外周组织中，这一过程即为血细胞渗出[39]。一旦它们离开静脉，T 细胞对趋化因子作出响应，携带其从真皮炎症部位迁移至表皮。

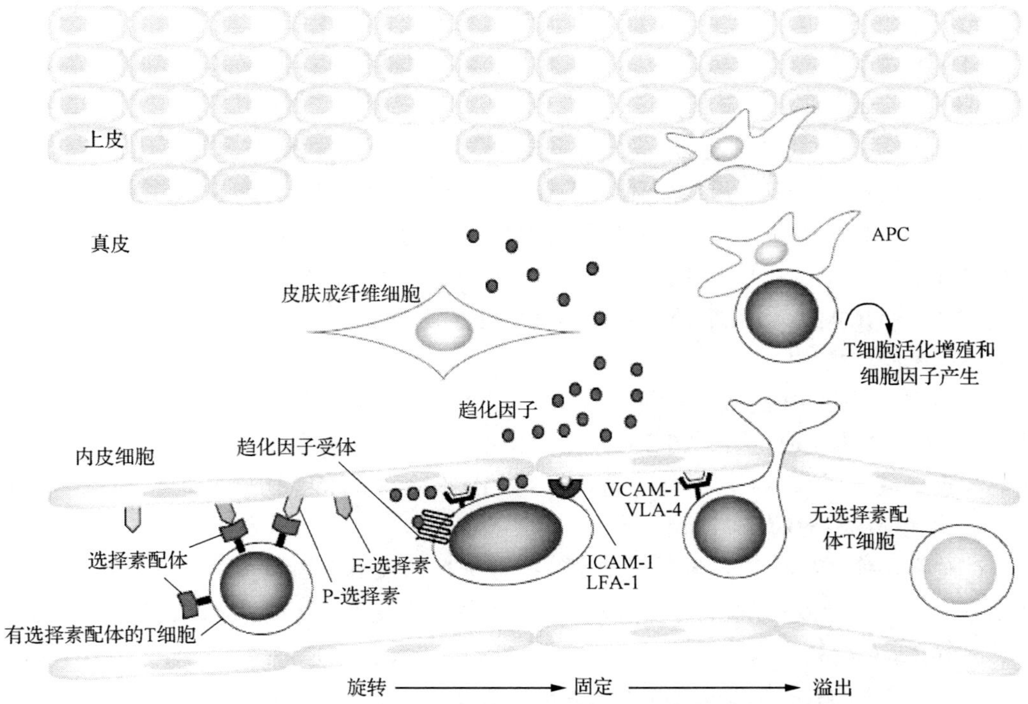

图 11-3　T 细胞的迁移、溢出和再激活过程[37]

11.4.2.3　T 细胞再活化

记忆 T 细胞由血循环迁移到真皮、表皮组织后，继续与抗原提呈细胞和朗格汉斯细胞及角质细胞接触，这很可能是遗传变异所致(图 11-3)。这种相互作用使得 T 细胞再活化，并且分泌细胞因子 IL-2、IFN-γ、TNF-α 增加，表现出 TH-1 细胞因子样式，这在银屑病中可被特征性观测到：①IFN-γ 使得角质细胞和内皮细胞中的 ICAM-1 作出响应，进而诱使淋巴细胞与角质细胞结合；②TNF-α 使角质细胞增殖，刺激角质细胞诱导的 IL-8 分泌，淋巴细胞和中性粒细胞向表皮趋化。TNF-α 还能诱使内皮细胞活化、增殖。然而，再活化 T 细胞通过何种确切机制造成机体损伤仍是未知。淋巴细胞和角质细胞的直接作用可能参与其中[33]，或者 T 细胞再活化过程中细胞因子的产生，可能致使银屑病皮肤产生最重要的变异，即过度增殖[40]。

总的来说，多种不同机制共同造成了银屑病皮肤临床上和组织学上可见的改变，这些机制包括：①角质细胞的过度增殖；②中性粒细胞和巨噬细胞分别向表皮和真皮迁移；③活化角质细胞引起的抵抗因子生成增加；④血管生成增加。

11.4.3　依法珠单抗作用机制

正如上面所述，依法珠单抗是人源化抗 CD11a(LFA-1 的一个亚基)单克隆抗体，与 CD11a 结合可以阻断 LFA-1 与 ICAM-1 的相互作用，阻断这种作用可产生以下几种结果[36, 41]：①T 淋巴细胞在淋巴结活化；②抑制炎症皮肤循环淋巴细胞的外渗；③阻断皮肤抗原提呈细胞引起的 T 淋巴细胞再活化；④减弱角质细胞与活化 T 细胞的相互作用。

LFA-1 属于 β_2 整合素家族，在 T 细胞(CD4＋，辅助型 T 细胞)表面表达，并参与多种 T 细胞的活动，如 T 细胞活化、迁移[42, 43]及炎症过程中发生在细胞间的 T 细胞黏附[44]。LFA-1、Mac-1、p159,95 都是 β_2 整合素家族的成员，它们由相同的 β 亚基(CD18)和不同的 α 链非共价结合组成异质二聚体，LFA-1 的 α 链为 CD11a，Mac-1 的 α 链为 CD11b，p159,95 的 α 链为 CD11c，T 细胞主要表达 LFA-1(CD11a/CD18)。LFA-1 的配体是细胞间黏附分子(ICAM)，包括：①ICAM-1，在白细胞、血管内皮细胞、上皮细胞、角质细胞表达[45]；②ICAM-2，在静息内皮细胞和淋巴细胞表达[46]；③ICAM-3，在单核细胞和静息淋巴细胞表达[47]。

ICAM 的表达可由诸如肿瘤坏死因子 α(TNF-α)、干扰素 γ(IFN-γ)等前炎症介质触发 [42]。LFA-1 的单克隆抗体抑制 LFA/ICAM 相互作用，从而抑制多种 T 细胞依赖的免疫功能。动物试验结果表明，使用抗-CD11a 抗体抑制 LFA/ICAM 的相互作用可能对某些特定的 T 细胞依赖性疾病具有临床益处。

在发生炎症、感染或自身抗原刺激等条件下，如果淋巴细胞表面的整合素不能正常地被活化，则会导致一系列自身免疫性疾病、感染性疾病或肿瘤等疾病的发生。通过抗体或者小分子化合物去阻断特异性的整合素，可以治疗多种免疫性疾病。临床上已经发展起来的针对整合素的药物主要是利用整合素的单克隆抗体阻断整合素的信号通路[48, 49]，如以 αLβ2 为靶点的依法珠单抗用于治疗银屑病。

研究者利用人源化或全人化技术制备了多种治疗性单克隆抗体，明显降低了抗体的免疫原性，减少人体内中和抗体的产生，从而使其半衰期延长，提高其临床反复用药疗效。其中，与炎症免疫相关的治疗性抗体预期将会有广阔的应用前景。临床上使用抗体治疗的炎性免疫性疾病包括移植排斥、自身免疫病、自身炎症病及过敏性疾病。治疗性抗体通过阻断配体或受体、调控受体、清除靶细胞或激活受体等机制发挥靶向治疗作用。通过基因工程手段改造抗体的 Fc 段来优化抗体的生物学功能，以及改造与抗原结合的结构域，能够生成新的疗效更高、副作用更少的抗体药物[50]。将受体作为抗体药物靶点，不仅阻止受体与配体结合而且可以下调细胞表面表达的靶向受体(图 11-4c)[51]。例如，依法珠单抗与 αL 整合素相结合，不仅影响了 αL 整合素和细胞间黏附分子 1(ICAM-1)之间的相互作用从而干扰 T 细胞归巢，而且可使 T 细胞中 αL 整合素的表达下调，抑制 T 细胞的活化[52]。此外，依法珠单抗还可结合于白细胞(主要是 T 细胞)表面的淋巴细胞功能相关分子(LFA-1)的 αL 亚基(CD11α)，阻止其与细胞间黏附分子 1(ICAM-1)的结合，进而抑制白细胞的活动。但这种抗体常促使靶细胞发生抗体诱导的受体内化作用，造成抗原介导清除治疗性抗体，从而缩短抗体的血清半衰期。

服用依法珠单抗治疗的银屑病患者，其外周单核细胞对植物血凝素完全应答，而对于同种异体白细胞和抗 CD3 的应答率较低。依法珠单抗治疗可诱导 T 细胞低反应性阶段，这或许解释了为什么依法珠单抗对稳态银屑病患者疗效显著，而经常在控制疾病危情方面失败。长时间应用依法珠单抗导致的 T 细胞低反应性可能会使依法珠患者陷入生物相关免疫抑制的高危险中[53]。

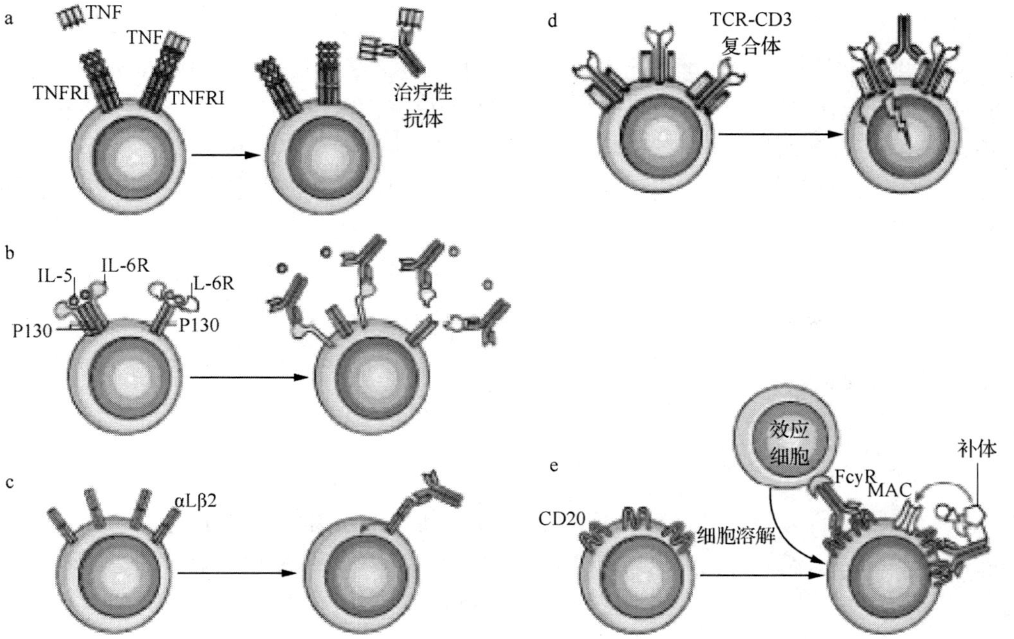

图 11-4　抗体发挥治疗作用涉及 5 种相互独立的作用机制[29]

a. 阻断配体；b. 阻断受体；c. 下调受体；d. 信号诱导激活靶细胞；e. 清除靶细胞

11.4.4　依法珠单抗的临床研究

除了Ⅰ期和Ⅱ期临床试验，Ⅲ临床试验包括 4 项大型安慰剂对照试验和 1 项 3 年开放试验，结果均证实了依法珠单抗对于中度至重度慢性斑块状银屑病患者的疗效、安全性和提高生命质量作用。同时，这些试验也观察了短期(12 周)、中短期(24 周)和长期(36 个月)服用依法珠单抗的疗效[54~59]。

为了评估依法珠单抗的有效性和安全性，以及服用依法珠单抗期间和服用后银屑病反弹和恶化的情况，进行了批准上市后的开放性试验[60]。2004 年 12 月 13 日至 2006 年 4 月 12 日，1266 例患者入组了该试验，12 周后共 688 例患者坚持参与完成了依法珠单抗连续服药治疗期。在这些患者中，79.5%的患者在 20 周医生全球评级率为“良好”、“优秀”或者“100%治愈”。

研究者通过超过 3000 例中到重度斑块状银屑病患者，对皮下注射依法珠单抗的安全性、有效性、耐受性及健康相关的生命质量(health related quality of life，HRQoL)的改变等进行了评价。采用了随机、双盲、设置安慰剂对照的Ⅲ期临床试验，试验中的所有患者拥有对试验结果影响最小的体表面积(body surface area，BSA)，银屑病面积严重程度 PASI≥12。以出现斑点、脓疱和红皮病的银屑病作为排除标准。患者随机皮下注射安慰剂或依法珠单抗，剂量分别为每周 1mg/kg 和每周 2mg/kg，其中首周剂量均为 0.7mg/kg，给药 12 周。患者同时局部给予低剂量的糖皮质激素，再无其他的随附治疗。主要终点是在 12 周的疗程后，患者的 PASI 评分与基准组相比有 75%以上的改善。次级终点包括医师整体评估的变化(the change of the overall assessment，PGAc)、静态整体评估(static overall assessment，sPGA）、PASI 评分改善 50%以上。附加次级终点指在皮肤病生活质量指数（dermatology life quality index，DLQI）和银屑病症状评估（psoriasis symptoms assessment，PSA）上得到改善。医师评估的 PASI 是量化银屑病治疗效果的一套复杂的评分体系。该体系考虑到了可对试验结果产生影响的体表面积、红斑的严重程度、身体 4 个部位（头、躯干、上肢、下肢）每一处的皮肤剥落和炎症浸润。综合评分分 0～72 级，级数越高表示越严重。尽管一些认证机构（如 FDA、EMEA）使用 PASI 作为抗银屑病新药获批的先决条件，但 PASI 与临床实践的相关性受到许多专家的质疑，受 PASI 的复杂性所限，在临床实践中并不经常使用该指标作为评判标准[61, 62]。

11.4.5 临床疗效

11.4.5.1 随机对照双盲试验

在一项临床研究中，纳入了 498 例患者，分别皮下注射依法珠单抗（每周 1mg/kg 或 2mg/kg）和安慰剂，给药 12 周[55]。在 12 周的治疗结束后，分别有 61%的患者（每周 1mg/kg 剂量组）和 51%的患者（每周 2mg/kg 剂量组）PASI 至少改善 50%，而安慰剂对照组仅有 15%的患者达到此标准。

在另一项研究中，纳入 556 例患者，随机给予安慰剂（187 例）或依法珠单抗（369 例），12 周后，依法珠单抗组平均 PASI 改善 52%，安慰剂组为 19%[54]，在第 4 周时可见 PASI 显著改善并持续提高至第 12 周。在静态整体评估（sPGA）和整体评估（PGA）上观察到的改善具有可比性。

北美[27, 63]和欧洲[57]19 个国家、103 个中心开展的另一项大型Ⅲ期临床试验（CLEAR 研究）也证实了依法珠单抗给药 12 周后的疗效，该研究最重要的实验结果总结在表 11-1 中。正如表中所示，增加剂量至 2mg/kg 每周，并不能增加任何益处[27, 55]。CLEAR 研究旨在评价依法珠单抗对于治疗慢性斑块状银屑病患者的疗效和安全性，结果同其他Ⅲ期

表 11-1 依法珠单抗随机安慰剂对照双盲 12 周临床疗效试验（患者改善情况的比例%）

试验设计	改善终点	Gordon 等[54]（n=187/369）	Lebwoho 等[27]（n=122/232/243）	Leonardi 等[55]（n=170/162/166）	Sterry 等[57]（n=264/529）	Papp 等[63]（n=236/450）
安慰剂	PASI 75	4	5	2	4	3
依法珠单抗（每周 1mg/kg）		27	22	39	31	24
依法珠单抗（每周 2mg/kg）		—	28	27	—	—
安慰剂	PASI 50	14	16	15	14	14
依法珠单抗（每周 1mg/kg）		59	52	61	54	52
依法珠单抗（每周 2mg/kg）		—	57	51	—	—
安慰剂	sPGA 极少量或去除	3	3	3	3	4
依法珠单抗（每周 1mg/kg）		26	19	32	26	20
依法珠单抗（每周 2mg/kg）		—	23	22	—	—

注：PASI，银屑病面积严重程度；sPGA，静态整体评估；n=每个治疗组患者例数

临床试验结果相似。然而这项试验包含潜在的病患群体，即至少现有的两种治疗体系因为禁忌证等原因对其不适用、效果不佳或者不能耐受。这项研究结果证实依法珠单抗的治疗依然是有效的[57]。

11.4.5.2　延长治疗和再治疗

为了研究延长治疗的效果，给予依法珠治疗 12 周尚未达到 PASI 75 的患者再次随机接受 1mg/kg 的依法珠单抗或安慰剂治疗 12 周[64]。24 周后，接受延长治疗的患者获得明显的改善，达到 PASI 75 的患者占 20.2%，而安慰剂组为 6.7%。在另一项随机双盲对照 12 周的研究中[56]，患者选择接受第二轮开放的、为期 12 周的再治疗，24 周后给予依法珠单抗治疗的患者 PASI 50 和 PASI 75 分别为 66.6%和 43.8%。在 CLEAR 研究中[65]，首次治疗(FT)12 周未见 PASI 75 响应的患者延长治疗后获得改善。首次治疗中给予安慰剂组的患者在再次治疗的 13～24 周中给予依法珠单抗治疗，发现 PASI 快速改善，在 12 周治疗结束后 60.3%达到 PASI 50，24.1%达到 PASI 75[56]。依法珠单抗治疗的临床效果随着治疗的中止会渐渐消失，旧病复发的时间为 58[65]～84 天[26]，复发后再次给予依法珠单抗 1mg/kg 治疗 12 周，依法珠单抗可重新控制疾病，12 周治疗结束后，PASI 评分相比基线值平均改善 62%[65]。

11.4.5.3　长期疗效

一项开放性试验评价了连续皮下给予依法珠单抗治疗 3 年的安全性、耐受性和疗效等指标。试验纳入的对象包括依法珠单抗治疗 12 周后达到 PASI 50 或者 sPGA 等级评分为“轻微”、“最小”或“清除”的患者[66]。首个 12 周治疗的疗程内，给药剂量为每周 2mg/kg，在第 3 个月，患者再分别随机额外给予氟轻松或白凡士林。入组患者平均患有银屑病史 17.9 年，其中超过一半(57.5%)有系统治疗史。这一研究中的患者 PASI 评分平均基线为 19.8，银屑病影响的平均 BSA 为 31.5%。在首次治疗的 12 周中，PASI 评分改善至少 50%或者 sPGA 等级为“轻微”、“最小”或“清除”的患者才可进入维持治疗期。在维持治疗阶段，每周给予患者依法珠单抗 1mg/kg。PASI 改善减少 50%定义为复发，复发的患者中止当下的 12 周治疗，开始下一阶段的每周给药 2mg/kg；在 4～15 个月中，复发患者的给药剂量可增至每周 4mg/kg；15 个月后，禁止再增加剂量。在这一研究中，通过两种方式分析了依法珠单抗对 PASI 的影响。首个分析方法是基于意向性治疗(intention-to-treat，ITT)，包含了所有入组的 339 例患者。在前 3 个月内中止治疗的患者被分为 PASI 无应答者和进入下一期治疗者。对于中止维持治疗的患者，在 12 周治疗结束，PASI 评估认为其为无应答者。二次分析，在“实际治疗”人群中进行。通过这两组人群的数据分析，可以为疗效范围进行可行性评估。12.86%的患者 PASI 评分 50%改善或者 sPGA 等级为“轻微”、“最小”或“清除”的患者进入维持治疗期，分别有 41%和 13%的患者达到 PASI 75 和 PASI 90。在 36 个月，ITT 人群中 PASI 75 响应的有 45%，在实际治疗人群中比例为 73%。PASI 90 在 ITT 人群和实际治疗人群中分别为 25%和 40%。ITT 人群 PASI 75 和 PASI 90 结果显示，超过半数的患者在依法珠单抗的治疗中病情得到改善，而且在 33 个月达到 PASI 75 响应的患者中有超过半数在 36 个月达到 PASI 90 响应，几乎痊愈。

很多间歇性银屑病患者因为依法珠单抗在银屑病治疗上的显著疗效，希望继续维持依法珠单抗治疗或者是在停药后再次服用。这些患者长期服用的效果远远优于短期试用。辅助治疗药物的使用和适当的患者教育有助于帮助患者理解长期用药的优势，以及在皮肤病治疗领域中推广使用依法珠单抗[67]。

11.4.5.4　其他临床疗效情况

2012 年，依法珠单抗治疗的患者的临床特征和疾病病程研究发现，12 家西班牙医院的 147 个患者在治疗期间，4%的患者诊断患有广义炎性耀斑。大部分患者可以按照对治疗反应情况分为良好(55%)和中等(18%)。30%的患者在依法珠单抗停用后出现反弹现象。这种反弹与临床特征、治疗效应或者停药后皮肤科医生的治疗观点没有特定的相关性[68]。

11.4.6　健康质量(HRQoL)

众所周知，银屑病可能导致生命质量下降、心理痛苦甚至残疾。银屑病对患者身体和心理的影响已经远远超过了心脏病、癌症、糖尿病或者关节炎等其他疾病[69]。

为了评估依法珠单抗对患者生命健康质量和疾病负担的影响，3 个随机、双盲、安慰剂对照的多中心Ⅲ期临床试验患者报告被合并收集并分析[70]。入组患者共计 1242 例，均患有中重度斑块状银屑病，连续服用依法珠单抗(1mg/kg)或者安慰剂 12 周。研究方法采用的是皮肤病相关生命质量(DLQI)、PSA 和痒感范围程度。与安慰剂组比较，分别在服药前和服药 12 周后打分数以评估。服药 24 周时，进一步打分评估延伸治疗的效果。13～24 周之前服用安慰剂患者开始服用 1mg/kg 的依法珠单抗继续积极治疗，采用公开标签非盲法进行。

中重度银屑病的疾病负担基础数据表明，大量负担都是与 DLQI 相关。积极治疗组和安慰剂组患者中超过 60%的人认为困扰他们最多最严重的是痒、锥心的疼痛感，或者是尴尬、难为情的心理负担。超过 1/3 的患者(36%)的社会生活受到银屑病的影响，大约 20%的患者与伴侣相处存在性障碍等问题。前列腺特定抗原(PSA)中超过 80%患者正在忍受着痒和鳞状皮肤的痛苦。

与安慰剂组相比，依法珠单抗治疗组 12 周治疗效果明显。所有的测量参数包括 DLQI、PSA 严重程度、PSA 频率和痒感结果显示，治疗组疗效显著的患者比例至少比安慰剂对照组高两倍。此外，在接下来的 12 周延长治疗期内这种疗效会一直维持下去。FT 过程中随机服用安慰剂的患者在 13～24 周转服用依法珠单抗后，在 DLQI 和症状评估方面与依法珠单抗第一治疗阶段的结果具有相似的改善作用[70]。

11.4.7　临床用于银屑病治疗的单抗和重组融合蛋白药物的比较

国外已经批准用于银屑病临床治疗的生物制剂主要有单克隆抗体(单抗)制剂和重组融合蛋白制剂两大类，所针对的靶分子主要包括肿瘤坏死因子 α(TNF-α)、白介素 12/23、T 细胞活化相关分子等，从临床角度，可以看到每种单抗药物有不同特点。

英夫利昔单抗(Infliximab)：抗 TNF-α 人-鼠嵌合抗体，是第一个批准用于银屑病治疗的单抗制剂，主要用于关节病型银屑病及中重度斑块状银屑病，对红皮病型银屑病和泛发性脓疱型银屑病也有良好效果。用法：5mg/kg，第 0、2、6 周各一次，维生素 D，维持治疗每 8 周一次。预期起效时间为 1～2 周，文献报告的疗效(PASI 75)为 60%～80%，主要不良反应为结核等机会感染。美国 FDA 妊娠安全性分级为 B。

阿达木单抗(Adalimumab)：抗 TNF-α 完全人源性单抗，适应证同英夫利昔单抗，但在英夫利昔单抗或其他 TNF-α 抑制剂效果不佳时，阿达木单抗仍可能有效。用法为初次 80mg，以后每 2 周 40mg，皮下注射。预期起效时间为 4 周，应用 12 周无效则停用。文献报告的疗效(PASI 75)为 53%～80%，同样有结核等机会感染的风险，但本制剂为全人源性抗体，故过敏反应等不良反应发生率低。美国 FDA 妊娠安全性分级为 B。

抗 IL-12/IL-23 单抗(Ustekinumab)：是抗 IL-12/IL-23(P40 亚单位)的完全人源性单抗制剂，2009 年批准上市，主要用于关节病型银屑病及中重度斑块状银屑病。用法：45～90mg，第 0、4 周皮下注射，以后每 12 周一次。预期起效时间为 1～2 周。目前的临床观察认为在起效时间、疗效和安全性方面都优于抗 TNF-α 单抗。主要不良反应有机会感染、心血管问题等。

依法珠单抗(Efalizumab)：抗 CD11a(LFA-1 的 α 亚单位)人源化单抗，用于中重度斑块状银屑病，对关节病型银屑病无效，对其他类型重症银屑病效果不确定。对斑块状银屑病疗效低于以上单抗制剂，而且在美国因发生数例严重感染——多灶性白质脑病(PML)而被 FDA 警告。美国 FDA 妊娠安全性分级为 C。

依那西普(Etanercept)：TNF-α 受体与人 IgG1 的 Fc 段重组融合蛋白，适应证和注意事项同 TNF-α 单抗制剂，有效率(PASI 75)约为 50%，不良反应发生率较低。

阿法赛特(Alefacept)：LFA-3 与人 IgG1 的 Fc 段重组融合蛋白，是 FDA 批准用于银屑病的第一个生物制剂(2003 年)，用于关节病型银屑病及中重度斑块状银屑病。用法：15mg，每周一次，肌内注射，疗程 12 周，若需要此疗程可重复，但至少间隔 12 周。预期起效时间为 2～6 周，由于起效慢，治疗初期可与中波红斑效应紫外线(UVB)联合而缩短起效时间。有效率(PASI 75)为 21%～33%，不良反应有头痛、WBC 降低、感染等，美国 FDA 妊娠安全性分级为 B。

以上治疗银屑病的生物药物的比较见表 11-2。已有很多临床观察表明各种单抗或融合蛋白药物具有起效快且疗效好的优点，用于病情严重的患者有望在较短的时间内使其得到改善。对于在其他治疗中发生抵抗或明显不良反应的复杂病例及妊娠期重症银屑病，生物制剂仍然是挽救患者的理想选择。

西京医院王刚教授对银屑病的生物药物治疗有以下几点基本看法：①生物治疗代表着新的进展和现阶段的发展方向，可以作为一类新的疗法或用于疑难危重银屑病病例；②虽然生物治疗具有“靶向性”的特点，但现有的生物制剂也只是在一定程度上减轻病情，仍不能根除银屑病；③我国结核病等慢性感染性疾病的潜在感染率较高，应用生物制剂后发生播散性结核病等严重感染的风险较发达国家大；④费用昂贵，还不是所有患者都能用得起。对于大多数经济条件一般的患者，还是适合选择传统的方法，在“分型分级规范治疗”的原则指导下进行正规治疗[71]。

表 11-2　治疗银屑病的单抗和融合蛋白类药物的作用特点与不良反应

药物类型	药物名称	药物来源	作用特点	主要不良反应
单抗	英夫利昔单抗(Infliximab)	抗 TNF-α 人-鼠嵌合抗体	主要用于关节病型及中重度斑块状银屑病。预期起效时间为 1～2 周，疗效(PASI 75)为 60%～80%	不良反应主要为结核等机会感染。妊娠安全性分级为 B
	阿达木单抗(Adalimumab)	抗 TNF-α 完全人源性单抗	适应证同英夫利昔单抗，但在英夫利昔单抗或其他 TNF-α 抑制剂效果不佳时阿达木单抗仍可能有效。预期起效时间为 4 周，应用 12 周无效则停用。疗效为 53%～80%	有结核等机会感染的风险，过敏反应等不良反应发生率低。妊娠安全性分级为 B
	抗 IL-12/IL23 单抗(Ustekinumab)	抗 IL-12/IL-23(P40 亚单位)的完全人源性单抗制剂	主要用于关节病型银屑病及中重度斑块状银屑病。预期起效时间为 1～2 周。临床观察认为其起效时间、疗效和安全性方面都优于抗 TNF-α 单抗	主要不良反应有机会感染、心血管问题等
	依法珠单抗(Efalizumab)	抗 CD11a(LFA-1 的 α 亚单位)人源化单抗	用于中重度斑块状银屑病，对关节病型银屑病无效，对斑块状银屑病疗效低于以上单抗制剂，其他类型重症银屑病效果不确定	多灶性白质脑病(PML)而被警告。妊娠安全性分级为 C
融合蛋白	依那西普(Etanercept)	TNF-α 受体与人 IgG1 的 Fc 段重组融合蛋白	适应证同 TNF-α 单抗制剂，有效率约为 50%	不良反应发生率较低
	阿法赛特(Alefacept)	LFA-3 与人 IgG1 的 Fc 段重组融合蛋白	用于关节病型银屑病及中重度斑块状银屑病。疗程 12 周，预期起效时间为 2～6 周，由于起效慢，有效率 21%～33%	不良反应有头痛、WBC 降低、感染等，妊娠安全性分级为 B

11.4.8　依法珠单抗与其他药物的联合用药疗效研究

目前临床上生物制剂多采用单药治疗，联合用药已经成为一种研发热点，Penz 等[72]选择了两例患者，均在第 0、2、6、14 周注射英夫利昔单抗(5mg/kg)，在第 15 周开始，每周服用依法珠单抗(每周 1mg/kg)，连续服用至少 3 个月。结果发现，整个过程中未发现严重的不良反应。但是这种从英夫利昔单抗到依法珠单抗转换的联合用药方式对斑块状银屑病患者并未取得良好的疗效。但这种模式值得继续研究，以尽可能降低累积毒性。

胰岛移植是Ⅰ型糖尿病患者的一种试验性治疗方法，由于其具有免疫抑制药物毒性、胰岛素独立性丢失等不良反应而受限制。Turgeon 等研究中的 4 例患者首先用达利珠单抗诱导，然后使用他克莫司达 6 个月，期间以依法珠单抗和霉酚酸酯维持。结果发现这种方式可以避免胰岛排斥作用，并具有很好的耐受性，无常见的不良反应，适用于单一供体胰岛细胞移植[73]。胰岛移植用于治疗Ⅰ型糖尿病主要受限于当前使用的免疫抑制剂的肾毒性和胰岛毒性。报道发现，使用抗白细胞功能的抗原-1 抗体依法珠单抗的新型免疫抑制养生法能够提高胰岛同种异体移植物的长期存活率，并减少对激素和钙调磷酸酶抑制剂的需求[74]。

2009 年 2～3 月，Baniandrés 等纳入了 32 例患者，包括 28 例斑块状银屑病患者和 4 例掌跖银屑病患者。在刚刚停药时和停药 6 周及之后 3 个月分别记录银屑病面积和严重指数(PASI)分数。结果发现，25%(8/32)的患者出现反弹，15.6%(5/32)出现复发。在转换治疗方案后出现反弹的病患情况是：环孢菌素反弹率 18%(2/11)，甲氨蝶呤反弹率 50%(1/2)，阿达木单抗反弹率 50%(1/2)，依那西普反弹率 50%(1/2)，局部治疗反弹率 27%(3/11)[75]。

11.5　依法珠单抗对克罗恩病的治疗

克罗恩病，于 1932 年由 Crohn、Ginzterg 和 Oppenheime 最早描述，故得此名。该病又称为“局限性肠炎”、“节段性肠炎”、“慢性肠壁全层炎”等。其特点为病因未明，多见于青年人，表现为肉芽肿性炎症病变，合并纤维化与溃疡。可侵及全胃肠道的任何部位，包括口腔、肛门，病变呈节段性或跳跃性分布，并可侵及肠道以外，特别是皮肤。临床表现因病变部位、范围及程度不同而有多样化，可表现为腹痛、腹泻、腹块、瘘管形成及肠梗阻，伴有发热、贫血等。病程缓慢，易复发。本病曾被认为是一种自身免疫紊乱性疾病，这种观点是不准确的。实际上，尚无可信的证据表明存在有直接与任何自身抗原(这种抗原可引起克罗恩病中所观察到的炎症过程)相关的免疫应答。

美国华盛顿大学医学院 James 等的一项小型开放式的初步临床研究表明，大部分中重度克罗恩病(Crohn’s disease)患者使用依法珠单抗可有效缓解临床症状。2011 年在《消化疾病与科学》(*Digestive Diseases and Sciences*)杂志发表其研究结果。该研究纳入了 15 例接受标准治疗失败或不能耐受的中重度 CD 患者[CD 活动性指数(CDAI)评分为 220～450]，连续 8 周每周给予 1 次依法珠单抗 1mg/kg 皮下注射治疗。研究主要终点是治疗 8 周时临床缓解率(CDAI 评分下降至少 70 分)。次要终点包括平均 CDAI 评分改变、获得临床缓解的患者(CDAI 评分≤150)比例、炎性肠病量表(IBDQ)评分改变和研究报告的不良事件。治疗第 8 周时，10 例(67%)患者获得临床缓解，6 例(40%)患者正在缓解。平均基线和第 8 周 CDAI 评分分别为 300 和 167($P<0.001$)。基线和第 8 周平均 IBDQ 评分分别为 124 和 168($P<0.001$)。1 例克罗恩结肠炎在治疗前后接受了结肠镜检查，结果显示黏膜愈合，研究未发现严重不良事件[76]。总之，数据显示依法珠单抗可以成功地、安全地用于治疗中度至重度克罗恩病。

11.6　依法珠单抗的耐受性和安全性

11.6.1　依法珠单抗长期用药的耐受性

连续服用依法珠单抗治疗 36 个月后，通常耐受性很好，并且没有新的不良反应[66]。尽管大部分患者对依法珠单抗均具有良好的耐受性，但是仍需对一些方面特别关注[77, 64]。通常在治疗开始后 4～8 周内患者可能会出现短暂的局部丘疹性喷发。在疾病没有明显侵袭的地方(通常指脖颈、躯干或者弯曲区域)会出现 2～4mm 的炎症丘疹。在这些病例中不需要中止使用依法珠单抗，采用交替使用依法珠单抗和局部用皮质甾类就可以解决上述问题。患者可能会出现常见的炎症恶化现象，罕见并发症一般是初次治疗后 6～10 周在非敏感者身上出现。炎症恶化的患者需以替代全身治疗来控制炎症。

停用依法珠单抗后患者可能会出现反弹(定义为银屑病区和严重性指数超过基线的125%或者受试患者在停药后 8 周内出现新的大片小脓包、红皮病性或者更多炎症样银屑病)。因为依法珠单抗被批准用于连续治疗，所以通常在治疗的最初 12 周期间敏感患者不会发生上述情况。可是，无论是何种原因而需要停药，建议患者在出现病发初始病症时就咨询主治医生，然后再次使用依法珠单抗进行复治。在治疗的最初 12 周内没有疗效的患者应该进行替代全身治疗以避免反弹。目前在预防反弹方面治疗成功率最高的药物是环孢素、甲氨蝶呤和全身性胆固醇[78, 79]。

11.6.2　常见不良反应

依法珠单抗最常见的不良反应包括头痛、打寒战、发烧、恶心、肌肉痛，通常发生在首次或第二次注射的两天内。此外，一些过敏反应也曾见诸报道，包括呼吸困难、哮喘、荨麻疹、神经性水肿和斑状丘疹[80, 81]。依法珠单抗急性不良反应发生风险在首剂量之后是最高的(患者的 27.4%)，并随后续给药剂量而递减[63]。这些反应在第 3 周和随后几周的注射时很少发生，而且发生率与安慰剂组类似(分别为3.7%和 3.9%)。在其他安慰剂对照试验中急性不良反应的发生情况也是类似的。

在 2%～6%的患者体内检测到了抗依法珠单抗抗体[27, 54, 64]。不管患者是否有抗体反应，药代动力学、临床显著不良反应或者临床疗效均没有显著差异。依法珠单抗治疗期间大约40%的患者会出现持续的、无症状的淋巴细胞增多症(这一点与药物作用机制相关)[82]。

8 例患者(0.3%)出现血小板减少症，细胞数小于 52×10^3/μl。其中一例患者脱落离组，但是其他 7 例继续治疗的患者均采用保守管理法。依法珠单抗与血小板减少症之间可能存在因果关系，因此推荐进行血小板定期检测。依法珠单抗治疗患者患银屑病相关药物不良反应的概率是 2.2%，而安慰剂组是 0.8%[63]。严重的银屑病相关不良反应包括红皮性银屑病、脓包和斑点状亚型。依法珠单抗治疗组中 1.6%的患者出现银屑病关节炎恶化，而安慰剂组只有 1.3%[63]。最近一项Ⅱ、Ⅲ和Ⅳ期临床数据综合分析报告表明，在最初的 12 周治疗期内，依法珠单抗治疗组和安慰剂对照组患者均会出现关节病。然而，在超过 3 年的延伸长期治疗期内，并未发现依法珠单抗治疗组患者出现关节病[82]。几项随机双盲安慰剂对照试验均未发现不良反应。在所有患者中约 0.3%有自免疫血小板增多症。此外，一例有 10 年中度银屑病病史的 51 岁白人男性在注射依法珠单抗后出现了大疱性类天疱疮[83]。

与其他蛋白质类产品一样，依法珠单抗也有潜在的免疫原性。安慰剂对照临床试验研究发现，依法珠单抗治疗组和安慰剂组之间在过敏症这个不良反应方面是具有可比性的，包括荨麻疹、皮疹和变态反应[54]。

在依法珠单抗治疗期间大约 4.5%的患者会出现碱性磷酸酶水平提高，而安慰剂组只有 1%的患者提高。所有数值均在 1.5 和 3 倍正常值上限(ULN)之间，治疗结束后恢复到基本水平[84]。在依法珠单抗治疗期间大约 5.7%的患者会出现丙氨酸转氨酶水平提高，而安慰剂组只有 3.5%的患者提高。但是，出现上述指标增高的患者并无临床症状，与安慰剂组相比，依法珠单抗组出现 2.5 ULN 以上数值也并不是更频繁。当治疗中止后，所有数值均恢复至基本水平[84]。

改变 T 淋巴细胞功能的治疗与重度感染风险的增加密切相关。临床试验中发现依法珠单抗治疗组和安慰剂组患者的感染率非常相似。高致癌率与影响免疫系统的治疗相关，但是，在这些临床试验中，依法珠单抗治疗组和安慰剂组患者的恶性肿瘤总发病率也是相似的。另外，依法珠单抗治疗组患者特殊肿瘤的发生情况与银屑病对照人群一致。服用任一剂量依法珠单抗的银屑病患者，在治疗后每年每 100 位患者的恶性肿瘤的总爆发率是 1.8，而安慰剂对照组则是 1.6。截至目前没有证据显示银屑病人群有恶性肿瘤罹患风险。

有关依法珠单抗长期治疗所引发不良反应的资料无法证实其有神经末端损伤或累积毒性。试验中观察到了与不良反应相关的感染（图 11-5），感染情况与安慰剂对照组相似（依法珠单抗治疗组和安慰剂对照组的感染率分别是 28.9%和 26.3%）。在 3 年研究期间未发现机会感染、肺结核、脱髓鞘、充血性心力衰竭，也没有出现死亡。目前并无证据显示机会感染有增加的风险[85]。

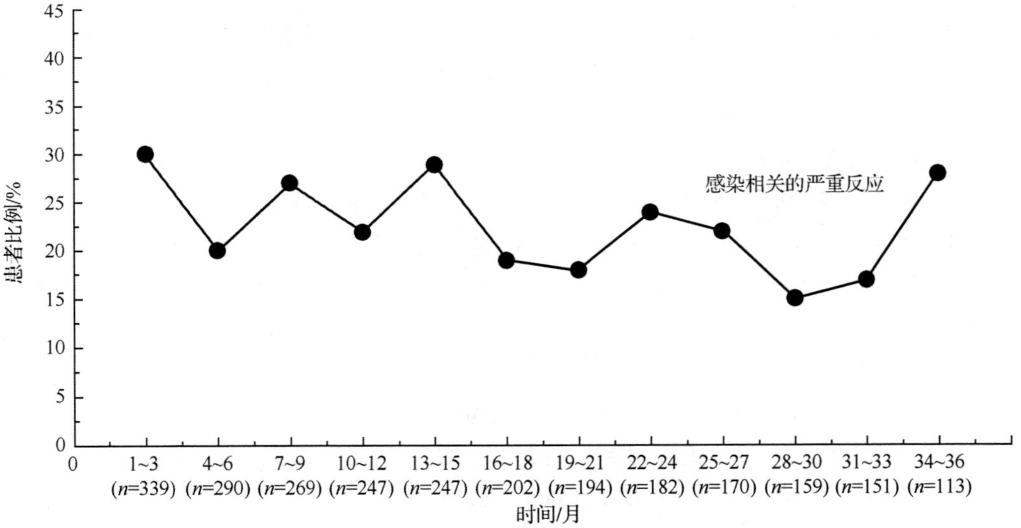

图 11-5　依法珠单抗连续 3 年长期治疗引发感染相关不良反应

在连续治疗期间，银屑病不良反应的发生和致癌性并没有随着时间的增加而增加[54]（图 11-6）。同时，大多数恶性肿瘤是非黑色素瘤皮肤癌，其他致癌性不良反应包括 1 例淋巴瘤、2 例结肠癌、2 例肺癌和 1 例黑色素瘤。基于临床数据，没有证据显示有致癌的危险。只有很少几个独立的案例表明依法珠单抗与淋巴瘤之间存在一定的联系[86~88]。但是，上市后临床用药的数据发现，依法珠单抗治疗银屑病患者时出现自身免疫性肝炎和肝细胞性肝癌[89, 90]。这与 Tanaka 和 Urata[91]的发现一致，即通过生物制剂（不仅仅是抗 TNF）的免疫调节过程加速了乙型肝炎病毒感染的进程，包括肝癌的发展。尽管抗 CD11 单克隆抗体介导的免疫抑制尚未确定，但是 T 淋巴细胞功能的抑制可以促进病毒复苏，尤其是

John Cunningham 病毒的复苏[4]。有趣的是，依法珠单抗损害 T 细胞活力后，携带人乳头瘤病毒的用药者罹患了包括宫颈癌在内的血癌或实体瘤[92, 93]。

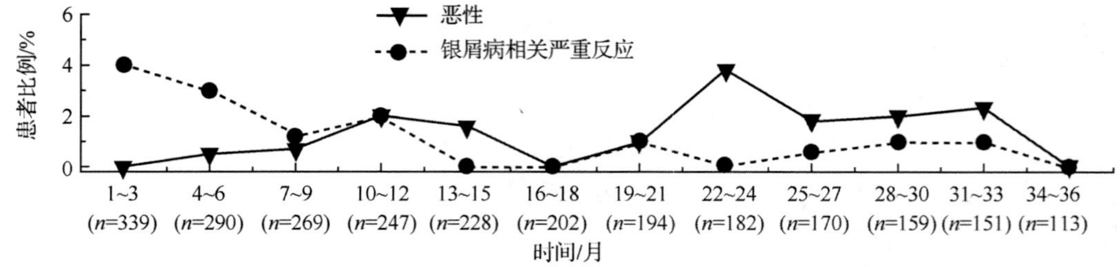

图 11-6　依法珠单抗连续 3 年长期治疗引发银屑病相关不良反应和恶性肿瘤情况

Martin 等[56]发现，治疗开始后 23～72 周有 6 例患者出现炎症斑点，6 例患者对治疗非常敏感，依法珠单抗对银屑病具有显著的改善治愈作用。这两个特点与之前报道的明显不同。所有患者肌肉骨骼的严重损伤均伴随着明显的银屑病损伤恶化。他们都有慢性稳定的中重度斑块状银屑病，并且在服用依法珠单抗之前进行了其他的全身治疗。依法珠单抗治疗期间 PASI 值为 9～20.1（平均值 15.1）。23～72 周开始出现炎症，而且在所有的患者身上也观察到了关节痛症状。闪烁扫描术显示其中 1 例患者有增强性节点凸起。依法珠单抗停药后在后续的 18 个月中所有患者均未出现关节炎症状。

在 2762 例服用依法珠单抗患者参与的临床试验中，治疗期间发现了 1 例横贯性脊髓炎，在上市后的监测中发现患者会出现神经性病变，包括横贯性脊髓炎、格林-巴利综合征、慢性炎症脱髓鞘多发性神经病和面瘫[82]。最近报道了 1 例内脏利什曼病，提示在服用依法珠单抗时应考虑内脏利什曼病的可能性，尤其是住在病区的患者[94]。近期在依法珠单抗治疗巨细胞病毒结肠炎病例中也发现了播散性发疹性巨传染性软疣[95, 96]。

依法珠单抗治疗慢性斑块状银屑病时，发现 12 例患者患有单克隆丙球蛋白血症。跟踪观察结果显示，单克隆丙球蛋白血症和双克隆丙球病均与多发性骨髓瘤、巨球蛋白血症和淀粉样变性的高发危险性有关。据报道，依法珠单抗已于 2009 年在欧洲和美国退市，但是在 Prignano 等研究中应用血浆蛋白电泳测定其他生物制剂治疗时患者可能罹患单克隆丙球蛋白血症概率的方法仍具有重要意义[97]。银屑病患者出现意义未明的单克隆丙球病（monoclonal gammopathy of undetermined significance，MGUS）可能与长期服用依法珠单抗有关而不是抗肿瘤坏死因子 α 或者优斯克单抗治疗的结果[98]。2009 年，依法珠单抗退市后不久，研究者从 62 例长期服用依法珠单抗的患者中选择了 5 例 MGUS 患者进行了观察研究，结果与随后的另一项报道非常一致。自此，血浆蛋白电泳（必要时增加血清免疫固定电泳）就成为了每个银屑病患者进行生物制剂治疗每年必做的检测，另外还需做血常规检测和血生化检测[97~100]。

据报道，在上市后的监察中发现银屑病患者服用依法珠单抗后会出现机会感染，尤其是连续服用依法珠单抗超过 3 年的患者感染 JC 病毒的风险较高，进而导致一种快速发生的神经病变性疾病——进行性多灶性白质脑病（PML）。PML 为一种常见致命性脱髓鞘紊乱症，起因于一种普遍存在的多瘤病毒产生的感染，通常发生在有严重免疫抑制的患者身上。这种多瘤病毒被 Padgett 等命名为 JC 病毒，1971 年首次从患者身上分离出来[101~103]。FDA

收到报告显示 PML 的发生与长期服用依法珠单抗治疗银屑病有关。2009 年 7 月，由于 PML 风险的存在，依法珠单抗从美国市场上自动退市[4]。

医疗服务和门诊处方数据库中的数据显示，普通人群每 100 000 人中有 4.4 个人罹患 PML[104]。近几年，在服用治疗克罗恩病[105~107]单克隆抗体那他珠单抗、治疗红斑狼疮的利妥昔单抗[108]、治疗银屑病的依法珠单抗[103, 104]的患者中均发现了 PML。

据报道，依法珠单抗可能具有潜在的感染大脑 JCV 的能力，尤其是延胡索酸酯诱导的长期缺乏 CD4＋T 细胞引发的进行性多灶性白质脑病（PML）患者。循序渐进的免疫重构可能能够阻止急性免疫重构诱导综合征的 PML 的临床恶化[109]。有报道显示，2 例患有严重银屑病的患者在使用依法珠单抗治疗超过 3 年后，均诱发了致命的 PML。依法珠单抗是一种针对 αLβ2 白细胞整合素（LFA-1，即淋巴细胞功能相关抗原-1）的中性抗体，其治疗银屑病诱发 PML 的机制与体外外围 T 细胞游出减少有关，外周与囊内 T 细胞激活的抑制及中枢神经系统迁移效应阶段的抑制均显示出了依法珠单抗治疗期间出现 PML 的特征。LFA-1，即淋巴细胞功能相关抗原-1 很可能是稳态 JC 病毒中的一个决定性因素[32]。

11.6.3　不良反应等其他问题

患者如有恶性肿瘤病史，则不适合服用依法珠单抗。关于改变 T 淋巴细胞功能的其他抗银屑病全身治疗方法，依法珠单抗可能影响宿主防御感染的能力。因此，依法珠单抗不应该被用于肺结核患者或者其他严重传染病患者，以及免疫缺陷患者。患者在服用依法珠单抗期间出现感染情况应当及时予以控制，并根据感染的严重程度停止使用。

孕妇和哺乳期妇女禁止服用依法珠单抗。众所周知，免疫球蛋白能够透过胎盘屏障。尽管临床前研究已经表明在怀孕期未发现与依法珠单抗相关的不良反应，也未发现任何对胎儿或者婴儿的不良反应，但动物试验表明暴露于 CD11a 的后代会发生免疫功能的可逆性损伤。另外，发现人乳汁可分泌免疫球蛋白。

在鉴定新抗原 phiX174 的免疫反应试验中发现，单剂量的依法珠单抗能够显著减弱治疗银屑病推荐剂量的二级免疫反应[12]。因此，万一需要种痘，应该在接种前 8 周停止使用依法珠单抗，并于种痘 2 周后再次使用。

当依法珠单抗治疗期间发生了血小板减少症时，在首次服药后和治疗期间，推荐定期评估血小板数量。通常在治疗的前 12 周每个月评估一次，在后续治疗中，每 3 个月评估一次。一旦临床中出现了自发性挫伤或者黏膜皮肤出血症状，必须立即停止使用，同时进行血小板计数，并立即进行针对症状的治疗处置。

2007 年 7 月，美国 FDA 警告依法珠单抗有溶血性贫血不良反应，美国 FDA 已对遗传技术/索玛公司的银屑病治疗药依法珠单抗加上警告标签，告诉医生应报告该药引起的免疫介导的溶血性贫血。FDA 也修改了该药上市后报告中关于对血小板减少症和严重感染警告的资料。FDA 是在收到 4 份报告后作出警告决定的，2 例发生在临床试验中，上市后又确认了另 2 例。最严重的 2 例，血红蛋白分别降至 60g/L 和 70g/L，患者停止用药并给予输血和其他治疗。警告说明溶血性贫血在使用依法珠单抗 4～6 个月出现，如果发生溶血性贫血应停药。FDA 解释警告时说明，贫血与用药的关系没有完全明确，但还不能排除与用药有关。

美国 FDA 于 2009 年 2 月 19 日发布公众健康忠告：使用银屑病治疗药依法珠单抗的患者出现 4 例进行性多灶性白质脑病（PML，一种罕见的脑部感染），其中 3 例已确诊。这些患者中 3 例已死亡，所有 3 例患者接受依法珠单抗治疗的时间均超过 3 年，这些患者未接受其他可能抑制免疫系统的治疗。

11.6.4　依法珠单抗治疗银屑病的疗效和安全性系统评价

陈声利等通过计算机检索 Cochrane 图书馆、Cochrane 协作网皮肤病专业试验数据库 MEDLINE（1966～2006 年）、EMBASE（1974～2006 年）[110~114]，纳入依法珠单抗治疗银屑病的随机对照试验。由 2 名研究者独立进行质量评估和交叉核对，并采用 RevMan4.2.7 软件进行统计分析。其研究共纳入 3 个随机对照临床试验（RCT），包括 1651 例患者，其临床诊断为慢性中重度斑块状银屑病，患者年龄 18～75 岁。对治疗有效率进行 *Meta* 分析，结果显示皮下注射依法珠单抗[剂量分别为 1mg/(kg·w) 或 2mg/(kg·w)]连续 12 周，较安慰剂有效。主要不良反应是前 2 次用药后可能出现流感样症状，但未发现其他不良反应。延长治疗 12 周，可提高疗效，且不增加不良反应。但尚不能对依法珠单抗 2mg/(kg·w) 是否比 1mg/(kg·w) 更有效得出肯定结论。皮下注射依法珠单抗 1mg/(kg·w) 或 2mg/(kg·w) 连续 12 周治疗成人中重度斑块状银屑病安全、有效。但尚需要更多的 RCT 证实剂量与疗效间的关系。研究者认为，银屑病的自然病程具有反复发作和加重的特点，尚无法根治，目前的系统治疗药物和光疗由于具有累积的毒性作用，临床上需要序贯使用或禁忌长期使用。生物制剂依法珠单抗的靶向性质有望增加安全性，并达到长期使用控制病情的目的。本系统评价显示其在银屑病治疗药物的选择中具有一定的优势，更长期的安全性尚需要时间检验[115]。

11.7　结　　论

银屑病是一种造成人体逐渐衰弱的慢性疾病，病程长达几十年。截至目前尚未找到疗效明确、长期用药无毒性作用的令人满意的系统治疗方案，尤其是对于那些中度至重度患者。常规的银屑病全身疗法一般都有严重的毒性，这一点限制了其长期使用。近几年，生物疗法的出现使得低毒高效的长期治疗成为可能。生物治疗分为 3 类：T 细胞调节剂（阿来法塞和依法珠单抗）、TNF-α 抑制剂（阿达木单抗、依那西普和英夫利昔单抗），以及白介素 12 和 23 抑制剂（优斯它单抗）。依法珠单抗是一种人源化重组单克隆免疫球蛋白 G1 抗体，靶向作用于银屑病免疫发病机制中的多个阶段：最初的 T 细胞激活，T 细胞向真皮和表皮组织的迁移，以及 T 细胞的再激活。2009 年 2 月 19 日，人用药品委员会（committee for human medicinal products，CHMP）建议停止批准依法珠单抗的销售[1]。

对银屑病等炎症疾病的病理生理学的研究，以及针对免疫系统中靶向病原性分子进行化合物设计开发中应用的相关生物技术的进步，为银屑病的治疗开辟了一个新的方向。

其中淋巴细胞功能相关抗原-1(LFA-1)的抗 CD11a 亚基人源化单克隆抗体——依法珠单抗，在临床试验中对于中度至重度银屑病患者具有治愈疗效和非常好的耐受性。尽管还需要更多的数据支持连续治疗的安全性，但是最近的一个连续服用依法珠单抗超过 3 年的Ⅲ期临床试验结果已经肯定这样一种治疗策略对于控制银屑病症状的可行性[66]。

大量临床试验已经证实了依法珠单抗对于中度至重度慢性斑块状银屑病患者的疗效、安全性和提高生命质量作用。2003 年 11 月，FDA 批准了依法珠单抗用于治疗中度至重度慢性斑块状银屑病患者，2004 年 9 月，欧洲药品评价局批准了依法珠单抗用于治疗中度至重度慢性斑块状银屑病患者。

银屑病是一种慢性自身免疫性疾病，其特征在于活化的 T 细胞和角质形成细胞的过度增殖,以及分化异常的真皮和表皮浸润。它是一种终身性疾病，缓解期和复发期交替出现。依法珠单抗是人源化的 T 细胞靶向单克隆抗体，批准用于成人慢性中度至重度斑块状银屑病。Hamilton 等在 2008 年发表依法珠单抗的安全性研究结果，这些结果支持该药物在治疗期长达 60 周的短期安全性[116] 。

尽管依法珠单抗在初期应用时的疗效颇佳，但在长期用药病患中出现了几起严重的 PML 不良反应事件，这也是导致其撤市的直接原因。因此，上市后再监测对于正确评估药物的潜能是必不可少的。

（于　飞　吴雅丽　王海燕　张　骏　刘昌孝）

参 考 文 献

[1] Talamonti M, Spallone G, Di Stefani A, et al. Efalizumab. Expert Opin Drug Saf, 2011, 10(2): 239-251.

[2] Menter A, Gottlieb A, Feldman SR, et al. Guidelines of care for the management of psoriasis and psoriatic arthritis: section 1 Overview of psoriasis and guidelines of care for the treatment of psoriasis with biologics. J Am Acad Dermatol, 2008, 58(5): 826-850.

[3] U. S. Food and Drug Administration. Efalizumab(marketed as Raptiva) Information. http: //www. fda. gov/drugs/drugsafety/postmarketdrugsafetyinformationforpatientsandproviders/ucm13337. htm. [2009-04-08].

[4] Kothary N, Diak IL, Brinker A, et al. Progressive multifocal leukoencephalopathy associated with efalizumab use in psoriasis patients. J Am Acad Dermatol, 2011, 65(3): 546-551.

[5] Hildreth JE, Gotch FM, Hildreth PD, et al. A human lymphocyte-associated antigen involved in cell-mediated lympholysis. Eur J Immunol, 1983, 13(3): 202-208.

[6] Hildreth JE, August JT. The human lymphocyte function-associated(HLFA) antigen and a related macrophage differentiation antigen(HMac-1): functional effects of subunit-specific monoclonal antibodies. J Immunol, 1985, 134(5): 3272-3280.

[7] Dougherty GJ, Hogg N. The role of monocyte lymphocyte function-associated antigen 1(LFA-1) in accessory cell function. Eur J Immunol, 1987, 17(7): 943-947.

[8] Werther WA, Gonzalez TN, O'Connor SJ, et al. Humanization of an anti-lymphocyte function-associated antigen(LFA)-1 monoclonal antibody and reengineering of the humanized antibody for binding to rhesus LFA-1. J Immunol, 1996, 157(11): 4986-4995.

[9] Kuschei WM, Leitner J, Majdic O, et al. Costimulatory signals potently modulate the T cell inhibitory

capacity of the therapeutic CD11a antibody Efalizumab. Clin Immunol, 2011, 139(2): 199-207.
[10] Menter A, Griffiths C. Efalizumab and Psoriasis. London: Science Press Ltd., 2004.
[11] Gottlieb A, Krueger JG, Bright R, et al. Effects of administration of a single dose of humanized monoclonal antibody to CD11a on the immunobiology and clinical activity of psoriasis. J Am Acad Dermatol, 2000, 42(3): 428-435.
[12] Gottlieb AB, Krueger JB, Wittkowski K. Psoriasis as a model for T-cell mediated disease: immunobiologic and clinical effects of treatment with multiple doses of efalizumab, an anti CD 11a antibody. Arch Dermatol, 2002, 138(5): 591-600.
[13] Vugmeyster Y, Kikuch T, Lowers MA, et al. Efalizumab(anti-CD11a)-induced increase in peripheral blood leukocytes in psoriasis patients is preferentially mediated by altered trafficking of memory CD8+ T cells into lesional skin. Clin Immunol, 2004, 113(1): 38-46.
[14] Mortensen DL, Walicke PA, Wang X, et al. Pharmacokinetics and pharmacodunamics of multiple weekly subcutaneous efalizumab doses in patients with plaque psoriasis. J Clin Pharmacol, 2005, 45(3): 286-298.
[15] Bauer RJ, Dedrick RJ, White ML, et al. Population pharmacokinetics and pharmacodynamics of the anti-CD11a antibody hu1124 in human subjects with psoriasis. J Pharmacokinet Biopharm, 1999, 27(4): 397-400.
[16] Coffey GP, Stefanich E, Palmieri S, et al. In vitro internalization, intracellular transport and clearance of efalizumab(Raptiva) by human T-cells. J Pharmacol Exp Ther, 2004, 310(3): 896-904.
[17] Sun Y, Yu J, Joshi A, et al. Population pharmacokinetics of Efalizumab(humanized monoclonal CD 11 antibody) following long term subcutaneous weekly dosing in psoriasis subjects. J Clin Pharmacol, 2005, 45(4): 468-476.
[18] Gottlieb AB, Hamilton TK, Walicke PA, et al. Efficacy, safety, and pharmacokinetic outcomes observed in patients with plaque psoriasis during long-term efalizumab therapy: results from an open-label trial. International Investigative Dermatology Meeting April 30-May 4. Miami Beach Florida. Poster 379. 2003.
[19] Jung EG, Moll I. Dermatologie. Stuttgart: Georg Thieme Verlag, 2003.
[20] Weinstein GD, Menter A. An overview of psoriasis. *In*: Weinstein GD, Gottlieb AB. Therapy of Moderate to Severe Psoriasis. New York: Marcel Dekker Inc., 2003: 1-29.
[21] Gollnick H, Bonnekoh B. Psoriasis-Pathogenese, Kinik and Therapie. Breman: Uni-Med Verlag AG, 2001.
[22] Schön MP, Boehncke WH. Psoriasis. N Engl J Med, 2005, 352(18): 1899-1912.
[23] Bos JD, Hulsebosch HJ, Krieg SR, et al. Immunocompetent cells in psoriasis. In situ immunophenotyping by monoclonal antibodies. Arch Dermatol Res, 1983, 275(3): 181-189.
[24] Ferenczi K, Burack L, Pope M, et al. CD69, HLA-DR and the IL-2R identify persistently activated T cells in psoriasis vulgaris lesional skin: Blood and skin comparisons by flow cytometry. J Autoimmun, 2000, 14(1): 63-78.
[25] Gilhar A, David M, Ullmann Y, et al. T-lymphocyte dependence of psoriatic pathology in human psoriatic skin grafted to SCID mice. J Invest Dermatol, 1997, 109(3): 283-288.
[26] Wrone-Smith T, Nickoloff BJ. Dermal injection of immunocytes induces psoriasis. J Clin Invest, 1996, 98(8): 1878-1887.
[27] Lebwohl M, Tyring SK, Hamilton TK, et al. A novel targeted T-cell modulator, efalizumab, for plaque psoriasis. N Engl J Med, 2003, 349(21): 2004-2013.
[28] Gottlieb SL, Gilleaudeau P, Johnson R, et al. Response of psoriasis to a lymphocyte-selective

toxin (DAB389IL-2) suggests a primary immune, but not keratinocyte, pathogenic basis. Nat Med, 1995, 1 (5) : 442-447.

[29] Prinz JC, Braun-Falco O, Meurer M, et al. Chimaeric CD4 monoclonal antibody in treatment of generalized pustular psoriasis. Lancet, 1991, 338 (8762) : 320-321.

[30] Boyman O, Hefti H, Conrad C, et al. Spontaneous development of psoriasis in a new animal model shows an essential role for resident T cells and tumor necrosis factor-α. J Exp Med, 2004, 199 (5) : 731-736.

[31] 陆茂, 叶俊儒, 张云光, 等. 银屑病患者外周血 T 细胞极迟抗原-4 的表达. 实用医学杂志, 2009, 25 (15) : 2449-2450.

[32] Schwab N, Ulzheimer JC, Fox RJ, et al. Fatal PML associated with efalizumab therapy: insights into integrin αLβ2 in JC virus control. Neurology, 2012, 78 (7) : 458-467.

[33] Bos JD, de Rie MA. The pathogenesis of psoriasis: Immunological facts and speculations. Immunol Today, 1999, 20 (1) : 40-46.

[34] Valdimarsson H, Baker BS, Jonsdottir I, et al. Psoriasis: A T-cell-mediated autoimmune disease induced by streptococcal superantigens. Immunol Today, 1995, 16 (3) : 145-149.

[35] Huppa JB, Davis MM. T-cell-antigen recognition and the immunological synapse. Nat Rev Immunol, 2003, 3 (12) : 973-983.

[36] Krueger JG. The immunologic basis for the treatment of psoriasis with new biologic agents. J Am Acad Dermatol, 2002, 46 (1) : 1-23.

[37] Schottelius AJ, Hamann A, Asadullah K. Role of fucosyltransferases in leukocyte trafficking: major impact for cutaneous immunity. Trends Immunol, 2003, 24 (3) : 101-104.

[38] Homey B, Alenius H, Muller A, et al. CCL27-CCR10 interactions regulate T cell-mediated skin inflammation. Nat Med, 2002, 8 (2) : 157-165.

[39] Bradley LM, Watson SR. Lymphocyte migration into tissue: The paradigm derived from CD4 subsets. Curr Opin Immunol, 1996, 8 (3) : 312-320.

[40] Prinz JC, Gross B, Vollmer S, et al. T cell clones from psoriasis skin lesions can promote keratinocyte proliferation in vitro via secreted products. Euro J Immunol, 1994, 24 (3) : 593-598.

[41] Jullien D, Prinz JC, Langley RG, et al. T-cell modulation for the treatment of chronic plaque psoriasis with efalizumab (Raptiva) : Mechanisms of action. Dermatolog, 2004, 208 (4) : 297-306.

[42] Janeway CA, Travers P, Walport M, et al. Immunobiology. The Immune System in Health and Disease. 5th edn. New York: Garland Publishing, 2001.

[43] Kuypers T, Roos D. Leukocyte membrane adhesion proteins LFA-1, CR3 and p150, 95: a review of functional and regulatory aspects. Res Immunol, 1989, 140 (5-6) : 461-486.

[44] Lo S, van Seventer G, Levin S, et al. Two leukocyte receptors (CD11a/CD18 and CD11b/CD18) mediate transient adhesion to endothelium by binding to different ligands. J Immunol, 1989, 143 (10) : 3325-3329.

[45] Dustin ML, Rothlein R, Bhan AK, et al. Induction of IL-1 and IFN: tissue distribution, biochemistry, and function of a natural adherence molecule (ICAM-1) . J Immunol, 1986, 137 (1) : 245-254.

[46] de Fougerolles AR, Stacker SA, Schwalting R, et al. Characterization of ICAM-2 and evidence for a third counter-receptor for LFA-1. J Exp Med, 1991, 174 (1) : 253-267.

[47] de Fougerolles AR, Qin X, Springer TA. Characterization of the function of intracellular adhesion molecule (ICAM) -3 and comparison with ICAM-1 and ICAM-2 in immune responses. J Exp Med, 1994, 179 (2) : 619-629.

[48] Ulbrich H, Eriksson EE, Lindbom L. Leukocyte and endothelial cell adhesion molecules as targets for therapeutic interventions in inflammatory disease. Trends Pharmacol Sci, 2003, 24 (12) : 640-647.

[49] Yonekawa K, Harlan JM. Targeting leukocyte integrins in human diseases. J Leukocyte Biol, 2005, 77(2): 129-140.

[50] 孙巍，林珩，花芳，等. 治疗性抗体：炎性免疫性疾病治疗的新选择. 药学学报，2012，47(10): 1306-1316.

[51] Chan AC, Carter PJ. Therapeutic antibodies for autoimmunity and inflammation. Nat Rev Immunol, 2010, 10(5): 301-316.

[52] Corren J. Inhibition of interleukin-5 for the treatment of eosinophilic diseases. Discov Med, 2012, 13(71): 305-312.

[53] Koszik F, Stary G, Selenko-Gebauer N, et al. Efalizumab modulates T cell function both in vivo and in vitro. J Dermatol Sci, 2010, 60(3): 159-166.

[54] Gordon KB, Papp KA, Hamilton TK, et al. Efalizumab for patients with moderate to severe plaque psoriasis. A randomized controlled trial. JAMA, 2003, 290(23): 3073-3080.

[55] Leonardi CL, Papp KA, Gordon KB, et al. Extended efalizumab therapy improves chronic plaque psoriasis: results from a randomized phase Ⅲ trial. J Am Acad Dermatol, 2005, 52(3 Pt 1): 425-433.

[56] Menter A, Gordon K, Carey W, et al. Efficacy and safety observed during 24 weeks of efalizumab therapy in patients with moderate to severe plaque psoriasis. Arch Dermatol, 2005, 141(1): 31-38.

[57] Dubertret L, Sterry W, Bos JD, et al. Clinical experience acquired with the efalizumab(Raptiva)(CLEAR) trial in patients with moderate-to-severe plaque psoriasis: results from a Phase Ⅲ international randomized, placebo-controlled trial. Br J Dermatol, 2006, 155(1): 170-181.

[58] Sterry W, Stingl G, Langley RG, et al. Clinical experience acquired with Raptiva(CLEAR) trial in patients with moderate-to-severe plaque psoriasis: results from extended treatment in an international, Phase Ⅲ, placebo-controlled trial. J Dtsch Dermatol Ges, 2006, 4(11): 947-956.

[59] Leonardi C, Menter A, Hamilton T, et al. Efalizumab: results of a 3 year continuous dosing study for the long-term control of psoriasis. Br J Dermatol, 2008, 158(5): 1107-1116.

[60] Lotti T, Chimenti S, Katsambas A, et al. Efficacy and safety of efalizumab in patients with moderate-to-severe plaque psoriasis resistant to previous anti-psoriatic treatment: results of a multicentre, open-label, Phase Ⅲb/Ⅳ trial. Arch Drug Inform, 2010, 3(1): 9-18.

[61] Garlin CS, Feldman SR, Krueger JG, et al. A 50% reduction in the Psoriasis Area and Severity Index(PASI 50) is a clinically significant endpoint in the assessment of psoriasis. J Am Acad Dermatol, 2004, 50(6): 859-866.

[62] Langley RG, Ellis CN. Evaluating psoriasis with psoriasis area and severity index, psoriasis global assessment, and lattice system physician's global assessment. J Am Acad Dermatol, 2004, 51(4): 563-569.

[63] Papp KA, Bressinck R, Fretzin S, et al. The safety of efalizumab in adults with chronic moderate to severe plaque psoriasis: a phase Ⅲb, randomized, controlled trial. Intern J Dermatol, 2006, 45(5): 605-614.

[64] Leonardi CL, Menter A, Sterry W, et al. Long-term management of chronic plaque psoriasis: guidelines for continuous therapy with efalizumab. 14th EADV Fall Symposium, London, UK, 2005, 12-16.

[65] Ring J, Dubertret L, May T, et al. The safety and efficacy of efalizumab patients with chronic plaque psoriasis. Results from retreatment and extended treatment phases following a placebo-controlled trial. 14th EADV Fall Symposium, London, UK, 2005, 12-16.

[66] Gottlieb AB, Hamilton T, Caro I, et al. Long-term continuous efalizumab therapy in patients with moderate to severe chronic plaque psoriasis: updated results from an ongoing trial. J Am Acad Dermatol, 2006, 54(4 Suppl 1): S154-163.

[67] Costanzo A, Talamonti M, Spallone G, et al. Efficacy of short-term cyclosporine treatment to control psoriasis-related events during efalizumab therapy. Dermatology, 2009, 218 (2) : 146-150.

[68] Morell L, Carrascosa JM, Ferrándiz C, et al. Clinical characteristics and disease course in patients treated with efalizumab following suspension of marketing authorization by the European medicines agency: a multicenter observational study. Actas Dermosifiliogr, 2011, 102 (5) : 354-364.

[69] Rapp SR, Feldman SR, Exum ML. Psoriasis causes as much disability as other major medical diseases. J Am Acad Dermatol, 1999, 41 (3 Pt 1) : 410-417.

[70] Menter A, Kosinski M, Bresnahan BW, et al. Impact of efalizumab on psoriasis-specific patient reported outcomes. Results from three randomized placebo-controlled clinical trials of moderate to severe plaque psoriasis. J Drugs Dermatol, 2004, 3 (1) : 27-38.

[71] 王刚. 谈谈银屑病的生物治疗. http: //www. haodf. com/zhuanjiaguandian/xjwgang_526664912. htm [2013-09-12].

[72] Penz S, Pelletier F, Riou-Gotta MO, et al. Sequential therapy in plaque psoriasis using the "Hit and Run" approach: infliximab followed by efalizumab. Int J Dermatol, 2012, 51 (2) : 236-237.

[73] Turgeon NA, Avila JG, Cano JA, et al. Experience with a novel efalizumab-based immunosuppressive regimen to facilitate single donor islet cell transplantation. Am J Transplant, 2010, 10 (9) : 2082-2091.

[74] Posselt AM, Bellin MD, Tavakol M, et al. Islet transplantation in type 1 diabetics using an immunosuppressive protocol based on the anti-LFA-1 antibody efalizumab. Am J Transplant, 2010, 10 (8) : 1870-1880.

[75] Baniandrés O, Pulido A, Silvente C, et al. Clinical outcomes in patients with psoriasis following discontinuation of efalizumab due to suspension of marketing authorization. Actas Dermosifiliogr, 2010, 101 (5) : 421-427.

[76] James DG, Seoda H, Chen J, et al. Efalizumab, a human monoclonal anti-CD11a antibody, in the treatment of moderate to severe Crohn's Disease: an open-label pilot study. Dig Dis Sci, 2011, 56 (6) : 1806-1810.

[77] Hamilton TK. Clinical considerations of efalizumab therapy in patients with psoriasis. Semin Cutan Med Surg, 2005, 24 (1) : 19-27.

[78] Menter A, Kardatzke D, Rundle AC, et al. Incidence and prevention of rebound upon efalizumab discontinuation. Poster Presentation, International Psoriasis Symposium, Toronto, 2004.

[79] Papp KA, Toth D, Rosoph L. Investigational study comparing different transitioning therapies for patients discontinuing treatment with efalizumab 14th EADV Fall Symposium, London, UK, 2005, 12-16.

[80] Scheinfeld N. Efalizumab: a review of events reported during clinical trials and side effects. Exp Opin Drug Saf, 2006, 5 (2) : 197-209.

[81] Mallbris L, von Bergen F, van Hage M, et al. Recurrent angioedema associated with efalizumab. Acta Derm Venereol, 2009, 89 (6) : 665-666.

[82] Pincelli P, Casset-Semanez F. Efalizumab therapy and incidence of arthropathy adverse events: analysis of pooled data from phase Ⅱ, Ⅲ, Ⅳ clinical trials. Psoriasis from Gene to Clinic, 4th International Congress, London, UK, 2005, 1-3.

[83] Duong TA, Buffard V, André C, et al. Efalizumab-induced bullous pemphigoid. J Am Acad Dermatol, 2010, 62 (1) : 161-162.

[84] Serono Europe Ltd. Raptiva (Efalizumab) . Summary of Product Characteristics. 2004.

[85] Langley RG, Carey WP, Rafal ES, et al. Incidence of infection during efalizumab therapy for psoriasis: analysis of the clinical trial experience. Clin Ther, 2005, 27 (9) : 1317-1328.

[86] Bommakanti S, Patil A, Eshoa C, et al. Case reports: efalizumab-associated lymphoproliferative disease. J Drugs Dermatol, 2007, 6(6): 646-648.

[87] MacKenzie P, Kamili QU, Menter A, et al. Lymphoma and immunosuppression: a report of a case associated with efalizumab therapy. Clin Lymphoma Myeloma Leuk, 2010, 10(1): 14-16.

[88] Hernandez C, Worobec SM, Gaitonde SS, et al. Progression of undiagnosed cutaneous T-Cell lymphoma during efalizumab therapy. Arch Dermatol, 2009, 145(1): 92-94.

[89] Lonardo A, Nascimbeni F, Ballestri S, et al. Hepatocellular carcinoma in a patient treated with efalizumab for psoriasis. Hepatol Res, 2012, 42(9): 945.

[90] Primo J, Michavila J, Jiménez I. Efalizumab-induced autoimmune hepatitis. Gastroenterol Hepatol, 2010, 33(1): 69-70.

[91] Tanaka E, Urata Y. Risk of hepatitis B reactivation in patients treated with tumor necrosis factor-αinhibitors. Hepatol Res, 2012, 42(4): 333-339.

[92] Goddard A, Borovicka JH, West DP, et al. Diffuse large B-cell lymphoma associated with the use of biologic and other investigational agents: the importance of long-term post-marketing safety surveillance. J Drugs Dermatol, 2011, 10(1): 80-83.

[93] Morse LG, Yarbrough L, Hogan DJ. Cervical cancer in a woman associated with long-term efalizumab therapy. J Am Acad Dermatol, 2005, 53(2): 354-355.

[94] Balato A, Balato N, Patruno C, et al. Visceral leishmaniasis infection in a patient with psoriasis treated with efalizumab. Dermatology, 2008, 217(4): 360-361.

[95] Weisenseel P, Kuznetsov AV, Flaig M, et al. Disseminated eruptive giant mollusca contagiosa in an adult psoriasis patient during efalizumab therapy. Dermatology, 2008, 217(1): 85-86.

[96] Caudron A, Lok C, Clabaut A, et al. Cytomegalovirus colitis in a patient treated with efalizumab. Dermatology, 2009, 218(1): 84-85.

[97] Prignano F, Pescitelli L, Ricceri F, et al. Development of monoclonal gammopathy in 12 patients receiving efalizumab treatment for chronic plaque psoriasis. J Am Acad Dermatol, 2010, 63(4): e84-87.

[98] Vilarrasa E, Puig L. Monoclonal gammopathy of undetermined significance(MGUS) in patients with psoriasis may be associated with long-term treatment with efalizumab, but not with anti-TNF-α treatments or ustekinumab. J Eur Acad Dermatol Venereol, 2015, 29(3): 609-611.

[99] Prignano F, Pescitelli L, Ricceri F, et al. Development of MGUS in psoriatic patients: a possible undiagnosed event during anti-TNF-a-treatment. J Eur Acad Dermatol Venereol, 2012, 26(11): 1444-1448.

[100] Vilarrasa E, Puig L, Alomar A. Monoclonal gammopathy of undetermined significance(MGUS) may be associated with long-term efalizumab treatment. Poster 1182, 18th Congress of the European Academy of Dermatology and Venereology, Berlin, October 2009.

[101] Zu Rhein GM. Polyoma-like virions in a human demyelinating disease. Acta Neuropathol, 1967, 8(1): 57-68.

[102] Cavanagh JB, Greenbaum D, Marshall AB, et al. Cerebral demyelination associated with disorders of the reticuloendothelial system. Lancet, 1959, 2(7102): 524-529.

[103] Padgett B, Zurhein G, Walker D, et al. Cultivation of papova-like virus from human brain with progressive multifocal leucoencephalopathy. Lancet, 1971, 1(7712): 1257-1260.

[104] Eng PM, Turnbull BR, Cook SF, et al. Characteristics and antecedents of progressive multifocal leukoencephalopathy in an insured population. Neurology, 2006, 67(5): 884-886.

[105] Assche GV, Ranst MV, Sciot R, et al. Progressive multifocal leukoencephalopathy after natalizumab therapy for Crohn’s disease. N Engl J Med, 2005, 353(4): 362-368.

[106] Langer GA, Atlas SW, Green AJ, et al. Progressive multifocal leukoencephalopathy in a patient treated with natalizumab. N Engl J Med, 2005, 353(4): 375-381.

[107] Kleinschmidt BK, Tyler KL. Progressive multifocal leukoencephalopathy complicating treatment with natalizumab and interferon beta-1a for multiple sclerosis. N Engl J Med, 2005, 353(4): 369-374.

[108] Carson KR, Evens AM, Richey EA, et al. Progressive multifocal leukoencephalopathy after rituximab therapy in HIV-negative patients: a report of 57 cases from the Research on Adverse Drug Events and Reports project. Blood, 2009, 113(20): 4834-4840.

[109] Muriel S, Eva T, Uwe GL, et al. Cerebellar manifestation of PML under fumarate and after efalizumab treatment of psoriasis. J Neurol, 2014, 261(5): 1021-1024.

[110] Fredriksson T, Pettersson U. Severe psoriasis-oral therapy with a new retinoid. Dermatologica, 1978, 157(4): 238-244.

[111] Ricardo RR, Rhoa M, Orenberg EK, et al. Clinical benefits in patients with psoriasis after efalizumab therapy: clinical trials versus practice. Cutis, 2004, 74(3): 193-200.

[112] Gottlieb AB, Gordon KB, Lebwohl MG, et al. Extended efalizumab therapy sustains efficacy without increasing toxicity in patients with moderate to severe chronic plaque psoriasis. J Drugs Dermatol, 2004, 3(6): 614-624.

[113] Efalizumab(Raptiva) for treatment of psoriasis. Med Lett Drugs Ther, 2003, 45(1171): 97-98.

[114] Papp K, Bissonnette R, Krueger JG, et al. The treatment of moderate to severe psoriasis with a new anti-CD11a monoclonal antibody. J Am Acad Dermatol, 2001, 45(5): 665-674.

[115] 陈声利, 闫军, 刘毅, 等. 依法利珠治疗银屑病随机对照试验的系统评价. 中国循证医学杂志, 2006, 4: 267-271.

[116] Hamilton T, Menter A, Caro I, et al. Safety of efalizumab therapy in patients with moderate to severe psoriasis: an open-label extension of a phase Ⅲb trial. Drug Saf, 2008, 31(8): 715-726.

第12章　吉妥单抗（Gemtuzumab Ozogamicin，Mylotarg）

12.1　发 展 概 述

单克隆抗体（monoclonal antibody，mAb）作为治疗类生物制品，已证实在包括癌症、传染性疾病和免疫紊乱类疾病的治疗中发挥重要作用。从1986年首个单克隆抗体进入市场以来，美国食品药品监督管理局（FDA）和欧洲药品管理局（EMEA）批准的单克隆抗体已经达到34个[1, 2]。以单克隆抗体为基础的生物药物，是抗肿瘤药物研究的热点。已经鉴定有多种肿瘤特异性抗原在肿瘤细胞表面过量表达，而在正常细胞和组织表面不表达或少量表达。尽管单克隆抗体的研究取得了举世瞩目的成绩，但是，单克隆抗体转化为临床上有效的治疗药物还需要克服许多挑战。例如，鼠源性抗体因免疫原性、血清半衰期短及缺乏与人体细胞的有效反应而使其应用受到限制[3]。如今，嵌合抗体、人源化和完全人源性抗体的引入已经克服了这些限制，并且这类药物现在能够通过蛋白质工程（人源化）、展示技术（噬菌体和核糖体展示）或带有人免疫球蛋白基因的转基因动物生产[4~6]。利妥昔单抗（Rituximab）、曲妥珠单抗（Trastuzumab）和西妥昔单抗（Cetuximab）等几种单克隆药物已获批进入临床应用，且证实对不同肿瘤均具有抗肿瘤活力[2]。尽管，这些非修饰的单克隆抗体表现出了一些治疗潜力，但是治疗效果往往并不理想。虽然对单克隆抗体临床作用机制的了解还相当有限，但是已经有一些数据阐明了Fc受体的重要作用[7, 8]。因此，研究者采用不同方法来增强单克隆抗体与Fc或者Fc受体的作用来提高抗体治疗的疗效。

一种增强抗体靶向作用的方法是用药物、毒素和放射性核素来偶联单克隆抗体[1]。尽管这类药物原理上很简单，但获得有活性的治疗药物仍存在诸多困难。因为单克隆抗体连接的药物在到达靶标位点之前可能发生分解和衰减。mAb载体的药代动力学可能达不到最佳标准；接合过程可能干扰了抗体的结合特性；化学连接物的使用可能导致其不稳定。因此，药物可能不会以活性形式释放或者达不到治疗剂量。目前的研究仍一直在致力于解决这些问题。FDA已经批准了3种癌症治疗的mAb连接药物[1]。其中，两种药物是放射性标记的小鼠抗体，另一种是人源化的CD33特异性的人源化免疫球蛋白G4（IgG4）单抗隆抗体结合到卡里奇霉素的衍生物，即吉妥单抗，主要用于白血病的治疗[9]。本章主要对吉妥单抗的作用机制及临床研究进行综述。

12.2　CD33作为靶标抗原在急性白血病治疗中的作用

抗体对靶标抗原选择的特异性是决定抗体和抗体偶联药物成功的重要因素[2, 3, 10]。85%～90%的成年人急性骨髓细胞性白血病（acute myelocytic leukemia，AML）和15%～

25%的急性淋巴细胞白血病(acute lymphocytic leukemia，ALL)患者均存在 CD33 阳性表达。可以确定的是，至少 20%～25%的白血病的发生是由于 CD33 抗原的存在。与正常组织相比，AML 的发生伴随着在细胞表面表达大量的 CD33[11, 12]。CD33 相对特异地表达于 AML 细胞上，这一特性使利用 CD33 单克隆抗体治疗 AML 成为可能[13, 14]。CD33 是分子质量为 67kDa 的Ⅰ型跨膜唾液酸糖蛋白，主要存在于血液、骨髓和淋巴细胞中。它属于免疫球蛋白超家族成员，并且是能够结合唾液酸的免疫球蛋白样的凝集素家族成员之一(凝集素；凝集素-3)[15, 16]。通过鼠源性单克隆抗体抗 MY9 对 CD33 分子进行鉴定[17]，人 CD33 基因定位于染色体 19q13.3，包括最相似的黏着受体、髓磷脂相关的糖蛋白和 B 细胞抗原 CD22 基因[18, 19]。

在生理学水平上，CD33 的表达受早期多线性造血祖细胞、单核细胞前体、更多成熟骨髓细胞、巨噬细胞、单核细胞和树突状细胞的限制。CD33 除在粒细胞前体上大量表达外，也表达于肝细胞上。但重要的是，在正常多功能造血干细胞上并不表达 CD33[20~26]。

CD33 的天然配体及其生物学功能尚不清楚。CD33 的胞质尾区有两个酪氨酸残基，这一序列与免疫受体酪氨酸抑制模体(immunoreceptor tyrosine-based inhibitory motif，ITIM)十分相似。当其磷酸化后，这些酪氨酸基序为含有结构域酪氨酸磷酸化(SHP-1 和 SHP-2)的同源结构域 2(SH2)提供锚定位点[27~29]。CD33 的活化及与 SHP-1 的关联可能引发抑制性信号和影响相邻膜受体的功能。近年来，以基因修饰的骨髓细胞系的体外研究证明，ITIM 样基序的突变能减弱抗体接合 CD33 的内化作用。这一结果表明结构和功能的变化可能影响 CD33 靶标治疗的敏感性[30]。CD33 分子的表达模式、肿瘤细胞上的过量表达和有效的内化使其成为一个理想的免疫偶联靶标。

12.3　吉妥单抗偶联物

吉妥单抗(GO, Mylotarg, CMA-676; Wyeth Laboratories, Philadelpia, PA, USA)是由一个重组的人源化免疫球蛋白 G4(IgG4)CD33 单克隆抗体(hP67.6)偶联到抗肿瘤抗生素卡里奇霉素 γ1，*N*-乙酰-γ1-卡里奇霉素二甲基肼(NAc-γ 卡里奇霉素 DMH，见图 12-1)的偶联物。GO 是一种对组织培养中 HL-60 白血病细胞有强效和选择性作用的毒素，且在低剂量下对 HL-60 异种移植的小鼠产生长期、无瘤监视的作用。此外，GO 能针对大部分 AML 患者的骨髓细胞选择性地抑制白血病集落形成[31, 32]。

12.3.1　IgG4 片段

GO 的 IgG4 部分在体外没有毒性，也没有诱导补体依赖的细胞毒性(complement-mediated，CDC)或抗体依赖细胞介导的细胞毒作用(antibody-dependent cellmediated cytotoxicity，ADCC)。因此，抗体部分主要是作为载体转运有细胞毒性的药物到 CD33 阳性白血病细胞处。

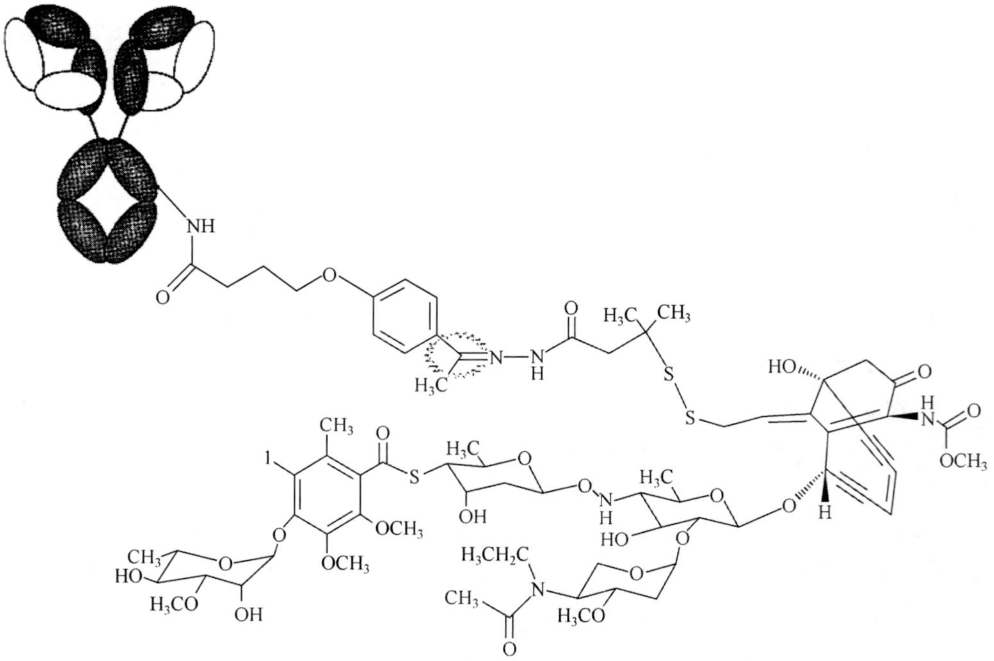

图 12-1　吉妥单抗的化学结构

12.3.2　卡里奇霉素

卡里奇霉素属于高效抗肿瘤抗生素的烯二炔家族。卡里奇霉素是通过筛选有效的 DNA 损伤剂而检测到的，最初分离提取于土壤微生物 *Micromonospora echinospora* ssp. *calichensis* 的液体培养物中。该家族化合物的母核-卡里奇霉素 γ1-能以序列特异性的方式结合到双链 DNA 分子上[33~36]。结合以后，它可切割 DNA 分子的糖骨架，甚至在亚皮摩尔浓度下也可发挥切割作用。抗生素主要的 DNA 接触面是与 DNA 双链小沟相互作用的芳基四糖部分(图 12-2) [34, 37~39]。卡里奇霉素 γ1 和 DNA 发卡二元复合物的结构含有一个主要的(T-C-C-T)-(A-G-G-A)部分，该部分是基于 NMR 的分析结合分子动力学计算获得的。DNA 骨架和碱基对分别以紫色和黄色表示，蓝色表示卡里奇霉素。

抗生素的烯二炔部分似乎通过增加结合能量和扩大靶序列的范围作用增强药物和 DNA 分子的作用[40]。其中，首选的靶序列之一是 TCCT 四核苷酸[36]，也包括 TCTC 和 TTTT 序列[34, 41, 42]。结构和化学分析显示卡里奇霉素的碳水化合物尾部朝向 TCCT 表面的 3′端，且在卡里奇霉素的芳基四糖 DNA 分子的序列选择识别过程中起重要作用[34, 41]。此外，研究证明加利车霉素低聚糖能抑制转录因子对 DNA 的结合[43, 44]。由于其独特的作用方式，加利车霉素的几个类似物可作为潜在的抗肿瘤药物用于临床前模型的测试。由于治疗范围受高毒性的限制，因此该类化合物成为抗体导向化疗的理想选择。通过前期的抗体靶向药物研究发现，卡里奇霉素偶联物具有明显的优点，其细胞毒性约为其他临床使用的抗肿瘤药物的 1000 倍[31]，且这类药物相对于蛋白毒素(如蓖麻毒素和假单胞菌外毒素 A)具有较低的免疫原性。

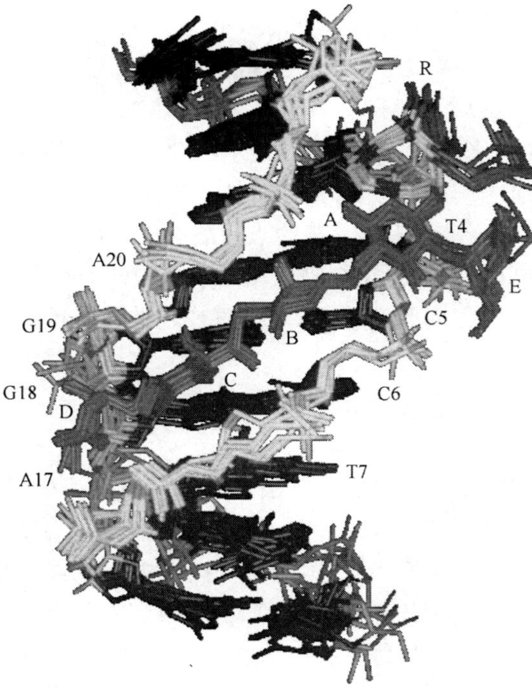

图 12-2　卡里奇霉素结合 DNA 分子小沟的结构图(彩图请扫封底二维码)

12.3.3　抗体和卡里奇霉素偶联物的设计：人源化和连接物的选择

早期利用无胸腺小鼠移植 AML 模型研究发现，CD33 抗体 P67.6 的水解释放位点是卡里奇霉素偶联物发挥最大药效、选择毒性的必须位点。该水解位点是由一个腙分子提供的[45]。基于糖类偶联物的选择是用高碘酸盐氧化小鼠 P67.6 中天然存在的糖基，与卡里奇霉素的酰肼衍生物 NAc-γ 卡里奇霉素 DMH 反应生成合成醛[46]。通过 CDR 移植的方法使 P67.6 抗体人源化以达到在人体内产生最小的免疫反应[31]。然而，当制备人源化的 hp67.6 卡里奇霉素糖基偶联物时，高碘酸盐的氧化作用可导致几乎全部免疫反应性的丢失。随后的实验表明，源于人类序列且近邻 CDR 的氧化敏感的甲硫氨酸可能是发生氧化敏感性的原因。这迫使在新型杂交偶联物的设计中，采用以酰胺的形式连接到抗体的赖氨酸上，以避免糖基发生氧化。同时，腙的连接亦可保证偶联药物的水解释放。GO 由未连接的 hP67.6 和连接 4～6mol NAc-γ 卡里奇霉素的 hP67.6 以 1∶1 混合组成。因此，GO 的平均载药量的比例是 2～3 个药物分子比一个抗体分子[47]。

12.4　作 用 机 制

GO 与 CD33 结合后，CD33 抗体复合物快速内化并转移至溶酶体中[12, 48, 49]；在溶酶体的酸性环境中，酸性水解偶联物可被高效地水解[31]，并释放出卡里奇霉素；随后在谷胱甘肽的作用下，被还原成高反应性的苯炔双自由基形式[36, 50]，后者进一步结合在 DNA

分子小沟内并抢夺来自脱氧核糖骨架的氢原子；产生的自由基能耗尽氧并启动一系列反应导致特异性位点的单链和双链 DNA 分子的断裂[12, 51, 52]。GO 诱导细胞死亡的产生主要是通过线粒体凋亡途径。GO 治疗早期 AML 患者和 AML 细胞系，主要引起线粒体膜潜在的损害和 caspase-3 的活化，而 Bcl-2 或 Bcl-X1 抑制 GO 诱导的细胞毒性产生[53, 54]。在体外，敏感性髓系白血病细胞株暴露于 GO 中可导致其 G_2/M 细胞周期的阻滞，并伴随着细胞周期蛋白 B1 和检验点激酶 1、检验点激酶 2（Chk1、Chk2）磷酸化的激活[53, 55]。总之，卡里奇霉素诱发的 DNA 损伤在细胞内激活了强烈的 DNA 损伤反应[50, 56, 57]，这导致永久的细胞生长停滞、死亡或伴随着 DNA 修复作用的暂时性细胞停滞。

12.5 潜在的耐药机制

从临床和体外的观察中已经假设了几种潜在的耐药机制。不同数量的 ATP 结合 box 超家族转运蛋白已被证明可以在体外介导对 GO 的耐药性，如 Pgp（MDR1；ABCB1）和多重耐药蛋白 1（MRP1;ABCC1）[12, 55, 58~60]。因此，由于 ABC 转运乳腺癌耐药蛋白（BCRP；ABCG2）在 AML 中的表达是不同的，其并没有对 GO 产生耐药性[12, 61, 62]。在临床Ⅱ期试验中，治疗的失败与 Pgp 在 AML 细胞上的表达相关联[9, 58]。尽管在体外多耐药抑制剂如环孢菌素（CsA）和 PK11195 可增强 AML 细胞对 GO 的敏感性[54]，但是，将 Pgp 抑制剂 CsA 与 GO 联用在治疗 AML 和缓解 AML 预后方面，似乎并没有增加其有效率和存活率[63, 64]。

其他的耐药机制包括 GO 与白血病细胞结合能力的降低[65]、药代动力学的改变、外周血中高的肿瘤载量[65, 66]、抗凋亡蛋白（如 bcl-2 或 bcx-X1）的过量表达[54]，或细胞周期进入休眠期[67, 68]。因此，可以假设的是，如果 GO 与可刺激 AML 快速增殖的骨髓基质细胞因子联用，或与可下调抗凋亡蛋白的制剂（如 Bcl-2 抗转录治疗）联用，将会增强药物的敏感性和临床疗效[12, 69~71]。

12.6 临 床 试 验

CD33 分子在髓细胞上大量表达[72]，从而可作为许多 AML 患者的治疗靶标。相反，造血干细胞是 CD33 阴性细胞。Schienberg 集团使用一个 CDR 区整合的人源化抗体林妥珠单抗（HuM195）来治疗不同形式的 AML 并获得了有限的成功。林妥珠单抗能增加密集诱导化疗的安全性，该药已经用于与 α 放射铋的偶联[73]。然而，到目前为止，仅仅只有 GO（吉妥单抗）通过 FDA 审批，用于靶向治疗 CD33 阳性白血病。2000 年 5 月，GO 作为第 3 个癌症治疗的抗体药物，经 FDA 快速审批程序获得批准上市，这也是首个获批进入临床使用的免疫偶联物。之后，虽有尝试与米托蒽醌偶联的免疫偶联物，但未获得成功。美国 Cynamide/Wyeth 公司成功地将糖类毒素卡里奇霉素偶联到 CD33 分子上。卡里奇霉素从 20 世纪 70 年代开始评估它的癌症治疗特点，但是由于窄小的抗瘤谱[74]，并没有在癌症治疗中发现任何作用。因此，通过偶联 CD33 抗体后直接递送卡里奇霉素到骨髓原细胞可产生令人振奋的前景。

GO 最初命名为 CMA-676，并首次在异种移植裸鼠中显示出药效[31]。在初始的Ⅰ期临床研究中，用 GO 治疗 40 位复发或久治不愈的 CD33 阳性 AML 患者[32]，并未观察到预期的高比例临床反应。在 $9mg/m^2$ 高剂量的作用下，可观察到中性粒细胞减少症。同时，GO 显示出良好的耐受性，通常在注射后可观察到发热和寒冷的症状。但有研究认为有限的毒性作用可能是由于药物快速的内化和化学连接物被限制在溶酶体中降解。

在Ⅱ期临床试验的评估中，患者进行适当的术前用药(包括抗组胺药)后，于首次给予 $9mg/m^2$ GO，14 天后进行第二次输注 [9]。在此项国际性研究中，共纳入 142 例初次 AML 复发的患者，且平均年龄为 61 岁，其中有 30%的患者症状得到减缓。由于良好的毒性资料，其中 27 例患者进行了造血干细胞的移植。GO 导致了预期的Ⅳ级骨髓抑制症状(嗜中性粒细胞减少症和血小板减少症)，28%的患者发展成Ⅲ/Ⅳ级感染性并发症。大约 20%的患者出现肝脏异常，并导致 2 例患者死亡。未发现抗体对免疫连接物产生反应。从实用角度来说，这种治疗方法在一定程度上可以考虑应用于门诊。2005 年，Larson 和有关同事报道了有 277 例患者参与的Ⅲ期试验[75]。

意大利 GIMEMA 集团评估了 GO 对老年患者的耐受性。这些老年患者为未经治疗的 AML 患者，年龄为 61～89 岁，且一般不能耐受相关化疗的毒性[76]。纳入的患者接受两个疗程的 GO 作为诱导治疗，如果病症得到完全缓解(CR)，可额外注射 2 次。对年龄不超过 75 岁的 CD33 阳性患者而言，11.4 个月的中期存活结果是令人欣慰的，但那些年龄超过 75 岁或 CD33 阴性的患者存活结果却不甚理想。虽然几乎没有观察到黏膜炎的发生，但与中性粒细胞减少症相关的问题较为严重。此外，亦有报道肝中毒的发生。这些发现证实了 Larson 等 [77]对有轻微肝中毒、心脏中毒、小脑中毒或脱发症复发的老年患者的观察结果。然而，对新诊断的 AML 老年患者或脊髓发育不良的老年患者用药时，GO 的疗效似乎并不优于标准的阿糖胞苷与伊达比星联用疗法[78]。

研究提示，吉妥单抗能够使小儿和年轻急性髓性白血病患者获益。在美国和欧洲监管下的一些研究记录了 GO 在儿童中的疗效[79~81]。在 AML 复发或难治的儿童中，GO 治疗仅仅引起除骨髓外一些器官有限的毒性，但是能显著地引起肝中毒。随后，Arceci 等报道了 13 例患者在 GO 治疗后接受干细胞移植手术的研究结果，有 40%的患者发展成了肝小静脉闭塞病/肝窦阻塞综合征(VOD/SOS) [79]。

作为一线药物治疗老年 AML 和高危 MDS，吉妥单抗单药疗效不及化疗。有研究人员尝试将免疫偶联物与其他药物联合使用，但是用药时间安排和剂量都很难确定。在单一药物治疗中，低剂量的 GO 如 $6mg/m^2$ 可显示出活性。此外，来自 MD Anderson 癌症治疗中心的人员以 $4.5mg/m^2$ 的 GO 与氟达拉滨、阿糖孢苷和 CsA 联用，也显示出可行性[82]。目前，几个临床中心的试验正在确定 GO 与化疗联合用药治疗 AML 正确的用药方案和使用时间[68, 83, 84]。

很明显，在大多数患者治疗中，GO 单药使用达不到长时间缓解病症的效果，所以异体骨髓移植对巩固治疗是合理的选择。许多患者在早期关键的研究中接受了这种治疗[9, 75]，与存活 16.5 个月的自体干细胞移植患者、存活 12.2 个月的化疗患者和存活 11.2 个月维持疗法相比，其中期的总存活时间超过 18.3 个月。因为在肝窦中发现 CD33 阳性细胞[85]，并且在移植处外围注射 GO 的患者中观察到 VOD/SOS[86]，因此其肝脏的毒性尤其令人关注。当回顾比较普通患者和先前无 GO 治疗的干细胞移植患者时，来自 Dana Faber 癌症研究院的 Wadleigh 及其同事发现 VOD 的发生率分别是 64%和 8%[87]。特别指出的是，GO 治疗和干细胞移植之间的短期间隔似乎是一个主要的风险因素。Versluys[88]等研究纳入了一组接受预防药去纤维蛋白多核苷酸[40mg/(m^2 • d)]治疗的儿童，且这种药物有助于预防移植物抗宿主病(GvHD)。综合考虑，把 GO 包括到预处理方案中，如 Barnhauser 及其同事[89]提出的在异体移植前用分次剂量的方法在 21 天和 14 天时注射 GO 似乎是合理的。事实上，甚至对于 GO 引起的在移植位点外围观察到 VOD 的患者，去纤维蛋白多核苷酸的治疗也有明显效果[90]。

然而，接下来的Ⅲ期临床试验，GO 未能在新诊患者人群中重现阳性结果，导致其在 2010 年黯然退市。但是，最近的临床试验数据显示在低危和中危 AML 患者亚群中，吉妥单抗确实可获得无病生存期和复发风险方面的益处[91~94]。

一项Ⅲ期 AAML0531 试验纳入了 1070 例儿科和年轻成人患者(平均年龄 10 岁)，经随机分组分别接受单一标准治疗或两种方案的吉妥单抗加 5 个周期的后背化疗，两种方案分别为第 6 天进行诱导治疗，第 7 天强化治疗，剂量为 3mg/m^2 [95]。基于风险分层给予干细胞移植治疗，高危患者在首次诱导治疗后给予最佳匹配的同基因移植，低危患者仅接受单一化疗方案，中危患者若有匹配的供体则进行移植治疗。在中位值为 3.5 年的随访期后，吉妥单抗治疗组患者自研究入组后的 3 年无病生存率为 53.1%，与之相比单一标准治疗组为 46.9%。诱导治疗结束后 3 年，吉妥单抗治疗组有 32.8%的患者出现复发，与之相比标准治疗组的这一数字为 41.3%。吉妥单抗治疗组的死亡率为 6.6%，标准治疗组为 4.1%，主要原因是后期感染。由于毒性增加，未发现无病生存期或总生存期出现有统计学意义的明显改善。吉妥单抗治疗组患者诱导治疗结束后第 3 年的总生存率为 74.0%，而无吉妥单抗治疗组为 70.1%。对于风险分层亚组，吉妥单抗可明显减小低危患者组的复发风险：吉妥单抗治疗组为 19.7%，而无吉妥单抗治疗组为 30.3%，但该组治疗引起的死亡风险也增加了 4 倍(7.5% vs 1.8%)。所有的风险分层亚组复发风险都出现了一致的下降，然而中危和低危组仅有接受干细胞移植治疗的患者出现获益。吉妥单抗和其他在研 CD33 靶向药物治疗小儿 AML 均显示出不错的前景，但是其优点值得进一步研究。

12.7　吉妥单抗撤市风波

吉妥单抗于 2000 年 5 月经快速审批程序获得批准，这一程序允许 FDA 基于替代终点批准一些用于治疗存在未满足医疗需求的严重疾病的新药上市。替代终点是指在临床研究中用于代替有意义的临床终点衡量患者的主观感受、功能恢复情况和生存情况，并预测治疗效果的实验室检测指标或临床体征、结果。此前，吉妥单抗获准用于治疗60 岁以上不适合其他化学疗法的复发 AML 患者。在当初获批时，就发现该药和一种严重的可致命的肝静脉闭塞病有关联。上市后这一不良反应的发生率呈上升趋势。

依据 3 项临床研究 142 例 AML 患者中得到有效率这一替代终点(即实验室检测白细胞过多下降或消失的患者比例)。获批之后的验证性临床研究于 2004 年由惠氏公司(现为辉瑞制药有限公司）开始。该临床研究旨在证明在标准化疗之外加用吉妥单抗可改善AML 患者的临床受益（生存期）。结果该临床研究因未观察到临床益处改善而提前中止，此后发现和仅使用化疗的对照组相比，吉妥单抗治疗组出现大量死亡。

在快速审批程序下，企业在药品获得批准之后进行进一步的临床研究以证明药品的益处。如果临床研究无法证明该药品的临床益处或者企业没有遵照要求进行验证性临床研究时，FDA 可通过加快程序将其撤出市场。在 FDA 的要求下，辉瑞制药有限公司于 2010 年 6 月 21 日宣布，自愿将用于治疗急性髓性白血病的吉妥单抗从美国市场撤市。原因是一项最新的临床研究发现该药存在安全性方面的新问题，在一项试验中显示它无效且与肝脏并发症死亡相关，并且无法证明吉妥单抗对纳入研究的患者有何临床益处。作出撤市决定意味着此后吉妥单抗将不能用于新患者，目前正在使用本品的患者可咨询其医生完成后续疗程。医生应通知所有正在使用本品的患者其潜在的安全性风险。

12.8 结　论

吉妥单抗是首个被批准用于癌症治疗的免疫偶联物。糖类毒素卡里奇霉素通过特异性单克隆抗体到达 CD33 阳性白血病细胞，随后在溶酶体中发生酸敏感连接物的内化而发挥作用。虽然，Ⅲ期临床试验显示，GO 未能在新诊患者人群中重现阳性结果，而导致其在 2010 年黯然撤市，但是最近一些新的Ⅲ期临床的数据表明，吉妥单抗能显著改善患者的预后且能够使小儿和年轻急性髓性白血病患者获益。这些报告支持重新评估吉妥单抗作为急性髓性白血病一线药物的地位。

（王晓杰　张慧霞　吴雅丽　徐明恺）

参 考 文 献

[1] Wu AM, Senter PD. Arming antibodies: prospects and challenges for immunoconjugates. Nat Biotechnol, 2005, 23: 1137-1146.

[2] Brorson K, Jia AY. Therapeutic monoclonal antibodies and consistent ends: terminal heterogeneity, detection, and impact on quality. Curr Opin Biotechnol, 2014, 30C: 140-146.

[3] Glennie MJ, van de Winkel JG. Renaissance of cancer therapeutic antibodies. Drug Uiscov Today, 2003, 8: 503-510.

[4] Hondat S, Koch J, Breitling F, et al. A helper phage to improve single-chain antibody presentation in phage display. Nat Bioteehnol, 2001, 79: 75-78.

[5] Lonberg N. Human antibodies form transgenic animals. Nat Biotehnol, 2005, 23: 1127-1125.

[6] Hants J, Schaffitzel C, Knappik A, et al. Picomolar affinity antibodies from a fully synthetic naive library selected and evolved by ribosome display. Mat Biotechnol, 2000, 78: 1287-1292.

[7] Nimmerjahn F, Ravefclt JV. Divergent immunoglobulin g subclass activity through selective Fc receptor binding. Science, 2005, 310: 1510-1512.

[8] Bakema JE, van Egmond M. Fc receptor-dependent mechanisms of monoclonal antibody therapy of cancer. Curr Top Microbiol Immunol, 2014, 382: 373-392.

[9] Sievers EL, Larsnn RA, Stadtrmauer EA, et al. Efficacy and safety of gemtuzumab ozogamicin in patients with CD33-possitive acute meloid leukemia in first relapse. J Clin Oncol, 2001, 19: 3244-3254.
[10] Waldmann TA. Immunotherapy: past, present and future. Nat Med, 2003, 9: 269-277.
[11] Jilani I, Estey E, Huh Y, et al. Differences in CD33 intensity between various myeloid neoplasms. Am J Clin Pathol, 2002, 118: 560-566.
[12] Linenberger ML. CD33-directed therapy with gemtuzumab ozogamicin in acute myeloid leukemia: progress in understanding cytotoxicity and potential mechanisms of drug resistance. Leukemia, 2005, 19: 176-182.
[13] Feldman EJ, Brandwein J, Stone R, et al. Phase Ⅲ randomized multicenter study of a humanized anti-CD33 monoclonal antibody, lintuzumab, in combination with chemotherapy versus chemotherapy alone in patients with refractory or first-relapsed acute myeloid leukemia. J Clin oncol, 2005, 23: 4110-4716
[14] Caron PC, Dumont LC, Scheinherg DA. Supersaturating infusional humanized anti-CD33 monoclonal antibody HuM195 in myelogenous leukemia. Clin Cancer Res, 1998, 4: 1423-1428.
[15] Crocker PR. Siglecs: sialic-acid-binding immunoglobulin-like lectins in cell-cell interaction and signalling. Curr Opin Struct Biol, 2002, 12: 609-615.
[16] Freeman SD, Kelm S, Barber EK, et al. Characterization of CD33 as a new member of the sialoadhesin family of cellular interaction molecules. Blood, 1995, 85: 2005-2012.
[17] Griffin JD, linch D, Sabbath K, et al. A monoclonal antibody reactive with normal and leukemic human myeloid progenitor cells. Leuk Res, 1984, 8: 521-534.
[18] Peiper SC, Ashmun RA, Look AT. Molecular Cloning, expression and chromosomal localization of a human gene encoding the CD33 myeloid differentiation antigen. Blood, 1988, 72: 314-321.
[19] Simmons D, Seed B. Isolation of a cDNA encoding CD33, a differentiation antigen of myeloid progenitor cells. J Immunol, 1988, 141: 2797-2800.
[20] Andrews RG, Singer JW, Bernstein ID. Precursors of colony-forming Cells in humans can he distinguished from colony-forming yells by expression of the CD33 and CD34 antigens and light scatter properties. J Exp Med, 1998, 169: 1721-1731.
[21] Brashem-Stein C, Flowers DA, Smith FG, et al. Andrews. R. G., Bernstein, I. D. Ontogeny of hematopoietic stem cell development: reciprocal expression of CD33 and a novel molecule by maturing myeloid and erythroid progenitors. Blood, 1937, 82: 792-799.
[22] Andrews RG, Takahashi M, Segal GM, et al. The L4F3 antigen is expressed by unipotent acid multipotent colony-forming cells but not by their precursors. Blood, 1986, 68: 1030-1035.
[23] Andrews RG, Torok-Storb B, Bernstein ID. Myeloid-associated differentiation antigens on stem cells and their progeny identified by monoclonal antibodies. Blood, 1983, 62: 124-132.
[24] Gao Z, McAlister VC, WilliaMs GM. Repopulation of liver endothelium by bone-marrow-derived cells. Lancet, 2001, 357: 932-933.
[25] Tchilian EZ, Breverley PC, Young BD, et al. Molecular cloning of two isoforms of the murine homolog of the myeloid CD33 antigen. Blood, 1994, 83: 3118-3198.
[26] Robertson MJ, Soiffer RJ, Freedman AS, et al. Human bone marrow depleted of CD33-positive cells mediates depleted but durable reconstitution of hematopoiesis: clinical trial of MY9 monoclonal antibody-purged autografts for the treatment of acut myeloid leukemia. Blood, 1992, 9: 2229-2236.
[27] Paul SP, Taylor LS, Stansbury EK, et al. Myeloid specific human CD33 is an inhibitory receptor with differential ITIM function in recruiting the phosphatases SHP-1 and SHP-2. Blood, 2000, 96: 483-490.
[28] Taylor VC, Buckley CD, Douglas M, et al. The myeloid-specific sialic acid-binding receptor, CD33,

associates with the protein-tyrosine phosphatases, SHP-1 and SH P-2. J Bial Chem, 1999, 274: 11505-11512.

[29] Ulyanova T, Blasioli J, Woodford-Thomas TA, et al. The sialoadhesin CD33 is myeloid-specific inhibitory receptor. Eur J Immunol, 1999, 29: 3440-3449.

[30] Walter RB, Raden BW, Kamikura DM, et al. Bernstein. I. D. Influence of CD33 expression levels and ITIM-dependent internalization on gemtuzumab ozogamicin-induced cytotoxicity. Blood, 2005, 105: 1295-1302.

[31] Humann PR, Hinman LM, Hollander I, et al. Gemtuzumab ozogamicin, a potent and selective anCDti-33 antihady-calicheamicin conjugat for treatment of mute myeloid leukemia. Bioconj Chem, 2002, 13: 47-58.

[32] Sievers EL, Appelhaum FR, Spielberger RT, et al. Selective ablation of acute myeloid leukemia using antibody-targeted chemotherapy: a phase I study of an anti-CD33 calicheanmicin immunoconjugate. Blood, 1999, 93: 3678-3684.

[33] Lee MD, Dunne TS, Siegel MM, et al. Calichemicins, a novel family of antitumor antibiotics. 1. Chemistry and Partial structure of calichemicin. Gamma. l I. J Am Chem Soc, 1987, 109: 3464-3466.

[34] Nicolaou KC, Tsay SC, Suzuki T, et al. DNA-carbohydrate interactions. Specific binding of the calicheamicin. gamma1I oligosaccharide with duplex DNA. J Am Chem Soc, 1992, 114: 7555-7557.

[35] Zein N, Poncin M, Nilakantarl R, et al. Calicheamicin gamma 1I and DNA: molecular recognition process responsible for site-specificity. Science, 1989, 244: 697-699.

[36] Zein N, Sinha AM, McGahlren WJ, et al. Calicheamicin gamma 1I: an antitumor antbiotic that cleaves double-stranded DNA site specifically. Science, 1988, 240: 1198-1210.

[37] Aiyar J, Danishefsky SJ, Crothers DM. Interaction of the aryl tetrasaccharide domain of calichearnicin gamma. 1I with DNA: influence on aglycon and methidiumpropyl-EDTA. cntdot. iron(Ⅱ)-mediated DNA cleavage. J Am Chom Soc, 1992, 114: 7552-7554.

[38] Walker S, Gupta V, Kahne D, et al. Analysis of hydroxylamine glycosidic linkages: Structural consequences of the NO bond in calicheamicin. Am Chem, 1994, 116: 3197-3206.

[39] Walker S, Valentine KG, Kahne D. Sugars as DNA hinders: a comment on the calichearnicin oligosaccharide. J Am Chem Soc, 1991, 112: 6428-1429.

[40] Uesugi M, Sugiura Y. New insights into sequence recognition process of esperamicin A1 and calicheamicin gamma 1I: origin of their selectivities and 'induced fit' mechanism. Biochemistry, 1993, 32: 4622-4627.

[41] Gomez-Paloma L, Smith JA, Chazin WJ, et al. Interaction of calichcamicin with duplex DNA: Role of the oligosaccharide domain and identification of multiple binding modes. J Arm Chem Soc, 1994, 116: 3697-3708.

[42] Li T, Zeng Z, Estevez Va, et al. Carbohydrate-minor groove interactions in the binding of calicheamicin. gamma lI to duplex DNA. J Am Chem Soc, 1994, 116: 3709-3715.

[43] Ho SN, Boyer SJ, Schreiber SL, et al. Specific inhibition of formation of transcription complexes by a calicheamicin oligosaccharide: a paradigm for the development of transcriptional antagonists. Proc Natl Acad Sci USA, 1994, 91: 9203-9207.

[44] Liu C, Smilh BM, Ajito K, et al. Sequence-selective carbohydrate-DNA interaction: dimeric and monomeric forms of the calicheamicin oligosaccharide interfere with transcription factor funtion. Proc Natl Acad Sci, 1996, 93: 940-944.

[45] Hamann PR, Hinman LM, Beyer CF, et al. An anti-CD33 antibody-calicheamicin conjugate for treatment of acute myeloid leukemia. Choice of linker. Bioconj Chem, 2002, 13: 40-46.

[46] Rodwell JD, Alvarez VL, Lee C, et al. Site-specific covalent modification of monoclonal antibodies: in vitro and in vivo evaluations. Proc Natl Acad Sci USA, 1986, 83: 2632-2636.

[47] Bross PF, Beitz J, Chen G, et al. Approval summary: gemtuzumab ozogamicin in relapsed acute myeloid leukemia. Clin Cancer Res, 2001, 7: 1490-1496.

[48] McGrath MS, Rosenberg MG, Philips MR, et al. Immunotoxin resistance in multidrug resistant cells. Cancer Res, 2003, 63: 72-79.

[49] Press OW, Shan D, Howell-Clark J, et al. Comparative metabalism and retention of iodine-125, yttrium-90, and indium-111 radioimmunoconjugates by cancer cells. Cancer Res, 1996, 56: 2123-2129.

[50] Elmroth K, Nygren J, Martensson S, et al. Cleavage of cellular DNA by calicheamicin gammal. DNA Repair (Amst.), 2003, 2: 363-374.

[51] Krlshnarrrurthy GC, Brenowitz MD, Ellestad G A. Salt dependence of calicheamicin-DNA stie-specific interactions. Biochemistry, 1995, 34: 1001-1010.

[52] Walker S, Landovitz R, Ding WD, et al. Cleavage behavior of calicheamicin gamma 1 and calicheamicin T. Proc Natl Acad Sci USA, 1992, 89: 4608-4612.

[53] Amico D, Barbui AM, Erba E, et al. Differential response of human acute myeloid leukemia cells to gemtuzumab ozogamicin in vitro: role of Chkl and Chk2 phosporylation and caspase 3. Blood, 2003, 101: 4589-4597.

[54] Walter RB, Raden, BW, Cronk MR, et al. Appelaum, F. R., Banker, D. E. The peripheral benzodiazepine receptor ligand PK11195 overcomes different resistance mechanisms to sensitize AML cells to gemtuzumab ozogamicin. Blood, 2004, 103: 4276-4284.

[55] Naitn K, Takeshita A, Shigeno K, et al. Calicheamicin-conjugated humanized anti-CD33 monoclonal antibody (gemtuzumab zogamicin, CMA-676) shows cytocidal effect on CD33-positive leukemia cell lines, but is inactive on P-glycoprotein-expressing sublines. Leukemia, 2000, 14: 1436-1443.

[56] Martensson S, Nygren I, Osheroff N, et al. Activation of the DNA-dependent protein kinase by drug-induced and radiation-induced DNA strand breaks. Radiat Res, 2003, 160: 291-301.

[57] Zhao B, Konno S, Wu JM, et al. Modulation of nicotinamide adenine dinucleotide and poly (adenosine diphosphoribose) metabolism by calicheamicin gamma 1 in human HL-60 cells. Cancer Lett, 1990, 50: 141-147.

[58] Linenberger ML, Hong T, Flowers D, et a1. Multidrug-resistanece phenotype and clinical responses to gemtuzumab ozogamicin. Blood, 2001, 98: 988-994.

[59] Matsui H, Takeshita A, Naito K, et al. Reduced effect of gemtuzumab ozogamnicin (CMA-676) on P-glycoprotein and /or CD34-positive leukemia cells and its restoration by multidrug resistance modifiers. Leukemia, 2002, 16: 813-839.

[60] Walter RB, Raden BW, Hong TC, et al. Multidrug resistance protern attenuates gemtuzumab ozogamicin-induced cytotoxicity in acute myeloid leukernia cells. Blood, 2003, 102: 1466-1473.

[61] Abbott BL. AGCG2 (BCRP) expression in normal and malignant hematopoietic cells. Hemato Oncol, 2003, 21: 115-130.

[62] Walter RB, Raden BW, Thompson J, et al. Breast cancer resistance protein (BCRP/ABCG2) does not confer resistance to gemtuzumab ozogamicin and calicheamicin-gamma1 in acute myeloid leukemia cells. Leukemia, 2004, 18: 1914-1917.

[63] Tsimberidou A, Cortes J, Thomas D, et al. Gemtuzumab ozogamicin. Fludarabine, cytarabine and cyclosporine combination regimen in patients with CD33+ primary tesistant or trlapsed acute myeloid leukemia. Leu Res, 2003, 27: 893-897.

[64] Tsimberidou A, Estey E, Cortes J, et al. Gemtuzumab, fludarabine. cytarabine, and cyclosporine in

patients with diagnosed acute myelogenous leukemia or high-risk myelodysplastic syndrome. Cancer, 2003, 97: 1481-1487.

[65] van der Velden VH, teMarvelde JG, Hoogeveen PG., et al. Targeting of the CD33-calicheamicin immunoconjugate Mylotarg (CMA-676) in acute myeloid leukemia: in vivo and in vitro saturation and internalization by leukemia and normal myeloid cells. Blood, 2001, 97: 3197-3204.

[66] van der Velden VH, Boeckx N, Jedema I, et al. High CD33-antigen loads in peripheral blood limit the efficacy of gemtuzumab ozogamicin (Mylotarg) treatment in acute myeloid leukemia patients. Leukemia patients. Leukemia, 2004, 18 : 983-988.

[67] Jedema I, Barge RM, van der Velden V H, et al. Internalization and cell cycle-dependent killing of leukemic cells by Gemtuzubab Ozogamicin: rationale for efficacy in CD33-negative malignancies with endocytic capacity. Leukemia, 2004, 18: 316-325.

[68] Tsimheridou AM, Giles FJ, Estey E, et al. The role of gemtuzumab ozogarnicin in acute lmkaemia tlmrapy. Br J Haematol, 2006, 132: 398-409.

[69] Leone G, Rutella A, Voso MT, et al. In vivo prirning with gratulocytc colonal-stimulaiting factor possibly enhances the efefect of gemtuamumab-ozogamicin in in acute myeloid leukemia results of a pilot study. Haematolngica, 2004, 89: 634-636.

[70] Moore J, Seiter K, Kolitz J, et al. A phase Ⅱ study Bcl-2 antisense (oblimersen sodium) combined with gemtuzurnab ozogamicin in older patients with acute myeloid leukemia in first relapse. Leuk Res, 2006, 30: 777-783.

[71] Rutella S, Bonannn G, ProcOli A, et al. Granulocyte colony-stimulating Factor enhances the in vitro cytotoxicity of gemtuzumab ozogamicin against acute myeloid leukemia cell lines and primary blast cells. Exp Hematol, 2006, 34: 54-65.

[72] Repp R, Schaekel U, Helm G, et al. Immunophenotyping is an independent factor for risk stratification in AML. Cytometry B Clin Cytm, 2003, 53: 11-19.

[73] Jurcec JG, Larson SM, Sgouros G, et al. Targeted alpha particle immonotherapy for myeloid leukemia. Blood, 2002, 100: 1233-1239.

[74] Chabner BA, Levine AS, Johnson BL, et al. Initial clinical trials of maytansine, an antitumor plant alkaloid. Cancer Treat Rep, 1978, 62: 429-433.

[75] Larson RA, Sievers EL, Stadtmauer EA, et al. Final report of the efficacy and safety of gamtuzurnab ozogamicin (Mylotarg) in patients with CD33-positive acute myeloid leukemia in first recurrence. Cancer, 2005, 104: 1442-1452.

[76] Amadori S, Suciu S, Stasi R, et al. Gemtuzumab ozogamicin (Mylotarg) as single-agent treatment for frail patients 61 years of age and older with acute myeloid leukemia: final results of AML-15B, a phase 2 study of the European Organisation for Research and Treatment of Cancer and Gruppo Italiano Malattie Ematologiche dell'Adulto Leukemia Groups. Leukemia, 2005, 19: 1768-1773.

[77] Larson RA, Boogaerts ME, Estey E, et al. Antibody-targeted chemotherapy of older patients with acute myeloid leukernia in first relapse using Mylotard (gemtuaurnab ozogamicin). Leukemia, 2002, 16: 1627-1636.

[78] Estey EH, Thall PF, Giles FJ, et al. Gemtuaumab ozogamicin with or without interleukin 11 in patients 65 years of age or older with untreated acute myeloid leukernia and high-risk myelodysplastic syndrorne: comparison with idarubicin plus continuous-infusion, higly-dose cytosine arabinoside. Blood, 2002, 99: 4343-4349.

[79] Arcei RJ, Sande J, Lange B, et al. Safety and efficacy of gemtuaumab ozogamicin in pediatric patients with advanced CD33+ acute myeloid leukemia. Blood, 2005, 106: 1183-1188.

[80] Brethon B, Auvrignou A, Galamhrun C, et al. Efficacy and tolerability of gemtuaumab ozogamicin (anti-CD33 monoclonal antibody, CMA-676, Mylotarg) in Children with relapsed refractory myeloid leukemia. BMC Cancer, 2006, 6: 172.
[81] Reinhardt D, Diekamp S, Fleischhack G, et al. Gemtuaumab ozogamicin (Mylotarg) in children with refractory or relapsed acute myeloid leukemia. Onkologie, 2004, 27: 269-272.
[82] Tsimheridou AM, Estey E, Cortes JE, et al. Mylotarg, fludarabine, cytarabine (ara-C), and cyclosporine (MFAC) regimen as post-remission therapy in acute myelogenous leukemia. Cancer Chemother Pharrmacol, 2003, 52: 449-452.
[83] Burnett A, Mohite U. Treatment of older patient: with acute myeloid leukemia new agents. Semin Hematol, 2006, 43: 96-106.
[84] A Fenton C, Perry CM. Gemtuaumab ozogamicin: a review of its use in acute myeloid leukaerrria. Drugs, 2005, 65: 2415-2427.
[85] Rajvanshi P, Shulman HM, Sievers El, et al. Hepatic sinusoidal obstruction after gemtuaumab ozogamicin (Mylotarg) therapy. Blood, 2002, 99: 2320-2314.
[86] Giles FJ, Kantarjian HM, Kornblau SM, et al. (Mylotarg gemtuzumab ozogamicin therapy is associated with hepatic venoocclusive disease in patients who have not received stern Cell transplantation. Cancer, 2001, 92: 406-413.
[87] WadLeigh M, Richardson PC, Zahrieh D, et al. Prior gemtuzumab ozogamicin exposure significantly increased the risk of veno-occlusive disease in patients who undergo myeloablative allogeneic stem cell transplantation. Blood, 2003, 102: 1578-1582.
[88] Verssluys B, Bhattacharaya R, Steward C, et al. Prophylaxis with defibrotide prevents veno-occlusive disease in stem cell transplantation after gemtuzumab ozogamicin exposure. Blood, 2004, 103: 196.
[89] Hanel M, Thiede C, Helwig A, et al. Successful combination of anti-CD33 antibody (gemtuzumab ozogamicin) and minimal conditioning before second allografting in recurrent acute myeloid leukaemia. Br Haematol, 2003, 120: 1093-1094.
[90] Lannoy D, Dccaudin B, Grozieux de Lagucrenne A, et al. Gemtuzumab ozogamicin-induced sinusoidal obstructive syndrome treated with defibrotide: a case report. J Clin Pharmacol Ther, 2006, 31: 389-392.
[91] Capelli D, Chiarucci M, Poloni A, et al. Mobilization-driven postconsolidation therapy in elderly patients with acute myeloid leukemia: feasibility and efficacy of autologous stem cell transplantation versus low-dose gemtuzumab ozogamicin. Biol Blood Marrow Transplant, 2014, 20 (9): 1399-1406.
[92] Borthakur G, Cortes JE, Estey EE. Gemtuzumab ozogamicin with fludarabine, cytarabine, and granulocyte colony stimulating factor (FLAG-GO) as front-line regimen in patients with core binding factor acute myelogenous leukemia. Am J Hematol, 2014, 89 (10): 964-968.
[93] Lambert J, Lambert J, Nibourel O. MRD assessed by WT1 and NPM1 transcript levels identifies distinct outcomes in AML patients and is influenced by gemtuzumab ozogamicin. Oncotarget, 2014, 5 (15): 6280-6288.
[94] Thol F, Schlenk RF. Gemtuzumab ozogamicin in acute myeloid leukemia revisited. Expert Opin Biol Ther, 2014, 14 (8): 1185-1195.
[95] Gamis AS, Alonzo TA, Meshinchi S, et al. Gemtuzumab ozogamicin in children and adolescents with De Novo acute myeloid leukemia improves event-free survival by reducing relapse risk: results from the randomized phase Ⅲ Children's Oncology Group trial AAML0531. J Clin Oncol, 2014, 32 (27): 3021-3023.

第 13 章 那他珠单抗(Natalizumab，Tysabri)

13.1 发 展 概 述

多发性硬化症(multiple sclerosis，MS)是一种以中枢神经系统(central nervous system，CNS)白质脱髓鞘为主要病理特征的自身免疫性疾病，临床症状主要为多病灶感染及脱髓鞘、轴突横切所致的虚弱、共济失调及其他难治性并发症[1]。MS 的病程中常伴有缓解复发的神经系统损害症状，因此属于较严重的致残性疾病[2]。克罗恩病(Crohn's disease，CD)是一种病因不明的慢性非特异性胃肠道肉芽肿性疾病。其病变部位可累及胃肠道的任何部位，典型患者以腹痛、腹泻为主要临床表现，且症状反复发作与缓解交替，迄今尚无彻底根治的良方[3, 4]。这两种疾病的病理基础均与病灶部位炎症的反复发作有密切联系[5, 6]。由于细胞因子、T 淋巴细胞、黏附分子等均在炎症反应中起着重要作用，因此，目前所用的生物制药(如单克隆抗体)主要针对上述的某一具体环节进行靶向治疗。

那他珠单抗(Natalizumab)是重组人源性 IgG4κ 型单克隆抗体，其作用靶点为整合素分子 α_4 链上的迟现抗原-4(very late antigen，VLA-4)[7, 8]。作为一种 α_4-整合素拮抗剂，那他珠单抗可以阻断 VLA-4 与血管细胞黏附分子的结合，干扰白细胞的出血管作用，进而减轻组织中炎症细胞的浸润，因此可以有效缓解 MS 及 CD 患者的炎症感染病症。基于那他珠单抗在临床研究中的显著疗效，美国 FDA 于 2004 年批准其在未完成Ⅲ期临床试验的情况下提前上市，商品名为“Tysabri”，主要用于治疗复发性 MS。然而，后期临床试验中暴露了那他珠单抗非常严重的毒副反应，3 例患者相继出现了一种快速发生的神经病变性疾病——进行性多灶性白质脑病(progressive multifocal leucoencephalopathy，PML)，并导致其中的两例患者死亡[9, 10]。2005 年，生产商因 PML 相关安全顾虑而将该药撤市。由于在随后的一年里并未发现新增PML病例，且考虑到MS治疗的迫切需求和无药替代，该药于 2006 年在美国重新上市，欧洲药品管理局(European Medicines Agency，EMA)也批准将其作为 MS 的二线用药，但均作了严格的用药规定。2008 年，FDA 进一步批准那他珠单抗在限制处方计划内用于其他药物无效情况下的中度至重度 CD 治疗。

13.2 抗体构建过程

那他珠单抗人源化之前的鼠源抗体(AN100226m)同样是非常有效的特异性黏附分子抑制剂，在诸如 MS 类的 CNS 疾病动物模型——试验性自身免疫性脑脊髓炎(experimental autoimmune encephalomyelitis，EAE)中具有显著的疗效。为了降低 AN100226m 在人体内潜在的免疫原性，研究者将其互补决定区(complementary determining region，CDR)整合至人免疫球蛋白 IgG4 骨架中，从而得到了人源化的

AN100226，即那他珠单抗[11]。人源化抗体含有很高的人蛋白成分(约99%)，可明显降低抗体的免疫原性，减少人体内中和抗体的产生，从而减慢那他珠单抗在体内的清除速率，提高其临床反复用药疗效[12, 13]。

13.3 药效作用机制

白细胞对微血管内皮细胞的黏附性对其向感染组织聚集起到了非常重要的作用。这一过程由表达于白细胞及小静脉内皮细胞的黏附分子之间的相互作用所介导[14]。细胞黏附分子(cell adhesion molecule，CAM)是众多介导细胞与细胞间或细胞与细胞外基质(extracellular matrix，ECM)间相互接触和结合的分子统称。CAM 以受体-配体结合的形式发挥其细胞识别、活化和信号转导等作用，按其结构特点主要分为 4 类：整合素家族、免疫球蛋白家族、选择素家族和钙黏蛋白家族。整合素家族是一组位于细胞表面的糖蛋白受体，是由 α 和 β 两条链经非共价键连接组成的异源二聚体。其中，β 链为结合亚单位，α 链调节结合的特异性，二者共同参与相应配体的结合作用。目前已发现至少有 14 种 α 亚单位和 8 种 β 亚单位，按 β 亚单位的不同可将整合素家族分为 8 个组。其中，β1 组(又称迟现抗原组，very late appearing antigen，VLA)是一类主要介导白细胞与 ECM 结合，从而在炎症发生时促进白细胞向炎区组织迁移浸润的黏附分子。最早发现的 VLA-1 和 VLA-2 在用同种异体抗原或外源凝集素活化淋巴细胞后数周才出现，故命名为迟现抗原。而 VLA-4(组成为 $\alpha_4\beta_1$，命名为 CD49d/CD29)是较为特殊的一个成员，它还可介导白细胞与血管内皮细胞的黏附。VLA-4 在体内分布广泛，其在多种细胞(如胸腺细胞、单核细胞、T 淋巴细胞、B 淋巴细胞、NK 细胞等)表面均有所表达。VLA-4 在血管内皮细胞上相应的配体为血管细胞黏附分子-1(vascular cell adhesion molecule 1，VCAM-1，CD106)。VCAM-1 是免疫球蛋白超家族成员之一，亦是一种重要的细胞黏附分子，广泛表达在活化内皮细胞、平滑肌细胞、骨髓基质细胞、巨噬细胞、树突状细胞及成纤维细胞等表面，其生物学作用十分广泛。除了 VLA-4($\alpha_4\beta_1$)，整合素家族中的 $\alpha_4\beta_7$ 糖蛋白同样可以与 VCAM-1 进行受体-配体结合作用。$\alpha_4\beta_7$ 糖蛋白主要表达于黏膜淋巴细胞、NK 细胞及嗜酸性粒细胞，其另一重要配体是分布在黏膜内皮细胞的免疫球蛋白超家族成员——黏膜地址素细胞黏附分子(mucosal address element cell adhesion molecules，MadCAM-1)。$\alpha_4\beta_7$ 糖蛋白与 MadCAM-1 的结合在炎症反应中介导细胞间及细胞与 ECM 的黏附方面同样发挥着重要作用。

在 MS 疾病中，激活的外周淋巴细胞与炎区脑内皮细胞的黏附作用，作为 CNS 组织炎症级联反应的第一步，是白细胞外渗物穿过血脑屏障(blood brain barrier，BBB)的必需条件[15, 16]。激活的淋巴细胞对脑内皮细胞表现出黏附趋向进而与血管壁黏合，该过程由几种选择素和整合素介导(图 13-1)，且具有可逆性。炎症趋化因子、基质金属蛋白酶、促炎症反应细胞因子提供的激活信号将整合素提升至高亲和力状态，使得淋巴细胞锚定并最终穿过血管内皮迁移至大脑[17]。整合素及其相应配体在这个多步骤级联反应中在调节和固定淋巴细胞方面起到了至关重要的作用。

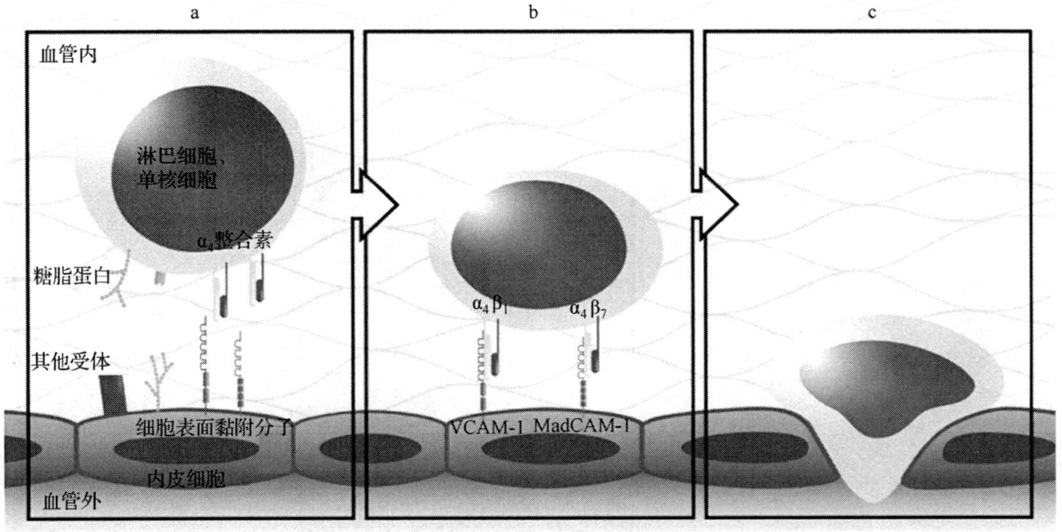

图 13-1　淋巴细胞由血管内皮向炎症组织迁移的生理途径示意图。淋巴细胞与血管内皮细胞黏附分子相互作用包括旋转(a)、黏附(b)和浸润(c)后完成其炎症细胞浸润过程[31]

VCAM-1. 血管细胞黏附分子-1；MadCAM-1. 黏膜地址素细胞黏附分子

抗 VLA-4 单克隆抗体的作用模式有以下几种假说：①通过阻断 VLA-4 与内皮细胞的黏附，以及与 ECM 蛋白的交互作用来阻断激活的 T 淋巴细胞迁移[18, 19]。②循环 B 细胞和单核细胞中 VLA-4 表达水平激增，此假说强调了 VLA-4 在调节此类细胞穿过 BBB 内皮细胞中的重要性[20]。③通过阻断 α_4 整合素-白细胞复合体与 ECM 蛋白(如纤维连接蛋白)作用从而介导细胞凋亡[21]。

其中，一种经过验证的 MS 发病机制假说认为，激活的外周 T 淋巴细胞穿过 BBB，从而导致了脑组织的炎症损伤[22]。有研究表明 VLA-4 是 MS 药物治疗的理想靶点。19 世纪 90 年代早期，Yednock 等[23]发现 VLA-4 及其配体 VCAM-1 在炎症性 T 淋巴细胞迁移至脑实质的过程中发挥着至关重要的作用。整合素的 α_4 链抗体通过抑制炎性细胞通过 BBB，从而降低细胞渗析、抑制 EAE 形成且使疾病发展停滞甚至逆转现有症状[24]。

研究发现，那他珠单抗可以抑制外周淋巴细胞穿越 BBB，迅速逆转 EAE[25, 11, 13]。另外，那他珠单抗可以通过完全阻断 VLA-4 来抑制试验性自免疫性神经炎的炎症[26]。在激活的 CNS 血管内皮细胞中，可见 VLA-4 的配体 VCAM-1 表达增加；且黏附机制的阻断导致了炎症趋化因子的减少及随后炎症反应的持续降低[27]。也有研究表明，那他珠单抗可以使氧化损伤生物标志物及髓过氧化物酶的表达水平下降，同时降低髓过氧化物酶/中性粒细胞的比例，提示那他珠单抗可减少 MS 患者的氧化损伤[28]。另有研究表明，那他珠单抗可使 MS 患者血浆中的骨桥蛋白水平下降，从而改善患者的认知能力[29]。那他珠单抗与 VLA 的 α_4 链结合而与其 β 链无关(无论是 β_1 还是 β_7)，故也可以阻断表达于肠道黏膜内皮细胞的 MAdCAM-1 与 $\alpha_4\beta_7$ 整合素的黏附作用。相关研究发现克罗恩病患者的肠内皮细胞中 VCAM-1 和 MAdCAM-1 表达水平均上调，那他珠单抗治疗克罗恩病的作用机制很可能是同时阻断了白细胞黏附因子 $\alpha_4\beta_1$ 与 VCAM-1 及 $\alpha_4\beta_7$ 与 MAdCAM-1 的结合作用(图 13-2)，进而阻断淋巴细胞的黏附及向内脏组织的迁移[30, 31]。

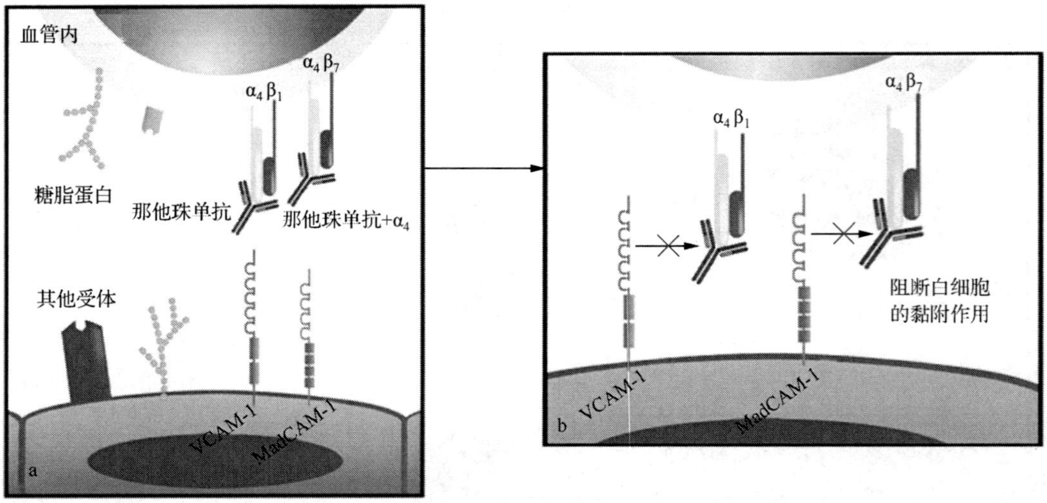

图 13-2　那他珠单抗阻断白细胞与内皮细胞受体黏附作用机制的示意图[31]

a. 那他珠单抗结合至 α_4-整合素亚基进而阻断 $\alpha_4\beta_1$ 与 VCAM-1 及 $\alpha_4\beta_7$ 与 MadCAM-1 的结合作用；

b. 那他珠单抗阻断白细胞与内皮细胞受体的黏附作用进而阻止白细胞向炎症组织迁移.

VCAM-1. 血管细胞黏附分子-1；MadCAM-1. 黏膜地址素细胞黏附分子

13.4　药动学特征

Sheremata 等[32]开展的一项随机对照Ⅰ期临床研究表明，单剂量(1～6mg/kg)那他珠单抗可以在药后 24h 内与 MS 患者体内的淋巴细胞表面 α_4-整合素结合至饱和(>80%即定义为饱和)。其中，大约 90%的患者在使用剂量为 3mg/kg 或 6mg/kg 的那他珠单抗后，其 α_4-整合素受体饱和度超过 80%。此外，分别给予患者 1mg/kg、3mg/kg 及 6mg/kg 剂量的那他珠单抗，α_4-整合素受体饱和可分别维持 1 周、3～4 周及 6 周。该研究还发现那他珠单抗在患者体内的血清浓度呈双指数下降，具有相对快速的分布相及延迟的消除相。Ⅱ期临床试验中观测到的药效学指标表明，在Ⅲ期临床试验中患者可以耐受那他珠单抗 300mg 的固定剂量及每 4 周一次的固定给药周期。

13.5　那他珠单抗在多发性硬化症中的治疗研究及应用

13.5.1　多发性硬化症简述

多发性硬化症(MS)是一种自身免疫性的中枢神经系统疾病，典型发展过程呈慢性或间歇性。因 MS 会侵犯神经纤维的髓鞘，故临床症状与神经纤维的受损程度相关。初期症状轻微而不被察觉，症状可暂时减轻或消失，但复发很常见，进一步的损伤发生在随后不定的间歇期内，再次发作的神经炎症可产生瘢痕。虽然瘢痕可以自然修复，但是瘢痕形成太快以致髓鞘不能痊愈，而这种损伤的影响是持续性的，因此致残率很高。目前，MS 的发病原因仍然不明，仅推测其可能的诱发因子包括病毒感染、细菌等。最近的研究表明，维生素 D 的缺乏或基因突变会削弱自身免疫系统功能，进而增加 MS 发病的风险率[33]。

全球约 110 万人罹患此病，且大多数病患为白人，尤其以北欧、北美为甚[34]。从 19 世纪 90 年代早期开始，包括干扰素-β1a（IFN-β1a，Avonex）、干扰素-β1b（IFN-β1b，Betaseron）、醋酸格拉默（Copaxone）、米托蒽醌（Novantrone）在内的一系列疾病修饰药物（disease modifying drug，DMD）相继问世。这些药物在一定程度上能够阻止 MS 的疾病进展、降低致残率并抑制损伤演化，但并不能根治 MS，且临床疗效一直不尽如人意[35]。

在过去的 10 年，人们对神经免疫疾病发病机制的研究已取得了实质性进展。与此同时，新型生物制品的问世正逐步改善患者的生存受益。其中，单克隆抗体因其可以特异性作用于某个致病机制相关的靶细胞或分子而成为了研究者关注的热点之一。那他珠单抗是 FDA 批准上市的首个治疗复发性 MS 的单克隆抗体，也是目前首选的 MS 免疫调节药物。大量研究表明，那他珠单抗的临床疗效显著优于 MS 既往治疗中使用的非特异性免疫抑制剂（如 IFN-β）。除此之外，已上市或正处于临床试验阶段的治疗 MS 的单克隆抗体还包括阿来组单抗、达利珠单抗、利妥昔单抗、Ocrelizumab 和 Ofatumumab[36]。

13.5.2　那他珠单抗治疗 MS 的临床研究

13.5.2.1　Ⅰ期临床研究

研究者最初在一种模拟 CNS 炎症状态的 MS 动物模型（试验性自身免疫脑脊髓炎模型，EAE）中观察到那他珠单抗能够有效阻断炎症细胞向脑组织浸润[24]，随后的多项相关非临床研究进一步肯定了该药在对抗 MS 方面的疗效[26, 37]，这也为那他珠单抗的首次临床研究试验提供了依据。在已完成的 4 项Ⅰ期临床试验中，除一项试验是在健康志愿者中完成的外，其他 3 项均在复发性症状较轻或继发性进展型 MS 患者中进行评估。总的来讲，Ⅰ期临床试验结果表明，静脉注射那他珠单抗 0.03～6mg/kg 的剂量，患者的耐受性良好且不良反应事件与安慰剂组相比无显著性差异[14, 38]。

13.5.2.2　Ⅱ期临床研究

在已完成的Ⅱ期临床试验中，核磁共振成像（MRI）视图分析结果表明那他珠单抗可以显著降低 MS 患者病灶的感染性损伤。Tubridy 等开展的Ⅱ期临床试验采用随机、双盲的方式进行，并设安慰剂对照组，研究对象为复发缓解型的中度 MS 患者（n=72）。各组患者分别在第 0 周、第 4 周给予两次那他珠单抗（3mg/kg）或安慰剂，随后采用 MRI 进行为期 24 周的临床观察。结果显示，治疗组中 MS 患者前 12 周观察到的新生病灶数量较安慰剂组显著降低，两组中急性 MS 发作的患者例数在前 12 周无显著差异，但在后 12 周存在显著差异（14 vs 3，P=0.005）[39]。该研究表明，短期应用那他珠单抗可在一定程度上降低感染损伤，且患者的耐受性良好。研究者认为长期应用那他珠单抗治疗 MS 的有效性仍需深入的临床评估。基于上述临床试验结果，Miller 等[40]研究纳入了 213 例复发缓解型 MS 或复发次级进展型 MS 患者，随机分组后分别每 28 天静脉给予一次 3mg/kg 那他珠单抗（n=68）、6mg/kg 那他珠单抗（n=74）或安慰剂（n=71），试验为期 6 个月。

结果显示，那他珠单抗治疗组中患者的平均新生钆增强病灶数目分别为 0.7（3mg/kg 组）和 1.1（6mg/kg 组），均显著低于安慰剂组（9.6，$P<0.001$）；此外，相比于安慰剂组，那他珠单抗治疗组患者的 MS 复发率均降低了 50%，且健康状况得到改善。试验中那他珠单抗常见的不良反应包括头痛、尿路感染及肌无力。随后的一项针对该试验的回顾性分析结果提示复发性 MS 患者的基线复发率及钆增强病灶数目与后期的 MS 复发及新生脑病灶的增加密切相关。此外，亚组分析显示，那他珠单抗治疗组 MS 复发的患者比例显著低于安慰剂组，且这种差异在入组前两年复发率＞3 的中重度 MS 患者中体现得更为明显[41]。另一项随机、双盲、多中心的临床研究对那他珠单抗治疗急性复发型 MS 的疗效及安全性进行了评价。180 例患者随机分为 3 组，分别接受为期 14 周的那他珠单抗（1mg/kg 或 3mg/kg）或安慰剂治疗。结果显示，各组间的扩展残疾状况量表评分（expanded disability status scale，EDSS）并无显著差异，但那他珠单抗治疗组患者在第 1 周和第 3 周的钆增强病灶体积相比于安慰剂组显著减小。尽管如此，研究者仍认为那他珠单抗并不能加快 MS 急性复发后的临床恢复[42]。

上述临床试验均是针对那他珠单抗单药治疗 MS 的相关评价研究，而 GLANCE 试验则旨在考察那他珠单抗与醋酸格拉默（GA）的联合用药疗效及安全性[43]。GLANCE 为随机、双盲的Ⅱ期临床试验，其纳入的 110 例复发性 MS 患者此前至少有一年的 GA 用药史，随机分组后分别接受那他珠单抗联合 GA（那他珠单抗联用组）或 GA 联合安慰剂（GA 单用组）。研究结果显示，那他珠单抗联用组患者的新生活跃病灶平均进展率（0.03 vs 0.11，$P=0.031$）、平均新生钆增强病灶数目（0.6 vs 2.3，$P=0.020$）及新生扩大 T_2 高信号病灶数目（0.5 vs 1.3，$P=0.029$）均显著低于 GA 单用组。两组中患者发生感染和输液反应的概率相近，且均未出现过敏反应。那他珠单抗联用组中除了中和抗体发生率（13%）有所增加外，其他的严重不良反应均与其此前报道的单药临床研究结果相近。

13.5.2.3　Ⅲ期临床研究

2006 年，研究者公布了此前推动那他珠单抗获得快速审批许可的两项大型Ⅲ期临床试验结果。这两项研究分别为 AFFIRM 试验[44]（那他珠单抗与安慰剂比较）和 SENTINEL 试验[10]（那他珠单抗＋IFN-β1a 与 IFN-β1a＋安慰剂比较），旨在评价那他珠单抗单用及联用 IFN-β1a 治疗复发性 MS 的有效性和安全性。试验中患者的入组标准包括此前一年内至少有一种 MS 临床症状复发；EDSS 在 0～5 之间；MRI 图像显示具有持续性的 MS 病灶；且此前 6 个月内未服用 IFN-β 或醋酸格拉替雷等非特异性免疫抑制剂。那他珠单抗的给药方式为静脉输液，给药剂量为 300mg，每 4 周给药一次直至 116 周结束。一年疗效的主要终止点为临床复发率，次要终止点为新生或扩大 T_2 高信号病灶的数目；两年疗效的主要终止点为残疾持续进展的累积概率，次级终止点为临床复发率、T_2 高信号病灶大小及新生 T_1 高信号病灶的数目。

在两项试验中，那他珠单抗在治疗复发性 MS 方面均显示出令人欣慰的疗效。AFFIRM 试验结果显示，与安慰剂组（$n=315$）相比，那他珠单抗治疗组（$n=627$）两年的残疾持续进展风险降低了 42%（风险比 0.58，$P<0.001$），基于 Kaplan-Meier 分析（图 13-3）得到的残疾持续进展累积概率亦显著降低（17% vs 29%）。此外，那他珠单抗可使一年临

床复发率和新生或扩大 T_2 高信号病灶数目分别降低 68%和 83%，钆增强 MRI 检测到的一年或两年病灶数目亦减少了 92%($P<0.001$)。而 SENTINEL 试验将入组的 1171 例复发性 MS 患者随机分为两组，分别接受 IFN-β1a＋那他珠单抗($n=589$)或 IFN-β1a＋安慰剂($n=582$)治疗，结果进一步肯定了 AFFIRM 试验中那他珠单抗卓著的临床疗效。与 IFN-β1a 联合安慰剂组相比，那他珠单抗联用组中患者的残疾持续进展风险降低了 24%(风险比 0.76，$P=0.02$)，两年内的临床复发率(0.34 vs 0.75，$P<0.001$)及基于 Kaplan-Meier 估计(图 13-4)得到的残疾持续进展累积概率(17% vs 29%)均显著降低，MRI T_2 加权图像亦显示出更少的新生或扩大病灶数目(0.9 vs 5.4，$P<0.001$)。研究者在充分肯定那他珠单抗显著的临床疗效的同时也密切关注其存在的潜在毒副反应。两项临床研究均暴露出那他珠单抗在患者中存在不同程度的毒性作用。在 AFFIRM 试验中，那他珠单抗组较安慰剂组最常见的不良反应是乏力和过敏反应，约 19%的患者发生严重的不良反应事件，包括 MS 复发、胆结石及需求康复治疗等。那他珠单抗组中有两名患者死亡，死因分别为恶性黑色素瘤及酒精中毒。在 SENTINEL 试验中，那他珠单抗联合治疗组出现的毒副反应主要包括焦虑、咽炎、感染、鼻窦堵塞及外周性水肿。此外，试验过程中及结束后各有一例患者出现了 PML 这一严重不良反应，并导致其中一例死亡[45, 46]。PML 不良事件的发生也成为其在 2005 年撤市的直接原因。

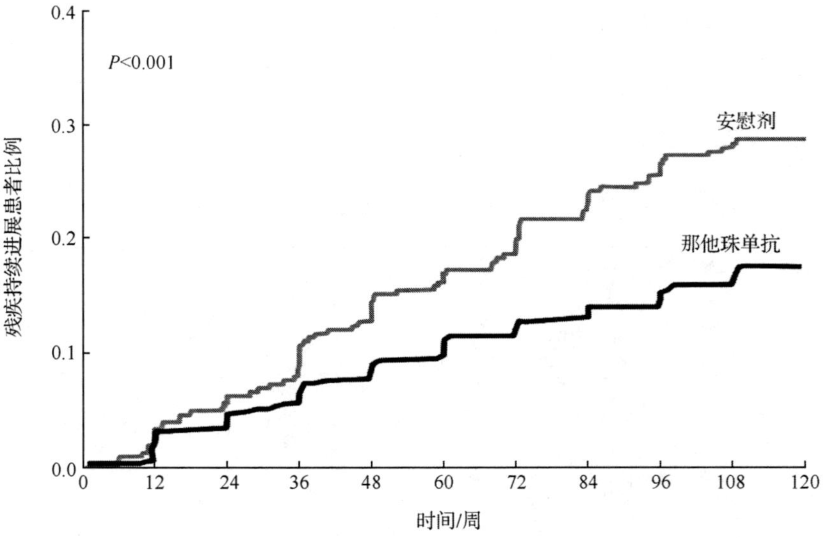

风险样本数											
安慰剂	315	296	283	264	248	240	229	216	208	200	199
那他珠单抗	627	601	582	567	546	525	517	503	490	478	473

图 13-3 那他珠单抗组和安慰剂组中残疾持续进展的患者比例与给药时程的 Kaplan-Meier 关系图[44]

13.5.2.4 Ⅳ期临床研究——观察性试验

尽管在 AFFIRM 中纳入的 MS 患者大多此前未经治疗且疾病程度尚不严重，但那他珠单抗在欧洲却获批用于治疗 DMD 无效或疾病程度较严重的 MS 患者。值得欣慰的是，诸多那他珠单抗相关的临床观察试验均肯定了其在不同严重程度 MS 患者中的显著疗效(表 13-1)。

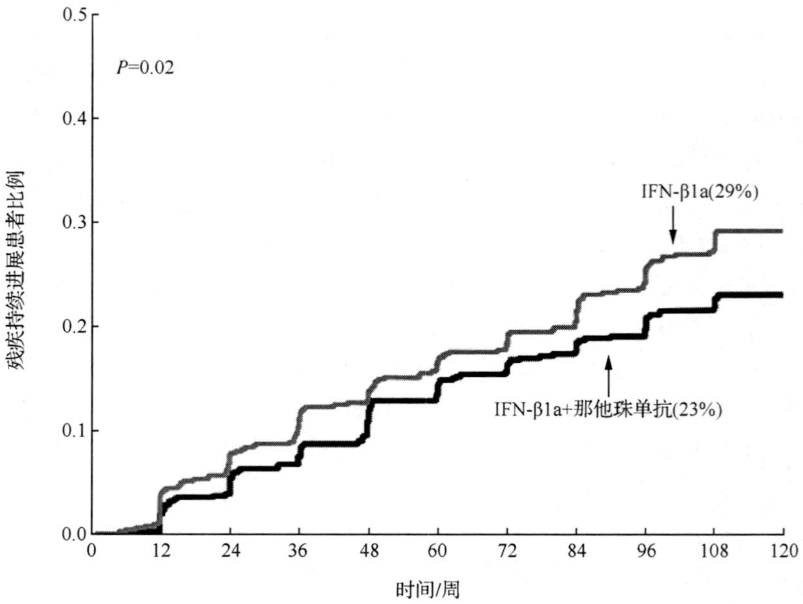

风险样本数

IFN-β1a	582	550	517	493	461	441	415	396	367	347	343
IFN-β1a+那他珠单抗	589	569	543	420	494	479	459	438	421	399	395

图 13-4　IFN-β1a＋那他珠单抗和 IFN-β1a＋安慰剂组中残疾持续进展的患者比例与给药时程的 Kaplan-Meier 关系图[10]

表 13-1　那他珠单抗部分临床观察性试验概括

文献来源	患者例数	治疗时程/月	治疗前平均年复发率/%	年复发降低率/%	治疗一年后平均 EDSS 降低率/%	脱落患者例数	过敏反应例数	中和抗体产生例数
Putzki 等[47]	97	≥12	2.3	91	0.4	8(8.2%)	2(2.1%)	4(4.1%)
Oturai 等[48]	234	中位数 11.3(3～21.5)	2.53	73	—	27(12%)	9(3.8%)	7(3.0%)
Sangalli 等[49]	285	24	2.13	88	—	34(12%)	18(6.3%)	19(6.7%)
Outteryck 等[50]	384	≥12	2.19	73	0.5	35(9.1%)	15(3.9%)	5(1.3%)
Prosperini 等[51]	190	中位数 15(1～29)	20.0	90	0.2	31(16.3%)	4(2.1%)	19(10%)
Popova 等[52]	69	12	2.22	92	—	1(1.4%)	—	—
Putzki 等[53]	85	中位数 17.2(12～31.4)	2.0	87	0.2	10(12%)	2(2.4%)	6(7.1%)
Piehl 等[54]	1115	均值 22	—	—	0.48	116(10.4%)	—	39(3.5%)
Fernandez 等[55]	77	均值 14.7	0.96	86	0.05	13(16.9%)	1(1.3%)	9(11.7%)
Horga 等[56]	112	均值 15.8	2.25	89	0.2	16(14.3%)	5(4.5%)	—
Fernández 等[57]	1415	中位数 16(1～50)	2.23	88	0.5	176(12.4%)	46(3.3%)	34(2.4%)
Polman 等[44]	627: NA; 315:安慰剂	24	1.53(NA)；1.50(安慰剂)	83(NA)；54(安慰剂)	—	3.8%(NA)；4.8%(安慰剂)	9%(NA)；4%(安慰剂)	57(9%)

注：“—”表示未获得相关数据

其中，一例患者的治疗时程长达 50 个月[57]，两项试验的观察病例超过了 1000 例[54, 57]。这些临床观察性试验的基线 EDSS 值(3.1～4.0)要稍高于关键性研究 AFFIRM(2.53)，然而 MS 年复发的降低率通常高于 AFFIRM 试验中那他珠单抗治疗组的相应结果。大多情况下，患者的 EDSS 降低多见于经那他珠单抗治疗一年后。上述试验的药效结果与目前正在开展的 TOP(tysabri observational program)大型临床观察试验基本一致。TOP 研究是一项多国联合开展的针对那他珠单抗治疗为期 10 年的临床观察试验。自 2011 年，TOP 研究已纳入了 3500 例接受那他珠单抗治疗的 MS 患者，UK 收集的初步数据统计结果显示，患者接受那他珠单抗治疗至少 12 个月后，年复发率(annualized relapse rate，ARR)从基线值的 2.26 降低到了 0.38(n=117，P<0.0001)，EDSS 评分在治疗的各阶段数值均较平稳[58]。亚组分析结果表明，治疗前一年复发率>1 的患者(n=88)，经那他珠单抗治疗后其一年复发率降低最为显著(84%)。Fernández 等[55]开展的临床观察试验旨在评价不同程度的基线残疾状态对于那他珠单抗治疗复发性 MS 患者的疗效影响。研究者根据基线 EDSS 数值对 78 例入组患者进行分级分析，结果显示，治疗前后的 ARR 差值分别为 0.92(EDSS≤3.5，P<0.0005)、0.70(EDSS 4.0～6.0，P<0.007)、0.57(EDSS≥6，P=0.386)。因此，研究者认为 EDSS 小于 6 的患者接受那他珠单抗治疗后，在降低 MS 复发次数方面获益更多，另一规模大型的观察性研究进一步确证了这一结论[57]。

在这些观察试验中，若不考虑低发生率的 PML，则患者对于那他珠单抗的总体耐受性良好。未完成试验的患者比例一般为 10%～15%，可能某些研究的时程较长导致患者脱落例数增加。目前为止，包括上述试验在内的诸多研究已证实了抗那他珠单抗抗体的存在。Oliver 等[59]采用 ELISA 法对接受那他珠单抗治疗的 64 例患者进行抗体检测，结果发现 14.1%的患者体内存在抗那他珠单抗抗体，且其中的 9.37%患者呈持续阳性反应。此外，研究者总结认为大多数患者在接受那他珠单抗治疗的前 6 个月即会产生抗体反应。

13.5.3　TOUCH 处方计划

2004 年，依据 AFFIRM 和 SENTINEL 试验一年的Ⅲ期临床试验数据，美国 FDA 批准了那他珠单抗提前上市，商品名为“Tysabri”，用于治疗复发性 MS。但是，后期的 SENTINEL 试验中两名患者出现了 PML 症状，随后一名参与克罗恩病试验的患者在脑部活检时同样被确诊为 PML[9]，并导致其中的两例患者死亡。基于对那他珠单抗 PML 安全性顾虑，Elan 和 Biogen Idec 制药公司于 2005 年 2 月 28 日将“Tysabri”撤市，同时 FDA 也暂停了该药的临床试验。然后通过对参与前期临床试验的患者进行追踪和审查，并未见 PML 新增病例。

为了降低患者日后 PML 的发病率，也为了筛选出那他珠单抗的最佳获益 MS 病患群体，FDA 于 2006 年 3 月咨询了外周与中枢神经系统药物专家咨询委员会。专家咨询委员会推荐了一个强制患者登记、定期跟踪以尽可能早地确认可能发生的 PML 病例，并尝试制订感染发生原因的风险最小化方案，允许在此前提条件下重新使用该药。随后，Biogen Idec 公司向 FDA 提交了一份风险管理计划，称为 TOUCH(Tysabri Outreach Unified Commitment to Health)处方计划[60]，有助于保证该药的安全使用。FDA 对 Biogen

Idec 公司的风险管理计划和对原有上市申请改变的建议进行了详尽的审评后，决定那他珠单抗可以在具备下述特点的 TOUCH 处方计划框架下使用：只有在该计划框架内登记的处方者、输液中心和药房才可以开具此药的处方；该药仅能用于在该计划框架内登记的患者；治疗前，医疗专业人士应收集患者的核磁扫描图像以便于区别 MS 与可能发生的 PML；必须对首次使用该药的患者于第 3 个月和第 6 个月进行评估，其后每 6 个月进行一次评估，而且每次检查评估的结果应按时向 Biogen Idec 公司报告[61]。

由于疾病治疗的迫切需求，FDA 在 2006 年 6 月批准那他珠单抗在上述风险管理计划（TOUCH 处方计划）下恢复上市的补充申请，该药作为单一疗法用于治疗复发性 MS[61~63]。其适应证人群包括：①使用干扰素-β 一段时期具有复发表现的患者（过去的 12 个月内最少复发一次，且至少有 9 处 MRI 检定的 T_2 损伤或一处钆增强性损伤）；②在过去一年内有两次或多次复发病史、至少一处钆增强性或与近期 MRI 检查结果相比显著增加的 T_2 性损伤且首次接受治疗的进展期患者。

13.6　那他珠单抗在克罗恩病中的研究进展及其应用

13.6.1　克罗恩病简述

克罗恩病（CD）是一种原因不明的肠道炎症性疾病，在胃肠道的任何部位均可发生，但好发于末端回肠和近端结肠。CD 与慢性非特异性溃疡性结肠炎统称为炎症性肠病（inflammatory bowel disease，IBD）。其临床症状为腹痛、腹泻、肠梗阻，伴有发热、营养障碍、贫血、关节炎等肠外表现。病程多迁延，反复发作，不易根治。许多患者出现并发症，需手术治疗，但术后复发率很高。CD 的复发率与病变范围、病症侵袭的强弱、病程的延长、年龄的增长等因素有关，死亡率也随之增高。CD 在西方国家的发病率远高于亚洲国家，但近年来我国的发病率也有明显上升趋势。

目前，CD 以内科治疗为主，药物治疗方案一般根据患者的活动性、发病部位及有无并发症而定。CD 传统的药物治疗包括氨基水杨酸类、皮质固醇类、免疫抑制剂及抗生素类[64]。除此之外，营养支持疗法也已成为 CD 重要的治疗手段之一，是个体化综合治疗的主要组成部分。随着遗传和肠道免疫学领域取得的研发成果和生物学疗法的问世，CD 的治疗正从传统药物治疗向免疫调节的生物治疗转变。

13.6.2　那他珠单抗治疗 CD 的临床研究

生物制剂为 CD 治疗带来了革命性的变化。循证资料显示，英夫利昔单抗拥有最广泛的临床研究证据[65]，但是其他生物制剂如那他珠单抗、阿达木单抗、塞妥珠单抗、戈利木单抗对 CD 也显示了相似的疗效[66]。细胞表面表达的选择性黏附分子具有调节肠壁黏膜组织血管内的白细胞向组织间游走的功能，而 CD 患者在黏附分子表达方面存在明显的变化[64]。目前，那他珠单抗是临床针对黏附分子靶向治疗 CD 应用较多的生物免疫调节制剂。研究表明，那他珠单抗通过阻断白细胞的黏附和向内脏迁移而发挥疗效。近年来，多项临床研究试验表明那他珠单抗对于治疗活动性 CD 有较好的疗效[66~68]，但其潜在的 PML 严重毒性，导致其临床应用受到限制[9]。

Sandborn 等开展的两项临床研究(ENACT-1 和 ENACT-2)旨在评价那他珠单抗作为活动性 CD 患者的诱导及维持疗法的有效性及安全性[69]。在 ENACT-1 试验中，905 例患者随机分组后分别在 0 周、4 周、8 周接受 300mg 的那他珠单抗或安慰剂治疗，结果显示两组在给药后 10 周的应答率及缓解率方面并无显著差异。随后从中筛选出 339 例对那他珠单抗应答率较高的患者入组 ENACT-2 试验，分别接受为期 56 周的那他珠单抗(300mg，每 4 周给药一次)或安慰剂治疗，结果表明那他珠单抗组患者在 36 周内应答率($P<0.001$)和缓解率($P=0.003$)均显著增高。在 ENACT-1 试验中，两例接受那他珠单抗治疗的患者死亡，死因分别为窒息和疾病恶化导致的并发症。而 ENACT-2 那他珠单抗组中，一例患者死于 PML，另一例罹患皮肤基底细胞癌，且流感样疾病的发生率较高。这些不良反应提示那他珠单抗在治疗 CD 患者时需谨慎权衡其风险与受益。

2008 年 1 月，FDA 批准 Elan 公司关于那他珠单抗的补充生物产品许可申请。目前，那他珠单抗已被批准用于诱导和维持治疗中重度 CD 患者及缓解病情，但仅限于那些对传统 CD 疗法和 TNF 拮抗剂无反应或不能耐受的患者[61]。其标签上有安全警告，且设置了一项针对 CD 患者的风险管理计划(包括强制的 TOUCH 处方程序)。该药的临床应用仍需权衡其利弊，谨慎使用。

13.7　不 良 反 应

13.7.1　进行性多灶性白质脑病(PML)

进行性多灶性白质脑病(progressive multifocal leucoencephalopathy，PML)是一种由 JC(the John Cunningham)多瘤病毒感染少突胶质细胞引起的致命性 CNS 脱髓鞘疾病，通常发生于机体免疫功能低下的患者，因机会性感染而致病[70]。JC 病毒(JCV)通常情况下对人体无害，免疫系统功能正常的人感染后不会引发症状。但对于免疫系统功能下降的人群，JCV 的感染可导致 PML 发生。影响免疫系统功能的因素包括人类免疫缺陷病毒(HIV)感染、白血病、淋巴瘤或服用药物(如那他珠单抗)等。PML 是与那他珠单抗用药相关的最严重的毒副反应[71, 72]。

JCV 在人体内普遍存在且通常在儿童期感染。该病毒在骨髓、肾上皮及脾脏中通常保持休眠状态，但是在病毒血症期间可以直接进入中枢神经系统。使用那他珠单抗治疗的患者发生 PML 的病因尚未阐明。那他珠单抗对 B 细胞功能的影响及对 BBB 内皮细胞黏附过程的特异性作用，或者与干扰素-β(或潜在的其他免疫调节或免疫抑制剂)的协同作用，均有可能是 JCV 激活的原因[73]。目前，针对 PML 理想的治疗方法拟从两方面入手，分别是通过减少病毒复制的直接抗病毒治疗和诱导免疫重构使其杀伤 JCV 的间接疗法[74]，但遗憾的是，临床上尚未获得治疗 PML 的有效手段。

2010 年，由于 PML 病例报告不断增加，EMA 对那他珠单抗治疗 MS 的风险进行了审评，虽然保留了该药治疗 MS 的上市许可，但进一步强调了 PML 风险。截至 2013 年 3 月，在接受那他珠单抗治疗的 112 000 余例 MS 患者中，已有 343 例患者出现了 PML 症状(2.96‰的发病率)，其死亡率超过 20%；而同年 12 月的数据显示 PML 的总体发病率已升至 3.41‰[75]。那他珠单抗自 2006 年重新上市后一直在 TOUCH 风险管理计划的严密监督下使用，通过对所有 MS 患者的用药信息及 PML 发病状况进行追踪，临床上已确定了使用那他珠单抗患者发生 PML 的 3 个风险因素[76~79]，分别为：①长期使用那他珠单抗，尤其是使用时间在 2 年以上的；②有其他免疫抑制剂的治疗史；③抗 JCV 抗体的存在。

FDA 曾于 2011 年 4 月对那他珠单抗说明书作了更新，向服用这种药物的患者强调该药可致 PML 的风险[80]。更新的说明书中标示出了不同那他珠单抗使用剂量导致 PML 的发生风险，其中输液次数＜25 次(超过 24 次即对应连续使用超过 2 年)、25～36 次及 37～48 次者的 PML 发病率分别为 0.03%、0.15%和 0.09%。此外，修订后的说明书还强调，与那他珠单抗同时使用免疫抑制药物会增加患者罹患PML 的风险，相关的免疫抑制剂包括米托蒽醌、硫唑嘌呤、甲氨蝶呤、环磷酰胺和霉酚酸等。随后，FDA 在 2012 年 1 月 20 日发表的一篇药物安全性文章中指出，抗 JCV 抗体检测呈阳性已被确定为 PML 新的风险因素[81]。临床学验证，抗 JCV 抗体检测是一项确定患者抗 JVC 抗体状态的有效方法，检测为阳性的患者代表感染了 JCV，提示其发生 PML 的风险增加。Bloomgren 等[82]根据上述 3 个危险因素对 2012 年更新的患者数据进行分层统计，得到如图 13-5 所示的预估 PML 发生率。当患者抗 JCV 抗体呈阴性时，估计的 PML 发生率最低(仅 0.09‰)；当患者抗 JCV 抗体呈阳性而接受那他珠单抗治疗不足 2 年且未曾使用免疫抑制剂时，估计 PML 发生率低于 1‰；当抗 JCV 抗体呈阳性且接受那他珠单抗治疗超过 2 年但未曾使用免疫抑制剂时，估计 PML 发生率为 4.6‰；而当同时具备这 3 项危险因素时，发生 PML 的概率估计可达 11‰。由此可见，抗 JCV 抗体阳性是评估 PML 发生率的最危险因

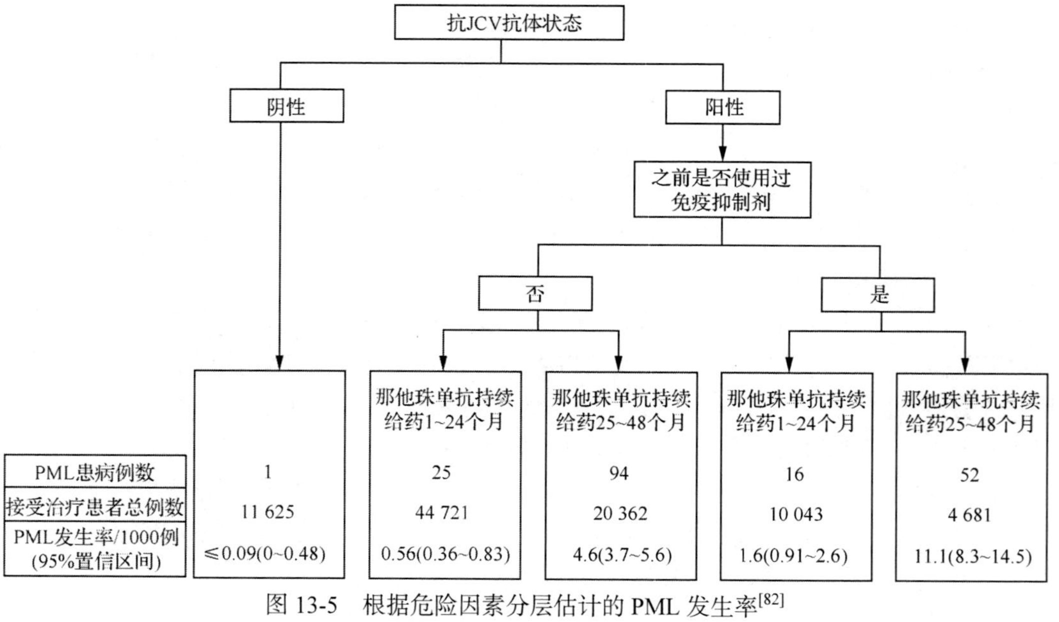

图 13-5　根据危险因素分层估计的 PML 发生率[82]

素。目前，FDA 已批准了一种称为“分层 JCV 抗体 ELISA”(focus diagnostics)的新检查[83]，用于被视为 PML 高危的患者，以发现抗 JCV 抗体。值得强调的是，抗 JCV 抗体检测阴性的患者仍具有患 PML 的风险，原因是这种感染随时可能发生，且检测可能得出假阴性结果。

为了最大限度地降低那他珠单抗相关的 PML 发生率，FDA 对医疗专业人员提供了一些建议。临床医生在给患者应用那他珠单抗时，应告知患者 PML 的风险，并在开始使用那他珠单抗之前询问患者是否已服用过免疫抑制剂药物，同时进行抗 JCV 抗体检测。为了评估风险，只要有一次检测结果为抗 JCV 抗体阳性，则无论该患者之前或之后的抗 JCV 抗体检测结果如何，都应被认为是抗 JCV 抗体阳性。对于抗 JCV 抗体阴性的患者，应考虑定期检测。此外，临床医生应密切观察患者，并告知他们要报告发现的任何 PML 症状，其中包括出现一侧身体的进行性乏力或四肢沉重，视觉障碍，思维、记忆和定位发生改变，以及意识混乱和性格改变[61]。一旦出现 PML 征兆，必须对患者进行严密监测并立即停用那他珠单抗。由于目前尚无针对 PML 的治疗方法，早期停用那他珠单抗可能有助于免疫系统恢复以对抗 JCV 感染。

13.7.2　其他副反应

除了 PML 这一严重不良反应，患者在使用那他珠单抗治疗时的总体耐受性良好。在 AFFIRM 和 SENTINEL 临床试验中，那他珠单抗治疗组与安慰剂组在副反应方面整体上无显著性差异。需要注意的是，使用那他珠单抗治疗的患者出现过敏反应(9% vs 4%)和乏力(27% vs 21%)的概率显著高于安慰剂组。研究发现，那他珠单抗可增加循环系统内的白细胞水平(如淋巴细胞、单核细胞和嗜酸性粒细胞)[40]。因此，临床应用时需要注意炎症、荨麻疹、月经紊乱、中枢神经系统单纯疱疹感染[84]、短暂性自身免疫性甲状腺功能亢进[85]及其他可能与那他珠单抗使用相关的疾病发生。此外，那他珠单抗相关的诸多临床试验已证实了抗那他珠单抗抗体的存在。在 AFFIRM 研究中，57 例(9%)患者体内可检测到那他珠单抗中和抗体，其中6%的患者存在持续高滴度的中和抗体。与抗体检测阴性的患者相比，抗体阳性患者应用那他珠单抗的临床疗效明显下降，同时相关的副反应(如输液反应)亦有所增加。多项观察性试验结果提示那他珠单抗中和抗体的发生率一般在 10%左右，且在治疗的前 6 个月即会产生抗体反应。因此，出于安全及疗效角度考虑，在使用那他珠单抗 3～4 个月后需要监测中和抗体。

13.8　展　　望

那他珠单抗是 FDA 批准上市的首个治疗复发性 MS 的单克隆抗体，也是目前首选的 MS 免疫调节药物。但是，由于那他珠单抗有导致 PML 这一严重不良反应的潜在危险，因此该药必须在严格的风险管理监督下方能使用。依照 TOUCH 处方计划，在美国只有通过风险管理预案才能得到那他珠单抗；而在欧洲，该药只能在具有 MRI 设备和经验的医疗中心使用，且只有神经科医生才具有该药的处方权。目前，临床上已确定了使用那他珠单抗患者发生 PML 的 3 个风险因素，并进行了危险因素分层估计。当患者同时具备这 3 项危险因素(包括抗 JCV 抗体呈阳性、接受那他珠单抗治疗超过 2 年、此前曾应用免疫抑制剂)时，其估计的 PML 发生率最高。因此，临床医生在给予患者使用那他珠单抗时，除了应告知患者 PML 的风险外，还应在开始使用该药之前询问患者是否已服用过免疫抑制剂药物，同时进行抗 JCV 抗体检测，这样才能充分权衡其风险和受益。鉴于目前尚无针对 PML 的有效治疗方法，患者在应用那他珠单抗时只能尽量规避 PML 的发生，一旦出现相关征兆，必须即刻停药并进行严密观察。最新研究表明，PARP-1 抑制剂(如 3-对氨基苯甲酰胺)可以显著抑制成纤维细胞瘤细胞株中 JCV 的复制和增殖[86]，这或许有望成为 PML 的新型治疗药物。Schwab 等[87]研究发现，经那他珠单抗治疗所致的 PML 患者中，其 PML 发病前的血样中可见 L-选择蛋白表达的 CD4＋T 细胞百分比显著低于未发生 PML 的那他珠单抗用药患者，提示这一指标可能成为 PML 个体风险评估的生物标志物。有研究表明，仅检测血清中抗 JCV 抗体状态有可能低估患者 PML 的发病风险[88]，因此，临床上建议直接对患者脑脊液中的抗 JCV 抗体进行监测。此外，还可通过检测外周血血清或尿液中 JCV 的 DNA 水平来辅助评估患者的 PML 风险发生率[89]。

对于 PML 发病率评估为高风险、无法耐受那他珠单抗相关的其他严重不良反应(如过敏反应、反复感染或恶性肿瘤等)或在妊娠等特殊情况下的患者，应及时停用该药。但在那他珠单抗近 8 年的临床应用中，研究者发现 MS 患者在停用该药后出现 MS 复发、炎性反应及 MS 病症加重的概率非常高[90]。有研究表明，在那他珠单抗治疗过程中，患者外周血淋巴细胞数目持续增高，可有效防止 MS 复发。然而，人体内调节淋巴细胞凋亡的 *Akt* 编码蛋白存在基因多态性，患者若携带抗凋亡效率较低的 *Akt* 基因，则其外周血中淋巴细胞数目增加相对较少，因此停药后 MS 复发的风险也更高[91]。也有研究认为那他珠单抗治疗后的 MS 复发可能与维生素 D 缺乏有关[92]。研究者一直致力于寻找可以有效对抗那他珠单抗停药后 MS 复发的后续治疗药物，如芬戈莫德、格拉默、IFN-β、延胡索酸盐等[93~95]，但结果也并不尽如人意。2013 年 12 月，FDA 更新了那他珠单抗的说明，对于使用其他治疗 MS 药物效果不佳或抵抗的患者，不再笼统地建议应用此药。目前，临床上亟待解决的问题包括寻找相关标志物以筛查出那他珠单抗停药后 MS 复发率较高的患者人群。此外，何时使用及使用何种有效的后续治疗药物也值得深入探究。

(吴雅丽　王海荣　项宗尚　蔡永明)

参 考 文 献

[1] Karussis D. Immunotherapy of multiple sclerosis: the state of the art. BioDrugs, 2013, 27(2): 113-148.

[2] Rubin SM. Management of multiple sclerosis: an overview. Dis Mon, 2013, 59(7): 253-260.

[3] Stappenbeck TS, Rioux JD, Mizoguchi A, et al. Crohn disease: a current perspective on genetics, autophagy and immunity. Autophagy, 2011, 7(4): 355-374.

[4] Cheifetz AS. Management of active Crohn disease. JAMA, 2013, 309(20): 2150-2158.

[5] Blonski W, Buchner AM, Lichtenstein GR. Clinical predictors of aggressive/disabling disease: ulcerative colitis and crohn disease. Gastroenterol Clin North Am, 2012, 41(2): 443-462.

[6] Methner A, Zipp F. Multiple sclerosis in 2012: Novel therapeutic options and drug targets in MS. Nat Rev Neurol, 2013, 9(2): 72-73.
[7] Chataway J, Miller DH. Natalizumab therapy for multiple sclerosis. Neurotherapeutics, 2013, 10(1): 19-28.
[8] Nicholas JA, Racke MK, Imitola J, et al. First-line natalizumab in multiple sclerosis: rationale, patient selection, benefits and risks. Ther Adv Chronic Dis, 2014, 5(2): 62-68.
[9] van Assche G, van Ranst M, Sciot R, et al. Progressive multifocal leukoencephalopathy after natalizumab therapy for Crohn's disease. N Engl J Med, 2005, 353: 362-368.
[10] Rudick RA, Stuart WH, Calabresi PA, et al. Natalizumab plus interferon beta-1a for relapsing multiple sclerosis. N Engl J Med, 2006, 354(9): 911-923.
[11] Léger OJ, Yednock TA, Tanner L, et al. Humanization of a mouse antibody against human alpha-4 integrin: a potential therapeutic for the treatment of multiple sclerosis. Hum Antibodies, 1997, 8(1): 3-16.
[12] Rice GP, Hartung HP, Calabresi PA. Anti-alpha4 integrin therapy for multiple sclerosis: mechanisms and rationale. Neurology, 2005, 64(8): 1336-1342.
[13] Rudick RA, Sandrock A. Natalizumab: alpha 4-integrin antagonist selective adhesion molecule inhibitors for MS. Expert Rev Neurother, 2004, 4(4): 571-580.
[14] Springer TA. Adhesion receptors of the immune system. Nature, 1990, 346(6283): 425-434.
[15] Alter A, Duddy M, Hebert S, et al. Determinants of human B cell migration across brain endothelial cells. J Immunol, 2003, 170(9): 4497-4505.
[16] Baron JL, Madri JA, Ruddle NH, et al. Surface expression of alpha 4 integrin by CD4 T cells is required for their entry into brain parenchyma. J Exp Med, 1993, 177(1): 57-68.
[17] von Andrian UH, Mackay CR. T-cell function and migration. Two sides of the same coin. N Engl J Med, 2000, 343(14): 1020-1034.
[18] Gonzalez-Amaro R, Mittelbrunn M, Sanchez-Madrid F. Therapeutic anti-integrin (alpha4 and alphaL) monoclonal antibodies: two-edged swords? Immunology, 2005, 116(3): 289-296.
[19] Vajkoczy P, Laschinger M, Engelhardt B. Alpha4-integrin-VCAM-1 binding mediates G protein-independent capture of encephalitogenic T cell blasts to CNS white matter microvessels. J Clin Invest, 2001, 108(4): 557-565.
[20] Niino M, Bodner C, Simard ML, et al. Natalizumab effects on immune cell responses in multiple sclerosis. Ann Neurol, 2006, 59(5): 748-754.
[21] Leussink VI, Zettl UK, Jander S, et al. Blockade of signaling via the very late antigen (VLA-4) and its counterligand vascular cell adhesion molecule-1 (VCAM-1) causes increased T cell apoptosis in experimental autoimmune neuritis. Acta Neuropathol, 2002, 103(2): 131-136.
[22] Weiner HL. Multiple sclerosis is an inflammatory T-cell-mediated autoimmune disease. Arch Neurol, 2004, 61(10): 1613-1615.
[23] Yednock TA, Cannon C, Fritz LC, et al. Prevention of experimental autoimmune encephalomyelitis by antibodies against alpha 4 beta 1 integrin. Nature, 1992, 356(6364): 63-66.
[24] von Andrian UH, Engelhardt B. Alpha4 integrins as therapeutic targets in autoimmune disease. N Engl J Med, 2003, 348(1): 68-72.
[25] Kent SJ, Karlik SJ, Cannon C, et al. A monoclonal antibody to alpha 4 integrin suppresses and reverses active experimental allergic encephalomyelitis. J Neuroimmunol, 1995, 58(1): 1-10.
[26] Enders U, Lobb R, Pepinsky RB, et al. The role of the very late antigen-4 and its counterligand vascular cell adhesion molecule-1 in the pathogenesis of experimental autoimmune neuritis of the Lewis rat. Brain,

1998, 121(Pt 7): 1257-1266.

[27] Wolinsky JS. Rational therapy for relapsing multiple sclerosis. Lancet Neurol, 2003, 2(5): 271-272.

[28] Tasset I, Bahamonde C, Agüera E, et al. Effect of natalizumab on oxidative damage biomarkers in relapsing-remitting multiple sclerosis. Pharmacol Rep, 2013, 65(3): 634-641.

[29] Iaffaldano P, Ruggieri M, Viterbo RG, et al. The improvement of cognitive functions is associated with a decrease of plasma Osteopontin levels in Natalizumab treated relapsing multiple sclerosis. Brain Behav Immun, 2014, 35: 96-101.

[30] Ghosh S, Goldin E, Gordon FH, et al. Natalizumab for active Crohn's disease. N Engl J Med, 2003, 348: 24-32.

[31] Selewskia DT, Shahb GV, Segalc BM, et al. Natalizumab(Tysabri). AJNR, 2010(31): 1588-1590

[32] Sheremata WA, Vollmer TL, Stone LA, et al. A safety and pharmacokinetic study of intravenous natalizumab in patients with MS. Neurology, 1999, 52(5): 1072-1074.

[33] Harandi AA, Harandi AA, Pakdaman H, et al. Vitamin D and multiple sclerosis. Iran J Neurol, 2014, 13(1): 1-6.

[34] Loftus EV Jr, Schoenfeld P, Sandborn WJ. The epidemiology and natural history of Crohn's disease in population-based patient cohorts from North America: a systematic review. Aliment Pharmacol Ther, 2002, 16(1): 51-60.

[35] Inoue M, Shinohara ML. The role of interferon-β in the treatment of multiple sclerosis and experimental autoimmune encephalomyelitis in the perspective of inflammasomes. Immunology, 2013, 139(1): 11-18.

[36] Rommer PS, Dudesek A, Stüve O, et al. Monoclonal antibodies in treatment of multiple sclerosis. Clin Exp Immunol, 2014, 175(3): 373-384.

[37] Kent S, Karlik S, Rice GPA, et al. A monoclonal antibody to alpha-4 integrin reverses the MRI detectable signs of experimental allergic encephalomyelitis in the guinea pig. Proc Int Soc Magn Reson Imaging, 1994, 3: 1400.

[38] Sheremata WA, Minagar A, Alexander JS, et al. The role of alpha-4 integrin in the aetiology of multiple sclerosis: current knowledge and therapeutic implications. CNS Drugs, 2005, 19(11): 909-922.

[39] Tubridy N, Behan PO, Capildeo R, et al. The effect of anti-alpha4 integrin antibody on brain lesion activity in MS. The UK Study Group. Neurology, 1999, 53(3): 466-472.

[40] Miller DH, Khan OA, Sheremata WA, et al. A controlled trial of natalizumab for relapsing multiple sclerosis. N Engl J Med, 2003, 348(1): 15-23.

[41] O'Connor P, Miller D, Riester K, et al. Relapse rates and enhancing lesions in a phase Ⅱ trial of natalizumab in multiple sclerosis. Mult Scler, 2005, 11(5): 568-572.

[42] O'Connor PW, Goodman A, Willmer-Hulme AJ, et al. Randomized multicenter trial of natalizumab in acute MS relapses: clinical and MRI effects. Neurology, 2004, 62(11): 2038-2043.

[43] Goodman AD, Rossman H, Bar-Or A, et al. GLANCE: Results pf a phase 2, randomized, double-blind, placebo-controlled study. Neurology, 2009, 72(9): 806-812.

[44] Polman CH, O'Connor PW, Havrdova E, et al. A randomized, placebo-controlled trial of natalizumab for relapsing multiple sclerosis. N Engl J Med, 2006, 354(9): 899-910.

[45] Langer-Gould A, Atlas SW, Green AJ, et al. Progressive multifocal leukoencephalopathy in a patient treated with natalizumab. N Engl J Med, 2005, 353(4): 375-381.

[46] Kleinschmidt-DeMasters BK, Tyler KL. Progressive multifocal leukoencephalopathy complicating treatment with natalizumab and interferon beta-1a for multiple sclerosis. N Engl J Med, 2005, 353(4): 369-374.

[47] Putzki N, Yaldizli O, Bühler R, et al. Natalizumab reduces clinical and MRI activity in multiple sclerosis

patients with high disease activity: results from a multicenter study in Switzerland. Eur Neurol, 2010, 63: 101-106.

[48] Oturai AB, Koch-Henriksen N, Petersen T, et al. Efficacy of natalizumab in multiple sclerosis patients with high disease activity: a Danish nationwide study. Eur J Neurol, 2009, 16: 420-423.

[49] Sangalli F, Moiola L, Bucello S, et al. Efficacy and tolerability of natalizumab in relapsing-remitting multiple sclerosis patients: a post-marketing observational study. Neurol Sci, 2011, 31 (suppl3) : 299-302.

[50] Outteryck O, Ongagna JC, Zéphir H, et al. Demographic and clinic characteristics of French patients treated with natalizumab in clinical practice. J Neurol, 2010, 257: 207-211.

[51] Prosperini L, Borriello G, Fubelli F, et al. Natalizumab treatment in multiple sclerosis: the experience of S. Andrea MS Centre in Rome. Neurol Sci, 2011, 31 (Suppl 3) : 303-307.

[52] Popova EV, Brylev LV, Davydovskaia MV. Natalizumab in the treatment of patients with relapsing-remitting multiple sclerosis: the preliminary results of the observational program “Sovet”. Zh Nevrol Psikhiatr Im S S Korsakova, 2013, 113 (2 Pt 2) : 79-82.

[53] Putzki N, Yaldizli O, Mäurer M, et al. Efficacy of natalizumab in second line therapy of relapsing-remitting multiple sclerosis: results from a multi-center study in German speaking countries. Eur J Neurol, 2010, 17: 31-37.

[54] Piehl F, Holmén C, Hillert J, et al. Swedish natalizumab (Tysabri) multiple sclerosis surveillance study. Neurol Sci, 2011, 31 (Suppl. 3) : 289-293.

[55] Fernández O, Alvarenga MP, Guerrero M, et al. The efficacy of natalizumab in patients with multiple sclerosis according to level of disability: results of an observational study. Mult Scler, 2011, 17: 192-197.

[56] Horga A, Castillo J, Rio J, et al. An observational study of the effectiveness and safety of natalizumab in the treatment of multiple sclerosis. Rev Neurol, 2011, 52: 321-330.

[57] Fernández O, Oreja-Guevara C, Arroyo R, et al. Natalizumab treatment of multiple sclerosis in Spain: results of an extensive observational study. J Neurol, 2012, 259 (9) : 1814-1823.

[58] Hanna J, Rosen JP, Smethurst C. Efficacy and safety of natalizumab treatment for relapsing-remitting multiple sclerosis: interim results of the tysabri (r) observational programme in the uk. J Neurol Neurosurg Psychiatry, 2013, 84 (11) : e2.

[59] Oliver B, Fernández O, Orpez T, et al. Kinetics and incidence of anti-natalizumab antibodies in multiple sclerosis patients on treatment for 18 months. Mult Scler, 2011, 17: 368-371.

[60] U. S. Food and Drug Administration. Risk Risk Minimization Plan: Summary of TOUCH. http: //www. fda. gov/downloads/Drugs/DrugSafety/PostmarketDrugSafetyInformationforPatientsand Providers/UCM 107197. pdf. [2006-6-10].

[61] U. S. Food and Drug Administration. TYSABRI Label. http: //www. accessdata.fda.gov/drugsatfda_docs/label/2012/125104s057 6lbl. pdf. [2012-1-27].

[62] Karácsony M, Bencsik K, Vécsei L. Natalizumab therapy, 2013. Ideggyogy Sz, 2014, 67 (7-8) : 220-228.

[63] Fernández O. Best practice in the use of natalizumab in multiple sclerosis. Ther Adv Neurol Disord, 2013, 6 (2) : 69-79.

[64] Travis SP, Stange EF, Lémann M, et al. European evidence based consensus on the diagnosis and management of Crohn’s disease: current management. Gut, 2006, 55 (Suppl 1) : i16-35.

[65] Pukitis A, Zake T, Groma V, et al. Effect of infliximab induction therapy on secondary systemic amyloidosis associated with Crohn’s disease: case report and review of the literature. J Gastrointestin Liver Dis, 2013, 22 (3) : 333-336.

[66] Mozaffari S, Nikfar S, Abdolghaffari AH, et al. New biologic therapeutics for ulcerative colitis and Crohn’s disease. Expert Opin Biol Ther, 2014, 14 (5) : 583-600.

[67] Gordon FH, Lai CW, Hamilton MI, et al. A randomized placebo-controlled trial of a humanized monoclonal antibody to alpha4 integrin in active Crohn's disease. Gastroenterology, 2001, 121(2): 268-274.

[68] Ko HH, Bressler B. Natalizumab: pharmacology, clinical efficacy and safety in the treatment of patients with Crohn's disease. Expert Rev Gastroenterol Hepatol, 2007, 1(1): 29-39.

[69] Sandborn WJ, Colombel JF, Enns R, et al. Natalizumab induction and maintenance therapy for Crohn's disease. N Engl J Med, 2005, 353: 1912-1925.

[70] Hirsch HH, Kardas P, Kranz D, et al. The human JC polyomavirus (JCPyV): virological background and clinical implications. APMIS, 2013, 121(8): 685-727.

[71] Ransohoff RM. Natalizumab and PML. Nat Neurosci, 2005, 8(10): 1275.

[72] Yousry TA, Major EO, Ryschkewitsch C, et al. Evaluation of patients treated with natalizumab for progressive multifocal leukoencephalopathy. N Engl J Med, 2006, 354(9): 924-933.

[73] Dübel S. Handbook of Therapeutic Antibodies. Germany: Wiley-Blackwell, 2008: 947.

[74] Fox R. Advances in the management of PML: focus on natalizumab. Cleve Clin J Med, 2011, 78(Suppl 2): S33-37.

[75] Planas R, Martin R, Sospedra M. Long-term safety and efficacy of natalizumab in relapsing-remitting multiple sclerosis: impact on quality of life. Patient Relat Outcome Meas, 2014, 5: 25-33.

[76] Dahlhaus S, Hoepner R, Chan A, et al. Disease course and outcome of 15 monocentrically treated natalizumab-associated progressive multifocal leukoencephalopathy patients. J Neurol Neurosurg Psychiatry, 2013, 84(10): 1068-1074.

[77] Karácsony M, Bencsik K, Vécsei L. Natalizumab therapy, 2013. Ideggyogy Sz, 2014, 67(7-8): 220-228.

[78] Bozic C, Richman S, Plavina T, et al. Anti-JCV antibody prevalence in multiple sclerosis patients: baseline results of STRATIFY-1. Ann Neurol, 2011, 70(5): 742-750.

[79] Gorelik L, Lerner M, Bixler S, et al. Anti-JC virus antibodies: implications for PML risk stratification. Ann Neurol, 2010, 68: 295-303.

[80] U. S. Food and Drug Administration. FDA Drug Safety Communication: Safety update on Progressive Multifocal Leukoencephalopathy (PML) associated with Tysabri (natalizumab). http: //www. fda. gov/Drugs/DrugSafety/ ucm252045. htm. [2011-4-22].

[81] U. S. Food and Drug Administration. FDA Drug Safety Podcast for Healthcare Professionals: New risk factor for Progressive Multifocal Leukoencephalopathy (PML) associated with Tysabri (natalizumab). Available at: http: //www. fda. gov/Drugs/DrugSafety/DrugSafetyPodcasts/ucm289133. htm. [2012-1-20].

[82] Bloomgren G, Richman S, Hotermans C, et al. Risk of natalizumab-associated progressive multifocal leuko-encephalopathy. N Engl J Med, 2012, 366(20): 1870-1880.

[83] U. S. Food and Drug Administration. FDA permits marketing of first test for risk of rare brain infection in some people treated with Tysabri. http: //www. fda. gov/NewsEvents/Newsroom/PressAnnouncements/ucm288471. htm. [2012-1-20].

[84] Fine AJ, Sorbello A, Kortepeter C, et al. Central nervous system herpes simplex and varicella zoster virus infections in natalizumab-treated patients. Clin Infect Dis, 2013, 57(6): 849-852.

[85] Carcelén-Gadea M, Ferrer-Garcia JC, Cervelló Donderis A. Transient autoimmune hyperthyroidism following the withdrawal of Natalizumab in patients with multiple sclerosis. Neurol Sci, 2013, 34(12): 2259-2261.

[86] Nukuzuma S, Kameoka M, Sugiura S, et al. Suppressive effect of PARP-1 inhibitor on JC virus replication in vitro. J Med Virol, 2013, 85(1): 132-137.

[87] Schwab N, Schneider-Hohendorf T, Posevitz V, et al. L-Selectin is a possible biomarker for individual

PML risk in natalizumab-treated MS patients. Neurology, 2013, 81(10): 865-871.

[88] Lin J, Bettin P, Lee JK, et al. Cerebrospinal fluid and serum JC virus antibody detection in multiple sclerosis patients treated with natalizumab. J Neuroimmunol, 2013, 261(1-2): 123-128.

[89] Dominguez-Mozo MI, Garcia-Montojo M, de Las Heras V, et al. Anti-JCV antibodies detection and JCV DNA levels in PBMC, serum and urine in a cohort of Spanish multiple sclerosis patients treated with natalizumab. J Neuroimmune Pharmacol, 2013, 8(5): 1277-1286.

[90] Teixeira MZ. Immunomodulatory drugs(natalizumab), worsening of multiple sclerosis, rebound effect and similitude. Homeopathy, 2013, 102(3): 215-224.

[91] Rossi S, Motta C, Studer V, et al. A genetic variant of the anti-apoptotic protein Akt predicts natalizumab-induced lymphocytosis and post-natalizumab multiple sclerosis reactivation. Mult Scler, 2013, 19(1): 59-68.

[92] Scott TF, Hackett CT, Dworek DC, et al. Low vitamin D level is associated with higher relapse rate in natalizumab treated MS patients. J Neurol Sci, 2013, 330(1-2): 27-31.

[93] Sempere AP, Martín-Medina P, Berenguer-Ruiz L, et al. Switching from natalizumab to fingolimod: an observational study. Acta Neurol Scand, 2013, 128(2): e6-e10.

[94] Gobbi C, Meier DS, Cotton F, et al. Interferon beta 1b following natalizumab discontinuation: one year, randomized, prospective, pilot trial. BMC Neurol, 2013, 13: 101.

[95] Rossi S, Motta C, Studer V, et al. Effect of glatiramer acetate on disease reactivation in MS patients discontinuing natalizumab. Eur J Neurol, 2013, 20(1): 87-94.

第 14 章　奥马珠单抗(Omalizumab，Xolair)

14.1　发 展 概 述

20 世纪 60 年代中期，Ishizalca 等发现了 IgE，开辟了免疫性疾病病理生理学机制研究的新时代[1]。自 IgE 发现以来，人们发现它与多种变态反应性疾病如变应性哮喘、变应性鼻炎、特发性皮炎、非变应性鼻炎等疾病有关[2~4]。

IgE 分子主要由黏膜相关的淋巴组织浆细胞(mucosa associated lymphoid tissue plasma cell，MALT 细胞)产生。IgE 水平高低主要通过 T 细胞依赖方式(经典途径)或 T 细胞非依赖方式(旁路途径)进行 IgE 类别转换重组来调节[5]。包括 IFN-γ、IL-21、B 细胞表面受体的接合及转录因子在内的各种因素也参与了 IgE 类别转换的调控。

IgE 在结构上与其他免疫球蛋白相似，由两条轻链和两条重链组成，但其 ε-重链恒定区序列独具特点，即：有 4 个重链恒定区(Cε1～Cε4)，多出来的区域(Cε2)取代了铰链区[6]。IgE 分子上的抗原结合位点位于重链和轻链可变区。IgE 分子恒定区片段(Fc)与两种受体(FcεRⅠ和 FcεRⅡ)结合，只是结合位点分别位于接近 IgE 分子 Cε3 结构域的不同部位[7]。IgE 二聚体 Fc 片段与其受体结合后导致 FcεRⅠ交联，从而启动信号转导级联反应和下游的细胞内效应[8]并最终诱发了各种已有的和新生的化学介质释放，各种细胞因子通过与靶器官上的特异受体结合来发挥免疫学效应。

IgE 介导的免疫效应通过其与免疫细胞表达的两个不同的受体——高亲和力 IgE 受体(FcεRⅠ)及低亲和力 IgE 受体(FcεRⅡ，又称 CD23)的结合来实现。多数 IgE 都能与肥大细胞和嗜碱性粒细胞表达的 FcεRⅠ或其他免疫细胞表达的 FcεRⅡ相结合[5]。

FcεRⅠ是一种只表达在肥大细胞、嗜碱性粒细胞和树突状细胞上的跨膜四聚体多肽 αβγ2[9]，可与抗原特异的 IgE 分子的 Fc 段结合，属结构保守并在启动细胞内信号级联反应中发挥相似作用的相关抗原/Fc 受体家族成员。在人类，FcεRⅠ参与肥大细胞和嗜碱性粒细胞的活化及 IgE 介导的抗原提呈。FcεRⅠ与 IgE 分子结合亲和力高，平衡解离常数(或结合亲和力)为 10^{-10}～10^{-9} mol/L[7]。

Fcε 受体在高度变异的抗原结合位点和细胞内信号转导结构之间发挥着适配接头(adaptor)的作用。多价抗原与细胞表面 IgE 分子结合并诱发 FcεRⅠ交联和聚集，这个过程在触发连续的细胞效应，并使这些效应最终累积成发生于不同组织和器官的变态反应过程中发挥着关键作用。这些效应包括：在抗原/变应原反复接触后的最初数分钟细胞内存在的介质(如组胺、类胰蛋白酶)和新生介质(如白三烯、前列腺素类物质)的释放，数小时内细胞因子(如 IL-4、IL-6、肿瘤坏死因子-α 等)的释放(图 14-1)。

外周血嗜碱性粒细胞的细胞表面 FcεRⅠ密度与血清 IgE 滴度呈相关关系。IgE 的总浓度影响 FcεRⅠ的表达[10, 11]，这一现象对特应性免疫学和变态反应病的治疗方法有重大意义[12]。

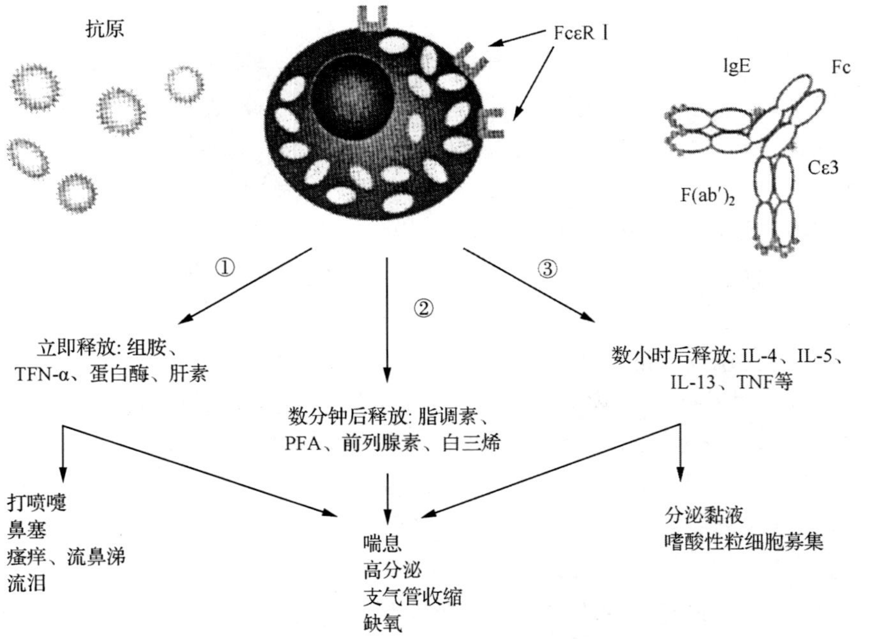

图 14-1　IgE 依赖的细胞活化

IgE 与效应细胞 FcεRⅠ或 Fcε RⅡ结合，当变应原促使结合在效应细胞上的 IgE 发生交联时，炎症级联反应被触发，导致效应细胞脱颗粒，释放一系列复杂的与哮喘病生理学有关的介质，后者又会引起一系列不同类型的炎症介质释放[7]

FcεRⅡ(CD23)是低亲和力 IgE 受体，它是一种三聚体(αγ2)，表达在包括嗜酸性粒细胞、树突状细胞(DC)、活化的巨噬细胞、朗格汉斯细胞及可能包括肌细胞在内的各类造血细胞系上[13]。与其他结构上属于免疫球蛋白超家族的 Fc 受体不同的是，CD23 是一种分子质量为 45kDa，C 端位于胞质内的Ⅱ型跨膜蛋白。该受体是一种与 C 型(钙依赖型)植物凝集素同源的独特型受体。一个 IgE 分子 Cε3 区域与两个 CD23 凝集素结构域(D1-2 和 D5-8)分别以蛋白质-蛋白质间及蛋白质-碳水化合物间的相互作用方式结合[14, 15]。变态反应病的病原学与 FcεRⅡ的活化有关[16]。

CD23 作用很多，因结合不同配基而异。其配基包括：IgE(定向 B 细胞表面的或分泌的)、CD21(亦称补体受体 2)、CD18/CDIIb 及 CD18/CDIIc(分别称补体受体 3 和 4)，以及玻璃体结合蛋白受体等。IgE 合成的上调和下调效应均有 CD23 参与，所以 CD23 在 IgE 体内平衡中发挥着“双向调节”的作用[17, 18]。当 IgE 与膜 CD23 结合后，其合成则被抑制。与此相反，CD23 缺乏会使循环中的 IgE 水平升高若干数量级。溶解的 CD23 通过与 CD21 结合及其他机制促进 IgE 的合成。在健康成人血中可发现循环的 CD23 片段，但其水平在患有炎症或淋巴细胞增殖性疾患的患者(如类风湿关节炎、哮喘及慢性淋巴细胞增殖性白血病)体内通常更高。研究显示，CD23 抗体能够缓解上述 3 种疾病，且抗 CD23 抗体 IDEC-152(lumiliximab)治疗哮喘有满意疗效。

抗原提呈细胞(antigen presenting cell，APC)在启动和控制变态反应炎症过程中发挥着重要作用，例如，在哮喘和特应性湿疹中分别发现树突状细胞与皮下朗格汉斯细胞的身影。这些细胞以 MHCⅡ类分子限制的方式将抗原提呈给 CD4＋的 Th2 细胞。哮喘患者气道黏膜内过度产生的 GM-CSF 会促进抗原的提呈并增加巨噬细胞在局部组织的积累[19]。

APC 将抗原/过敏原提呈给过敏原特异的 T 细胞，且自身表达 FcεRⅠ和 FcεRⅡ(CD23)，其中 APC 上的 FcεRⅠ的主要作用是集中抗原/过敏原。多价过敏原活化 APC 表面上与 FcεRⅠ结合着的 IgE，启动导致新生的 MHCⅡ类分子提呈 FcεRⅠ靶向的抗原的级联反应[13]。

树突状细胞(dendric cell，DC)是一类功能强大的 APC，在增强 T 细胞对抗原/过敏原产生反应中发挥重要作用。某一 DC 亚群在定向激活不同类型的 T 细胞反应方面具有相当大的应变力[20, 21]。所以，调节其表面受体的表达，对于包括 IgE 介导的Ⅰ型超敏反应在内的下游系列免疫反应的后果有重要的影响。

Ⅰ型变态反应性疾病包括哮喘、过敏性鼻炎、特应性皮炎及过敏等。近年来，该病的发生率持续升高，在全球范围内大约有 3 亿患者[22]，造成这一现象的原因尚不清楚，但很可能与环境变化、卫生条件的改善及遗传易感性等因素的综合作用有关。在介导哮喘和变态反应病理生理学过程中，IgE 是一个重要的介质，成人体内 IgE 总水平与哮喘的严重程度相关[23]。

在变应性反应中，肥大细胞和嗜碱性粒细胞的功能主要取决于 IgE 的结合状态。当肥大细胞和嗜碱性粒细胞再次接触到抗原后，结合在其表面 FcεRⅠ上的 IgE 产生交联，导致各种细胞内介质(如组胺、类胰蛋白酶)的分泌并新生成多种介质，如花生四烯酸代谢物(如前列腺素、白三烯)和细胞因子等。这些介质通过多重炎症效应而在变态反应各期大量累积。在抗原暴露的最初数分钟内，可见血管活性胺、蛋白酶和脂性介质引起的血管通透性增大，平滑肌收缩及组织局部损伤。反应中释放的细胞因子是造成抗原暴露后 6～24h 内局部炎性反应的主要原因。据认为，在变态反应早期和晚期，IgE 通过直接结合嗜酸性粒细胞表面 FcεRⅡ的方式，活化肥大细胞和嗜碱性粒细胞，并促使多种细胞因子释放。IgE 介导的与哮喘相关的其他效应还包括：IgE 依赖抗原向树突状细胞聚集[5]并活化气道平滑肌细胞内钙离子等[24]。鉴于 IgE 生物学效应如此多样和影响广泛，抑制 IgE 应该可以在不同水平上阻断多重变态反应过程。

近年来，一些专门干扰 IgE 相关通路的药物开发上市，影响最大的当属人源化单克隆抗体，其中最理想的抗 IgE 单抗是奥马珠单抗。该创新药物奠定了一套治疗哮喘等变应性疾病的全新治疗方案的基础。本章将讨论奥马珠单抗的构建与生物学特点、药理学特点，以及在哮喘及其他 Ig-E 相关疾病中的治疗应用。

14.2　抗 IgE 单克隆抗体分子构建和生物学特点

IgE 在诱发和维持变态反应性疾病中扮演着重要的角色，所以，人们自然会想到，干扰 IgE 依赖的通路似乎是一种治疗变态反应性疾病的好方法[25~27]。这方面的基本思路是构建具有独特结合活性的嵌合或人源化的抗 IgE 抗体，以用于同型 IgE 的特异中和。但是，为了使这样的抗体可用于人类，抗 IgE 单抗需要具备下列特性：①结合 IgE 的亲和力高；②不与那些已经与肥大细胞和嗜碱性粒细胞 FcεRⅠ结合了的 IgE 结合；③不与那些已经与其他细胞上低亲和力受体结合了的IgE结合；④可与B细胞膜上的IgE(mIgE)结合；⑤人源化；⑥与循环 IgE 非特异结合；⑦只形成小的无生物活性的单抗-IgE 复合物；⑧不激活补体。

所谓单抗的选择性结合是指单抗只能与游离的 IgE 相结合而不结合 FcεRⅠ-IgE。故有必要先确定人 IgE 与 FcεRⅠ结合的位点。应用与 IgG 第二恒定区同源的 IgE-Fcε3 模型，通过同源扫描诱变和个别氨基酸残基替换的方法确定人 IgE 与 FcεRⅠ结合相关的特异氨基酸，共确定了 6 个关键氨基酸(Arg408、Ser411、Lys414、Glu452、Arg465 和 Met469)。这些氨基酸残基分别位于 Cε3 结构域内的 3 个环上，在 IgE 分子的最大暴露区上形成一个脊[28]。

为了构建一个既能阻断 IgE 与 FcεRⅠ结合，又不会破坏分解肥大细胞和其他类型细胞的新型特异抑制剂，研究人员采用了鼠源抗 IgE 单抗的策略，让单抗和 IgE 的结合位点与 IgE 和 FcεRⅠ的结合位点为同一位点，这样，单抗将不能与结合在细胞膜上 FcεRⅠ的IgE 结合，而只能与血浆中游离的 IgE 结合，从而阻断 IgE 与 FcεRⅠ结合，达到干扰 IgE 效应的目的。应用扫描诱变技术发现，鼠源抗 IgE 单抗(MAE11，即奥马珠单抗)具备上述特性[29]。

为了避免长期服用单抗可能引起的免疫原性问题，研究人员按照人 IgG1 的结构框架对 MAE11 进行了人源化结构改造，成功构建了人源化单抗 rhuMAb-E25(奥马珠单抗)(图 14-2)，整个分子只微小改变了 5 个位置的氨基酸残基，使其只在互补决定区约 5%氨基酸残基部位与人源抗体有差异，其余部分皆与人源抗体相同。rhuMAb-E25同时具备 IgE 高结合亲和力和所需的生物活性。若干体外分析证明，rhuMAb-E25 不仅抑制 IgE 介导的 FcεRⅠ阳性细胞的活化，而且可阻断 IgE 与人肺肥大细胞上的 FcεRⅠ结合。

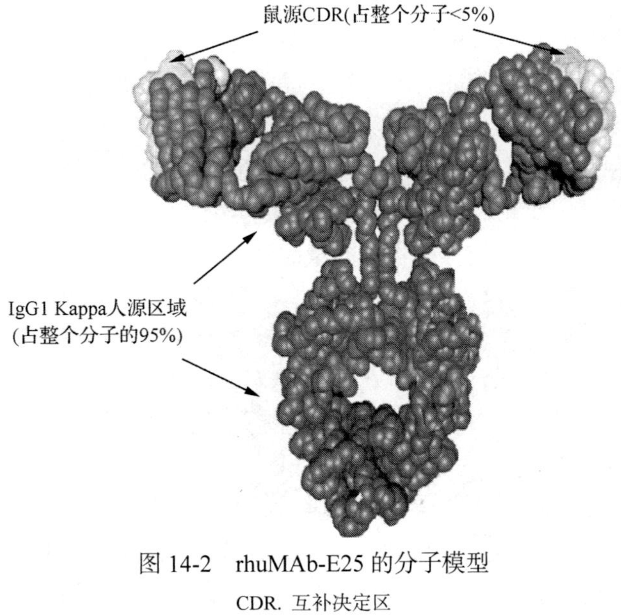

图 14-2　rhuMAb-E25 的分子模型

CDR. 互补决定区

14.3　奥马珠单抗的药理学

奥马珠单抗药理学作用较多，其中已知的和潜在的药理学作用包括[30]：①能和血液及组织间液中的游离 IgE 结合，中和并阻断 IgE 与 FcεRⅠ和 FcεRⅡ的结合；②游离的 IgE 浓度接近 0 时能引起嗜碱性粒细胞和肥大细胞表面的 FcεRⅠ表达下调，从而导致细胞对过敏原刺激的无反应性；③IgE 和奥马珠单抗形成的复合物能快速积聚至 IgE 基础值 10 倍以上，因而对新进入的过敏原分子而言具有清道夫作用；④奥马珠单抗能和表达 IgE 的 B 淋巴细胞结合并对其有潜在的下调作用；⑤奥马珠单抗结合在 IgE 的 Cε3 结构域并形成复合物，而该区域正是 IgE 与效应细胞结合的主要位点，故复合物阻断了 IgE 与各种效应细胞 FcεRⅠ的结合，抑制效应细胞活化。当奥马珠单抗的治疗浓度达到 IgE 基础水平的 2～100 倍时，便可结合 99%的 IgE 分子，从而极大地降低血清游离 IgE 水平，减少嗜碱性粒细胞表面 FcεRⅠ受体数量，缓解早期和晚期变应性反应的程度[31, 32]。皮下注射奥马珠单抗后，可见血清游离 IgE 剂量依赖性地快速减少(96%～99%)。临床前研究证明，奥马珠单抗是安全有效的。

药动学研究显示，剂量大于 0.5mg/kg 时，奥马珠单抗呈线性动力学特征。该药皮下给药的平均生物利用度为 62%，最大浓度出现在给药后的第 7～8 天，约为 30.9mg/L，分布容积为 78ml/kg，该药主要分布在血浆中。另外，未发现该药在特定器官或组织内有选择性摄取。奥马珠单抗主要通过肝肠循环系统和在内皮细胞中降解消除，极少量通过胆汁排泄消除。皮下给药后，平均消除半衰期是 26 天，清除率似乎与体重相关(即体重增加一倍，清除率也增加一倍)。虽然缺乏药物在不同年龄段人群的药动学数据，但少量的儿童、12～18 岁青少年和老年人的药动学数据表明，该药在不同年龄段服药者体内的药动学数据没有差异；来自患者的药动学数据还较少。

研究人员用分子排阻色谱法和超速离心法分别测定了 IgE 与奥马珠单抗和另一结构不同的抗 IgE 鼠-人嵌合型单克隆抗体体外形成的免疫复合物水平。结果表明，免疫复合物水平较低，奥马珠单抗与 IgE 体外形成的复合物水平取决于二者的摩尔比。当物质的量比为 1∶1 时，免疫复合物水平最高，绝大多数复合物的分子质量约为 1000kDa[33]。复合物的典型结构为环状六聚体。环状结构限制了复合物的大小。当抗体或抗原过量时，会形成小的异源三聚体；当抗原和抗体的物质的量比为 3 或 3 以上时，基本测不到六聚体。

Fox 等[34]研究了食蟹猴静脉注射奥马珠单抗和 IgE 后组织分布及 rhuMAb-E25-IgE 复合物的形成情况。研究人员给体内 IgE 浓度较高的野生食蟹猴静脉注射单剂量的 ^{125}I-rhuMAb-E25。随后，血清 SHC 分析结果显示，rhuMAb-E25-IgE 复合物大小有限，与体外抗原过量时形成的小型复合物类似。在给药后的 1h 和 96h 分别采集动物的组织，未发现放射活性呈组织特异性的分布。

奥马珠单抗和 rhuMAb-E25-IgE 免疫复合物主要经肾脏排泄[33]。免疫复合物清除率低于 IgE 的清除率，半衰期为 3 周。所以，虽然游离的 IgE 水平下降，但总 IgE(IgE 与奥马珠单抗形成的复合物和游离 IgE)水平在奥马珠单抗治疗期间是上升的。有研究根据患者基线 IgE 水平和体重情况，探讨了不同给药频率对疗效的影响。结果发现，每 4 周给药一次和每 2 周给药一次对 IgE 的平均抑制效果相似，安全性方面也无差异[35]。

14.4　奥马珠单抗的临床研究与应用

14.4.1　奥马珠单抗抗哮喘的临床研究

早期以轻度和中度变应性哮喘患者为对象的研究显示，抗 IgE 治疗疗效确切，对变应原诱导的早期和晚期支气管收缩反应有明显抑制作用。气道重构是哮喘的主要特征，参与重构的组织包括网状板增厚，上皮组织、黏膜下、平滑肌及血管等的组织结构改变。IgE 是导致气道重构的重要因子之一，故抗 IgE 治疗有助于抑制过敏性瀑布效应并逆转气道重构，减小哮喘患者气道壁的厚度，减轻气道炎症[36, 37]。中重度变应性哮喘和皮肤点刺试验阳性的儿童、青少年和成人患者静脉给予奥马珠单抗后，哮喘加重的现象和皮质激素用量都减少[38, 39]。但是，也有研究认为，6～11 岁持续性严重哮喘儿童不宜常规应用奥马珠单抗[40]。此外，奥马珠单抗通过下调嗜碱性粒细胞和类浆细胞的树突状细胞表面的 FcεRⅠ表达的机制，可有效治疗非变应性哮喘[41]。

来自体内外的研究认为，抗 IgE 抗体可靶向影响表达 IgE 的 B 细胞并抑制 IgE 的持续产生，其原因是抗 IgE 抗体可以与表达 IgE 的 B 细胞上的 mIgE 结合。因为 mIgE 是 B 细胞表面的一类受体，正如抗 IgM 或抗 IgG 抗体的作用那样，抗 IgE 抗体可影响 B 细胞信号转导，甚至导致 B 细胞溶解。但是，分泌 IgE 的浆细胞并不表达 mIgE，所以，可能不会受到抗 IgE 抗体的影响。但分泌 IgE 的浆细胞由表达 mIgE 的 B 细胞分化而来，如果浆细胞的来源被抗 IgE 治疗阻断，则已有的浆细胞可在数周至数月内死亡殆尽，最终 IgE 分泌也将会减少。此外，记忆 B 细胞也可能会受抗 IgE 抗体的影响，导致此类细胞消亡的分子机制可能是细胞凋亡，或是诱发了免疫耐受或免疫无能。若果真如此，抗 IgE 抗体对哮喘基础病变过程的影响或许是长期的。考虑到奥马珠单抗对 B 细胞和 DC 的作用(参见 14.4.2 相关内容)，长期使用该药进行治疗也许最终可以纠正变应性炎症背后潜在的致病缺陷。

临床研究结果显示，虽然安慰剂组哮喘加重的发病率和发作次数有所降低，但奥马珠单抗组哮喘加重的发病率和发作次数[“哮喘加重”可定义为需口服或静脉注射皮质类激素药物或用双倍剂量的基础吸入性类固醇药物(inhaled corticosteroids，ICS)仍无法阻止的哮喘]明显低于安慰剂组。患者明显减少了对 ICS 的依赖，其中部分患者不再需要药物治疗。与安慰剂组相比，接受奥马珠单抗治疗的患者 ICS 剂量也明显降低，且完全停止 ICS 治疗的患者比例大幅提升。研究还观察到，哮喘的症状也有改善，用于抢救的支气管扩张剂的用量也大大减少。奥马珠单抗还改善了哮喘儿童和成人哮喘相关的生活质量[33, 42~46]。

预防潜在的威胁生命的哮喘发作，不仅有益于患者，而且可有效降低哮喘治疗的费用，故降低哮喘加重的发病率是哮喘治疗的重要目标[47]。3 项奥马珠单抗Ⅲ期临床研究结果的汇总分析结果显示，奥马珠单抗治疗的患者每 100 例患者年不定期门诊和急诊就诊人数明显少于安慰剂治疗的患者就诊次数(门诊为 21.3 vs 35.5，比值比为 0.60，P<

0.01；急诊为 1.8 vs 3.8，比值比 0.47，P＝0.05）。重要的是，每 100 例患者年住院事件由安慰剂组的 3.42 降至奥马珠单抗组的 0.26，比值比为 0.08（P＜0.01）[48]。

尽管目前的治疗方案可控制多数哮喘，但至少有 5%的哮喘严重到用 ICS 或长效 β_2 受体激动剂（long active β_2-receptor agonist，LABA）都无法有效控制住。在哮喘人群中，这部分患者病情加重和死亡的风险很高，亟需得到更有效的治疗。一项双盲、平行对照、多中心临床研究（INNOVATE）[受试者为大剂量ICS和LABA（GINA step 4）仍未完全控制的严重持续哮喘患者]中，受试者随机接受 28 周的奥马珠单抗或安慰剂作为补充治疗。结果显示，与安慰剂相比，奥马珠单抗显著降低了临床意义的哮喘发作率（P＝0.042）（消除了哮喘发作病史基线不平衡的干扰）。奥马珠单抗还将严重哮喘发作率降低了 50%（0.24 vs 0.48，P＝0.002），且到急诊就诊的患者人数明显减少（0.24 vs 0.43，P＝0.038）[49]。INNOVATE 研究结果还表明，奥马珠单抗是有效的治疗未能完全控制的严重持续性或难治性哮喘的补充治疗药物。另一项类似适应证和治疗方案的临床研究也支持了上述研究结论，认为奥马珠单抗可给接受标准治疗的严重或持续性哮喘患者带来更多益处[50]。

7 项临床试验研究结果汇总的分析进一步证实了奥马珠单抗治疗严重持续性哮喘的疗效[51]。奥马珠单抗治疗作为目前哮喘治疗的补充治疗，使哮喘的发病率显著降低 38%，总的急诊率降低 47%（与对照组相比，P＜0.001）。奥马珠单抗是难治性哮喘必不可少的治疗药物。亚组分析显示，奥马珠单抗的疗效不受患者年龄、FEV_1、性别及血清 IgE 浓度大小的影响。对于年龄在 18 岁以下、IgE 水平高于 150IU/ml 及患有严重的肺功能不全（预计 FEV_1＜60%）的患者来说，奥马珠单抗的疗效更理想。一项在马耳他开展的临床研究显示，长期应用奥马珠单抗（52 周），可有效控制哮喘症状、明显缓解哮喘恶化、减少对皮质激素类药物全身给药的依赖，以及改善哮喘控制测试（asthma control test，ACT）评分[52]。儿童哮喘发病率呈逐年升高的趋势，随着对哮喘各种表型认识的深入，哮喘治疗策略日趋复杂。但抗 IgE 的治疗药物在儿童哮喘治疗中仍占有重要的地位，其在疗效、不良反应等方面与成人用药区别不大[53]。临床上，皮下注射抗原免疫疗法（subcutaneous immunotherapy，SCIT）一般禁用于中度以上严重的持续性哮喘。但近期的研究表明，只要加强用药监护且预先使用奥马珠单抗，此类患者应用 SCIT 也是安全、有效的[54]。

一项为期 22 周随机开放的研究评价了奥马珠单抗作为 ICS 和 LABA 方案的补充治疗对严重哮喘患者生存质量的影响。结果表明，虽然奥马珠单抗对急救药物使用、哮喘发作次数和不良事件发生没有显著性影响，但相较于安慰剂，奥马珠单抗能明显提高哮喘生存质量评估表（asthma quality of life questionaire，AQLQ）的得分（P＜0.001），改善患者的生活质量，患者耐受良好[55]。

最近的气道疾病相关的临床研究 *Meta* 分析表明，作为吸入性固醇类药物和固醇类药物用量减药过程中的辅助用药，奥马珠单抗可防止哮喘加重，降低住院率。奥马珠单抗可显著减少患者对吸入性固醇类药物的依赖。目前尚不清楚奥马珠单抗的最佳疗效是否受血清 IgE 基线水平值的影响[22]。总之，现有临床研究证明奥马珠单抗对中重度变应性哮喘具有较确切而显著的疗效。

14.4.2　奥马珠单抗的抗炎作用

炎症的发生和发展常常以炎性相关的细胞因子的大量释放、水平升高为特征。奥马珠单抗对白细胞介素水平的影响很复杂，但不会降低所有的 Th2 相关白细胞介素水平。一项针对哮喘的研究发现，研究人员在奥马珠单抗给药前和给药 16 周后分别检测了循环 IL-5、IL-6、IL-8、IL-10、IL-13 及 s-ICAM 的水平。结果发现，奥马珠单抗可显著降低受试者体内 IL-13 水平($P<0.01$)，IL-5 和 IL-8 水平也有所降低，而循环中的其他活性介质的水平未见变化[56]。导致这种对循环细胞因子浓度影响有差异的原因尚不清楚。但是，外周血细胞因子的变化只是评估炎症过程的一般性指标。

抗 IgE 抗体可间接下调嗜碱性粒细胞表面的 FcεRⅠ数量[57]。研究表明，患者服用抗 IgE 抗体 3 个月后，其体内嗜碱性粒细胞上的 FcεRⅠ密度降低 95%～99%；抗 IgE 单抗降低豚草过敏个体血清 IgE 水平，同时使循环中嗜碱性粒细胞上的 FcεRⅠ表达显著下降 99%[18]。接受过抗 IgE 治疗的患者体内分离的嗜碱性粒细胞对抗原的体外刺激极不敏感，组胺释放量非常少，而且皮肤对抗原刺激(皮肤点刺试验)的反应性下降，这些现象背后的机制可能是游离 IgE 的急剧减少，将导致嗜碱性粒细胞表面的 FcεRⅠ相对过剩，从而加速了后者的降解[58]。

DC 在炎症过程中的 T 辅助细胞(Th)分化环节发挥重要作用，其中 1 型 DC 可促进 Th1 分化，而 2 型 DC 是 Th2 细胞效应的重要影响因子。2 型 DC 被称为免疫效应的“看门者”[59]，IgE 与 2 型 DC 的 FcεRⅠ受体结合可增强变应原的摄取量及免疫效应。奥马珠单抗治疗除了可以下调嗜碱性粒细胞表面 FcεRⅠ的表达外，还可迅速抑制 1 型和 2 型前树突状细胞亚群表面 FcεRⅠ的表达[11]。在花粉季节，奥马珠单抗诱发的肥大细胞少量分泌 IL-4 可显著降低髓系树突状细胞的数量，从而引起 T 细胞效应的免疫调节，抑制 IgE 介导的Ⅰ型超敏反应[21]。研究发现，奥马珠单抗治疗豚草诱发的鼻炎过程中，各时间点(第 7、14、21、28、35、42 天)的嗜碱性粒细胞 FcεRⅠ表达明显下降(与安慰剂相比)($P<0.001$)[11]。

此外，在接受奥马珠单抗治疗的个体中，DC1 和 DC2 细胞上 FcεRⅠ数量减少的程度与服药者血清游离 IgE 水平相关，DC2 细胞 FcεRⅠ表达与 DC1 细胞和嗜碱性粒细胞的 FcεRⅠ表达也相关。FcεRⅠ表达在嗜碱性粒细胞中的数量最多可减少 73%，而在 DC1 细胞中为 52%，在 DC2 细胞中为 83%。奥马珠单抗抗 IgE 效应可调节这些细胞的 FcεRⅠ表达，其抑制效应的动力学也相似[11]。

嗜酸性粒细胞增多症也是临床常见的慢性疾病，发病率和死亡率较高。最近一项研究探讨了奥马珠单抗对免疫学变化所诱导的嗜酸性粒细胞增多的影响。与安慰剂组相比，服用奥马珠单抗组的细胞凋亡标志物(膜联蛋白 V)水平显著升高，而细胞坏死标志物(7-氨基-放线菌素)、嗜酸性粒细胞活化 CD69 或 Fas 受体(CD95)等的水平未见改变；GM-CSF、淋巴细胞数下降；$IL-2^-$和 $IL-13^+$淋巴细胞数也明显减少。与安慰剂相比，两组的 IL-5、IFN-γ 或 TNF-α 等指标无显著性差异。此外，抗 IgE 治疗可能使痰液和组织中嗜酸性粒细胞减少，同时降低了 $CD3^+$、$CD4^-$和 $CD8^+$ T 淋巴细胞数量[60]。这些发现进一步证实，通过诱导嗜酸性粒细胞凋亡和下调炎性细胞因子 IL-2 和 IL-13 的方式，奥马珠单抗具有抗炎活性[61]。嗜酸性粒细胞增多的中耳炎患者接受 3 个月的奥马珠单抗治疗后，患者中耳流出物中嗜酸性阳离子蛋白（eosinophil cationic protein，ECP）浓度显著降低，这说明奥马珠单抗可通过抑制IL-5生成而抑制中耳内的嗜酸性粒细胞增多性炎症和ECP的产生[62]。

木村病（Kimura's disease）是一种 IgE 介导的，发生于头颈部软组织的皮下肉芽肿瘤，患者嗜酸性粒细胞计数和血清 IgE 水平升高。给予患者 8 个周期的 300mg 奥马珠单抗，每两周皮下注射给药 1 次。4 个月后检查肿瘤大小及每个月检测外周血嗜酸性粒细胞和嗜碱性粒细胞数量。结果发现，肿瘤缩小、嗜酸性粒细胞和嗜碱性粒细胞计数均下降，提示奥马珠单抗在该病治疗中具有重要的价值[63]。

14.4.3　奥马珠单抗在免疫调节治疗中的作用

抗原特异性治疗（specific immunotherapy，SIT）是目前唯一最有效的对因治疗方法。已发表的 Cochrane 分析报告证实，SIT 可以减轻哮喘症状、减少药物的使用并改善支气管的高反应性[64]。但 SIT 常受限于严重的全身不良反应和过敏反应。克服这些障碍的方法是在 SIT 基础上加用免疫调节剂，后者旨在增加调节性 T 细胞水平和（或）抑制 Th2 细胞因子的产生并减少过敏免疫反应的介质，以降低免疫系统识别抗原而致的高抗体水平[51, 64, 65]。奥马珠单抗降低循环中 IgE 水平，干扰 B 细胞分泌 IgE 及其所引发的级联反应[66~69]。德国进行的一项以小草花粉和桦树花粉过敏的儿童及青少年为对象的奥马珠单抗联合 SIT 的治疗中，与单用 SIT 比较，奥马珠单抗加 SIT 在整个花粉季节均可减轻受试者症状（$P<0.001$）；研究还发现，奥马珠单抗的保护作用与致敏原的类型无关[70, 71]；IgE 水平越高，过敏症状越严重[72]。奥马珠单抗抑制 IgE 介导的炎性介质释放，季节性过敏性鼻炎儿童接受奥马珠单抗治疗后，体内硫化白三烯水平显著降低（$P=0.001$）[68]；此外，鼻黏膜分泌的嗜酸性粒细胞阳离子蛋白和类胰蛋白酶水平也降低[73]。目前，奥马珠单抗联合 SIT 治疗是最新的免疫调节疗法，4 个双盲安慰剂对照的临床试验均显示出该联合治疗的良好疗效和安全性[74~78]；在 SIT 前给予奥马珠单抗可降低 SIT 引起的 IgE 介导的全身性反应。目前的研究结果只适用于轻、中度变应性哮喘和其他过敏性反应，对于重度哮喘和该联合用药的长期疗效还有待于进一步研究。

对于食物过敏的患者，奥马珠单抗可增加患者对经口免疫治疗（oral immunotherapy，OIT）致敏原的耐受剂量，当奥马珠单抗辅助免疫治疗，用于食物过敏和过敏性反应时，可增加免疫治疗的给药速度和剂量[79, 80]。

14.4.4　奥马珠单抗治疗荨麻疹的作用

在一项Ⅲ期多中心随机双盲临床试验中，研究人员评价了规定剂量的奥马珠单抗治疗 H_1-抗组胺药无效的轻、中度慢性特发性荨麻疹的疗效。结果表明，12 周时，给药组（150mg 以上）的基线瘙痒程度分数明显低于安慰剂对照组，预先规定的二级终点指标亦呈剂量依赖性地降低[81]。另一项研究显示，75%接受奥马珠单抗治疗的荨麻疹患者(包括儿童在内)疗效满意，不良反应极少[82]。类似研究也认为，奥马珠单抗是治疗慢性自发性荨麻疹和慢性诱导荨麻疹的快速而有效的药物[83, 84]。对于难治的严重荨麻疹，长期服用奥马珠单抗也有效，未见不良反应[85]。对于传统的非镇静类 H_1 受体拮抗剂治疗效果不佳的慢性特发性/自发性荨麻疹，加用奥马珠单抗可有效改善荨麻疹活动评分及瘙痒、表皮条痕等症状[86~88]。

临床研究显示，奥马珠单抗对于特应性皮炎也有效。一项为期 28 周，有 20 例中重度特应性皮炎受试者参加的开放的临床试验结果表明，对于那些体内缺乏丝聚合蛋白突变体，以及以甘油磷脂水平高为特征的脂代谢变异的受试者，奥马珠单抗均有效[89]。

14.4.5　奥马珠单抗的临床应用

抗 IgE 单抗治疗的主要目标是清除血清游离 IgE。早期的临床试验已经证实临床疗效的差异与游离 IgE 水平有关，最佳疗效出现在血清游离 IgE 浓度小于 25ng/ml 或 10.4IU/ml 时[74]。为获得最佳疗效，应结合服药者治疗前血清 IgE 水平和服药者治疗前的体重来考虑给药剂量[72]。最小剂量是每 4 周 1IU/ml IgE 给药 0.016mg/kg，必要时可分次服用。给药剂量不应根据给药后的总 IgE 水平变化进行调整；患者体重有明显改变时，剂量需调整。对于肝或肾衰竭患者，剂量不必调整。在 IgE/体重的比值较大范围内，均可通过调整奥马珠单抗剂量来抑制早期哮喘反应症状[90]。

奥马珠单抗可快速地显著降低血清游离 IgE 水平，明显抑制豚草诱发的鼻腔容积减小。在皮下注射奥马珠单抗后 24h 内，血清游离 IgE 水平会下降至基线值的 1%。对于药物治疗无效的患者，常规监测血清游离 IgE 水平可解释无效的原因[91, 92]。临床症状的改善常伴随着 DC1、DC2 及嗜碱性粒细胞表面表达的 FcεRⅠ密度的降低。至于服药后评估药物的治疗效果，则用药疗程至少要达到 12 周[93]。

抗 IgE 治疗的最佳疗程尚不得知，但很可能需要以疗效剂量依赖方式连续服用药物。由于停药后表达 IgE 的 B 细胞在数周至数月内重新产生，故有必要重复给药。恢复治疗时应以处方最初规定的剂量给药。只有当体重变化很大时，才需调整给药剂量。

如果抗 IgE 药物能够抑制分泌 IgE 的记忆性 B 细胞的话，则连续暴露过敏原可能会使免疫反应转向产生其他类型抗体，故抗原免疫治疗与抗 IgE 治疗联合应用也许可以成为另外一种治疗严重变应性反应疾病的新方法。

FDA 批准的奥马珠单抗适应证为：年龄 12 岁以上患有中度至重度持续性哮喘，皮肤试验呈阳性，或长期吸入过敏性抗原及吸入皮质类固醇药物后哮喘症状未完全控制的患者。奥马珠单抗无特定的药物相互作用，在多数情况下，可与皮质类固醇药物和其他抗哮喘药物合用，以帮助减少对类固醇药物的依赖；全身或吸入给予的类固醇药物的剂量应逐渐减至较低剂量，而不应突然停药。

奥马珠单抗的绝对禁忌证包括：曾发生过针对奥马珠单抗的严重超敏反应；IgE 水平低于 30IU/ml 或高于 700IU/ml。但亦有大剂量奥马珠单抗治疗血清 IgE 水平超过 700IU/ml 的成功案例[94]；奥马珠单抗不应用于治疗急性支气管痉挛或哮喘持续状态。

奥马珠单抗还可用于治疗过敏性鼻炎、鼻息肉等 IgE 水平升高的相关疾病。这类疾病在人群中普遍流行，多与哮喘合并存在。奥马珠单抗可显著降低患者鼻、眼症状严重程度的评分值、减少急救药物(抗组胺药)的使用并提高用药者的生活质量；同时患有变应性鼻炎、鼻息肉和支气管哮喘的患者可从奥马珠单抗治疗中获益[76, 95~100]。

抗 IgE 单抗还可减轻易感儿童由花生诱导的变应性反应的症状[101]。特应性皮炎[102]、特发性寒冷性荨麻疹[103]及变应性支气管肺曲菌病亦是抗 IgE 单抗的适应证[104]。一项研究提示奥马珠单抗对于治疗医务人员所患的乳胶过敏症也有效[94]。

通常凡是与 IgE 水平异常升高相关的临床疾病，均可以考虑单独或联合应用奥马珠单抗进行治疗。奥马珠单抗的临床应用尚有待更多的临床研究来评价。

14.4.6　奥马珠单抗的不良反应

所有服用奥马珠单抗的受试者的全身不良事件均类似。这些不良事件按严重程度可分为轻度至中度。报告最多的不良事件是：疲倦、关节痛、皮疹、腹泻、恶心、呕吐、眩晕、鼻出血、月经过多、瘙痒、皮炎及血肿等。其他全身不良反应有：病毒性感染(23%)、上呼吸道感染(20%)、鼻窦炎(16%)、头痛(15%)及咽炎(11%)等。各临床试验迄今尚未发现抗 IgE-IgE 免疫复合物性疾病，也未发现补体激活或结合的证据。曾发生在猴子中的血小板异常未在人体临床试验中发现[105]。

大约 45%接受奥马珠单抗治疗的患者注射部位发生包括溃破、发红、发热及烧灼感在内的反应，且出现这些不良反应的比例较安慰剂更高(12% vs 9%)。一般来说，这类反应常发生在注射后 1h 以内，但随着治疗的继续，发生率会下降。

绝大多数不良反应属轻度至中度不良反应，发生率与安慰剂组类似。然而，FDA 在评估奥马珠单抗的临床数据后，确认该药潜在的安全风险包括过敏反应和致癌作用。在 4127 例服用奥马珠单抗的患者中，20 例(0.5%)患上恶性肿瘤；而在对照组 2236 例中，只有 5 例(0.2%)患上肿瘤。观察到的恶性肿瘤包括：类型各异的上皮细胞癌症和实体器官癌症，如乳腺癌、黑色素瘤、非黑色素瘤、皮肤癌、前列腺癌及腮腺癌等。这一现象提示，奥马珠单抗治疗与癌症无特异性关联。此外，奥马珠单抗组与安慰剂组恶性肿瘤发病率的差异没有统计学意义，从所得数据中无法推测出药物与恶性肿瘤有明确的关联[106, 107]。

由于大多数患者奥马珠单抗疗效观察只有一年，癌症高风险患者接受更长时间的药物治疗的效应尚不清楚。尤其是癌症发生率是否会随药物疗程的延长或随患癌风险的加大而升高，目前这还是一个未知数。所以，在进一步弄清二者关系之前，奥马珠单抗或许不该用于有癌症病史或有癌症家族遗传史的患者。

目前尚无有关药物对人类妊娠和哺乳的危害方面的资料。在动物实验中，未发现奥马珠单抗有母体毒性、胚胎毒性或在器官形成期的致畸毒性，或在受孕晚期、分娩期及哺乳期对胎儿/新生儿的生长发育有不良作用。相反，奥马珠单抗(与 IgG 类似)可以跨越胎盘屏障并从乳汁中分泌。胎儿和新生儿吸收该药的风险尚不清楚。近期的一项研究显示，哮喘病史的孕妇服用奥马珠单抗并不会发生胎儿畸形、早产、低体重、小于胎龄儿等不良反应[108]。目前，奥马珠单抗属于“B 类”药物，在必要的情况下，可用于孕妇。

理论上服用奥马珠单抗可能诱导产生抗药物中鼠源部分的抗体，但截至目前尚未发现因此类抗体的产生而导致的免疫复合物介导的病理性反应。另外，奥马珠单抗用药一年以上的疗效和安全性尚未可知，同样，停药后临床疗效能维持多久也不太清楚。由于哮喘属慢性病，长期研究(尤其是儿童用药)在药物整个开发阶段评估其血清 IgE 抑制作用是必要的。Kamin 等认为，儿童过敏性疾病长期服用奥马珠单抗，是安全、可耐受的[75]。

14.5　小结与展望

奥马珠单抗是重组的人源单克隆抗体，可降低循环中 IgE 水平、减少肥大细胞和嗜碱性粒细胞上高亲和力受体(FcεRⅠ)的表达，是公认的哮喘和荨麻疹治疗药物。《哮喘防治的全球倡议(The Global Initiatives for Asthma，GINA)指南》中，奥马珠单抗被视为皮质激素的重要替代药物，用于未能控制的哮喘治疗。另外，奥马珠单抗还可用于各类 IgE 介导的疾病[109]。

奥马珠单抗的问世代表了变应性疾病患者又有了一种新疗法可供选择。奥马珠单抗在过敏性免疫反应的起始端发挥作用，这为抗 IgE 单抗影响免疫调节并促成意义深远的长期疗效提供了可能性。过敏性鼻炎、过敏性胃肠炎、过敏反应和特应性皮炎均由 IgE 介导——直接参与的超敏反应和间接诱导产生慢性变应性炎症——奥马珠单抗未来的用途将更加宽广。由于皮肤和气道的变态反应性疾病存在着多个亚类，即使未见总的 IgE 水平升高或缺乏特异性 IgE，抗 IgE 治疗仍将有助于判断疾病发生的内在原因和性质。

尽管近 20 年来单克隆抗体药物获得了巨大的发展，经历了鼠源单抗、人-鼠嵌合单抗、人源化单抗、人单抗等几个阶段，鼠源性蛋白的成分逐步减少，最终下降为零，免疫原性下降延长了其在体内的半衰期，使长期治疗成为可能。但是，由于人单抗或人源化单抗生产成本高、价格昂贵及一些严重的不良反应等问题，其临床应用受限。因此，研制开发更高效、更安全、更方便给药的抗体药物是未来抗体药物研发的方向。

新型抗体药物的开发包括：①构建双特异性抗体，这是新型单克隆抗体药物研究的重要方向。②减弱 Fc 介导的效应。由于 Fc 介导的效应通常并不能增强抗体的疗效，反而可能导致一些不良反应，如感染、诱发肿瘤等。故通过 Fc 的设计改造，将 Fc 介导的效应最小化，以减少不良反应。Fc 段点突变和糖基化是常用方法。③构建无 Fc 段的抗体片段。此类抗体缺乏 Fc 关联的效应，且半衰期延长。④通过基因突变改变 IgG 的氨基酸序列或者糖基化修饰 Fc，增强单克隆抗体与 FcεR 的结合力，调节它们之间的相互作用，延长单克隆抗体的血浆半衰期。研究发现 Fc 的 3 个突变 Met252Tyr、Ser254Thr、Thr256Glu，可以使人源化的呼吸道合胞病毒特异性 IgG1 在猕猴体内的半衰期增加 3 倍[110]。最近发现延长半衰期的 Fc 突变也能增强这些抗体的体内功效[111]。

(张　骏　李茂萍　蔡永明　刘昌孝)

参考文献

[1] Ishizaka K, Ishizaka T. Biological function of gamma E antibodies and mechanisms of reaginic hypersensitivity. Clin Exp Immunol, 1970, 6(1): 25-42.

[2] Maizels N. Yin outwits Yang at the IgE locus. Nat Immunol, 2003, 4(1): 7-8.

[3] Maizels RM, Yazdanbakhsh M. Immune regulation by helminth parasites: cellular and molecular mechanisms. Nat Rev Immunol, 2003, 3(9): 733-744.

[4] Yazdanbakhsh M, van den Biggelaar A, Maizels RM. Th2 responses without atopy: immunoregulation in chronic helminth infections and reduced allergic disease. Trends Immunol, 2001, 22(7): 372-377.

[5] Geha RS, Jabara HH, Brodeur SR. The regulation of immunoglobulin E class-switch recombination. Nat Rev Immunol, 2003, 3(9): 721-732.

[6] Sutton BJ, Gould HJ. The human IgE network. Nature, 1993, 366(6454): 421-428.

[7] Garman SC, Wurzburg BA, Tarchevskaya SS, et al. Structure of the Fc fragment of human IgE bound to its high-affinity receptor Fc epsilonRI alpha. Nature, 2000, 406(6793): 259-266.

[8] Turner H, Kinet JP. Signalling through the high-affinity IgE receptor Fc epsilonRI. Nature, 1999, 402(6760 Suppl): B24-30.

[9] Allam JP, Niederhagen B, Bucheler M, et al. Comparative analysis of nasal and oral mucosa dendritic cells. Allergy, 2006, 61(2): 166-172.

[10] Borkowski TA, Jouvin MH, Lin SY, et al. Minimal requirements for IgE-mediated regulation of surface Fc epsilon RI. J Immunol, 2001, 167(3): 1290-1296.

[11] Prussin C, Griffith DT, Boesel KM, et al. Omalizumab treatment downregulates dendritic cell FcepsilonRI expression. J Allergy Clin Immunol, 2003, 112(6): 1147-1154.

[12] Macglashan D Jr. IgE and Fc(epsilon)RI regulation. Ann N Y Acad Sci, 2005, 1050: 73-88.

[13] Novak N, Bieber T. Allergic and nonallergic forms of atopic diseases. J Allergy Clin Immunol, 2003, 112(2): 252-262.

[14] Henchoz S, Gauchat JF, Aubry JP, et al. Stimulation of human IgE production by a subset of anti-CD21 monoclonal antibodies: requirement of a co-signal to modulate epsilon transcripts. Immunology, 1994, 81(2): 285-290.

[15] Kijimoto Ochiai S. CD23(the low-affinity IgE receptor)as a C-type lectin: a multidomain and multifunctional molecule. Cell Mol Life Sci, 2002, 59(4): 648-664.

[16] Saini SS, MacGlashan D. How IgE upregulates the allergic response. Curr Opin Immunol, 2002, 14(6): 694-697.

[17] Aubry JP, Pochon S, Graber P, et al. CD21 is a ligand for CD23 and regulates IgE production. Nature, 1992, 358(6386): 505-507.

[18] Bonnefoy JY, Plater-Zyberk C, Lecoanet-Henchoz S, et al. A new role for CD23 in inflammation. Immunol Today, 1996, 17(9): 418-420.

[19] Maurer D, Ebner C, Reininger B, et al. Mechanisms of Fc epsilon RI-IgE-facilitated allergen presentation by dendritic cells. Adv Exp Med Biol, 1997, 417: 175-178.

[20] Kalinski P, Hilkens CM, Wierenga EA, et al. T-cell priming by type-1 and type-2 polarized dendritic cells: the concept of a third signal. Immunol Today, 1999, 20(12): 561-567.

[21] Liu YJ, Kanzler H, Soumelis V, et al. Dendritic cell lineage, plasticity and cross-regulation. Nat Immunol, 2001, 2(7): 585-589.

[22] Normansell R, Walker S, Milan SJ, et al. Omalizumab for asthma in adults and children. Cochrane Database Syst Rev, 2014, 1: Cd003559.

[23] Platts-Mills TA. The role of immunoglobulin E in allergy and asthma. Am J Respir Crit Care Med, 2001, 164(8 Pt 2): S1-5.

[24] Gounni AS, Wellemans V, Yang J, et al. Human airway smooth muscle cells express the high affinity receptor for IgE(Fc epsilon RI): a critical role of Fc epsilon RI in human airway smooth muscle cell function. J Immunol, 2005, 175(4): 2613-2621.

[25] Barnes PJ. Anti-IgE therapy in asthma: rationale and therapeutic potential. Int Arch Allergy Immunol, 2000, 123(3): 196-204.

[26] Chang AS, Chang SM. Nongenomic steroidal modulation of high-affinity serotonin transport. Biochim Biophys Acta, 1999, 1417(1): 157-166.

[27] Davis FM, Gossett LA, Pinkston KL, et al. Can anti-IgE be used to treat allergy? Springer Semin Immunopathol, 1993, 15(1): 51-73.

[28] Presta L, Shields R, O'Connell L, et al. The binding site on human immunoglobulin E for its high affinity receptor. J Biol Chem, 1994, 269(42): 26368-26373.

[29] Shields RL, Whether WR, Zioncheck K, et al. Inhibition of allergic reactions with antibodies to IgE. Int Arch Allergy Immunol, 1995, 107(1-3): 308-312.

[30] Chung KF. Anti-IgE monoclonal antibody, omalizumab: a new treatment for allergic asthma. Expert Opin Pharmacother, 2004, 5(2): 439-446.

[31] Boulet LP, Chapman KR, Cote J, et al. Inhibitory effects of an anti-IgE antibody E25 on allergen-induced early asthmatic response. Am J Respir Crit Care Med, 1997, 155(6): 1835-1840.

[32] Fahy JV, Fleming HE, Wong HH, et al. The effect of an anti-IgE monoclonal antibody on the early-and late-phase responses to allergen inhalation in asthmatic subjects. Am J Respir Crit Care Med, 1997, 155(6): 1828-1834.

[33] Lemanske RF Jr, Nayak A, McAlary M, et al. Omalizumab improves asthma-related quality of life in children with allergic asthma. Pediatrics, 2002, 110(5): e55.

[34] Fox JA, Hotaling TE, Struble C, et al. Tissue distribution and complex formation with IgE of an anti-IgE antibody after intravenous administration in cynomolgus monkeys. J Pharmacol Exp Ther, 1996, 279(2): 1000-1008.

[35] Lowe PJ, Georgiou P, Canvin J. Revision of omalizumab dosing table for dosing every 4 instead of 2 weeks for specific ranges of bodyweight and baseline IgE. Regul Toxicol Pharmacol, 2014, 71(1): 68-77.

[36] Hoshino M, Ohtawa J. Effects of adding omalizumab, an anti-immunoglobulin E antibody, on airway wall thickening in asthma. Respiration, 2012, 83(6): 520-528.

[37]Rabe KF, Calhoun WJ, Smith N, et al. Can anti-IgE therapy prevent airway remodeling in allergic asthma? Allergy, 2011, 66(9): 1142-1151.

[38] Busse W, Corren J, Lanier BQ, et al. Omalizumab, anti-IgE recombinant humanized monoclonal antibody, for the treatment of severe allergic asthma. J Allergy Clin Immunol, 2001, 108(2): 184-190.

[39] Soler M, Matz J, Townley R, et al. The anti-IgE antibody omalizumab reduces exacerbations and steroid requirement in allergic asthmatics. Eur Respir J, 2001, 18(2): 254-261.

[40] Burch J, Griffin S, McKenna C, et al. Omalizumab for the treatment of severe persistent allergic asthma in children aged 6-11 years: a NICE single technology appraisal. Pharmacoeconomics, 2012, 30(11): 991-1004.

[41] Garcia G, Magnan A, Chiron R, et al. A proof-of-concept, randomized, controlled trial of omalizumab in patients with severe, difficult-to-control, nonatopic asthma. Chest, 2013, 144(2): 411-419.

[42] Buhl R, Hanf G, Soler M, et al. The anti-IgE antibody omalizumab improves asthma-related quality of

life in patients with allergic asthma. Eur Respir J, 2002, 20(5): 1088-1094.

[43] Caminati M, Senna G, Chieco Bianchi F, et al. Omalizumab management beyond clinical trials: The added value of a network model. Pulm Pharmacol Ther, 2014, 29(1): 74-79.

[44] Finn A, Gross G, van Bavel J, et al. Omalizumab improves asthma-related quality of life in patients with severe allergic asthma. J Allergy Clin Immunol, 2003, 111(2): 278-284.

[45] D'Amato G, Stanziola A, Sanduzzi A, et al. Treating severe allergic asthma with anti-IgE monoclonal antibody (omalizumab): a review. Multidiscip Respir Med, 2014, 9(1): 23.

[46] Rogers L, Reibman J. Stepping down asthma treatment: how and when. Curr Opin Pulm Med, 2012, 18(1): 70-75.

[47] Masoli M, Fabian D, Holt S, et al. The global burden of asthma: executive summary of the GINA Dissemination Committee report. Allergy, 2004, 59(5): 469-478.

[48] Corren J, Casale T, Deniz Y et al. Omalizumab, a recombinant humanized anti-IgE antibody, reduces asthma-related emergency room visits and hospitalizations in patients with allergic asthma. J Allergy Clin Immunol, 2003, 111(1): 87-90.

[49] Humbert M, Beasley R, Ayres J, et al. Benefits of omalizumab as add-on therapy in patients with severe persistent asthma who are inadequately controlled despite best available therapy (GINA 2002 step 4 treatment): INNOVATE. Allergy, 2005, 60(3): 309-316.

[50] Hanania NA, Alpan O, Hamilos DL, et al. Omalizumab in severe allergic asthma inadequately controlled with standard therapy: a randomized trial. Ann Intern Med, 2011, 154(9): 573-582.

[51] Bousquet J, Siergiejko Z, Swiebocka E, et al. Persistency of response to omalizumab therapy in severe allergic (IgE-mediated) asthma. Allergy, 2011, 66(5): 671-678.

[52] Gouder C, West LM, Montefort S. The real-life clinical effects of 52 weeks of omalizumab therapy for severe persistent allergic asthma. Int J Clin Pharm, 2015, 37(1): 36-43.

[53] Huffaker MF, Phipatanakul W. Pediatric asthma: guidelines-based care, omalizumab, and other potential biologic agents. Immunol Allergy Clin North Am, 2015, 35(1): 129-144.

[54] Lambert N, Guiddir T, Amat F, et al. Pre-treatment by omalizumab allows allergen immunotherapy in children and young adults with severe allergic asthma. Pediatr Allergy Immunol, 2014, 25(8): 829-32 .

[55] Rubin AS, Souza-Machado A, Andradre-Lima M, et al. Effect of omalizumab as add-on therapy on asthma-related quality of life in severe allergic asthma: a Brazilian study (QUALITX). J Asthma, 2012, 49(3): 288-293.

[56] Noga O, Hanf G, Brachmann I, et al. Effect of omalizumab treatment on peripheral eosinophil and T-lymphocyte function in patients with allergic asthma. J Allergy Clin Immunol, 2006, 117(6): 1493-1499.

[57] MacGlashan DW Jr, Bochner BS, Adelman DC, et al. Serum IgE level drives basophil and mast cell IgE receptor display. Int Arch Allergy Immunol, 1997, 113(1-3): 45-47.

[58] 王顺涛, 冯建南, 黎燕, 等. 抗 IgE 抗体的研究进展. 细胞与分子免疫学杂志, 2004, 20(5): 640-642.

[59] Upham JW. The role of dendritic cells in immune regulation and allergic airway inflammation. Respirology, 2003, 8(2): 140-148.

[60] Djukanovic R, Wilson SJ, Kraft M, et al. Effects of treatment with anti-immunoglobulin E antibody omalizumab on airway inflammation in allergic asthma. Am J Respir Crit Care Med, 2004, 170(6): 583-593.

[61] Wechsler ME, Fulkerson PC, Bochner BS, et al. Novel targeted therapies for eosinophilic disorders. J Allergy Clin Immunol, 2012, 130(3): 563-571.

[62] Iino Y, Hara M, Hasegawa M, et al. Effect of omalizumab on biomarkers in middle ear effusion in

patients with eosinophilic otitis media. Acta Otolaryngol, 2014, 134(4): 366-372.

[63] Nonaka M, Sakitani E, Yoshihara T. Anti-IgE therapy to Kimura's disease: A pilot study. Auris Nasus Larynx, 2014, 41(4): 384-388.

[64] Abramson MJ, Puy RM, Worm JM. Injection allergen immunotherapy for asthma. Cochrane Database Syst Rev, 2008, 8: CD001186.

[65] Berstein DI, Wanner M, Liss GM. Twelve-year survey of fatal reactions to allergen injections and skin testing: 1990-2001. J Allergy Clin Immunol, 2004, 113(6): 1129-1136.

[66] Eckman JA, Sterba PM, Kelly D, et al. Effects of omalizumab on basophil and mast cell responses using an intranasal cat allergen challenge. J Allergy Clin Immunol, 2010, 125(4): 889-895.

[67] Holgate S, Smith N, Massanari M, et al. Effects of omalizumab on markers of inflammation in patients with allergic asthma. Allergy, 2009, 64(12): 1728-1736.

[68] Kopp MV, Brauburger J, Riedinger F, et al. The effect of anti-IgE treatment on in vitro leukotriene release in children with seasonal allergic rhinitis. J Allergy Clin Immunol, 2002, 110(5): 728-735.

[69] Kopp MV, Stenglein S, Kamin W, et al. Omalizumab(Xolair) in children with seasonal allergic rhinitis: leukotriene release as a potential in vitro parameter to monitor therapeutic effects. Pediatr Allergy Immunol, 2007, 18(6): 523-527.

[70] Kuehr J, Brauburger J, Zielen S, et al. Efficacy of combination treatment with anti-IgE plus specific immunotherapy in polysensitized children and adolescents with seasonal allergic rhinitis. J Allergy Clin Immunol, 2002, 109(2): 274-280.

[71] Rolinck-Werninghaus C, Hamelmann E, Keil T, et al. The co-seasonal application of anti-IgE after preseasonal specific immunotherapy decreases ocular and nasal symptom scores and rescue medication use in grass pollen allergic children. Allergy, 2004, 59(9): 973-979.

[72] Bang LM, Plosker GL. Omalizumab: a review of its use in the management of allergic asthma. Treat Respir Med, 2004, 3(3): 183-199.

[73] Bez C, Schubert R, Kopp M, et al. Effect of antiimmunoglobulin E on nasal inflammation in patients with seasonal allergic rhinoconjunctivitis. Clin Exp Allergy, 2004, 34(7): 1079-1085.

[74] Casale TB, Bernstein IL, Busse WW, et al. Use of an anti-IgE humanized monoclonal antibody in ragweed-induced allergic rhinitis. J Allergy Clin Immunol, 1997, 100(1): 110-121.

[75] Kamin W, Kopp MV, Erdnuess F, et al. Safety of anti-IgE treatment with omalizumab in children with seasonal allergic rhinitis undergoing specific immunotherapy simultaneously. Pediatr Allergy Immunol, 2010, 21(1 Pt 2): e160-165.

[76] Kopp MV, Hamelmann E, Zielen S, et al. Combination of omalizumab and specific immunotherapy is superior to immunotherapy in patients with seasonal allergic rhinoconjunctivitis and co-morbid seasonal allergic asthma. Clin Exp Allergy, 2009, 39(2): 271-279.

[77] Massanari M, Nelson H, Casale T, et al. Effect of pretreatment with omalizumab on the tolerability of specific immunotherapy in allergic asthma. J Allergy Clin Immunol, 2010, 125(2): 383-389.

[78] Kuhl K, Hanania NA. Targeting IgE in asthma. Curr Opin Pulm Med, 2012, 18(1): 1-5.

[79] Lieberman JA, Chehade M. Use of omalizumab in the treatment of food allergy and anaphylaxis. Curr Allergy Asthma Rep, 2013, 13(1): 78-84.

[80] Nadeau KC, Kohli A, Iyengar S, et al. Oral immunotherapy and anti-IgE antibody-adjunctive treatment for food allergy. Immunol Allergy Clin North Am, 2012, 32(1): 111-133.

[81] Kaplan AP. Biologic agents in the treatment of urticaria. Curr Allergy Asthma Rep, 2012, 12(4): 288-291.

[82] Maurer M, Rosen K, Hsieh HJ, et al. Omalizumab for the treatment of chronic idiopathic or spontaneous

urticaria. N Engl J Med, 2013, 368(10): 924-935.
[83] Metz M, Ohanyan T, Church MK, et al. Omalizumab is an effective and rapidly acting therapy in difficult-to-treat chronic urticaria: a retrospective clinical analysis. J Dermatol Sci, 2014, 73(1): 57-62.
[84] Saini S, Rosen KE, Hsieh HJ, et al. A randomized, placebo-controlled, dose-ranging study of single-dose omalizumab in patients with H1-antihistamine-refractory chronic idiopathic urticaria. J Allergy Clin Immunol, 2011, 128(3): 567-573.
[85] Fiorino I, Loconte F, Rucco AS, et al. Long-term treatment of refractory severe chronic urticaria by omalizumab: analysis of two cases. Postepy Dermatol Alergol, 2014, 31(5): 332-334.
[86] Mitchell S, Balp MM, Samuel M, et al. Systematic review of treatments for chronic spontaneous urticaria with inadequate response to licensed first-line treatments. Int J Dermatol, 2014, Dec 16. doi: 10. 1111/ijd. 12727. [Epub ahead of print].
[87] Saini SS, Bindslev-Jensen C, Maurer M, et al. Efficacy and safety of omalizumab in patients with chronic idiopathic/spontaneous urticaria who remain symptomatic on h1 antihistamines: a randomized, placebo-controlled study. J Invest Dermatol, 2015, 135(1): 67-75.
[88] Wieder S, Maurer M, Lebwohl M. Treatment of severely recalcitrant chronic spontaneous urticaria: a discussion of relevant issues. Am J Clin Dermatol, 2015, 16(1): 19-26.
[89] Hotze M, Baurecht H, Rodriguez E, et al. Increased efficacy of omalizumab in atopic dermatitis patients with wild-type filaggrin status and higher serum levels of phosphatidylcholines. Allergy, 2014, 69(1): 132-135.
[90] Zielen S, Lieb A, de La Motte S, et al. Omalizumab protects against allergen-induced bronchoconstriction in allergic(immunoglobulin E-mediated) asthma. Int Arch Allergy Immunol, 2013, 160(1): 102-110.
[91] Hamilton RG, Marcotte GV, Saini SS. Immunological methods for quantifying free and total serum IgE levels in allergy patients receiving omalizumab(Xolair) therapy. J Immunol Methods, 2005, 303(1-2): 81-91.
[92] Korn S, Haasler I, Fliedner F, et al. Monitoring free serum IgE in severe asthma patients treated with omalizumab. Respir Med, 2012, 106(11): 1494-1500.
[93] Bousquet J, Wenzel S, Holgate S, et al. Predicting response to omalizumab, an anti-IgE antibody, in patients with allergic asthma. Chest, 2004, 125(4): 1378-1386.
[94] Leynadier F, Doudou O, Gaouar H, et al. Effect of omalizumab in health care workers with occupational latex allergy. J Allergy Clin Immunol, 2004, 113(2): 360-361.
[95] Bousquet J, Cabrera P, Berkman N, et al. The effect of treatment with omalizumab, an anti-IgE antibody, on asthma exacerbations and emergency medical visits in patients with severe persistent asthma. Allergy, 2005, 60(3): 302-308.
[96] Chervinsky P, Casale T, Townley R, et al. Omalizumab, an anti-IgE antibody, in the treatment of adults and adolescents with perennial allergic rhinitis. Ann Allergy Asthma Immunol, 2003, 91(2): 160-167.
[97] Gevaert P, Calus L, van Zele T, et al. Omalizumab is effective in allergic and nonallergic patients with nasal polyps and asthma. J Allergy Clin Immunol, 2013, 131(1): 110-116.
[98] Holgate S, Casale T, Wenzel S, et al. The anti-inflammatory effects of omalizumab confirm the central role of IgE in allergic inflammation. J Allergy Clin Immunol, 2005, 115(3): 459-465.
[99] Holgate ST, Djukanovic R, Casale T. Anti-immunoglobulin E treatment with omalizumab in allergic diseases: an update on anti-inflammatory activity and clinical efficacy. Clin Exp Allergy, 2005, 35(4): 408-416.
[100] Tsabouri S, Tseretopoulou X, Priftis K, et al. Omalizumab for the treatment of inadequately controlled allergic rhinitis: a systematic review and meta-analysis of randomized clinical trials. J Allergy Clin

Immunol Pract, 2014, 2(3): 332-340. e1.

[101] Leung DY, Sampson HA, Yunginger JW, et al. Effect of anti-IgE therapy in patients with peanut allergy. N Engl J Med, 2003, 348(11): 986-993.

[102] Vigo PG, Girgis KR, Pfuetze BL, et al. Efficacy of anti-IgE therapy in patients with atopic dermatitis. J Am Acad Dermatol, 2006, 55(1): 168-170.

[103] Boyce JA. Successful treatment of cold-induced urticaria/anaphylaxis with anti-IgE. J Allergy Clin Immunol, 2006, 117(6): 1415-1418.

[104] Tanou K, Zintzaras E, Kaditis AG. Omalizumab therapy for allergic bronchopulmonary aspergillosis in children with cystic fibrosis: a synthesis of published evidence. Pediatr Pulmonol, 2014, 49(5): 503-507.

[105] Lanier BQ, Corren J, Lumry W, et al. Omalizumab is effective in the long-term control of severe allergic asthma. Ann Allergy Asthma Immunol, 2003, 91(2): 154-159.

[106] Tan RA, Corren J. Safety of omalizumab in asthma. Expert Opin Drug Saf, 2011, 10(3): 463-471.

[107] Li J, Goulding M, Seymour S, et al. EXCELS study results do not rule out potential cancer risk with omalizumab. J Allergy Clin Immunol, 2015, 135(1): 289.

[108] Namazy J, Cabana MD, Scheuerle AE, et al. The xolair pregnancy registry(EXPECT): The safety of omalizumab use during pregnancy. J Allergy Clin Immunol, 2015, 135(2): 407-412.

[109] Incorvaia C, Mauro M, Russello M, et al. Omalizumab, an anti-immunoglobulin E antibody: state of the art. Drug Des Devel Ther, 2014, 8: 197-207.

[110] Dall'Acqua WF, Kiener PA, Wu H. Properties of human IgG1s engineered for enhanced binding to the neonatal Fc receptor(FcRn). J Biol Chem, 2006, 281(33): 23514-23524.

[111] Zietkowski Z, Skiepko R, Tomasiak-Lozowska MM, et al. RANTES in exhaled breath condensate of patients with severe persistent allergic asthma during omalizumab therapy. Int Arch Allergy Immunol, 2011, 154(1): 25-32.

第 15 章　帕利珠单抗（Palivizumab，Synagis）

15.1　发 展 概 述

15.1.1　呼吸道合胞病毒及相关疾病

呼吸道合胞病毒（respiratory syncytial virus，RSV）感染是造成世界范围内婴幼儿急性呼吸道感染最常见的原因之一[1~3]，也是儿童和老年人下呼吸道疾病的重要致病原[4~6]。血清学证据显示，几乎所有两岁以下儿童均经历过一次或数次 RSV 感染，且重复感染十分常见。其中，有1%～3%的健康婴儿因初次感染 RSV 需要到医院接受下呼吸道抗感染（lower respiratory tract infection，LRTI）的治疗[7]，这种情况的发生率在高危风险人群中甚至超过 10%。RSV 疾病的高危人群包括：患有慢性肺病和肺部支气管发育不良（chronic lung disease/bronchial pulmonary hypoplasia，CLD/BPD）的婴儿、妊娠期不足 36 周的早产儿、患有临床上显著的先天性心脏病（congenital heart disease，CHD）的婴儿和患有严重免疫抑制病的婴儿[8, 9]。尽管如此，在所有因 RSV 急性 LRTI 入院治疗的儿童中，没有任何上述风险因素的比例仍占到 50%，并且大部分这些前期妊娠足月且健康的婴儿年龄不超过 6 个月[10, 11]。与 RSV 的 LRTI 相关的长期后遗症包括哮喘病，并且增加了患支气管哮喘显型的风险[12, 13]。

尽管患者体内常年可分离得到 RSV，但在婴儿和儿童中因 RSV 传染导致的 LRTI 通常发生在气候温和国家的深秋、冬天和早春。在热带和亚热带气候下，RSV 传染病同样常见，但具有更加复杂的季节性因素，并且疾病的传染还与人口密度、湿度和温度的变化有关[14]。RSV 感染初期通常会引发上呼吸道感染（upper respiratory tract infection，URTI），随后发展为 LRTI 的临床症状，一般表现为细支气管炎和肺炎。较少情况下，RSV LRTI 的症状为喉气管支气管炎（格鲁布性喉头炎）、支气管炎或伴有呼吸暂停（尤其在儿童和早产儿中）。中耳炎是另一种 RSV 常见的后遗症。尽管药物介入疗法在临床上已十分普遍，但患者从中受益十分有限。在住院患者中，使用喷雾肾上腺素和吸入性支气管扩张剂进行治疗尚缺乏有效的证据支持，但这些有限的证据表明上述药物可能对到医院就诊的支气管炎患者产生短期的疗效[15, 16]。系统的糖皮质激素治疗并未显著改善病患的临床症状[17]，另外，使用抗病毒药物三唑核苷治疗 RSV 疾病仍具有争议性[18, 19]。

15.1.2　抗体的靶标：RSV 病毒

RSV 是一个不分段的负链 RNA 基因组包膜病毒，是单股负链病毒目中的副黏病毒家族成员之一[20]。RSV 基因组的分子质量为15.2kb，由 10 个基因组成，这些基因在由病毒编码的聚合酶作用下，以 3′端到 5′端进行转录，并翻译成 12 种蛋白质(图 15-1)。

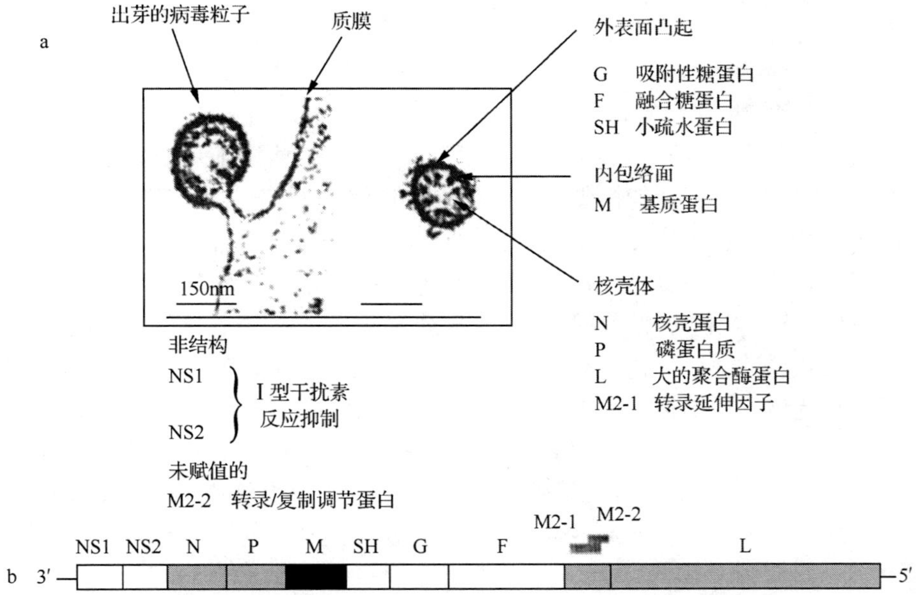

图 15-1　呼吸道合胞病毒(RSV)病毒粒子、蛋白质和基因组

a. 出芽和游离的病毒粒子的电子显微镜照片(病毒结构蛋白的位置用箭头指示)。G. 吸附性糖蛋白；F. 融合糖蛋白；SH. 小疏水蛋白；M. 基质蛋白；N. 核壳蛋白；P. 磷蛋白质；L. 大的聚合酶蛋白；M2-1. 转录延伸因子；M2-2. 转录/复制调节蛋白。NS1 和 NS2. 非结构蛋白。b. 负链单链 RNA 基因组的组织示意图(未按比例)

病毒聚合酶由大的聚合酶蛋白(L)、磷酸蛋白(P)和转录延伸因子 M2-2 蛋白组成。M2-2 蛋白在感染周期出现，在转录到 RNA 复制的过程中起到调节作用[21]。非结构性蛋白 NS-1 和 NS-2 并不参与组成病毒粒子，但它们是宿主感染反应的重要毒性因子[22]。内部基质蛋白 M 在病毒组装过程中起重要作用，且当病毒从顶端的呼吸道上皮细胞表面出芽后，病毒包膜来源于宿主细胞的质膜。包膜含有 3 种跨膜表面糖蛋白，分别为吸附性糖蛋白 G、融合糖蛋白 F 和小疏水性蛋白 SH。G 和 F 糖蛋白是诱导感染性中和抗体的保护性抗原。用单克隆抗体(monoclonal antibody，mAb)可区分两类抗原性亚类蛋白(A 和 B)。然而，G 蛋白序列在亚类 A 和亚类 B 病毒(51%氨基酸与胞外域一致[20])之间存在很大分歧；F 蛋白序列更加保守(91%氨基酸与胞外域一致[23])，并且针对 F 蛋白的抗体一般可在两种亚类中发生交叉反应。RSV 的 F 蛋白介导病毒包膜和宿主细胞质膜之间的融合，从而释放病毒粒子到细胞质中。在随后的复制周期中，F 蛋白表达于顶端的表皮细胞表面并产生细胞与细胞的融合，引起多核合胞体的产生。F 蛋白是由类型 1 糖蛋白合成的一种前导蛋白(F0)，并通过宿主蛋白酶酶解为二硫环连接的亚单位(F1 和 F2)而活化，酶解切割释放一个在 F1 亚单位的 N 端的疏水融合多肽，有研究认为该多肽直接参与了靶细胞的不稳定及膜融合。蛋白质在病毒包膜中形成三聚体，通过 α 螺旋卷曲螺旋维持稳定[24]。在 RSV 病毒粒子中，融合蛋白 F 是重要的抗体药物靶点，中和抗体对融合蛋白 F 抗原位点 A 的结合速率(K_{on})的变化更能反映出抗体中和 RSV 病毒粒子效力的高低，以及糖蛋白突变株 RSV 病毒粒子对中和抗体的逃逸能力[25]。

15.1.3　相关疾病的保护作用

RSV 感染并不能引发消除性免疫，即易发重复感染，即使相同的 RSV 菌株感染也不例外。然而，感染后可引起一些保护性蛋白的产生，因此后续的 RSV 感染一般不会引起严重的疾病。在严重感染 RSV 的治疗中，针对 F 或 G 糖蛋白的 RSV 中和抗体是必要的。细胞介导的免疫反应也能提供暂时性的保护作用[26]，其保护机制是限制病毒复制，而不是阻止 RSV 感染。新生婴儿从受感染的母体中获得的 IgG 能保护其免受 RSV 感染，因此，携带有高滴度母体 RSV 中和抗体的新生婴儿在前 6 个月中较少发生严重的 RSV 疾病[27]。在有 RSV 复制的呼吸道系统中，被动获得的 RSV 中和抗体数量的确定，最初是在棉鼠的 RSV 发病机制的模型中发现的[28]。在这种动物模型中，滴度为 1∶380 或更高的血清中和抗体可抑制肺组织中全部或几乎全部 RSV 的复制(图 15-2)。被动转移的 IgG 在肺组织中效果明显，但上呼吸道(upper respiratory tract，UTR)黏膜表面对于血清 IgG 存在渗透限制性作用，因此上述效果在 URT 中并不明显。如果在感染部位存在足够高滴度的抗体，那么抗体能预防感染，但一般情况下抗体只起到限制病毒复制的作用。

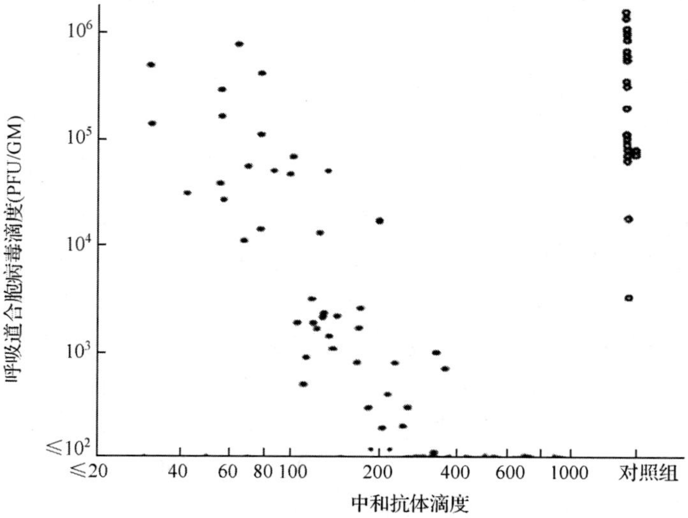

图 15-2　以滴度为 10^4 的 RSV 鼻内感染棉鼠，于 24h 后腹腔注射 RSV 免疫血清或对照血清，其肺部 RSV 滴度和血清 RSV 中和抗体滴度的关系

基于以上数据，人类多克隆抗体(RSV-IVIG，RespiGam，Medimmune)得以问世，其制备来源于经过筛选的、具有高滴度血清 RSV 中和抗体的捐赠者。当给予高危患儿 RSV-IVIG(15ml/kg 剂量)进行预防性注射后，可显著抑制 RSV LRTI 的疾病进程，同时减少 RSV 相关的住院治疗。但是，RSV-IVIG 并不能预防 RSV 的感染[29, 30]。值得引起重视的是，RSV-IVIG 注射可导致 CHD 患儿死亡率的增加，这可能与 RSV-IVIG 的剂量或黏性较大有关。RSV-IVIG 于 1996 年通过 FDA 的批准，用于预防由 RSV 引起的严重下呼吸道感染或治疗小于 24 月龄患有支气管肺发育不良(BPD)的早产儿童(≤35 周的妊娠期)。目前，RSV-IVIG 已被帕利珠单抗取代并停止使用。

15.1.4　抗体的构建

美国国立过敏传染病研究所及美国国立健康研究所的传染病实验室(LID)共同完成了抗原位点及 RSV F 糖蛋白中和表位的详细分析。其中，F 糖蛋白是一类可诱导中和抗体反应的 RSV 包膜糖蛋白。Beeler 和 Coelingh 采用 18 个针对 RSV 亚组 A 菌株 A2F 蛋白的鼠源 mAb 来完成此分析[31]。其中，11 个抗体通过鼻内 RSVA2 病毒株免疫 BALB/c 小鼠产生，并在 3 周后以可表达 RSV F 蛋白的重组牛痘病毒进行腹腔加强免疫。4 周后，小鼠再次以蔗糖梯度纯化的 RSV 经静脉注射加强免疫。按照 Kohler 和 Milstein 的方法将脾淋巴细胞与 NS-1 鼠骨髓瘤细胞融合[32]。

竞争性结合试验确定了 3 种非重叠的抗原位点(A、B 和 C)和一个桥接点(AB)，并筛选到 13 个 mAb 耐受的突变体，进一步采用临床 RSV 分离物中和 mAb 的方式鉴定了 16 个 F 蛋白上的表位。将 26 个临床分离物(18 个亚组 A 和 5 个亚组 B，1956～1985 年分离得到)与 18 个 mAb 进行交叉中和反应，结果发现，抗原位点 A 和 C 是高度保守的，然而抗原位点 B 的变化性较强[31]。针对抗原位点 A 的 9 个病毒中和 mAb 可有效抑制细胞间的融合，这提示结合位点或许紧邻发挥融合作用的活性部位。在这些针对抗原位点 A 的鼠源性抗体中，研究者筛选出其中一种抗体(mAb1129)进行人源化及临床评价。

Johnson 和 Wu 等的综述详细描述了人源化 mAb1129 的研发过程[33, 34]。研究人员利用 PCR 和定点突变技术对不同重链(V_H)和轻链(V_L)进行重新组合[35]，并以带有 J-Kappa-4 的人 K102 序列[36]作 V_L 框架区的模板，人 Cor 和 Cess 序列分别用于 V_H FR1 和 FR4 的模板[37~39]。用已知 MCPC603 抗体晶体结构的协同作用确定互补决定区(complementary determining region，CDR)。相关 CDR 的 DNA 序列来源于鼠 mAb1129 B 细胞，将其导入编码一个人 IgG1 分子的可变区(Fab)和恒定区(Fc)的 DNA 中。除了 V_L CDR1 中的 4 个氨基酸，所有的 CDR 保留在 mAb1129 中。由于在人源化的时候产生合成错误[34]，V_L 氨基酸残基 24～27(在鼠 V_L CDR1 中是 KCQL)被序列 SASS(非鼠非人)替换。

V_H FR4 和 V_L FR4 中的氨基酸 A105 没有被人源化，基于 MCPC603 抗体的协同作用，该位点被假定为能维持结合位点的结构完整性[33]。最近，关于帕利珠单抗亲和力的研究证明，这两个鼠源性氨基酸残基并没有起到显著增强抗体亲和力的作用，因此第二代制备的抗体被完全人源化，以最大限度地降低抗体潜在的免疫原性[34]。

15.2　作用机制及临床前研究结果

帕利珠单抗通过结合至 RSV 亚组 A 和 B 融合糖蛋白的胞外结构域，进而中和 RSV 的感染，同时也可抑制 RSV 感染细胞的胞间融合。非临床研究结果确定了帕利珠单抗的抗体结合动力学参数，并阐明了作用机制。研究者利用 Biacore 实时生物传感器系统检测帕利珠单抗的结合特性。Biacore 芯片以经免疫亲和纯化的 RSVA2 菌株 F 蛋白进行包被，同时在一定的抗体浓度范围内(12～460nmol/L)检测蛋白质的结合和解离情况。分析结果显示，帕利珠单抗的结合速率常数和解离常数分别为 $3\times10^5 M^{-1}s^{-1}$ 和 $4.3\times10^{-5}s^{-1}$[33]。Bates 等的最新研究发现，帕利珠单抗对 F 融合蛋白抗原性 A 位点的结合速率常数更能反映抗体对病毒粒子的有效中和效力，而解离常数对中和效力的反应相关性并不十分明显[25]。

研究者分别开展了 3 个不同的生物学试验旨在评估帕利珠单抗的体外中和活力[33]。首先，在经典的噬菌斑还原试验中，系列稀释的帕利珠单抗分别与 50 个形成噬菌斑单位的 RSV A 菌株 Long 和 RSV B 菌株 18537 进行预孵育，然后固定到 HEp-2 单层 1h，使细胞得到感染。将病毒抗体悬浮液从细胞中除掉，再用甲基纤维素覆盖，以防止病毒释放到液体培养基中或通过液体传播到其他细胞。孵育 5～6 天后，计算病毒引起的噬菌斑。在试验中，帕利珠单抗的 EC_{50} 值约为 2μg/ml。

在另外两个体外试验中，在 96 孔板中用 RSV F 蛋白特异结合的 ELISA（enzyme-linked immunosorbent assay）方法测定 RSV F 蛋白表达的数量以对 RSV 的复制情况进行定量分析。试验方法主要包括两种：一种采用抗体和 RSV 预孵育，再添加 HEp-2 细胞（微量中和法试验）；另一种是首先感染单层细胞，4h 后移除病毒悬浮液并添加抗体（融合抑制试验）。以微量中和法试验计算的帕利珠单抗 EC_{50} 为 0.1μg/ml；以融合抑制试验计算的 EC_{50} 为 0.2μg/ml。仅就微量中和法和融合抑制试验结果来看，单克隆抗体产品的效力是多克隆抗体制备物 RSV-IVIG 的 20～30 倍[33]。在初期研究中，当使用较高的抗体浓度时[33]，帕利珠单抗显示出对临床分离物广谱的中和作用（34 个亚组 A 和 23 个亚组 B 分离物）。

帕利珠单抗的体内效价是以棉鼠为动物模型进行确定的。棉鼠染毒前一天肌内注射或静脉注射帕利珠单抗，染毒当日经鼻腔接种 10^5 的噬菌斑形成单位（plaque-forming unit，PFU）的 RSV 亚组 A 菌株 Long 或亚组 B 菌株 18537，肺组织的病毒滴度在染毒后第 4 天进行测定，其结果见表 15-1。对于任一病毒，肌内注射或静脉注射 2.5mg/ml 帕利珠单抗，可使病毒滴度下降 99%，对应于染毒时帕利珠单抗的血清浓度约为 30μg/ml[33]。

表 15-1　静脉给予帕利珠单抗后棉鼠肺组织中 RSV 的复制情况

帕利珠单抗剂量[a] /(mg/kg)	N[b]	血清浓度/(μg/ml)[c]	RSV 滴度 /(log_{10}PFU/g 组织)[d]	RSV 滴度下降值 /(log_{10}PFU/g 组织)
0	18	0	5.1±0.1	0
0.312	7	2.7±0.6	4.7±0.1	0.4
0.629	17	5.3±0.3	4.4±0.1	0.7
1.25	18	10.1±0.3	3.5±0.2	1.6
2.5	17	28.6±2.2	3.0±0.2	2.1
5.0	15	55.6±3.4	2.1±0.1	3.0
10.0	18	117.6±5.1	＜2.0	＞3.1

注：a. 帕利珠单抗提前一天给予（鼻腔接种 10^5 噬菌斑形成前一天）。

b. 数据由 3 个独立的试验所得。

c. 帕利珠单抗血清浓度为第 0 天数据（RSV 染毒当天）。

d. 肺组织中 PFU 在染毒后 4 天测定

除了上述效价的研究，在小鼠体内进行的大量安全性实验排除了帕利珠单抗在首次或二次染毒后，因低于抑制剂量的抗体浓度而引发的病毒复制能力增强或 RSV 诱导肺病理加重的可能性。对这些安全问题的关注可追溯至 20 世纪 60 年代，当时医生用甲醛灭活的 RSV 疫苗进行儿童接种，获得免疫的儿童首次被野生型 RSV 感染后却出现了加重的 RSV 症状。那时的解释是母体的抗体可能与增强疾病作用相关，然而时至今日，研究者认为中和抗体的缺乏和 Th2-嗜 T 细胞反应可能引起了 RSV 疾病程度的增强[40]。

15.3　抗体的生产及商品化

15.3.1　抗体生产

帕利珠单抗的生产是来源于 NSO 鼠骨髓瘤细胞系中的一株稳定细胞系。研发者筛选了 21 株候选生产细胞系的生长率和抗体分泌率，并从中选择了一株合适的细胞系用于注册细胞库和主细胞库(master cell bank，MCB)的生物克隆[41]。MCB 需要具有较大容量，并且无外来物污染，遗传及性状稳定。由 MCB 产生的工作细胞库(working cell bank，WCB)安全、无菌、无外来物污染，并且在 DNA 基因水平上与 MCB 一致。

遵循常规的 FDA 建议，可提前批准相似的生产流程以减少因工艺改变而需要提交的报告，MedImmune 公司进行了在不同条件下生产的帕利珠单抗的比较性评价。这些研究的目的是检测在帕利珠单抗的生产过程中是否发生了抗体的翻译后修饰(脱氨基、氧化或寡糖变化)，因为这些修饰可能导致 mAb 结合或清除的改变[42]。通过对超过 25 个临床前、临床和生产批次药物的生物化学功能进行分析，从而得到用于可比性试验的参数范围[42]。Ⅰ～Ⅲ期的临床试验所用原料的生产是在逐级增大的生物反应器中进行的(20L、45L、100L 和 200L)，连续三批生产是在同一车间的 500L 反应器中进行的，并用于检测结合活力、纯度和微观不均一性。检测方法包括 F 蛋白特异性的 ELISA、分子筛排阻色谱、单糖组成、寡糖剖面和 MALDI-TOF。每单批次产品进行十二烷基硫酸钠-聚丙烯酰胺凝胶电泳(SDS-PAGE)、等电聚焦、毛细管电泳和免疫印迹的分析，并与各批次结果具有可比性。从 20～500L 罐批次生产得到的综合数据用于 FDA 的产品注册。一旦在第二个地址开始生产，则该地址的放大工艺需再次用相关标准进行平行测试。

15.3.2　剂型与规格

目前，帕利珠单抗(Synagis)的临床应用包括两种剂型(冻干粉和液体)，且仅用于肌内注射(IM)。由于液体剂型无需复溶过程而更易使用(用无菌水重悬的冻干粉剂型肌内注射约需要 20min)，因此于 2004 年 7 月获得了 FDA 的批准。目前，液体和冻干粉两种剂型均可使用。每支 100mg 装的瓶装干粉含 67.5mg 甘露醇、8.7mg 组氨酸和 0.3mg 甘氨酸，使用时溶于 1.0ml 无菌注射用水中。帕利珠单抗液体制剂为无菌、不含防腐剂的溶液，其外观澄清或呈浅乳白色，pH 6.0。单支瓶装的帕利珠单抗液体制剂规格为 100mg/ml/1.2ml，同时含 4.7mg 的组氨酸和 0.1mg 的甘氨酸。另有，两种剂型均另有每支 50mg 的规格。液体配方不含甘露醇，渗透压 52mosm/kg，而重悬干粉的渗透压为 462mosm/kg。

关于帕利珠单抗的两种剂型，不同研究团队均分别采用随机双盲试验对比分析两种剂型的差异。在一项包括 153 例早产婴儿参与的Ⅱ期临床试验中，帕利珠单抗的液体剂型和冻干粉剂型显示出一致的生物等效性和相似的安全性[43]。Makari 等在一项有 413 例早产儿和慢性肺病儿童参与的Ⅳ期临床试验中发现，两种剂型在预防 RSV 效果方面没有差异，两种剂型组的严重不良反应发生率分别为液体剂型组 8.5%和冻干粉剂型组 5.9%，但这些严重不良反应都证实与药物无关；另外，仅冻干粉剂型组出现一例体内产生抗药抗体的患者 [44]。

15.4 临 床 研 究

帕利珠单抗是首个获得批准的用于预防 RSV 的单克隆抗体[45]。直至 2012 年，为了考察帕利珠单抗在治疗严重 RSV 感染(即需要住院治疗的发病率)中的安全性和有效性，进行了 23 次以上的临床试验，参与的志愿者人数超过 400 000 例[45]。其中两次Ⅲ期临床试验非常关键，奠定了帕利珠单抗治疗 RSV 的基础。第一次Ⅲ期临床试验在早产儿中进行，部分早产儿患有 BPD/CLD，该试验结果促使 FDA 于 1998 年批准了该药上市；2003 年，第二次Ⅲ期临床试验在患有显著 CHD 的 2 岁以下儿童中进行，此次试验结果将帕利珠单抗的适应证扩大到针对这些高危患者群体的预防性保护中。两次临床试验的详细内容见表 15-2。

表 15-2　帕利珠单抗的Ⅲ期临床试验

试验名称	时间	受试者例数(*n*)		RSV 住院治疗的发病率/%		RSV 住院治疗的发病减少率/%	
		空白对照	帕利珠单抗	空白对照	帕利珠单抗	绝对值	相对值
IMpact-RSV[8]	1996～1997 年	500	1002	10.6	4.8	5.8	55
CHD Trial[9]	1998～2002 年	648	645	9.7	5.3	1.4	45

15.4.1　帕利珠单抗对患有 BPD 的早产儿和儿童的治疗作用

IMpact-RSV 试验评估了帕利珠单抗在高危婴儿和儿童中对由严重 RSV 感染而导致的高住院治疗率的预防作用[8]。在 1996～1997 年 RSV 流行季，试验招募了 1502 例早产儿或 BPD 儿童作为志愿者，并进行了 5 次帕利珠单抗(15mg/kg)或安慰剂的治疗。试验采用 2∶1 的随机、双盲、多中心试验，参与者来自美国、英国和加拿大的共 139 个中心。志愿者包括小于 35 孕周和小于 6 月龄的儿童，以及患有 BPD 且小于 24 月龄的儿童(这些患有 BPD 的儿童在招募前的 6 个月内均接受过治疗)。排除条件包括临床上显著的 CHD、RSV 活动性或近期 RSV 感染、距离上次住院治疗超过 30 天、进行机械人工呼吸、预期寿命少于 6 个月、已诊断的肝脏或肾脏功能紊乱、癫痫症、免疫缺失、对 IgG 类产品过敏、在过去 3 个月内接受过 RSV-IVIG 治疗或之前接受过帕利珠单抗和其他 mAb、

RSV 疫苗或其他研究性新药治疗。在定期注射后的 30 天内对患者进行跟踪随访，5 次注射共需 150 天。患者是否需要住院治疗都要经过鉴定，且因呼吸疾病需住院治疗的儿童经商品化试剂盒检测了其 RSV 抗原。主要的终点定义为：①因呼吸性疾病的住院治疗和在呼吸性分泌物中检测到阳性 RSV 抗原；②任何原因的住院治疗、RSV 检测显阳性和最低 LRTI 为 3 分(该分数至少比上次生病前访问的记录高 1 分)。LRTI 评分标准如下：0＝无呼吸性疾病；1＝URTI；2＝轻微 LRI；3＝中度 LRI；4＝严重 LRI；5＝机械人工呼吸。在整个实验过程中报道了不良反应(adverse effect，AE)，并且评估了不良反应与研究药物的潜在关系。以改良后的儿童 AIDS 疫苗试验组毒性表评估了 AE 严重性。两个治疗组在人口统计上是相似的，并有极好的符合性，99%的受试者接受了所有 5 次剂量，93%的研究参与者完成了此次研究。安慰剂组中与 RSV 感染相关的住院发生率为 10.6%，而帕利珠单抗治疗组此概率仅为 4.8%，即每月注射一次帕利珠单抗所产生的预防作用使得绝对住院发生率减少了 5.8%，相对住院发生率显著减少了 55%(显著水平为 P＝0.000 04，95%置信区间为 38%～72%)(表 15-3)。Logistic 回归分析显示胎龄(gestational age，GA)不是 RSV 住院治疗的显著预测指标，在妊娠 32～35 周出生的早产儿中，帕利珠单抗的作用在统计学上仍然是显著的[46]。

表 15-3　帕利珠单抗受试者中 RSV 住院治疗概率：Ⅲ期试验和批准后的临床观察

研究设计方法	观察时期	患者例数(n)	CLD/%	RSV 住院治疗概率百分比/%			呼吸道疾病占 RSV 的比例/%
				总计	仅患有 CLD	不仅患有 CLD	
前瞻性的随机对照试验[8]	1996～1997 年	1002	50	4.8	7.9	1.8	0.95(30)
电话调查(美国)[24]	1998～1999 年	7013	n.a.	1.5	n.a.	n.a.	n.a.
回顾性分析表格[6]	1998～1999 年	1839	22	2.3	4.0	2.1	n.a.
前瞻性、观察性、单组分析(加拿大、欧洲)[76]	1998～1999 年	565	n.a.	2.1	n.a.	n.a.	0.57(24)
前瞻性、观察性、单组分析(法国)[77]	1999～2000 年	516	81	7.6	9.0	3.0	0.90(46)
前瞻性、观察性、单组分析(加拿大)[78]	1999～2000 年	444	23	2.4	6.0	1.6	0.84(43)
前瞻性、观察性、单组分析(美国)[79]	2000～2001 年	2116	24	2.9	5.8	2.1	n.a.
前瞻性、观察性、单组分析(西班牙)[82]	2000～2001 年 2001～2002 年	1919	11	4.0	5.6	3.2	n.a.
前瞻性、观察性、基于人口的分析(瑞典)[23]	2000～2001 年 2001～2002 年	390	52	4.1	n.a.	n.a.	n.a.

注：n.a.表示数据未获得

在第二次疗效终点，每 100 例试验招募的儿童中，住院总天数(从 63 天下降到 36 天)、吸氧治疗的总天数(从 51 天下降到 31 天)和 LRI 分数≥3 的总天数(从 47 天下降到 30 天)均显著减少。RSV 住院治疗率的减少导致在医院中总天数的减少。帕利珠单抗治疗组与安慰剂组相比，需要入院治疗患者的平均住院时间是相似的(7.6 天 vs 5.9 天)。在 RSV 住院治疗的患者中，接受帕利珠单抗治疗和接受空白对照药物治疗后，其 RSV 严重程度相似。吸氧治疗的平均天数和 LRI 分数≥3 的平均天数在两组中也相似。所有入院的(任何原因)和所有呼吸性疾病入院(除了非 RSV 入院)的发生率在帕利珠单抗治疗组中显著减少，从而证明其在 RSV 感染高危人群中发挥重要的预防作用。另外，中耳炎的发病率在两组中也相似。

与研究药物有关的不良反应事件发生率在帕利珠单抗受试者中为 11%，在安慰剂受试者中为 10%。此外，在帕利珠单抗和安慰剂对照组中分别有 2.7%和 1.8%的儿童经历了在注射点的不良反应。仅 0.3%的帕利珠单抗受试者由于局部不良反应而未连续注射药物。伴随着全身的不良反应，天冬氨酸氨基转移酶(aspartateaminotransferase，AST)的升高速率在帕利珠单抗治疗组略高于对照组(3.6% vs 1.6%)，但丙氨酸氨基转移酶(alanineaminotransferase，ALT)的升高速率与不良反应无关。所有与研究药物有关的肝脏不良反应出现频率相似。安慰剂对照组中的 5 名儿童(1.0%)和帕利珠单抗治疗组中的 4 名儿童(0.4%)在试验期间死亡。尽管此试验并未强制检测组间死亡率的差异性评价，但研究者仍认为这些儿童的死亡事件与帕利珠单抗无关。

一项在土耳其进行的回顾性分析研究表明，在妊娠期小于 28 周并且处于低社会经济状态家庭的早产儿中，RSV 是造成 LRTI 入院并引发 BPD 的重要因素，而帕利珠单抗的预防性治疗作用对于降低该类早产儿患者群的 LRTI 入院及 BPD 发病都具有非常明显的改善作用，研究者呼吁政府在政策和经济上给予支持[47]。

15.4.2　帕利珠单抗对患有显著 CHD 儿童的治疗作用

第二次随机分组、双盲、安慰剂对照组的多中心Ⅲ期试验旨在评价帕利珠单抗在患有血流动力学显著的 CHD 儿童中的安全性、耐受性和有效性[9]。这次试验招募了 1287 例连续患病 4 年(1998～2002 年)的 CHD 儿童，按照 1∶1 的比例随机分成两组，分别接受 5 次帕利珠单抗(15mg/kg，每月 1 次，IM)或空白对照药物。72%的参与者来自美国和加拿大，28%来自法国、德国、波兰、瑞士和英国。

符合试验条件的儿童为分组时年龄小于 24 个月，且具有血流动力学显著的非手术治疗或仅局部手术记录的 CHD 儿童。一般而言，发绀型 CHD、单心室生理和需药物治疗的无发绀型 CHD 患者被认为有明显的 CHD。心脏或呼吸不稳定的儿童不符合试验条件，包括心脏缺陷严重以致存活期不长或计划做心脏移植的患者。在其他人中，附加排除条件还包括预期存活时间少于 6 个月的、非心脏异常或终末器官功能紊乱的患者，或目前有 RSV、HIV 或其他急性感染疾病的患者[9]。对这些儿童跟踪随访 150 天，即每次帕利珠单抗用药后的 30 天。

所有住院治疗的 CHD 儿童均进行了呼吸性分泌物的 RSV 抗原检测，且保证其接受的住院治疗一致。试验的主要终点为 RSV 住院治疗的发生率，包括首次 RSV 住院治疗和医源性 RSV 住院治疗。首次 RSV 住院定义为对急性心肺疾病的住院治疗，在这些疾病中住院前和住院后在 48h 内对 RSV 抗原检测均呈阳性。

在两个治疗组中，患者的心脏损伤类型相似。在发绀层患者(占所有患者的 53%)中，单心室(发育不全的左心或右心)和法洛四联症的发生率分别为 21.9%和 11.4%。在无发绀层患者中，具有室间隔缺损和房间隔缺损的患者分别占所有招募患者的 18.0%和 7.2%。在研究人群中，心脏缺损的分布表明患有单心室血流动力学的患者(即最严重的 CHD)是这次研究中具有代表性的人群。

这次试验中患者的依从性良好，超过 95%的患者完成了研究。在空白对照组和帕利珠单抗组中，满足首次终点 RSV 住院治疗的患者百分比分别为 9.7%(63/648)和 5.3%(34/639)；首次帕利珠单抗的注射(即首次终点 RSV 住院治疗)可降低 RSV 绝对住院治疗率至 4.4%或相对住院率至 45%。至于第二次终点，RSV 住院治疗的总天数(每 100 位儿童从 129 天降到 57 天，相对减少 56%)和增加吸氧治疗的 RSV 住院治疗天数(每 100 位儿童从 102 天降到 28 天，相对减少 73%)均显著减少。在空白对照组和帕利珠单抗组中，平均 RSV 住院治疗的持续时间分别为 13.3 天和 10.8 天，平均吸氧治疗需求的持续时间分别为 10.4 天和 5.2 天。重症监护病房(intensive care unit，ICU)进入率、ICU 停留天数、机械人工呼吸率和机械人工呼吸的天数在帕利珠单抗组均较低，但没有显示出统计学差异。体外循环方法的心脏手术导致血清帕利珠单抗浓度减少 58%(持续稀释和流出)，表明在体外循环方法后再次给药是必需的[9]。

两个Ⅲ期试验均证实了帕利珠单抗在严重 RSV 疾病的儿童(包括妊娠不大于 35 周出生的婴儿、患有 BPD 2 岁以下的儿童)中的有效性，它可以将这些儿童的住院治疗发病率降至 50%。在妊娠小于 32 周出生的婴儿和妊娠 32～35 周出生的婴儿中其有效性也得以证明。尽管对 CHD 儿童的研究尚缺乏足够的证据进行亚组分析，但在发绀型和非发绀型患者中，均能观察到 RSV 住院治疗的降低。

Homaira 等系统性回顾了帕利珠单抗预防性治疗在降低早产儿和高风险感染儿童 RSV 相关住院治疗率中的作用，他们从发表于 1999～2013 年的 420 篇相关临床研究的论文中进行数据提取和分析。分析结果表明，对妊娠期小于 33 周的早产儿及患有慢性肺病和 CHD 的儿童使用帕利珠单抗进行预防性治疗后，RSV 相关住院治疗率显著降低[48]。

另一项在土耳其进行的临床试验中，研究者评估了帕利珠单抗在患有显著 CHD 儿童中的预防作用。该项研究中，患有 CHD 的儿童随机分组后，分别接受帕利珠单抗预防治疗($n=91$)或无帕利珠单抗预防治疗($n=96$)。患者的个体状况、居家环境和 LRTI 等参数也被考虑在内。研究结果表明，在 LRTI 感染率、复杂 LRTI 发病率、LRTI 相关住院率和 ICU 收治率方面，帕利珠单抗预防治疗组中患者的以上参数均显著低于对照组，该结果肯定了帕利珠单抗在 CHD 儿童中的预防作用[49]。

15.4.3　帕利珠单抗对患有囊胞性纤维症儿童的治疗作用

Robinson 等以随机和准随机方式分析了帕利珠单抗和安慰剂及其他预防措施对于患有囊胞性纤维症(cystic fibrosis，CF)儿童，在降低 RSV 相关的住院治疗率和死亡率方面的差异。在 RSV 流行季节，共有 186 例两岁以下婴儿被列入研究分析，其中 92 例接受连续 5 次的每月帕利珠单抗治疗，94 例给予安慰剂。在随后的 6 个月里，每组各有一例婴儿因 RSV 而住院治疗，但均未出现死亡。在帕利珠单抗治疗组和安慰剂组，分别有 86 例和 90 例婴儿出现不良反应，其中分别有 5 例和 4 例出现相关的副反应，并且分别有 19 例和 16 例出现严重不良反应，一例接受帕利珠单抗治疗并出现严重不良反应的患儿因此退出治疗。在随后的 12 个月里，两组患儿之间在假单胞菌定殖和体重身高比变化上没有显著差异。对于此分析结果，研究者认为需要更多随机性研究来评估帕利珠单抗对患有囊胞性纤维症儿童的疗效和安全性[50]。

15.5 适应证和用法

FDA 审查了帕利珠单抗 CHD 试验的结果后，修改了帕利珠单抗的说明书，增加了如下的适用证和使用说明："帕利珠单抗主要用于预防由 RSV 引起的 RSV 高风险儿童患者的严重呼吸道疾病。其安全性和有效性在患有 BPD 的婴儿、早产的婴儿(≤35 周孕龄)和血流动力学显著的 CHD 儿童中得到证实。"

帕利珠单抗的推荐用量是 15mg/kg 体重。在整个 RSV 流行季节，包括已感染 RSV 在内的高风险儿童，都应该持续接受每月的帕利珠单抗预防或治疗。首次注射应在 RSV 流行季开始前，整个 RSV 流行季期间应每月注射一次。帕利珠单抗应使用无菌肌内注射，最适合的注射点为大腿前外侧。臀肌注射有损害坐骨神经的风险，所以通常不应选此作为注射点。注射体积超过 1ml 时应分剂量注射。

随着 RSV 流行趋势的变化，帕利珠单抗的用法也随之不断调整。自从 1998 年美国 FDA 批准帕利珠单抗上市以来，美国儿科学会(American Academy of Pediatrics，AAP)曾 4 次更新帕利珠单抗的使用指导原则，最后一次更新是在 2012 年。指导原则的更新反映了 RSV 流行季的变化、帕利珠单抗药代动力学的改变、支气管炎住院发病率的改变、早产儿妊娠期的影响、其他影响 RSV 相关住院率的因素、RSV 感染住院儿童的死亡率、对哮喘的预防作用和抗帕利珠单抗 RSV 变异病毒株的分离等[51, 52]。

15.6 批准上市后的临床报告

1998 年，帕利珠单抗最先在美国得到上市批准，用于高风险 RSV 疾病婴儿的防治，随后又分别于 1999 年和 2002 年得到欧洲和日本批准。现在已有超过 50 个国家批准了该药。随着 FDA 的批准，研究人员进行了大量临床试验并开展了许多调查，主要以自然条件下接受帕利珠单抗的婴儿的住院治疗率为检测指标，通过比较帕利珠单抗治疗组和其他方法治疗组的住院治疗率的差异，来考察帕利珠单抗在研究条件及临床使用下的预防效果，最典型的例子为Ⅲ期 IMpact-RSV 研究。Heikkinen 等指出[53]，在各研究之间进行相互比较是不正确的，因为各个研究中人口统计方法和研究设计方法存在差异。研究者对各个研究中 BPD/CLD 儿童的比例特别感兴趣，因为这些儿童较未患 CLD 的早产儿或患 CHD 的儿童更易因感染 RSV 而患严重疾病且住院治疗概率更高[7]。在表 15-3 提到的几项研究中，使用亚组分析描述了这个问题；此外，依据亚组住院治疗数据的元分析也已经在其他刊物发表[54, 55]。

自从 1967 年 Northway 等对 BPD/CLD 进行最初描述以来[56]，BPD/CLD 的定义和由 BPD 而引发的疾病类型已发生很大的改变。产前类固醇药物治疗、产后表面活性剂治疗和人工呼吸技术的发展有助于降低早产婴儿肺损伤的概率，且现在这种疾病在妊娠超过30 周龄或出生时体重超过 1200g 的婴儿中很罕见。

1978 年，BPD 研讨会将婴儿出生 28 天内的需氧量作为判断 BPD 的指标。10 年后，人们普遍认为将妊娠 36 周(胎龄)的需氧量作为判断长期呼吸的效果指标更为准确，并将此作为判断 BPD 的指标[57]。显然，对于早产婴儿(如妊娠≤28 周)而言，以妊娠 36 周的需氧量为判定指标确定的 BPD 婴儿数量要比以 28 天的需氧量为判定指标确定的婴儿数量少许多。2000 年，BPD 研讨会建议对轻度、中度和重度 BPD 重新定义[58]。但目前虽然在帕利珠单抗的出版物中没有详细规定，但许多研究者仍采用妊娠 36 周或产后 28 天的需氧量作为 BPD/CLD 的判断指标。

除了在统计研究人数方面和定义 BPD 疾病方面难以统一之外，如何评估未接受帕利珠单抗预防的人群的 RSV 住院治疗率也是很困难的。在高收入国家中，多数高危婴儿接受了帕利珠单抗的预防治疗，故并不存在未接受过帕利珠单抗的 RSV 住院治疗发病率，导致并行对照组难以获得，以及由帕利珠单抗引起的 RSV 住院治疗率的降低无法计算。在未接受帕利珠单抗治疗的人群中，不同地方的基本 RSV 住院治疗率差别很大，且尚无法获得准确数据[59, 53]。芬兰对 1991～2000 年出生的儿童进行了研究，发现在未接受预防治疗的 CLD 儿童中，RSV 住院治疗率是 12%，而在早产儿中是 4.9%。在 586 名符合帕利珠单抗注射治疗条件的儿童中，只有 4.6%的儿童在 RSV 流行季因 RSV 感染而住院治疗，这个数据与 IMpact-RSV 研究中的 10.6%不同[53]。这个差异反映了 RSV 感染情况在不同国家是不同的。类似的，同样是患有显著 CHD 的儿童，在不同的研究环境中其住院治疗率也是有很大区别的，此外，关于帕利珠单抗降低治疗风险的原因仍存在争议[60]。

另外，RSV LRTI 和重度 RSV LRTI 的发病率在气候迥然的不同国家中可能是相似的。例如，最近一项群体研究发现，尽管莫桑比克、南非和印度尼西亚 3 个国家 LRTI 的发病率变化幅度超过10 倍[61]，但由 RSV 导致的重度 LRI 发病率在不到一岁的儿童中几乎是一致的(15～16/1000 儿童/年)。

因为帕利珠单抗很昂贵，且需注射给药，所以哪些人群应该接受帕利珠单抗治疗一直存在争议。在发达国家，所有新生儿中约 10%是早产儿(如妊娠小于 37 周)，约 1%是出生体重非常低的儿童(very low birth weight，VLBW；如小于 1500g，或妊娠小于 32 周)。0.7%～1%的婴儿患有 CHD，其中具有明显 CHD 的患病儿童不超过一半。尽管帕利珠单抗在妊娠小于 32 周或妊娠 32～35 周的婴儿中降低 RSV 住院治疗率的效果相似[8]，但对于妊娠时间较长的儿童，使用帕利珠单抗预防治疗 RSV 费用会增加。另外，一些研究发现妊娠 32～35 周出生的婴儿具有很高的 RSV 住院治疗发病率[62~64]。美国儿科医学会推荐使用帕利珠单抗预防治疗的高危人群为[65]：①年龄在 2 周岁以内患有 CLD 的婴儿或儿童，且在 RSV 流行季开始前的 6 个月内他们已经接受过药物治疗(补充氧气、支气管扩张剂、利尿或皮质类固醇治疗)。②妊娠不大于 28 周的婴儿在出生后 12 个月内，第一次遇到 RSV 流行季时，帕利珠单抗会有较好的预防作用。③妊娠 29～32 周的婴儿，在出生后 6 个月内可以获得帕利珠单抗的最大预防作用。④妊娠 32～35 周的婴儿，只有在另外两个危险因素(如儿童保健出勤、学龄兄弟姐妹、接触到环境空气污染物、气管的先天性畸形或严重的神经肌肉疾病)存在时可以使用帕利珠单抗预防 RSV。⑤年龄不大于

24 月龄的患有显著血流流动学的 CHD 儿童。

许多国家的专业协会制订了相关指导方针[66~69, 46, 70~72]，但大多数只包含了上述提到的第 1、2 和 5 组高危人群，这些人数加起来还不到一个国家出生人数的 2%[7]。在首次 FDA 批准报道中，有大量关于各地区或国家的帕利珠单抗使用经验的报道。本综述并未全部进行讨论，只总结了其中最主要的部分。

在美国，为了增强父母的教育和依从性意识，开展了 RSV 教育和依从性服务热线（RSV education and compliance helpline，REACH）计划，将其作为药物警戒计划的一部分[24, 73]。每月与帕利珠单抗受试者的父母电话联系两次，以搜集帕利珠单抗的不良反应事件。与 IMpact-RSV 试验中帕利珠单抗受试者的住院治疗率 4.8%相比，REACH 中报道的住院率是 1.5%，总共 2.8%的父母报告了 SAE[73]。与 IMpact-RSV 试验中 4/1000 的致死率相比，REACH 计划的其他报道显示，在 19 958 名接受帕利珠单抗的儿童中 SEA 概率是 2.5%，死亡率是 3.4/1000[74]。除了十分罕见的过敏反应外（<1∶100 000），REACH 和结果注册药物警戒计划并未报道新的 SAE[74]。

美国的 9 个中心对 1839 例患者的 RSV 住院治疗率进行了回顾性分析，这些患者在出生（如 1998～1999 年）后的第一个 RSV 流行季接受过帕利珠单抗治疗[6]。这些患者主要包括孕龄不大于 35 周、首次注射时年龄小于 2 岁且至少接受过一次帕利珠单抗治疗的儿童。与 IMpact-RSV 试验中接受帕利珠单抗的婴儿的 RSV 住院治疗率 4.8%不同，这项分析中住院率为 2.3%（1839 中的 42 位）[6]。更值得关注的是，这次研究中患者的慢性肺病发生率（22%）和患 CLD 婴儿的住院治疗率（4.0%）比同期进行的 IMpact-RSV 更少（分别为 50%、7.9%）。

完全并及时的帕利珠单抗治疗对于降低 RSV 相关住院治疗的风险是必要的，但社会和经济因素往往造成高风险婴儿不能接受完全的帕利珠单抗预防性治疗。在美国，有 60%以上需要依靠政府医疗救助才能接受帕利珠单抗治疗的婴儿群体不能接受完全剂量的预防保护。Krilov 等对 8443 例高风险婴儿进行了统计分析，其中 67%（5615 例）只能接受不完全保护。与接受完全保护的婴儿群体相比，接受不完全保护的婴儿的 RSV 相关住院治疗率明显偏高（11.7% 对 7.9%，$P<0.001$）。Krilov 等认为，减少帕利珠单抗剂量和延迟用药时间的不及时给药都会影响帕利珠单抗对 RSV 的保护效果[75]。

加拿大及许多欧洲国家开展了多中心、单组、开放性的帕利珠单抗Ⅲ/Ⅳ期研究[76]。共招募了 565 例妊娠不大于 35 周、年龄小于 6 个月的早产儿和年龄小于 2 岁、在招募前 6 个月内接受过药物治疗的 BPD 儿童，这些儿童接受了调查和 150 天的 AE 及住院治疗跟踪。总计 94%的研究参与者完成了研究，14 名（2.5%）参与者由于个人原因终止了试验，1%的参与者失去了联系，2%（11 人）的参与者因为 AE 而终止试验。在 11 例 AE 报道中，3 例可能与帕利珠单抗有关：其中 1 位患者在第 3 次注射后立即出现氧气饱和度下降症状；另 1 位患者出现肠胃炎症状；第 3 位患者出现腹部和外周性水肿症状。同样地，完成研究的所有患者中 39 位（不良反应率为 6.9%）出现了 40 例可能与药物注射有关的 AE 反应，未出现与帕利珠单抗有关的严重不良反应（SAE）；2 位患者出现了与帕利珠单抗和 RSV 无关的死亡；共有 52 名患者因呼吸性疾病而住院治疗，接受 RSV 检测的 29 名（RSV 检验比例为 57%）患者中，7 名（阳性概率为 24%）患者的检测结果为阳性。若假设所有因呼吸性疾病而住院治疗的患者中 24%是由 RSV 所致，那么所有研究参与者中因 RSV 所致的住院治疗率为 2.1%[76]。因为仅有一半的患者承认接受过 RSV 检测，故应该谨慎看待这一数据。

在欧洲批准帕利珠单抗之前，1998～1999 年在法国进行了类似观察性的实地调查(不是盲查，无对照组)[77]。总共 516 位平均妊娠 28 周的早产儿(妊娠不大于 32 周出生的占 88%)和高达 81%BPD 发病率的患儿(28 天龄)接受了跟踪[77]。39 名婴儿(7.6%)因 RSV 疾病住院治疗，10 名需要重症监护治疗，并且其中 4 名需要机械性人工呼吸。

在随后的 RSV 流行季(1999～2000 年)，加拿大开展了前瞻性多中心研究(COMPOSS 研究)，以评估妊娠不大于 32 周出生的 444 个婴儿的依从性 [78]，这些研究参与者为年龄小于 6 个月的婴儿或年龄小于 2 岁在流行季开始前 6 个月之内仍需氧气治疗的 CLD 儿童。研究人群占加拿大该流行季接受帕利珠单抗总人数的 16%。这些研究参与者依从性好，77%的患者的给药间期为(30±5)天。共有 40 名患者需住院治疗，包括 28 名 LRTI、2 名 URTI、7 名由潜伏肺部疾病导致的呼吸窘迫和 3 名格鲁布性喉头炎患者。25 位儿童被认为有 28 次 LRTI，其中 21 名中的 9 位 RSV 检测呈阳性，说明由 RSV 导致的住院治疗率为 2.4%。这一数据仅为 IMpact-RSV 研究的一半，原因可能是此研究中 BPD 患者仅占 23%，而 IMpact-RSV 研究中 BPD 患者占 50%。两项研究中 BPD 患者接受帕利珠单抗后的住院治疗率相似(在 COMPOSS 中为 6%，在 IMpact-RSV 中为 7.9%)，无 BPD 早产儿的住院治疗率(在 COMPOSS 中为 1.6%，在 IMpact-RSV 中为 1.8%)也相似。然而，这只是一项观察性研究，并非记录了所有 RTI 患者的情况，而且并非所有非 RTI 住院患者都检测了 RSV。

帕利珠单抗结果注册研究组报道了美国 2000～2001 年 RSV 流行季期间的 RSV 住院治疗率(15.4)[79]。63 个试验点共招募了 2516 名接受过帕利珠单抗的儿童，大部分招募于儿科诊所。这项研究并未设置排除条件；47%的受试者妊娠期小于 32 周，45%的受试者妊娠期为 32～35 周，8%的受试者妊娠期大于 35 周。24%的受试者患有 CLD，5%患有 CHD。14%的受试者接受过两次帕利珠单抗治疗(这些受试者中 54%患有 CLD，9%患有 CHD)。患 CLD 儿童的 RSV 住院治疗率是 5.8%；患 CHD 儿童是 4.3%；无 CLD 的早产儿是 2.1%。对于登记的 2116 位儿童来说，总 RSV 住院治疗率是 2.9%。几乎一半的住院治疗儿童(75%住院患者接受帕利珠单抗的注射间隔为35天)是在两次注射的间隔期住院的，这表明在第一次和第二次用药后，血清帕利珠单抗血清浓度较低，可能对一些婴儿未起到保护作用。

西班牙新生儿学会标准委员会(Standards Committee of the Spanish Neonatology Society，SENeo)参照美国儿科学会发布的新文件，制订了帕利珠单抗防治 RSV 感染的指导原则，并对其中部分标准进行了修改以减少治疗费用[80]。2000～2001年和 2001～2002 年 RSV 流行季开始时，西班牙开展了前瞻性多中心研究，该研究招募妊娠不大于 32 周且年龄小于 6 个月的婴儿用于评估接受帕利珠单抗的婴儿的 RSV 住院治疗率[79]。在 1919 名儿童中(平均妊娠期为 34 周、平均出生体重为 1261g、CLD 患病率为 11%)，RSV 住院治疗率确定为 4%。通过结合两个前期研究的数据推测出没有接受过帕利珠单抗的婴儿的 RSV 住院治疗率，这两个研究对 1998～1999 年和 1999～2000 年 RSV 流行季时妊娠不大于 32 周且年龄小于 6 个月的婴儿进行了跟踪访问[81]。在这个对照群体中(平均妊娠期为 29 周、平均出生体重为 1486g、CLD 患病率为 5%)，RSV 住院治疗率确定为 13%。RSV 住院治疗率降低 70%，表明帕利珠单抗在预防 RSV 住院治疗中有好的效果。在两个类似群体之间还有一个重要差异仍未提及，即对照组群体中的死亡数(13/1000)是帕利珠单抗群体中死亡数(3/1000)的 4 倍多[82]。

在 2000～2001 年和 2001～2002 年 RSV 的流行季，瑞典开展了基于全国范围内的早产儿童的 RSV 住院治疗率的调查[23]。这项调查的独特之处在于它覆盖了全国 85%的 2 岁以内的早产儿童。这个调查的目的是评估瑞典限制使用帕利珠单抗的合理性。瑞典建议限制 2 岁以内的 CLD 儿童(使用 36 周妊娠期间的氧气需求量来确定)使用帕利珠单抗，这些儿童在 RSV 流行季开始前 6 个月内要主动接受治疗。此外，还限制 RSV 流行季开始时妊娠期不大于 26 周龄的婴儿使用帕利珠单抗。在上述两个 RSV 流行季，5800 名妊娠期不大于 35 周的儿童[其中 5410 名(93%)未接受帕利珠单抗治疗，390 名接受了治疗]的 RSV 住院治疗率是 3.8%(n=218)，且妊娠不大于 32 周的儿童是 5.4%(n=97)。共有 390 名儿童符合瑞典的帕利珠单抗使用建议，接受了帕利珠单抗，他们中有 16 名(4.1%)住院治疗 RSV [23]。

在日本，Saji 等在患有 CHD 的儿童中进行了一项关于帕利珠单抗使用的回顾性调查[83]。通过与 476 个帕利珠单抗使用中心邮寄信件开展调查，其中 61 个中心报道有 108 位 CHD 患者使用帕利珠单抗。复杂 CHD 患者占总人数的 40%，室间隔缺损患者占 21%，主动脉缩窄患者占 11%，心房间隔缺损占 9%，左心发育不全综合征占 4%。108 位 CHD 儿童中有 5 名因 RSV 疾病住院。另一项将帕利珠单抗用于免疫缺陷婴儿和儿童的研究中，28 例免疫功能不全的日本儿童中有 27 例接受大于等于 4 次剂量的帕利珠单抗治疗，治疗后未出现 RSV 相关的住院治疗。在第一次给药后的 30 天和第四次给药后的 30 天时，帕利珠单抗的平均波谷浓度分别为 59.0μg/ml 和 91.8μg/ml。在 28 例患儿中，27 例(96%)出现大于等于 1 次的不良反应，7 例(25%)出现大于等于 1 次的严重不良反应，但这些不良反应都被认定与帕利珠单抗药物无关[84]。

我国台湾于 2012 年 12 月开始施行帕利珠单抗每月给药并连续给药 6 次的新实用方法，以用于预防 RSV。为了评估该新方法的有效性和安全性，2011 年 4 月到 2013 年 3 月，Chi 等共招募了 127 例早产儿患者进行评估，其中 108 例早产儿的妊娠期≤28 个月，另外 19 例是妊娠期为 29～35 个月并患有 CLD 的患儿。这 127 例患儿都使用了上述的新方法进行帕利珠单抗预防治疗。这个研究的对照组采用历史性对照，即出生于 2000 年 7 月至 2008 年 6 月的婴儿。主要评价指标为 RSV 相关的入院率，次要指标包括入院时间长度和 ICU 收治率。在治疗组中，6 个月内的 RSV 相关入院率为 1.6%(2 例)，12 个月内的 RSV 相关入院率为 3.9%(5 例)。以倾向评分匹配方法(propensity score matching)对比了对照组的 127 例患儿，治疗组 6 个月内的 RSV 相关入院率降低了 86%(从 10.2%降至 1.6%，P=0.002)，12 个月内的 RSV 相关入院率降低了 78%(从 15.7%降至 3.9%，P=0.004)；治疗组 6 个月内的 ICU 收治率由 7.1%显著下降至 0.8%(P=0.024)，12 个月内的 ICU 收治率由 7.9%显著下降至 0.8%(P=0.014)，不良反应发生率为 6.4%。该试验结果证实了每月给药并连续给药 6 次的新方法是安全有效的[85]。

在以色列，Ashkenazi-Hoffnung 等评估了在帕利珠单抗预防治疗期间，RSV 医院内感染的临床和流行病学特征。通过对三级儿科医学中心数据库收录的 2008～2010 年全部 RSV 阳性住院患者的信息检索，在 873 名确诊的儿童中，医院内感染者有 30 例(3.4%)，这个群体在同期所有接受帕利珠单抗治疗者中占 0.06%。与社区相关 RSV 感染群体相比，院内感染群体中早产儿和患有严重潜在疾病的比例较高，并且入院期更长，伴随着 ICU 收治率和呼吸机使用率更高。Ashkenazi-Hoffnung 等认为医院内 RSV 感染是造成住院婴儿死亡的重要原因，特别是对于患有并发症和长期住院的患儿，并且也与复杂的临床过程有关。建议除了施行严格的感染预防控制措施外，帕利珠单抗的使用也是至关重要的[86]。

在巴西，Monteiro 等对 2008 年接受过帕利珠单抗预防性治疗的 198 名婴儿进行数据分析，这些婴儿包括一周岁以内妊娠期小于 29 周的早产儿，以及两周岁以内患有血流不稳心脏病或慢性肺病的患儿。在 198 例受访婴儿中，总共有 175 例发病，其中 117 例(59.1%)表现出急性呼吸道感染。48 例(24.4%)接受入院治疗：其中 30 例(15.2%)为非感染性病因，另外 18 例(9.1%)为呼吸性病因，并且在这 18 例患儿中没有发现 RSV。有 2 例死亡的报道，但均与 RSV 无关。总的来说，采用帕利珠单抗预防治疗，RSV 发病率和入院治疗率都很低，说明了帕利珠单抗预防治疗的有效性显著[87]。

发达国家和大部分发展中国家已经制订了相应的帕利珠单抗预防治疗原则，并开始广泛使用。但在部分发展中国家，帕利珠单抗的接受和使用仍未被普及。Matías 等分析了在 2009～2010 年 RSV 流行季，波多黎各婴儿接受帕利珠单抗的治疗率。报道中回顾性研究了 868 例婴儿的数据，其中男婴 459 例，女婴 409 例。受访婴儿的平均妊娠期为 33 周(跨度为 23～41 周)，平均出生体重为 1.767kg(跨度为 0.509～4.120kg)。在全部受访婴儿中，只有 74%接受了帕利珠单抗预防治疗。未接受帕利珠单抗治疗的主要原因包括未获医疗保险所认可(53 %)、无双亲(31%)和婴儿疾病原因(11 %)。政府医疗保险范围内的婴儿更趋向于放弃预防或接受剂量不足。研究者建议家长应该接受 RSV 预防重要性的教育，同时内科医生也应该意识到很多婴儿没有接收到足够剂量的预防，并应该建立相应政策提高帕利珠单抗预防的治疗率[88]。

有俄罗斯医药工作者甚至对帕利珠单抗引入俄罗斯临床持怀疑态度，认为俄罗斯医疗体系对大量易感患者群体引入帕利珠单抗临床试验的行为，对于这样一个药物警戒系统不发达的国家来说，缺乏对疗效的确认和药物经济学评估，并且没有相应的预防措施[89]。

在美国，2003～2004 年成果登记机构报道了 664 名接受帕利珠单抗的 CHD 儿童，其中，动脉导管未闭(20%)、室间隔缺损(16%)、心房间隔缺损(10%)是接受帕利珠单抗预防治疗的 CHD 儿童的最常见症状[90]。

Singleton 等[91]比较了帕利珠单抗引入前和引入后阿拉斯加符合条件的早产儿的首次 RSV 住院治疗率，这些早产儿出生于 Yukon Kuskokwim 地区且妊娠期不大于 35 周。在阿拉斯加西南部地区，急性呼吸道感染(acute respiratory tract infection，RTI)是 RSV 住院治疗的一个主要原因[92]。小于 3 岁的儿童中，2/3 的住院治疗患者是由 RTI 引起的，且在年龄小于 1 岁的婴儿中 RSV 住院治疗率高达 15.6%(这一比例高于已报道的美国北部和欧洲其他地区的比例)。出生于 1993～1996 年且妊娠不大于 35 周的早产儿的首次

RSV 疾病住院治疗率为 44%(18/41)，而帕利珠单抗引入后，出生于 1998～2001 年的早产儿的首次 RSV 疾病住院治疗率已降至 15%(9/60)。

15.7　帕利珠单抗的疗效与其血清浓度的关系

假设严重 RSV 疾病是由 LRT 中活化、高滴度的 RSV 复制引起的，则可降低病毒复制达 100～1000 倍的免疫预防治疗法可以阻止或至少改变由 RSV 诱发的 LRTI。尽管这一假设并未被普遍接受，但其有限的支持证据表明复制水平比野生型减弱 100 倍的减活 RSV 疫苗在血清 RSV 检测呈阴性的婴儿中不能引起疾病[93]。在棉鼠中，血清帕利珠单抗浓度为 30μg/ml 时可使 LRTI 中的 RSV 滴度减少约 100 倍(10^2TCID_{50}/g 肺组织)，而浓度为 56μg/ml 时使 RSV 滴度减少 1000 倍(表 15-1)[33]。

在临床前和临床研发阶段，设计一种将帕利珠单抗的血清浓度维持在 30μg/ml 以上的肌内注射给药方案似乎是合理的，考虑到帕利珠单抗药代动力学在个体之间的差异性，理想的帕利珠单抗最低血清浓度需高于 40μg/ml[94]。

Ⅰ/Ⅱ期临床试验发现在早产婴儿、儿童中和在其他产生了 RSV 的 IgG1 抗体的人群中，帕利珠单抗的药代动力学是相似的[94]。首次肌内注射帕利珠单抗 15μg/kg 后的第二天，平均血清浓度是91μg/ml(52～174μg/ml)；注射后的第30天平均血清浓度是 57μg/ml(4～132μg/ml)(图 15-3)。药物的血清半衰期大约为 24 天。在连续 5 次的每月肌内注射后，注射后第 30 天的最低浓度＞40μg/ml 的儿童的百分数分别是 68%、86%、91%、96%和 95%[94]。

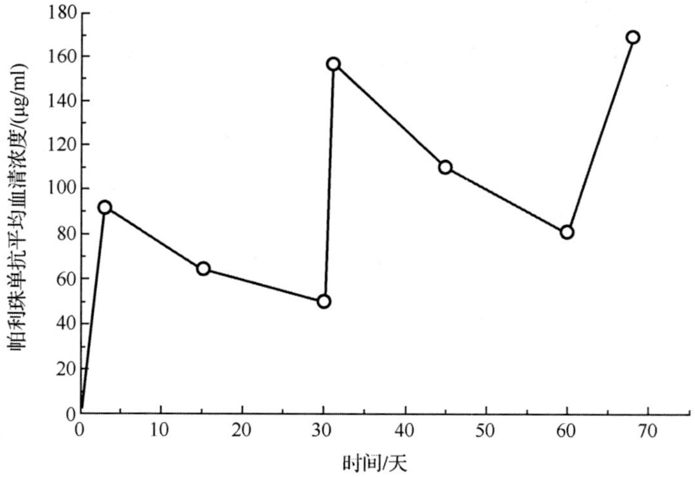

图 15-3　早产婴儿体内的平均血清浓度[94]

帕利珠单抗(按体重 15mg/kg)于 D0 天开始直到 D120 天每隔 30 天肌内注射给药；D0、D2、D15、D30、D32、D45 和 D60 数据显示出随着每隔一月给予帕利珠单抗呈现了累积效应

IMpact-RSV 试验用平均谷浓度(±标准差)描述了 1396 例平均年龄为 5.7 个月、平均体重为 4.8kg 的婴儿的血清帕利珠单抗浓度，第 2 次给药前血清中的平均谷浓度是(37±1.2)μg/ml，第 2、3、4 次给药后的第 30 天时，药物浓度分别增加至(57±2.3)μg/ml、

(68±2.9) μg/ml 和 (72±1.7) μg/ml[8]。

Forbes 等分析了高危婴儿接受帕利珠单抗治疗后，血清中帕利珠单抗浓度与 RSV 严重程度的关系，并以被儿科 ICU (pediatric ICU，PICU) 收治作为主要评价指标。在 48 例接受帕利珠单抗预防治疗并因 RSV 相关入院的患者中，有 42 例(87.5%)患者的血清帕利珠单抗浓度被记录下来，其中 11 例被 PICU 收治。被 PICU 收治的患者的平均帕利珠单抗血清浓度(47.2μg/ml)显著低于未被 PICU 收治组(98.7μg/ml；$P<0.0001$)，除此之外两组在其他变量上均没有统计学意义的差异。PICU 收治率的下降伴随着血清帕利珠单抗浓度的上升，并且血清帕利珠单抗浓度大于 92μg/ml 的患者中没有 PICU 收治者。多变量分析结果证明，血清帕利珠单抗浓度是 PICU 收治率的唯一独立预测指标($P=0.009$)。其他与血清帕利珠单抗浓度相关的指标还包括 RSV 相关住院、PICU 收治持续时间、使用吸氧及持续时间和使用呼吸机及持续时间($P<0.05$)。帕利珠单抗血清浓度越高，则 RSV 住院严重程度越低[95]。

Wu 等报道，在 24 例妊娠不大于 30 周、平均年龄(3±4)天、平均体重(1293±236) g 的婴儿患者中，首次注射帕利珠单抗后的第 28 天仅 23%的患者的血清谷浓度大于 40μg/ml，此时帕利珠单抗的平均谷浓度是(32±11) μg/ml (16～56μg/ml)，表明大部分婴儿没有获得最佳保护。此后，意大利的两个教学医院进行了数据回顾性分析，在 389 例用帕利珠单抗治疗的重症婴儿中，9 例因感染 RSV 而导致住院治疗。9 例病患中，RSV 感染均出现在首次帕利珠单抗注射至少 19 天后，5 例出现在第 2 次给药后，4 例出现在第 3 次给药后，与局部地区 RSV 流行高峰期一致[96]。

Singleton 等也报道了 385 例阿拉斯加本地帕利珠单抗受试者中保护天数与未保护天数的首次 RSV 住院治疗率(1998～2001 年)[91]。保护天数规定为在接受帕利珠单抗 32 天内，而所有在 RSV 流行季内的其他天数规定为(任意地)未保护天数。以上规定是基于血清浓度太低而不能预防 RSV 疾病的假设。在 RSV 流行季大约 2/3 的时间均处于保护期内。在 69 例 RSV 住院治疗患者中，54 例是首次 RSV 住院治疗患者，并且这些患者中的 42 例发生在 RSV 爆发季期间。42 例首次 RSV 住院治疗患者的 21 例(50%)出现在未保护天。每1000未保护天对应的住院率为 1.07，而每 1000 保护天对应的住院率为 0.55——相关风险的降低与在 IMpact-RSV 的研究中观察到的相似。

Afghani 等[97]评估了 250 名妊娠期不大于 35 周的婴儿的 RSV 住院治疗率，这些婴儿在2003～2004年和2004～2005年流行季时于同一中心接受帕利珠单抗的治疗。6名因RSV感染而住院治疗的婴儿为试验组，12 名同样孕龄的出生在 2 个月内的婴儿为对照组(1∶2)，这些婴儿均患有 CLD。试验组 6 名婴儿中的 5 名妊娠期不大于 28 周。与对照组患者相比，6 名患者均有额外的并发症，如气管造口术、先天异常或严重的脑室内出血。没有证据表明，婴儿的 RSV 住院治疗是由低浓度帕利珠单抗无保护性引起的。

Zaaijer 等[98]用一个简单的药代动力学模型预测了帕利珠单抗的谷浓度，并提出了缩短第 1 次的给药间隔且从第 2 次的给药开始减少剂量(在 0 天给药剂量为 15mg/kg，随后第 23、53、83 和 113 天是 10mg/kg)的替代给药方案。Zaaijer 等作者认为通过使用这种替代给药方案，帕利珠单抗谷浓度能维持在 45μg/ml 以上，同时，帕利珠单抗的费用可明显减少。然而到目前为止，尚未见这种给药方案的临床结果报道。

15.8　关于不良反应的上市后研究

FDA 批准帕利珠单抗上市后的 8 年期间，临床上已经使用了超过 400 万支抗体，如今全球安全数据库信息已具有相当大的规模。从帕利珠单抗批准以来，最常见的关于 AE 的报道与 IMpact-RSV Ⅲ期试验中报道的频次相似，即注射位点反应(2%～3%)、发烧(1%～3%)、腹泻(1%)和神经过敏/刺激感受性(2.5%)[99~102]。正在进行的药物警戒计划(REACH，Outcomes Registry)定位于检测罕见或非预期的不良反应[103]。急性过敏反应，如荨麻疹(16/100 000 的发病率)和过敏性反应[104](小于 1/100 000 的发病率)作为罕见 AE 已有报道，包装说明书经过重新修改，增加了这些 AE。

雅培公司上市后的安全性数据库(APS)和 REACH 工程搜集了 20 000 多名在 1998～2009 年使用过帕利珠单抗的患者的安全性信息，据统计，2006 年时该公司搜集的数据占使用帕利珠单抗的全部患者的 13%。为了评价用药之后的严重不良反应，该数据库特别关注了用药超过 5 次的患者的安全性信息，以对 IMpact-RSV 试验数据进行补充。在 APS 数据库中，共记录了 1291 种严重不良反应，连续 5 次注射帕利珠单抗时，这些严重不良反应(包括窒息、全身性过敏反应、风疹和血小板减少)的发生率为 5.5%[100~102]。在 IMpact-RSV 研究中，在早产儿或 CHD 儿童中发生的不良反应大多是不严重的，除了部分患者出现肝脏功能紊乱外，并无预期之外的不良反应发生[105, 99~102, 106]。2005～2006 年，FRAN-05-003 试验对 1326名早产儿和 26 名 CHD 儿童进行了研究，再次验证了 IMpact-RSV 试验对帕利珠单抗的安全性评价的结果[107]。

因为帕利珠单抗是一个含有人(95%)和鼠(5%)氨基酸序列的人源化抗体，所以帕利珠单抗有可能具有免疫原性——即可能诱导产生抗帕利珠单抗抗体。作为对 IMpact-RSV 研究的补充，对 87 名连续两个季节注射帕利珠单抗的儿童的安全性和免疫原性进行了研究。32 名空白对照药物受试者和 56 名帕利珠单抗受试者在继 IMpact-RSV 试验后的爆发季中又接受了连续 5 次每月一次的帕利珠单抗注射，注射剂量为 15mg/kg。仅 1 名儿童(第二个爆发季时也接受了帕利珠单抗)产生了滴度高于 1/40 的抗帕利珠单抗抗体(在研究 30 天时是 1/160，在 120 天时降落到 1/10，即第四次注射后 30 天)。该儿童并没有显示出加快帕利珠单抗清除的现象，也没有出现任何 SAE。两名儿童在 IMpact-RSV 研究期间产生了短暂的抗帕利珠单抗抗体，但这两名儿童在第二个流行季开始及持续期间都未显示出任何反应[96]。前期在成年人中进行的研究发现，首次用药后在约 1/3 的成年志愿者中能检测到低滴度的抗帕利珠单抗抗体，但在重复注射帕利珠单抗后未检测到。这些抗体被认为是抗独特型抗体，但它们对帕利珠单抗的临床作用效果和清除都无影响[108]。相对于成年人而言，在儿童中很少观察到低滴度的抗帕利珠单抗抗体，但它们是非特异性的抗体，直接针对帕利珠单抗的 Fc 部分和其他 IgG，且临床作用效果与帕利珠单抗的抗原性无关[94, 109, 8]。

MI-CP9401 试验研究了帕利珠单抗在人体内的免疫原性，在 28 名志愿者中仅有 8 名出现了短暂的、低滴度的抗帕利珠单抗抗体——人抗鼠抗体(human anti mouse antibody，HAMA)，而在 IMpact-RSV 试验中，在所有 915 名注射帕利珠单抗的志愿者中都未检测到 HAMA，5 次注射后检测到 HAMA 的概率为 0.7%，而在对照组中此概率为 1.1%。且 2 名已经产生了低滴度 HAMA 的儿童再次注射帕利珠单抗后，并未产生新的抗体。结合其他支持性试验可知，帕利珠单抗的免疫原性较低，且 HAMA 的存在与不良反应的发生无关，并不影响帕利珠单抗的血清浓度[100, 101]。

正如帕利珠单抗的制造商所述(见帕利珠单抗包装说明书)，由于关于帕利珠单抗的不良反应的报道均是自发的，人数也不确定，帕利珠单抗在使用期间的不良反应频率是很难评估的。基于超过 400 000 名接受帕利珠单抗的患者(大于 200 万支)的经验，药物警戒计划仅检测到非常罕见的新 SAE，即急性超敏反应。

在首次给药及再次给药中发现了严重的急性超敏反应。再次给药后发生了非常罕见的过敏性病例(小于 1/100 000 患者)。所报道的超敏反应均不致死。在包装说明书中提到的超敏反应包括呼吸困难、发绀、呼吸衰竭、荨麻疹、神经性水肿、张力减退和无感应性。这些过敏反应和帕利珠单抗抗体的形成并无必然联系。上市后报道的有限数据表明，在单个季节中即使给药次数超过 5 次也不会增加产生超敏反应的风险。

一个需要考虑的重要理论风险是可能产生耐帕利珠单抗的 RSV 突变体。体外研究中，在抗帕利珠单抗抗体存在的条件下，可筛选到耐帕利珠单抗的 RSV 突变体，且在帕利珠单抗的血清浓度可抑制一般 RSV 复制的棉鼠中，这些耐药突变株仍能复制[110]。然而，似乎耐药性与导致住院治疗的重大 RSV 疾病爆发无关。一项在美国 8 个中心的研究评估了帕利珠单抗与 371 株 RSV 分离物的结合性——包括来自同时接受帕利珠单抗治疗儿童的 25 株分离物——并发现所有的分离物都能被帕利珠单抗识别[111]。总共 124 株 RSV 分离物用微量中和试验进行了评估，124 株分离物均可被帕利珠单抗中和[111]。因此，在具有正常免疫活性的宿主中，临床上显著的帕利珠单抗耐药性风险似乎非常低，感染后 2 周内 RSV 就被从宿主体内清除。甚至在 RSV 可以复制存活数月并引起严重的高致死率疾病的免疫抑制患者中，似乎也没有形成可耐受帕利珠单抗作用的突变体[112]。

15.9　非推荐使用人群的应用

帕利珠单抗在非推荐人群中适用的情况逐渐增多，美国的帕利珠单抗成果登记机构(POR)、加拿大单克隆抗体登记机构(CARESS)和小儿感染性呼吸道病毒研究机构(IRIS)搜集了不同条件下使用帕利珠单抗的患者的数据信息。POR 成立于 2000 年，旨在搜集使用过帕利珠单抗的美国高危儿童的数据信息，却未关注可能与帕利珠单抗有关的不良反应，CARESS 主要记录了使用过帕利珠单抗的婴儿的使用情况、综合征及健康状况，由该数据库可知，过去 4 年间，非推荐使用的婴儿使用帕利珠单抗的比例从 5.6%上升到 19%[113]。2006～2008 年，日本开展了一项调查研究，发现有 1115 名因感染 RSV 而住院的儿童是帕利珠单抗的非推荐使用者，大部分儿童有呼吸紊乱、神经肌肉损伤和免疫缺陷的症状[114]。IRIS 为 1998 年成立的，旨在研究 RSV 感染患者的治疗情况，大量案例报道了具有稀有紊乱症状的患者[115, 116]。根据 POR 数据库的信息，评价了囊胞性纤维症(cystic fibrosis，CF)婴儿和儿童使用帕利珠单抗后的安全性和有效性。结果表明，与 BPD 儿童相比，CF 儿童感染 RSV 的风险更高，且因 RSV 导致的住院率更高(为 9%～15%)。

然而 CF 婴儿和儿童并不在官方公布的帕利珠单抗推荐使用人群之列。且通过对 2000～2004 年 19 000 名患者的数据信息进行分析，91 名 CF 患者使用帕利珠单抗后，无人因严重的下呼吸道疾病而住院治疗[117]。

从近期的 Cochrane 分析可以得到更多关于 CF 患者的信息，这些信息都是 CF 患者使用帕利珠单抗后的安全性和有效性信息。进过严格筛选，只有一项研究可以充分评价帕利珠单抗的安全性。这项研究调查了 186 个 2 岁以下的婴儿连续用药 5 次(1 次/月)后的情况，其中 92 个婴儿使用了帕利珠单抗，94 个婴儿为对照组。用药 6 个月后试验组和对照组中均有一人因 RSV 感染而住院治疗，所有不良反应(97%试验组：96%对照组)和由药物引起的不良反应(5.4%试验组：4.3%对照组)在试验组和对照组中的发生率一样，但试验组中严重不良反应的发生率略高(20.7%试验组：17%对照组)。以上数据说明帕利珠单抗在 CF 患者中使用是安全的[118]。其他关于 CF 患者和免疫功能不全的儿童及成人使用帕利珠单抗的报道也得出了相似的结论，且帕利珠单抗在骨髓移植、器官移植、严重免疫缺陷和化疗患者中也具有良好的安全性。然而，囊性纤维化基金会推荐使用帕利珠单抗作为预防 RSV 感染的人群为 2 岁以下的儿童[119]。

在同种异体移植、预先植入、高剂量类固醇或中性粒细胞减少的患者中易发生由 RSV 感染引起的并发症。干细胞移植的患者或患有恶性血液病的儿童和成人使用帕利珠单抗后，并未引起其他安全性问题[120, 121]。针对白血病儿童的研究表明，在 RSV 感染爆发时期，帕利珠单抗并没有起到保护作用，可能是因为这些婴儿已经处于 RSV 感染的潜伏期。之后，这些儿童表现出的 RSV 感染症状较轻，且无与药物相关的安全性问题[122]。此外，帕利珠单抗已经应用于肺移植后的儿童和成人，以预防 RSV 感染，尚未引起任何其他安全性问题[123]。

总体来说，虽然其有效性仍存在争议，但帕利珠单抗越来越多地用于治疗非推荐人群的 RSV 感染，并在这些人群中显示了良好的耐受性和安全性。

15.10　小结与展望

呼吸道合胞病毒(RSV)感染是新生儿因病毒感染而死亡的首要原因。近年来，随着预防性抗体的研发成功并获得批准，这种疾病的致死率已经有所下降。帕利珠单抗是首个被批准用于治疗 RSV 感染性疾病的单克隆抗体，并迅速发展为一个非常成功的生物药物。帕利珠单抗在高危婴儿和儿童中降低 RSV 发病率和严重程度作用的安全性和有效性是建立在大量精心设计的Ⅲ期临床试验之上，并且它在早产儿童和患有 CHD 的儿童中的安全性和有效性也在批准后的大量临床报告中得到证实。帕利珠单抗使用的一个主要问题是其高昂的费用，正因为如此该药上市多年之后才在美国以外的市场获得用药补偿。而在美国，所有婴儿中超过 5%符合建议使用帕利珠单抗预防 RSV 的条件，这对医疗系统来说是一项很大的财政负担。由于 RSV 引起的疾病耗费巨大，从公共健康的立场出发，期待出现一种价格实惠的减活疫苗，但遗憾的是，这种安全有效的疫苗目前尚未问世。

近年来，医学免疫公司通过设计和筛选帕利珠单抗突变体已经成功研发出了基于帕利珠单抗的第二代人源化抗 RSV mAb，即莫维珠单抗(Motavizumab，Numax)。该 mAb

在体外组织培养中能够抵抗 RSV，显著降低大鼠肺 RSV 滴度，并降低人类上呼吸道 RSV 滴度。莫维珠单抗对 RSV F 蛋白具有高亲和力，约为帕利珠单抗的 70 倍，且与之结合的速率更快(约快 5 倍)，可以更有效地中和 RSV[124]。在Ⅲ期临床试验中，莫维珠单抗在降低 RSV 相关疾病住院率方面并不逊于帕利珠单抗，且在减少 LRTI 高危婴儿的 RSV 相关的门诊访问率方面显示出优于帕利珠单抗的疗效[125]。此外，两种药物的不良反应大致相同。研究者已陆续开展多项针对莫维珠单抗的Ⅱ、Ⅲ期临床试验，其结果均显示该药在防治婴幼儿 RSV 感染方面具有确切的疗效，且安全性良好[126~129]。相信在不久的将来，莫维珠单抗或有望成为新一代的抗 RSV 抗体被批准上市使用，这也在一定程度上为 RSV 感染的患者带来了福音。

(徐明恺　张慧霞　吴雅丽　蔡永明)

参 考 文 献

[1] Iwane MK, Edwards KM, Szilagyi PG, et al. Population-based surveillance for hospitalizations associated with respiratory syncytial virus, influenza virus, and parainfluenza viruses among young children. Pediatrics, 2004, 113: 1758-1764.

[2] Weigl JA, Pyppe W, Belke O, et al. Population-based incidence of severe pneumonia in children in Kiel, German. Klin Paditsr, 2005, 217: 211-219.

[3] Weigl JA, Pyppe W, Schmitt HJ. Incidence of respiratory syncytial virus-positive hospitalizations in Germany. Eur J Clin Microbiol Infect Dis, 2001, 20: 452-459.

[4] Falscy AR, Hennessey PA, ForrnicaMA, et al. Respiratory syncytial virus infection in elderly and high-risk adults. N Engl J Med, 2005, 352: 1749-1759.

[5] Shay DK, Holman RC, Newman RD, et al. Bronchiolitis-associated hospitalizations among US children, 1980-1996. JAMA, 1999, 282: 1440-1446.

[6] SorrentinoM, PowersT. Effectiveness of palivizumab: evaluation of outcomes from the 1998 to 1999 respiratory syncytial virus season. The Palivizumab Outcomes Study Group. Pediatr Infect Dis J, 2000, 19: 1068-1071.

[7] Carbonell Estrany X, Quern Jirnenez J. Recommendations for the prevention of respiratory syncytial virus infections. Standards Committee of the Spanish Society of Neonatology. Board of Directors of the Spanish Society of Neonatology. Ann Esp Pediatr, 2000, 52: 372-374.

[8] The IMpact-RSV Study Group. Palivizumab, a humanized respiratory syncytial virus monoclonal antiboby, reduces hospitalization from respiratory syncytial virus infection in high-risk infants. Pediatrics, 1998, 102: 531-537.

[9] Feltes TF, Cabalka AK, Meissner HC, et al. Palivizumab prophylaxis reduces hospitalization due to respiratory syncytial virus in young chirdren with hemodynamically significant congenital heart disease. J Pediatr, 2003, 143: 532-540.

[10] Duppenthaler A, Gorgievski-Hrisolho M, Aebi C. Regional impact of prophylaxis with the monoclonal antibody palivizumab nn hospitalisations for respirators syncytial virus in infants. Swiss Med Wkly, 2001, 131: 154-151.

[11] Prais D, Danino D, Schonfeld T, et al. Impact of Palivizumab on admission to the ICU for respiratory syncytial virus bronchiolitis: a national survey. Chest, 2005, 128: 2765-2771.

[12] Martinez FD. Respiratory syncytial virus bronchiolitis and the pathogenesis of childhood asthma. Pediatr Infect Dis J, 2003, 22: S76-S82.

[13] Sigurs N, Gustafsson PM, Bjarnason R, et al. Severe respiratory syncytial virus bronchiolitis in infancy and asthma and allergy at age 13. Am J Respir Crit Care Med, 2005, 171: 137-141.

[14] Stensballe LG, Devasundaram JK, Simoes EA. Respiratory syncytial virus epidemics: the ups and downs of a seasonal virus. Pediatr Infect Dis J, 2003, 22: 21-32.

[15] Harting L, Wiebe N, Russell K, et al. Epinephrine for bronchiolitis. The Cochrane Database of Systematic Rebiews, 2004, 2004: 1-35.

[16] Kellner JD, Ohlsson A, Gadomski AM, et al. Bronchodilators for bornchiolitis. The Cochrane Database of Systematic Reviews, 1999, 1999: 1-18.

[17] Patel H, Platt R, Lozano JM, et al. Glucocorticoids for acute viral bornchiolitis in infants and young children. The Cochrane Database of Systematic Reviews, 2004, 2004: 1-46.

[18] Adams R, Christenson J, Peterson F, et al. Pre-emptive use of aerosolized ribavirin in the treatment of asymptomatic pediatric marrow transplant patients testing positive for RSV. Bone Marrow Transplant, 1999, 24: 661-664.

[19] Ventre K, Randolph AG. Ribavirinfor respiratory syncytial virus infection of the lower respiratory tract in infants and young children. The Cochrane Database of Systematic Reviews, 2004, 2004: 1-20.

[20] Collins PL, Chanock RM, Murphy BR. Respiratory syncytial virus. *In*: Knipe DM, Howley PM, Griffin DE, et al. Fields Virology. 4th edn. Philadelphia: Lippincott Williams & Wilkins, 2001: 1443-1486.

[21] Bermingham A, Collins PL. The M2-2 protein of human respiratory syncytial virus is a regulatory factor involved in the balance between RNA replication and transcription. Proc Natl Acad Sci USA, 1999, 96: 11257-17264.

[22] Spann KM, Tran KC, Collins PL. Effects of nonstructural proteins NS1and NS2 of human respiratory syncytial virus on interferon regulatory factor 3, NF-kappaB, and proinflammatory cytokines. J Virol, 2005, 79: 5253-5362.

[23] Naver L, Eriksson M, Ewald U, et al. Appropriate prophylaxis with restrictive palivizumab regimen in preterm children in Sweden. Acta Paediatr, 2004, 93: 1470-1474.

[24] Cohen A, Hirseh RL, Sorrentino M, et al. First year experience using palivizumab humanized monoclonal antibody for protection from RSV lower respiratory tract infection. Second World Congress of Pediatric Infections Diseases Abstract Book. Manila, Philippines, 1999, Abstract A16.

[25] Bates JT, Keefer CJ, Slaughter JC, et al. Escape from neutralization by the respiratory syncytial virus-specific neutralizing monoclonal antibody palivizumab is driven by changes in on-rate of binding to the fusion protein. Virology, 2014, 454: 139-144.

[26] Crowe JF Jr, Firestone CY, Murphy BR. Passively acquirers antibodies suppress humoral but not cell-mediated immunity in mice immunized with live attenuated respiratory syncytial virus vaccines. J Immunol, 2001, 167: 3910-3918.

[27] Ogilvie MM, Vatheren AS, Radford M, et al. Maternal antibody and respiratory syncytial virus infection in infancy. J Med Virol, 1981, 7: 263-271.

[28] Prince GA, Horswood RL, Chartack RM. Quantitative aspects of passive immunity to respiratory syncytial virus infection in infant cotton rats. J Virol, 1985, 55: 517-520.

[29] Groothuis JR, Simoes EA, Levin MJ, et al. Prophylactic administration of respiratory syncytial virus immune globulin to high-risk infants and young children. The Respiratory Syncytial Virus Immune Globulin Study Group. N Eng J Med, 1993, 329: 1524-1530.

[30] The PREVENT' Study Group. Reduction of respiratory syncytial virus hospitalization among premature

infants and infants with bronchopulmonary dysplasia using respiratory syncytial virus immune globulin prophylaxis. Pediatrics, 1997, 99: 93-99.

[31] Beeler JA, van Wyke Coelingh K. Neutralization epitopes of the F glycoprotein of respiratory syncytial virus: effect of mutation upon fusion function. J Virol, 1989, 63: 2941-2950.

[32] Kohler G, Milstein C. Derivation of specific antibody producing tissue culture and tumor lines by cell fusion. Eur J Immunol, 1976, 6: 511-519.

[33] Johnson S, Oliver C, Prince GA, et al. Development of a humanized monoclonal antibody (MEDI-493) with potent in vitro and in vivo activity against respiratory syncytial virus. J Infect Dis, 1997, 176: 1215-1224.

[34] Wu H, Pfarr DS, TangY, et al. Ultra-potent antibodies against respiratory syncytial virus: effects of binding kinetics and binding valence on viral neutralization. J Mol Biol, 2005, 350: 126-144.

[35] Kunkel TA. Rapid and efficient site-specific mutagenesis without phenotypic selection. Proc Natl Acad Sci USA, 1985, 82: 488-492.

[36] Bentley DL, Raibbits JH. Human immunoglobulin variable region genes-DNA sequences of two V kappa genes and a pseudogene. Nature, 1980, 288: 730-733.

[37] Press EM, Hogg NM. The amino acid sequences of the Fd fragments of two human gamma-1 heavy chains. Biochem J, 1970, 117: 641-660.

[38] Takahashi N, NomaT, Honjo T. Rearranged immunoglobulinheavy chain variable region (VH) pseudogene that delete the secondcomplementarity-determining region. Proc Natl Acad Sci USA, 1984, 81: 5194-5198.

[39] Bebbington CR, Renraer G, ThomsonS, et al. High-level expression of a recombinant antibody from rnyeloma cells using a glutamine synthetase gene as amplifiable selectable marker. Biotechnology (New York), 1992, 10: 169-175.

[40] Murphy BR, Prince GA, Walsh EE, et al. Dissociation between serum neutralizing and glycoprotein antibody responses of infants and children who received inactivated respiratory syncytial virus vaccine. J Clin Microbiol, 1986, 24: 197-202.

[41] Rader R. Biopharmaceutical Products in the U. S. and European Markets. Rockville, MD. USA: BioPlan Associates, Inc., 2005.

[42] Schenerman A, Hope JN, Kletke C, et al. Comparability testing of a humanized monoclonal antibody (Synagis) to support cell line stability, process validation, and scale-up for manufacturing. Biologicals, 1999, 27: 203-215.

[43] Robbie G J, Makari D, Harris B, et al. Randomized, double-blind study of the pharmacokinetics and safety of palivizumab liquid formulation compared with lyophilized formulation. Infect Dis Ther, 2014, 3 (2): 203-214.

[44] Makari D, Jensen KM, Harris B, et al. Randomized, double-blind study of the safety of the liquid versus lyophilized formulation of Palivizumab in premature infants and children with chronic lung disease of prematurity. Infect Dis Ther, 2014, 3 (2): 339-347.

[45] Tridente G. Palivizumab. Adverse Events with Biomedicines, 2014, 2: 301-312.

[46] Forster J. Practice guideline by the German Society for Pediatric Infectious Diseases with respect to prevention of RSV infections through immunoglobulin administration. Klin Padiatr, 1999, 211: 476.

[47] Oncel MY, Arayici S, Simsek GK, et al. Risk factors for hospitalization due to lower respiratory tract infection in preterm infants on palivizumab prophylaxis. Iran J Pediatr, 2013, 23 (6): 693-700.

[48] Homaira N, Rawlinson W, Snelling TL, et al. Effectiveness of palivizumab in preventing RSV hospitalization in high risk children: a real-world perspective. Int J Pediatr, 2014, 2014: 571609.

[49] Ozyurt A, Narin N, Baykan A, et al. Efficacy of palivizumab prophylaxis among infants with congenital heart disease: A case control study. Pediatr Pulmonol, 2014. DOI: 10. 1002/PPUL. 23102.

[50] Robinson KA, Odelola OA, Saldanha IJ. Palivizumab for prophylaxis against respiratory syncytial virus infection in children with cystic fibrosis. Cochrane Database Syst Rev, 2014. DOI: 10. 1002/14651858. CD007743.

[51] Brady MT, Byington CL, Davies HD, et al. Updated guidance for palivizumab prophylaxis among infants and young children at increased risk of hospitalization for respiratory syncytial virus infection. Pediatrics, 2014, 134(2): 415-420.

[52] Brady MT, Byington CL, Davies HD, et al. Updated guidance for palivizumab prophylaxis among infants and young children at increased risk of hospitalization for respiratory syncytial virus infection. Pediatrics, 2014, 134(2): e620-38.

[53] Heikkinen T, Valkonen H, Lehtonen L, et al. Hospital admission of high risk infants for respiratory syncytial virus infection implications for palivizumab prophylaxis. Arch Dis Child Fetal Neonatal Ed, 2005, 90: F64-F68.

[54] Pollack P, Grootuis JR. Development and use of palivizumab(Synagis): a passive immunoprophylactic agent for RSV. J Infect Chemother, 2002, 8: 201-206.

[55] Simoes EA. Immunoprophylaxis of respiratory syncytial virus: global experience. Respir Res, 2002, 3(Suppl. 1): 26-33.

[56] Northway WHJr, Rosan RC, Porter DY. Pulmonary disease following resirator therapy of hyaline-membrane disease. Bronchopumonary dysplasia. N Engl J Med, 1967, 276: 357-368.

[57] ShennanAT, Dunn MS, Ohlsson A, et al. Abnormal pulmonary outcomes in premature infants prediction from oxygen requirement in the neonatal period. Pediatrics, 1988, 82: 527-532.

[58] Jobe AH, Bancalari E. Bronchopulmonary dysplasia. Am J Respir Crit Care Med, 2001, 163: 1723-729.

[59] Duppenthaler A, Ammamn RA, Gorgievski-Hrisoho M, et al. Low incidence of respiratory syncytial virus hospitalisations in haemodynamically significant congenital heart disease. Arch Dis Child, 2004, 89: 961.

[60] Feltes TF, Simoes E. Palivizumab prophylaxis in hemodynamicallysignificantcongenitalheart disease. Arch Dis Child, 2005, 90: 875-876.

[61] RobertsonSE, Roca A, Alonso P, et al. Respirators syncytial virus infection: denominator-based studies in Indonesia, Mozambique, Nigeria and South Africa. Bull World Health Org, 2004, 82: 914-922.

[62] CarUonelt-Estrany X, Qauero J, Bustas G, et al. Rehospitalization because of respiratorysyncytial virus infection in prematureinfants younger than 33 weeks of gestation: a prospective study. IRISStudy Group. Pediatr infect Dis J, 2000, 19: 742-597.

[63] Sampalis JS. Morbidity and mortality after RSV-associatedhospitalizations among premature Canadian infants. J Pediatr, 2003, 143: 150-156.

[64] Willson DF, Landrigan CP, Horn SD, et al. Complications in infants hospitalized for brochiolitis or respiratory syncytial virus pneumonia. J Pediatar, 2003, 143: 142-149.

[65] American Aeademy of Pediatrics. Respiratory syncytial virus. *In*: Pickering LK, Baker CJ, Long SS, et al. Red Book: 2006 Report of the Committee on infectiousDiseases. 27th edn. Elk Grove Village, IL, USA: American Academy of Pediatrics, 2006: 560-566.

[66] Recornrnenrlations for immunologic prevention of respiratory syncytial virus(RSV) infections. Z Geburtshilfe Neonatol, 1999, 203(Suppf.): 16.

[67] American Academy of Pediatrics. Committee on Infectious Diseases and Committee on infections Diseases and Newborn. Revised indications for the use of palivizumab and respiratory syncytialvirus

immune globulin intravenous for the prevention of respiratory syncytial virus infections. Pediatrics, 2003, 112: 1447-1452.

[68] Chantepie A. Use of palivizumab for the prevention of respiratory syncytial virus infections in children with congenital heart disease. Recommendations from the French Paediatric Cardiac Society. Arch Perdiatr, 2004, 11: 1402-1405.

[69] Figueras Aloy J, Quero J, Domenech E, et al. Recommendations for the prevention of respiratory syncytial virus infection. An Pediatr(Barc), 2005, 63: 357-362.

[70] National Advisory Committee Immunization. Statement on therecommended use of monoclonal anti-RSV antibody(palivizumab). Can Commun Dis Rep, 2003, 29: 1-15.

[71] Swedish Consensus Group. Management of infections caused by respiratory syncytial virus. Scand J Infect Dis, 2001, 33: 323-328.

[72] Tulloh R, Mlarslh M, Blackburn M, et al. Recommendations for the use of palivizumab as prophylaxis against respiratory syncytial virus in infants with congenital cardiac disease. Cardiol Young, 2003, 13: 420.

[73] Groothuis JR, Nishida H. Prevention of respiratory syncytial virus infections in high-risk infants by monoclonal antibody(palivizumab). Pediatr Int, 2002, 44: 235-241.

[74] Connor EM, McClain JB, SorrentinoM, et al. Safety surveillance in children treated withpalivizumab(PLV). J Perinatol, 2002, 22: 619.

[75] Krilov LR, Masaquel AS, Weiner LB, et al. Partial palivizumab prophylaxis and increased risk of hospitalization due to respiratory syncytial virus in a Medicaid population: a retrospective cohort analysis. BMC Pediatr, 2014, 14: 261.

[76] Groothuis JR. Safety and tolerance of palivizumab administration Northern Hemisphere trial. Northern Hemisphere Expanded Access Study Group. Pediatr Dis J, 2001, 20: 628-630.

[77] Lacaze-Masmonteil T, Roze JC, Fauroux B. Incidence of respiratory syncytial virus-related hospitalizations in high-risk children: follow-up of national conhort of infants treated with Palivizumab as RSV prophylaxis. Pediatr Pulmonol, 2002, 34: 181-188.

[78] Oh PJ, Lanctjt KL, Yoon A, et al. Palivizumab prophylaxis for respiratory syncytial virus in Canada: utilization and outcomes. Pediatr Infect Dis J, 2002, 21: 512-518.

[79] Parnes C, Guillermin J, Habersang R, et al. Palivizumab prophylaxis of respiratory syncytial virus disease in 2000-2001: result from The Palivizumab Outcomes Respiratory. Pediatr Pulmonol, 2003, 35: 484-489.

[80] Figueras Aloy J, Carbonell Estrany X, Comité de Estándares de la SENeo. Update of recommendations on the use of palivizumab as prophylaxis in RSV infections. An Pediatr(Barc), 2014, 14: 461-465.

[81] Carbonell-Estrany X, Quero J. Hospitalization rates for respiratory syncytial virus infection in premature infants born during two consecutive seasons. Pediatr Infect Dis J, 2001, 20: 874-879.

[82] Pedraz C, Carbonell-Estrany X, Figueras-Aloy J, et al. Effect of palivizumab prophylaxis in decreasing respiratory syncytial virus hospitalizations in premature infants. Pediatr Infect Dis J, 2003, 22: 823-827.

[83] SajiT, NakaZawa M, Harada K. Safety and effieacy of palivizumab prophylaxis in children with congenital heart disease. Pediatr Int, 2005, 47: 397-403.

[84] Mori M, Onodera M, Morimoto A, et al. Palivizumab use in Japanese infants and children with immunocompromised conditions. Pediatr Infect Dis J, 2014, 33(11): 1183-1185.

[85] Chi H, Hsu CH, Chang JH, et al. A novel six consecutive monthly doses of palivizumab prophylaxis protocol for the prevention of respiratory syncytial virus infection in high-risk preterm infants in Taiwan. PLoS One, 2014, 9(6): e100981.

[86] Ashkenazi-Hoffnung L, Dotan M, Livni G, et al. Nosocomial respiratory syncytial virus infections in the palivizumab-prophylaxis era with implications regarding high-risk infants. American Journal of Infection Control, 2014, 42(9): 991-995.

[87] Monteiro AI, Bellei NC, Sousa AR, et al. Respiratory infections in children up to two years of age on prophylaxis with palivizumab. Rev Paul Pediatr, 2014, 32(2): 152-158.

[88] Matías I, García-García I, García-Fragoso L, et al. Palivizumab compliance by infants in Puerto Rico during the 2009-2010 respiratory syncytial virus season. J Community Health, 2014, 39(6): 1040-1044.

[89] Yudina EV, Ziganshina LE. Palivizumab and respiratory syncytial virus disease: selling sickness for future? Int J Risk Saf Med, 2014, 26(1): 39-43.

[90] Cohen S, Boron M, Cohen M, et al. and the Palivizumab Outcomes Registry Study Group. Patterns of RSV prophylaxis in children with congenital heart disease(CHD): preliminary results from the2003 to 2004 palivizumab outcomes registry. J Perinatol, 2004, 24: 605.

[91] Singleton R, Dooley L, Bruden D, et al. Impact of palivizumab prophylaxis an respiratory syncytial virus hospitalizations in high risk Alaska Native infants. Pediatr infect Dis J. 2003, 22: 540-545.

[92] Karron RA, Singleton RJ, Bulkow L, et al. Severe respiratory syncytial virus disease in Alaska Study Group. J Infect Dis, 1999, 180: 41-49.

[93] Wright PF, Karron RA, Madhi SA, et al. The interferon antagonist NS2 protein of respiratory syncytial virus is an important virulence determinant for humans. J Infect Dis, 2006, 193: 573-581.

[94] Saez-LIarens X, Castano E, Null D, et al. Safety and pharmacokinetics of an intramuscular humanized monoclonal antibody to respiratory syncytial virus in premature infants and infants withbronchopulmonary dysplasia. The MEDI-493 Study Group. Pediatr Infect Dis J, 1998, 17: 787-791.

[95] Forbes M, Kumar V, Yogev R, et al. Serum palivizumab level is associated with decreased severity of respiratory syncytial virus disease in high-risk infants. Hum Vaccin Immunother, 2014, 10(10): e29635. DOI: 10. 4161/hv. 29635.

[96] Manzoni P, Sala U, Gomirato G, et al. Opimaltiming and dosing intervals of palivizumab in premature neonates: still some work to do. Pediatrics, 2005, 115: 1439-1440.

[97] Afghani B, Ngo T, Zeitany R, et al. Premature infants who get hospitalized for respiratory syncytial virus infection despite receiving palivizumab. J Invest Med, 2006, 54: S133.

[98] Zaaijer HL, Vandenbroucke-Grauls CM, Franssen EJ. Optimum dosage regimen of palivizumab? Ther Drug Monit, 2002, 24: 444-445.

[99] Palivizumab(Synagis) BLA 971359 Clinical Review FDA June 1998.

[100] Palivizumab(Synagis) Product Information MedImmune, Apr 2012.

[101] Palivizumab(Synagis) WC500056731 Scientific Discussion EMEA, Oct 2004.

[102] Palivizumab(Synagis) WC500056908 EPAR Annex I EMEA, Nov 2012.

[103] Hudak M. Palivizumab prophylaxis of RSV disease-result of 5097 chidren-the 2001 to 2002 outcomes registry. J Perinatol, 2002, 22: 619.

[104] Savitz J, Geaney C, Banks TA. A case of anaphylaxis to palivizumab. Ann Allergy Asthma Immunol, 2014, 113(2): 236-7.

[105] Cecchia PA, Nalysnyk L, Fernandes AW, et al. Mortality and morbidity among infants at high risk for severe respiratory syncytial virus infection receiving prophylaxis with palivizumab: a systematic literature review and meta-analysis. Pediatr Crit Care Med, 2011, 12: 580-588.

[106] Turti TV, Baibarina EN, Degtiareva EA, et al. A prospective, open-label, non-comparative study of palivizumab prophylaxis in children at high risk of serious respiratory syncytial virus disease in the Russian Federation. BMC Res Notes, 2012, 5: 484. DOI: 10.1186/1756-0500-5-484

[107] Palivizumab (Synagis) WC500131776 CHMP Assessment Report EMEA, Aug 2012.
[108] Null DJr, Pollara B, Dennehy PH, et al. Safety and immunogenicity of palivizumub (Synagis) administered for two seasons. Pediatr Infect Dis J, 2005, 24: 1021-1024.
[109] Subramanian KN, Weisman LE, Rhodes T, et al. Safety, tolerance and pharmacokinetics of a humanized monoclonal antibody to respiratory syncytial virus in premature infants and infants with bronchopulmonary dysplasia. MEDI-493 Study Group. Pediatr Infect Dis J, 1998, 17: 110-115.
[110] Zhao X, Chen FP, Megaw AG, et al. Variable resistance to palivizumab in cotton rats by respiratory syncytial virus mutants. J Infects Dis, 2004, 190: 1941-1946.
[111] DeVincenzo JP, Hall CB, Kimberlin DW, et al. Surveillance of clinical isolates of respiratory syncytialvirus for paliviizumab (Synagis) -resistant mutants. J Infect Dis. 2004, 190: 975-978.
[112] El Saleeby CM, Conley ME, DeVincenzo JP. Quantitative effects of palivizumab and donor-derived T cells chronic respiratory syncytial virus infection, Lung disease, and fusion glycoprotein amino acid sequences in a paitent before and after bone marrow transplantation. Clin Infect Dis, 2004, 39: 17-20.
[113] Paes B, Mitchell I, Li A, et al. Respiratory hospitalizations and respiratory syncytial virus prophylaxis in special populations. Eur J Pediatr, 2012, 171: 833-841.
[114] Mori M, Kawashima H, Nakamura H, et al. Nationwide survey of severe respiratory syncytial virus infection in children who do not meet indications for palivizumab in Japan. J Infect Chemother, 2011, 17: 254-263.
[115] Manzoni P, Paes B, Resch B, et al. High risk for RSV bronchiolitis in late preterm's and selected infants affected by rare disorders: a dilemma of specific prevention. Early Human Dev, 2012, 88: 34-41.
[116] Taylor RS. CARESS The Canadian registry of palivizumab. Pediatr Infect Dis J, 2012, 31: 212-213.
[117] Speer ME, Fernandes CJ, Boron M, et al. Use of palivizumab for prevention of hospitalization as a result of respiratory syncytial virus in infants with cystic fibrosis. Pediatr Infect Dis J, 2008, 27: 559-561.
[118] Robinson KA, Odelola OA, Saldanha IJ, et al. Palivizumab for prophylaxis against respiratory syncytial virus infection in children with cystic fibrosis (Review). The Cochrane Library, 2012, 2: 1-22.
[119] Prescott WA, Hutchinson DJ. Respiratory syncytial virus prophylaxis in special populations: is it something worth considering in cystic fibrosis and immunosuppression. JPPT, 2011, 16: 77-86.
[120] de Fontbrune FS, Robin M, Porcher R, et al. Palivizumab treatment of respiratory syncytial virus infection after allogeneic hemopoietic stem cell transplantation. Clin Infect Dis, 2007, 45: 1019-1024.
[121] Kassis C, Champlin RE, Hachem RY, et al. Detection and control of a nosocomial respiratory syncytial virus outbreak in a stem cell transplantation unit: the role of palivizumab. Biol Blood Marrow Transplant, 2010, 16: 1265-1271.
[122] Santos RP, Chao J, Nepo AG, et al. The use of intravenous palivizumab for treatment of persistent RSV infection in children with leukemia. Pediatrics, 2012, 130: 1695-1699.
[123] Danziger-Isakov LA, Arslan D, Sweet S, et al. RSV prevention and treatment in pediatric lung transplant patients: a survey of current practices among the International Pediatric Transplant Collaborative. Pediatr Transpl, 2012, 16: 638-644.
[124] Weisman LE. Motavizumab, a second-generation humanized mAb for the prevention of respiratory syncytial virus infection in high-risk populations. Curr Opin Mol Ther, 2009, 11 (2): 208-218.
[125] Carbonell-Estrany X, Simões EA, Dagan R, et al. Motavizumab for prophylaxis of respiratory syncytial virus in high-risk children: a noninferiority trial. Pediatrics, 2010, 125 (1): e35-51.
[126] Abarca K, Jung E, Fernández P, et al. Safety, tolerability, pharmacokinetics, and immunogenicity of motavizumab, a humanized, enhanced-potency monoclonal antibody for the prevention of respiratory

syncytial virus infection in at-risk children. Pediatr Infect Dis J, 2009, 28 (4) : 267-272.

[127] Fernández P, Trenholme A, Abarca K, et al. A phase 2, randomized, double-blind safety and pharmacokinetic assessment of respiratory syncytial virus (RSV) prophylaxis with motavizumab and palivizumab administered in the same season. BMC Pediatr, 2010, 10: 38.

[128] Feltes TF, Sondheimer HM, Tulloh RM, et al. A randomized controlled trial of motavizumab versus palivizumab for the prophylaxis of serious respiratory syncytial virus disease in children with hemodynamically significant congenital heart disease. Pediatr Res, 2011, 70 (2) : 186-191.

[129] Andabaka T, Nickerson JW, Rojas-Reyes MX, et al. Monoclonal antibody for reducing the risk of respiratory syncytial virus infection in children. Cochrane Database Syst Rev, 2013, 4: CD006602.

第 16 章　曲妥珠单抗（Trastuzumab，Herceptin）

16.1　发 展 概 述

世界卫生组织称乳腺癌是女性最常见的恶性肿瘤之一，全球发病率很高，目前已成为严重威胁女性健康的疾病。据估计，全世界每年约有 120 万女性罹患乳腺癌，50 万人死于乳腺癌[1]。乳腺癌是美国女性致死率第二高的癌症。据统计，2013 年，约有 232 340 名女性诊断为乳腺癌，39 620 例患者死于该疾病。根据肿瘤的大小、淋巴结感染情况和肿瘤细胞向其他组织/器官的扩散情况，乳腺癌的发展过程可分为 5 个阶段：阶段 0～2 归为早期，阶段 3 为局部晚期，阶段 4 为晚期或转移性乳腺癌（metastatic breast cancer，MBC）。随着分子生物学技术的发展，人们发现人表皮生长因子受体 2（human epidermal growth factor receptor 2，HER2）是与肿瘤的恶性行为和不良预后相关联的一个信号[2~4]，它在 20%～30%乳腺癌中存在过表达[4~8]。肿瘤的 HER2 状态可以采用基于 HER2 蛋白 0～3+级表达的免疫组织化学（immunology and histology chemistry，IHC）评估（IHC 3+指示 HER2 过表达）；或基于 DNA 的方法测量 HER2 的基因扩增进行评估，如荧光原位杂交（fluorescent *in situ* hybridizatio，FISH）和显色原位杂交。“HER2 阳性”用于描述肿瘤的 HER2 蛋白过表达和（或）HER2 的基因扩增。

曲妥珠单抗（Trastuzumab）是一种由美国基因工程技术公司和罗氏联合研发的生物工程的人类 1 型免疫球蛋白的抗 HER2 单克隆抗体（monoclonal antibody，mAb），其商品名为“赫赛汀”（Herceptin），它是针对 HER2 受体的胞外结构域开发的[9]。抗体的生产使用了一个商业规模培养的基因工程转基因中国仓鼠卵巢（Chinese hamster ovary，CHO）细胞系，采用标准化的重组技术将曲妥珠单抗的 DNA 编码序列插入这些细胞内。抗体被细胞分泌到培养基中，然后使用标准的色谱法和过滤方法进行纯化。曲妥珠单抗是 95%的人源和 5%的鼠源，以冻干粉剂型上市，经抑菌水或无菌水溶解后可供多剂量或单剂量用药。

曲妥珠单抗是第一个商品化的基于单克隆抗体的乳腺癌治疗用药，目前已经在 90 多个国家获批进行使用。它已经被证实对乳腺肿瘤生长具有明显的抑制作用[10~12]。其作用的确切机制尚不清楚，有研究报道提出了曲妥珠单抗抗肿瘤的一些可能机制。接受曲妥珠单抗治疗后的 HER2 阳性患者体内呈现出了白细胞和自然杀伤细胞的高渗透性[13, 14]，这表明抗体依赖性细胞的细胞毒性可引发免疫细胞攻击肿瘤细胞。与标准化疗药物联合治疗时，发现曲妥珠单抗可抑制 HER2 过表达从而触发细胞凋亡[15]。曲妥珠单抗其他可能的作用机制包括降低 HER2 磷酸化和其下游信号[16~18]、HER2 受体在细胞膜上的下调化和内在化[19]，以及通过金属酶蛋白介导抑制 HER2 裂解/脱落状态从而阻止 HER2 衍生物的二聚体化[20]。

曲妥珠单抗分别于 1998 年 9 月和 2000 年 9 月由美国 FDA 和欧洲药品管理局批准，用于治疗女性晚期 HER2 阳性乳腺癌。曲妥珠单抗获批主要基于两项关键试验数据，一项是用于二、三线的单独用药[21]，另一项是一线的与化疗药的联合用药[22]。

2006 年，根据国际 HERA（赫赛汀辅助治疗）的研究结果，欧盟委员会批准了曲妥珠单抗用于 HER2 阳性早期乳腺癌（early breast cancer，EBC）的辅助治疗。标准化疗后使用曲妥珠单抗，可以显著降低癌症的复发率，可降低高达 46%，并且与单纯化疗相比其有很好的耐受性[23]。这个疗效同时被美国北部癌症治疗中心协作组（NCCTG）N9831 试验、美国乳腺与肠道外科辅助治疗研究组（NSABP）B-31 试验和国际乳腺癌研究组（BCIRG）006 试验 3 个其他的主要的国际性和美国的研究结果证实。随着研究的深入，对 8 项随机对照试验结果的系统分析证实了包含曲妥珠单抗的疗法能够显著改善 HER2 阳性疾病患者的无病生存期和总生存期[24, 25]，而辅助治疗的典型疗程为 12 个月[26, 27]。不论是早期还是晚期乳腺癌，应用曲妥珠单抗治疗的临床效益已经被证实，连续使用曲妥珠单抗的效益提示了需要不断抑制 HER2 通路。通过各种手段以 HER2 和其他通路为靶向治疗能够增强临床效益，并克服潜在的耐药性。曲妥珠单抗已成为 HER2 过表达乳腺癌患者新辅助、辅助或转移乳腺癌治疗的标准用药[28]。

抗体-药物偶联物（antibody-drug conjugate，ADC）技术在不久的将来会有更大突破，在抗肿瘤领域甚至有望取代单克隆抗体生物药。最近在 ADC 领域已经有很多优秀综述，从不同方面介绍了这个领域的研究进展[29~37]。

Kadcyla（ado-trastuzumab emtansine，T-DM1）采用 ImmunoGen 的 TAP 专利技术把高活性的有丝分裂抑制剂 DM1（美登醇，一种美登素衍生物）用一个稳定的硫醚键接头连接到曲妥珠单抗。因为曲妥珠单抗对 HER2 有较高的亲和力，Kadcyla 能有效地靶向结合表达 HER2 的乳腺癌细胞，而后内化并释放细胞毒素 DM1，剿灭癌细胞。Kadcyla 把抗乳腺癌药曲妥珠单抗和 DM1 结合到一起，充分利用了前者靶向、选择性强，后者活性高而又消除了前者疗效低和后者不良反应大等缺点（图 16-1，图 16-2）。

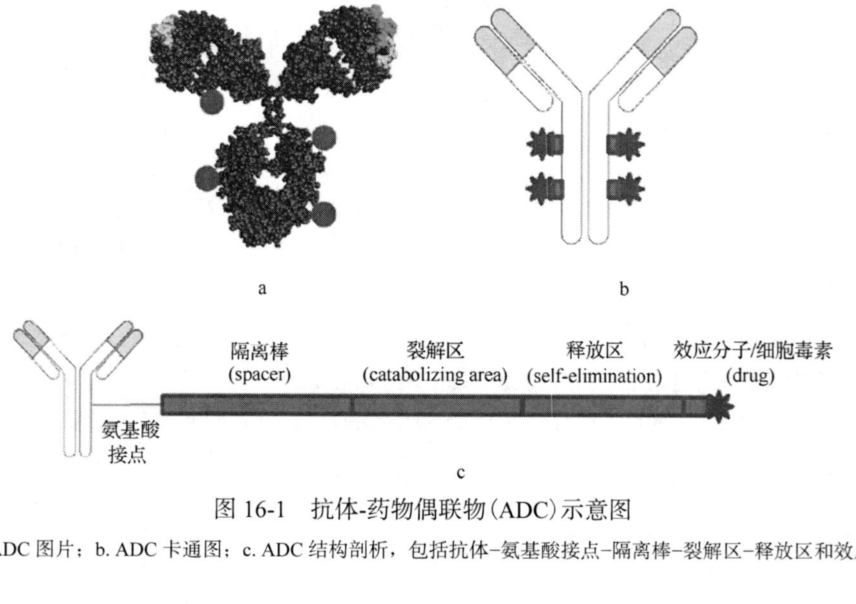

图 16-1　抗体-药物偶联物（ADC）示意图

a. ADC 图片；b. ADC 卡通图；c. ADC 结构剖析，包括抗体–氨基酸接点–隔离棒–裂解区–释放区和效应分子

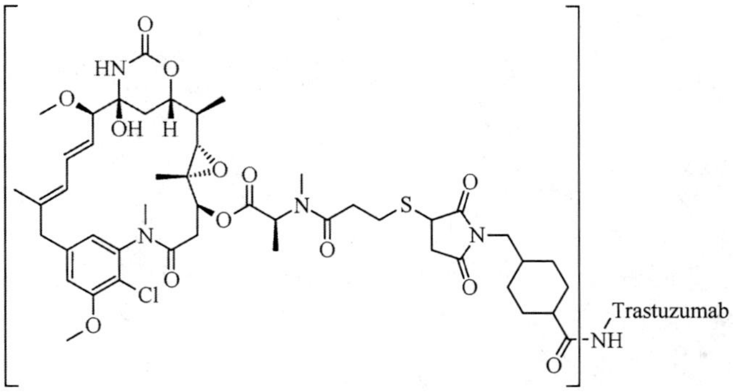

图 16-2　Kadcyla(T-DM1)的结构

这种 ADC 的化疗药物的基本要求主要有三:①作用机制清楚，如抗有丝分裂和 DNA 损伤剂等；②高活性，一般要求 EC_{90} 小于 1nmol/L；③可以采用化学方法偶联，并在肿瘤细胞内释放高活性的细胞毒素本身或其高活性衍生物(图 16-3)。目前最常见的 ADC 效应分子包括两类微管蛋白抑制剂(auristatin)和美登素衍生物(maytansine)。

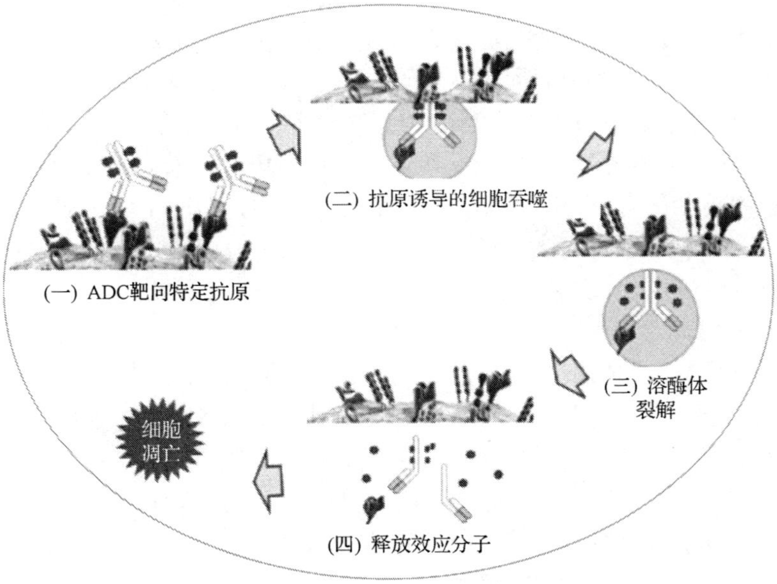

图 16-3　ADC 作用机制示意图

2013 年 2 月 22 日，罗氏的抗体-药物偶联物 Kadcyla 获得美国 FDA 批准，用于治疗 HER2 阳性同时对曲妥珠单抗和紫杉醇有抗药性的晚期或转移性乳腺癌患者[38, 39]。无疑这一新药的出现是对现有药物充分利用与抗体优势的明智结合。

16.2　曲妥珠单抗对转移性乳腺癌的治疗

16.2.1　曲妥珠单抗单药治疗

一项包括了 222 例曾接受一个或两个化疗疗程的患有 HER2 阳性乳腺癌女性的多中心开放式单变量的试验研究了曲妥珠单抗的有效性和安全性(负荷剂量 4mg/kg，此后每周 2mg/kg)[21]。68%的患者曾接受两种甚至更多的治疗，94%曾接受蒽环类治疗，还有 67%曾接受紫杉烷类治疗。在意向性治疗人群中，有 8 例康复和 26 例部分缓解，客观缓解率达到 15%。平均响应时间为 9.1 个月，远长于此前这些女性患者使用化疗方案时的 5.2 个月。生存中值为 13 个月，中位至疾病进展时间为 3.1 个月。这些结果显示了曲妥珠单抗单药作为二、三线临床治疗 HER2 阳性转移性乳腺癌的优势。IHC3+和(或)FISH 阳性的疾病患者在本研究中应用曲妥珠单抗治疗获得的临床效益最大[21]。

在曲妥珠单抗作为二、三线单药治疗取得可喜的结果之后，其作为一线单药治疗(4mg/kg 负荷剂量加每周 2mg/kg 的剂量或者 8mg/kg 负荷剂量加每周 4mg/kg 的剂量)的疗效和安全性也在 114 例未经治疗的 HER2 阳性(IHC 2+/3+)MBC 患者的Ⅱ期多中心临床试验中进行了研究[40]。客观缓解率为 26%，其中有 7 例康复和 23 例部分康复。对 111 例 IHC 3+肿瘤患者缓解率为 35%，但在 IHC 2+患者中未见疗效。临床受益率(完全，部分或轻微的缓解，或病情稳定超过 6 个月)在 IHC 3+和 IHC 2+的患者中分别为 48%和 7%。通过 FISH 技术检测的有 HER2 的基因扩增和无该基因扩增的 108 个患者的缓解率分别为 34%和 7%，临床受益率分别为 48%和 10%。在不少于 12 个月的随访后，有 57%患者存在客观缓解，51%的临床获益患者病情没有进一步发展。中位总生存期为 24.4 个月，还没有明确证据表明有效或存活有任何剂量依赖关系。正如在 Cobleigh 等的研究中显示[21]，IHC 3+和(或)FISH 阳性的患者在本研究中获得最大的临床效益[40]。

在理想的情况下，为方便患者治疗，应尽量减少给药频率。由于降低了医院和诊所的就诊率，有利于实现最佳的健康-经济效益比。因此，除了每周的标准方案，也对曲妥珠单抗单药的 3 周治疗方案进行研究。在单臂试验的第二阶段对该方案(剂量开始为 8mg/kg，然后是 6mg/kg)的疗效、安全性和药代动力学进行了评估。此试验由 150 名以前未经治疗的 HER2 阳性晚期或转移性乳腺癌患者参与[41]。中位疾病进展时间为 3.4 个月，而中位响应期为 10.1 个月。整体响应率为 19%，临床受益率为 33%。在受测试的 HER2 阳性患者中显示这些比例整体上升：整体响应率为 23%，临床受益率为 36%。在随后治疗的 12 个月后，整体响应率是 24%，临床受益率不变，仍是 36%。在曲妥珠单抗药和紫杉醇联合用药的患者中观察到的这些数据在变化范围内。这些数据还表明每 3 周给药的疗效与联合紫杉醇每周给药的疗效基本相同。此外，每 3 周治疗方案对使用曲妥珠单抗的 HER2 阳性晚期或转移性乳腺癌患者的安全没有危害。

16.2.2　曲妥珠单抗与紫杉醇烷类化合物联合用药

曲妥珠单抗的随机组合联合用药试验表明，曲妥珠单抗和紫杉醇烷类化合物(紫杉醇或多西他赛)联合用药时比单独使用紫杉醇烷类化合物时临床受益要高很多。在由 469 名以前未经治疗的 HER2 阳性晚期或转移性乳腺癌患者组成的随机、多中心、Ⅲ期试验中[22, 42]，曾接受过蒽环类药物治疗的患者随机接受紫杉醇(175mg/m^2，每 3 周)(n=96)或者是接受紫杉醇和曲妥珠单抗药(刚开始每周 4mg/kg 的剂量，然后变为每周 2mg/kg；n=92)的治疗[22]。其他所有患者均随机接受蒽环类(60mg/m^2 阿霉素或 75mg/m^2 表阿霉素)和环磷酰胺(600mg/m^2)，或只接受蒽环类(n=138)，或曲妥珠单抗(开始每周 4mg/kg，而后每周 2mg/kg，n=143)联合用药治疗。

中位随访 30 个月，曲妥珠单抗和多西他赛的联合用药比单用紫杉醇可提高临床存活率。从 18.4 个月到 22.1 个月(IHC 3+患者为 18～25 个月)的中位总生存期的改善在额外使用曲妥珠单抗的患者中表现尤为显著，因为 HER2 阳性疾病具有转移性质和较差的预后性。此外，在一项交叉设计的研究中，73%的患者在单药紫杉醇疗程后接受了曲妥珠单抗的治疗，研究发现这些患者更有生存优势[21]。在类似模式的每周单药治疗试验中发现[23]，曲妥珠单抗联合紫杉醇提供了最大的 IHC 3+和(或)FISH 阳性疾病患者的临床受益[22, 43]。

曲妥珠单抗和多西他赛的联合用药曾在一项包括 186 例以前未经治疗的 MBC 患者的随机Ⅱ期临床试验(M77001)中进行研究[44, 45]。患者接受了每 3 周多西他赛(100mg/m^2)单独用药或与曲妥珠单抗每周(开始每周 4mg/kg，而后是 2mg/kg)联合用药。多西他赛单独用药的患者可以交叉接受曲妥珠单抗来进行治疗。在 24 个月的随访中发现曲妥珠单抗和多西他赛联合使用可显著提高临床效益(表 16-1)，包括将中位总生存期由 22.7 个月增加至 31.2 个月(有效治疗为 8.5 个月，P=0.0325)(图 16-4)。而两倍多的患者接受曲妥珠单抗和多西他赛联合治疗，比仅接受多西他赛治疗的患者延长存活达 3 年甚至更长的时间。此外，交叉使用多西他赛单药及联合曲妥珠单抗的患者中有 57%的生存期也得以延长[45]。

表 16-1　曲妥珠单抗和多西他赛联合治疗及多西他赛单独药用的临床结果[45]

	曲妥珠单抗+ 多西他赛(n=92)	曲妥珠单抗 单独用药(n=94)	P 值
整体缓解率/%	61.0	34.0	0.0002
中位有效维持期/月	11.7	5.7	0.0009
中位进展时间/月	11.7	6.1	0.0001
中位总生存期*/月	31.2	22.7	0.0325

* 采用麦尔估计

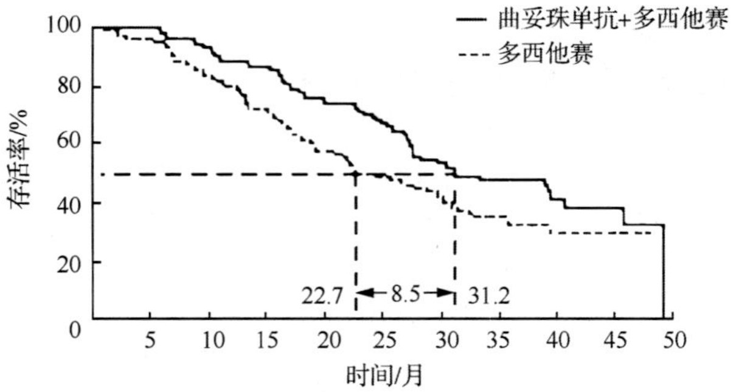

图 16-4　曲妥珠单抗和多西他赛联合治疗与多西他赛单独用药的总体存活率比较[44, 45]

除了关键性试验以外，几项针对转移性乳腺癌的Ⅱ期临床试验已经证实，与紫杉醇单独用药相比，曲妥珠单抗和紫杉醇联合用药能够改善临床治疗效果。试验中，曲妥珠单抗联合紫杉醇或多西他赛每周或每 3 周治疗方案的响应率分别为 36%～81%(联合紫杉醇)和 44%～75%(联合多西他赛)。

16.2.3　曲妥珠单抗与其他化疗方法联合用药

有试验报告，曲妥珠单抗常与几种化疗药联用治疗转移性乳腺癌。曲妥珠单抗联合长春瑞滨作为一线或后续治疗的Ⅱ期临床试验表明，其客观缓解率为 43%～85%[46~55]，提示这一组合可高效治疗转移性乳腺癌。曲妥珠单抗与吉西他滨联合治疗 HER2 阳性转移性乳腺癌也被报道有效，在Ⅱ期临床试验中其客观缓解率为 36%～40%[56~58]。而一项 5-氟尿嘧啶前体药物卡培他滨与曲妥珠单抗联合应用于接受既往治疗的转移性乳腺癌患者的Ⅱ期临床研究取得了 60%的客观缓解率[59]，并在其应用于一线治疗的Ⅱ期临床试验中得以印证(客观缓解率 63%；n＝43)[60]。曲妥珠单抗与上述每一种药物联合应用均耐受较好。

16.2.4　曲妥珠单抗三联用药

曲妥珠单抗三联用药(如曲妥珠单抗/卡铂/紫杉醇、曲妥珠单抗/顺铂/多西他赛、曲妥珠单抗/表阿霉素/多西他赛、曲妥珠单抗/长春瑞滨/多西他赛或曲妥珠单抗/吉西他滨/紫杉醇)可产生高客观缓解率且总体上可行，前提是避免出现叠加毒性。曲妥珠单抗联合多西他赛后再联合(或不联合)卡培他滨治疗 HER2 阳性转移性或局部晚期乳腺癌的随机Ⅱ期临床试验结果显示，对 110 名患者的初期安全分析报告提示其不良反应与曲妥珠单抗-多西他赛或曲妥珠单抗-卡培他滨联用相似[61]。随机Ⅲ期临床试验 BCIRG 007 考察了曲妥珠单抗/多西他赛或曲妥珠单抗/多西他赛/卡铂对 HER2 阳性转移性乳腺癌的治疗效果[62]。尽管增加铂类化合物卡铂没有改善临床效益，但这一联用组合仍不失为一个有效的治疗选择并在美国被广泛应用。两种治疗方案均耐受良好，但是毒性表现不尽相同。在接受曲妥珠单抗-多西他赛治疗的患者中，感觉神经病变、肌肉痛及皮肤和指甲变化的症状显著增加。而在接受三联疗法的患者中，血小板减少症发生率显著提高，还出现恶心和呕吐加剧。此外，曲妥珠单抗/长春瑞滨/卡培他滨三联疗法的单臂、多中心、开放国际性Ⅱ期临床试验考察了该口服化疗药组合+静脉注射曲妥珠单抗的有效性和安全性[63]。三联疗法在改善响应率、无进展生存期及总生存期上具有高度活性，而治疗过程出现的毒性也是可控的。

16.2.5　曲妥珠单抗联合激素疗法

曲妥珠单抗联合激素疗法包括他莫西芬和芳香酶抑制剂来曲唑、阿那曲唑（TAnDEM试验）和依西美坦（eLEcTRA 试验）等。几项曲妥珠单抗单用或与化疗药联用的关键性试验表明激素受体水平不影响曲妥珠单抗的疗效[45]。

16.3　曲妥珠单抗对早期乳腺癌的治疗

初期系统治疗（primary systemic therapy，PST），又称“新辅助治疗”，正在被越来越多地应用于早期乳腺癌女性以减小肿瘤大小，进而给保乳术提供更多机会，减少阳性淋巴结的数目。几项 PST 研究已经评估了术前 12 周及术后 40 周的曲妥珠单抗治疗情况，前提是治疗有效或患者病情稳定。在这些研究中，整体缓解率（70%～95%）和病理完全缓解率（7%～42%）的结果足以媲美非选择性（HER2 阳性或阴性）乳腺癌患者的蒽环类药物初期系统治疗和含紫杉烷药物疗法的Ⅲ期临床试验和（或）随机试验结果[64~67]。此外，另有一项Ⅱ期研究评估了曲妥珠单抗与多西他赛、顺铂三联疗法对未治疗局部晚期疾病的 HER2 阳性乳腺癌患者的 PST 疗效[68]。报告指出，经此三联疗法治疗后，患者的无进展存活率及总存活率均得到明显改善。

鉴于曲妥珠单抗在 MBC 治疗及 PST 试验中显示出令人欣慰的疗效，备受鼓舞的研究者也相继开展了多项临床试验以评价其在辅助治疗中的积极作用。4 个主要的随机性多中心试验：HERA[69]、NSABP B-31[70]、NCCTG N9831[70]和 BCIRG 006（BCIRG 006），考察了不同的基于曲妥珠单抗的辅助治疗选择，包含序贯和伴随化疗（表 16-2）。芬兰一个稍小规模的应用 FinHer 治疗 HER2 阳性女性试验结果也已公布[71]。在上述 5 个试验中，有超过 14 000 名女性 EBC 患者参与其中。试验要求患者为 HER2 阳性侵入性乳腺癌患者，且已实施乳房肿瘤切除术或乳房切除术的才能被纳入。在试验中化疗与曲妥珠单抗治疗表现出差异。

表 16-2　用曲妥珠单抗辅助治疗早期乳腺癌（EBC）试验中的患者特征综述[69~72]

	HERA（n=5090）	NSABP B-31 和 NCCTG N9831 联合分析（n=5535）	BCIRG 006（n=3222）	FinHer（n=232）*
年龄＜50 岁/%	51	51	52	51
淋巴结阴性疾病/%	32**	5.7	29***	16****
三期肿瘤/%	60	69	n.a.	65
紫杉类化疗/%	26	100	100	50
计划内分泌治疗/%	46	52	54[有 ER+和（或）PgR+瘤]	
心脏功能正常/%	矫正治疗和化疗完结束	阿霉素+环磷酰胺结束	手术后	手术后

注：ER，雌激素受体；PgR，孕激素受体；n.a.，无效

* HER2-活性组；** 只有肿瘤＜1cm；*** 只有并发风险因素；**** 只有肿瘤＞2cm 且 PgR-阴性

在 HERA 试验中，患者完成了化疗(有或者没有放疗)后，随机每 3 个月给予一次曲妥珠单抗或者仅仅观察 1～2 年[70]。报告显示，经曲妥珠单抗治疗 3 年后，无病存活率极显著提高了 6.3%(P<0.0001)(图 16-5)，总存活率改善了 2.7%(P=0.0115)(图 16-6)，该亚组所有患者均表现出显著的治疗效果。在北美进行的 NSABP B-31 和 NCCTG N9831 试验联合分析评价了采用阿霉素联合环磷酰胺的标准辅助化疗，随后给予紫杉醇，同时给予(或不给予)曲妥珠单抗治 1 年[70]。与未接受曲妥珠单抗治疗的患者相比，接受曲妥珠单抗治疗的患者的无病存活率显著延长。在中位数为 2 年的随访时间内，总存活率也得到了显著提高。

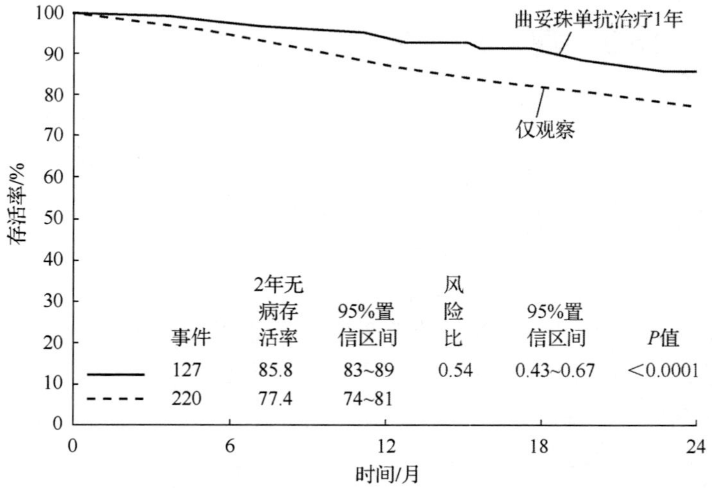

图 16-5　HERA 试验中位数为 2 年的随访时间内患者的无病存活率[69]

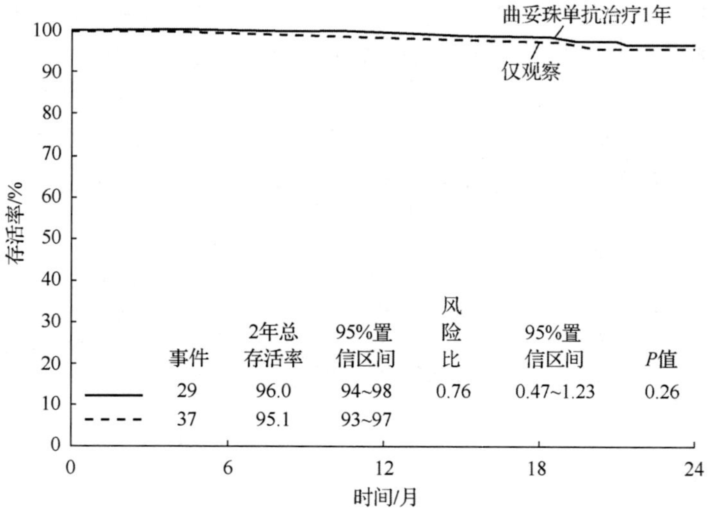

图 16-6　HERA 试验中位数为 2 年的随访时间内患者的总存活率[69]

BCIRG 006 试验比较了 3 种治疗方法，分别是：阿霉素+环磷酰胺+多西他赛(作为参考疗法)、阿霉素+环磷酰胺+多西他赛+曲妥珠单抗及多西他赛+卡铂+曲妥珠单抗(不含蒽环类药物)[72]。与不使用曲妥珠单抗的疗法相比，另两种加用曲妥珠单抗的治疗方案可显著提高患者的无病存活率。与单用多西他赛的患者相比，接受曲妥珠单抗+多西他赛的患者降低了 51%的复发风险。在接受多西他赛+卡铂+曲妥珠单抗的患者中，死亡风险降低了 39%。

小规模随机 FinHer 试验旨在比较多西他赛和长春瑞滨作为 1010 例 EBC 患者化疗部分用药的疗效[71]。患者 HER2 状况经检查后，对 IHC(3+或 2+；n=232)显阳性的患者将进一步随机接受(n=116)或不接受(n=116)9 周的曲妥珠单抗治疗。在中位数为 3 年的随访时间内，服用曲妥珠单抗的患者比没有服用的患者显示出更低的复发率。

总之，这些试验表明，曲妥珠单抗辅助治疗可以降低女性 EBC 患者大约 50%的复发风险。NSABP B-31 与 NCCTG N9831 的联合分析与 HERA 均显示在用曲妥珠单抗辅助治疗 1 年后的总存活率均有显著改善(死亡风险降低 33%)。这一结果具有重要意义，因为所有辅助治疗试验的最终指标是提高患者的总体存活率，而且有望使更多的患者被治愈。1～3 年的随访研究分析结果提示，在所有 5 个 EBC 试验中，曲妥珠单抗治疗均有益于提高无病存活率(图 16-7)。随着这些试验的成功，曲妥珠单抗已经获得欧盟的批准，用于 HER2 阳性 EBC 的辅助治疗。

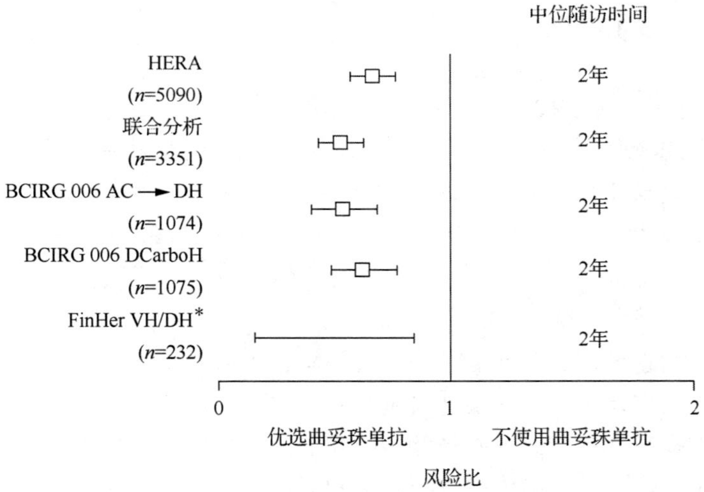

图 16-7　在 5 个关键 EBC 试验中患者无病存活概述[69~72]

* 无复发存活率

16.4　曲妥珠单抗在其他癌症中的治疗

除了乳腺癌，HER2 超表达还可见于一系列其他类型肿瘤，包括子宫瘤、膀胱癌、唾液腺癌、子宫内膜癌、食管癌、胃癌、胰腺癌和非小细胞肺癌(non-small cell lung cancer，NSCLC)。一项大型临床Ⅲ期随机试验已经在 NSCLC 患者中进行[73]。但是，依据现在的标准，大部分参与这项试验的患者并非 HER2 阳性，并且肿瘤诊断为 IHC 2+。目前，关于 HER2 阳性定义的理论已经提高，IHC 2+病例分类模糊，需要利用原位分子杂交(*in situ* hybridization，ISH)技术进一步地分析，将确诊为 IHC 2+和 ISH 阴性的病例作为

HER2 阴性。这也解释了为什么这个试验在临近终点处失败。曲妥珠单抗是针对 HER2 设计的人源化单克隆抗体，主要通过拮抗 HER2 信号转导通路的传递，发挥抑制细胞生长作用，已在癌细胞膜 HER2 表达阳性的乳腺癌和肺癌等临床应用治疗中取得了满意的疗效[74]，并且在 HER2 表达阳性的胃癌细胞中也有治疗作用[75]。

除了一些早期的基础研究证实曲妥珠单抗治疗 HER2 阳性胃癌的可行性外，Bang 等[76]在 2010 年报道了一项开放性、随机、国际多中心的临床Ⅲ期试验 ToGA。在 374 名患有 HER2 阳性晚期胃癌患者中，一线产品氟嘧啶和氯氨铂与曲妥珠单抗联用或不联用，评价其效果、安全性、药物代谢动力学及对生命质量的影响。ToGA 奠定了曲妥珠单抗在胃癌治疗中的地位，为曲妥珠单抗用于 HER2/neu 过表达的胃癌提供了临床依据。目前有关胃癌分子靶向治疗药物曲妥珠单抗的临床评价相对较多，其与化疗药物的联合应用于胃癌的治疗已初步显效，但 HER2/neu 尚不能作为独立指标判断胃癌预后，其在胃癌发生发展中的作用还有待于进一步研究[77~79]。

16.5　抗体-药物偶联物(ADC) Kadcyla 的临床研究

16.5.1　Kadcyla 的设计

Kadcyla 用于治疗 HER2 阳性、对曲妥珠单抗和紫杉醇有抗药性的难治/复发性晚期或转移性乳腺癌患者[80~82]。研究结果证实，Kadcyla 在一个Ⅱ期临床试验中显示，其作为一线用药能显著延长 HER2 阳性乳腺癌患者无进展生存期。Kadcyla 治疗组无进展生存期的中位数是 14.2 个月，与曲妥珠单抗/多西他赛对照组的 9.2 个月相比延长了 5 个月，具有统计学意义。除此之外，Kadcyla 的耐受性似乎更好，三级以上不良反应的发生率为 46.4%，显著低于标准组的 90.9%[81~83]。

EMILIA Ⅲ期临床证实 Kadcyla 的药理学特征也值得重视。肿瘤病理切片及此前动物模型试验中的数据显示，对曲妥珠单抗治疗产生耐药性的患者人群中 HER2 受体数量和功能均未受到损伤性影响。内脏转移灶肿瘤的消退表明，释放的细胞毒素 DM1 在细胞内的聚集浓度足以导致细胞因有丝分裂障碍而死亡，并且没有出现曲妥珠单抗单药治疗时经常发生的肿瘤生长迟缓(cytostasis)。Kadcyla 的试验结果和最初的设计目标完全一致，它既保留了曲妥珠单抗的作用又增加了潜在的细胞毒素药物的效应[82]。

Kadcyla 的成功至少在两方面具有重要意义：①Mylotarg 和 Adcetris 都是靶向血液肿瘤细胞表面抗原(CD33 和 CD30)，到目前为止显示明显疗效的临床试验也局限于血液肿瘤，而 Kadcyla 是靶向固体肿瘤细胞。在理论上，由于固体肿瘤组织很复杂，给 ADC 药物的渗透造成更多困难。②Kadcyla 的接头是由稳定的硫醚键连接，被肿瘤细胞吞噬后释放了仍然带有接头片段但具有同等活性的美登醇细胞毒素，同时也表明这类 ADC 药物在细胞外没有释放细胞毒素。Kadcyla 明显的临床疗效证明，细胞内或细胞表面裂解接头不是 ADC 药物设计的必要条件。ADC 药物已经处于不同的临床阶段，成为进入抗体-药物偶联物研发领域的市场挑战[37]。

16.5.2　作用机制

Kadcyla 是一种靶向 HER2 的抗体药物结合物。抗体是人源化抗-HER2 免疫球蛋白 G1(IgG1)-曲妥珠单抗。小分子细胞毒素 DM1 是一种微管抑制剂，结合至 HER2 受体的亚结构区Ⅳ，T-DM1 进行受体介导内化和随后溶酶体降解，导致含 DM1 细胞毒降解产物的细胞内被释放[80, 83]。DM1 结合至微管蛋白破坏细胞内微管网络，导致阻止细胞周期和凋亡性细胞死亡。此外，体外研究已证明，与曲妥珠单抗相似，T-DM1 可抑制 HER2 受体信号，介导抗体依赖型细胞毒杀作用，通过酰肌醇三磷酸激酶/AKT 通路抑制信号转导，从而抑制过表达 HER2 细胞外结构区的脱落，将药物靶向肿瘤位点，进而使肿瘤灶消退，延缓疾病进展并延长生存期[39, 83, 84]。

16.5.3　适应证

Kadcyla 是一种靶向 HER2 抗体和微管抑制剂结合物，其适用于 HER2 阳性转移性乳腺癌，既往接受曲妥珠单抗和一种紫杉烷类，单独或联合应用患者的单药治疗。患者应满足以下任一条件：①对转移疾病曾接受既往治疗；②完成辅助治疗期间或 6 个月内疾病复发；③Kadcyla 的推荐剂量是每 3 周 3.6mg/kg(疗程 21 天)静脉输注给药直至疾病进展或不能接受毒性，Kadcyla 给予剂量应不大于 3.6mg/kg，不要替代 Kadcyla 或用曲妥珠单抗；④出现不良事件(输注相关反应，肝毒性，左心室功能障碍，血小板减少，肺毒性或周围神经病变)可能需要暂时中断，减小剂量，或停用 Kadcyla[39]。

16.5.4　对晚期或转移性 HER2 阳性乳腺癌的临床研究

在 991 例患有 HER 阳性的不能切除的局部晚期或转移性乳腺癌患者中开展了一项随机化、多中心、开放试验 EMILIA 以评价 Kadcyla 的疗效。患者纳入标准包括：患者曾接受既往的紫杉烷类和基于曲妥珠单抗的治疗；只有既往辅助治疗患者要求在完成辅助治疗期间或 6 个月内疾病复发；患者乳腺肿瘤样本经检测后确认存在 HER2 过度表达(被定义为 IHC 3+或 FISH 扩增比例≥2.0)。在试验中，患者被随机分配(1∶1)接受拉帕替尼+卡培他滨或 Kadcyla。按世界地区(美国、西欧、其他)，对不能切除局部的晚期或转移疾病(0～1，＞1)既往化疗方案数和通过研究者确定内脏相比非内脏疾病随机化分层[85]。

在 21 天周期的首日静脉给予患者剂量为 3.6mg/kg 的 Kadcyla，于 21 天周期的每天口服给予拉帕替尼(剂量为 1250mg/天)，同时于 21 天周期的第 1～14 天口服给予卡培他滨(剂量为 1000mg/m^2，每天 2 次)。患者应用 Kadcyla 或拉帕替尼+卡培他滨治疗直至疾病进展、知情同意撤销或不能接受毒性[85]。

研究的主要疗效终点是无进展生存(progression free survival，PFS)[根据独立评审委员会(IRC)对肿瘤反应的评估]和总生存(overall survial，OS)。PFS 被定义为从随机化至疾病进展或来自任何原因的死亡日期的时间。OS 被定义为从随机化至任何原因死亡日期的时间。另外终点包括 PFS(根据研究者评估肿瘤反应)、客观反应率、反应时间和至症状进展时间[85]。

治疗组间患者人口统计指标和基线肿瘤特征相近。所有患者在研究纳入时均已发生癌细胞转移。中位年龄约 53 岁(24～84 岁)。除 5 例外所有患者均为女性。在美国纳入 27%患者，欧洲 32%和亚洲 16%。研究组中肿瘤预后特征包括激素受体状态(阳性为 55%，阴性为 43%)、存在内脏疾病(68%)、只有非内脏疾病(33%)和转移部位数相似(＜3 为 61%，≥3 为 37%)。大多数患者(88%)在转移情况中曾接受既往全身治疗。20%患者只是在新辅助或辅助情况下有既往治疗和治疗 6 个月内疾病复发。除 1 例患者外，所有患者纳入研究前均接受过曲妥珠单抗治疗；约 85%的患者在肿瘤转移情况下曾接受既往曲妥珠单抗治疗。在纳入研究前，超过 99%的患者曾接受一种紫杉烷类化疗，而 61%的患者曾进行一种蒽环类药物化疗。总之，患者在转移情况中接受中位 3 种全身药物。在有激素受体-阳性肿瘤患者中，44.4%接受既往辅助激素治疗和 44.8%为局部晚期/转移疾病接受激素治疗[85]。

随机化试验证实，Kadcyla 治疗组与拉帕替尼+卡培他滨治疗组相比，经 IRC-评估的 PFS 得到显著改善[风险比(hazard ratio，HR)＝0.65，95%置信区间(confidence interval，CI)为 0.549～0.771，*P*＜0.0001]，而中位 PFS 也增加 3.2 个月(Kadcyla 治疗组中位 PFS 为 9.6 个月，相比较拉帕替尼+卡培他滨组为 6.4 个月)，如表 16-3 所示。对研究者评估的 PFS 结果与 IRC-评估的 PFS 相似[85]。

表 16-3　Kadcyla 临床疗效研究结果[85]

	Kadcyla(*n*＝495)	拉帕替尼+卡培他滨(*n*＝496)
无进展生存(独立评审)		
有事件患者数(%)	265(53.5%)	304(61.3%)
PFS 中位时间/月	9.6	6.4
风险比(分层*)	0.650	
对风险比的 95% CI	(0.549～0.771)	
P-值(对数等级检验，分层*)	＜0.0001	
总生存**		
死亡患者数(%)	149(30.1%)	182(36.7%)
生存的中位时间/月	30.9	25.1
风险比(分层*)	0.682	
对风险比的 95% CI	(0.548～0.849)	
P-值(对数等级检验*)	0.0006	
客观响应率(独立评审)		
有可测量疾病患者	397	
有患者数或(%)	173(43.6%)	120(30.8%)
差别(95% CI)	12.7%(6.0～19.4)	
客观响应时间/月		
有客观响应患者数	173	120
中位时间(95% CI)	12.6(8.4～20.8)	6.5(5.5～7.2)

* 按世界地区分层(美国、西欧、其他)，对局部晚期或转移疾病既往化疗方案(0～1 相比＞1)，和内脏相比非-内脏疾病

** 在出现 331 次事件后进行的第二次针对 OS 的中期分析

在对 PFS 进行分析时，223 例患者已死亡。较之 Kadcyla 组，拉帕替尼+卡培他滨组的死亡率更高(26% vs 19%)，但是中期 OS 分析结果不符合预先设定的统计显著性停止边界。在出现 331 次事件后进行的第二次针对 OS 的中期分析显示，Kadcyla 治疗可显著增加中位生存时间(30.9 个月 vs 25.1 个月；HR＝0.682，95% CI 为 0.548～0.849，*P*＝0.0006)。

Kadcyla(T-DM1)尚未在日本获批上市，但在日本开展了相关临床研究，特别是针对日本的乳腺癌患者，取得了一定进展。针对日本的 HER2 阳性转移性乳腺癌患者开展了多中心、单臂、剂量递增的Ⅰ期临床试验(JO22591)，患者接受过既往抗癌治疗[86]。10 例患者分成 3 组，起始 T-DM1 剂量为 1.8mg/kg(*n*＝1)、2.4mg/kg(*n*＝4)和 3.6mg/kg(*n*＝5)，每 3 周给药一次。2.4mg/kg 组的一例患者出现剂量限制性毒性，除此之外，其他患者并未出现预示的限制性毒性反应。最常见的不良反应有恶心、疲劳、关节痛和发热。此外，患者变化较大的检测指标包括血小板计数减少、天冬氨酸转氨酶与丙氨酸转氨酶水平上升。试验中出现的大部分不良事件均温和可控，其中有两例较为严重，一例为 2.4mg/kg 组的胆石病(3 级)，另一例为 3.6mg/kg 组的胃及十二指肠溃疡(2 级)。总而言之，除了接受 2.4mg/kg T-DM1 治疗的一例患者产生了剂量限制性毒性外，其他治疗剂量下患者的耐受性尚可。因此，该Ⅰ期临床试验得出结论 T-DM1 对日本乳腺癌患者的最大耐受剂量是每 3 周 3.6mg/kg。

在Ⅰ期临床试验基础上，继续在日本 HER2 阳性转移性乳腺癌患者中开展了多中心、单臂的Ⅱ期临床试验。患者接受过既往曲妥珠单抗或者至少是一线的化疗治疗(JO22997)[87]。患者注射单用 T-DM1，剂量是每 3 周 3.6mg/kg，由独立评审委员会评价的客观响应率决定初始结点。试验共纳入 76 例患者，其中 73 例接受至少单一剂量的 T-DM1 和中位数 3 的转移性乳腺癌预先化疗，43 例患者服用拉帕替尼。T-DM1 的平均治疗持续期是 23.1 周，客观响应率是 38.4%，临床有效率是 45.2%，平均无进展生存期 5.6 个月。最常见的高于 3 级的不良事件是血小板减少症(22%)。70 例患者出现不良事件，15 例出现严重不良事件，41 例经历 3 级以上的不良事件。尽管该试验中未有患者需要血小板输注，但 3 级或 4 级血小板减少症的发生率要高于以往的研究报道[80, 88, 89]。血小板减少症是最常见的不良反应，也是与 T-DM1 有关的关键的剂量依赖毒性[82, 90~92]，其被认为归因于 T-DM1 对巨核细胞前体的抗有丝分裂作用。但是，T-DM1 相关的血小板减少症发作恢复快，甚至重复给药亦是如此，提示了微管蛋白依赖机制，如前血小板从成熟巨核细胞中释放，可能非常重要[90]。T-DM1 耐受良好，如表 16-4 所示，在日本患者和西方患者中均有较好的响应。这些研究结果可支持接受了化疗和曲妥珠单抗的日本 HER2 阳性转移性乳腺癌患者采用 T-DM1 治疗。

表 16-4　T-DM1 单一用药疗效

试验名	试验期	n	治疗设置	客观响应率/%	PFS/月
JO22997[87]	Ⅱ	73	二线	38.4 (90% CI 28.8～48.6)	5.6 (95% CI 4.6 ~ 8.2)
TDM4258g[88]	Ⅱ	112	二线	25.9 (95% CI 18.4～34.4)	4.6 (95% CI 3.9～8.6)
TDM4374g[89]	Ⅱ	110	二线	34.5 (95% CI 26.1～43.9)	6.9 (95% CI 4.2～8.4)
TDM4450g[82, 93]	Ⅱ (随机)	67	一线	64.2 (95% CI 51.8～74.8)	14.2
EMILIA* [80]	Ⅲ	495	二线	43.6 (95% CI 38.6～48.6)	9.4

* EMILA：比较 T-DM1 与拉帕替尼+卡培他滨有效性与安全性的随机、多中心、Ⅲ期临床开放试验

全球Ⅲ期临床试验 EMILIA 结果显示，T-DM1 作为治疗 HER2 阳性转移性乳腺癌的二线用药，与拉帕替尼+卡培他滨相比疗效显著且毒性更低[80, 85]。而在一线和三线治疗中，T-DM1 与其他标准疗法相比其疗效还不清楚。目前，曲妥珠单抗、紫杉烷类与帕妥珠单抗联用已成为抗 HER2 治疗的标准一线用药[94, 95]。

16.6　药代动力学研究

16.6.1　曲妥珠单抗的药代动力学研究

进行药代动力学研究需要建立灵敏、快速、可重现的定量分析方法以测定生物样品中的曲妥珠单抗浓度。目前曲妥珠单抗的定量测定主要有液质联用法 (LC-MS)[96]、HPLC-荧光检测法[97]与酶联免疫吸附测定 (ELISA) 法[98~100]等，逐渐发展起来的商品化试剂盒可在不同实验室对曲妥珠单抗进行定量分析，且重现性良好。

早在曲妥珠单抗的临床研发阶段，就针对其单周和多周给药方案开展了Ⅰ期、Ⅱ期和Ⅲ期[21, 22, 101~103]试验。其中，在 16 例患者中进行的单剂量、剂量递增Ⅰ期临床试验是唯一一个获得曲妥珠单抗密集采样药动学数据的。结果显示，曲妥珠单抗的平均清除率和半衰期估值呈剂量依赖性，消除半衰期估值为 1.1 (一室模型) ～23 天 (二室模型)。而在多剂量研究中，494 例患者采用多周给药方案后仅在峰浓度和谷浓度采集样品测定。关键性Ⅱ期和Ⅲ期研究考察了曲妥珠单抗单药治疗或联合化疗的药代动力学，采用的给药方案为曲妥珠单抗负荷剂量 4mg/kg，随后每周一次 2mg/kg。基于一室模型估算的半衰期为平均 5.8 天。优化剂量方案使得血清谷浓度维持在大于 20μg/ml。经过重复给药，谷浓度在 16～32 周有增加趋势，随后到达稳态 (平均谷浓度 79μg/ml)。

随着曲妥珠单抗研究的不断深入，对其进行用药方案优化，丰富了其药代动力学研究内容。一项临床Ⅱ期试验[40]评价了曲妥珠单抗单药作为一线用药每 3 周给予一次 HER2 阳性转移性乳腺癌女性患者后的药代动力学。未经预先治疗的患者接受负荷剂量的曲妥珠单抗，初次剂量为静脉注射 8mg/kg，而后每 3 周静注一次 (6mg/kg) 直至疾病进展或患者退出试验。研究发现，与每周给药的治疗相比，每 3 周给药一次的给药方案下曲妥珠单抗的平均暴露与其相似，平均谷浓度较低，而峰浓度较高。每 3 周给药方案高剂量的

曲妥珠单抗不会影响到其在 HER2 阳性乳腺癌女性患者中的疗效和安全，其平均暴露与每周给药方案相当，提示每 3 周给药方案可以作为每周给药的替代疗法。

曲妥珠单抗联合化疗是 HER2 阳性乳腺癌一线治疗的标准疗法[62]。一项临床Ⅱ期试验考察了 HER2 过表达转移性乳腺癌女性患者中每 3 周给予一次曲妥珠单抗联合紫杉醇这一治疗方案的药代动力学特点及安全性[104]。曲妥珠单抗以负荷剂量 8mg/kg 给药，静脉滴注。在此剂量后 21 天(即第 22 天)开始每 3 周给予 6mg/kg 静脉滴注，并联合紫杉醇治疗，共 7 个疗程(每 3 周一个疗程)。如果第一队列数据表明药物剂量不足且患者的耐受情况良好，则在第二队列将剂量增加为 8mg/kg。首次给予曲妥珠单抗的前一天按 175mg/m^2 静脉给予紫杉醇，以后的紫杉醇与曲妥珠单抗同一天给予，间隔 3 周，但紫杉醇应在给予曲妥珠单抗 30min 后给药。对于有效的患者，曲妥珠单抗治疗应继续每 3 周一次，直到疾病进展或患者退出。在第 1 周期结束时，曲妥珠单抗谷浓度超过 20μg/ml，据估计半衰期为 18～27 天(可能被低估)。曲妥珠单抗联合紫杉醇给药耐受良好，未出现特殊的毒性反应，也未见药动学相互作用。此项研究表明，曲妥珠单抗联合紫杉醇每 3 周给药方案的曲妥珠单抗血药谷浓度及临床响应率与标准化曲妥珠单抗联合化疗每周给药方案的相当，曲妥珠单抗不改变紫杉醇的暴露。

此外，为了明确曲妥珠单抗在转移性乳腺癌患者中的群体药代动力学特征，以 476 名患者的Ⅰ期、Ⅱ期和Ⅲ期临床药代动力学数据为基础建立了非线性效应模型[105]。Ⅰ期临床试验包含晚期实体瘤患者，Ⅱ期和Ⅲ期试验包含 HER2 阳性乳腺癌患者。在Ⅱ期和Ⅲ期关键性研究中患者接受曲妥珠单抗 840 天，负荷剂量为 4mg/kg，随后每周给予一次 2mg/kg，应用所建模型预测曲妥珠单抗表观浓度。结果发现两室非线性药动学模型最佳，能够解释曲妥珠单抗每周给药方案的长期蓄积。据估计，清除率(CL)和中央室分布容积(V_1)分别为 0.225L/天和 2.95L，个体变异分别为 43%和 29%，消除半衰期为 28.5 天。取癌症转移位点数目、HER2 受体胞外域血药浓度水平及患者体重作为清除率、分布容积或二者兼有的基线协变量，具有显著意义(P<0.005)。但是与 CL 值较大的个体差异相比，这些变量对曲妥珠单抗暴露的影响较小，临床意义不显著。联合化疗(如蒽环霉素联合环磷酰胺或紫杉醇)似乎不影响清除率。此研究所建立的群体药动学模型可以预测转移性乳腺癌患者长期治疗时曲妥珠单抗的暴露，可以通过模拟为替代剂量方案提供比较选择。

16.6.2　Kadcyla 的药代动力学研究

16.6.2.1　Kadcyla 的药代动力学

Hans 等详细总结了已经发表的 Kadcyla 的药代动力学文献[106]，为认识 Kadcyla 的药代动力学的复杂性提供了宝贵资料。例如，在非肿瘤小鼠中通过研究 ^{125}I 标记抗体(^{125}I-Ab)及其偶联物(^{125}I-Ab-SPP-DM1 和 ^{125}I-Ab-SPDB-DM4)的清除，对抗体-美登醇偶联物中抗体成分的药代动力学和组织分布进行了研究[21, 103]，发现两种偶联物中抗体的清除与未修饰抗体的相似。

体内药代动力学研究的主要结果包括：①单剂量快速注射 10mg/kg 后，Ab-SMCC-DM1、Ab-SPDB-DM4 和 Ab-SPP-DM1 的血浆清除，偶联物浓度测定采用夹心 ELISA 法，连接一个或更多美登醇的偶联物被抗美登醇抗体捕获并用辣根过氧化物酶结合的驴抗人 IgG 抗体检测[107](图 16-8a)；②单剂量快速注射 3mg/kg 后，T-DM1 和 T-SPP-DM1(T Trastuzumab)的清除，偶联物浓度测定采用夹心 ELISA 法，连接一个或更多美登醇的偶联物被抗美登醇抗体捕获并经生物酰化的 HER2 胞外域和链霉亲和素辣根过氧化物酶检测[108](图 16-8b)；③单剂量快速注射 4.16mg/kg 后，^{125}I-Ab 和 ^{125}I-Ab-SPP-DM1 的清除[109](图 16-8c)；④单剂量快速注射 10mg/kg 后，^{125}I-Ab 和 ^{125}I-Ab-SPDB-DM4 的清除[110](图 16-8d)。

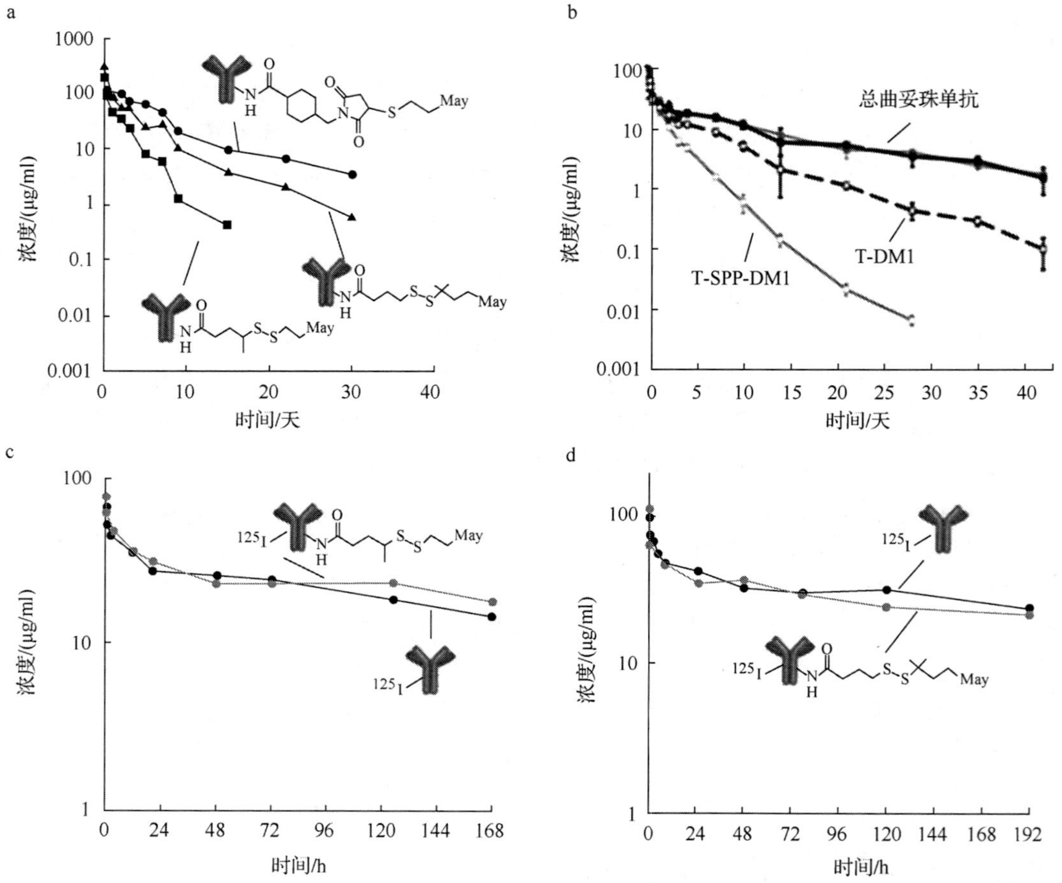

图 16-8 抗体-药物偶联物 Kadcyla 在小鼠体内的药代动力学[107~110]

在临床药代动力学研究中，开展了Ⅰ～Ⅲ期临床试验，以非房室分析法明确了给药 T-DM1 后 T-DM1、总曲妥珠单抗及 DM1 的药代动力学特征[81, 93]。Ⅰ期临床数据表明，实行每 3 周给药方案时，与疗效和安全性密切相关的主要分析成分 T-DM1 在剂量≤1.2mg/kg 时快速清除，在剂量≥2.4mg/kg 时具有线性动力学特征[90]。Ⅱ期和Ⅲ期临床研究同样采用每 3 周给药方案，剂量为 3.6mg/kg，证实其具有线性动力学特征且没有明显蓄积，这与以往研究报道的 T-DM1 消除半衰期约为 4 天一致[88, 89, 111, 112]。在每周给药方案下，发现 T-DM1 具有少量蓄积[91]。

在日本进行的 T-DM1 Ⅱ期和Ⅲ期临床药代动力学数据显示，T-DM1 具有线性动力学特征，没有显著的剂量依赖。在 4 项研究，即日本 I 期临床(JO22591；$n=5$)[86]、日本Ⅱ期临床(JO2297；$n=31$)[87]、TDM4258g($n=101$)[89,94]与 TDM4374g($n=105$)[94]中，给药 T-DM1 后，T-DM1、DM1 或总曲妥珠单抗的药代动力学参数没有显著差异，且不存在种族差异(表 16-5)。

表 16-5　T-DM1(3.6mg/kg)的临床药代动力学参数[86,87,89,94]

试验名称	AUC_{inf}(d · μg/ml)	$t_{1/2}$/天	V_{ss}/(ml/kg)	CL/(ml/d/kg)
	Mean(SD)			
JO22591($n=5$)	346(41.1)	3.74(1.15)	59.1(6.62)	10.6(1.26)
JO22997($n=31$)	365(68)	3.62(0.78)	54.9(13.9)	10.3(2.30)
TDM4258g($n=101$)	457(129)	3.52(0.71)	28.4(12.9)	8.51(2.69)
TDM4374g($n=105$)	486(141)	3.96(0.96)	31.2(10.9)	8.04(2.97)

尽管通过靶向传递，T-DM1 能够改善 DM1 的治疗窗，但是从每 3 周和每周治疗方案所得的最大耐受剂量来看，与典型的单克隆抗体相比，T-DM1 治疗窗相对较窄[90,91,93]。为了评价人口统计学及患者生理病理情况对 T-DM1 药动学参数的影响，估算 T-DM1 典型的药动学参数和个体间变异，以 I 期临床(TDM3569g)、Ⅱ期临床(TDM4258g、TDM4374g、TDM4450g)和Ⅲ期临床(EMILIA)数据为基础建立了群体药动学模型[113,114]，并以Ⅱ期临床(TDM4688g)对模型进行验证，该研究对目前 T-DM1 治疗乳腺癌患者的临床应用具有重要价值。研究采用线性混合效应模型程序分析了 671 位在前述各项临床试验中接受了 T-DM1 单一用药的 HER2 阳性的局部晚期或转移性乳腺癌患者的血清样本，以一级速率条件算法建立了临床剂量范围内的 T-DM1 线性两室药动学模型。T-DM1 清除率为 0.676L/天，中央室分布容积(Vc)为 3.127L，终端消除半衰期为 3.94 天。年龄、种族、地域及肾功能不影响 T-DM1 的药动学。

16.6.2.2　Kadcyla 的生物分布

^{125}I-Ab、^{125}I-Ab-SPDB-DM4 和 ^{125}I-Ab-SPP-DM1 单剂量快速灌注 1mg/kg(以 ^{125}I-Ab 和 ^{125}I-Ab-SPDB-DM4 计)后在小鼠体内的生物分布相似。与预料的分布特性一致的是偶联物和抗体中的 IgG 大部分存在于血液中，极少在脑中蓄积。结果表明，偶联物在 3.5～4.0DMx 分子/抗体范围内对抗体的药代动力学或生物分布特征没有可见的影响[108]。在所有评估的时间点内，组织中(肿瘤和胆囊除外)的美登醇水平均低于相应血液中水平。组织中药物浓度在给药后 2～8h 达峰，并随血药浓度下降而减小直至 11 天后几乎检测不到。在肿瘤组织中，美登醇在给药后 1～2 天内峰浓度达约 20% ID/g，这与肿瘤抗原介导的保留和细胞摄取相一致。胆囊中峰浓度在给药后 2h～2 天内达到 30%～50% ID/g，超过给药后 8h 血液中的暴露水平，与美登醇的肝胆清除一致。抗-CanAg-SMCC-[^{3}H]DM1 偶联物带有一个不可清除的连接物，被发现其在荷瘤小鼠体内的生物分布与二硫化物偶联物相似，同时也与报道的示踪美登醇在非瘤大鼠单剂量快速灌注 T-[^{3}H]DM1 后的组织分布类似[115,116]。在对 T-DM1 的研究中，有多达 80%的放射活性在给药后超过 7 天的粪便

中检测到，与美登醇的肝胆消除途径一致。对抗体-auristatin 偶联物的研究亦有类似结果被报道[117]。

16.6.2.3　Kadcyla 的代谢和排泄

考虑到基于抗体的药物给药后有大部分可能经肝脏及内皮网状系统的其他组织缓慢降解[118]，有研究对单次给药 Ab-SMCC-[^{3}H]DM1、Ab-SPDB-[^{3}H]DM4 和 Ab-SPP-[^{3}H]DM1 后小鼠肝脏中美登醇代谢物进行了分析[115]。结果发现，3 种偶联物的肝脏代谢物复杂度显著不同。赖氨酸-SMCC-DM1 是 Ab-SMCC-DM1 偶联物的主要代谢物。在胆汁中也检测到赖氨酸-SMCC-DM1 与 MCC-DM1，分别占胆汁放射总活性的 72%与 13%。并没有检测到美登素大分子或者硫醚键接头的代谢修饰物，表明赖氨酸-SMCC-DM1 在肝细胞中的确发生了化学变化。

16.7　安　全　性

16.7.1　曲妥珠单抗的安全性

曲妥珠单抗单一治疗或者联用治疗通常耐受性良好，仅有轻度至中度不良反应，大部分的患者未见 3 或 4 级不良反应。心脏不良事件和严重的输注相关反应是临床最严重的不良反应；但是，这些不良反应的发生率相对较低，并且采用标准治疗介入后，症状易于控制。曲妥珠单抗单一治疗除了产生如脱发、骨髓移植或黏膜炎等化疗中常见的不良反应[21, 39]外，并无其他蓄积毒性[119]。同时，曲妥珠单抗治疗不需要服用常规抗呕吐药物。任何发生不良反应的患者是否继续曲妥珠单抗治疗则取决于个人利益与风险评估。

在两个单一疗法试验中，最常见的不良反应是轻度至中度的输注相关反应，大约 40%的患者出现了此反应[28]。这些反应大部分与第一次输注有关，其严重程度也没有导致输注中断，可以通过标准治疗解决。血液学毒性常见于化疗，如噬中性白细胞减少、贫血和血细胞减少症，但较少见于后续的曲妥珠单抗治疗[21, 39]，严重不良反应也较罕见。

采用曲妥珠单抗治疗，在关键临床Ⅲ期联合试验中最常见不良反应是轻度输注相关反应(发热和焦虑)[22]。曲妥珠单抗除了在联合使用紫杉醇或蒽环类加环磷酰胺[22]时会增加贫血症和白细胞减少症外，一般不出现化疗中的毒性恶化[22, 44]，这些不良反应通常可通过标准治疗解决。

在 M77001 的随机临床Ⅱ期关键试验中，188 例 HER2 阳性(IHC 3+)MBC 患者接受每 3 周给予的多西他赛(100mg/m^2)后，每周服用或者不服用曲妥珠单抗(2mg/kg)直到不良反应出现，观察到的不良反应模式是类似的[44]。两个治疗组的安全性差别不大，同联合用药组相比，服用多西他赛常见的一些非血液学毒性数据报道更频繁。在联合治疗患者中有较高的不良反应发生率被报道，然而，该组中很少有患者因为严重不良反应而被从试验中剔除。

曲妥珠单抗是一种免疫球蛋白，可以被分泌到人类乳汁中。因此，哺乳期不建议用曲妥珠单抗治疗，并且需停药 6 个月后再哺乳。

1)心脏不良反应

曲妥珠单抗与心脏事件的风险增加有关联[4, 54, 120~122]，建议对所有接受治疗的患者进行严密的心脏监测。临床试验数据显示，这些不良反应在接受蒽环类抗生素或既往蒽环类抗生素治疗的患者中更常见[120]。

在由 Slamon 等进行的关键临床试验中，接受曲妥珠单抗联合使用蒽环类抗生素和环磷酰胺的患者中 27%有心脏事件报道，相比而言，只使用蒽环类抗生素和环磷酰胺的患者心脏事件报道仅为 8%[22, 120]。在用蒽环类抗生素治疗的女性中，接受曲妥珠单抗加紫杉醇的患者有 13%的心脏事件报道，同比只接受紫杉醇的患者只有 1%。在接受曲妥珠单抗治疗的患者中，75%出现了心脏功能性障碍相关症状；其中，79%的充血性心脏衰竭患者可通过标准治疗得到改善[120]。一个心脏专案组对该试验中的心脏事件数据进行分析并总结出，在大部分事件中，观察到的心脏事件可能是蒽环类抗生素诱导心脏毒性加重的结果；心脏衰竭症状与蒽环类抗生素的伴随使用或先前使用有关；心脏事件通常是可医治的，并且通常可以用标准医学治疗进行管理[108]。

建议所有患者在接受曲妥珠单抗治疗前进行心脏风险指数评估，以识别心脏事件易感人群。同时也建议在曲妥珠单抗治疗前和治疗过程中评估心脏功能指标之一，即左心室射血分数(left ventricular ejection fraction，LVEF)[121]。相关专家组曾于 2006 年开会讨论了心脏事件的流行性，并为临床医生提供了一些建议以避免和监控此类事件的发生。研究者建议的 3 种算法(图 16-9～图 16-11)仅仅只适用于接受曲妥珠单抗治疗 12 个月的患者。当 HERA 试验中 24 个月的数据可获得时，那些建议可能会随之改变。第一个算法库略述了建议的正常心脏数据，它是在决定使用曲妥珠单抗治疗时使用的。针对在使用曲妥珠单抗辅助治疗期间会出现无临床症状的 LVEF 下降(图 16-10)，以及在纽约心脏协会(NYHA)因曲妥珠单抗辅助治疗引起的Ⅱ级或Ⅲ/Ⅳ级心脏病现象，后两个算法也给出了一些建议(图 16-11)。

在关键性联合试验之后进行的曲妥珠单抗治疗中，需要对患者心脏功能进行前瞻性监测。由 629 例 HER2 阳性 MBC 患者(其中 418 例接受了曲妥珠单抗治疗)组成的 6 个Ⅱ期和Ⅲ期临床试验结果表明，接受曲妥珠单抗治疗的患者中仅有 2.7%罹患了重大心脏疾病(充血性心力衰竭)[123]。该比例远低于以曲妥珠单抗治疗为主、紫杉醇为辅的治疗相关数据(12%)[22]，这也是严格的心脏功能标准和心脏常规监测的共同结果。

曲妥珠单抗联合蒽环类抗肿瘤药物在治疗 HER2 阳性 MBC 患者时可增加其心脏病风险，这极大地阻碍了该治疗方案在临床上的应用。然而，最新研发的蒽环类抗肿瘤药物(Epirubicin 和 Liposomal Doxorubicin)提高了对心脏的安全性，其相关研究也已逐步开展。

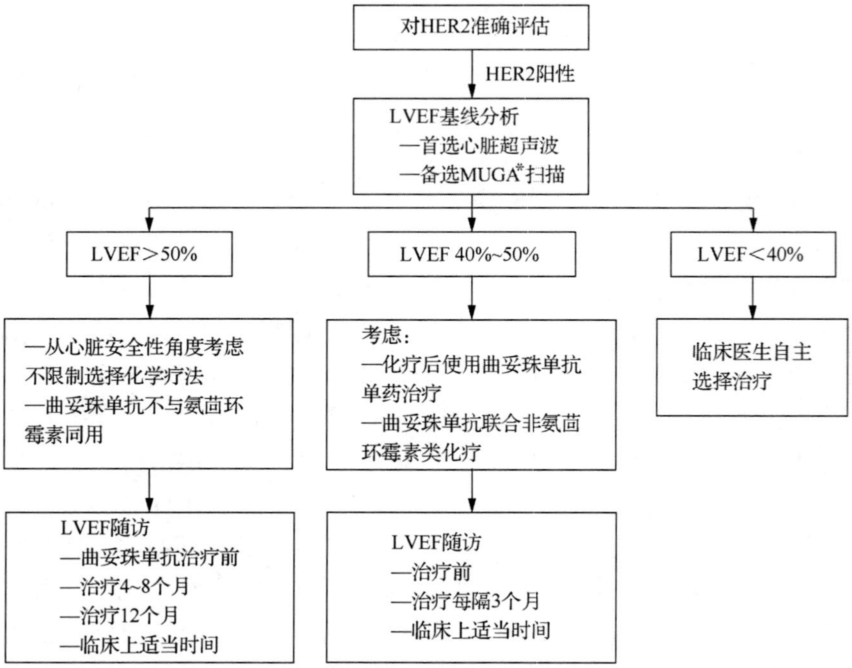

图 16-9　曲妥珠单抗辅助治疗的心脏标准[121]

* MUGA：心脏放射性核素扫描

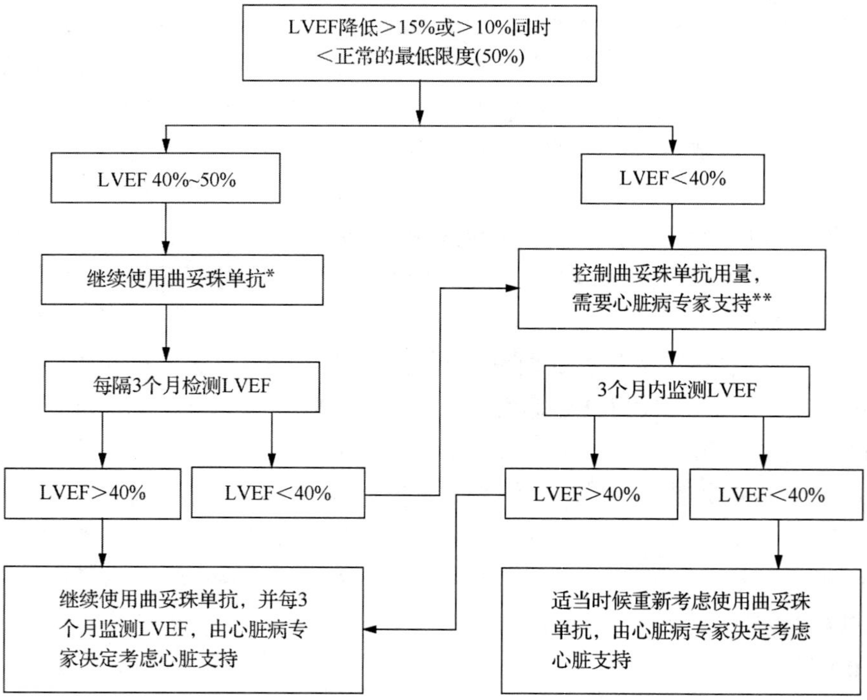

图 16-10　曲妥珠单抗辅助治疗中 LVEF 无症状下降的治疗方案[121]

* 小心使用，需要监控

** 十分小心使用

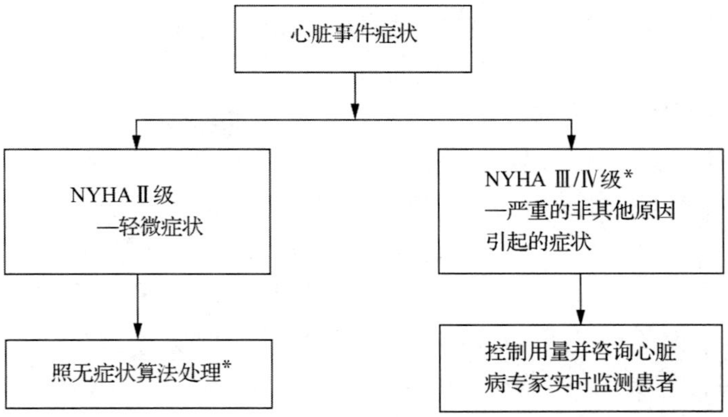

图 16-11　曲妥珠单抗辅助治疗发生无症状心脏不良事件的治疗方案[121]

*十分小心使用；NYHA：美国心脏协会

HERCULES 多中心临床Ⅱ期试验对曲妥珠单抗与 Epirubicin-环磷酰胺配伍治疗进行研究(n=25)，与单独使用 Epirubicin-环磷酰胺治疗相比，仅有两例患者在接受 3 种药物治疗后出现了心脏问题，一例患者接受两种药物治疗后出现了心脏问题[124]。4 项主要辅助性 EBC(HERA、NSABPB-31、NCCTG N9831 和 BCIRG 007)临床研究显示，患者出现了类似的、可接受的心脏疾病。充血性心力衰竭的风险仅有小幅增长(0.6%～3.3%)，其治疗情况有了很大改善。在 NSABPB-31 研究中，使用阿霉素、环磷酰胺和紫杉醇联合化疗治疗乳腺癌。符合受试条件的患者被随机分为两组，疗程一年。一组在服用紫杉醇期间同时服用曲妥珠单抗，另一组仅服用紫杉醇，同时监测患者的心功能指征。结果发现，在服用曲妥珠单抗的治疗组中，30.5%的患者因为 LVEF 或心脏功能的无症状性降低而要求延迟一个剂量。有 18.6%的患者在一年的治疗期限结束之前，因为出现 LVEF 降低和心脏功能衰退或其他心脏毒性症状而停用曲妥珠单抗。另外，与对照组相比(占 0.8%)，接受曲妥珠单抗治疗的患者(占 4.1%)，其Ⅲ级、Ⅳ级充血性心力衰竭(纽约心脏病协会分级)和心脏死亡的 3 年累积发生率增高，并具有显著性统计学意义[79]。

曲妥珠单抗的出现掀起了 HER 过表达乳腺癌治疗的一场革命，其作为辅助治疗 1 年时间是目前现行的国际标准。其主要毒性为心脏事件，需要在治疗前和治疗期间系统监测 LVEF。一项回顾性病例对照研究评估了患者的心脏安全性。使用曲妥珠单抗前平均 LVEF 为 62.5%(51%～80%)，在治疗结束时为 60.55%(40%～77%)，其绝对值下降了约 2%，具有统计学显著差异(P<0.001)。有 83%的患者已完成治疗，其中 26.4%由于 LVEF 出现递减性下降而暂时停止治疗；17%的病例由于 LVEF 的非递减性下降或者两例患者的心衰症状而终止研究。对该组出现心脏毒性患者的毒性风险因素分析发现其平均年龄和接受蒽环类药物的平均治疗次数高于其余样本，而 LVEF 基线下降。但是，所有这些差异均无统计学意义。监测期内，这些患者中有 6 例(占 67%)的 LVFE 在曲妥珠单抗停药(5±2.01)个月后自然恢复。两例心衰患者经治疗后其临床症状明显改善，但仍低于 40%。研究报道的心脏安全性结果看似与文献资料一致，但其位于毒性水平的区间上限。研究中由于统计不足，不排除在摩洛哥妇女中曲妥珠单抗的心脏毒性更大，用药需更谨慎，这一问题有待于实施更大规模的研究来解决[125]。

尽管曲妥珠单抗延长生存期的价值促使其快速应用到临床，但其引起的心脏毒性可能导致曲妥珠单抗治疗早期停用[24, 126]。随机对照试验和观测研究表明，曲妥珠单抗的治疗中断率在 6%～31%，原因主要是心脏毒性。但是在临床试验和观测研究中老年女性乳腺癌患者人数不足，这一问题不容忽视，因为在美国诊断出乳腺癌的女性约有 40%年龄至少为 65 岁，而老年女性采用曲妥珠单抗治疗较年轻患者更易产生心脏毒性[127]。在接受曲妥珠单抗治疗的女性中，心血管事件能够直接增加死亡的风险，也就是心脏病而非癌症的进展导致患者死亡。此外，曲妥珠单抗早期停药可导致癌症控制不佳，增加癌症相关的死亡风险。但是，停药后心血管事件是否会对患者影响更大尚不清楚。经研究发现[128]，心血管事件的发展与曲妥珠单抗早期停药后更高的死亡风险有关，提示减少曲妥珠单抗治疗的心血管并发症可能对这一群体的总生存产生实质性的影响。

总之，曲妥珠单抗的功效毋庸置疑，但其心脏毒性是治疗中的一个巨大挑战。不良反应的风险因素提示需要额外警惕，但不良反应是不可预知的，所有接受曲妥珠单抗治疗的患者必须定期接受心脏监测[129]。

2) 输注相关反应

输注相关反应在曲妥珠单抗临床关键性试验中较为常见但很温和，常出现在首次输注时，而严重情况则很罕见[22, 40]。然而上市后监测发现，一些患者出现了更为严重的曲妥珠单抗引起的输注相关反应，有些案例甚至出现了致命的复杂情况[82]。输注后 24h 内死亡的比例为 0.04%，出现其他输注反应的比例为 0.3%。9 名因输注相关反应死亡的患者中，大部分在治疗之前已有肺部损害，有几个病例在接受曲妥珠单抗治疗之前还接受了输氧治疗。严重的输注相关反应表现为呼吸方面的症状，如呼吸困难、支气管痉挛和呼吸窘迫，并伴有过敏反应，包括血压过低或出现疹子。这些症状一般在最初使用曲妥珠单抗药物 2h 内出现，服用抗组织胺药物、皮质甾类药物、β-拮抗物及输氧后，症状可被控制。即使出现过严重输注反应的患者也并未见反复发作。那些出现过严重的输注相关反应的患者在最初使用曲妥珠单抗时即会被发现，相关症状也可得到及时控制。总的来说，曲妥珠单抗引起的严重输注相关反应发生率相对较低，而且不会影响该药物的效益风险预测。

3) 年龄因素

一般来说，年龄大的乳腺癌患者临床效果较差。但是对于转移性乳腺癌患者来说，用曲妥珠单抗配合化疗(基于紫杉醇和蒽环类药物)的效果要优于单独化疗的效果，这与年龄无关[130]。60 岁以下患者的总响应率为 33%～52%，60 岁以上患者为 28%～44%，患者存活时间分别为 23～26 个月和 14～19 个月[130]。这些临床数据表明任何年龄段的患者均可以考虑进行曲妥珠单抗联合治疗。

4) 患者因素

对于对鼠源蛋白、曲妥珠单抗或其辅料高度敏感的患者，不建议使用曲妥珠单抗进行治疗。对于因患晚期癌症而导致的呼吸困难等并发症或需要吸氧的患者，也不建议使用曲妥珠单抗治疗，因为会产生严重的输注相关反应。有心力衰竭症状、高血压病史、冠心病或 LVEF＜50%的患者，应该在接受曲妥珠单抗治疗之前进行谨慎的效益风险评估[130]。

5) 药代动力学与给药方案

曲妥珠单抗有两种给药方案。根据最初假定的 5.8 天半衰期，制订了 1 周的时间表，并获得 MBC 许可，即 4mg/kg 的负荷剂量，之后是每周 2mg/kg 的剂量[21, 22, 40]。对群体药动学研究获得的综合药代动力学数据的回顾性分析显示该药物的平均半衰期为 28.5 天[105]。因此，制订了一个 3 周的给药时间表，与单周方案总剂量相同，即 8mg/kg 负荷剂量，从第 3 周开始每 3 周 6mg/kg 的剂量[41]。因为 3 周给药方案已用于辅助治疗，因此该方案获得了欧洲药品审评署(EMEA)的批准，用于 HER2 阳性 EBC 患者手术后、化疗(新辅助或辅助治疗)及放疗后的辅助治疗。

16.7.2　Kadcyla 的安全性

Kadcyla 的安全性审查，认为患者持续治疗直到疾病进展或药物不良反应难以承受。然而对于 Kadcyla，FDA 给出了罕见的“黑框警告”(boxed warning)[38]。必须警告医生和患者，Kadcyla 可能导致心脏毒性、肝脏毒性及死亡。此外，它还可能引起严重的甚至危及生命的胚胎发育缺陷，因此妊娠期女性患者慎用。Kadcyla 临床研究报道的不良反应包括关节疼痛、肌肉痛、血小板减少症(低血液血小板水平)、肝酶水平升高、便秘、头痛、疲劳和恶心等[38]。

Kadcyla 在临床使用时应密切关注其可能出现的毒性与不良反应，主要包括：①肺毒性，在被诊断有间质性肺病的患者中永久停用 Kadcyla；②输注相关反应或超敏性反应，输注期间和之后监视体征和症状，如发生重要输注相关反应或超敏性反应，减慢或中断输注并给予适当医学治疗；如出现危及生命的输注相关反应，则永久停用 Kadcyla；③血小板减少，每次给予 Kadcyla 前监视血小板计数，并适当调整剂量；④神经毒性，监视体征和症状，对经受 3 或 4 级周围神经病变患者暂时不予用药；⑤其他不良反应，使用 Kadcyla(n=884)最常见的不良反应(频数＞25%)还包括疲乏、恶心、肌肉骨骼痛、头痛、转氨酶增加和便秘等[38]。此外，在特殊人群中使用 Kadcyla 时，如哺乳期女性，考虑到药物可分泌至乳汁，建议终止哺乳或终止 Kadcyla 用药；若为生殖潜能女性，则需忠告女性关于预防和计划妊娠等相关注意事项[38]。

16.8　总　　结

曲妥珠单抗已经成为治疗 HER2 阳性乳腺癌患者的主要用药，其临床疗效明显，尤其是对 MBC 和 EBC 患者的临床效益最为显著。在这两种情况下，临床试验已为改善总存活率提供了依据。同时，曲妥珠单抗几乎不会增加与其联用药物的毒性。虽然曲妥珠单抗单一治疗或者联用治疗通常耐受性良好，但有轻度至中毒不良反应，心脏不良事件和严重的输注相关反应是其临床最严重的不良反应，而心脏毒性更是备受关注。不良反应的危险因素需要额外的警惕，但不良反应不可预知，因此要求所有经曲妥珠单抗治疗的患者必须定期接受心脏监测，并在治疗上制订特殊的纳入和排斥标准及心脏监测手段，以使心脏事件的发生率控制在一个可接受的水平上。总而言之，曲妥珠单抗的优势在于具有比较高的效益风险比。

Kadcyla（T-DM1）把抗乳腺癌药曲妥珠单抗和美登素衍生物 DM1 结合到一起，充分利用了前者靶向、选择性强，后者活性高而又消除了前者疗效低和后者不良反应大等缺点。Kadcyla 用于治疗 HER2 阳性、对曲妥珠单抗和紫杉醇有抗药性的晚期或转移性乳腺癌患者，临床试验显示其作为一线用药能显著延长 HER2 阳性乳腺癌患者无进展生存期。Kadcyla 可能导致心脏毒性、肝脏毒性及死亡。它还可能引起严重的甚至危及生命的胚胎发育缺陷，故妊娠期女性患者慎用。Kadcyla 临床研究报道的不良反应包括关节疼痛、肌肉痛、血小板减少症（低血液血小板水平）、肝酶水平升高、便秘、头痛、疲劳和恶心等，因此也不能忽视其安全性问题。

（许妍妍　张　骏　项宗尚　刘昌孝）

参 考 文 献

[1] Parkin DM, Bray F, Ferlay J, et al. Global cancer statistics, 2002. CA Cancer J Clin, 2005, 55(2): 74-108.

[2] Ménard S, Fortis S, Castiglioni F, et al. HER2 as a prognostic factor in breast cancer. Oncol-Basel, 2001, 61(S 2): 67-72.

[3] Press MF, Bernstein L, Thomas PA, et al. HER2/neu gene amplification characterized by fluorecence in situ hybridizaticm: poor prognosis in node-negative breast carcinomas. J Clin Oncol, 1997, 15(8): 2894-2904.

[4] Slamon DJ, Clark GM, Wong SG, et al. Human breast cancer: correlation of relapse and survival with amplification of the HER-2/neu oncogene. Science, 1987, 235(4785): 177-182.

[5] Slamon DJ, Godolphin W, Jones LA, et al. Studies of the HER-2/neu proto-oncogene in human breast and ovarian cancer. Science, 1989, 244(4905): 707-712.

[6] Owens MA, Horten BC, Da Silva MM, et al. HER2 amplification ratios by fluorescence in situ hybridization and correlation with immunohistochemistry in a cohort of 6556 breast cancer tissues. Clin Breast Cancer, 2004, 5(1): 63-69.

[7] Penault-Llorca F, Vincent-Salomon A, Mathieu MC, et al. Incidence and implications of HER2 and hormonal receptor overexpression in newly diagnosed metastatic breast cancer(MBC). J Clin Oncol, 2005, 23(S16): 764.

[8] Dawood S, Broglio K, Buzdar AU, et al. Prognosis of women with metastatic breast cancer by HER2 status and trastuzumab treatment: an institutional-based review. J Clin Oncol, 2010, 28(1): 92-98.

[9] Carter P, Presta L, Gorman CM, et al. Humanization of an anti-p185HER2 antibody for human cancer therapy. PNAS, 1992, 89(10): 4285-4289.

[10] Baselga J, Norton L, Albanell J, et al. Recombinant humanized anti-HER2 antibody(Herceptin) enhances the antitumor activity of paclitaxel and doxorubicin against HER2/neu overexpressing human breast cancer xenografts. Can Res, 1998, 58(1): 2825-2831.

[11] Pegram M, Hsu S, Lewis G, et al. Inhibitory effects of combinations of HER-2/neu antibody and chemotherapeutic agents used for treatment of human breast cancers. Oncogene, 1999, 18(13): 2241-2251.

[12] Pietras RI, Pegram MD, Finn RS, et al. Remission of human breast cancer xenografts on therapy with humanized monoclonal antibody to HER-2 receptor and DNA-reactive drugs. Oncogene, 1998, 17(17): 2235-2249.

[13] Arnould L, Gelly M, Penault-Llorca F, et al.Trastuzumab-based treatment of HER2-positive breast cancer: an antibody-dependent cellular cytotoxicity mechanism? Brit J Cancer, 2006, 94(2): 259-267.

[14] Gennari R, Menard S, Fagnoni F, et al. Pilot study of the mechanism of action of preoperative trastuzumab in patients with primary operable breast tumors overexpressing HER2. Clin Cancer Res, 2004, 10(17): 5650-5655.

[15] Kim C, Bryant J, Horne Z, et al. Trastuzumab sensitivity of breast cancer with co-amplification of HER2 and cMYC suggest pro-apoptotic function of dysregulated cMYC in vivo. San Antonio Breast Cancer Symposium, 2005, 94: S6-S7.

[16] Ekerljung L, Steffen AC, Carlsson J, et al. Effects of HER2-binding affibody molecules on intracellular signaling pathways. Tumour Biol, 2006, 27(4): 201-210.

[17] Holbro T, Beerli RR, Maurer F, et al. The ErbB2/ErbB3 heterodimer functions as an oncogenic unit: ErbB2 requires ErbB3 to drive breast tumor cell proliferation. P Natl Acad Sci Usa, 2003, 100(15): 8933-8938.

[18] Le XF, Bedrosian I, Mao W, et al. Anti-HER2 antibody trastuzumab inhibits CDK2-mediated N PAT and histone H4 expression via the PI3K pathway. Cell Cycle, 2006, 5(15): 1654-1661.

[19] Klapper LN, Waterman H, Sela M, et al. Tumor-inhibitory antibodies to HER-2/ErbB-2 may act by recruiting c-Cbl and enhancing ubiquitination of HER-2. Can Res, 2000, 60(13): 3384-3388.

[20] Molina MA, Codony-Servat J, Albanell J, et al. Trastuzumab(Herceptin), a humanized anti-HER2 receptor monoclonal antibody, inhibits basal and activated HER2 ectodomain cleavage in breast cancer cells. Can Res, 2001, 61(12): 4744-4749.

[21] Cobleigh MA, Vogel CL, Tripathy D, et al. Multinational study of the efficacy and safety of humanized anti-HER2 monoclonal antibody it women who have HER2-overexpressing metastatic breast cancer that has progressed after chemotherapy for metastatic disease. J Clin Oncol, 1999, 17(9): 2639-2648.

[22] Slamon DJ, Leyland-Jones B, Shak S, et al. Use of chemotherapy plus a monoclonal antibody against HER2 for metastatic breast cancer that overexpresses HER2. New Engl J Med, 2001, 344(11): 783-792.

[23] Piccart-Gebhart MJ. First results of the HERA trial, A randomized three-arm multi-centre comparison of: 1 year Herceptin, 2 years Herccptin or no Herceptin in women with HER-2 positive primary breast cancer who have completed adjuvant chemotherapy. Slide presentation at the 41st ASCO Annual Meeting, Orlando, FL, USA, 2005.

[24] Moja L, Tagliabue L, Balduzzi S, et al. Trastuzumab containing regimens for early breast cancer. Cochrane Database Syst Rev, 2012, 4: CD006243.

[25] Balduzzi S. Cochrane review- Trastuzumab-containing regimens for metastatic breast cancer. J Evid Based Med, 2014, 7(3): 229.

[26] Pivot X, Romieu G, Debled M, et al. 6 months versus 12 months of adjuvant trastuzumab for patients with HER2-positive early breast cancer(PHARE): a randomised phase 3 trial. Lancet Oncol, 2013, 14(8): 741-748.

[27] Goldhirsch A, Gelber RD, Piccart-Gebhart MJ, et al. 2 years versus 1 year of adjuvant trastuzumab for HER2-positive breast cancer(HERA): an open-label, randomised controlled trial. Lancet, 2013, 382(9897): 1021-1028.

[28] Leveque D, Gigou L, Bergerat JP, et al. Clinical pharmacology of trastuzumab. Curr Clin Pharmacol, 2008, 3: 51-55.

[29] Dosio F, Brusa P, Cattel L, et al. Immunotoxins and anticancer drug conjugate assemblies: the role of the linkage between components. Toxins, 2011, 3(7): 848-883.

[30] Ducry L, Stump B. Antibody-drug conjugates: linking cytotoxic payloads to monoclonal antibodies.

Bioconjugate Chem, 2010, 21(1): 5-13.

[31] Senter PD. Potent antibody drug conjugates for cancer therapy. Curr Opin Chem Biol, 2009, 13(3): 235-244.

[32] Sapra P, Hooper AT, O'Donnell CJ, et al. Investigational antibody drug conjugates for solid tumors. Expert Opin Inv Drug, 2011, 20(8): 1131-1149.

[33] Sievers EL, Senter PD. Antibody-drug conjugates in cancer therapy. Annu Rev Med, 2013, 64: 15-29.

[34] Ducry L. Challenges in the development and manufacturing of antibody-drug conjugates. Methods Mol Biol, 2012, 899: 489-497.

[35] Adair JR, Howard PW, Hartley JA, et al. Antibody drug conjugates- a perfect synergy. Expert Opin Biol Th, 2012, 12(9): 1191-1206.

[36] Tang Q, Ding Q, Lin L, et al. Development of antibody drugs targeting against HER2 for cancer therapy. Acta Pharmaceutica Sinica, 2012, 47(10): 1287-1296.

[37] ZhuGD, Fu YX. Design of next generation antibody drug conjugates. Acta Pharmaceutica Sinica, 2013, 48(7): 1053-1070.

[38] Traynor K. Ado-trastuzumab emtansine approved for advanced breast cancer. Am J Health Syst Pharm, 2013, 70(7): 562.

[39] Amiri-Kordestani L, Blumenthal GM, Xu QC, et al. FDA approval: ado-trastuzumab emtansine for the treatment of patients with HER2-positive metastatic breast cancer. Clin Cancer Res, 2014, 20(17): 4436-4441.

[40] Vogel CL, Cobleigh MA, Tripathy D, et al. Efficacy and safety of trastuzumab as a single agent in first-line treatment of HER2-overexpressing metastatic breast cancer. J Clin Oncol, 2002, 20(3): 719-726.

[41] Baselga J, Carbonell X, Castañeda-Soto NJ, et al. Phase Ⅱ study of efficacy, safety, and pharmacokinetics of trastuzumab monotherapy administered on a 3-weekly schedule. J Clin Oncol, 2005, 23(10): 2162-2171.

[42] Eiermann W, International Herceptin Study Group. Trastuzumab combined with chemotherapy for the treatment of HER2-positive metastatic breast cancer: pivotal trial data. Ann Oncol, 2001, 12(S1): 57-62.

[43] Baselga J. Herceptin alone or in combination with chemotherapy in the treatment of HER2-positive metastatic breast cancer: pivotal trials. Oncol-Basel, 2001, 61(S2): 14-21.

[44] Extra JM, Cognetti F, Maraninchi D, et al. Long-term survival demonstrated with trastuzumab plus docetaxel: 24-month data from a randomised trial (M77001) in HER2-positive metastatic breast cancer. J Clin Oncol, 2005, 23(16s): 555.

[45] Marty M, Cognetti F, Maraninchi D, et al. Randomized phase Ⅱ trial of the efficacy and safety of trastuzumab combined with docetaxel in patients with human epidermal growth factor receptor 2-positive metastatic breast cancer administered as first-line treatment: the M7700l study group. J Clin Oncol, 2005, 23(19): 4265-4274.

[46] Bayo J, Mayordomo JI, Sanchez-Rovira P, et al. Trastuzumab and vinorelbine combination in the treatment of Her2 positive metastatic breast cancer. J Clin Oncol, 2004, 22(14s): 763.

[47] Bernardo G, Palumbo R, Bernardo A, et al. Final results of phase Ⅱ study of weekly trastuzumab and vinorelbine in chemonaive patients with HER2- overexpressing metastatic breast cancer. J Clin Oncol, 22(14s): 731.

[48] Burstein HJ, Kuter I, Campos SM, et al. Clinical activity of trastuzumab and vinorelbine in women with HER2-overexpressing metastatic breast cancer. J Clin Oncol, 2001, 19(10): 2722-2730.

[49] Burstein HJ, Harris LN, Marcom PK, et al. Trastuzumab and vinorelbine as first-line therapy for

HER2-overexpressing metastatic breast cancer: multicenter phase Ⅱ trial with clinical outcomes, analysis of serum tumor markers as predictive factors, and cardiac surveillance algorithm. J Clin Oncol, 2003, 21(15): 2889-2895.

[50] Burstein HJ, Keshaviah A, Baron A, et al. Trastuzumab and vinorelbine or taxane chemotherapy for HER2+ metastatic breast cancer: The TRAVIOTA study. J Clin Oncol, 2006, 24(18s): 650.

[51] Chan A, Petruzelka L, Untch M, et al. Long term survival of vinorelbine(N) and trastuzumab(H) as first line therapy for HER2-positive metastatic breast cancer patients(HER2+MBC) (pts). J Clin Oncol, 2005, 23(16s): 587.

[52] de Wit M, Becker K, Thomssen C, et al. Vinorelbine and trastuzumab as first line therapy in patients with HER2- positive metastatic breast cancer -interim analysis of a prospective, open-label, multicentre phase Ⅱ trial. Ann Oncol, 2004, 15(3): 37.

[53] Glogowska I, Sienkiewicz-Kozlowska R, Bauer-Kosinska B, et al. Trastuzumab(T) plus vinorelbine (VNR) as first combination in Her-2 overexpressing patients with metastatic breast cancer. J Clin Oncol, 2004, 22(14s): 3165.

[54] Jahanzeb M, Mortimer JE, Yunus F, et al. Phase Ⅱ trial of weekly vinorelbine and trastuzumab as first-line therapy in patients with HER2- metastatic breast cancer. Oncologist, 2002, 7(5): 410-417.

[55] Papaldo P, Fabi A, Ferretti G, et al. A phase Ⅱ study on metastatic breast cancer patients treated with weekly vinorelbine with or without trastuzumab according to HER2 expression: changing the natural history of HER2.positive disease. Ann Oncol, 2006, 17(4): 630-636.

[56] Christodoulou C, Fountzilas G, Razi E, et al. Gemcitabine and trastuzumab combination as salvage treatment in patients with HER 2-positive metastatic breast cancer. Clin Oncol(R Coll Radiol), 2003, 22: 166.

[57] O'Shaughnessy JA, Vukelja S, Marsland T, et al. Phase Ⅱ study of trastuzumab plus gemcitabine in chemotherapy-pretreated patients with metastatic breast cancer. Clin Breast Cancer, 2004, 5(2): 142-147.

[58] Stemmler HJ, Kahlert S, Brudler O, et al. High efficacy of gemcitabine and cisplatin plus trastuzumab in patients with HER2-overexpressing metastatic breast cancer: a phase Ⅱ study. Clin Oncol(R Coll Radiol), 2005, 17(8): 630-635.

[59] Schaller G, Bangemann N, Weber J, et al. Efficacy and safety of trastuzumab plus capecitabine in a German multicentre phase Ⅱ study of pre- treated metastatic breast cancer. J Clin Oncol, 2005, 23(16s): 717.

[60] Xu L, Song S, Zhu J, et al. A phase Ⅱ trial of trastuzumab(H) + capecitabine(X) as first-line treatment in patients(pts) with HER2-positive metastatic breast cancer(MBC). J Clin Oncol, 2006, 24(18s): 10615.

[61] Wardley A, Antón-Torres A, Otero Reyes D, et al. CHAT -an open-label, randomised, Phase Ⅱ study of trastuzumab plus docetaxel with or without capecitabine in patients with advanced and/or metastatic HER2-positive breast cancer: second interim safety analysis. Poster 6094 presented at the 28th Annual San Antonio Breast Cancer Symposium, San Antonio, TX, USA, 2005.

[62] Forbes JF, Kennedy J, Pienkowski T, et al. BCIRG 007: randomized phase Ⅲ trial of trastuzumab plus docetaxel with or without carboplatin first line in HER2 positive metastatic breast cancer(MBC): main time to progression(TTP) analysis. J Clin Oncol, 2006, 24(18s): LBA516.

[63] Chan A, Conte PF, Petruzelka L, et al. Phase Ⅱ study of a triple combination of oral vinorelbine, capecitabine and trastuzumab as first-line treatment in HER2-positive metastatic breast cancer. Anticancer Res, 2013, 33(6): 2657-2664.

[64] Bear HD, Anderson S, Brown A, et al. The effect on tumor response of adding sequential preoperative

docetaxel to preoperative doxorubicin and cyclophosphamide: preliminary results from National Surgical Adjuvant Breast and Bowel Project Protocol B-27. J Clin Oncol, 2003, 21 (22): 4165-4174.

[65] Evans TR, Gould A, Foster E, et al. Phase Ⅲ randomised trial of adriamycin (A) and docetaxel (D) versus A and cyclophosphamide (C) as primary medical therapy (PMT) in women with breast cancer: an ACCOG study. Clin Oncol (R Coll Radiol), 2002, 21: 136.

[66] Perez EA, Rodcheffer R. Clinical cardiac tolerability of trastuzumab. J Clin Oncol, 2004, 22 (2): 322-329.

[67] Vinholes J, Bouzid K, Salas F, et al. Preliminary results of a multicentre phase Ⅲ trial of taxotere and doxorubicin (AT) versus 5-fluorouracil, doxorubicin and cyclophosphamide (FAC) in patients (pts) with unresectable locally advanced breast cancer (ULABC). J Clin Oncol, 2001, 20: 101.

[68] Hurley J, Doliny P, Reis I, et al. Docetaxel, cisplatin, and trastuzumab as primary systemic therapy for human epidermal growth factor receptor 2-positive locally advanced breast cancer. J Clin Oncol, 2006, 24 (12): 1831-1838.

[69] Piccart-Gebhart MJ, Procter M, Leyland-Jones B, et al. Trastuzumab after adjuvant chemotherapy in HER2-positive breast cancer. New Engl J Med, 2005, 353 (16): 1659-1672.

[70] Romond EH, Perez EA, Bryant J, et al. Trastuzumab plus adjuvant chemotherapy for operable HER2-positive breast cancer. New Engl J Med, 2005, 353 (16):1673-1684.

[71] Joensuu H, Kellokumpu-Lehtinen PL, Bono P, et al. Adjuvant docetaxel or vinoretbine with or without trastuzumab for breast cancer. New Engl J Med, 2006, 354 (4): 809-820.

[72] Slamon D, Eiermann W, Robert N, et al. Phase Ⅲ randomized trial comparing doxorubicin and cyclophosphamide followed by docetaxel (AC®T) with doxorubicin and cyclophosphamide followed by docetaxel and trastuzumab (AC®TH) with docetaxel, carboplatin and trastuzumab (TCH) in HER2 positive early breast cancer patients: BCIRG 006 study. Breast Cancer Res Tr, 2005, 94 (S1): S5.

[73] Gatzemeier U, Groth G, Butts C, et al. Randomized phase Ⅱ trial of gemcitabine-cisplatin with or without trastuzumab in HER2-positive non-small-cell lung cancer. Ann Oncol, 2004, 15 (1): 19-27.

[74] Allgayer H, Babic R, Gruetzner KU, et al. c-erbB-2 is of independent prognostic relevance in gastric cancer and is associated with the expression of tumor-associated protease systems. J Clin Oncol, 2000, 18 (11): 2201-2209.

[75] Brand FX, Ravanel N, Gauchez AS, et al. Prospect for anti-her2 receptor therapy in breast cancer. Anticancer Res, 2006, 26 (1B): 715-722.

[76] Bang YJ, van Cutsem E, Feyereislova A, et al. Trastuzumab in combination with chemotherapy versus chemotherapy alone for treatment of HER2-positive advanced gastric or gastro-oesophageal junction cancer (ToGA): a phase 3, open-label, randomised controlled trial. Lancet, 2010, 376 (9742): 687-697.

[77] Wang XL, He XB. Research on the development of HER2/neu in gastric cancer. China Journal of Traditional Chinese Medicine and Pharmacy, 2013, 3 (3): 47-48, 72.

[78] Rolfo C, Bronte G, Sortino G, et al. The role of targeted therapy for gastrointestinal tumors. Expert Rev Gastroenterol Hepatol, 2014, 8 (8): 875-885.

[79] Garrido M, Fonseca PJ, Vieitez JM, et al. Challenges in first line chemotherapy and targeted therapy in advanced gastric cancer. Expert Rev Anticancer Ther, 2014, 23: 1-14.

[80] Lewis Phillips GD, Li G, Dugger DL, et al. Targeting HER2-positive breast cancer with trastuzumab-DM1, an antibody-cytotoxic drug conjugate. Cancer Res, 2008, 68: 9280-9290.

[81] Verma S, Miles D, Gianni L, et al. Trastuzumab emtansine for HER2-positive advanced breast cancer. N Engl J Med, 2012, 367 (19): 1783-1791.

[82] Hurvitz SA, Dirix L, Kocsis J, et al. Phase Ⅱ randomized study of trastuzumab emtansine versus

trastuzumab plus docetaxel in patients with human epidermal growth factor receptor 2-positive metastatic breast cancer. J Clin Oncol, 2013, 31 (9): 1157-1163.

[83] Junttila TT, Li G, Parsons K, et al. Trastuzumab-DM1 (T-DM1) retains all the mechanisms of action of trastuzumab and efficiently inhibits growth of lapatinib insensitive breast cancer. Breast Cancer Res Tr, 2011, 128 (2): 347-356.

[84] Barok M, Tanner M, Köninki K, et al. Trastuzumab-DM1 is highly effective in preclinical models of HER2-positive gastric cancer. Cancer Lett, 2011, 306 (2): 171-179.

[85] Welslau M, Diéras V, Sohn JH, et al. Patient-reported outcomes from EMILIA, a randomized phase 3 study of trastuzumab emtansine (T-DM1) versus capecitabine and lapatinib in human epidermal growth factor receptor 2-positive locally advanced or metastatic breast cancer. Cancer, 2014, 120 (5): 642-651.

[86] Aogi K, Ando M, Iwata H, et al. Phase Ⅰ study of single agent trastuzumab emtansine in japanese patients with human epidermal growth factor receptor 2 (HER2) -positive metastatic breast cancer (JO22591). Cancer Res, 2011, 71 (S24): P1-12-19.

[87] Masuda N, Ito Y, Takao S. A multicenter Phase 2 study (JO22997) evaluating the efficacy and safety of trastuzumab emtansine in japanese patients with heavily pretreated HER2-positive metastatic breast cancer. Cancer Res, 2012, 72 (S24): P5-18-16.

[88] Burris HA, Rugo HS, Vukelja SJ, et al. Phase Ⅱ study of the antibody drug conjugate trastuzumab-DM1 for the treatment of human epidermal growth factor receptor 2 (HER2) -positive breast cancer after prior HER2-directed therapy. J Clin Oncol, 2011, 29 (4): 398-405.

[89] Krop IE, LoRusso P, Miller KD, et al. A Phase Ⅱ study of trastuzumab emtansine in patients with human epidermal growth factor receptor 2-positive metastatic breast cancer who were previously treated with trastuzumab, lapatinib, an anthracycline, a taxane, and capecitabine. J Clin Oncol, 2012, 30 (26): 3234-3241.

[90] Krop IE, Beeram M, Modi S, et al. Phase I study of trastuzumab-DM1, an HER2 antibody-drug conjugate, given every 3 weeks to patients with HER2-positive metastatic breast cancer. J Clin Oncol, 2010, 28 (16): 2698-2704.

[91] Beeram M, Krop IE, Burris HA, et al. A Phase I study of weekly dosing of trastuzumab emtansine (T-DM1) in patients with advanced human epidermal growth factor 2-positive breast cancer. Cancer, 2012, 118 (23): 5733-5740.

[92] Bender BC, Schaedeli-Stark F, Koch R, et al. A population pharmacokinetic/ pharmacodynamic model of thrombocytopenia characterizing the effect of trastuzumab emtansine (T-DM1) on platelet counts in patients with HER2-positive metastatic breast cancer. Cancer Chemother Pharmacol, 2012, 70: 591-601.

[93] Girish S, Gupta M, Wang B, et al. Clinical pharmacology of trastuzumab emtansine (T-DM1): an antibody-drug conjugate in development for the treatment of HER2-positive cancer. Cancer Chemother Pharmacol, 2012, 69 (5): 1229-1240.

[94] Maher M. Current and emerging treatment regimens for HER2-positive breast cancer. P T, 2014, 39 (3): 206-212.

[95] Baselga J, Cortés J, Kim SB, et al. Pertuzumab plus trastuzumab plus docetaxel for metastatic breast cancer. N Engl J Med, 2012, 366 (2): 109-119.

[96] Dubois M, Fenaille F, Clement G, et al. Immunopurification and mass spectrometric quantification of the active form of a chimeric therapeutic antibody in human serum. Anal Chem, 2008, 80 (5): 1737-1745.

[97] Damen CW, Derissen EJ, Schellens JH, et al. The bioanalysis of the monoclonal antibody trastuzumab by high-performance liquid chromatography with fluorescence detection after immuno-affinity purification from human serum. J Pharm Biomed Anal, 2009, 50 (5): 861-866.

[98] Maple L, Lathrop R, Bozich S, et al. Development and validation of ELISA for Trastuzumab detection in human serum. J Immunol Meth, 2004, 295(1-2): 169-182.

[99] Damen CW, de Groot ER, Heij M, et al. Development and validation of an enzyme-linked immunosorbent assay for the quantification of trastuzumab in human serum and plasma. Anal Biochem, 2009, 391(2): 114-120.

[100] Cardinali B, Lunardi G, Millo E, et al. Trastuzumab quantification in serum: a new, rapid, robust ELISA assay based on a mimetic peptide that specifically recognizes trastuzumab. Anal Bioanal Chem, 2014, 406(18): 4557-4561.

[101] Baselga J, Tripathy D, Mendelsohn J, et al. Phase Ⅱ study of weekly intravenous recombinant humanized anti-p185HER2 monoclonal antibody in patients with HER2/neu-overexpressing metastatic breast cancer. J Clin Oncol, 1996, 14(3): 737-744.

[102] Pegram MD, Lipton A, Hayes DF, et al. Phase Ⅱ study of receptor-enhanced chemosensitivity using recombinant humanized anti-p185HER2/neu monoclonal antibody plus cisplatin in patients with HER2/neu-overexpressing metastatic breast cancer refractory to chemotherapy treatment. J Clin Oncol, 1998, 16(8): 2659-2671.

[103] U.S. Food and Drug Administration. Herceptin(trastuzumab). http://www.accessdata.fda.gov/drugsatfda_docs/label/2010/103792s5256lbl.pdf.[2010-11-01].

[104] Leyland JB, Gelmon K, Ayoub JP, et al. Pharmacokinetics, safety, and efficacy of trastuzumab administered every three weeks in combination with paclitaxel. J Clin Oncol, 2003, 21(21): 3965-3971.

[105] Bruno R, Washington CB, Lu JF, et al. Population pharmacokinetics of trastuzumab in patients with HER2+ metastatic breast cancer. Cancer Chemoth Pharm, 2005, 56(4): 361-369.

[106] Erickson HK, Lambert JM. ADME of antibody- maytansinoid conjugates. AAPS J, 2012, 14(4): 799-805.

[107] Kellogg BA, Garrett L, Kovtun Y, et al. Disulfide-linked antibody- maytansinoid conjugates: optimization of in vivo activity by varying the steric hindrance at carbon atoms adjacent to the disulfide linkage. Bioconjugate Chem, 2011, 22(4): 717-727.

[108] Erickson HK, Lewis Phillips GD, Leipold DD, et al. The effect of different linkers on target cell catabolism and pharmacokinetics/pharmacodynamics of trastuzumab maytansinoid conjugates. Mol Cancer Ther, 2012, 11(5): 1133-1142.

[109] Xie H, Audette C, Hoffee M, et al. Pharmacokinetics and biodistribution of the antitumor immunoconjugate, cantuzumab mertansine(huC242-DM1), and its two components in mice. J of Pharmacol and Exp Ther, 2004, 308(3): 1073-1082.

[110] Mayo F, X. H, Erickson H, et al. Pharmacokinetics and biodistribution of huC242-DM4, an antibody-maytansinoid conjugate that targets canAg-postive tumors. In AACR Meeting, 2005.

[111] Wang B, Bianchi GV, Hurvitz SA, et al. Pharmacokinetics and exposure-efficacy relationship of trastuzumab emtansine(T-DM1) in patients with HER2-positive metastatic breast cancer who have not received prior chemotherapy for metastatic disease. Clin Pharm Ther, 2012, 91(S1): 96.

[112] Wang B, Jin J, Wada R, et al. Pharmacokinetics and exposure-efficacy relationship of trastuzumab emtansine in EMILIA, a phase 3 study of trastuzumab emtansine vs capecitabine and lapatinib in HER2-positive locally advanced or metastatic breast cancer. Cancer Res, 2012, 72: P5-18-11.

[113] Gupta M, LoRusso PM, Wang B, et al. Clinical implications of pathophysiological and demographic covariates on the population pharmacokinetics of trastuzumab emtansine, a HER2-targeted antibody-drug conjugate, in patients with HER2-positive metastatic breast cancer. J Clin Pharmacol, 2012, 52(5): 691-703.

[114] Lu D, Girish S, Gao Y, et al. Population pharmacokinetics of trastuzumab emtansine (T-DM1), a HER2-targeted antibody-drug conjugate, in patients with HER2-positive metastatic breast cancer: clinical implications of the effect of covariates. Cancer Chemother Pharmacol, 2014, 74 (2): 399-410.

[115] Sun X, Widdison W, Mayo M, et al. Design of antibody-maytansinoid conjugates allows for efficient detoxification via liver metabolism. Bioconjugate Chem, 2011, 22 (4): 728-735.

[116] Shen BQ, Bumbaca D, Saad O, et al. Catabolic fate and pharmacokinetic characterization of trastuzumab emtansine T-DM1: an emphasis on preclinical and clinical catabolism. Curr Drug Metab, 2012, 13 (7): 901-910.

[117] Alley SC, Zhang X, Okeley NM, et al. The pharmacologic basis for antibody-auristatin conjugate activity. J Pharmcol and Exp Ther, 2009, 330 (3): 932-938.

[118] Wright A, Sato Y, Okada T, et al. In vivo trafficking and catabolism of IgG1 antibodies with Fc associated carbohydrates of differing structure. Glycobiology, 2000, 10 (12): 1347-1355.

[119] Cook-Bruns N. Retrospective analysis of the safety of Herceptin immunotherapy in metastatic breast cancer. Oncology-Basel, 2001, 61 (S2): 58-66.

[120] Seidman A, Hudis C, Pierri MK, et al. Cardiac dysfunction in the trastuzumab clinical trials experience. J Clin Oncol, 2002, 20 (5): 1215-1221.

[121] Suter TM, Cook-Bruns N, Barton C. Cardiotoxicity associated with trastuzumab (Herceptin) therapy in the treatment of metastatic breast cancer. Breast, 2004, 13 (3): 173-183.

[122] Fried G, Regev T, Moskovitz M. Trastuzumab-related cardiac events in the treatment of early breast cancer. Breast Cancer Res Treat, 2013, 142 (1): 1-7.

[123] Marty M, Baselga J, Gatzemeier U, et al. Pooled analysis of six trials of trastuzumab (Herceptin): exploratory analysis of changes in left ventricular ejection fraction (LVEF) as a surrogate for clinical cardiac events. Breast Cancer Res Tr, 2003, 82 (S1): S48.

[124] Langer B, Muscholl M, Pauschinger M, et al. A prospective study of NT-pro brain natriuretic peptide (NT-proBNP) and troponin T (TnT) in the HERCULES (M77003) study (epirubicin + cyclophosphamide ± Herceptin) in patients with metastatic breast cancer (MBC). Poster 223 presented at the 26th Annual San Antonio Breast Cancer Symposium, San Antonio, TX, USA, 2003.

[125] Tanz R, Mahfoud T, Bazine A, et al. Cardiac safety of trastuzumab in adjuvant: a review across 53 observations. J Gynecol Obstet Biol Reprod (Paris), 2011, 40 (2): 144-148.

[126] Telli ML, Hunt SA, Carlson RW, et al. Trastuzumab-related cardiotoxicity: calling into question the concept of reversibility. J Clin Oncol, 2007, 25 (23): 3525-3533.

[127] Chen J, Long JB, Hurria A, et al. Incidence of heart failure or cardiomyopathy after adjuvant trastuzumab therapy for breast cancer. J Am Coll Cardiol, 2012, 60 (24): 2504-2512.

[128] Wang SY, Long JB, Hurria A, et al. Cardiovascular events, early discontinuation of trastuzumab, and their impact on survival. Breast Cancer Res Tr, 2014, 146 (2): 411-419.

[129] Hysing J, Wist E. Cardiotoxic effects of trastuzumab. Tidsskr Nor Laegeforen, 2011, 131 (22): 2239-2241.

[130] Fyfe GA, Mass R, Murphy M, et al. Survival benefit of trastuzumab (Herceptin) and chemotherapy in older (age＞60) patients. Proc Am Soc Clin Oncol, 2001, 20: 48a.

第 17 章　西妥昔单抗(Cetuximab，Erbitux)

17.1　发 展 概 述

西妥昔单抗(Cetuximab，Erbitux)是一种人-鼠嵌合型 IgG1 单克隆抗体，能够特异性靶向作用于表皮生长因子受体(epidermal growth factor receptor，EGFR)。1983 年，Sato 等分离出 4 种小鼠杂交瘤分泌的抗 A431 细胞 EGFR 免疫球蛋白(IgG)。其中，M225 的抗 EGFR 活性最强，可抑制 95%以上的表皮生长因子(epidermal growth factor，EGF)与 A431 细胞受体结合，从而有效阻断 EGF 诱导的磷酸化，抑制细胞增殖[1~4]。为了降低 M225 在人体内的免疫原性，研究者在其结构中嵌入人 IgG1 的恒定区部分(Fc)[5](图 17-1)，从而使西妥昔单抗(C225)得以问世。西妥昔单抗于 2004 年经美国 FDA 批准上市，其商品名为"爱必妥"(Erbitux)，并于 2006 年 7 月在我国获得批准上市使用。目前，美国 FDA 已批准该药应用于局部晚期头颈部鳞状细胞癌，以及铂类化疗失败后的复发性或转移性头颈部鳞状细胞癌，并且可与伊立替康联用治疗转移性结直肠癌[6~9]。近年来，诸多研究表明西妥昔单抗在晚期非小细胞肺癌的一线治疗中的疗效也很显著[10, 11]，但该适应证的临床应用尚未获得 FDA 的批准。

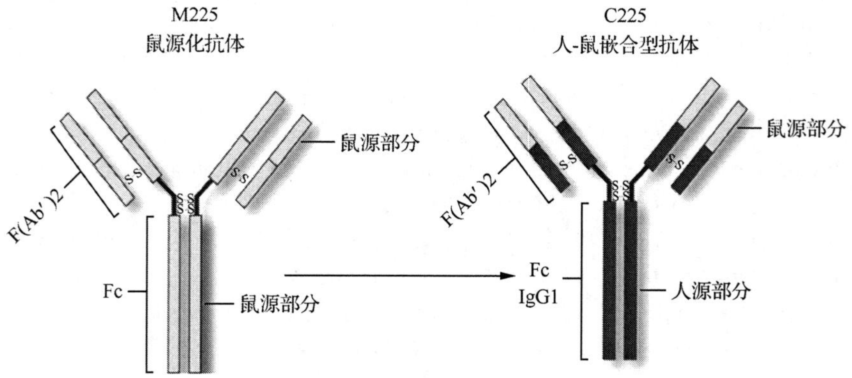

图 17-1　西妥昔单抗的结构及其构建过程[5]

17.2　药效学与药代动力学研究

17.2.1　药效学研究

非临床研究表明，与传统的细胞毒类抗肿瘤药物相比，西妥昔单抗对多种肿瘤细胞系显示出抗癌活性。此外，西妥昔单抗还可以增强伊立替康、金属铂类衍生物及 5-氟尿嘧啶的抗肿瘤活性。在人 HT29 结肠癌裸鼠移植模型中，与未给药对照组相比，西妥昔单抗治疗组的肿瘤体积缩小了 75%，显示出与伊立替康相当的抗肿瘤活性。西妥昔单抗与伊立替康联合应用后可显著抑制肿瘤细胞的生长，这种协同作用在伊立替康耐受的 HT29 结肠癌裸鼠移植模型中更加明显，与伊立替康治疗组相比，联合用药组的肿瘤生长速率降低了 80%[12]。

西妥昔单抗在体内外研究中均对肾细胞癌表现出抑制活性。西妥昔单抗可导致肾癌细胞系 A498、Caki-1、SK-RC-4、SK-RC-29 及 SW839 肿瘤细胞的 DNA 合成受到抑制，且抑制作用呈剂量依赖型。此外，在 Caki-1 腹水异种移植模型研究中，给予西妥昔单抗治疗的小鼠生存周期与对照组相比明显延长[13]。

Overholser 等[14]发现西妥昔单抗能够显著抑制人胰腺癌裸鼠模型的 BxPC-3 细胞系的生长($P=0.003$)，且与 5-氟尿嘧啶联合后提高了其抗胰腺肿瘤的疗效。组织学检查结果显示，小鼠的胰腺肿瘤发生了广泛坏死，该结果提示，西妥昔单抗在抑制肿瘤细胞增殖的同时促进肿瘤细胞凋亡。同样，在人胰腺癌 L3.6pl 裸鼠模型中可观察到西妥昔单抗显著抑制肿瘤生长并遏制肿瘤转移的作用。当与吉西他滨联用时，可增加其上述抗肿瘤作用[15]。然而，不同的胰腺癌细胞系试验结果不尽相同。当存在西妥昔单抗作用时，MiaPaCa-2 胰腺癌细胞系对吉西他滨和放射物的敏感性增强；而在 BxPC-3 细胞系中，吉西他滨和放射物的抗增殖作用并不依赖于西妥昔单抗的暴露量[16]。

西妥昔单抗与 EGFR 酪氨酸激酶抑制剂(吉非替尼、埃罗替尼)的协同抗癌效果也得到了肯定。例如，在头颈部、前列腺和非小细胞肺癌细胞系试验中，联合用药治疗效果要比单药治疗作用好[17]。Milas 等在 A431 细胞系裸鼠模型试验中证实了西妥昔单抗对增强放射敏感性的作用，当在放疗中给予 3 倍剂量的西妥昔单抗时，肿瘤生长速率显著降低[18]。

Hotz 等考察了西妥昔单抗对具有不同 EGFR 表型的胃癌细胞系(AGS、MKN-45 和 NCI-N87)的影响。免疫组化研究发现仅在 AGS 和 NCI-N87 的细胞表面存在 EGFR 表达，且 AGS 细胞系为 *KRAS*(kirsten rat sarcoma viral oncogene，鼠类肉瘤病毒癌基因)突变型，NCI-N87 细胞系为 *BRAF* 突变型。体外试验结果表明，西妥昔单抗仅对 EGFR 阳性表达且 *KRAS* 野生型的 NCI-N87 细胞系表现出抑制作用，其细胞活力和增殖速率均显著降低。在人 NCI-N87 裸鼠移植模型中，西妥昔单抗与卡铂联用在减小肿瘤体积(75%)、抑制扩散(63%)及血管形成(47%)方面可发挥协同作用，而 EGFR 阴性的 MKN-45 细胞系则不受西妥昔单抗的影响[19]。此外，Liu 等研究发现，西妥昔单抗单独作用于胃癌细胞系 SGC-7901 和 MKN-45 时，并未表现出抗肿瘤活性，而与伊立替康联用时则产生协同效应。其原因可能是伊立替康单用时会增加 EGFR 的磷酸化并降低细胞周期抑制蛋白 p27 的表达，而西妥昔单抗反过来抵消了上述作用，且两者联用还可抑制细胞周期蛋白 D1 和磷酸化 mTOR 的表达[20]。该方案有望成为治疗胃癌的新疗法，但其安全性和有效性尚需进一步的临床研究评估。最近公布的研究表明，西妥昔单抗对 SGC-7901(*KRAS* 野生型)和 YCC-2(*KRAS* 突变型)胃癌细胞系均有显著的抑制作用，提示胃癌患者的 *KRAS* 状态不会影响西妥昔单抗的疗效[21]。

17.2.2　药代动力学研究

西妥昔单抗在单独使用或与其他抗肿瘤药物或放疗联用时，其药代动力学均呈非线性过程[22]。西妥昔单抗给药剂量为 20～400mg/m^2 时，其药时曲线下面积(area under the concentration-time curve，AUC)增大比例高于药量增加比例，清除率(CL)从 0.08L/(m^2·h)下降至 0.02L/(m^2·h)；给药剂量超过 200mg/m^2 后，CL 不再改变。该药的表观分布容积(V_d)为 45.2～61.9ml，约相当于血浆体积，且不随给药剂量变化。2h 内静脉滴注西妥昔单抗 400mg/m^2，峰浓度(C_{max})平均为 184μg/ml(92～327μg/ml)，消除半衰期平均为 97h(41～213h)；1h 内静滴西妥昔单抗 200mg/m^2，C_{max} 平均为 140μg/ml(120～170μg/ml)；按推荐剂量(起始剂量 400mg/m^2，每周维持剂量 250mg/m^2)，西妥昔单抗的血清浓度在单药治疗 3 周后达到稳态水平，C_{max} 平均为 168～235μg/ml，谷浓度(C_{min})平均为 41～85μg/ml，半衰期平均为 114h(75～188h)。此外，西妥昔单抗在头颈部鳞状细胞癌患者体内的药代动力学行为与结直肠癌患者基本一致。

17.3　抗 癌 机 制

EGFR(HER1，ErbB-1)属于具有酪氨酸激酶活性的生长因子受体家族，该家族成员还包括 HER2、HER3 及 HER4[23, 24]。HER2 单体无活性，必须形成二聚体才能产生活化信号。HER3 虽然本身缺乏内在激酶活性，其激活只能依赖于异源性二聚体的转磷酸化，但是 HER3 激酶调控区包含 6 个与 PI3K 的亚单位 P85 结合的位点，因此 HER3 具有很强的激活 PI3K-AKT 通路的能力。大量研究表明，HER2、HER3 的过度表达与多种肿瘤(如乳腺癌、胰腺癌等)的生长侵袭、转移有密切关系[25]。同时，二者对 EGFR 的激活具有协同作用[26]。

EGFR 在很多正常上皮组织(如皮肤、毛囊)中均有所表达，且在人类癌细胞(包括头颈部、结肠及直肠等)中也可检测到[27]。EGFR 的相对分子质量为 170kDa，由 3 个主要结构区域组成，即一个细胞外配体结合区、单一的跨膜区和一个含酪氨酸激酶结构的胞内区[23]。作为一种跨膜糖蛋白，EGFR 可被多种配体激活，如转化生长因子-α(transforming growth factor-α，TGF-α)、双调蛋白、细胞素或表皮生长因子等。EGFR 与配体结合会导致重要的构象变化，暴露受体中的二聚环结构，引发自身磷酸化，启动下游信号通路(包括 PI3K/PTEN/AKT、KRAS/BRAF/MEK/ERK 等)的一系列级联反应，将信号传至细胞核内，引起相关的基因活化，从而导致细胞增殖分化，抑制细胞凋亡，促进血管生成、转移、侵入、移位等一系列复杂过程(图 17-2)[28, 29]。在生理情况下，EGFR 与配体结合可诱导正常的有丝分裂反应、促进细胞分化等，而其发生异常表达时往往与恶性肿瘤的细胞增殖、血管形成、转移、放射敏感性等方面密切相关[28~31]。常见的 EGFR 表达异常表现为 EGFR 过度表达和突变，但前者更为常见。目前，EGFR 已经成为抗肿瘤靶向分子研究中关注最为广泛、最有前途的治疗靶点之一[32]。

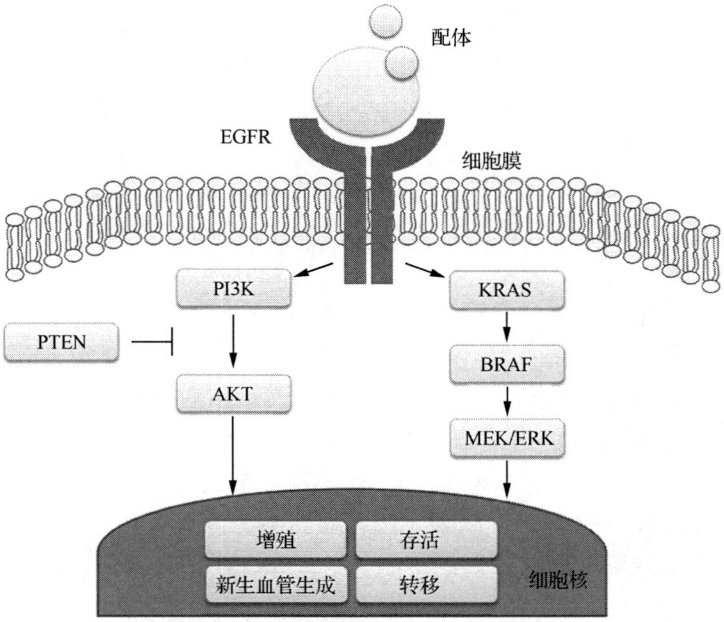

图 17-2　EGFR 信号通路激活示意图[33]

研究表明，基因扩增、蛋白质过度表达引起的 EGFR 过度激活是人类上皮癌(如非小细胞肺癌、结直肠癌、恶性胶质瘤和乳腺癌等)发生的一个重要诱因[31, 34]。EGFR 的表达情况通常可以用免疫组化染色试验进行鉴定。目前已有广泛研究表明，EGFR 在胃肠道恶性肿瘤(特别是结直肠癌)、妇科肿瘤(乳腺癌和卵巢癌)、泌尿生殖系统肿瘤(前列腺、膀胱、肾细胞肿瘤)、非小细胞肺癌及头颈部鳞状细胞癌(表 17-1)中均可见不同程度的过度表达[35, 36]。据统计，60%～80%的上述恶性肿瘤中均存在 EGFR 的过度表达。此外，EGFR 的表达与肿瘤患者的预后存在负相关。与 EGFR 阴性表达的癌症患者相比，EGFR

表 17-1　部分人实体瘤 EGFR 表达百分比[35]

肿瘤类型	EGFR 表达百分比/%
结肠直肠癌	25～82
头颈癌	80～100
胰腺癌	30～95
非小细胞肺癌	40～81
肾细胞癌	50～90
乳腺癌	14～91
卵巢癌	35～70
恶性胶质瘤	40～63
膀胱癌	31～48

阳性表达患者的生存期较短。1999 年，Inada 等对 50 例经既往手术治疗的食道癌患者进行了随访，结果显示，EGFR 阳性表达患者的 5 年存活率约为 40%，而 EGFR 阴性表达患者为 70%[37]。通常来讲，EFGR 的过度表达常与患者预后差、转移快、对放化疗抗拒、生存期短等方面密切相关。

西妥昔单抗是靶向作用于 EGFR 的抗肿瘤药，对其分子作用机制方面的认识已较为深入。Li 等采用现代 X 线技术发现西妥昔单抗的抗原结合碎片(Fab)能够特异性结合于 EGFR 的胞外域Ⅲ区[38](图 17-3)，在空间上阻止内源性配体与 EGFR 的结合，进而阻断受体的二聚化、酪氨酸激酶磷酸化及其信号转导，由此抑制癌细胞的增殖、新生血管形成、转移、促进凋亡等，从而抑制或杀死肿瘤[5, 39](图 17-4)。研究发现，相比于 TGF-α、EGF，西妥昔单抗对 EGFR 具有更高的亲和力，能够有效阻止配体与 EGFR 的结合，同时促进 EGFR 的内化和降解作用，从而阻断下游信号通路。EGFR 过表达的癌细胞可见促血管生成因子显著增高，而西妥昔单抗可显著降低促血管生成因子的表达，抑制新生血管形成，亦可显著降低肿瘤细胞的侵袭和转移。除此之外，西妥昔单抗与 EGFR 结合后可增加细胞周期抑制蛋白 p27Kip1 的表达，导致 p27Kip1-Cdk2 复合物形成增加，从而阻止细胞周期 G_1 期的发生进程；并通过增加前体凋亡蛋白(如 Bax、半胱天冬酶-3、半胱天冬酶-8、半胱天冬酶-9)的表达或钝化抗凋亡蛋白(如 Bcl-2)等途径诱导癌细胞凋亡[40, 41]。此外，西妥昔单抗也可以引发抗体依赖细胞介导的细胞毒作用(antibody-dependent cell-mediated cytotoxicity，ADCC)，使免疫细胞攻击具有表皮生长因子受体的肿瘤细胞，协助清除肿瘤[42, 43]。总而言之，西妥昔单抗基于其独特的抗 EFGR 机制对多种人类实体瘤(尤其是 EGFR 过度表达的肿瘤)的生长和转移均可发挥抑制作用。

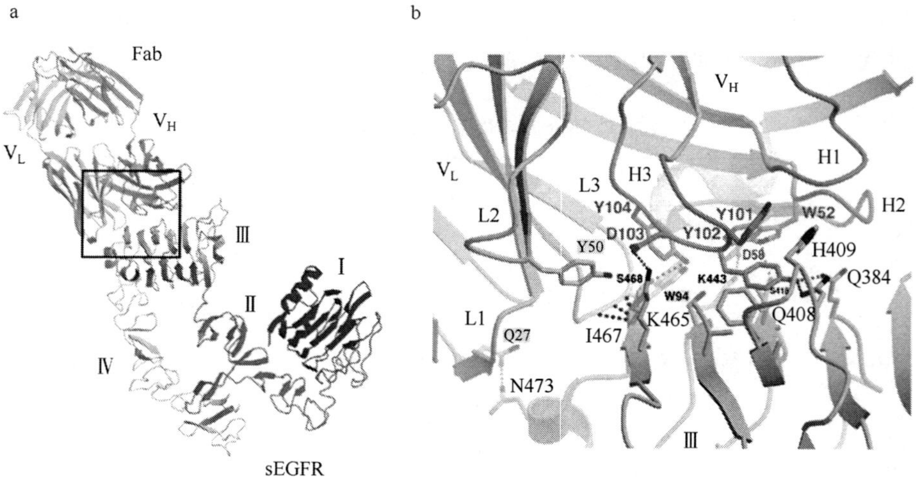

图 17-3　西妥昔单抗与 EGFR 特异性结合示意图[38]

a. FabC225-EGFR 复合体整体图；b. FabC225 与 EGFR 结合部位的局部图

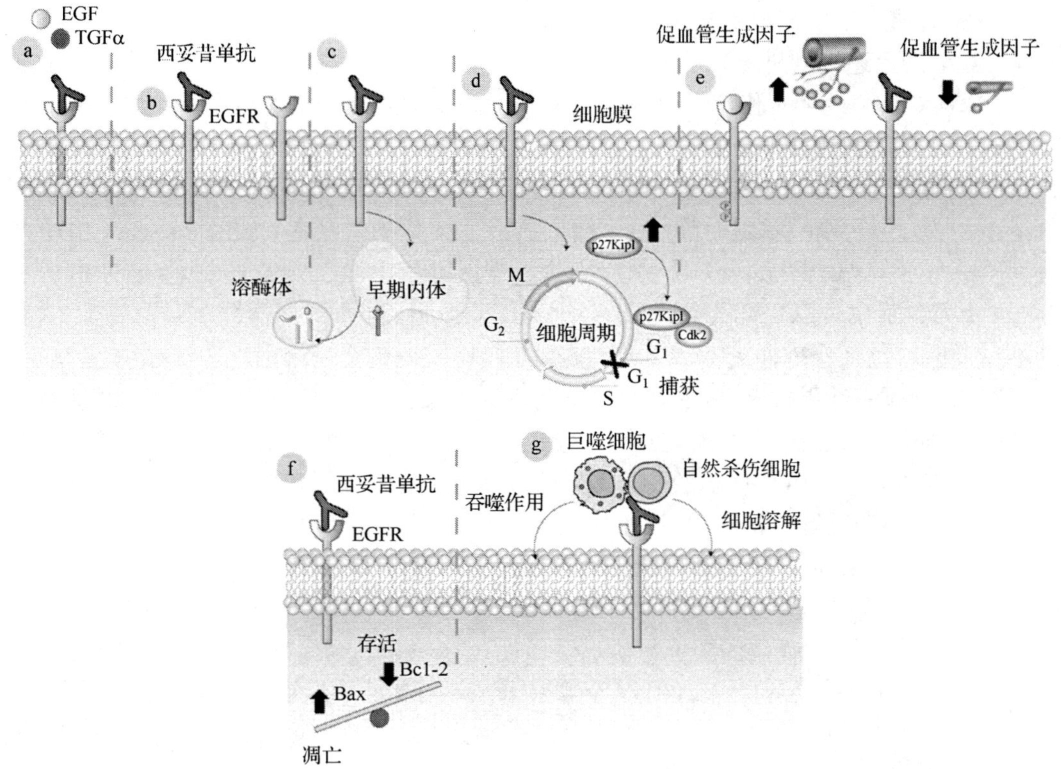

图 17-4　西妥昔单抗的抗癌作用机制[5]

a. 西妥昔单抗对 EGFR 具有更高的亲和力，可有效阻止配体与 EGFR 的结合，进而阻断 EGFR 磷酸化等；b. 西妥昔单抗在空间上阻止 EGFR 与其他 HER 家族成员结合；c. 西妥昔单抗促进 EGFR 的内化和降解作用，阻断下游信号通路；d. 西妥昔单抗阻止细胞周期 G_1 期的发生进程；e. 西妥昔单抗显著降低促血管生成因子的表达，抑制新生血管形成；f. 西妥昔单抗上调促凋亡因子 Bax 的表达，同时钝化抗凋亡因子 Bcl-2，促进肿瘤细胞凋亡；g. 西妥昔单抗也可引发抗体依赖细胞介导的细胞毒作用(ADCC)

17.4　临床研究及其应用

17.4.1　西妥昔单抗在结直肠癌中的研究进展

结直肠癌(colorectal cancer，CRC)是全球人类第三大常见癌症，且发病率仍呈逐年上升趋势。据统计，各期 CRC 患者的 5 年相对存活率为 64%，而Ⅳ期 CRC 患者或者转移性 CRC(mCRC)患者的存活率更低[44]。30%～40%的 CRC 患者呈现周期性复发，且在初期治疗的 2 年内常会伴随癌细胞的转移扩散，转移部位多发生在肝、肺部位。其中，肝脏是结直肠癌患者最常见的转移部位(比例为 50%～60%)，而近 1/3 的患者在疾病确诊时就已发生了癌细胞肝转移。

2004 年，美国 FDA 批准西妥昔单抗单药治疗 EGFR 阳性且对伊立替康、奥沙利铂无效或者对伊立替康不能耐受的 mCRC 患者；此外，该药还可联合伊立替康用于对以伊立替康为基础的化疗方案耐药的 CRC 的治疗[22, 45]。其中，两项较为关键的临床研究推动了 FDA 的上述批准进程。Saltz 等[46]在一项Ⅱ期临床试验中评价了西妥昔单抗单药在 57 例 EGFR 呈阳性且对化疗无效的 mCRC 患者体内的抗癌活性及毒性。此项研究中的患者在入组前均接受过伊立替康单药或联合其他化药的治疗，但均没有疗效。该试验中，采用静脉输液方式给予患者西妥昔单抗首剂量 400mg/m^2(输液时间 2h)，此后每周给予剂量减少为 250mg/m^2(输液时间 1h)。结果显示，21 例患者稳定(stable disease，SD)，5 例获得部分缓解(partial response，PR)，中位无进展生存期(progression-free survival，PFS)为 1.4 个月，而中位总生存期(overall survival，OS)为 6.4 个月。毒性主要表现为 3/4 级的不良反应，包括痤疮样皮疹、乏力、萎靡、嗜睡。两例患者因出现 3 级过敏反应而退出试验。该项研究结果提示，西妥昔单抗单药每周一次的治疗方案对于化疗无效的 mCRC 患者疗效适中且毒性在可耐受范围内。2001 年，在欧洲 11 个国家 56 个临床中心开展的另一项临床研究——BOND 试验中，329 例伊立替康耐受型 mCRC 患者按 2∶1 随机分为两组，分别为西妥昔单抗联用伊立替康组(n=218)和西妥昔单抗单药治疗组(n=111)。结果显示，联合用药组的应答率(response rate，RR)和疾病控制率(disease control rate，DCR)均显著高于单药治疗组(RR 为 22.9% vs 10.8%，P=0.007；DCR 为 56% vs 32%，P<0.001)；与单药治疗组的中位至疾病进展期(time to progression，TTP)1.5 个月相比，联合用药达到了 4.1 个月(P<0.001)；但其中位 OS 与单药治疗组相比无显著性差异(8.6 个月 vs 6.9 个月，P=0.48)。联合用药组的毒性反应发生频率更高，但严重程度与西妥昔单抗单用组相近。该项研究结果为西妥昔单抗联合伊立替康治疗伊立替康耐药型 mCRC 患者的可行性提供了有力的临床依据[47]。

针对西妥昔单抗联合用药开展的多项临床研究评价结果显示，西妥昔单抗可作为 mCRC 的一线治疗药物。van Cutsem 等[48]开展的大型Ⅲ期临床试验——CRYSTAL 旨在比较西妥昔单抗联合 FOLFIRI(伊立替康+5-氟尿嘧啶+亚叶酸钙)方案与单用 FOLFIRI 方案一线治疗 EGFR 阳性表达的 mCRC 患者的有效性和安全性。试验入组的 1198 例患者按 1∶1 随机分为两组，分别接受西妥昔单抗联合 FOLFIRI 或单用 FOLFIRI；主要研究终点为 PFS，次要终点为 OS、ORR、DCR 和安全性等。结果表明，与 FOLFIRI 单用组相比，西妥昔单抗-FOLFIRI 联用组的疾病发展风险率降低了 15%(P=0.048)，中位 PFS 亦有所延长(8.9 个月 vs 8.0 个月，P=0.036)。西妥昔单抗-FOLFIRI 联用组与 FOLFIRI 单用组的中位 OS 分别为 19.9 个月和 18.6 个月(P=0.31)，两组的肿瘤应答率校正比值为 1.40(P=0.004)。虽然西妥昔单抗-FOLFIRI 联用组 3/4 级毒性反应(包括腹泻、皮肤反应和输注反应)的发生率要高于 FOLFIRI 单用组(79.3% vs 61.0%)，但这些毒性反应还是易于控制的。该项研究表明，西妥昔单抗与 FOLFIRI 联合使用可显著延缓 mCRC 的疾病进程。这与最近公布的一项针对日本 CRC 患者的多中心Ⅱ期临床试验(FLIER 研究)结果一致[49]。另一项多中心、随机的Ⅱ期临床试验评价了西妥昔单抗联合两种标准化疗方案治疗不可切除的 mCRC 的安全性及有效性[50]。151 例患者被随机分为两组，A 组给予西妥昔单抗联合标准化疗方案 FOLFOX-6(5-氟尿嘧啶+亚叶酸钙+奥沙利铂)，B 组给予西妥昔单抗联合标准化疗方案 FOLFIRI(5-氟尿嘧啶+亚叶酸钙+伊立替康)。结果显示，两组的无进展生存率(A 组为 45%；B 组为 34%)、中位 PFS(A 组为 8.6 个月；B 组为 8.0

个月）及总体应答率（A 组为 43%；B 组为 45%）均无显著性差别。两组患者对于出现的毒性反应均有良好的耐受性。此项研究结果表明，联合应用西妥昔单抗和 mCRC 标准化疗方案 FOLFOX-6 或 FOLFIRI 是有效的，且不良反应均可耐受。基于以上临床试验结果，2012 年 6 月，FDA 批准了西妥昔单抗联合 FOLFIRI 用于 *KRAS* 野生型且 EGFR 阳性 mCRC 患者的一线治疗[33]。

当然，西妥昔单抗与其他化药联合治疗的效果也并非尽如人意。Tveit 等[51]在一项多中心的Ⅲ期临床试验中评价了西妥昔单抗与 FLOX 方案（5-氟尿嘧啶+亚叶酸钙+奥沙利铂）联合治疗 mCRC 的用药疗效。试验中 566 例患者被分为 3 组，A 组给予标准 FLOX 方案治疗，B 组给予西妥昔单抗联合 FLOX，C 组给予西妥昔单抗并间歇性联用 FLOX。结果显示，A、B、C 组的中位 PFS 分别为 7.9 个月、8.3 个月和 7.3 个月（无显著差异），OS 和 RR 均相近，说明西妥昔单抗联合 FLOX 用于一线治疗 mCRC 的疗效并不显著。

另一项多中心、随机的Ⅲ期临床试验（EPIC 研究）评价了西妥昔单抗联合伊立替康在治疗应用 5-氟尿嘧啶及奥沙利铂失败后的 mCRC 患者中的用药疗效[52]。1298 例 EGFR 呈阳性，且此前应用一线 5-氟尿嘧啶及奥沙利铂治疗失败的患者被随机分为两组，分别为西妥昔单抗与伊立替康联合用药组和伊立替康单药治疗组。结果显示，西妥昔单抗的加入可显著延长中位 PFS 时间（4 个月 vs 2.6 个月，$P<0.001$），提高应答率（$P<0.0001$）。生活质量（quality of life，QOL）分析显示，联合治疗组在总体健康状况量表（$P=0.047$）、疼痛（$P<0.0001$）和恶心（$P<0.0001$）量表的评分上均明显优于伊立替康单药治疗组。此外，除了痤疮、腹泻、低镁症及相关的电解质紊乱等不良反应，西妥昔单抗的加入并未显著增加毒性反应。此项研究说明西妥昔单抗联合伊立替康在 mCRC 的二线治疗中可发挥较好疗效。值得指出的是，EPIC 研究还第一次证实了在伊立替康这一细胞毒药物的基础上，加用西妥昔单抗可获得更好的生活质量。

目前，转移性结直肠癌一线治疗的研究热点是基于生物标志物检测的个体化治疗，其中 *KRAS* 表达情况可直接影响临床治疗选择。*KRAS* 是一个致癌基因，同时也是 EGFR 通路中非常重要的信号传感器[53]。*KRAS* 分为野生型和突变型，其中，突变型的比例大约为 40%。当 *KRAS* 发生突变时，即使存在 EGFR 抑制剂，EGFR 的信号通路仍然可被激活，进而导致细胞增殖、肿瘤血管生成、抑制细胞凋亡等。因此，mCRC 患者体内的 *KRAS* 若为突变型，则很难从西妥昔单抗的治疗中获益。

表 17-2 对近年西妥昔单抗与其他化药的联用疗效及与 *KRAS* 状态的相关性评价研究进行了概括。CRYSTAL 试验同时研究了 *KRAS* 突变情况与西妥昔单抗临床应答率的关联[48]。在西妥昔单抗-FOLFIRI 联用组中，野生型及突变型 *KRAS* 患者的中位 PFS 分别为 9.9 个月和 7.6 个月，中位 OS 分别为 24.9 个月和 17.5 个月，应答率分别为 59.3%和 36.2%，这些数据说明野生型 *KRAS* 患者可以从西妥昔单抗治疗中明显获益。一项随机Ⅱ期 OPUS 临床研究[54]评价了 *KRAS* 状态对于西妥昔单抗联合 FOLFOX-4（奥沙利铂+5-氟尿嘧啶+亚叶酸钙）进行一线治疗 mCRC 的影响。该试验中，315 例患者接受了 *KRAS* 状态检测，确定其中 179 例为 *KRAS* 野生型。经数据分析，在 *KRAS* 野生型患者中，西妥昔单抗与 FOLFOX-4 联用能显著延长 PFS 时间（$P=0.0064$）并显著提高应答率（$P=0.0027$）。该项研究肯定了西妥昔单抗联用 FOLFOX-4 作为一线治疗 *KRAS* 野生型 mCRC 患者的疗

效，同时也确定了 *KRAS* 突变状态可作为一种有效的预测性生物标志物。实际上，西妥昔单抗的使用说明中也明确规定了 mCRC 患者在进行该药治疗前需接受 *KRAS* 表型检测，以明确是否适合西妥昔单抗个体化的靶向治疗(仅野生型 *KRAS* 患者可采用西妥昔单抗治疗)[45]。

表 17-2　西妥昔单抗(每周给药一次)的联用疗效及与 *KRAS* 状态的相关性评价研究概况

试验名称及患者特点	评估患者例数(*n*)	剂量及治疗方案	*KRAS* 表型	ORR/%	中位 PFS/月	中位 OS/月
CRYSTAL：一线治疗 mCRC[48]						
	599	FOLFIRI+ctx q1w	任何	59.3	9.9.	24.9
	599	FOLFIRI	任何	43.2	8.7	21
	172	FOLFIRI+ctx q1w	野生型	59.3	9.9	24.9
	176	FOLFIRI	野生型	43.2	8.7	21
	105	FOLFIRI+ctx q1w	突变型	36.2	7.6	17.5
	87	FOLFIRI	突变型	40.2	8.1	17.7
OPUS：一线治疗 mCRC[54]						
	169	FOLFOX4+ctx q1w	任何	46	7.2	18.3
	168	FOLFOX4	任何	36	7.2	18
	82	FOLFOX4+ctx q1w	野生型	57	8.3	22.8
	97	FOLFOX4	野生型	34	7.2	18.5
	77	FOLFOX4+ctx q1w	突变型	34	5.5	13.4
	59	FOLFOX4	突变型	53	8.6	17.5
COIN：一线治疗 mCRC[55]						
	362	化疗*+ctx q1w	野生型	64	8.6	17
	367	化疗*	野生型	57	8.6	17.9
	297	化疗*+ctx q1w	突变型	NR	NR	13.6
	268	化疗*	突变型	NR	NR	14.8
NORDIC Ⅶ：一线治疗晚期 mCRC[51]						
	185	FLOX+ctx q1w	任何	41	7.9	20.4
	194	FLOX	任何	49	8.3	19.7
	97	FLOX+ctx q1w	野生型	47	8.7	NR
	97	FLOX	野生型	46	7.9	NR
	58	FLOX+ctx q1w	突变型	40	7.8	NR
	72	FLOX	突变型	49	9.2	NR

续表

试验名称及患者特点	评估患者例数(*n*)	剂量及治疗方案	*KRAS* 表型	ORR/%	中位 PFS/月	中位 OS/月
MABEL：二线治疗，之前进行伊立替康治疗无效[56]						
	93	伊立替康 q1w+ctx q1w	任何	18.3	3	8.3
	670	伊立替康 q2w+ctx q1w	任何	17.3	3.2	9.2
	356	伊立替康 q3w+ctx q1w	任何	25.8	4.6	10.3
	28	伊立替康(其他)+ctx q1w	任何	21.4	2.7	7
	1147	伊立替康(全部)+ctx q1w	任何	20.1	3.2	9.2
EPIC：二线治疗，之前进行奥沙利铂及氟尿嘧啶治疗无效[52]						
	648	伊立替康+ctx q1w	任何	16.4	4	10.7
	650	伊立替康	任何	4.2	2.6	10
BOND：晚期 CRC，3 个月内曾进行伊立替康治疗[47]						
	218	伊立替康+ctx q1w	任何	22.9	4.1	8.6
	111	ctx q1w	任何	10.8	1.5	6.9
CO.17：CRC，曾进行 5-氟尿嘧啶、伊立替康和奥沙利铂治疗，且没有其他标准治疗方案[57]						
	287	ctx q1w	任何	8	1.9	6.1
	285	BSC	任何	0	1.8	4.6
	117	ctx q1w	野生型	12.8	3.7	9.5
	113	BSC	野生型	0	1.9	4.8
	81	ctx q1w	突变型	1.2	1.8	4.6
	83	BSC	突变型	0	1.8	4.5

注：BSC，最佳支持治疗；CRC，结直肠癌；ctx，西妥昔单抗；FLOX，5-氟尿嘧啶+亚叶酸钙+奥沙利铂；FOLFIRI，5-氟尿嘧啶+亚叶酸钙+伊立替康；FOLFOX，5-氟尿嘧啶+亚叶酸钙+奥沙利铂；mCRC，转移性结直肠癌；NR，未报道；OS，总生存期；ORR，总应答率；PD，疾病进展；PFS，无进展生存期；q1w，每周给药一次

* 肿瘤医师可选择 XELOX(卡培他滨+奥沙利铂)或 FOLFOX

但是，2009 年欧洲肿瘤内科学会(European Society of Oncology，ESMO)年会公布的 COIN 研究数据显示，西妥昔单抗联合以奥沙利铂为基础的方案(FOLFOX 或 XELOX)未能给 *KRAS* 野生型 mCRC 患者带来显著生存获益[55]。2011 年，美国临床肿瘤协会(American Society of Clinical Oncology，ASCO)报道的另一项随机、ⅢA 期临床研究 NORDIC Ⅶ结果亦显示，西妥昔单抗联合 FLOX 方案用于 *KRAS* 野生型 mCRC 患者一线治疗，未能明显改善患者生存[51]。上述研究结果再次引发了一系列针对分子靶向药物的最佳配伍伴侣的广泛讨论。一线治疗的 CRYSTAL 研究和 BOND 研究数据均提示，以伊立替康为基础的化疗配伍方案与西妥昔单抗联合具有协同效应。与之相反，一线治疗的 COIN 和 NORDIC Ⅶ研究均提示，以奥沙利铂为基础的化疗配伍方案与西妥昔单抗联合疗效不佳。因此，mCRC 患者在应用西妥昔单抗治疗时应谨慎选择与之配伍使用的

化药种类。

目前，西妥昔单抗在临床上的常规使用方法是每周给药一次，这其实并不适用于所有情况。多项临床研究对西妥昔单抗两周一次给药的疗效进行了评价。一项回顾性研究[58]对西妥昔单抗联用伊立替康治疗伊立替康耐受型 mCRC 患者（$n=50$）的临床资料进行汇总，以期为该药的临床应用提供参考。该研究比较了西妥昔单抗的两种用药方案（A 方案为首剂量 400mg/m^2，然后每周一次给药 250mg/m^2，$n=32$；B 方案为每两周一次给药 500mg/m^2，$n=18$），两组均同时联用伊立替康。数据分析显示，西妥昔单抗的单周一次用药（q1w）和两周一次用药（q2w）方案的安全性和疗效并无显著性差异。q1w 方案和 q2w 方案的 DCR 分别为 56.3%和 77.8%，7 个月无进展生存率分别为 28%和 18%，总生存率分别为 75%和 72%，皮肤毒性反应率分别为 8.1%和 6.1%。这些数据说明西妥昔单抗的 q2w 方案与临床应用的 q1w 方案疗效相近，且具有较低的毒性反应。另一项Ⅱ期临床研究评价了西妥昔单抗（q2w 方案）联用 FOLFOX-4 作为 *KRAS* 野生型 mCRC 患者一线治疗的有效性和安全性[59]，结果显示，ORR 为 60.6%（n=99），中位 OS 和 PFS 分别为 20.8 个月和 10.1 个月，最常见的 3/4 级毒性反应包括中性粒细胞减少症（32.3%）、痤疮样皮疹（15.2%）及腹泻（11.1%）。研究者认为西妥昔单抗 q2w 方案联合 FOLFOX-4 与此前报道的西妥昔单抗 q1w 方案联合 FOLFOX-4 疗效相当，且未见其他毒性反应，给药次数的减少也极大地方便了患者和医务人员。此外，最近公布的一项回顾性研究肯定了西妥昔单抗（q2w 方案）与 FOLFIRI 或伊立替康联用作为 *KRAS* 野生型 mCRC 患者一线或二线治疗的可行性[60]。随着对西妥昔单抗 q2w 方案临床评价数据的不断补充和完善，临床上的相关治疗方案可能会进行相应调整。事实上，西妥昔单抗每两周给药一次与其他化疗药物（如 FOLFIRI 或者伊立替康）联合治疗 mCRC 的方案已获得临床批准[33]。这在一定程度上减轻了患者的治疗负担，并提高了生活质量。

17.4.2 西妥昔单抗在头颈部肿瘤的研究进展

据估计，全球每年头颈癌的新发病例约有 600 000 例，被认为是第七大常见肿瘤，其中头颈部鳞状细胞癌（squamous cell carcinoma of the head and neck，SCCHN）占头颈癌的 90%[43]。由于颈部特殊的解剖部位和复杂功能，放疗（radiotherapy，RT）是其主要治疗手段，这也使其治疗在一定程度上受到了局限。临床上，局部晚期 SCCHN 的治疗以手术及化放疗的综合治疗为主，但治疗效果还是不甚理想。对于复发性或转移性 SCCHN，近 30 年来一直采用铂类进行单药化疗，其治疗仍极具挑战性[61]。

近年来的研究表明，SCCHN 发病机制与 EGFR 的信号转导有密切联系。免疫组织化学检测表明 90%的 SCCHN 标本中 EGFR 异常表达，其表达水平与放疗抵抗、预后较差及局控失败明显相关[62]。因此，EGFR 被认为是治疗头颈鳞癌的理想靶点。西妥昔单抗因其独特的 EGFR 靶向治疗作用，在 EGFR 高表达的头颈鳞癌患者中已经显示出了良好的临床疗效及耐受性。

一项非盲、多中心的Ⅱ期临床研究对西妥昔单抗单药治疗铂类化疗失败的复发性或转移性 SCCHN 的安全性及疗效进行了评价[63]。依据试验方案给予 103 例患者西妥昔单抗首剂量 400mg/m^2，然后每周给药一次 250mg/m^2，给药时间持续 6 周或更长。经历疾病进程的患者可接受西妥昔单抗联合铂类化疗的挽救疗法，53 例患者后期均接受了该联合疗法。研究结果显示，西妥昔单抗单药治疗的 RR 为 13%，DCR 为 46%，中位 TTP 为 70 天。联用疗法组中，客观应答率为 0，DCR 为 26%，中位 TTP 为 50 天，中位 OS 为 178 天。皮肤毒性是西妥昔单抗单药组患者最为常见的不良反应，其中 49%的患者出现了皮疹(1～2 级毒性反应)。此项研究肯定了西妥昔单抗单药治疗复发性或转移性 SCCHN 的可行性，其应答率与联用铂类化疗组具有可比性。Bonner 等[64]在一项多中心Ⅲ期临床研究中比较了单纯放疗或放疗联合西妥昔单抗治疗局部进展期 SCCHN 的疗效和安全性。该研究入组 424 例Ⅲ/Ⅳ期无转移、病灶可测量的口咽(60%)、喉咽(25%)及下咽(15%)鳞状细胞癌患者。随机分组后分别接受单独放疗(n=213)或放疗联合西妥昔单抗(n=211)。西妥昔单抗在放疗前 1 周使用，初始剂量为 400mg/m^2，以后每周剂量调整为 250mg/m^2，直到放疗结束。研究结果显示，西妥昔单抗联用化疗组明显提高了患者中位局部控制时间(24.4 个月 vs 14.9 个月；局部进展或死亡的风险比为 0.68，P=0.005)。联合治疗组的中位OS为49.0个月，显著高于单用放疗组的29.3个月(死亡风险比为0.74，P=0.03)，同时 PFS 时间也显著延长(17.1 个月 vs 12.4 个月，P=0.006)。除皮疹和输注反应外，西妥昔单抗与放疗联用并未增加不良反应。2010 年，Bonner 等[65]对上述临床试验做了进一步的数据补充报道。西妥昔单抗联合放疗组的 5 年总生存率为 45.6%，明显高于单放疗组(36.4%)。此外，在西妥昔单抗联合放疗组中出现严重程度痤疮样皮疹(至少 2 级)的患者，其总生存期显著长于无皮疹或皮疹 1 级的患者(风险比为 0.49，P=0.002)。基于西妥昔单抗单药治疗及联用放疗在临床试验中的显著疗效，美国 FDA 于 2006 年批准了西妥昔单抗单药用于治疗铂类化疗失败后的复发性或转移性 SCCHN，或者与放疗联合用于治疗局部晚期 SCCHN。

EXTREME 研究是一项多中心、随机Ⅲ期临床研究，旨在评估西妥昔单抗与常规化疗联合治疗复发或转移性 SCCHN 的有效性和安全性[66]。该研究的 442 例入组患者均为Ⅲ～Ⅳ期复发或转移性 SCCHN 且不适合局部放疗。试验分为两组，A 组患者(n=222)服用西妥昔单抗(初始剂量：400mg/m^2，随后每周 250mg/m^2)+顺铂(首天静脉滴注 100mg/m^2)或卡铂[首天静脉滴注 5mg/(ml·min)]+5-氟尿嘧啶(每日 1000mg/m^2，持续滴注 4 天)，3 周为一个疗程，最多治疗 6 个疗程；B 组患者(n=220)使用相同剂量的顺铂或卡铂及 5-氟尿嘧啶，当患者不能耐受化疗毒性或疾病进展时开始使用西妥昔单抗。研究结果表明，化疗联合西妥昔单抗组的中位 OS 为 10.1 个月，显著高于单纯化疗组的 7.4 个月。联用组的中位 PFS 亦显著长于单用化疗组(5.6 个月 vs 3.3 个月，P<0.001)，RR 也增加到了 36%(P<0.001)。两组中最常见的 3 或 4 级毒性反应为贫血(19% vs 13%)、中性粒细胞减少症(23% vs 22%)及血小板减少症(11% vs 11%)。在 219 例接受西妥昔单抗治疗的患者中，9%出现 3 级皮肤毒性反应，3%出现 3 或 4 级输液相关反应。西妥昔单抗未显著增加化疗的不良反应，且对 SCCHN 患者的生活质量并无不利影响[67]。EXTREME 研究结果表明，西妥昔单抗联合含铂方案突破了传统的以铂类为基础的化疗疗效的瓶颈，具有显著的临床意义。在此研究结果推动下，美国 FDA 于 2011 年批准西妥昔单抗联合铂类及 5-氟尿嘧啶用于局部复发性或转移性 SCCHN 的一线治疗。

2013～2014 年，研究者又相继公布了多项关于西妥昔单抗联合化放疗治疗 SCCHN 的临床试验结果。Matuschek 等[68]在其研究中对 55 例患者进行辅助放化疗(61.6Gy RT+顺铂+5-氟尿嘧啶)后，加用西妥昔单抗 6 个月作为维持疗法。结果表明，该化放疗联合西妥昔单抗维持疗法具有可行性，且毒性反应均在预期范围内。Keil 等评估了诱导化疗(多西他赛+顺铂+5-氟尿嘧啶)+西妥昔单抗+放疗用于局部晚期 SCCHN 患者的治疗效果[69]。在可评估的 49 例患者中，33 例患者在结束治疗 3 个月后观察到肿瘤应答反应，25 例患者在结束治疗两年后病情完全缓解；两年无进展生存率为 59%，总生存率为 63%；皮疹(30%)是最常见的 4 级毒性反应。以上数据证实了该方案的可行性，后续的临床研究将进一步调整其治疗剂量。Guo 等研究肯定了铂类联用西妥昔单抗在一线治疗中国及韩国难治性或转移性 SCCHN 患者中的疗效及安全性[70]。另一项Ⅱ期临床试验结果则为西妥昔单抗联合单克隆抗体贝伐单抗治疗 SCCHN 的可行性提供了有力的临床依据[71]。但是，并不是所有的前瞻性研究都尽如人意。Vermorken 等研究表明，在复发性或转移性 SCCHN 标准疗法(铂类+5-氟尿嘧啶+西妥昔单抗)的基础上加用培美曲塞并不能增加患者的生存获益[72]。此外，尽管西妥昔单抗联用多西他赛治疗复发性或转移性 SCCHN 的疗效是确切的，但与多西他赛单用组相比并无明显优势[73]。

17.4.3　西妥昔单抗在非小细胞肺癌中的研究进展

非小细胞肺癌(non-small cell lung cancer，NSCLC)占所有肺癌的 80%以上，已成为全球发病率和死亡率最高的恶性肿瘤。仅有 1/3 的 NSCLC 患者存在手术治疗的机会，约 70%的患者在就诊时已属局部晚期或出现远处转移，失去了手术治疗机会，而化疗便成为主要的治疗手段[74]。遗憾的是，正如 Shepherd 博士在 2000 年 ASCO 会议上对 ECOG1594 研究的评价，化学治疗对 NSCLC 的疗效已经达到平台期[75]。但 21 世纪初靶向治疗研究的突破性进展为人们带来了新的希望，其中，EGFR 是备受研究者关注的抗癌药物靶点之一。研究表明，40%～80%的 NSCLC 患者体内均存在 EGFR 过度表达[25]，因此，EFGR 靶向抑制剂西妥昔单抗在治疗 NSCLC 领域也取得了长足进展。

鉴于多数 NSCLC 患者在确诊时已发展为晚期或出现转移，因此西妥昔单抗的临床研究对象主要针对晚期或转移性的 NSCLC 病症。西妥昔单抗单药治疗或者与化药联合用于晚期 NSCLC 患者治疗的多项Ⅰ期或Ⅱ期临床试验结果均已报道[76~79]。西妥昔单抗的抗 NSCLC 活性显著，除了其典型的不良反应(如 3、4 级皮疹等)外并不会增加其他化疗药的毒性。最近公布的一项名为 SWOG S0536 的Ⅱ期临床研究考察了顺铂、紫杉醇、贝伐单抗和西妥昔单抗治疗晚期 NSCLC 的联合用药疗效[80]。结果显示，110 例患者的中位 PFS 和 OS 分别为 7 个月和 15 个月，应答率和总体疾病控制率分别为 56%和 77%，初步肯定了该化疗方案的可行性，也为其正在进行的Ⅲ期临床试验奠定了基础。目前，西妥昔单抗与多种化药(如卡铂及紫杉醇)联合治疗晚期 NSCLC 的疗效评价均扩展到了Ⅲ期临床研究阶段。

另一项Ⅱ期临床试验结果首次肯定了西妥昔单抗与顺铂、长春瑞滨合用方案在一线治疗晚期 NSCLC 的疗效，且患者的耐受性良好，无明显附加毒性[81]。随后开展的Ⅲ期临床试验(FLEX 研究)对该联合疗法作了进一步的评价，其结果在 2008 年 ASCO 年会上得以公布，并成为当时会议的热点之一。FLEX 研究纳入了 1125 例 EGFR 阳性的晚期 NSCLC 患者，随机分组后以化药单用组(顺铂+长春瑞滨，NP)或西妥昔单抗联合化药组(西妥昔单抗+顺铂+长春瑞滨)治疗，结果显示 NP+西妥昔单抗可显著提高应答率(36% vs 29%，$P=0.012$)、中位 OS(11.3 个月 vs 10.1 个月)和 1 年生存率(47% vs 42%，$P=0.044$)，但两组间 PFS 无显著差异($P=0.39$)[82]。FLEX 试验首次证明了 EGFR 抑制剂靶向药物与化疗联用可以延长晚期 NSCLC 患者的生存。在 2009 年 ASCO 年会上，O'Byrne 等[83]公布了 FLEX 研究的分子标志物分析，该项研究的 554 例患者标本中 19%存在 *KRAS* 基因的突变，37%的患者 EGFR 的荧光原位杂交呈阳性。疗效分析显示，不同 *KRAS* 基因状态和 EGFR 荧光原位杂交状态的患者接受西妥昔单抗治疗后总生存期曲线基本重合，表明 NSCLC 中 *KRAS* 基因的突变和 EGFR 基因扩增对西妥昔单抗基本没有疗效预测作用。此外，研究显示早期出现皮疹的患者生存情况显著优于未出现皮疹患者(15 个月 vs 8.8 个月，风险比 0.63，$P<0.001$)。

另一项随机的Ⅱ期临床研究纳入了 131 例未经治疗的晚期 NSCLC 患者，旨在评价化疗(铂类+吉西他滨)联用或不联用西妥昔单抗的疗效差别[84]。结果显示，联用组和化疗单用组的客观应答率分别为 27.7%和 18.2%，病情稳定率分别为 47.7%和 56.1%，中位 PFS 分别为 5.09 个月和 4.21 个月，中位 OS 分别为 11.99 个月和 9.26 个月，提示在铂类和吉西他滨基础上增加西妥昔单抗可能会改善其临床疗效。加用西妥昔单抗组中 14.1%的患者出现了 3、4 级的痤疮样皮疹，但两组的其他毒性反应无实质性差异。此外，研究者对西妥昔单抗与两种临床常规化疗方案(吉西他滨+多西他赛+卡铂方案及单独的吉西他滨方案)联合用于治疗局部晚期或者转移性 NSCLC 的疗效进行了Ⅱ/Ⅲ期的临床评价，结果表明在上述常规化疗方案的基础上加用西妥昔单抗的方案是可行的，且并未显著增加化疗的毒性[85]。然而，西妥昔单抗联合化疗用于 NSCLC 的临床评价结果也并非尽如人意，在以多西他赛+吉西他滨为化药基础的方案中加入西妥昔单抗并未显著改善患者的治疗效果[86]。

西妥昔单抗与化疗联合时，是序贯使用的疗效较好，还是同时应用的疗效更佳，研究者就此问题进行了相关的Ⅱ期临床研究。Herbst 等比较了在紫杉醇联合卡铂方案的基础上同时联用西妥昔单抗与序贯联用西妥昔单抗的疗效差异[87]。结果显示，在化疗方案同时联用西妥昔单抗组($n=114$)中，32 例患者部分缓解，32 例病情稳定，PFS 为 4 个月，中位 OS 为 10 个月；而在序贯联用西妥昔单抗组($n=128$)中，31 例部分缓解，39 例病情稳定，PFS 为 4 个月，中位 OS 为 11 个月。但是，同时应用组中的不良反应明显增加，包括中性粒细胞减少及发热等，该试验结果肯定了序贯联用西妥昔单抗的优势。此外，特殊群体如老年人和功能状态(performance status，PS)评分为 2 的患者通常是不适合进行联合化疗的，因此，有学者针对该类人群进行了相关的临床试验评估。两项平行进行的随机Ⅱ期临床研究分别针对晚期 NSCLC 的老年患者(CALC1-E)及 PS2 成年患者(CALC1-PS2)开展了相关试验，旨在寻找西妥昔单抗联用吉西他滨在上述人群中的最佳方案。入组的患者包括 58 例老年人(年龄≥70 岁)及 42 例 PS2 患者，均未进行 EFGR 阳性筛选。所有患者随机接受不同的联合给药方案，包括同时联用组(西妥昔单抗+吉西他滨)和序贯联用组(先给予最多 6 个疗程的吉西他滨，而后给予西妥昔单抗)，并以一年生存率为主要终止点。结果显示，在老年患者中，同时联用组和序贯联用组的 PFS 分别为 3 个月和 4 个月，中位 OS 分别为 6 个月和 9 个月，一年生存率分别为 41.1%和 31%，OR 均为 10.3%，毒性反应较为温和且相近。而对于 PS2 患者，同时联用组和序贯联用组的一年生存率分别为 27.3%和 35%，中位 PFS 分别为 5.7 个月和 2.2 个月，中位 OS 分别为 10.2 个月和 6.5 个月，OR 分别为 9.1%和 10%，毒性发生率相近。尽管老年患者同时联合用药后一年生存率较高，而 PS2 患者中序贯联用组较高，但各组在疗效上均未见显著差异。然而，在序贯联合用药方案中，34%的老年患者及 60%的 PS2 患者均无法继续联用西妥昔单抗作为维持治疗或者二线治疗。因此，同时联合应用吉西他滨和西妥昔单抗对于上述两种特殊人群是最佳用药方案[88]。对于西妥昔单抗与不同化药联合应用的时间问题仍需具体问题具体分析。

西妥昔单抗在 NSCLC 新辅助治疗中也有一定应用。Coate 等评价了西妥昔单抗联合吉西他滨+顺铂(GP 方案)作为新辅助治疗方案在 I B-ⅢA 期 NSCLC 中的疗效[89]。在初步评价的 27 例患者中，客观应答率为 76%，病情稳定率为 25.9%，其中，最常见的毒性反应为皮疹(100%)。患者中 3、4 级的毒性反应包括中性粒细胞减少症(52%)、血小板减少症(36%)及心血管毒性(25.9%)，但上述发生毒性反应的患者均有心血管病史。

功能状态(PS)较差或存在并发症的Ⅲ期 NSCLC 患者，往往无法耐受高剂量的放疗(RT)。在这种情况下，同时给予患者化药作为放疗增敏剂，可以提高肿瘤细胞的杀伤率，同时增加患者的治疗获益。已有多项临床研究评估了西妥昔单抗联合放疗用于Ⅲ期 NSCLC 的治疗效果[90~92]。肿瘤放射治疗协会(tumor radiation therapy association，RTOG)2011 年公布了一项关于卡铂+紫杉醇+西妥昔单抗+RT(63Gy)的化放疗联合方案在Ⅲ期 NSCLC 患者中的疗效结果[93]。患者的中位 OS 为 22.7 个月，中位 PFS 为 14～15 个月。虽然加入化药后显著增加了毒性反应，但是较好的生存获益结果推动研究者开展相关的Ⅲ期临床试验(RTOG 0617)，其结果显示在原方案基础上增加胸部放疗量(74Gy)并未显著提高患者的生存，反而可能引起心肺功能受损，进而导致死亡[94]。Chen 等开展的Ⅱ期临床研究纳入了 24 例 PS 较差或伴有并发症导致化放疗抵抗的Ⅲ期 NSCLC 患者[95]。该研究中，首先给予患者负荷剂量的西妥昔单抗($400mg/m^2$，第一周)，而后每周给予西妥昔单抗($250mg/m^2$) + RT(64.8Gy)，最后以西妥昔单抗($250mg/m^2$)作为维持疗法直到疾病发展。结果显示，中位生存期为 14 个月，中位 PFS 为 8 个月，RR 和 DCR 分别为 47%和 74%，22.7%的患者出现了 3 级以上的非血液性毒性反应。综合来讲，Ⅲ期 NSCLC 患者对于此联合疗法的耐受性良好，由于病例数相对较少，尚需更大型的试验对其最佳治疗比例进行深入研究。

西妥昔单抗对非小细胞肺癌的治疗应用尚未得到 FDA 的批准。在界定西妥昔单抗的使用规范时，美国国家综合癌症网络(national comprehensive cancer network，NCCN)参考了 2008 年 ASCO 年会报告的一份 FLEX 研究结果[82]。鉴于顺铂和长春瑞滨(NP 方案)联合西妥昔单抗在一定程度上可提高患者的生存受益，2009 年，NCCN 指南将 NP 联合西妥昔单抗化疗纳入了晚期 NSCLC 的一线治疗方案。但是，针对亚洲人群(如中国)，西妥昔单抗联合化疗能否提高总生存率尚需进一步研究。

17.4.4　西妥昔单抗在胰腺癌中的研究进展

在非临床研究中，西妥昔单抗对多种胰腺癌细胞系均有显著的抗肿瘤作用。因此，研究者逐步开展了多项临床试验，旨在评价西妥昔单抗治疗胰腺癌的临床安全性和有效性。Arnoletti 等在 I 期临床试验中评价了西妥昔单抗在接受放化疗的局部晚期胰腺癌患者中的疗效[96]。该研究中，西妥昔单抗作为放射致敏剂使用。患者同时接受吉西他滨（每周 0～300mg/m^2）、西妥昔单抗（负荷剂量 400mg/m^2，后维持剂量每周 250mg/m^2）及腹部放射（50.4Gy）联合治疗。结果显示，患者的中位 OS 为 10.5 个月，3、4 级不良反应的发生率为 9%。尽管该联合疗法的抗肿瘤效果有限，但西妥昔单抗与吉西他滨及腹部放射联合疗法在局部晚期胰腺癌患者治疗中的安全性是值得肯定的。另一项Ⅱ期临床研究对西妥昔单抗与吉西他滨的联合用药效果进行了评价[97]。41 例 EGFR 阳性表达的局部晚期胰腺癌患者接受了西妥昔单抗（负荷剂量 400mg/m^2，后维持剂量每周 250mg/m^2）和吉西他滨（每周 1000mg/m^2，连续 7 周）的联合化疗。结果表明，12.2%的患者病情得到部分缓解，63.4%患者病情稳定，中位 PFS 和中位 OS 分别为 3.8 个月和 7.1 个月。一年无进展生存率及总生存率分别为 12%和 31.7%。患者多见 3、4 级毒性反应，包括中性粒细胞减少症（39.0%）、乏力（22.0%）、腹痛（22.0%）及血小板减少症（17.1%）。研究者认为西妥昔单抗在晚期胰腺癌的治疗中是很有前景的。

然而，后续多项关于西妥昔单抗联合疗法治疗胰腺癌的Ⅱ期临床试验结果均不甚理想（表 17-3）。Cascino 等在Ⅱ期临床研究中比较了西妥昔单抗联合吉西他滨+顺铂（CP）方案与单用 CP 方案在Ⅲ、Ⅳ期胰腺癌患者中的治疗效果[98]。对 84 例晚期胰腺癌患者进行随机分组治疗后，结果显示两组的客观应答率分别为 17.5%和 12.2%，中位 OS 分别为 7.5 个月和 7.8 个月，中位 PFS 分别为 3.4 个月和 4.2 个月。非常遗憾，两组在疗效上并没有显著差异。鉴于此结果，研究者建议不必开展该联合疗法的Ⅲ期临床试验。另一项Ⅱ期临床研究考察了西妥昔单抗与吉西他滨、奥沙利铂（GEMOXCET）联合化疗在转移性胰腺癌一线治疗中的疗效[99]。结果表明，31%的患者病情稳定，36%患者病情进展或者在再分期前停止治疗，中位 PFS 和中位 OS 时间分别为 118 天和 213 天。尽管 39%的患者在治疗中获益，但研究者总结认为西妥昔单抗的加入并未显著提高转移性胰腺癌患者的应答率及生存率。Merchan 等评价了吉西他滨、奥沙利铂和西妥昔单抗联合用于治疗局部晚期胰腺癌的临床疗效[100]。试验中，第一天给予 41 例患者吉西他滨（1000mg/m^2）、第二天给予奥沙利铂（100mg/m^2），两周一个循环，并联合给予西妥昔单抗（负荷剂量 400mg/m^2，后维持剂量每周 250mg/m^2）。结果显示总应答率为 24%，中位 PFS 和中位 OS 分别为 6.9 个月和 11.3 个月。与转移性胰腺癌患者相比，局部晚期胰腺癌患者的中位 PFS（12.4 个月 vs 4.7 个月）和中位 OS（15.7 个月 vs 6.4 个月）时间更长。患者常见的 3、4 级毒性反应包括中性粒细胞减少症（32%）、感染（24%）及神经毒性（17%）等。与吉西他滨+奥沙利铂单用组相比，西妥昔单抗的加入并未显著延长患者的中位 PFS。西南肿瘤学研究组（southwest oncology group，SWOG）开展了一项关于西妥昔单抗治疗胰腺癌的Ⅲ期临床试验[101]。该研究旨在比较西妥昔单抗+吉西他滨联用方案与吉西他滨单用方案在治疗局部晚期或者转移性胰腺癌中的临床效果。经统计学分析后，联合用药组与吉西他滨单用组在改善患者的生存方面并未存在显著性差异，两组的中位生存时间分别为 6.3 个月和 5.9 个月（$P=0.230$）。尽管两组的治疗失败时间在统计学上存在显著差异（$P=0.006$），但联合用药组的治疗时间仅比单用组延长 2 周。因此，SWOG 得出与上述临床研究相近的结论。

表 17-3　西妥昔单抗治疗胰腺癌的临床研究概况

临床阶段	适应证	治疗方案	应答率	PFS/月	OS/月
Ⅱ	晚期或转移性胰腺癌[97]	西妥昔单抗+吉西他滨	63.4%（26/41）SD; 12.2%（5/41）PR	3.8	7.1
Ⅱ	晚期胰腺癌[98]	西妥昔单抗+吉西他滨+顺铂	37.5%（15/40）SD; 17.5%（7/41）PR	3.4	7.5
Ⅱ	转移性胰腺癌[99]	西妥昔单抗+吉西他滨+奥沙利铂	31.1%（19/61）SD; 33.8%（20/61）PR+CR	3.9	7.1
Ⅱ	晚期或转移性胰腺癌[100]	西妥昔单抗+吉西他滨+奥沙利铂	51.2%（21/41）SD; 24.4%（10/41）PR+CR	6.9	11.3
Ⅲ	晚期或转移性胰腺癌[101]	西妥昔单抗+吉西他滨	37%（122/329）SD; 12%（41/329）PR+CR	3.4	6.3

注：SD，疾病稳定；PR，部分缓解；CR，完全缓解；PFS，无进展生存期；OS，总生存期

胰腺癌患者中存在高发率的 EGFR 过度表达，因此，靶向作用于 EGFR 的西妥昔单抗似乎是对抗这些肿瘤的理想药物。尽管西妥昔单抗在治疗胰腺癌的非临床研究中疗效显著，但后续开展的诸多Ⅱ、Ⅲ期临床试验结果均不甚理想。因此，研究者开始寻求其他的 EGFR 抑制剂以更好地改善局部晚期或转移性胰腺癌患者的生存获益[102]。

17.4.5　西妥昔单抗在胃癌中的研究进展

胃癌是全球最常见的恶性肿瘤之一，发病具有明显的地域性，尤其是东亚三国（日本、韩国和中国）为高发区，患者人数约占全球胃癌患者总人数的 2/3。在我国，胃癌居各种恶性肿瘤第 2 位，胃癌死亡人数位居所有肿瘤死亡第 3 位。我国胃癌根治切除率和 5 年生存率均较低，因此，进一步探讨新的综合治疗方案成为目前临床提高胃癌疗效和生存率的主要方向。

2007 年，Lordick 等对西妥昔单抗+FUFOX 方案（奥沙利铂+5-氟尿嘧啶+亚叶酸钙）一线治疗转移性胃癌的疗效进行了评价[103]。结果显示，在 46 例可评估病例中，总应答率为 65.2%，包括 4 例完全缓解和 26 例部分缓解。EGFR 阴性和阳性患者的应答率分别为 76.5%和 54.2%。此项研究表明无论 EGFR 是否为阳性，在 FUFOX 方案基础上加用西妥昔单抗对转移性胃癌的治疗均有积极作用。近年来，ASCO 年会报告了多项西妥昔单抗联合化疗治疗胃癌的Ⅱ期临床研究，涉及新辅助治疗、一线治疗及二线治疗。在新辅助治疗方面，西妥昔单抗与伊立替康+顺铂方案联合用于可切除胃癌的术前新辅助治疗，患者耐受性良好[104]。在一线治疗方面，西妥昔单抗与多种化疗方案联合应用于晚期胃癌

均有积极的疗效，且毒副反应在耐受范围内[105~109]。其中，一项研究评价了西妥昔单抗与改良的 FOLFOX6 方案(奥沙利铂+亚叶酸钙+5-氟尿嘧啶)联合用于治疗复发性或转移性胃癌的治疗效果，同时分析了生物标志物与疗效的潜在关系。通过比较发现，EGFR 阳性且配体低水平的胃癌患者从该方案中获益更多[105]。另一项研究(2007～2010 年)纳入了 25 例晚期胃癌患者，旨在评价西妥昔单抗与 FOLFOX4 方案(奥沙利铂+亚叶酸钙+5-氟尿嘧啶)联合治疗的有效性和安全性。该研究中，患者应答率为 36.0%，中位 PFS 和中位 OS 时间分别为 6.5 个月和 10.6 个月，且患者对出现的 3、4 级毒性反应耐受性尚可[109]。研究者建议进一步扩大临床样本，以获得更具科学性的试验数据。此外，西妥昔单抗联合伊立替康在铂类耐药的晚期胃食管癌患者的二线治疗中也具有可行性，且患者的耐受性良好[110]。

2013 年，Lordick 等公布了一项西妥昔单抗联合卡培他滨+顺铂用于一线治疗晚期胃癌的大型Ⅲ期临床研究(EXPAND 试验)结果[111]。该研究在 25 个国家的 164 个中心进行，试验共纳入了 904 例患者，随机分为联合用药组和化药单用组，并以 PFS 为主要终止点。研究结果显示，联合用药组和化药单用组的中位 PFS 分别为 4.4 个月和 5.6 个月，两组患者中出现 3、4 级毒性反应的比例分别为 83%和 77%。毒性反应主要包括腹泻、低钾血症、低镁血症、皮疹和手足综合征。相比于联合用药组，化药单用组中 3、4 级中性粒细胞减少症更为常见，而 3、4 级的皮肤毒性反应(如皮疹)则在西妥昔单抗加用组发生率较高。研究者认为，在卡培他滨+顺铂的基础上增加西妥昔单抗并未显著改善晚期胃癌患者的生存获益。尽管如此，西妥昔单抗联合化疗方案在胃癌的治疗中仍有非常积极的作用，这势必推动更多Ⅲ期临床试验的开展。2014 年公布的一项临床研究结果显示，在 SOX(S-1+奥沙利铂)方案基础上加用西妥昔单抗虽然没有显著改善中国晚期胃癌患者的应答率和疾病控制率，但可明显延长 PFS 和 OS，且毒性反应在耐受范围内，这表明该新型化疗方案具有可行性[112]。

17.5　西妥昔单抗的疗效预测指标

作为 EGFR 靶向治疗药，西妥昔单抗对多种实体瘤有效，并能够提高放化疗的敏感性。但是，自西妥昔单抗被批准用于治疗 EGFR 过表达的癌症患者以来，研究者发现单纯将 EGFR 作为一个预测因子，其敏感性和特异性十分有限。EGFR 免疫组化阳性表达是最初选择西妥昔单抗治疗患者的标准，然而，部分患者并未从西妥昔单抗的治疗中获益，且在 EGFR 阴性患者中同样观察到对西妥昔单抗敏感的人群。因此，简单的免疫组化证据不再被认为是临床使用西妥昔单抗有效与否的关键指标。研究者需要寻求合适的预测因子或标志物来筛选出西妥昔单抗的获益人群，从而在减少毒副反应和治疗费用的同时最大限度地使患者从中获益。

17.5.1　EGFR 分子结构改变

研究发现，EGFR 的突变体Ⅲ(EGFR vⅢ)与西妥昔单抗的耐药性密切相关。EGFR vⅢ是一个缺乏细胞外配体结合区的因子，无法与配体结合导致 EGFR 胞内组成性活化从而产生耐药性[113]。Sok 等分析了 SCCHN 的 EGFR 突变情况，结果发现约 42%的 SCCHN 肿瘤细胞存在 EGFR vⅢ突变[114]，且突变多发生在野生型的 EGFR 中。体外试验表明，EGFR vⅢ突变有利于促进细胞增殖，可显著增大肿瘤体积。与 EGFR 未突变组相比，EGFR vⅢ突变会降低西妥昔单抗的抗肿瘤活性，提示 EGFR vⅢ突变的表达很可能导致西妥昔单抗的耐药产生，使其临床疗效不佳。由于 EGFR vⅢ突变的相关报道有限，能否将其作为西妥昔单抗的疗效预测指标还有待更多临床实践的进一步验证。

17.5.2　*EGFR* 基因扩增

尽管 EGFR 阳性表达这一指标已不足以预测西妥昔单抗临床应答率的疗效，但 EGFR 基因扩增与 CRC 患者的应答率被证实存在相关性[115]。Scartozzi 等分别应用荧光原位杂交(fluorescence *in situ* hybridization，FISH)和色素原位杂交(chromogenic *in situ* hybridization，CISH)两种技术评估了患者的 EGFR 基因状态。结果发现 FISH 阳性和 CISH 阳性(基因高度扩增)的 CRC 患者的中位 TTP 分别为 7.7 个月和 6.4 个月，而相应的基因低度扩增患者仅为 2.9 个月和 3.7 个月[116]。最近的一项 Meta 分析结果也证实 EGFR 基因高度扩增的 mCRC 患者对西妥昔单抗的客观应答率更高[117]。因此，研究者认为 EGFR 基因扩增程度能够作为 *KRAS* 野生型患者接受西妥昔单抗治疗的疗效预测指标。但是也有质疑的声音，Haliano 等报道了 ICH(免疫组化)和 FISH 技术评估的 *EGFR* 基因扩增与西妥昔单抗治疗的应答率、PFS、OS 均无统计学相关性[118]。导致这一矛盾的原因可能与检测标准的差异及肿瘤病理组织的选取不同有关。此外，一项Ⅲ期临床试验(EXTREME 研究)结果表明，EGFR 基因扩增程度并不能作为复发性或转移性 SCCHN 一线治疗(西妥昔单抗+铂类+5-氟尿嘧啶联用方案)的疗效预测标志物[119]。基于以上因素，将 EGFR 基因扩增用来预测西妥昔单抗优势人群仍难以在临床上推广。

17.5.3　EGFR 配体状态

研究表明，CRC 肿瘤细胞中 EGFR 配体表达水平的增高与西妥昔单抗的应答率存在相关性。Khambata-Ford 等发现 EGFR 配体包括上皮调节蛋白(EREG)和双调蛋白(AREG)高水平表达的 CRC 患者的疾病控制率更高(EREG，P=0.000 015；AREG，P=0.000 025)，且中位 PFS 时间显著延长(EREG，P=0.0002；AREG，P<0.001)[120]。其相关的机制研究表明，EGFR 配体高水平表达能促进肿瘤细胞以自分泌或旁分泌方式进行增殖，而西妥昔单抗则能阻断 EGFR 配体与其受体结合，从而抑制细胞增殖[5]。

17.5.4 *KRAS* 突变

除了 EGFR 分子状态，EGFR 下游信号通路(包括 PI3K/PTEN/AKT、KRAS/BRAF/MEK/ERK 等)信号的异常表达是与西妥昔单抗敏感性关系最为密切的因素。在结直肠癌患者中，EGFR 下游关键信号如 *KRAS*/*BRAF* 和 *PTEN*/*PIK3CA* 的突变最为常见[121]。其中，*KRAS* 突变与西妥昔单抗耐药性的关联性最为密切，也是众多学者关注研究的热点之一。

KRAS(又名 *K-ras*，*p21*)是一种编码 EGFR 下游信号通路——KRAS 蛋白的原癌基因，属于 *ras* 基因家族成员之一。*ras* 基因家族中与人类肿瘤相关的基因包括 3 种，分别为 *H-ras*、*K-ras* 和 *N-ras*，分别定位于 11、12 和 1 号染色体上。*KRAS* 因编码 21kDa 的 KRAS 蛋白而又名 *p21* 基因。在 *ras* 基因中，*KRAS* 对人类癌症影响作用最为重要。*KRAS* 基因可以是正常状态(野生型)或异常状态(突变型)。在正常生理情况下，在细胞受到外界刺激后激活 EGFR 等信号通路时，野生型的 *KRAS* 被活性 EGFR 等酪氨酸激酶磷酸化后短暂活化，活化后的 *KRAS* 可以激活该信号通路中的下游信号蛋白，而后 *KRAS* 迅速失活。突变型 *KRAS* 在无 EGFR 活化信号刺激下仍处于激活状态，其功能状态不可控，通过激活 KRAS/BRAF/MEK/ERK 通路导致肿瘤的持续增殖[122]。有数据显示，约 40%的 CRC 患者发生 *KRAS* 突变，且 90%以上源于 12 和 13 位密码子的改变。2006 年，Lievre 等对 30 例接受西妥昔单抗治疗的 mCRC 患者进行回顾性分析[123]，结果发现治疗有效的 11 例患者均为 *KRAS* 野生型，而 19 例无效患者中 *KRAS* 突变率达 68.4%。体外试验则发现突变的 *KRAS*(G12V)基因转染到野生型 CRC 细胞后，可使后者获得西妥昔单抗耐药性[124]。此外，一项前瞻性研究也证实 *KRAS* 野生型可作为西妥昔单抗联合化疗方案中获益患者(mCRC)筛选的预测指标，且这种预测作用在一线治疗中更为显著[125]。这些结果提示 *KRAS* 突变可作为预测西妥昔单抗疗效的指标。

近年来报道的有关 *KRAS* 的几项大型临床研究也得到了类似的阳性结果，如 Crystal 研究[48]、OPUS 研究[55]等。*KRAS* 突变的 mCRC 患者几乎无法从西妥昔单抗的治疗中获益，反而徒增不良反应危险和治疗费用。基于上述研究结果，NCCN 在 2009 年的指南中明确指出 CRC 患者使用西妥昔单抗治疗前必须检测 *KRAS* 状态。同时，FDA 也更新了西妥昔单抗的用药说明，规定 *KRAS* 野生型的 mCRC 患者方可使用西妥昔单抗。2012 年，FDA 又批准了 Therascreen® *KRAS* RGQ PCR 试剂盒作为西妥昔单抗的伴侣诊断测试出售，以协助医生预测更能从西妥昔单抗中获益的 CRC 患者人群。目前，*KRAS* 基因在 CRC 治疗领域的预测作用已得到临床医生的广泛认可。

17.5.5 *BRAF* 突变

BRAF 基因全名为鼠类肉瘤滤过性毒菌致癌同源体 B1，定位于人染色体 7q34，其编码蛋白是一种丝氨酸/苏氨酸特异性激酶(a serine/theroninespecific kinases，BRAF 蛋白)。BRAF 蛋白与 KRAS 蛋白同为 KRAS/BRAF/MEK/ERK(MEK， mitogen/extracellular signalregulated kinase; ERK, extracellular signalregulated kinase）通路上游调节因子。BRAF 蛋白位于 MEK/ERK 途径的入口处，参与调控细胞内多种生物学事件，如细胞生长、分化和凋亡等。BRAF 蛋白通常只在需要传递信号时保持活性状态。然而，其突变体可一直保持活性状态，并因此干扰细胞信号传递链的正常功能，引起细胞异常。在 CRC 患者中，*BRAF* 基因突变率约为 15%，这些突变主要发生于外显子 15 上的激活区，其中约 92%位于第 1799 位核苷酸上（T 突变为 A），导致其编码的缬氨酸由谷氨酸取代（V600E 突变）。

研究者对 *BRAF* 突变与西妥昔单抗疗效是否存在相关性进行了探讨。Di Nicolantonio 等对 113 例接受帕尼单抗或西妥昔单抗治疗的 mCRC 患者的研究结果显示，*BRAF* 突变型患者（*n*=79）的 PFS 和 OS 均显著低于 *BRAF* 野生型患者（*n*=11）[126]。另一项针对 AIO KRK-0104 试验的回顾性研究对 146 例 mCRC 患者的 *KRAS* 和 *BRAF* 基因状态同时进行了分析[127]。结果表明，*BRAF* 突变患者的 PFS 和 OS 时间相比于 *BRAF/KRAS* 野生型患者明显缩短：*BRAF/KRAS* 野生型（*n*=79）、*KRAS* 12 位密码子突变（*n*=41）、*KRAS* 13 位密码子突变（*n*=9）及 *BRAF* 突变（*n*=17）的患者 PFS 分别为 8 个月、5.8 个月、9.9 个月和 4.2 个月，其 OS 分别为 23.5 个月、18.9 个月、26.2 个月和 13 个月。值得注意的是，当仅以 *KRAS* 状态为筛选指标时，*KRAS* 野生型患者在生存获益上并未显示优势，而加入 *BRAF* 状态亚组分析后，得到的结果大不相同，提示 *BRAF* 基因状态在西妥昔单抗疗效预测方面亦有一定的优势。此外，一项大型的Ⅲ期临床研究对 mCRC 患者 *KRAS* 和 *BRAF* 基因也同时进行了突变检测[48]。入组的 1198 例患者中，6%存在 *BRAF* 突变。结果表明，在 *BRAF* 野生型和突变型患者中，西妥昔单抗联合化疗方案的 PFS 与单纯化疗相比更具优势，但是 *BRAF* 突变患者的预后较差。因此相关研究者认为 *BRAF* 状态是一种西妥昔单抗的预后因素而不是其预测因素。*BRAF* 的突变率相对较低（在 NSCLC 中更加罕见），将其单独作为西妥昔单抗疗效预测因子的敏感性十分有限，但联合其他可能的预测指标（如 *KRAS* 基因状态）进行同步分析，可在一定程度上提高敏感患者的筛选率。

17.5.6　*PIK3CA* 突变

PIK3CA 是一个致癌基因，与 *KRAS* 并列调控 EGFR 下游信号，其基因在大约 20% 的 CRC 患者中存在突变，且主要发生在外显子 9 位和 20 位。*PIK3CA* 突变可导致 PI3K/PTEN/AKT 通路持续激活，从而引发癌变。一份针对抗 EGFR 单克隆抗体的 *Meta* 分析表明，mCRC 患者的 *PIK3CA* 突变（尤其是外显子 20 位）与西妥昔单抗的耐药性显著相关[128]，这与 Sartore-Bianchi 等[129]的研究结果一致。该研究发现 *PIK3CA* 基因突变的 CRC 患者对西妥昔单抗均治疗无效（*P*=0.038）。并且，当只对 *KRAS* 野生型患者进行统计时，这种耐药相关性更显著（*P*=0.016）。然而，Prenen 等报道了相反的观点，研究者对 200 例接受西妥昔单抗单药或联合伊立替康治疗的晚期 CRC 患者进行了 *KRAS* 和 *PIK3CA* 突变检测，结果未能证实 *PIK3CA* 突变可以作为西妥昔单抗对此类患者的疗效预测指标[130]。因此，*PIK3CA* 突变是否具有与 *KRAS* 类似的预测作用，在现有的研究基础上还无法得出一个明确的结论。

17.5.7 *PTEN* 缺失

PTEN(phosphatase and tension homology deleted on chromosome ten gene，张力蛋白同源 10 号染色体缺失的磷酸酶基因)是迄今发现的第一个具有双特异磷酸酶活性的抑癌基因，其编码蛋白同时具有脂质磷酸酶和蛋白磷酸酶活性，通过调节 PI3K-AKT 信号转导通路而发挥肿瘤抑制作用。*PTEN* 基因突变或缺失可导致其抑癌功能减弱或丧失，在肿瘤的发生、发展中起重要作用。研究表明，多种肿瘤(如乳腺癌、肺癌、结直肠癌等)中均存在 *PTEN* 缺失，且同时存在 *PIK3CA* 及 *KRAS*/*BRAF* 突变的细胞系对西妥昔单抗的耐药性更强[131]。一项对 41 例以西妥昔单抗为基础进行联合化疗的 *KRAS* 野生型 mCRC 患者的回顾性研究中，Tural 将 *PIK3CA*、*BRAF* 与 *PTEN* 表达突变进行联合分析。结果显示，*PTEN* 缺失的患者 RR 显著降低(42% vs 12%，$P=0.04$)，中位 PFS 和 OS 时间亦明显缩短(PFS 为 5 个月 vs 14 个月，$P=0.028$；OS 为 9.9 个月 vs 15.1 个月，$P=0.008$)；*PIK3CA* 和 *BRAF* 突变的患者同样显示 RR 降低，但 *BRAF* 突变未显著影响 PFS 和 OS。多变量分析表明，*PTEN* 状态可独立作为一项预测患者 PFS 和 OS 的疗效指标[132]。此外，另一项针对西妥昔单抗治疗 CRC 患者的多项预测指标联合分析显示，在 *KRAS* 野生型、*KRAS* 野生型/AREG 高表达或 *KRAS*/*BRAF* 均野生型的患者中，存在 *PTEN* 表达，可显著延长其 TTP，若患者同时为 *PIK3CA* 野生型则 TTP 在统计学上差异更为显著($P=0.010$)[133]。西妥昔单抗的相关疗效预测指标的联合分析将有助于该药最佳获益人群的筛选。

目前，西妥昔单抗在治疗 SCCHN 方面的疗效预测因子尚未得到一致肯定。有研究表明 PI3K 通路改变在 SCCHN 患者中最常见，约 30%的相关案例中可见 *PTEN* 表达的缺失。最近公布的一项针对 61 例无法手术的复发或转移性 SCCHN 患者进行的西妥昔单抗联合化疗研究中，*PTEN* 低水平表达的患者(26.2%)表现预后更差，提示 *PTEN* 低水平表达可能成为该化疗方案预后方面的生物标志物[134]。

17.6 潜在的耐药机制

西妥昔单抗在长期的临床应用中出现了耐药现象。由于 EGFR 调节多种细胞功能，EGFR 抑制剂西妥昔单抗耐药现象可能与多个传导通路紊乱有关。研究者对此进行了大量的试验，总结其耐药机制可能与以下因素有关[5]。①EGFR 分子结构改变：研究者发现一种名为 EGFRvⅢ的突变体，这种 EGFR 突变体缺乏胞外区的配体结合区域，因此无法与配体结合。有研究表明，约 42%的 SCCHN 肿瘤可见 EGFRvⅢ表达；且将 EGFRvⅢ转染至不表达 EGFRvⅢ的肿瘤细胞中，可见表达 EGFRvⅢ的细胞对西妥昔单抗的敏感性大大降低。②血管生成变异：西妥昔单抗在很大程度上是通过抑制血管生成而发挥其抗肿瘤作用的。因此，促血管生成因子(如血管内皮生长因子——VEGF)若经旁路被重新激活，可使得血管生成变异，进而诱导肿瘤对西妥昔单抗产生耐药。③EGFR 内化和降解作用的调节异常。④上皮向间质转化(epithelial-mesenchymal transition，EMT)：EMT 已被看作肿瘤发生的标志之一。间质细胞增加了 AKT 的活化，并与 AKT 下游活化剂——

整合素连接激酶(integrin-linking kinase，ILK)高表达相关，而 ILK 高表达也导致了耐药的出现。⑤多种受体酪氨酸激酶的活化：研究发现，西妥昔单抗 NSCLC 和 SCCHN 耐药细胞系中可见 EGFR、HER2、HER3 和肝细胞生长因子受体(hepatocyte growth factor receptor，MET)表达水平上调。该结果提示，NSCLC 和 SCCHN 耐药细胞可能通过活化多种受体酪氨酸激酶(receptor tyrosine kinase，RTK)及其与 EGFR 的异源二聚化，从而绕过西妥昔单抗的阻断[135]。⑥EGFR 的亚细胞定位：EGFR 可定位于细胞内的胞内体、线粒体及细胞核中，细胞核内的 EGFR 在脑癌、乳腺癌、膀胱癌、卵巢癌、NSCLC 和 SCCHN 等很多肿瘤中均已检测到。Li 等[136]通过体外试验发现，西妥昔单抗耐药细胞与敏感细胞相比，细胞核内 EGFR 的水平增高，从而导致细胞周期蛋白 D1(cyclin D1)、B-myb 及增殖细胞核抗原(PCNA)等 EGFR 调节的下游基因表达升高。研究还发现，Src 家族激酶(Srcfamily kinase，SFK)是 EGFR 定位于细胞核所必需的，可以保护肿瘤细胞免受西妥昔单抗的杀伤。⑦胰岛素样生长因子-1 受体(insulin-like growth factor 1 receptor，IGF-1R)过表达：IGF-1R 普遍存在于肿瘤细胞中，是引起 EGFR 抑制剂耐药的一条重要旁路，该受体主要激活 PI3K-AKT 通路。⑧EGFR 下游效应分子的持续激活：AKT 的持续激活会导致下游 PTEN 的蛋白酶降解，并导致 NSCLC 细胞系对西妥昔单抗耐药；*KRAS* 突变的患者均表现出对于西妥昔单抗治疗的耐药。

为了克服西妥昔单抗的耐药现象，研究者根据上述耐药机制制订了一些对策：如对患者进行 *KRAS* 突变检测，筛选敏感人群；与放疗联合应用，增强抗肿瘤活性；因 *PTEN* 失活导致的原发耐药者，可提高其 *PTEN* 表达；将 SFK 抑制剂达沙替尼与西妥昔单抗联合用药可以逆转由于 SFK 表达升高而引起的耐药；对因肿瘤血管生成变异而导致的耐药者，选用 EGFR/VEGFR 双受体抑制剂能有效抑制其生长；表达 IGF-1R 者联合使用特异的 IGF-1R 抑制剂后，可恢复其对 EGFR 抑制剂的敏感性。

17.7 小结与展望

进入 21 世纪以来，肿瘤的靶向治疗已取得长足进步，使得过去很多难以治疗的疾病得到了有效控制。分子靶向治疗相对于传统的手术、放疗及化疗，具有靶向性强、细胞毒性小等优势。而 EGFR 是抑制肿瘤生长的重要分子靶点之一，多数实体肿瘤 EGFR 过表达与肿瘤进展快、侵袭性高和预后差有关。以 EGFR 为靶点的西妥昔单抗可阻断多种肿瘤细胞增殖和侵袭的信号通路，因此具有非常广泛的临床应用前景。目前，FDA 已批准西妥昔单抗单用或联合化放疗用于 SCCHN 和 mCRC 的治疗，并按照循证医学的原则将其纳入了国际肿瘤学界公认的标准治疗方案和规范。此外，与之相关的多项临床研究表明西妥昔单抗在 NSCLC 和胃癌领域同样具有令人欣慰的临床疗效，且安全性良好。2009 年，鉴于顺铂和长春瑞滨(NP 方案)联合西妥昔单抗在一定程度上可提高患者的生存受益，NCCN 指南将 NP 联合西妥昔单抗化疗纳入了晚期 NSCLC 的一线治疗方案。虽然西妥昔单抗在多种实体瘤的治疗领域均显示出良好的效果，但仍然存在诸多问题。以其临床效果来看，目前存在的主要问题有：毒性作用较多，单独用药效果不理想，易发生耐药突变等。如何更好地减少毒性作用、优化联合用药方案、克服耐药、解决疗效预测等成为该分子靶向药物亟待解决的问题。

近年来，研究者将西妥昔单抗与多种化放疗方案进行联合评价，以期寻求能使患者最大程度获益的新型治疗方案。除此之外，人们还一直致力于寻找合理可靠的疗效预测因子，以更好地发挥西妥昔单抗的靶向治疗优势，减少治疗的盲目性。研究发现，EGFR 激活后可通过多种信号通路传递信号来促进肿瘤生长。但如果信号通路中的重要分子功能异常，则可绕过 EGFR 的初始信号而使下游信号通路持续激活。EGFR 非正常活化的下游关键信号主要包括 *KRAS*、*BRAF*、*PIK3CA* 基因突变或抑癌基因 *PTEN* 的缺失，从而导致抗 EGFR 的西妥昔单抗疗效不佳。目前，疗效预测指标主要是针对 CRC 的治疗研究，其中，仅有 *KRAS* 基因的预测作用得到了临床医生的认可，其他预测指标或因作用尚不明确或因缺乏足够的循证医学证据支持而未得到一致认可。但在实际的临床应用中发现，仍有部分 *KRAS* 野生型的 CRC 患者对西妥昔单抗治疗无效或疗效较差，这提示仅依据 *KRAS* 状态还不足以最大限度地筛选出最佳获益人群。因此，研究者近年来将西妥昔单抗的其他预测指标(如 *BRAF*、*PIK3CA* 或 *PTEN*)与 *KRAS* 联合进行分析[133~135]，以期寻求更为敏感的联合预测指标，从而提高该药的临床疗效。但是，在这些指标纳入临床实践前还需要进一步地研究和前瞻性的大规模临床试验。与此同时，西妥昔单抗的耐药机制也成为研究者关注的热点，这在一定程度上有助于筛选出西妥昔单抗的最佳获益人群。例如，通过检测患者的 *KRAS* 状态来决定是否适用西妥昔单抗治疗。相信随着医学研究的不断深入，西妥昔单抗的应用及疗效评价必将逐步完善，更多的患者将实现靶向治疗并从中获益。

(吴雅丽　申文晋　蔡永明　张宗鹏)

参考文献

[1] Gill GN, Kawamoto T, Cochet C, et al. Monoclonal anti-epidermal growth factor receptor antibodies which are inhibitors of epidermal growth factor binding and antagonists of epidermal growth factor-stimulated tyrosine protein kinase activity. J Biol Chem, 1984, 259(12): 7755-7760.

[2] Kawamoto T, Sato JD, Le A, et al. Growth stimulation of A431 cells by epidermal growth factor: identification of high affinity receptors for epidermal growth factor by an anti-receptor monoclonal antibody. Proc Natl Acad Sci USA, 1983, 80(5): 1337-1341.

[3] Sato JD, Kawamoto T, Le AD, et al. Biological effects in vitro of monoclonal antibodies to human epidermal growth factor receptors. Mol Biol Med, 1983, 1(5): 511-529.

[4] Masui H, Kawamoto T, Sato JD, et al. Growth inhibition of human tumor cells in athymic mice by anti-epidermal growth factor receptor monoclonal antibodies. Cancer Res, 1984, 44(3): 1002-1007.

[5] Brand TM, Iida M, Wheeler DL. Molecular mechanisms of resistance to the EGFR monoclonal antibody cetuximab. Cancer Biol Ther, 2011, 11(9): 777-792.

[6] Kabolizadeh P, Kubicek GJ, Heron DE, et al. The role of cetuximab in the management of head and neck cancers. Expert Opin Biol Ther, 2012, 12(4): 517-528.

[7] Sotelo MJ, García-Paredes B, Aguado C, et al. Role of cetuximab in first-line treatment of metastatic colorectal cancer. World J Gastroenterol, 2014, 20(15): 4208-4219.

[8] Kono SA, Haigentz M Jr, Yom SS, et al. EGFR monoclonal antibodies in the treatment of squamous cell

carcinoma of the head and neck: a view beyond cetuximab. Chemother Res Pract, 2012, 2012: 901320.
[9] Capdevila J, Elez E, Macarulla T, et al. Anti-epidermal growth factor receptor monoclonal antibodies in cancer treatment. Cancer Treat Rev, 2009, 35(4): 354-363.
[10] Douillard JY, Pirker R, O'Byrne KJ, et al. Relationship between EGFR expression, EGFR mutation status, and the efficacy of chemotherapy plus cetuximab in FLEX study patients with advanced non-small-cell lung cancer. J Thorac Oncol, 2014, 9(5): 717-724.
[11] Ettinger DS. Emerging profile of cetuximab in non-small cell lung cancer. Lung Cancer, 2010, 68(3): 332-337.
[12] Prewett MC, Hooper AT, Bassi R, et al. Enhanced antitumor activity of anti-epidermal growth factor receptor monoclonal antibody IMC-C225 in combination with irinotecan(CPT-11) against human colorectal tumor xenografts. Clin Cancer Res, 2002, 8(5): 994-1003.
[13] Prewett M, Rothman M, Waksal H, et al. Mouse-human chimeric anti-epidermal growth factor receptor antibody C225 inhibits the growth ofhuman renal cell carcinoma xenografts in nude mice. Clin Cancer Res, 1998, 4(12): 2957-2966.
[14] Overholser JP, Prewett MC, Hooper AT, et al. Epidermal growth factor receptor blockade by antibody IMC-C225 inhibits growth of a human pancreatic carcinoma xenograft in nude mice. Cancer, 2000, 89(1): 74-82.
[15] Bruns CJ, Harbison MT, Davis DW, et al. Epidermal growth factor receptor blockade with C225 plus gemcitabine results in regression of human pancreatic carcinoma growing orthotopically in nude mice by antiangiogenic mechanisms. Clin Cancer Res, 2000, 6(5): 1936-1948.
[16] Huang ZQ, Buchsbaum DJ, Raisch KP, et al. Differential responses by pancreatic carcinoma cell lines to prolonged exposure to Erbitux(IMC-C225) anti-EGFR antibody. J Surg Res, 2003, 111(2): 274-83.
[17] Huang S, Armstrong EA, Benavente S, et al. Dual-agent molecular targeting of the epidermal growth factor receptor(EGFR): combining anti-EGFR antibody with tyrosine kinase inhibitor. Cancer Res, 2004, 64(15): 5355-5362.
[18] Milas L, Mason K, Hunter N, et al. In vivo enhancement of tumor radioresponse by C225 antiepidermal growth factor receptor antibody. Clin Cancer Res, 2000, 6(2): 701-708.
[19] Hotz B, Keilholz U, Fusi A, et al. In vitro and in vivo antitumor activity of cetuximab in human gastric cancer cell lines in relation to epidermal growth factor receptor(EGFR) expression and mutational phenotype. Gastric Cancer, 2012, 15(3): 252-264.
[20] Liu X, Guo WJ, Zhang XW, et al. Cetuximab enhances the activities of irinotecan on gastric cancer cell lines through downregulating the EGFR pathway upregulated by irinotecan. Cancer Chemother Pharmacol, 2011, 68(4): 871-878.
[21] Shi M, Shi H, Ji J, et al. Cetuximab inhibits gastric cancer growth in vivo, independent of *KRAS* status. Curr Cancer Drug Targets, 2014, 14(2): 217-224.
[22] U.S. Food and Drug Administration. ERBITUX label. http://www.accessdata.fda.gov/drugsatfda_docs/label/2012/125084s02 28lbl. pdf. [2012-03-20].
[23] Mok TS, Lee K, Leung L. Targeting epidermal growth factor receptor in the management of lung cancer. Semin Oncol, 2014, 41(1): 101-109.
[24] Goffin JR, Zbuk K. Epidermal growth factor receptor: pathway, therapies, and pipeline. Clin Ther, 2013, 35(9): 1282-1303.
[25] Aceto N, Duss S, MacDonald G, et al. Co-expression of HER2 and HER3 receptor tyrosine kinases enhances invasion of breast cells via stimulation of interleukin-8 autocrine secretion. Breast Cancer Res, 2012, 14(5): R131.

[26] Shankaran H, Zhang Y, Tan Y, et al. Model-Based analysis of HER activation in cells co-expressing EGFR, HER2 and HER3. PLoS Comput Biol, 2013, 9(8): e1003201.
[27] Normanno N, de Luca A, Bianco C, et al. Epidermal growth factor receptor(EGFR) signaling in cancer. Gene, 2006, 366(1): 2-16.
[28] Arteaga, CL. Overview of epidermal growth factor receptor biology and its role as a therapeutic target in human neoplasia. Semin Oncol, 2002, 29(5): 3-9.
[29] AI Olayan A, AI Hussaini H, Jazieh AR. The roles of epidermal growth factor receptor(EGFR) inhibitors in the management of lung cancer. J Infect Public Health, 2012, 5(Suppl 1): S50-60.
[30] Hegi ME, Rajakannu P, Weller M. Epidermal growth factor receptor: a re-emerging target in glioblastoma. Curr Opin Neurol, 2012, 25(6): 774-779.
[31] Sasaki T, Hiroki K, Yamashita Y. The role of epidermal growth factor receptor in cancer metastasis and microenvironment. Biomed Res Int, 2013, 2013: 546318.
[32] Yewale C, Baradia D, Vhora I, et al. Epidermal growth factor receptor targeting in cancer: a review of trends and strategies. Biomaterials, 2013, 34(34): 8690-8707.
[33] Hubbard JM, Alberts SR. Alternate dosing of cetuximab for patients with metastatic colorectal cancer. Gastrointest Cancer Res, 2013, 6(2): 47-55.
[34] Rokita M, Stec R, Bodnar L, et al. Overexpression of epidermal growth factor receptor as a prognostic factor in colorectal cancer on the basis of the Allred scoring system. Onco Targets Ther, 2013, 6: 967-976.
[35] Dübel S. Handbook of Therapeutic Antibodies. Germany: Wiley-Blackwell, 2008: 814.
[36] Dhomen NS, Mariadason J, Tebbutt N, et al. Therapeutic targeting of the epidermal growth factor receptor in human cancer. Crit Rev Oncog, 2012, 17(1): 31-50.
[37] Inada S, Koto T, Futami K, et al. Evaluation of malignancy and the prognosis of esophageal cancer based on an immunohistochemical study(p53, E-cadherin, epidermal growth factor receptor). Surg Today, 1999, 29(6): 493-503.
[38] Li S, Schmitz KR, Jeffrey PD, et al. Structural basis for inhibition of the epidermal growth factor receptor by cetuximab. Cancer Cell, 2005, 7(4): 301-311.
[39] Bou-Assaly W, Mukherji S. Cetuximab(Erbitux). AJNR Am J Neuroradiol, 2010, 31: 626-627.
[40] Mayo LD, Donner DB. A phosphatidylinositol 3-kinase/Akt pathway promotes translocation of Mdm2 from the cytoplasm to the nucleus. Proc Natl Acad Sci USA, 2001, 98(20): 11598-11603.
[41] Gingras AC, Kennedy SG, O'Leary MA, et al. 4E-BP1, a repressor of mRNA translation, is phosphorylated and inactivated by the Akt(PKB) signaling pathway. Genes Dev, 1998, 12(4): 502-513.
[42] Kurai J, Chikumi H, Hashimoto K, et al. Antibody-dependent cellular cytotoxicity mediated by cetuximab against lung cancer cell lines. Clin Cancer Res, 2007, 13(5): 1552-1561.
[43] Kimura H, Sakai K, Arao T, et al. Antibody-dependent cellular cytotoxicity of cetuximab against tumor cells with wild-type or mutant epidermal growth factor receptor. Cancer Sci, 2007, 98(8): 1275-1280.
[44] Siegel R, Naishadham D, Jemal A. Cancer statistics, 2012. CA Cancer J Clin, 2012, 62: 10-29.
[45] Broadbridge VT, Karapetis CS, Price TJ. Cetuximab in metastatic colorectal cancer. Expert Rev Anticancer Ther, 2012, 12(5): 555-565.
[46] Saltz LB, Meropol NJ, Loehrer PJ Sr, et al. Phase Ⅱ trail of cetuximab in patients with refractory colorectal cancer that expesses the epidermal growth factor receptor. J Clin Oncol, 2004, 22(7): 1201-1208.
[47] Cunningham D, Humblet Y, Siena S, et al. Cetuximab monotherapy and cetuximab plus irinotecan in irinotecan-refractory metastatic colorectal cancer. N Engl J Med, 2004, 351(4): 337-345.

[48] van Cutsem E, Köhne CH, Hitre E, et al. Cetuximab and chemotherapy as initial treatment for metastatic colorectal cancer. N Engl J Med, 2009, 360: 1408-1417.

[49] Iwamoto S, Hazama S, Kato T, et al. Multicenter phase Ⅱ study of second-line cetuximab plus folinic acid/5-fluorouracil/irinotecan (FOLFIRI) in KRAS wild-type metastatic colorectal cancer: the FLIER study. Anticancer Res, 2014, 34 (4): 1967-1973.

[50] Ocvirk J, Brodowicz T, Wrba F, et al. Cetuximab plus FOLFOX6 or FOLFIRI in metastatic colorectal cancer: CECOG trial. World J Gastroenterol, 2010, 16 (25): 3133-3143.

[51] Tveit KM, Guren T, Glimelius B, et al. Phase Ⅲ Trial of cetuximab with continuous or intermit-tent fluorouracil, leucovorin, and oxaliplatin (Nordic FLOX) versus FLOX alone in first-line treatment of metastatic colorectal cancer: The NORDIC-Ⅶ study. J Clin Oncol, 2012, 30 (15): 1755-1762.

[52] Sobrero AF, Maurel J, Fehrenbacher L, et al. EPIC: phase Ⅲ trial of cetuximab plus irinotecan after fluoropyrimidine and oxaliplatin failure in patients with metastatic colorectal cancer. J Clin Oncol, 2008, 26 (14): 2311-2319.

[53] Di Fiore F, Sesboüé R, Michel P, et al. Molecular determinants of anti-EGFR sensitivity and resistance in metastatic colorectal cancer. Br J Cancer, 2010, 103 (12): 1765-1772.

[54] Bokemeyer C, Bondarenko I, Hartmann JT, et al. Efficacy according to biomarker status of cetuximab plus FOLFOX-4 as first-line treatment for metastatic colorectal cancer: the OPUS study. Ann Oncol, 2011, 22 (7): 1535-1546.

[55] Maughan TS, Adams RA, Smith CG, et al. Addition of cetuximab to oxaliplatin-based first-line combination chemotherapy for treatment of advanced colorectal cancer: results of the n-domised phase 3 MRC COIN trial. Lancet, 2011, 377 (9783): 2103-2114.

[56] van Cutsem E, Köhne CH, Láng I, et al. Cetuximab plus irinotecan, fluorouracil, and leucovorin as first-line treatment for metastatic colorectal cancer: updated analysis of overall survival according to tumor *KRAS* and *BRAF* mutation status. J Clin Oncol, 2011 , 29 (15): 2011-2019.

[57] Karapetis CS, Khambata-Ford S, Jonker DJ, et al. K-ras mutations and benefit from cetuximab in advanced colorectal cancer. N Engl J Med, 2008, 359 (17): 1757-1765.

[58] Mrabti H, de la Fouchardiere C, Desseigne F, et al. Irinotecan associated with cetuximab given every 2 weeks versus cetuximab weekly in metastatic colorectal cancer. J Cancer Res Ther, 2009, 5 (4): 272-276.

[59] Fernandez-Plana J, Pericay C, Quintero G. et al. Biweekly cetuximab in combination with FOLFOX-4 in the first-line treatment of wild-type *KRAS* metastatic colorectal cancer: final results of a phase Ⅱ, open-label, clinical trial (OPTIMIX-ACROSS Study). BMC Cancer, 2014, 14: 865.

[60] Chen Y, Cao D, Bi F, et al. Biweekly cetuximab plus FOLFIRI/irinotecan as first/second-line chemotherapy for patients with KRAS wild-type metastatic colorectal cancer: a retrospective analysis in Southwest Chinese population. Med Oncol, 2014, 31 (5): 935.

[61] Weiss J, Hayes DN. Classifying squamous cell carcinoma of the head and neck: prognosis, prediction and implications for therapy. Expert Rev Anticancer Ther, 2014, 14 (2): 229-236.

[62] Dietz A, Boehm A, Mozet C, et al. Current aspects of targeted therapy in head and neck tumors. Eur Arch Otorhinolaryngol, 2008, 265 (Suppl 1): S3-12.

[63] Vermorken JB, Trigo J, Hitt R, et al. Open-label, uncontrolled, multicenter phase Ⅱ study to evaluate the efficacy and toxicity of cetuximab as a single agent in patients with recurrent and/or metastatic squamous cell carcinoma of the head and neck who failed to respond to platinum-based therapy. J Clin Oncol, 2007, 25 (16): 2171-2177.

[64] Bonner JA, Harari PM, Giralt J, et al. Radiotherapy plus Cetuximab for Squamous-Cell Carcinoma of the Head and Neck. N Engl J Med, 2006, 354: 567-578.

[65] Cohen MH, Chen H, Shord S, et al. Approval summary: Cetuximab in combination with cisplatin or carboplatin and 5-fluorouracil for the first-line treatment of patients with recurrent locoregional or metastatic squamous cell head and neck cancer. Oncologist, 2013, 18(4): 460-466.

[66] Vermorken JB, Mesia R, Rivera F, et al. Platinum-based chemotherapy plus cetuximab in head anf neck cancer. N Engl J Med, 2008, 359: 1116-1127.

[67] Mesía R, Rivera F, Kawecki A, et al. Quality of life of patients receiving platinum-based chemotherapy plus cetuximab first line for recurrent and/or metastatic squamous cell carcinoma of the head and neck. Ann Oncol, 2010, 21(10): 1967-1973.

[68] Matuschek C, Bölke E, Belka C, et al. Feasibility of 6-month maintenance cetuximab after adjuvant concurrent chemoradiation plus cetuximab in squamous cell carcinoma of the head and neck. Strahlenther Onkol, 2013, 189(8): 625-631.

[69] Keil F, Selzer E, Berghold A, et al. Induction chemotherapy with docetaxel, cisplatin and 5-fluorouracil followed by radiotherapy with cetuximab for locally advanced squamous cell carcinoma of the head and neck. Eur J Cancer, 2013, 49(2): 352-359.

[70] Guo Y, Shi M, Yang A, et al. Platinum-based chemotherapy plus cetuximab first-line for Asian patients with recurrent and/or metastatic squamous cell carcinoma of the head and neck: Results of an open-label, single-arm, multicenter trial. Head Neck, 2015. 37(8): 1081-1087.

[71] Argiris A, Kotsakis AP, Hoang T, et al. Cetuximab and bevacizumab: preclinical data and phase Ⅱ trial in recurrent or metastatic squamous cell carcinoma of the head and neck. Ann Oncol, 2013, 24(1): 220-225.

[72] Vermorken JB, Licitra L, Stöhlmacher-Williams J, et al. Phase Ⅱ study of pemetrexed in combination with cisplatin and cetuximab in recurrent or metastatic squamous cell carcinoma of the head and neck. Eur J Cancer, 2013, 49(13): 2877-2883.

[73] Knoedler M, Gauler TC, Gruenwald V, et al. Phase Ⅱ study of cetuximab in combination with docetaxel in patients with recurrent and/or metastatic squamous cell carcinoma of the head and neck after platinum-containing therapy: a multicenter study of the Arbeitsgemeinschaft Internistische Onkologie. Oncology, 2013, 84(5): 284-289.

[74] Jemal A, Siegel R, Ward E. Cancer statistics. CA cancer J Clin, 2008, 58(2): 71-96.

[75] Pfister DG, Johnson DH, Azzoli CG, et al. American Society of Clinical Oncology treatment of unresectable non-small-cell lung cancer guideline: Update 2003. J Clin Oncol, 2004, 22(24): 330-353.

[76] Ibrahim EM, Abouelkhair KM, Al-Masri OA, et al. Cetuximab-based therapy is effective in chemotherapy-naïve patients with advanced and metastatic non-small-cell lung cancer: a meta-analysis of randomized controlled trials. Lung, 2011, 189(3): 193-198.

[77] Fischer JR, Griesinger F, Fink T, et al. Docetaxel-carboplatin chemotherapy combined with cetuximab in patients with locally advanced or metastatic non small-cell lung cancer(NSCLC)——results of the nonrandomised phase Ⅱ study TaxErb. Lung Cancer, 2012, 75(3): 348-352.

[78] Bonomi PD, Mace J, Mandanas RA, et al. Randomized phase Ⅱ study of cetuximab and bevacizumab in combination with two regimens of paclitaxel and carboplatin in chemonaive patients with stage ⅢB/Ⅳ non-small-cell lung cancer. J Thorac Oncol, 2013, 8(3): 338-345.

[79] Dingemans AM, Bootsma G, van Baardwijk A, et al. A phase Ⅰ study of concurrent individualized, isotoxic accelerated radiotherapy and cisplatin-vinorelbine-cetuximab in patients with stage Ⅲ non-small-cell lung cancer. J Thorac Oncol, 2014, 9(5): 710-716.

[80] Kim ES, Moon J, Herbst RS, et al. Phase Ⅱ trial of carboplatin, paclitaxel, cetuximab, and bevacizumab followed by cetuximab and bevacizumab in advanced nonsquamous non-small-cell lung cancer: SWOG

S0536. J Thorac Oncol, 2013, 8(12): 1519-1528.

[81] Rosell R, Robinet G, Szczesna A, et al. Randomized phase Ⅱ study of cetuximab plus cisplatin/vinorelbine compared with cisplatin/ vinorelbine alone as first-line therapy in EGFR-expressing advanced non-small-cell lung cancer. Ann Oncol, 2008, 19(2): 362-369.

[82] Pirker R, Pereira JR, Szczesna A, et al. Cetuximab plus chemotherapy in patients with advanced non-small-cell lung cancer(FLEX): An open-label randomised phase Ⅲ trial. Lancet, 2009, 373(9674): 1525-1531.

[83] O'Byrne KJ, Bondarenko I, Barrios C, et al. Molecular and clinical predictors of outcome for cetuximab in non-small cell lung cancer(NSCLC): Data from the FLEX study. J Clin Oncol, 2009, 27: 15s.

[84] Butts CA, Bodkin D, Middleman EL, et al. Randomized phase Ⅱ study of gemcitabine plus cisplatin, with or without cetuximab, as first-line therapy for patients with advanced or metastatic non small-cell lung cancer. J Clin Oncol, 2007, 25(36): 5777-5784.

[85] Pilz LR, Cicenas S, Eschbach C, et al. Feasibility of cetuximab in combination with gemcitabine or docetaxel or carboplatin/gemcitabine for chemonaïve patients with advanced non-small cell lung cancer(NSCLC): Observations from an ongoing randomized phase Ⅱ/Ⅲ trial(GemTax Ⅳ). J Clin Oncol, 2008, 26(15): 19005.

[86] Rubinsak JR, Spigel DR, Hainsworth JD, et al. Phase Ⅱ trial of gemcitabine, docetaxel, and cetuximab in advanced non-small cell lung cancer(NSCLC). J Clin Oncol, 2008, 26(15 suppl): 709s.

[87] Herbst RS, Chansky K, Kelly K, et al. A phase Ⅱ randomized selection trial evaluating concurrent chemotherapy plus cetuximab or chemotherapy followed by cetuximab in patients with advanced non-small cell lung cancer(NSCLC): Final report of SWOG 0342. J Clin Oncol, 2007, 25(18 suppl): 7545.

[88] Gridelli C, Morabito A, Gebbia V, et al. Cetuximab and gemcitabine in elderly or adult PS2 patients with advanced non-small-cell lung cancer: The cetuximab in advanced lung cancer(CALC1-E and CALC1-PS2) randomized phase Ⅱ trials. Lung Cancer, 2010, 67(1): 86-92.

[89] Coate LE, Cuffe S, McDowell D. Open non-randomised phase Ⅱ pilot study of neoadjuvant cetuximab in combination with cisplatin and gemcitabine in patients with resectable non small cell lung cancer. J Thorac Oncol, 2007, 2(suppl 4): S412.

[90] Jensen AD, Münter MW, Bischoff HG, et al. Combined treatment of nonsmall cell lung cancer stage Ⅲ with intensity-modulated radiotherapy and cetuximab: The NEAR trial. Cancer, 2011, 117(13): 2986-2994.

[91] Ramalingam SS, Kotsakis A, Tarhini AA, et al. A multicenter phase Ⅱ study of cetuximab in combination with chest radiotherapy and consolidation chemotherapy in patients with stage Ⅲ non-small cell lung cancer. Lung Cancer, 2013, 81(3): 416-421.

[92] Hallqvist A, Wagenius G, Rylander H, et al. Concurrent cetuximab and radiotherapy after docetaxel -cisplatin induction chemotherapy in stage Ⅲ NSCLC: Satellite-A phase Ⅱ study from the Swedish Lung Cancer Study Group. Lung Cancer, 2011, 71(2): 166-172.

[93] Blumenschein GRJr, Paulus R, Curran WJ, et al. Phase Ⅱ study of cetuximab in combination with chemoradiation in patients with stage ⅢA/B non-small-cell lung cancer: RTOG 0324. J Clin Oncol, 2011, 29(17): 2312-2318.

[94] Cox JD. Are the results of RTOG 0617 mysterious? Int J Radiat Oncol Biol Phys, 2012, 82(3): 1042-1044.

[95] Chen Y, Moon J, Pandya KJ, et al. A pilot study(SWOG S0429) of weekly cetuximab and chest radiotherapy for poor-risk stage Ⅲ non-small cell lung cancer. Front Oncol, 2013, 3: 219.

[96] Arnoletti JP, Frolov A, Eloubeidi M, et al. A phase Ⅰ study evaluating the role of the anti-epidermal growth factor receptor (EGFR) antibody cetuximab as a radiosensitizer with chemoradiation for locally advanced pancreatic cancer. Cancer Chemother Pharmacol, 2011, 67 (4) : 891-897.

[97] Xiong HQ, Rosenberg A, LoBuglio A, et al. Cetuximab, a monoclonal antibody targeting the epidermal growth factor receptor, in combination with gemcitabine for advanced pancreatic cancer: a multicenter phase Ⅱ trial. J Clin Oncol, 2004, 22 (13) : 2610-2616.

[98] Cascinu S, Berardi R, Labianca R, et al. Cetuximab plus gemcitabine and cisplatin compared with gemcitabine and cisplatin alone in patients with advanced pancreatic cancer: a randomised, multicentre, phase Ⅱ trial. Lancet Oncol, 2008, 9 (1) : 39-44.

[99] Kullmann F, Hollerbach S, Dollinger MM, et al. Cetuximab plus gemcitabine/oxaliplatin (GEMOXCET) in first-line metastatic pancreatic cancer: a multicenter phase Ⅱ study. British Journal of Cancer, 2009, 100 (7) : 1032-1036.

[100] Merchan JR, Ferrell A, Macintyre J, et al. Phase Ⅱ study of gemcitabine, oxaliplatin, and cetuximab in advanced pancreatic cancer. Am J Clin Oncol, 2012, 35 (5) : 446-450.

[101] Philip PA, Benedetti J, Corless CL, et al. Phase Ⅲ study comparing gemcitabine plus cetuximab versus gemcitabine in patients with advanced pancreatic adenocarcinoma: Southwest oncology group-directed intergroup trial SO205. J Clin Oncol, 2010, 28 (22) : 3605-3610.

[102] Luedke E, Jaime-Ramirez AC, Bhave N, et al. Monoclonal antibody therapy of pancreatic cancer with cetuximab: potential for immune modulation. J Immunother, 2012, 35 (5) : 367-373.

[103] Lordick F, Lorenzen S, Hegewisch-Becker S. Cetuximab plus weekly oxaliplatin/ 5FU/FA (FUFOX) in 1st line metastatic gastric cancer. Final results from a multicenter phase Ⅱ study of the AIO upper GI study group. J Clin Oncol, 2007, 25 (18) : 4526.

[104] Ma HY, Newman E, Ryan T. Neoadjuvant therapy of gastric cancer with cetuximab added to both irinotecan and cisplatin, followed by surgical resection and adjuvant chemoradiation. J Chin Oncol, 2009, 27 (15s) : e15552.

[105] Han SW, Oh DY, Im SA, et al. Phase Ⅱ study and biomarker analysis of cetuximab combined with modified FOLFOX6 in advanced gastric cancer. Br J Cancer, 2009, 100 (2) : 298-304.

[106] Lordick F, Luber B, Lorenzen S, et al. Cetuximab plus oxaliplatin/leucovorin/ 5-fluorouracil in first-line metastatic gastric cancer: a phase Ⅱ study of the Arbeitsgemeinschaft Internistische Onkologie (AIO). Br J Cancer, 2010, 102 (3) : 500-505.

[107] Wöll E, Greil R, Eisterer W, et al. Oxaliplatin, irinotecan and cetuximab in advanced gastric cancer. A multicenter phase Ⅱ trial (Gastric-2) of the Arbeitsgemeinschaft Medikamentose Tumortherapie (AGMT). Anticancer Res, 2011, 31 (12) : 4439-4443.

[108] Kim C, Lee JL, Ryu MH, et al. A prospective phase Ⅱ study of cetuximab in combination with XELOX (capecitabine and oxaliplatin) in patients with metastatic and/or recurrent advanced gastric cancer. Invest New Drugs, 2011, 29 (2) : 366-373.

[109] Shi M, Ji J, Wu J, et al. Cetuximab combined with FOLFOX4 as the first-line treatment for advanced gastric cancer: report of 25 cases from a single institution. Hepatogastroenterology, 2012, 59 (116) : 1054-1058.

[110] Bjerregaard JK, Schonnemann KR, Jensen HA. Biweekly cetuximab and irinotecan as second-line therapy to patients with platinium-resistant gastroesophageal cancer. J Chin Oncol, 2009, 27 (15s) : e15624.

[111] Lordick F, Kang YK, Chung HC, et al. Capecitabine and cisplatin with or without cetuximab for patients with previously untreated advanced gastric cancer (EXPAND) : a randomised, open-label phase

3 trial. Lancet Oncol, 2013, 14(6): 490-499.

[112] Zhang ZD, Kong Y, Yang W, et al. Clinical evaluation of cetuximab combined with an S-1 and oxaliplatin regimen for Chinese patients with advanced gastric cancer. World J Surg Oncol, 2014, 12(1): 115.

[113] Normanno N, de Luca A, Maiello MR, et al. The MEK /MAPK pathway is involved in the resistance of breast cancer cells to the EGFR tyrosine kinase inhibitor gefitinib. J Cell Physiol, 2006, 207(2): 420-427.

[114] Sok JC, Coppelli FM, Thomas SM, et al. Mutant epidermal growth factor receptor(EGFR vⅢ) contributes to head and neck cancer growth and resistance to EGFR targeting. Clin Cancer Res, 2006, 12: 5064-5073.

[115] Jiang Z1, Li C, Li F, et al. EGFR gene copy number as a prognostic marker in colorectal cancer patients treated with cetuximab or panitumumab: a systematic review and meta analysis. PLoS One, 2013, 8(2): e56205.

[116] Scartozzi M, Bearzi I, Mandolesi A, et al. Epidermal growth factor receptor(EGFR) gene copy number(GCN) correlates with clinical activity of irinotecan-cetuximab in K-RAS wild-type colorectal cancer: a fluorescence in situ(FISH) and chromogenic in situ hybridization(CISH) analysis. BMC Cancer, 2009, 9: 303.

[117] Shen WD, Chen HL, Liu PF. EGFR gene copy number as a predictive biomarker for resistance to anti-EGFR monoclonal antibodies in metastatic colorectal cancer treatment: a meta-analysis. Chin J Cancer Res, 2014, 26(1): 59-71.

[118] Italiano A, Follana P, Caroli FX, et al. Cetuximab shows activity in colorectal cancer patients with tumors for which FISH analysis does not detect an increase in EGFR gene copy number. Ann Surg Oncol, 2008, 15(2): 649-654.

[119] Licitra L, Mesia R, Rivera F, et al. Evaluation of EGFR gene copy number as a predictive biomarker for the efficacy of cetuximab in combination with chemotherapy in the first-line treatment of recurrent and/or metastatic squamous cell carcinoma of the head and neck: EXTREME study. Ann Oncol, 2011, 22(5): 1078-1087

[120] Khambata-Ford S, Garrett CR, Meropol NJ, et al. Expression of epiregulin and amphiregulin and K-ras mutation status predict disease control in metastatic colorectal cancer patients treated with cetuximab. J Clin Oncol, 2007, 25(22): 3230-3237.

[121] Parsons DW, Wang TL, Samuels Y, et al. Colorectal cancer: mutations in a signalling pathway. Nature, 2005, 436(7052): 792.

[122] Lièvre A, Bachet JB, Boige V, et al. *KRAS* mutations as an independent prognostic factor in patients with advanced colorectal cancer treated with cetuximab. J Clin Oncol, 2008, 26(3): 374-379.

[123] Lièvre A, Bachet JB, Le Corre D, et al. *KRAS* mutation status is predictive of response to cetuximab therapy in colorectal cancer. Cancer Res, 2006, 66(8): 3992-3995.

[124] Benvenuti S, Sartore-Bianchi A, Di Nicolantonio F, et al. Oncoganic activation of the RAS/RAF signaling pathway impairs the response of metastatic colorectal cancers to anti-epidermal growth factor receptor antibody therapies. Cancer Res, 2007, 67(6): 2643-2648.

[125] Huang MY, Chen MJ, Tsai HL, et al. Prospective analysis of KRAS wild-type patients with metastatic colorectal cancer using cetuximab plus FOLFIRI or FOLFOX4 treatment regimens. Genet Mol Res, 2011, 10(4): 3002-3012.

[126] Di Nicolantonio F, Martini M, Molinari F, et al. Wild-type *BRAF* is required for response to panitumumab or cetuximab in metastatic colorectal cancer. J Clin Oncol, 2008, 26(35): 5705-5712.

[127] Modest DP, Jung A, Moosmann N, et al. The influence of *KRAS* and *BRAF* mutations on the efficacy of cetuximab-based first-line therapy of metastatic colorectal cancer: an analysis of the AIO KRK-0104-trial. Int J Cancer, 2012, 131(4): 980-986.

[128] Huang L, Liu Z, Deng D, et al. Anti-epidermal growth factor receptor monoclonal antibody-based therapy for metastatic colorectal cancer: a meta-analysis of the effect of *PIK3CA* mutations in *KRAS* wild-type patients. Arch Med Sci, 2014, 10(1): 1-9.

[129] Sartore-Bianchi A, Martini M, Molinari F, et al. PI3KCA mutations in colorectal cancer are associated with clinical resistance to EGFR-targeted monoclonal antibodies. Cancer Res, 2009, 69(5): 1851-1857.

[130] Prenen H, de Schutter J, Jacobs B. *PIK3CA* mutations are not a major determination of resistance to the epidermal growth factor receptor inhibitor cetuximab in metastatic colorectat cancer. Clin Cancer Res, 2009, 15(9): 3184-3188.

[131] Jhawer M, Goel S, Wilson AJ, et al. *PIK3CA* mutation/*PTEN* expression status predicts response of colon cancer cells to the epidermal growth factor receptor inhibitor cetuximab. Cancer Res, 2008, 68(6): 1953-1961.

[132] Tural D, Batur S, Erdamar S, et al. Analysis of *PTEN*, *BRAF* and PI3K status for determination of benefit from cetuximab therapy in metastatic colorectal cancer patients refractory to chemotherapy with wild-type *KRAS*. Tumour Biol, 2014, 35(2): 1041-1049.

[133] Razis E, Pentheroudakis G, Rigakos G, et al. EGFR gene gain and *PTEN* protein expression are favorable prognostic factors in patients with *KRAS* wild-type metastatic colorectal cancer treated with cetuximab. J Cancer Res Clin Oncol, 2014, 140(5): 737-748.

[134] da Costa AA, D'Almeida Costa F, Ribeiro AR, et al. Low *PTEN* expression is associated with worse overall survival in head and neck squamous cell carcinoma patients treated with chemotherapy and cetuximab. Int J Clin Oncol, 2015, 20(2): 282-289.

[135] Wheeler DL, Huang S, Kruser TJ, et al. Mechanisms of acquired resistance to cetuximab: role of HER(ErB) family members. Oncogene, 2008, 27(28): 3944-3956.

[136] Li C, Iida M, Dunn EF, et al. Nuclear EGFR contributes to acquired resistance to cetuximab. Oncogene, 2009, 28(43): 3801-3813.

第 18 章　英夫利昔单抗(Infliximab，Remicade)

18.1　发 展 概 述

1975 年，Kohler、Milstein 和 Niel 首先开创了鼠单克隆抗体技术；1984 年，Jerne 因“关于免疫系统的发育和控制特异性的理论及发现单克隆抗体产生的原理”而获得诺贝尔生理学或医学奖[1]，自此抗体及嵌合型重组单抗的生产技术经历了巨大飞跃，许多抗体药物，如英夫利昔单抗、依法珠单抗、阿达木单抗和戈利木单抗已进入临床应用[2]。如今，这些单抗已经改变了免疫介导的多种炎性疾病的临床治疗方案。

伦敦肯尼迪风湿病研究所在人类和动物的关节炎模型中发现，肿瘤坏死因子(tumor necrosis factor，TNF)是炎症反应的主要驱动力；随后 Marc Feldmann 在关节炎患者的滑液组织和滑膜液中检测到了大量的 TNF，验证了此结论[3]。依据此结论，人们开始应用基因重组技术制备与 TNF 特异性结合的嵌合重组单克隆抗体，以治疗炎症性疾病。其中 Knight 发明的英夫利昔单抗(Infliximab)就是一种嵌合型 TNF 单抗[4]。英夫利昔单抗(Infliximab，IFX)商品名为“Remicade”，通过与 TNF-α 结合，阻碍 TNF-α 与其受体结合是英夫利昔单抗抑制炎症的作用机制。1998 年，美国 FDA 批准英夫利昔单抗用于治疗类风湿关节炎及克罗恩病，成为第二个获得 FDA 批准的抗人肿瘤坏死因子制剂，并于 1999 年在欧盟上市。该药迅速缓解炎症症状，疗效持久，自上市以来，全球接受英夫利昔单抗治疗的克罗恩病患者已超过 20 万。在临床应用和后续研究中，人们又发现了英夫利昔单抗的其他治疗效果，如在炎性肠病及溃疡性结肠炎病方面，该单抗能显著改善病情，提高患者的生活质量；在治疗强直性脊柱炎、银屑病关节炎和银屑病方面，英夫利昔单抗已获 FDA 批准用于这些 TNF-α 相关疾病的治疗。最新研究表明，英夫利昔单抗也可用于治疗系统性血管炎、炎性肌病和系统性红斑狼疮(systemic lupus erythematosus，SLE)等，且越来越多的临床报道表明，英夫利昔单抗对贝赫切特综合征眼炎也具有一定的疗效。

18.2　抗体构建与生物学特性

肿瘤坏死因子 α(TNF-α)是一种炎症细胞因子，主要由活化的巨噬细胞和淋巴细胞产生，在急性炎症中扮演着中心角色，参与多种细胞事件，启动细胞坏死或凋亡。另外，成纤维细胞、平滑肌细胞和肿瘤细胞等细胞中也少量表达 TNF-α。TNF 受体(tumor necrosis factor receptor，TNFR)，包括 TNFR1(又名 p55、p60 或 CD120a)和 TNFR2(又名 p75、pS0 或 CD120b)，均可与 TNF-α 结合。报道显示，TNF-α 在炎症反应中诱导中性粒细胞增殖，而在特定情况下和 TNFR1 结合时却诱导细胞凋亡，因此抗 TNF-α 药物可以治疗自身免疫性疾病。

英夫利昔单抗是近 10 余年来广泛使用的一种治疗 TNF-α 相关疾病的抗体药物。该药可与可溶性 TNF-α 同源三聚体或 TNF-α 膜结合型前体结合，将其中和[4]，但英夫利昔单抗不会中和与 TNF-α 具有相同受体的 TNF-β(淋巴毒素 α)，特异性高。英夫利昔单抗的生产设计思路是应用重组 DNA 技术，将高选择性、特异性的结合人 TNF-α 鼠源抗体 cA2 部分连接到人 IgG1κ 免疫球蛋白的恒定区域上，形成嵌合型单抗。该单克隆抗体既保持了鼠源单抗的特异性、亲和力，又大大降低了免疫原性[5]，具有更好的药动学性质。该嵌合型单克隆抗体的 cA2 部分可以与游离的 TNF-α 单体[6]或三聚体结合，且与后者的亲和力更强，而与 TNF-α 单体结合后会阻止具有生物活性的 TNF-α 三聚体的形成。与同三聚体结合的亲和力相比，英夫利昔单抗与膜结合型 TNF 的结合亲和力高出约两倍[7]。比较 cA2 部分 Fab 碎片与 TNF-α 的结合亲和力，发现二聚体 F(ab′)2 的亲和力为 Fab 单体的 50 倍，表明英夫利昔单抗与 TNF-α 的结合是二价反应[7]。通过评价英夫利昔单抗-TNF-α 复合物的解离率来证明该复合物的稳定性，实际上，体外研究中该单抗与游离型 TNF-α 复合物在 4h 内未发生离解，与膜结合型 TNF-α 的复合物在 2h 内也未解离。

郭怀祖等从分子水平上研究了 Infliximab Fab 和 TNF-α 的共晶在 2.6-A 水平上的 X 线衍射结构解析结果。TNF-α 和 Infliximab Fab 间的相互作用包括氢键和范德华力，同时其具有高度的结构和化学互补性，包括 TNF-α 分子的 C-D、E-F、G-H 环和 Infliximab Fab 重链 Ile28-Trp33、Arg52-Asn57、Tyr102-Ser105 环及轻链的几个主要残基。TNF-α 及其抗体结合的 E-F 区不在其和 TNFR 的作用区内，A-A'环区域为其和 TNFR 的主要作用区，Infliximab 通过部分重合 TNF-α 和其受体的作用表位来抑制 TNF-α 功能，同时体现了抗体药物和 TNF-α 作用中 E-F 环区域的关键角色。

18.3　临床前及临床生物学评价研究

TNF-α 诱导产生致炎因子，如白细胞介素-1(IL-1)和白细胞介素-6(IL-6)，这些致炎因子增加上皮层细胞的通透性，促进白细胞迁移；TNF-α 还能促进上皮细胞和粒细胞表达黏附分子，激活中性粒细胞和嗜血红细胞，表达其他肝蛋白，诱导炎症进入急性期。体外研究表明，英夫利昔单抗(cA2)抑制 TNF 诱导的有丝分裂和人成纤维细胞分泌白细胞介素-6，并阻碍内皮细胞表达黏附分子；同时，英夫利昔单抗和膜结合型及游离型 TNF-α 高亲和力结合，抑制 TNF-α 与其受体的结合，拮抗 TNF-α 的生物效应。早在 1991 年，肯尼迪研究中心 Richard Willams 的研究证实，在胶原诱导的 DBA/1 鼠关节炎模型中，抗 TNF-α 的抗体可治疗和缓解关节的炎症[8]。而英夫利昔单抗作为 TNF-α 的抗体药物亦具备这样的特性。

在高度表达人 TNF-α 的转基因大鼠体内证明了英夫利昔单抗的活性，在此模型中，对照组的转基因大鼠由于体内消耗过剩而早亡，而每两周注射一次英夫利昔单抗(2mg/kg)后，93%的大鼠逆转了由 TNF 诱导的致命消耗综合征，得以存活[9]。在严重免疫缺陷的小鼠模型中也研究了英夫利昔单抗的促细胞凋亡作用，这些模型小鼠缺乏 T 淋巴细胞、B 淋巴细胞和 NK 细胞，可以再生人单核细胞系(THP-1)和人 T 细胞系；小鼠腹腔注射英夫利昔单抗 1h 内出现细胞凋亡[7, 10]。已有报道表明，风湿性患者使用英夫利昔单抗治疗时会诱导滑液巨噬细胞凋亡[11]，但其凋亡机制尚不清楚。在大鼠肺气肿模型中，采用英夫利昔单抗治疗后大鼠血清及支气管肺泡灌洗液(bronchoalveolar lavage fluid，BALF)中 TNF-α、MMP-9 及 IL-8 水平均明显降低；其肺组织炎症细胞浸润也相应减轻，BALF 中中性粒细胞数占白细胞的百分比也明显降低[12]。在猪室颤模型中，Scott T. Youngquist 等研究了英夫利昔单抗的治疗效果，发现心脏骤停功能障碍的发生与炎性因子 TNF-α 密切相关，应用抗 TNF-α 的英夫利昔单抗治疗时可减少 TNF-α，从而减少心肌的损伤[13]。致炎因子 IL-1 和 IL-6 在狒狒子宫内膜异位症炎症反应中起着非常重要的作用，应用英夫利昔单抗可抑制 TNF-α，明显减轻红肿[14]。以不同剂量(5mg/kg、10mg/kg、15mg/kg)的英夫利昔单抗干预结肠炎模型大鼠，结果表明，干预组大鼠肠道炎症的病理变化较模型组明显减轻，其中低剂量组(5mg/kg)疗效最为显著[15]。

试验中发现，英夫利昔单抗既可与人 TNF-α 结合，也可与鼠 TNF-α 结合，但与人 TNF-α 的结合率更高。静脉给予英夫利昔单抗或灌肠可明显改善严重的鼠结肠炎，在第 8 天，肠内的炎症浸润明显减轻。与健康鼠相比，英夫利昔单抗在肠炎鼠中通过排泄更快，主要通过粪便排泄；且肠炎鼠的血液和黏膜中英夫利昔单抗浓度更高[16]。

在类风湿关节炎、克罗恩病和强直性脊柱炎患者的相关组织和体液中可测出高浓度的 TNF-α。对于类风湿关节炎，本药可减少炎性细胞向关节炎症部位的浸润；减少细胞黏附分子及内皮细胞选择素、细胞间黏附分子-1(ICAM-1)和血管细胞黏附分子-1(vascular cell adhesion molecule-1，VCAM-1)的表达；减少化学诱导作用。克罗恩病和类风湿关节炎患者经本药治疗后，血清中 IL-6 和 C-反应蛋白(CRP)的水平降低。

在Ⅰ期临床研究中，为确定完全抑制血清游离 TNF 的英夫利昔单抗剂量，每位健康志愿者先静脉注射 4ng/kg 的大肠杆菌毒素，随后注射 0.01mg/kg、0.1mg/kg、1.0mg/kg、10mg/kg 的英夫利昔单抗，结果表明，1.0mg/kg 及 10mg/kg 剂量的英夫利昔单抗可以完全抑制血清中游离 TNF 的浓度。英夫利昔单抗可同时与巨噬细胞、T 细胞、树突状细胞表面的 TNF 结合，引发 ADCC 效应，继而诱导细胞裂解；与此同时，单抗激活反向信号转导，在体内和体外引起细胞凋亡。英夫利昔单抗的 ADCC 效应在黏膜愈合过程中起着非常重要的作用。

18.4　药动学评价研究

患者静脉滴注英夫利昔单抗(在 0 周、2 周和 6 周静脉输注)作为诱导治疗，其后每 8 周静脉注射一次。英夫利昔单抗药代动力学由临床试验各种指征决定；这些指征来自于银屑病Ⅱ期临床试验，见图 18-1[17]。在第 2 周即第 2 次给药后英夫利昔单抗即刻血清浓度最高，剂量为 5mg/kg 和 10mg/kg 时，平均血药浓度分别为 158.14mg/ml 和 298.89mg/ml。血清中英夫利昔单抗的药物浓度与剂量呈正相关。5mg/kg 剂量组的最低血药浓度(0.67mg/ml)出现在第 14 周(0.1～60.9mg/ml)，而 10mg/kg 剂量组平均最低血药浓度为 7.11mg/ml。英夫利昔单抗主要分布在血液中，5mg/kg 和 10mg/kg 剂量组平均消除半衰期分别为 7.62 天和 9.97 天[16]。另外，克罗恩病患者平均半衰期为 9.5 天[18]。

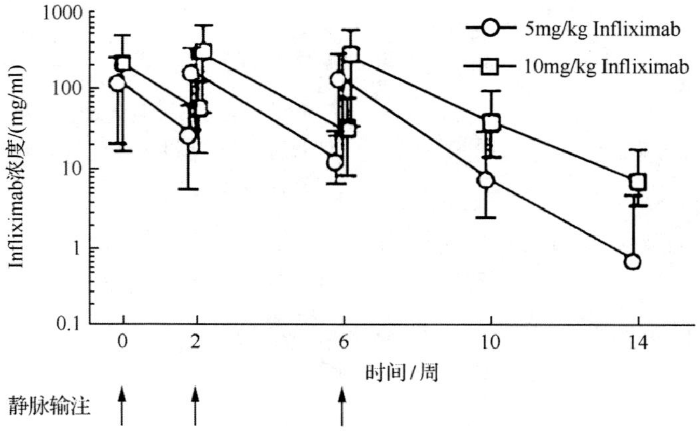

图 18-1 银屑病患者静脉输注 Infliximab Ⅱ期临床药动学

对患克罗恩病儿童的英夫利昔单抗代谢动力学研究发现，对于一个典型的克罗恩病儿童(体重 42kg，血清白蛋白含量为 3.8mg/dl，未产生抗英夫利昔单抗抗体)，其血清清除率为 5.43(0.15)ml/(kg·d)。在对 6～76 岁的克罗恩病患者的英夫利昔单抗药物代谢动力学相关研究发现，其代谢与年龄直接相关；且体内未产生抗英夫利昔单抗抗体的、血清白蛋白含量达到基线的成人和儿童，对于英夫利昔单抗的清除率偏高，而当应用嘌呤类抗代谢药物及甲氨蝶呤时其清除率降低了 14% [19]。在英夫利昔单抗治疗儿童胃肠道移植物抗宿主病的药动学研究中，选用了年龄在 9～17 岁的类固醇难治愈的移植物抗宿主病儿童，受试者接受了 5mg/kg 的单剂量治疗，分别于 16 个时间点考察了其药动学及药效学性质，最终发现，达峰时间为 2～6h，峰浓度为 64～160μg/ml，所有受试者体内英夫利昔单抗浓度＞20μg/ml 的持续时间超过 7 天，在给药后第 28、35 天血药浓度最低，为 2μg/ml[20]。类风湿关节炎患者接受英夫利昔单抗后，考察了英夫利昔单抗的血清浓度与其改善临床症状效果的关系。英夫利昔单抗剂量分别为 3mg/kg 和 10mg/kg，静脉输注后 1h 最高血药浓度分别为 68.8μg/ml 和 219.1μg/ml，与给药剂量呈正相关[20]；另外，药物的谷浓度依赖于给药剂量和给药频率，患者每 8 周接受 10mg/kg 与每 4 周接受 3mg/kg 的英夫利昔单抗后血清中药物谷浓度相当[21]。

在英夫利昔单抗长期治疗类风湿关节炎患者的研究中，患者使用英夫利昔单抗后对其进行了 15.3 个月的随访考察。研究发现给药 6 个月、12 个月和 24 个月之后，患者仍需继续用英夫利昔单抗的比例分别为 82%、74%和 67%[22]。

用药 54 周后英夫利昔单抗血药浓度降低较低的与其缓解临床反应的程度下降作用有关，英夫利昔单抗血药浓度越高，则 ACR-N 反应(患者关节肿胀及触痛的个数改善反应)数值越高[20]。通常，类风湿关节炎患者体内英夫利昔浓度大于 1.0μg/ml 时，才能在临床上发挥良好的治疗效果[20]，但当浓度低于该阈值时，临床疗效迅速下降[23]。

18.5 临床有效性

2006年，欧盟批准英夫利昔单抗用于治疗以下6种慢性炎症。①类风湿关节炎(RA)：减轻症状和体征，改善机体功能。②克罗恩病：用于接受治疗皮质醇和(或)免疫抑制剂疗效不佳或者已形成瘘管的重度克罗恩病患者。③溃疡性结肠炎：用于传统治疗没有疗效的患者。④强直性脊柱炎：具有严重的中轴症状且没有合适的传统治疗方法的患者。⑤活跃期和进行期银屑病关节炎，单独或合用氨甲蝶呤，疾病调修的抗风湿性药物治疗效果不佳的患者。⑥中度到重度的斑块银屑病，对其他系统治疗不耐受的患者。

18.5.1 英夫利昔单抗治疗克罗恩病

克罗恩病是一种慢性胃肠道炎症性紊乱疾病，最初采用皮质甾醇类药物进行治疗，直到出现了 TNF-α 阻断剂——英夫利昔单抗，该病的治疗得到了巨大进展。在 ACCENT Ⅰ期试验中，克罗恩病患者静脉输注英夫利昔单抗后第2周随机分成若干组，在随后的第2周、第6周和随后的每8周服用一次安慰剂或英夫利昔单抗。30周后进行评估，5mg/kg 和 10mg/kg 英夫利昔单抗组病情得到缓解的患者分别为39%和45%，而安慰剂组仅为21%。第54周的临床评价证实英夫利昔单抗具有持续效果。另外，英夫利昔单抗治疗组的药物作用时间比安慰剂组明显延长，且第54周时英夫利昔单抗组能够中断皮质甾醇治疗的患者人数是安慰剂组的3倍[24]。英夫利昔单抗控制疾病的优点是减少住院治疗和外科手术，提高患者的生活质量[25]。

Targan[26]发现，单次给予英夫利昔单抗后65%的患者病情得到改善(克罗恩病活性指数，即 CDAI 下降了超过70点)，30%的患者病情得到缓解(CDAI 指数＜150)，37%的患者在用药12周后复发。在 ACCENT1 试验中[27]，单次给药后58%的患者在给药2周后有改善，27%的患者病情得到缓解；第0、2、6周连续给药后，69%的患者有疗效，有效率比单次给药增加了10%，表明了连续3次给予英夫利昔单抗能更有效地治疗克罗恩病。Rutgeerts[28]在克罗恩病患者的病情得到控制后用英夫利昔单抗进行维持治疗，与安慰剂组相比，10mg/kg 英夫利昔单抗组的患者病情得到了显著改善(53% vs 20%)。英夫利昔单抗在对克罗恩病的治疗上引发了一个问题，使用英夫利昔单抗治疗时是进行持续治疗(每8周静注一次)还是隔段治疗(只在疾病复发时静注)能获得更好的疗效？临床研究表明，持续使用英夫利昔单抗治疗会产生更好的临床效果，黏膜治愈率更高，住院治疗率更低，且抗英夫利昔单抗的抗体产生率更小。另一项临床研究比较了临床中广泛使用的硫唑嘌呤(AZA)或 6-巯基嘌呤(6-MP)等免疫抑制剂单用和与英夫利昔单抗联合使用时的疗效，这项研究为英夫利昔单抗治疗克罗恩病提供了重要依据。在甾醇依赖型克罗恩病患者中，与 AZA/6-MP 单独治疗组相比，接受了英夫利昔单抗联合治疗的患者在12、24和54周病情得到缓解的人数几乎是单独使用免疫抑制剂组的2倍[29]。此外，已有研究证明使用英夫利昔单抗之后瘘管完全闭塞鲜有发生[30]，该作用减少了患者的住院治疗率和实施外科手术的概率。

当英夫利昔单抗成为治疗克罗恩病的一种效果更佳的新治疗药物时，人们也逐渐开始关注它对肠道狭隘或阻塞发生率的影响。为了解决类似的安全性问题，研究机构对接受过英夫利昔单抗或其他除TNF-α阻断剂以外的治疗药物的克罗恩病患者进行了为期几年的跟踪随访，这些随访结果作为该药的部分申请材料，使得英夫利昔单抗顺利获得注册机构正式批准上市。从 TREAT 注册机构(克罗恩病治疗、来源、评价和评估工具)和 ACCENT Ⅰ期试验获得的数据表明，肠道狭窄症状与克罗恩病其他因素有关，包括疾病持续时间、回肠疾病和新皮质醇药物的使用。

18.5.2　英夫利昔单抗治疗溃疡性结肠炎

ACT 试验中分别于第 0、2、6 周静脉注射英夫利昔单抗 5mg/kg，继而每 8 周进行一次维持治疗，试验结果表明，这种治疗方案对中度、重度溃疡性结肠炎及其并发症有着良好的治疗效果，可以改善病情，促进黏膜愈合[31]。在 ACT-1 和 ACT-2 试验中，单剂量静脉输注 5mg/kg 英夫利昔单抗使 39%患者的病情得到缓解，69%的患者病情有所改善，且给药剂量为 5mg/kg 和 10mg/kg 时并未展现确定的量效关系。持续治疗一年后 30%患者的病情得到缓解，60%的患者在内窥镜下表现为黏膜完全愈合或仅有轻微损伤。此外英夫利昔单抗可以减少溃疡性结肠炎患者的住院治疗率，住院人数远远低于安慰剂组。患有急性重度溃疡性结肠炎的患者对糖皮质激素表现出耐药性，应用英夫利昔单抗(5mg/kg)治疗后，只有 29%的患者仍需要做结肠切除手术，安慰剂组 69%的患者有此需求。另一项研究显示，使用安慰剂治疗 3 个月之后 21 个患者中的 14 人需要切除结肠，而英夫利昔单抗组 24 个患者中仅有 7 人需切除结肠[32]。纽约西奈山医院团队发现，患者服用环孢菌素 A 的同时注射英夫利昔单抗会大大增加药物的不良反应，甚至导致死亡[33]。但法国巴黎圣路易斯医院认为环孢菌素 A 和英夫利昔单抗联合使用是比较安全的[34]。尽管 ACT-1 和 ACT-2 试验认为英夫利昔单抗可以避免切除结肠[35]，但英夫利昔单抗能否长期用于治疗重度溃疡性结肠炎仍然未知。

Ferrante 最近发表了一项关于溃疡性疾病治疗的数据[36]，表明使用英夫利昔单抗并不会导致术后脓毒血症。Sandborn 的试验也否认了关于使用英夫利昔单抗会增加术后感染率的观点[37]。

18.5.3　类风湿关节炎(rheumatoid arthritis，RA)

20 世纪 90 年代后期，一项双盲、安慰剂对照试验对重复使用英夫利昔单抗用于治疗类风湿关节炎的作用效果进行了评估，这次试验招募了 101 位患有活跃类风湿关节炎且仍在采用低剂量 MTX 进行治疗的患者。在 0、2、6 和 14 周静脉输注英夫利昔单抗进行诱导，剂量分别为 1mg/kg、3mg/kg 和 10mg/kg，与 MTX 单独或联合给药，第 26 周进行临床反应评价。单独给予 3mg/kg 或 10mg/kg 的英夫利昔单抗时，60%的患者产生疗效，且治疗持续的平均时间超过 18 周，然而当英夫利昔单抗诱导反应的剂量为 1mg/kg 时，只有和 MTX 联合给药后才有效。血清中抗体浓度药代动力学分析表明，英夫利昔单抗治疗反应与循环中抗体水平有关[38]。一项招募了 428 名活跃型类风湿关节炎患者的Ⅲ期临床试验表明，英夫利昔单抗联合 MTX 用药比 MTX 单独用药诱导应答更快。第一次静注 3mg/kg 或 10mg/kg 的英夫利昔单抗后第 2 周就产生了疗效。每隔 8 周静注一次的治疗将疗效维持到 30 周以上[39]。在此试验中，发生了 2 例致命感染，即肺结核和球孢子菌病，这也让人们意识到了使用 TNF-α 阻断剂治疗时患者可能遇到此类严重感染风险。然而，TNF-α 阻断剂治疗的好处超过了患者承受的风险，英夫利昔单抗治疗不仅能在很大程度上改善患者的生活质量还能保护关节结构。持续给药 54 周时 MTX 组患者关节损伤增加(观察 X 线照片得到)，英夫利昔单抗组没有观察到损伤。当检查出关节侵蚀和关节腔狭窄时，使用英夫利昔单抗进行治疗效果更佳[40]。即使患者对英夫利昔单抗无明显临床反应，英夫利昔单抗也能减轻其关节损伤情况。

英夫利昔单抗的治疗效果是持续的，可延续到给药后 102 周，显著改善患者临床症状，提高身体功能和生活质量，阻止关节损伤的进一步发展并持续改善类风湿关节炎症状[41, 42]。对患者进行的总体分析结果显示，早期应用英夫利昔单抗进行干预治疗对减缓身体损伤至关重要，关节损伤越严重，身体功能越孱弱，治疗后身体功能改善程度也越小[41]。另外，根据放射性评定和健康评定问卷(HAQ)的计分结果，英夫利昔单抗和 MTX 联合应用对疾病的控制效果最好，能最大限度地改善身体功能[21]。有趣的是，一些患者采用英夫利昔单抗治疗后观察不到明显的临床反应，即患者关节肿胀及触痛的个数有 20%改善的反应(ACR20)无应答者，却仍有良好的抑制关节损害作用。这种显著的抑制关节损伤作用可能是由于英夫利昔单抗在治疗类风湿关节炎时抑制 TNF-α 预防关节损伤和软骨降解的作用大于抗炎作用[43]。事实上，TNF-α 与 NF-κB 配体受体激活剂共同调节破骨细胞生成，这导致类风湿关节炎患者关节增长及体内循环破骨细胞前体增加。银屑病关节炎患者中也有类似情况，这可能是这些患者采用 TNF-α 阻断剂治疗后对关节侵蚀有显著改善的原因。

英夫利昔单抗介导的减缓关节损伤作用表明，越早使用英夫利昔单抗进行治疗给患者带来的益处越大，因此 ASPIRE 试验招募了患类风湿关节炎少于 3 年的患者开展研究。与单独 MTX 组相比，第 54 周时英夫利昔单抗(3mg/kg 和 10mg/kg)联合应用 MTX 组患者的病症和体征的改善更大[44]。虽然单独高剂量 MTX 治疗对类风湿关节炎也有疗效，但英夫利昔单抗联合 MTX 用药组效果更好，尤其是对患有严重关节肿胀和急变期的早期类风湿关节炎患者[45]。患者联合应用英夫利昔单抗和 MTX 的 X 线图显示，用药 54 周后患者的关节结构损伤速度明显减缓，这表明在患病早期应用英夫利昔单抗能保护类风湿关节炎患者的关节并避免身体功能丧失。

虽然推荐使用英夫利昔单抗联合 MTX 以治疗类风湿关节炎，但是对类风湿关节炎患者的长期随访记录显示，在实际临床应用中 MTX 单用或与英夫利昔单抗联合使用的情况都存在[46]。

18.5.4　强直性脊柱炎

强直性脊柱炎(ankylosing spondylitis，AS)是一种慢性、炎症性类风湿疾病，主要发生在骶尾部关节、韧带和脊柱。这种疾病的标志是慢性炎症性背痛。脊柱增进性关节强直可限制机体灵活性，使患者丧失劳动能力，降低生活质量，并且患者可能因此失业。

一项针对强直性脊柱炎患者为期 3 个月的随机、安慰剂对照临床试验表明，英夫利昔单抗在改善疾病进展、机体功能、脊柱灵活性、外周关节炎和生活质量方面优于安慰剂[47]。患者接受英夫利昔单抗治疗 54 周后仍有疗效，给药后第 102 周时 50%的患者有疗效[48, 49]。将已接受 2 年英夫利昔单抗治疗的患者与随机选取的接受不含 TNF-α 阻断剂传统治疗的患者比较时，明显发现采用英夫利昔单抗治疗的患者炎症性脊柱损害的人数减少了 50%～70%[50]，同时放射影像结果也显示疾病进展减慢了[51]。强直性脊柱炎患者接受英夫利昔单抗治疗后 3 年内均表现出持久的临床疗效[52]。但停药更长时间后几乎所有患者(41/42)的病情都会反复，再次使用英夫利昔单抗治疗是安全的且可达到之前的治疗效果[53]。ASSERT 试验也证实了上述结论，24 周时英夫利昔单抗治疗组 61%的强直性脊柱炎患者呈现出 ASAS(强直性脊柱炎评估)反应，而安慰剂治疗组仅有 19%[54]。

18.5.5　银屑病关节炎

银屑病关节炎(psoriatic arthritis，PsA)是一种慢性、炎症性关节炎，其发生与皮肤银屑病有关。T 细胞和促炎因子已被证实是银屑病和银屑病关节炎的重要发病原。

银屑病关节炎患者在受损的银屑病皮肤和滑液膜上，TNF-α 浓度增高，导致促炎细胞因子如 TNF-α 或 IL-1 的浓度也增加[55, 56]；同时，在银屑病[57]和滑液膜银屑病关节炎患者[58]中，促炎因子(如 TNF-α)和转录因子 NF-κB 表达增多，这些都提示，银屑病关节炎的皮肤炎症和滑液膜损害与 TNF-α 的异常有关。因此，理论上银屑病关节炎治疗与类风湿关节炎的治疗类似，抗 TNF-α 药物会有一定的疗效[58]，根据促炎因子在银屑病关节炎治疗中的关键作用的合理推断，设计了一项开放和双盲试验以研究英夫利昔单抗在银屑病关节炎治疗中的效果。

一项只包含 6 名银屑病关节炎患者的研究中，患者在 0、2 和 6 周静脉输注英夫利昔单抗，第 10 周时其银屑病面积和银屑病严重性指数有了极大改善；此外，关节症状和皮肤损伤也有所减轻[59]。另一项开放追踪观察研究中，10 名银屑病关节炎患者在 0、2 和 6 周静脉输注英夫利昔单抗，随后每 8 周输注一次，直到 54 周。患者的全身和外周关节炎症状得到改善[60]。此外，患者在第 6 周接受 ACR50(患者关节肿胀及触痛的个数有 50%改善)应答测试，在随后的治疗中即使降低英夫利昔单抗的剂量或一些患者因病痛减轻而停止英夫利昔单抗输注，该应答反应仍能维持到第 54 周。第 0 周和第 10 周的关节磁共振成像结果表明，与未经治疗的患者相比，英夫利昔单抗治疗组炎症降低率高于 80%[60]。这些结果在一项包含了 102 名银屑病关节炎患者的安慰剂对照、随机和双盲研究中已得到证实。传统的疾病调节抗关节炎药物的治疗(DMARD)对这些患者无作用。与之前的开放追踪研究结果相似，英夫利昔单抗治疗患者在第 16 周的 ACR20 应答率为 65%，安慰剂组为 10%；且安慰剂组患者无 ACR50 或 ACR70(患者关节肿胀及触痛的个数有 70%改善)应答反应，而英夫利昔单抗组患者 ACR50 和 ACR70 应答率分别为 46%和 29%。这些关节炎应答反应的出现伴随着皮肤损伤的改善，第 16 周超过 68%的英夫利昔单抗组患者(银屑病皮肤损伤面积和严重性指数 PASI)评分降低了至少 75%，表明英夫利昔单抗治疗能有效改善银屑病的皮肤损伤[61]。连续 50 周的英夫利昔单抗持续治疗后，银屑病患者的关节炎和皮肤症状得到更大、更持久的改善[62]。

在 IMPACT 2 研究中，在 200 名银屑病关节炎患者中证实了英夫利昔单抗与 MTX 联合用药的效果。英夫利昔单抗治疗组比安慰剂组在 ACR20、ACR50 和 ACR70 反应中有更大的改善，联合 MTX 用药该疗效进一步提高。另外，接受英夫利昔单抗 14 周和 24 周后银屑病关节炎的两个主要特征性临床现象——指病和肌腱端病(这些现象一般不包含银屑病关节炎临床研究结果)也有极大的改善[62]。对这些患者的生活质量进行评估，用药后第 2 周时这些患者的 HAQ(健康评定问卷)分数、身体功能和精神满意度均有了极大提高，而且可以维持到第 24 周[63]。

对银屑病关节炎患者使用英夫利昔单抗治疗前后的血清进行分析，血清中 TNF 水平没有改变，但是白细胞介素-6、E-选择素、血管内皮生长因子和间质金属蛋白酶-2 的表达急剧减少[64]，同时大大提高了银屑病关节炎患者滑液组织中血管原生长因子的表达水平，提高了皮肤和关节的应答反应，这也揭示了英夫利昔单抗治疗银屑病关节炎的一种潜在机制——复原血管。

18.5.6　银屑病

TNF-α 在银屑病皮肤炎症的发生及持续过程中发挥着关键性作用。选择性 TNF-α 抑制剂在治疗银屑病时发挥的良好疗效[65]恰好证明了 TNF-α 在该病的发生过程中不可或缺。TNF-α 抑制剂——英夫利昔单抗和依那普利，在治疗严重银屑病及银屑病关节炎临床试验中，展示出了良好的临床治疗效果[66]。在此研究中，33 个银屑病患者随机分组，分别在第 0、2、6 个周静脉输注药物 5mg/kg、10mg/kg 的英夫利昔单抗或安慰剂。其中剂量为 5mg/kg 的英夫利昔单抗组 82%的患者，以及剂量为 10mg/kg 的英夫利昔单抗组 73%的患者，银屑病面积和严重性指数(PASI)下降程度超过了 75%[67]。在一项长达 54 周的开放式临床研究中，10 位患者静脉输注英夫利昔单抗(在第 0、2、6 周以 5mg/kg 的剂量给药；第 10 周后，则进行个体化给药)，结果显示，71.3%的患者 PASI 上升，患者的磁共振像表明关节炎症状比治疗前平均减少了 82.5%。在另一项开放式临床研究中，获得了相似的结果，7 名受试者使用单剂量英夫利昔单抗后，2 周之内 PASI 上升了 69%，且该指数保持稳定直至第 10 周[68]。英夫利昔单抗对于耐受甲氨蝶呤的银屑病患者也具有很好的疗效。抗 TNF-α 生物制剂能够更改 TNF-α 相关疾病的发生、发展过程，因此在治疗这些疾病方面具有快速持久的作用。英夫利昔单抗对变异银屑病甚至严重的脓包型银屑病都能够快速起效，对顽固性红皮性银屑病也十分有效，是一个很有前景的银屑病治疗药物。有报道称英夫利昔单抗的类似药物——依那西普可以治疗掌跖性银屑病，所以推测英夫利昔单抗也可用于该类疾病治疗，具体作用效果尚需进一步研究[69]。此外，英夫利昔单抗对 HIV 阳性且伴随赖氏综合征的患者的治疗也有效[70]。

英夫利昔单抗治疗银屑病引起的主要不良反应包括：激活潜伏结核杆菌，引发机会性感染，使得体内某些特异性抗体异常发展并产生许多代偿性组织[71]。目前，银屑病的一线治疗方法是 UVB (ultraviolet radiation B) 光疗法，该法效果显著，安全性高，不良反应少，英夫利昔单抗只能作为二线治疗药物。

18.5.7　英夫利昔单抗用于治疗贝赫切特综合征

英夫利昔单抗同样也用于治疗重度及儿童贝赫切特综合征，包括全葡萄膜炎、胃肠道疾病、回肠结肠炎、颈部食管穿孔和顽固性口腔溃疡等。英夫利昔单抗还可治愈耐受依那西普的贝赫切特综合征患者[72]。

18.5.8　英夫利昔单抗用于治疗葡萄膜炎和巩膜炎

英夫利昔单抗在治疗耐受性葡萄膜炎及巩膜炎方面的有效性和安全性已经得到验证。一项回顾性、非对照、干预性研究中，随机抽取 7 名难治愈的非感染性眼膜炎患者，静脉输注 200mg 英夫利昔单抗，给药间隔为 4～8 周。这些受试者都有不同程度的免疫抑制，给药后 6 名患者症状得到改善，其中 5 名患者的免疫抑制得到了显著缓解，还有 1 名患者在开始时有改善，但之后发生了迟发性超敏反应，因此中止了对该患者的进一步研究。除此超敏反应之外，没有发生其他不良反应。总而言之，英夫利昔单抗是一类能够有效治疗非感染性葡萄膜炎及巩膜炎的安全药物，并且也被认为是复发性眼膜炎的补救药物或者耐受常规免疫抑制药的维持治疗药物。英夫利昔单抗对耐受性巩膜炎和角膜炎的治疗作用还需要进一步的研究[73]。

18.6　安　全　性

TNF-α 是炎症和免疫的核心调节物质，在宿主防御中有重要作用。因此，抗 TNF-α 物可能引发某些严重不良反应，如细菌感染、肺结核和脱髓鞘症。

18.6.1　严重感染

抗肿瘤坏死因子制剂如英利夫昔单抗具有免疫调节的性质。虽然体外试验中英夫利昔单抗不会影响人淋巴细胞的功能[74]，但最新研究发现，英夫利昔单抗的使用与重症感染相关。临床研究中，安慰剂治疗组患者感染率为 28%，英夫利昔单抗治疗患者感染率为 36%，其中报道最多的是呼吸道和尿道感染。在克罗恩病研究中，与安慰剂组相比，英夫利昔单抗组严重感染率并未增加。然而，在类风湿关节炎研究中使用英夫利昔单抗联合 MTX 治疗的患者发生严重感染(如肺炎)的概率高于 MTX 单独治疗患者，尤其是英夫利昔单抗给药剂量为 6mg/kg 或更高时。在银屑病研究中，英夫利昔单抗治疗的患者(平均随访时间为 41.9 周)发生严重感染的概率为 1.5%，安慰剂治疗的患者(平均随访时间为 18.1 周)为 0.6%。

为了评估发生严重感染的风险，对大约 1000 名活性类风湿关节炎患者进行了 22 个月的追踪随访。结果显示，3mg/kg 的英夫利昔单抗和 MTX 联合使用导致严重感染的风险与单独应用 MTX 是相似的，而高剂量的英夫利昔单抗(10mg/kg)和 MTX 联合使用会增加严重感染的风险。

目前，有限的研究证据表明英夫利昔单抗确实可以引起严重感染。在长期 ACCENT Ⅰ期和 ACCENT Ⅱ期临床试验中，评估英夫利昔单抗持续治疗管腔及瘘管克罗恩病的疗效时发现，使用英夫利昔单抗诱导再给予安慰剂的患者与使用英夫利昔单抗持续治疗一年的患者发生严重感染的概率相似[75]。此外，在针对发作的溃疡性结肠炎患者的 ACT-1 和 ACT-2 试验中，安慰剂组患者的严重感染率为 2.5%～6.6%，而英夫利昔单抗组患者的严重感染率并未增加[76]。

有报道称患者应用其他抗 TNF-α 药物时可能引发条件性感染，如肺结核、非典型性分枝杆菌、肺孢子虫病、组织胞浆菌病、球孢子菌病、隐球菌病、曲霉菌病、李斯特菌病和念珠菌病等。

18.6.2　肺结核

英夫利昔单抗获批成为治疗克罗恩病和类风湿关节炎的药物后，出现了几例明确的机会性感染。2001 年 Keane 等[77]首先报道了英夫利昔单抗与潜伏性结核的重新激活有关。现在人们普遍认为细胞内感染和肉芽肿性感染(如结核和组织胞浆菌病)是使用抗 TNF 抗体后的一种典型反应[78]。

在研究英夫利昔单抗治疗类风湿关节炎的 ATTRACT 临床试验中发现了第一个肺结核感染病例，自此以后，感染肺结核或激活潜在肺结核菌被认为是由 TNF-α 阻断药物引发的一类严重不良反应。即使在肺结核发病率非常低(100 000 人中仅有 5 例)的瑞典，类风湿关节炎患者感染肺结核的风险仍是健康人的两倍多，而使用抗 TNF 药物治疗的类风湿关节炎患者感染肺结核的概率大约是未用抗 TNF 药物治疗的患者的 4 倍[79]。

因此，使用英夫利昔单抗进行治疗前、治疗中和治疗后，应密切监测肺结核和其他严重感染病症的信号和症状。应用英夫利昔单抗治疗前，应评估患者个人肺结核历史并进行适当的皮肤检测和胸透。明显的或可疑的肺结核案例，患者在应用英夫利昔单抗治疗前应先应用异烟肼治疗。西班牙 BIOBADASER 注册机构进行了一项关于肺结核发生率的研究，结果表明，采用推荐方法屏蔽肺结核患者后，抗 TNF-α 药物组肺结核发病率降低了 78%[80]。此外，所有的严重不良反应事件已被收集到中央数据库，并且定期上报至卫生局。另外，对风湿病学家、皮肤病学家和肠胃科医生进行肺结核教育，目的是让他们意识到应用抗 TNF-α 药物时患者有感染肺结核的风险。

虽然严重感染是患者使用抗 TNF-α 药物时可能存在的危险，但对克罗恩病患者长期随访(多年内超过 5000 人受访)表明，严重感染的发病率和英夫利昔单抗治疗没有相关性。更正确地说，泼尼松、麻醉性镇痛药的应用和疾病活性程度与感染的发生有关[81]。

18.6.3　抗英夫利昔单抗的抗体形成

血清中英夫利昔单抗的存在妨碍抗英夫利昔抗体的检测。考虑到静注英夫利昔单抗后，该单抗能在体循环存在至少 4～12 周，因此于最后一次静注后 12 周或更久收集血清样品进行分析。一旦类风湿关节炎患者最后一次静注英夫利昔单抗 12 周后可检测到抗英夫利昔抗体形成(人嵌合抗体)，则约 17%的治疗患者都能测得该抗体。人嵌合抗体反应与剂量成反比，因此，患者分别接受 1mg/kg、3mg/kg 和 10mg/kg 英夫利昔单抗治疗后，人嵌合抗体形成率分别是 53%、21%和 7%。这 3 种剂量的英夫利昔单抗分别与 MTX 联合应用时，人嵌合抗体发生率降低到 15%、7%和 3%。这些数据表明抗-TNF-α 治疗产生了一种类似于药物耐受的现象[38]。

接受英夫利昔单抗断次治疗的克罗恩病患者中产生抗英夫利昔抗体的概率更高。断次治疗就是最初给予一次英夫利昔单抗，直到 14 周或直到疾病恶化仅给安慰剂。30%采用这种治疗计划的患者产生人嵌合抗体，而每 8 周静注一次英夫利昔单抗的患者仅有 8%产生人嵌合抗体。没有接受免疫调节剂的患者比那些接受免疫调节剂的患者抗英夫利昔抗体产生率更高(18%∶10%，$P=0.02$)[82]。人嵌合抗体的形成与静注时的副反应速率呈正相关，但是抗体结果无法预测这些副反应事件[82, 83]。抗英夫利昔抗体的形成与治疗反应持续时间的降低也有关系[83]。综上所述，这些研究结果表明和免疫抑制剂合用的用药方案能降低抗英夫利昔抗体的形成，维持更好的治疗效果。

1. 静注反应/延迟过敏反应

静注英夫利昔单抗后 2h 之内不良事件发生率最高，这些不良反应包括发烧、寒冷、恶心、呼吸困难和头痛，这些症状能够用药物控制(如抗组胺药)。静注反应导致大约 3%的患者终止治疗，严重者小于 1%[30, 40, 44, 84]。延迟反应如肌痛，关节疼痛，发烧，皮疹，发痒，面部、手或嘴唇水肿，吞咽困难，荨麻疹，喉咙疼痛和头痛可能发生在静注英夫利昔单抗 3～12 天内。英夫利昔单抗快速输液的反应一般较为温和，但这会阻止进一步的治疗，并且往往意味着没有疗效[85]。类似于过敏性休克的严重不良反应非常罕见，这是由 IgE 介导的过敏现象。输液时间间隔较长的患者会通过延长输液时间来预防此不良反应。在 ACCENT Ⅰ期临床试验中，输液过敏反应与输液反应本身也有关系。此外，2%～4%的患者(14/573)属于迟发性超敏反应[86]。在 Baert 等的一系列报道中，明确英夫利昔单抗的存在与输液反应的风险增加有关[87]。在最近的 Fidder 等的安全报告中，在群体患者中观察使用英夫利昔单抗治疗的输液反应，115/682 或 17%的炎性肠道疾病患者发生了一种急性输液反应，另有 7%是延迟型过敏反应。急性和延迟反应发生在治疗早期(输液后 2～3 周)，并与断次治疗和多变量分析下的诱导性治疗有关[88]。

2. 自身抗体形成

应用英夫利昔单抗治疗顽固性脊柱关节病[89]、类风湿关节炎[90]和克罗恩病患者[91]时可观察到自身抗体的产生。在这些研究中，50%～60%的患者产生抗核抗体(ANA)，17%～30%的患者产生抗双链 DNA 抗体。这些自身抗体一般与临床自身免疫没有关系。尽管应用英夫利昔单抗治疗之前类风湿关节炎患者中已检测到抗磷脂/抗心磷脂抗体，但英夫利昔单抗并不影响其他非器官特异性抗体的形成。但英夫利昔单抗与 MTX 联合给药或与全身维持性药物合用可降低产生自身抗体诱导或系统持续性治疗的危险 [89]。英夫利昔单抗诱导自身抗体形成的免疫病理学机制目前尚不清楚。

18.6.4　神经紊乱/脱髓鞘疾病

应用抗 TNF-α 药物治疗后，发生罕见的视神经炎、癫痫和初型及恶化型脱髓鞘(包括多发性硬化)等症状。停药后这些症状全部或部分改善[92]。然而 TNF-α 阻断剂与脱髓鞘的联系还不清楚，治疗医生在推荐脱髓鞘紊乱患者治疗之前应谨慎评估危险和益处。

18.6.5　恶性肿瘤/淋巴瘤

使用英夫利昔单抗后是否会增加恶性肿瘤的发生仍存在争议。临床试验表明，与安慰剂组患者相比，类风湿关节炎患者使用英夫利昔单抗和阿达木单抗后并未增加癌症发生的概率。最近，两个团队正在研究患者应用传统免疫抑制剂和英夫利昔单抗治疗时癌症发生的概率[93]。Biancone 在意大利进行的年龄、性别和免疫抑制剂均相匹配的对照试验表明，404 例炎性肠道疾病患者服用英夫利昔单抗后并未增加恶性肿瘤发生的概率[94]。

来自另一家研究中心的相似试验也表明，与对照组相比，长期使用 TNF 抗体并未增加恶性肿瘤的发生率[95]。所研究的恶性肿瘤主要是指恶性淋巴瘤。对现有文献报道的 8905 名患者数据进行综合分析，发现 NH 淋巴瘤的发生概率比预计高 3.2 倍。与长期类风湿关节炎患者相比，炎性肠疾病本身不会引发淋巴瘤[96]，但应用 TNF 抗体和别嘌醇治疗的患者发生 NH 淋巴瘤的风险大大提升。在英夫利昔单抗联合治疗组中出现 16 例 T 细胞淋巴瘤[97]，这些稀有 NH 淋巴瘤患者主要表现为肝脾肿大和其他模糊症状。两例患者被诊断为细胞淋巴瘤(HSTCL)，其中一例在从英夫利昔单抗换至阿达木单抗时发病，另一例患者为硫唑嘌呤和甲氨蝶呤共同使用者。HSTCL 最易发生在青少年中(12～40 岁，平均年龄 23)，且男性较多。至少有 9 例患者在使用巯嘌呤后出现 HSTCL。与此同时，有些患者在接受器官移植之后出现 HSTCL。在未使用免疫抑制剂的炎性肠病患者中无 HSTCL 的报道。TNF 抗体治疗后出现 16 例罕见淋巴瘤患者及青年 NSTCL，但至今人们仍然不知道这一现象是药物联合作用的结果还是 TNF 抗体作用的结果。

对接受传统治疗或英夫利昔单抗治疗的克罗恩病患者进行长达 5 年的追踪调查，数据表明，这些患者患恶性肿瘤的危险并未增加。然而，与一般患者相比，应用硫唑嘌呤(AZA)或 6-巯基嘌呤(6-MP)免疫抑制药物治疗的克罗恩病患者罹患进展性淋巴瘤的风险高 4 倍。

18.6.6　充血性心脏失调

在一项在患有中到重度心脏病的患者中进行的随机、双盲试验中，英夫利昔单抗治疗患者因其他任何原因死亡或因心脏失调住院治疗的概率较高。然而，对大约 1000 位类风湿关节炎的瑞典患者进行的上市后研究表明，应用 TNF-α 拮抗剂治疗能降低心脏血管疾病的发生[98]。开始进行 TNF-α 治疗的患者更可能患严重类风湿关节炎和缺血性心脏病，会加剧充血性心衰。然而，通过抗风湿治疗(包括抗 TNF-α 治疗)，这些患者罹患心脏血管疾病的危险性降低。

18.6.7　狼疮样症状

使用英夫利昔单抗的克罗恩病患者中，56%出现了 ANA 阳性，使用阿达木单抗的患者中 ANA 阳性率为 19%[99]。抗 TNF 抗体的使用与临床上发生的 ANA 阳性的相关性仍然未知，经过抗 TNF 抗体治疗后，有些患者会出现一定的狼疮样疾病。在临床试验和上市后安全评估中发现，与英夫利昔单抗相关的狼疮发生率为 0.2%～0.6%[100]。在 IBD 患者中应该特别注意药物相关性狼疮的出现，该病主要表现为关节痛、肌痛、浆膜炎、高 ANA 等。出现这些症状后需要立即停止使用英夫利昔单抗，停药后这些症状一般都会减轻或消失。但当这些患者重新使用同种抗 TNF 抗体后，相同的症状会复发[101]。目前还不清楚使用不同种抗 TNF 抗体能否避免 ANA 阳性和药物相关性狼疮症状。

18.6.8　其他不良反应事件

1. 肝脏事件

英夫利昔单抗治疗患者发生的肝脏损伤主要是由丙氨酸转氨酶(ALT)和天冬氨酸转氨酶(AST)的增加引起的，但还不能确定英夫利昔单抗是否会诱导肝损伤。

2. 孕妇用药

对 1998～2001 年收集的全部英夫利昔单抗安全性数据进行分析，锁定了 96 位在怀孕期间使用过英夫利昔单抗的女性，进一步搜集数据，发现 67%的女性正常生产，15%的流产，19%的终止治疗。这一结果与已报道的美国普通人口的生育数据没有差别[102]。尽管从这些数据中没有观察到明显的危险，但仍需进行更大规模的英夫利昔单抗对怀孕妇女的安全性影响研究。

18.7　展　　望

英夫利昔单抗自应用于临床治疗以来，已经成为治疗肠道炎症疾病的主要药物，适应证为成年或儿童瘘管克罗恩病、难治性溃疡性结肠炎和大多数肠道炎症疾病及其并发症。但患者使用英夫利昔单抗后易产生免疫抑制，故应在治疗一个疗程后同时进行免疫抑制治疗。长期应用英夫利昔单抗进行维持治疗的优点在于能全面干预和促进患者黏膜愈合。近几年，人完全 TNF 单抗已经进入临床试验，拓宽了肠道炎症、风湿性关节炎、银屑病等 TNF-α 相关性疾病的治疗方法，同时口服小分子制剂的研发，也是一个很好的发展方向。

英夫利昔单抗在治疗许多慢性炎症性疾病中的良好效果已经得到了证实，如何优化英夫利昔单抗在各疾病中的治疗方案，也是目前临床应用中值得研究的一项内容。例如，在炎性肠疾病方面，每 8 周一次的维持治疗可以减少住院时间，减少手术风险，节约资源，改善治疗结果。免疫抑制剂，如甲氨蝶呤、硫唑嘌呤与英夫利昔单抗之间存在着协同作用。

另外，开辟新的英夫利昔单抗临床适应证也是该药物的另一发展趋势。临床研究表明，TNF 抑制剂(单独应用或联合应用)在治疗其他类型的疾病(如眼色素层炎、郝-伯二氏病、干燥综合征、白塞综合征、血管炎及移植物抗宿主病等)方面有很大的开发价值。TNF 抑制剂是一种很有潜力的抗炎药物，可治疗自身抗体介导的全身性红斑狼疮。法国曾进行了一项关于英夫利昔单抗治疗皮质类药物耐受的斯蒂尔疾病(ASD)患者的临床研究，数据表明，抗 TNF-α 药物的治疗对某些顽固性 ASD 可能有效[100]。英夫利昔单抗可以改变血管炎发生的条件，对治疗风湿样复发性血管炎和巨细胞动脉炎有很好的作用。除此之外，英夫利昔单抗还能有效治疗伴随类风湿关节炎的血管炎、冷球蛋白血症、韦格纳肉芽肿和变应性肉芽肿性血管炎。英夫利昔单抗还成功治愈了科干综合征患者、原发性角膜巩膜炎患者、淋巴瘤支气管炎患者及顽固性风湿性多肌痛患者。Chandesris 等用英夫利昔单抗治疗血管炎患者，结果显示，血管炎与内皮功能紊乱有关，抗 TNF-α 治疗(单独给药或结合常规治疗)可以缓解、减少炎症，提高内皮依赖性的血管收舒功能。Aringer 等进行了一项开放性研究，考察了英夫利昔单抗对系统性红斑狼疮是否有效。Katz 等[101]给予 9 位多关节炎的 SLE 患者英夫利昔单抗，3 名患者的症状得到了改善，其中一名由于肺炎不得不中止给药，还有一名发生了脑血管意外。其他 6 名患者用药后没有发现任何好转，之后也由于严重的输液反应而不得不终止治疗。

目前，尚需要更多的数据来研究英夫利昔单抗治疗系统性红斑狼疮疾病的有效性及毒性作用，特别是由于自身抗体产物增加而造成的潜在性损伤。此外，研究者在治疗急性酒精性肝炎、帽状息肉病及移植物抗宿主病等方面均在做大胆的尝试。如何优化英夫利昔单抗药物本身，改善治疗方案及扩大应用范围将是研究者继续探讨的问题。

(惠　琦　张慧霞　吴雅丽　蔡永明)

参 考 文 献

[1] Köhler G, Milstein C. Continuous cultures of fused cells secreting antibody of predefined specificity. 1975. J Immunol, 2005, 174(5): 2453-2455.

[2] Clark M. Antibody humanization: a case of the "Emperor's new clothes"? Immunol Today, 2000, 21(8): 397-402.

[3] Feldmann M, Brennan FM, Maini RN. Role of cytokines in rheumatoid arthritis. Annu Rev Immunol, 1996, 14: 397-440.

[4] Knight DM, Trinh H, Le J, et al. Construction and nitial characterization of a mouse-human chimeric anti-TNF antibody. Mol Immunol, 1993, 30(16): 1443-1453.

[5] Orlando A, Mocciaro F, Civitavecchia G, et al. Minimizing infliximab toxicity in the treatment of inflammatory bowel disease. Dig Liver Dis, 2008, 40(2): S236-246.

[6] Scallon B, Cai A, Solowski N, et al. Binding and functional comparisons of two types of tumor necrosis

factor antagonists. J Pharmacol Exp Ther, 2002, 301(2): 418-426.
[7] Scallon BJ, Moore MA, Trinh H, et al. Chimeric anti-TNF-alpha monoclonal antibody cA2 binds recombinant transmembrane TNF-alpha and activatesimmune effector functions. Cytokine, 1995, 7(3): 251-259.
[8] Williams RO, Plater-Zyberk C, Williams DG, et al. Successful transfer of collagen-induced arthritis to severe combined immunodeficient(SCID) mice. Clin Exp Immunol, 1992; 88(3): 455-460.
[9] Siegel SA, Shealy DJ, Nakada MT, et al. The mouse/human chimeric monoclonal antibody cA2 neutralizes TNF in vitro and protects transgenic mice fromcachexia and TNF lethality in vivo. Cytokine, 1995, 7(1): 15-25.
[10] Shen C, Maerten P, Geboes K, et al. Infliximab induces apoptosis of monocytes and T lymphocytes ina human-mouse chimeric model. Clin Immunol, 2005, 115(3): 250-259.
[11] Catrina AI, Trollmo C, af Klint E, et al. Evidence that anti-tumor necrosis factor therapy withboth etanercept and infliximab induces apoptosis inmacrophages, but not lymphocytes, in rheumatoid arthritis joints: extended report. Arthritis Rheum, 2005, 52(1): 61-72.
[12] 张程, 张湘燕. 预防性使用英夫利昔单抗对肺气肿模型大鼠气道炎症的影响研究, 中国药房, 2011, 22(37): 3480-3482.
[13] Youngquist ST, Niemann JT, Shah AP, et al. A comparison of etanercept vs. infliximab for the treatment of post-arrest myocardial dysfunction in a swine modelof ventricular fibrillation. Resuscitation, 2013, 84(7): 999-1003.
[14] Barrier BF, Bates GW, Leland MM, et al. Efficacy of anti-tumor necrosis factor therapy in the treatment of spontaneous endometriosis in baboons. Fertil Steril, 2004, 81(1): 775-779.
[15] 张程, 陈平, 蔡珊, 等. 重组人Ⅱ型肿瘤坏死因子受体-抗体融合蛋白对慢性阻塞性肺疾病大鼠肺功能的影响. 中华结核和呼吸杂志, 2007, 30(6): 432.
[16] Lopetuso LR, Petito V, Cufino V, et al. Locally injected Infliximab ameliorates murine DSS colitis: differences in serum and intestinal levels of drug between healthy and colitic mice. Dig Liver Dis, 2013, 45(12): 1017-1021.
[17] Gottlieb AB, Masud S, Ramamurthi R, et al. Pharmacodynamic and pharmacokinetic response to anti-tumor necrosis factor-alpha monoclonalantibody(infliximab) treatment of moderate to severe psoriasis vulgaris. J Am Acad Dermatol, 2003, 48(1): 68-75.
[18] Cornillie F, Shealy D, D'Haens G, et al. Infliximab induces potent anti-inflammatory and local immunomodulatory activity but no systemic immunesuppression in patients with Crohn's disease. Aliment Pharmacol Ther, 2001, 15(4): 463-473.
[19] Fasanmade AA, Adedokun OJ, Blank M, et al. Pharmacokinetic properties of infliximab in children and adults with Crohn's disease: a retrospective analysis ofdata from 2 phase Ⅲ clinical trials. Clin Ther, 2011, 33(7): 946-964.
[20] Adedokun OJ, Xu Z, Padgett L, et al. Pharmacokinetics of infliximab in children with moderate-to-severe ulcerative colitis: results from a randomized, multicenter, open-label, phase 3 study. Inflamm Bowel Dis, 2013, 19(13): 2753-2762.
[21] St Clair EW, Wagner CL, Fasanmade AA, et al. The relationship of serum infliximab concentrations to clinical improvement in rheumatoid arthritis: results from ATTRACT, a multicenter, randomized, double-blind, placebo-controlled trial. Arthritis Rheum, 2002, 46(6): 1451-1459.
[22] Wendling D, Materne GE, Michel F, et al. Infliximab continuation rates in patients with rheumatoid arthritis in everyday practice. Joint Bone Spine, 2005, 72(4): 309-312.
[23] Markham A, Lamb H. MInfiliximab: a review of its use in the management of rheumatoid arthritis. Drugs,

2000, 59: 1341-1359.

[24] Hanauer SB, Feagan BG, Lichtenstein GR, et al. ACCENT I Study Group.Maintenance infliximab for Crohn's disease: the ACCENT I randomized trial. Lancet, 2002, 359(9317): 1541-1549.

[25] Lichtenstein GR, Yan S, Bala M, et al. Remission in patients with Crohn's disease is associated with improvement in employment and quality of life and a decrease in hospitalizations and surgeries. Am J Gastroenterol, 2004, 99(1): 91-96.

[26] Targan SR, Hanauer SB, van Deventer SJ, et al. A short-term study of chimeric monoclonal antibody cA2 to tumor necrosis factor alpha for Crohn's disease.Crohn's Disease cA2 Study Group. N Engl J Med, 1997, 337(15): 1029-1035.

[27] Cornillie F, Hanauer SB, Diamond RH, et al. Postinduction serum infliximab trough level and decrease of C-reactive protein level are associated with durable sustained response to infliximab: a retrospective analysis of the ACCENT I trial. Gut, 2014, 63(11): 1721-1727.

[28] Rutgeerts P, Feagan BG, Lichtenstein GR, et al. Comparison of scheduled and episodic treatment strategies of infliximab in Crohn's disease. Gastroenterology, 2004,126(2):402-413.

[29] Lémann M, Mary JY, Duclos B, et al. Grouped Etude Therapeutique des Affections Inflammatoires du Tube Digestif(GETAID). Infliximab plus azathioprine for steroid-dependent Crohn's disease patients: a randomized placebo-controlled trial. Gastroenterology, 2006, 130(4): 1054-1061.

[30] van Assche G, D'Haens G, Noman M, et al. Randomized, double-blind comparison of 4 mg/kg versus 2 mg/kg intravenous cyclosporine in severe ulcerative colitis. Gastroenterology, 2003, 125: 1025-1031.

[31] Rutgeerts P, Sandborn WJ, Feagan BG. et al. Infliximab for induction and maintenance therapyfor ulcerative colitis. N Engl J Med, 2005, 353: 2462-2476.

[32] Rutgeerts P, Diamond RH, Bala M, et al. Scheduled maintenance treatment with infliximab is superior to episodic treatment for the healing of mucosal ulceration associated with Crohn's disease. Gastrointest Endosc, 2006, 63(3): 433-42; quiz 464.

[33] Järnerot G, Hertervig E, Friis-Liby I, et al. Infliximab as rescue therapy in severe to moderately severe ulcerative colitis: a randomized, placebo-controlledstudy. Gastroenterology, 2005, 128(7): 1805-1811.

[34] Maser E, Deconda D, Lichtiger S, et al. Cyclosporine(CsA) and infliximab(Infl) as acute salvage therapies for each other in severe steroid refractory ulcerative colitis(UC). Gastroenterology, 2007; 132A: 180.

[35] Leblanc S, Allez M, Seksik P. Successive treatment with cyclosporine and infliximab in severe ulcerative colitis(UC). Gastroenterology, 2009, 136 A-88.

[36] Ferrante M, D'Hoore A, Vermeire S, et al. Corticosteroids but not infliximab increase short-term postoperative infectious complications in patients with ulcerative colitis. Inflamm Bowel Dis, 2009, 15(7): 1062-1070.

[37] Sandborn WJ, Rutgeerts P, Feagan BG, et al. Colectomy rate comparison after treatment of ulcerative colitis with placebo or infliximab. Gastroenterology, 2009, 137: 1250–1260.

[38] Selvasekar CR, Cima RR, Larson DW, et al. Effect of infliximab on short-term complications in patients undergoing operation for chronic ulcerative colitis. J Am Coll Surg, 2007, 204(5): 956-962; discussion 962-963.

[39] Maini RN, Breedveld FC, Kalden JR, et al. Therapeutic efficacy of multiple intravenous infusions of anti-tumor necrosis factor alpha monoclonal antibody combined with low-dose weekly methotrexate in rheumatoid arthritis. Arthritis Rheum, 1998, 41(9): 1552-1563.

[40] Maini R, St Clair EW, Breedveld F, et al. Infliximab(chimeric anti-tumour necrosis factor alpha monoclonal antibody versus placebo in rheumatoid arthritis patients receiving concomitant methotrexate:

a randomized phase Ⅲ trial. ATTRACT Study Group. Lancet, 1999, 354(9194): 1932-1939.
[41] Lipsky PE, van der Heijde DM, St Clair EW, et al. Infliximab and methotrexate in the treatment of rheumatoid arthritis. Anti-Tumor Necrosis Factor Trail in Rheumatoid Arthritis with Concomitant Therapy Study Group. N Engl J Med, 2000, 343: 1594-1602.
[42] Breedveld F C, Emery P, Keystone E, et al. Infliximab in active eary rheumatoid arthritis. Ann Rheum Dis, 2004, 63: 149-155.
[43] Maini RN, Breedveld FC, Kalden JR, et al. Anti-Tumor Necrosis Factor Trial in Rheumatoid Arthritis with Concomitant Therapy Study Group. Sustained improvement over two years in physical function, structural damage, and signs and symptoms among patients with rheumatoid arthritis treated with infliximab and methotrexate. Arthritis Rheum, 2004, 50(4): 1051-1065.
[44] Smolen JS, Han C, Bala M, et al. Evidence of radiographic benefit of treatment with infliximab plus methotrexate in rheumatoid arthritis patientswho had no clinical improvement:a detailed subanalysis of data from the anti-tumor necrosis factor trial inrheumatoid arthritis with concomitant therapy study. Arthritis Rheum, 2005, 52(4): 1020-1030.
[45] St Clair EW, van der Heijde DM, Smolen JS, et al. Combination of infliximab and methotrexate therapy for early rheumatoid arthritis: a randomized, controlled trial. Arthritis Rheum, 2004, 50(11): 3432-3443.
[46] Smolen JS, van der Heijde DM, St Clair EW, et al. Active-Controlled Study of Patients Receiving Infliximab for the Treatment of Rheumatoid Arthritis of Early Onset(ASPIRE) Study Group. Predictors of joint damage in patients with early rheumatoidarthritis treated with high-dose methotrexate with or without concomitant infliximab: results from the ASPIRE trial. Arthritis Rheum, 2006, 54(3): 702-710.
[47] Hyrich KL, Symmons DP, Watson KD, et al. British Society for Rheumatology Biologics Register. Comparison of the response to infliximab or etanercept monotherapy with the response to cotherapy with methotrexate or another disease-modifying antirheumatic drug in patients with rheumatoid arthritis: results from the British Society for Rheumatology Biologics Register. Arthritis Rheum, 2006, 54(6): 1786-1794.
[48] Braun J, Brandt J, Listing J, et al. Treatment of active ankylosing spondylitis with infliximab: a randomised controlled multicentre trial. Lancet, 2002, 359(9313): 1187-1193.
[49] Braun J, Brandt J, Listing J, et al. Long-term efficacy and saferty of infliximab in the treatment of ankylosing spondylitis: an open, observational, extension study of a three-month, randomized, placebo-controlled trial. Arthritis Rheum, 2003, 48: 2224-2233.
[50] Braun J, Brandt J, Listing J, et al. Two year maintenance of efficacy and safety of infliximab in thd treatment of ankylosing spondylitis. Ann Rheum Dis, 2005, 64: 229-234.
[51] Sieper J, Baraliakos X, Listing J, et al. Persistent reduction of spinal inflammation as assessed by magnetic resonance imaging in patients withankylosing spondylitis after 2 years of treatment with the anti-tumour necrosis factor agent infliximab. Rheumatology(Oxford), 2005: 1525-1530.
[52] Baraliakos X, Listing J, Rudwaleit M, et al. Radiographic progression in patients with ankylosing spondylitis after 2 years of treatment with the tumour necrosis factor alpha antibody infliximab. Ann Rheum Dis, 2005, 7(p31): 1462-1466.
[53] Braun J, Baraliakos X, Brandt J, et al. Persistent clinical response to the anti-TNF-alpha antibody infliximab in patients with ankylosing spondylitis over 3 years. Rheumatology(Oxford), 2005, 44: 670-676.
[54] Baraliakos X, Listing J, Rudwaleit M, et al. Safety and efficacy of readministration of infliximab after long-term continuous therapy and withdrawal in patients with ankylosing spondylitis. J Rheumatol, 2007, 34(3): 510-515.

[55] van der Heijde D, Dijkmans B, Geusens P, et al. Ankylosing Spondylitis Study for the Evaluation of Recombinant Infliximab Therapy Study Group. Efficacy and safety of infliximab in patients with ankylosing spondylitis: results of a randomized, placebo-controlled trial (ASSERT). Arthritis Rheum, 2005, 52 (2):582-591.
[56] van Kuijk AW, Reinders-Blankert P, Smeets TJ, et al. Detailed analysis of the cell infiktrate and the expression of mediators of synovial inflammation and joint destruction in the synovium of patients with psoriatic arthritis:implications for therapy. Ann Rheum Dis, 2006, 65 (12): 1551-1557.
[57] Olaniran AK, Baker BS, Paige DG, et al. Cytokine expression in psoriatic skin lesions during PUVA therapy. Arch Dermatol Res, 1996, 288 (8): 421-425.
[58] Lizzul PF, Aphale A, Malaviya R, et al. Differential expression of phosphorylated NK-kappaB/RelA in normal and psoriatic epidermis and downregulation of NF-kappa B in response to treatment with etanercept. J Invest Dermatol, 2005, 124 (6): 1275-1283.
[59] Danning CL, Illei GG, Hitchon C, et al. Macrophage-derived cytokine and nuclear factor kappaB p65 exppression in synovial membrane and skin of patients with psoriatic arthritis. Arthritis Rheum, 2000, 43 (6): 1244-1256.
[60] Ogilvie AL, Antoni C, Dechant C, et al. Treatment of psoriatic arthritis with antitumour necrosis factor-alpha antibody clears skin lesions of psoriasis resistant to treatment with methotrexate. Br J Dermatol, 2001, 144 (3): 587-589.
[61] Antoni C, Dechant C, Hanns-Martin Lorenz PD, et al. Open-label study of infliximab treatment for psoriatic arthritis: clinical and magnetic resonance imaging measurements of reduction of inflammation. Arthritis Rheum, 2002, 47 (5): 506-512.
[62] Antoni CE, Kavanaugh A, Kirkham B, et al. Sustained benefits of inflixixmab therapy for dermatologic and articular manifestations of psoriatic arthritis: results from the infliximab multinational psoriatic arthritis controlled trial (IMPACT). Arthritis Rheum, 2005, 52 (4): 1227-1236.
[63] Antoni C, Krueger GG, de Vlam K, et al. Infliximab improves sings and symptoms of psoriatic arthritis:results of the IMPACT 2 trial. Ann Rheum Dis, 2005, 64: 1150-1157.
[64] Kavanaugh A, Antoni CE, Gladman D, et al. The Infliximab Multinational Psoriatic Arthritis Controlled Trial (IMPACT): results of radiographic analyses after 1 year. Ann Rheum Dis, 2006, 65 (8): 1038-1043.
[65] Mastroianni A, Minutilli E, Mussi A, et al. Cytokine profiles during infliximab monotherapy in psoriatic arthritis. Br J Dermatol, 2005, 153 (3): 531-536.
[66] Gottlieb AB. Infliximab for psoriasis. J Am Acad Dermatol, 2003, 49 (2 Suppl): S112-117.
[67] Cauza E, Spak M, Cauza K, et al. Treatment of psoriatic arthritis and psoriasis vulgaris with the tumor necrosis factor inhibitor infliximab. Rheumatol Int, 2002, 22 (6): 227-232.
[68] Shear NH, Hartmann M, Toledo-Bahena M, et al. Long-term efficacy and safety of infliximab maintenance therapy in patients with plaque-type psoriasis in real-world practice. Br J Dermatol, 2014, 171 (3): 631-41.
[69] Gisondi P, Gubinelli E, Cocuroccia B, et al. Targeting tumor necrosis factor-alpha in the therapy of psoriasis. Curr Drug Targets Inflamm Allergy, 2004, 3 (2): 175-183.
[70] Weinberg JM. Successful treatment of recalcitrant palmoplantar psoriasis with etanercept. Cutis, 2003, 72 (5): 396-398.
[71] Gaylis N. Infliximab in the treatment of an HIV positive patient with Reiter's syndrome. J Rheumatol, 2003, 30 (2): 407-411.
[72] Feldman SR, Garton R, Averett W, et al. Strategy to manage the treatment of severe psoriasis: considerations of efficacy, safety and cost. Expert Opin Pharmacother, 2003, 4 (9): 1525-1533.

[73] Estrach C, Mpofu S, Moots RJ. Behcet's syndrome: response to infliximab after failure of etanercept. Rheumatology (Oxford), 2002, 41 (10): 1213-1214

[74] Murphy CC, Ayliffe WH, Booth A, et al. Tumor necrosis factor alpha blockade with infliximab for refractory uveitis and scleritis. Ophthalmology, 2004, 111 (2): 352-356.

[75] Agnholt J, Kelsen J, Brandsborg B, et al. Increased production of granulocyte-macrophage colony-stimulating factor in Crohn's disease—— a possible target for infliximab treatment. Eur J Gastroenterol Hepatol, 2004, 16 (7): 649-655.

[76] Reinisch W, Sandborn WJ, Rutgeerts P, et al. Long-term infliximab maintenance therapy for ulcerative colitis: the ACT-1 and -2 extension studies. Inflamm Bowel Dis, 2012, 18 (2): 201-211.

[77] Keane J, Gershon S, Wise RP, et al. Tuberculosis associated with infliximab, a tumor necrosis factor alpha-neutralizing agent. N Engl J Med, 2001, 345 (15): 1098-1104.

[78] Sands BE, Anderson FH, Bernstein CN, et al. Infliximab maintenance therapy for fistulizing Crohn's disease. N Engl J Med, 2002, 350: 876-885.

[79] Rutgeerts P, D'Haens G, Targan S, et al. Efficacy and safety of retreatment with anti-tumor necrosis factor antibody (Infliximab) to maintain remission in Crohn's disease. Gastroenterology, 1999, 117: 761-769.

[80] Bongartz T, Sutton AJ, Sweeting MJ, et al. Anti-TNF antibody therapy in rheumatoid arthritis and the risk of serious infections and malignancies: systematic review and meta-analysis of rare harmful effects in randomized controlled trials. JAMA, 2006, 295 (19): 2275-2285.

[81] Peyrin-Biroulet L, Deltenre P, de Suray N, et al. Efficacy and safety of tumor necrosis factor antagonists in Crohn's disease: meta-analysis of placebo-controlled trials. Clin Gastroenter Hepatol, 2008, 6 (6): 644-653.

[82] Askling J, Fored CM, Brandt L, et al. Risk and case characteristics of tuberculosis in rheumatoid arthritis associated with tumor necrosis factor antagonists in Sweden. Arthritis Rheum, 2005, 52 (7): 1986-1992.

[83] Carmona L, Gómez-Reino JJ, Rodríguez-Valverde V, et al. Effectiveness of recommendations to prevent reactivation of latent tuberculosis infection in patients treated with tumor necrosis factor antagonists. Arthritis Rheum, 2005, 52 (6): 1766-1772.

[84] Lichtenstein GR, Feagan BG, Cohen RD, et al. Serious infections and mortality in association with therapies for Crohn's disease: TREAT registry. Clin Gastroenterol Hepatol, 2006, 4 (5): 621-630.

[85] Hanauer SB, Wagner CL, Bala M, et al. Incidence and importance of antibody responses to infliximab after maintenance or episodic treatment in Crohn's disease. Clin Gastroenterol Hepatol, 2004, 2 (7): 542-553.

[86] Baert F, Noman M, Vermeire S, et al. Influence of immunogenicity on the long-term efficacy of infliximab in Crohn's disease. N Engl J Med, 2003, 348 (7): 601-608.

[87] Gottlieb AB, Evans R, Li S, et al. Infliximab induction therapy for patients with severe plaque-type psoriasis: a randomized, double-blind, placebo-controlled trail. J Am Acad Dermatol, 2004, 51 (4): 534-542.

[88] Fidder H, Schnitzler F, Ferrante M, et al. Long term safety of infliximab for the treatment of inflammatory bowel disease: a single center cohort study. Gut, 2009, 58 (4): 501-508.

[89] Sellam J, Allanore Y, Batteux F, et al. Autoantibody induction in patients with refractory spondyloarthropathy treated with infliximab and methotrexate. Joint Bone Spine, 2005, 72 (1): 48-52.

[90] Eriksson C, Engstrand S, Sundqvist KG, et al. Autoantibody formation in patients with rheumatoid arthritis treated with anti-TNF alpha. Ann Rheum Dis, 2005, 64 (3): 403-407.

[91] Nancey S, Blanvillain E, Parmentier B, et al. Infliximab treatment dose not induce organ-specific or

nonorgan-specific autoantibodies other than antinuclear and anti-double-stranded DNA autoantibodies in Crohn's disease. Inflarmm Bowel Dis, 2005, 11: 986-991.

[92] Jonsdottir T, Forslid J, van Vollenhoven A, et al. Treatment with tumour necrosis factor alpha antagonists in patients with rheumatoid arthritis induces anticardiolipin antibodies. Ann Rheum Dis, 2004, 63(9): 1075-1078.

[93] Mohan N, Edwards ET, Cupps TR, et al. Demyelination occurring during anti-tumor necrosis factor alpha therapy for inflammatory arthritides. Arthritis Rheum, 2001, 44(12): 2862-2869.

[94] Biancone L, Orlando A, Kohn A, et al. Infliximab and newly diagnosed neoplasia in Crohn's disease: a multicentre matched pair study. Gut, 2006, 55(2): 228-233.

[95] Lewis JD, Bilker WB, Brensinger C, et al. Inflammatory bowel disease is not associated with an increased risk of lymphoma. Gastroenterology, 2001, 121(5): 1080-1087.

[96] Mackey AC, Green L , Liang LC, et al. Hepatosplenic T cell lymphoma associated with infliximab use in young patients treated for inflammatory bowel disease. J Ped Gastroenterology & Nutrition, 2007, 44: 265-267.

[97] Chung ES, Packer M, Lo KH, et al. Anti-TNF Therapy Against Congestive Heart Failure Investigators. Randomized, double-blind, placebo-controlled, pilot trial of infliximab, a chimeric monoclonal antibody to tumor necrosis factor-alpha, in patients with moderate-to-severe heart failure: results of the anti-TNF Therapy Against Congestive Heart Failure(ATTACH) trial. Circulation, 2003, 107(25): 3133-3140.

[98] Jacobsson LT, Turesson C, Gülfe A, et al. Treatment with tumor necrosis factor blockers is associated with a lower incidence of first cardiovascular events in patients with rheumatoid arthritis. J Rheumatol, 2005, 32(7): 1213-1218.

[99] Vermeire S, Noman M, van Assche G, et al. Autoimmunity associated with anti-tumor necrosis factor alpha treatment in Crohn's disease: a prospectivecohort study. Gastroenterology, 2003, 125(1), 32-39.

[100] de Bandt M, Sibilia J, Le Loët X, et al. Club Rhumatismes et Inflammation. Systemic lupus erythematosus induced by anti-tumour necrosis factor alpha therapy: a French national survey. Arthritis Res Ther, 2005, 7(3): R545-551.

[101] Katz JA, Antoni C, Keenan GF, et al. Outcome of pregnancy in women receiving infliximab for the treatment of Crohn's disease and rheumatoid arthritis. Am J Gastroenterol, 2004, 99(12): 2385-2392.

[102] Sandborn WJ, Feagan BG, Stoinov S, et al. PRECISE 1 Study Investigators. Certolizumab pegol for the treatment of Crohn's disease. N Engl J Med, 2007, 357(3): 228-238.

第 19 章　莫罗莫那-CD3（Muromonab-CD3，OKT3）

19.1　发 展 概 述

莫罗莫那-CD3（Muromonab-CD3，OKT3）是用杂交瘤技术生产，具有一重链（相对分子质量约 5 万）及一轻链（相对分子质量约 2.5 万）的针对人 T 细胞表面抗原（CD3）蛋白中 ε 链鼠源性单克隆（monoclonal antibody，mAb）Ig2α 的免疫球蛋白。

急性同种异体移植排斥主要是由器官移植排斥引起的，用于抗移植排斥的药物主要为硫唑嘌呤、皮质类固醇，环孢菌素 A 在过去的几十年中一直作为一种抗移植排斥反应的药物被优先应用[1]。在高剂量的甾醇类存在下[2]，急性肾移植排斥反应患者无法通过环孢菌素维持免疫抑制，这就需要一种更高效的药物。莫罗莫那-CD3进入临床试验是器官移植领域的里程碑，1985 年通过了美国 FDA 和欧洲当局批准，1986 年作为抗排斥药物应用于肾移植。因此，莫罗莫那-CD3是第一个被批准用于人临床试验的单克隆抗体。

目前，莫罗莫那-CD3 被批准用于肾移植及肝移植，即使在环孢菌素 A（CsA）被广泛应用的今天，OKT3 亦是各移植中心免疫抑制综合措施的一个重要成分。同时在多年的临床应用中，临床医生也逐步将 OKT3 应用于其他疾病中，如慢性乙型肝炎、再生障碍性贫血、抗肿瘤应用及急性病毒性心肌炎。

19.2　莫罗莫那-CD3 单克隆抗体的制备

外源性抗原的识别是急性异体移植排斥反应的生理学基础，位于细胞表面的蛋白抗原在免疫反应中起着关键的作用。编码这些蛋白质的基因被称为“组织相容性”基因，每一种物种这一系列的基因（被称为主要组织相容性复合体Ⅱ级抗原）在 T 细胞依赖型免疫反应中起着关键作用，同时这也引发了急性异体移植排斥。捐献者抗原识别依赖于接受者 T 细胞抗原受体（T cell antigen receptor，TcR）表达。T 细胞抗原受体与多肽链鉴别簇紧密相关，这一结合单元被命名为 TcR-CD3 复合物，此结合物位于 T 细胞表面。TcR-CD3 复合物（图 19-1）促发外源性抗原与抗原提呈细胞上 MHCⅡ类分子结合，激活淋巴细胞启动免疫反应，最终对异体移植物产生排斥反应。

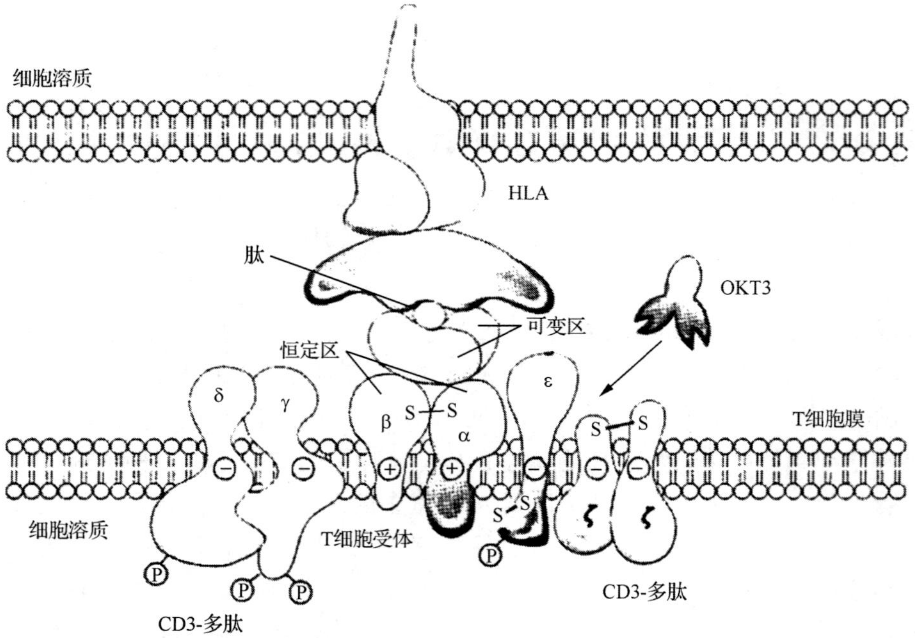

图 19-1　CD3 复合体 T 细胞抗原受体和莫罗莫那-CD3 绑定位点（CD3 复合体的氨基乙酸链）[3]

单克隆抗体是由单个克隆产生，并可以特异性地与单个靶抗原结合。单克隆抗体生产技术的出现是从单个 B 细胞能产生单一特异抗体的认知开始的。Kohler 和 Milstein 首次成功融合了抗体生成细胞和骨髓瘤细胞，成功地实现了该项知识与具有临床移植实际应用价值的转化，自此建立了能永久分泌表达单一抗体的细胞系[4]。1984 年，Kohler 和 Milstein 因在该领域的发现获得诺贝尔生理学或医学奖。理论上，能生产任何相应抗原的抗体。然而，器官移植的关键是生产抗体抑制细胞表面分子以调节急性移植排斥反应。

抗人 T 淋巴细胞 OKT mAb 系列是 1979 年由 Patriek C. Kung 等首次制备成功的[5, 6]。大量的试验研究证明，这些 OKT mAb 识别人 T 淋巴细胞表面的抗原决定簇，同时 Kung 和同事首次鉴定了莫罗莫那-CD3 与人 T 细胞亚群的相互作用。其中 OKT3 与全部成熟 T 细胞反应，OKT4、OKT8 分别与 T 辅助诱导亚群（TH/Ti）和 T 杀伤抑制亚群（TC/TS）反应[7]。OKT 单抗株被广泛应用于新药开发及临床应用。

莫罗莫那-CD3 是抗 T 细胞表面 TcR-CD3 复合物的鼠源单克隆抗体，可以作为一种免疫抑制剂。该抗体是生物化学纯化的 IgG2a 免疫球蛋白，其含有每条分子质量大约是 50 000Da 的两条重链和每条分子质量大约是 25 000Da 的两条轻链。人 T 细胞表面附有糖蛋白类（ε 链分子质量是 20 000Da），它是 T 细胞功能必不可少的部分。

为了产生大量的杂交瘤细胞，小鼠需要特定的抗原复合物（如 CD3）进行免疫，这能增加对目的抗原反应的细胞数量。大约 1 个月后获得的脾细胞继而与鼠源骨髓瘤细胞进行融合，之后将杂交瘤细胞置于选择培养基上进行筛选，对经鉴定的克隆生长阳性细胞进行大量培养，培养后的杂交瘤细胞接种于小鼠腹腔内进行扩增或通过大量的组织培养技术完成（图 19-2）。OKT mAb 可以是腹水、腹腔冲洗液、培养上清液及提纯的 IgG。可应用间接免疫荧光法或 ELISA 的方法检测分泌抗体的活性和特异性。

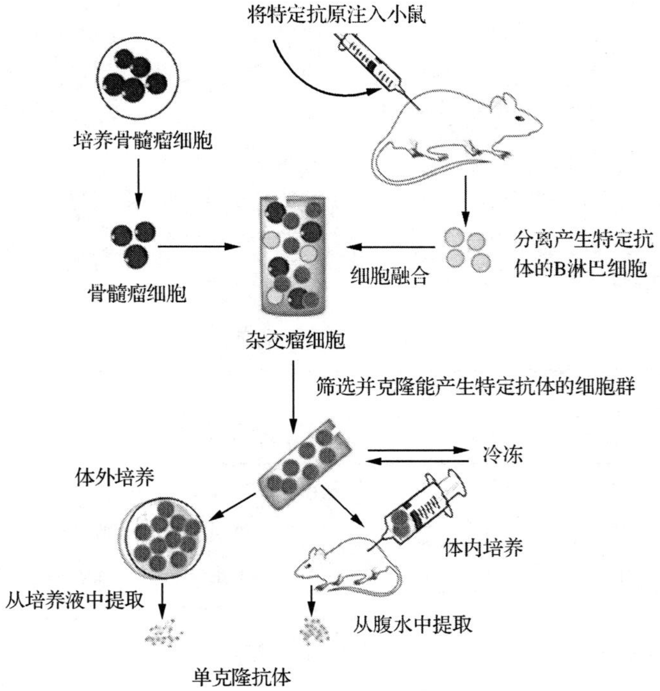

图 19-2　鼠源单克隆抗体的制备过程[8]

特异性单克隆抗体是通过腹液或培养基上清液纯化的，检测确保没有微生物病原体。免疫过程和特异性筛选优先采用扩大克隆以阻止血小板或血红细胞决定簇抗体特异性形成[9]。新抗淋巴样单克隆抗体临床应用必须谨慎检测以排除非淋巴细胞的交叉反应，因为一些蛋白质功能表面可以被几种细胞类型共用[10]。商业化的单克隆抗体，其特异性抗体纯度可达 90%～95%。

单克隆抗体制备中，在得到高效、稳定表达抗 CD3 单克隆抗体细胞株后，如何进行工业化生产也是至关重要的。自 1975 年 Kohler 和 Milstein 创立细胞融合技术，首次采用杂交瘤细胞获得单克隆抗体以来，国内外对于杂交瘤的培养方式主要有：悬浮培养、中空纤维培养、微囊法及包埋法等，而悬浮培养法较易多见。对于它的纯化，多采用沉淀法、色谱技术及非层析抗原特异性吸附法等。在工业应用中，也可采用多种纯化技术组合的方法。

19.3　莫罗莫那-CD3 的药理学及免疫抑制

当 T 细胞与细胞表面结合时，主要识别抗原提呈细胞 MHC-Ⅱ，并进行跨膜细胞内信号的传递。关于表面抗原的界定见表 19-1。T 细胞受体与细胞表面 CD3 分子以共价键相连形成蛋白质分子的复合物。由 T 细胞介导的细胞毒性作用主要用于抵抗外来的物质，尤其是在器官移植的过程中，T 细胞能够识别一些位点，这些位点与抗原和 T 细胞触发增殖相关，如 CD4、CD8，对于外来抗原这些分子可引起特定的细胞毒性作用。T 细胞受体主要存在于 T 细胞的边缘和成熟的胸腺细胞，是由若干的糖蛋白组成的，抗原的识

别是由 α 和 β 亚单位组成的 Ti 复合体末端的可变区来发生的，这个区域能够被外来的抗原所识别。抗原和识别位点之间的连接就是 CD3 复合体的活性区域，也是 T 淋巴细胞效应细胞和触发器，莫罗莫那-CD3 能够识别和绑定一个 20kDa 的亚单位，因此封闭了 CD3 的功能。这种相互作用的结果能短暂地激活 T 细胞释放细胞因子，阻止 T 细胞增生和分化。因此，在周边循环的几乎所有功能性 T 细胞都被短暂消除。尽管 T 细胞在治疗过程中会再出现，但这些细胞不能再和 CD3 结合也不能使 T 细胞激活。T 细胞功能将在停药后 48h 左右恢复正常[9]。

表 19-1　表面抗原的界定[15]

OKT 单克隆抗体	识别抗原			细胞群
	CD 类别	T 细胞类别	其他选择	
OKT1	CD5	T1		所有 T 细胞
OKT3	CD3	T3	LEU4	所有成熟的外周 T 细胞
OKT4	CD4	T4	LEU3α	辅助/诱导 T 细胞
OKT6	CD1	T6		胸腺细胞
OKT8	CD8	T8	LEU2α	抑制细胞毒性 T 细胞
OKT11	CD2	T11	LEU5	带有绵羊红细胞受体的 T 细胞

注：CD，不同分化亚群；LEU，白细胞

莫罗莫那-CD3 是鼠源单克隆抗体 IgG2a，经过纯化去除热源和外来物质得到较纯的抗体。在体内和体外的研究中显示，莫罗莫那-CD3 在淋巴细胞诱导和效应阶段抑制淋巴细胞对于 MHC-Ⅰ、MHC-Ⅱ的增殖反应[11, 12]。

莫罗莫那-CD3 如何阻断 T 细胞功能的作用机制还不完全清楚，体外和体内研究结果表明，主要作用方式是立体化学的阻聚作用，刺激 T 细胞激活(诱导细胞因子释放)、调理和消耗周边 T 细胞及调节 CD3 复合物[13]。最初作用是通过立体阻断抗原提呈细胞抑制 TcR 与主要组织相容性复合体Ⅱ级抗原衔接。此外，T 细胞激活，或细胞表面活化标志物如白细胞介素-2 受体和细胞间黏附受体的表达，均可引起 T 细胞功能障碍。T 细胞受网状内皮系统中巨噬细胞的调节，介导 T 细胞迁移至血管内腔壁并在淋巴结重新分布。患者静脉注射莫罗莫那-CD3 1min 后体循环中 CD3 阳性细胞(包括 CD2+、CD4+或 CD8+)数量急剧减少。因此这些 T 细胞将不能识别外源性抗原。最终，任何剩余 T 细胞经过 TcR-CD3 调节或内陷，在 TcR 与 CD3 抗原被转移出 T 细胞表面时，使得 T 细胞表现出 CD3 阴性，不产生免疫学活性[14]。

总体来说，莫罗莫那-CD3在体内有两方面药理作用：预期的免疫药理效果及非预期的药理作用。虽然在用莫罗莫那-CD3治疗两周后 CD3 的数量有所增加，但在反复的治疗过程中 CD3 基本没有残留，一过性的 CD3 增加可能由于体内中和抗体的产生，在莫罗莫那-CD3 撤退后 CD3 能够快速地回到正常水平。伴随着 CD3+细胞的减少，CD4、CD8 及 CD11 细胞也逐步地减少，然而治疗一段时间后 CD3–、CD4、CD8 细胞又出现了，这些细胞对于 CD3+细胞具有非功能性的调控作用。而对于其非预期的药理作用包括：①过度的免疫超表达能力；②免疫系统的活化。在最初的治疗当中，在 T 细胞周边绑定有莫罗莫那-CD3 导致了 T 细胞的活化，这种活性在体内研究中并没有很重要的作用。与体外研究相比，这种活性同时伴随着淋巴因子的释放，包括白细胞介素 2(interleukin-2，IL-2)、干扰素-γ(IFN-γ)、肿瘤坏死因子(tumor necrosis factor，TNF)。但这些介质的释放仅仅是 T 淋巴细胞的活性还是与 T 淋巴细胞的消亡或溶胞作用相关，目前还不十分清楚。

目前，认为 OKT3 也可通过以下作用方式(表 19-2)抑制机体的免疫功能。①包埋或免疫调整循环 T 系统。通过此种方式可使 T 细胞在通过肝脏网状内皮系统时被清除。但这不应该是 OKT3 的主要作用机制，因为在肝脏衰竭时，网状内皮细胞的功能发生障碍，注射 OKT3 没能出现外周血中的 CD3 被迅速清除的现象，反而在肝脏移植前应用 OKT3 能使机体免疫系统被抑制。②激活诱导细胞死亡。研究表明已活化的成熟 T 细胞，OKT3 可通过细胞凋亡的方式诱导 T 细胞的死亡，而对于处于静止期的 T 细胞无作用[16]。该作用与 T 细胞表面存在的 Fas 蛋白及其配体(Fas-L)密切相关[17]。由于 Fas 蛋白及 Fas-L 受到 IL-2 的调控，因此干扰 IL-2 途径的免疫抑制药物可能会降低 OKT3 的激活诱导细胞死亡(activation-induced cell death，AICD)效应[18]。OKT3 也可以通过抗体依赖细胞介导的细胞毒作用(antibody-dependent cell-mediated cytotoxicity，ADCC)和补体依赖的细胞毒性(complement dependent cytotoxicity，CDC)作用，杀伤机体的 T 细胞，阻断补体介导的溶解和混合淋巴细胞反应的活性，从而到达抑制机体免疫功能的作用。

表 19-2　1996 年由 Wilde MI 改良后的莫罗莫那-CD3 的活性机制

接受机制	假定机制
• 外周 T 细胞表面 CD3 抗原受体复合体抗原变调，引起的抗原识别失败	• 淋巴细胞移植浸润后的免疫调节 • 细胞凋亡诱导的 CD3 活性的消除
• 循环 T 细胞的调理作用和其后被网状内皮系统的去除作用	• CD3 抗原从 CD3 复合体上脱落导致的 CD3 复合体的变调 • 在外周血淋巴细胞中减少了淋巴细胞黏附分子的表达 • 诱导细胞介导细胞溶解

莫罗莫那-CD3 药代动力学特点：血浆中莫罗莫那-CD3 的浓度根据其抗体情况、移植器官和患者年龄的不同而不同。在肾移植患者中给予 5mg，每天 1 次，连续 10～14 天，平均血药浓度在给药后 1h 和 24h 后分别为 996μg/L 和 104μg/L，给药 2～4 天后平均稳态血清谷浓度为 500～1000μg/L。当血清中药物浓度达到 1000μg/L 时，能阻断体外细胞毒性 T 细胞功能。此外，莫罗莫那-CD3 预防给药的稳态血药浓度低于治疗患者移植排斥的血药浓度。患者重复注射莫罗莫那-CD3 后，具有明显的累积效应，用于治疗和预防给药的血浆消除半衰期分别约为 18h 和 36h[19]。

当血浆中的莫罗莫那-CD3 含量低时，不能起到预防作用[20~22]。单独 CD3 细胞阳性水平并不是莫罗莫那-CD3 作用浓度或早期敏感度的一个可靠指标[23~27]，因此在莫罗莫那-CD3 预防治疗中，除监测血药浓度、CD3+细胞水平和抗莫罗莫那-CD3 抗体滴度外，还需要不断地监控临床症状，以期获得最佳有效治疗剂量[28~33]。

莫罗莫那-CD3 是一种特异性抑制 T 细胞的单抗，可能通过阻断所有 T 细胞的功能起到逆转移植排斥的作用。由于莫罗莫那-CD3 能与细胞膜上 CD3 结合并阻断其下游通路，因此在治疗急性异体移植排斥上起着重要的作用。在体内，莫罗莫那-CD3 能与周围血中和组织中的 T 细胞反应，但不与造血组织中的细胞结合。在所有研究的患者中，莫罗莫那-CD3 给药数分钟后，体内循环的 CD3+、CD4+、CD8+细胞均迅速减少。给药后 2～7 天，患者体循环中 CD4+、CD8+细胞迅速升高，但未检测到 CD3+细胞。由于这些 T 细胞能够被迅速清除，导致 T 细胞不能识别移植抗原。最后，所有经过 TcR-CD3 修饰或细胞内摄作用的 T 细胞，期间结合有 CD3 抗原的 TcR 将从 T 细胞表面移除，这最终导致 T 细胞 CD3 阴性并不表现出免疫活性[14]。

在所有移植接受者和健康人的肾标本中，当 T 细胞表面受体被莫罗莫那-CD3 激活后会引起强烈的酪氨酸磷酸化[34]。在人肾异体移植接受者中，莫罗莫那-CD3 给药后 IL-10 含量迅速增加，而 IL-10 的释放可以下调莫罗莫那-CD3 引起的 T 细胞激活[35]。肾异体移植患者中预给药 1μg/kg 人重组 IL-10 后，可以降低莫罗莫那-CD3 引起的 TNF-α 释放。但高剂量的 IL-10 可以增加人体早期对莫罗莫那-CD3 的敏感性[36]。

莫罗莫那-CD3 停药治疗一周后，体循环中 CD3+细胞迅速升至治疗前水平。莫罗莫那-CD3 治疗后第二周，患者体循环中 CD3+细胞增加，这可能是因为体内已经出现该化合物的中和抗体。抗莫罗莫那-CD3 抗体已经出现，且 IgM 出现频率为 21%（n=43）、IgG 为 86%（n=43）、IgE 为 29%（n=35）。出现 IgG 抗体的平均时间为（20±2）天，给药后两周出现的概率为 3%（n=86）。血清中莫罗莫那-CD3 水平可以被 ELISA 检测到。莫罗莫那-CD3 5mg 每天持续给药 14 天，给药前 3 天，血清中莫罗莫那-CD3 平均低谷水平逐渐升高，第 3～14 天时达到稳态（0.9μg/ml）。在体外试验中，体内检测到的浓度足以阻断 T 细胞效应，在体内给药中，脑脊液和腹膜液中出现白细胞，这一机制仍不清楚。

19.4　莫罗莫那-CD3 的细胞因子释放综合征

早期的临床试验及后期大量的临床数据都证明了细胞因子释放综合征（cytokine release syndrome，CRS）的发生。当应用首个剂量的莫罗莫那-CD3 后可能出现多种严重不良反应，这些不良反应的发生与首次应用后淋巴细胞的减少相关，在之后的长期应用中将不再发生。Chatenoud 等的研究显示，当肾移植患者预防性应用 OKT3 几小时后，体内 TNF 及 INF-γ 含量剧增。如果在注射 OKT3 前 1h 一次性大剂量快速静脉给予甲泼尼龙，将能显著地减少体内 TNF 及 INF-γ 含量和临床症状。另外的证据证明了细胞因子尤其是 TNF 与细胞因子释放综合征的相关性，这一理论被 Charpentier 所阐述，他通过给予抗 TNF 单克隆抗体药物减少了细胞因子释放综合征。其他的方式也可减少 CRS 的出现，如口服己酮可可碱[37, 38]或消炎痛[39]，莫罗莫那-CD3 的耐受性正在被逐步地改进。

19.4.1　细胞因子释放综合征(CRS)发生机制

尽管 CRS 的启动机制尚不清楚，但是通常认为它是由某些炎性细胞的活化导致的，尤其是单核细胞、巨噬细胞、T 细胞和 B 细胞。随着白细胞介素-6(interleukin-6，IL-6)和白细胞介素-10(interleukin-10，IL-10)的升高，部分病例中白细胞介素-2(interleukin-2，IL-2)和白细胞介素-8(interleukin-8，IL-8)也会升高，在最初 1～2h 内出现的肿瘤坏死因子-α(tumor necrosis factor-α，TNF-α)和干扰素 γ(interferon-γ，IFN-γ)急剧升高是 CRS 的主要特点。临床病例报道出现疲倦、头疼、荨麻疹、瘙痒、鼻炎、支气管痉挛、呼吸困难等症状。无论是哪种类型的特异性抗体，所产生的症状都比较类似。CRS 通常在首次给药后出现，症状一般都比较轻微，病情容易控制。然而有些患者在给予单克隆抗体后会出现严重的 CRS，甚至是致死性的。目前，在临床前试验中预测生物技术药物是否会在人体内导致 CRS 仍面临巨大的挑战。

目前，研究发现 CRS 的发生与以下几种分子机制相关[40]。首先，可溶性抗体通过其抗原特异性决定簇(CDR)与相应的效应细胞表面的抗原结合，激活的效应细胞释放大量的细胞因子。其次，之前存在的抗 IgG 抗体(一般为人抗鼠抗体)可以与相应的抗体交叉结合。具有特异性靶抗原的效应细胞被激活，释放大量的细胞因子。此外，抗体还可以通过其 Fc 段与非效应细胞的 Fc 受体(FcR)结合，而通过其相应的 CDR 与效应细胞表面的抗原结合，激活后的效应细胞释放细胞因子。最后，抗体通过 Fc 段交叉结合 FcR，激活的非效应细胞也会释放大量的细胞因子。在体内的情况比较复杂，通常会有多个机制同时启动参与整个 CRS 的发生发展过程。抗体的亲和力、抗体的表位、抗原的特性、抗体 Fc 段与 FcR 的结合等，甚至包括穿膜蛋白胞内部分激活一系列的信号转导均会影响 CRS 的发生。因此，复杂的发生机制导致不同系列的细胞因子激活，从而造成临床表现的多样化。CRS 不是“全或无”，了解每一种单克隆抗体可能的分子机制有助于预测临床症状。

19.4.2　细胞因子释放综合征的病理生理学

早期研究者首先将发热、寒战及其他典型的不良反应归因于莫罗莫那-CD3 给药后引起的一种特异质反应或过敏性反应，或是由大量淋巴细胞裂解引起[13, 41]。但这一理论一度受到质疑，因为大量研究发现多次莫罗莫那-CD3 的使用可以消除这些症状。CRS 病因学的研究中近来被人们所接受的理论是莫罗莫那-CD3 的促有丝分裂活性引起大量促炎因子瞬间释放到体循环中[13, 42, 43]。莫罗莫那-CD3 首次应用可以瞬时激活 T 细胞，引起细胞因子的大量释放[41]。在体循环中可以检测到很多因子如 IL-1、IL-2、IL-3、IL-6、INF-γ、TNF 及 GM-CSF[43, 44]。首剂量莫罗莫那-CD3 给药后 1h，在体循环中便能检测到 TNF-α[41, 45]。TNF-α 是 CRS 的主要调节物质，参与大多数首剂量引起的严重反应，如脑膜炎、脑病、肾病及心肺恶化[13, 41, 44, 46, 47]。服用莫罗莫那-CD3 后 6～48h，IL-6 的含量也随之升高[45, 41]，但 INF-α 和 IL-2 的含量则在 2～4h 达到峰值。大多细胞因子在给药后

12～23h 内(INF-α 和 IL-2 的含量)恢复正常[45]。

Abramowicz 等[48]对事先服用莫罗莫那-CD3 进行预防治疗的肾移植患者血清中 IL-2、INF-γ、TNF-α 水平进行了评价。在移植前，对其中 9 位患者静脉注射莫罗莫那-CD3(5mg/天)、硫唑嘌呤[2mg/(kg·d)]、泼尼松龙[0.3mg/(kg·d)]，为期 14 天；对其中 6 位患者则在移植当天口服 CsA(6mg/kg)和硫唑嘌呤(1mg/kg)，同时腹腔注射甲基氢化泼尼松(2mg/kg)。治疗前莫罗莫那-CD3 组的患者静脉快速推注 1mg/kg 甲基氢化泼尼松，30min 后给予 100mg 氢化可的松。CsA 治疗的患者中未检测到 TNF 上调，同时亦不能检测 IL-2 和 INF-γ。在接受莫罗莫那-CD3 治疗的 9 位患者中观察到 TNF($P<0.01$)、IL-2($P<0.01$)、INF-γ($P<0.01$)均显著升高。TNF 水平在莫罗莫那-CD3 给药 1h 后达到最高，且 4h 内与 CsA 治疗组患者相比一直处于较高水平($P<0.05$)。在 9 位莫罗莫那-CD3 给药的患者中，8 位患者在服药 1h 后血清中 IL-2、INF-γ 水平明显升高，2h 后达到峰值。但 24h 后血清中则检测不到 IL-2 和 INF-γ。同时，这 9 位患者均出现发热症状。当第二次和第三次注射莫罗莫那-CD3 后，细胞因子的水平未显著上升，但有一位患者在第二次注射之后 2h 出现 INF 低水平症状。

较多学者认为，莫罗莫那-CD3 的 CRS 仅在首次注射出现[49, 45, 42, 43, 13, 11]。Vasquez 等[50]进行了一次回顾性分析认为，部分患者在首次或二次给药之后仍然出现 CRS。在一项综述中对 83 例患者进行分析，研究者发现，50%的患者在首次给药之后出现高热和寒战。超过 1/3 的患者在给药两次以上仍出现该症状，这些症状明显由莫罗莫那-CD3 给药引起。这些患者通常以免疫排斥处理，而不是给予免疫抑制药物。通过分析莫罗莫那-CD3 多次给药之后引起的不良反应，作者认为可能存在一种新的机制引起这一不良反应，但这一机制仍然未被阐明。

19.4.3 细胞因子释放综合征的症状

在前几个剂量的莫罗莫那-CD3 给药中，大多患者会出现这种急性的临床症状(尤其在前一次或两次剂量中)。这些症状通常在 4～6h 内消退，因此不必停止治疗[13]。对于 CRS 的报告有许多，更多是温和的、“流感样”病情；有少数则是严重的、可危及生命的症状，包括严重的心血管疾病和 CNS 症状。这些症状主要出现在莫罗莫那-CD3 给药后 30～60min(也可能稍微滞后)，持续数小时。首剂量后出现的综合征通常最严重也最频繁。但在接下来的剂量中莫罗莫那-CD3 给药后产生的 CRS 频率和严重程度均减轻。当增加莫罗莫那-CD3 的剂量或间隔一段时间后继续治疗，将重新引起 CRS。

CRS 表现出一组临床上特有的症状[44]。常见的临床症状包括：高热(>40℃)、寒战/僵直、头痛、震颤、呕吐、腹泻、腹痛、萎靡不振、肌肉关节痛及体虚。少数有关于皮肤病的报道(如皮疹、皮肤瘙痒)，另有些出现少数严重致死事件、心肺病及中枢神经系统不良反应。莫罗莫那-CD3 预防性治疗的患者中出现心脏、内肠道、神经方面的不良反应远远高于急性排斥的患者[44]。

心肺病通常包括：呼吸困难、呼吸急促、支气管痉挛/喘息、呼吸急促、呼吸骤停、心血管崩溃、心脏骤停、心绞痛/心肌梗死、胸痛/紧张、心动过速(包括室性心动过速)、高血压、血流动力学不稳定、低血压引起的休克、心力衰竭、肺水肿、成人呼吸窘迫综合征、低氧血症、窒息和心律失常。

在肾同种移植排斥的初始研究中，107 位患者中 5%出现严重致死性的肺水肿。所有患者均存在体液负荷超载。在 311 位患者中控制首剂量的体积/体重限制之后，体液负荷超载则未出现。在之后的试验中，患者中出现严重的肺水肿。肺水肿的病因学可能包括以下几点：体液负荷超载，肺血管通透性增强，左心室顺应性降低。莫罗莫那-CD3 治疗 1～3 天期间，有些患者会出现急性肾小球滤过率降低，排尿量降低，最终引起血清肌酐上升。大量细胞因子的释放会引起肾功能可逆性的损伤，这将大大影响肾同种移植功能。同样，前几个剂量的莫罗莫那-CD3 给药之后，患者体内肝转氨酶瞬时提高。

在治疗急性肾同种移植排斥的临床对照试验中，与接受硫唑嘌呤+高剂量皮质醇治疗相比，首次给药后两天内，莫罗莫那-CD3+低剂量免疫抑制剂治疗组的患者其不良反应发生率明显较高。这些不良反应主要有：发热(90%，超过 40℃的占 19%)、寒战(59%)。此外，在给药后两天，约 8%的患者出现以下不良反应：呼吸困难(21%)、恶心(19%)、呕吐(19%)，、胸痛(14%)、腹泻(14%)、震颤(13%)、喘息(13%)、头痛(14%)、心动过速(10%)、高血压(8%)。在开放临床研究和市场调查中亦观察到相似的临床症状。

19.4.4　莫罗莫那-CD3 和细胞因子释放综合征

Thistlethwaite 等发表了一项关于 122 例肾移植患者接受莫罗莫那-CD3 治疗后并发症的报告。在莫罗莫那-CD3 给药中，83 位患者用于治疗急性排斥，39 位患者用于预防诱导免疫抑制。所有患者均同时服用 CsA；有些患者则同时服用 3 种药物，包括 CsA、泼尼松及硫唑嘌呤。首先用莫罗莫那-CD3(低于 30kg 的患者服用 5mg/天或 2.5mg/天)对 39 位患者进行诱导性治疗，接着给予泼尼松 0.25mg/(kg・d)、硫唑嘌呤 3mg/(kg・d)。连续给药莫罗莫那-CD3　7～14 天。停用前两天时给予 CsA(10mg/kg)和硫唑嘌呤[2mg/(kg・d)]。在 83 例用于治疗排斥反应的患者中，给予甲泼尼龙(5～10mg/kg)3 天一次。如果不能确定发生排异反应，则需要做移植肾的经皮针刺活检以证实排异诊断。如果确定已经发生排异反应，则立即给予莫罗莫那-CD3(成人 5mg/天，儿童＜30kg 2.5mg/天)。成人在首次给予莫罗莫那-CD3 治疗之前应服用 600mg 扑热息痛和 50mg 苯海拉明，30min 之后服用 100mg 氢化可的松。当莫罗莫那-CD3 开始使用之后，硫唑嘌呤应降低剂量至 25mg/天，并停止使用 CsA。给予莫罗莫那-CD3 之前需检查周围血中 CD 阳性细胞数，随后每周监测 3 次。

两组 122 例治疗患者中出现最常见的不良反应为：发热(分别为 89%、92%)。大多患者在接受首剂量治疗时出现这种情况；但有些患者在接下来的几个剂量中亦出现高热，少数患者在整个治疗期间每次给药后均出现高热。其中体液负荷超载可能引起高血压、轻度呼吸困难；血液透析或者强迫性利尿引起心动过速和低血压。并未有关于严重肺并发症的报道。最常见的报道为头痛(分别 35%、54%)和僵直(分别为 29%、31%)。亦有胃肠道症状(恶心、呕吐及腹泻)和中枢神经系统症状(头痛、无菌性脑膜炎及癫痫)。这些症状通常在给药后 2～5 天发生，一般 2～4 后天缓解。4 位患者(3%)发生无菌性脑膜炎，其中 3 人并发白细胞增多。52 位患者给药后头痛，但无其他中枢神经系统症状。在 8 位患者中(6%)出现全身性症状，包括高热和高钙血症。术后尿毒症患者给予莫罗莫那-CD3 治疗较易引起一些全身性症状。仅有两例报道称莫罗莫那-CD3 存在晚期不良反应。莫罗莫那-CD3 治疗中最易出现的是感染综合征，接受 3 个剂量莫罗莫那-CD3 治疗的患者有 2/3 出现感染，但仅接受一个剂量治疗的患者只有 1/3 发生感染。

Norman 等[51]进行了一项随机双盲试验，观察比较了两个剂量下 CRS 的不同程度。该试验选取 26 例肾移植患者为研究对象。高剂量组每天 5mg，连续 12 天(总共 60mg)；低剂量组则先 1mg 持续两天，随后每天 2mg，持续给药 10 天(总共 22mg)。所有患者均服用标准免疫抑制剂如 CsA、硫唑嘌呤、甲基泼尼松龙和泼尼松龙。两组中无病史差异，唯一有区别的是低剂量组中有较多男性($P<0.05$)。两组中 CRS 不良反应发生率相似，主要症状为厌食、恶心、头痛、呕吐、腹泻、虚弱、呼吸困难、肺水肿及幻觉。高剂量组中发热的发生率并未高于低剂量组。但低剂量组低血压的发生率较低($P<0.02$)。在该项研究中，两个方案均有效，但低剂量组低血压的发生率较低，因此比高剂量有着更好的安全性。

19.4.5 细胞因子释放综合征管理

临床上对 CRS 的管理包括预防首剂量后出现的严重后遗症。对于 CRS，没有明确的治疗方案，但通过合理地调整可以大大减轻症状[44]。已有较多化学制剂用于减轻莫罗莫那-CD3 给药后引起的 CRS。提前 30min 服用对乙酰氨基酚可以减轻莫罗莫那-CD3 引起的发热症状；苯海拉明可以用于治疗一些过敏性反应。甲泼尼龙用于退烧和抗炎。通过利尿、透析可以缓解体液负荷超载，并可以预防肺水肿。莫罗莫那-CD3 在以下患者中禁止使用：体重超过基线 3%，血流动力学不稳定；同时通过胸透排除体液负荷超载，结合以上几项检查结果，可以大大降低严重并发症的发生率。最后，支气管痉挛可以通过吸氧或支气管扩张进行控制[41, 13]。

19.4.5.1 甲泼尼龙

皮质类固醇类药物有着非特异性免疫抑制作用及抗炎作用，这使得该类药物在移植患者中广泛使用。有研究认为增加该类药物的给药剂量可以抑制细胞因子释放综合征[13]。Goldman 等进行了一项实验，研究在莫罗莫那-CD3 首次使用之前给予高剂量甲泼尼龙，观察其对细胞因子释放的影响。首先提前 4h 给患者注射 1mg/kg 或 8mg/kg 的甲泼尼龙，而后给予莫罗莫那-CD3。比较血清中 TNF、INF-γ、IL-2 水平，与低剂量组相比，高剂量甲泼尼龙给药组 TNF 与 INF-γ 水平明显下降($P<0.05$)。此外，高剂量组 15 位患者中仅有 5 人需要接受透析，而在低剂量甲泼尼龙给药组 21 位患者中 14 人需要接受透析($P=0.04$)。因此这些研究者推荐莫罗莫那-CD3 给药之前给予高剂量的甲泼尼龙。

Chatenoud 等进行了一项回顾性随机实验，旨在确定高剂量甲泼尼龙给药的最佳时间表。该研究入组的分为 3 组。第一组的 27 例肾移植受者给予 5mg/kg 莫罗莫那-CD3，持续 14 天，用于预防排斥。此外，每组患者同时服用皮质类固醇药物 0.25mg/(kg • d)

和硫唑嘌呤 3mg/(kg·d)。第一组中所有患者于非固定时间服用高剂量甲泼尼龙(与莫罗莫那-CD3 同时给药、30min 或 4h 以后给药)。第二组中有 6 位肾移植患者，该组的患者不用每天接受皮质类固醇药物治疗。这些患者每天给予 5mg 莫罗莫那-CD3 和 2mg/kg 硫唑嘌呤，持续 20 天。由于病情程度的不同，有 3 位患者未给予 1g 剂量的甲泼尼龙，其他 3 人照常给药。皮质类固醇药物无特定的给药时间点。第三组中 6 人同时接受高剂量甲泼尼龙治疗，其他 6 人则在莫罗莫那-CD3 给药前 1h 给予甲泼尼龙。

在第一组中，患者血清中 TNF 水平明显升高。注射莫罗莫那-CD3 4h 后 TNF 水平开始下降，但仍明显高于给药前。持续注射莫罗莫那-CD3 并未进一步增加 TNF 水平。给药后 1h，INF-γ 水平开始上升，4h 达到峰值。尽管无预期的实验结果使得临床数据难以分析，但需要注意的是，在莫罗莫那-CD3 给药前 30～60min 中给予皮质类固醇，细胞因子的水平及 CRS 症状均减轻。在第二组中，TNF、INF-γ 的水平最高，同时伴随着急性的临床并发症。第三组的结果表明，甲泼尼龙给药能显著影响 TNF 和 INF-γ 的活性。与莫罗莫那-CD3 和甲泼尼龙同时服用相比，莫罗莫那-CD3 给药前 1h 服用甲泼尼龙，血清 TNF 水平明显下降($P<0.007$)。试验数据很鼓舞人心，但是作者认为每位患者均经过麻醉，这可能对症状有影响。最后作者推荐莫罗莫那-CD3 给药前 1h 服用高剂量甲泼尼龙，这可以明显降低细胞因子的产生，减轻 CRS。

Bemelman 等[52]设法通过控制莫罗莫那-CD3 和类固醇之间的给药间隔，减轻肾同种移植受者的 CRS 症状。3 组患者均接受 5mg/kg 莫罗莫那-CD3，持续 10 天。第一组($n=10$)患者莫罗莫那-CD3 给药前 6h 服用 500mg 甲泼尼龙；第二组($n=10$)患者莫罗莫那-CD3 给药前 1h 服用 500mg 甲泼尼龙；第三组($n=6$)给予莫罗莫那-CD3 前 6h，服用 250mg 甲泼尼龙，给药前 1h，服用 250mg 甲泼尼龙。甲泼尼龙给药持续时间为 20min，患者同时服用免疫抑制剂，包括 CsA 和泼尼松龙。给药后观察不良反应、白细胞数及血清中 TNF 和 IL-6 水平。莫罗莫那-CD3 给药之前测量患者的体温，随后在 2h、4h、8h、12h、24h、36h、48h 重新测量体温。其他不良反应通过观察和问诊进行检测；患者血压每天测量两次。第三组中，患者最高体温明显低于第一组和第二组(分别为 $P=0.0459$ 和 $P=0.0157$)。莫罗莫那-CD3 给药后 24h 内，第一组和第二组间不良反应和体温均无明显差别。3 组患者血压无明显差别。在第三组中，血清 IL-6 平均水平为 14pg/ml，第一组和第二组分别为 180pg/ml、43pg/ml，此外第三组中 IL-6 的峰浓度明显低于第一组($P=0.0152$)。第二组和第三组中 IL-6 峰浓度出现在第 3h，第一组中则延后约 3h。第二组患者 TNF 水平明显高于其他两组($P=0.0321$)。作者认为，当甲泼尼龙给分两次给药时存在一个额外的效应。尽管保护作用并不完全，但以这一方式进行甲泼尼龙给药可以减轻莫罗莫那-CD3 首剂量时的不良反应。

19.4.5.2　己酮可可碱

Vincenti 等[47]进行了一项前瞻性研究，在 20 位肾移植患者中评价了提前给予己酮可可碱对首剂量莫罗莫那-CD3 引起的不良反应的影响。其中 10 位患者为对照组，同样接受莫罗莫那-CD3 治疗。患者给予 5mg/kg 莫罗莫那-CD3，持续 10 天。所有患者在首次接受莫罗莫那-CD3 治疗时提前 1h 静脉注射 7mg/kg 泼尼松龙，在第二次和第三次接受治疗时分别给予 2mg/kg、0.5mg/kg 的泼尼松龙。此外，患者每 6h 给予 650mg 对乙酰氨基酚和 50mg 苯海拉明，持续两天。在莫罗莫那-CD3 给药前 24h，每 8h 给予 600mg 己酮可可碱，之后仍然保持每 8h 给予 600mg 己酮可可碱。对莫罗莫那-CD3 相关的不良反应(高热、寒战、头痛及呼吸困难)进行评级 0～3(0＝阴性，3＝严重)；胃肠道反应为+1(出现)或 0(消失)。与对照组相比，己酮可可碱组患者得分明显偏低($P<0.0001$)。猜测，己酮可可碱可能通过抑制 TNF mRNA 转录，阻断活化单核细胞中 TNF mRNA 累积，起到减轻 CRS 的作用[13, 47]。在该项研究中，己酮可可碱可以显著降低莫罗莫那-CD3 引起的首剂效应。Rossi 等 [13]认为，在该项研究中，己酮可可碱与高剂量的皮质类固醇药物联合使用，这很难确认 CRS 减轻是否是己酮可可碱单独作用的结果。此外，己酮可可碱对细胞因子的反应无直接作用，且不影响 TNF 的水平。因此，Rossoi 等[13]认为，己酮可可碱的临床治疗效果存在争议，建议在莫罗莫那-CD3 给药前使用己酮可可碱。

19.4.5.3　吲哚美辛

较多研究发现，抑制环氧酶通路可以减轻细胞因子的释放，这引起了人们对吲哚美辛的关注，因为其可以用于减轻 CRS 综合征[13]。Shield 等[53]开展了一项随机、安慰剂对照的多中心试验，该试验研究莫罗莫那-CD3 给药后 48h 内，吲哚美辛对 CRS 综合征发生率和严重程度的影响。在 60 例肾移植排斥患者中，莫罗莫那-CD3 作为一种一线药物或急救药物被使用。随机对这些患者进行分组，其中分别在莫罗莫那-CD3 给药前 1～2h 内给予吲哚美辛($n=29$)、安慰剂($n=31$)，每隔 8h 给予 50mg 吲哚美辛和安慰剂，持续 48h。在首次莫罗莫那-CD3 给药 1～2h 给予甲泼尼龙和苯海拉明。吲哚美辛给药组身体疼痛的发生率明显低于安慰剂组(0% vs 16%，$P=0.053$)。此外，吲哚美辛组发热状况较为温和($P=0.02$)。吲哚美辛组寒战的发生率明显低于安慰剂组(45% vs 71%，$P=0.066$)。第二次莫罗莫那-CD3 给药后，吲哚美辛组发热的发生率显著低于安慰剂组患者(28% vs 87%，$P=0.001$)。总之在吲哚美辛组中所有不良反应的发生率均显著低于安慰剂组($P=0.05$)。但吲哚美辛的使用能显著诱导血清中 IL-1β($P=0.01$)、TNF($P=0.001$)和 IL-6($P=0.025$)水平。但安慰剂组中仅有 TNF 和 GM-CSF 水平显著升高($P=0.001$)。因此作者认为，吲哚美辛并不能抑制细胞因子的产生，但可以减轻首剂量 48h 内莫罗莫那-CD3 引起的 CRS 综合征。

19.4.5.4　重组人可溶肿瘤坏死因子受体

TNFR:Fc 是一种 TNF p80 受体和 Fc 的融合体，可以与 TNF-α 和 LT 结合。与抗 TNF 单抗相比，这一产物可能是用于治疗莫罗莫那-CD3 相关的 CRS 更佳的药物，因为 TNFR:Fc 对 TNF 有着更高的亲和性，同时免疫原性低而且与人本身 TNF 受体有着更高的生理相似性。Eason 等[46]在 12 例类固醇抵抗的肾同种移植患者受者中进行了一项前瞻性随机试验，评价了 TNFR:Fc 减轻 CRS 和改善肾功能的能力。所有患者首次莫罗莫那-CD3 治疗前静脉推注甲泼尼龙 500mg，并口服 350mg 对乙酰氨基酚和 35mg 苯海拉明。前两个剂量的莫罗莫那-CD3 给药方式有两种：莫罗莫那-CD3 单独给药、莫罗莫那-CD3+ TNFR:Fc(0.05～0.15mg/kg，提前 30min 给药)。在 TNFR:Fc 给药组中寒战的发生率显著降低($P<0.05$)；且在莫罗莫那-CD3 给药后次日，TNFR:Fc 中不良反应症状明显减轻($P=0.032$)。TNFR:Fc 给药后患者肾功能 24h 内恢复正常，而对照组中则需要 48h，此外，给药后 6 天内血清中肌酐水平亦明显下降($P=0.032$)。

19.4.5.5　抗 TNF 单克隆抗体

各项研究正在发展治疗 CRS 的新方案，如非激活性抗 CD-3 抗体。莫罗莫那-CD3 抗体 $F(ab')_2$ 片段可能可以降低细胞因子的激活[44]。最近研究显示，TNF IgG 抗体可以与同种移植受者体循环中的 TNF 结合。一项鼠模型试验显示，TNF IgG 可以显著抑制 TNF 的激活，从而阻断其他细胞因子的合成。

19.5　莫罗莫那-CD3 的临床治疗研究与应用

将莫罗莫那-CD3 用于治疗肾移植患者中急性异体移植排斥，心、肝脏移植患者急性类固醇抵抗异体移植排斥。莫罗莫那-CD3 用于预防肾脏异体排斥的有效性并未被确定。当免疫抑制剂与莫罗莫那-CD3 联合使用时，应将其使用剂量调至最低有效剂量。成人中，莫罗莫那-CD3 治疗急性肾脏，类固醇抵抗性心脏、肝脏移植排斥的推荐剂量为静脉单剂量注射 5mg/天，推注时间应当小于 1min，并进行为期 10～14 天的连续给药。起始低剂量莫罗莫那-CD3 不但有效(<5mg)，且耐受性好于高剂量[54, 55]。在接受莫罗莫那-CD3 治疗的肾移植接受者中发现，低剂量组移植排斥发生率与高剂量组相似，有时甚至更小[54, 55]。

高剂量莫罗莫那-CD3(10mg/天)与肝脏血栓发生有关，就每天 5mg 而言，单剂量(30mg、40mg 和 50mg)给药并未表现出优势，反而与不良反应的发生率增高有关[56]。儿科患者中，≤30kg 的推荐剂量为 2.5mg/天，≥30kg 的推荐剂量为 5mg/天；每天给药时需要在 1min 内完成静脉推注，并持续给药 10～14 天。为达到所需 CD3+细胞水平(<25 个/mm^3)或确保莫罗莫那-CD3 治疗血药浓度(>800ng/ml)，每天需增加莫罗莫那-CD3 的给药剂量。患者在诊断有急性肾脏移植排斥时就应当开始使用莫罗莫那-CD3，但对于类固醇抵抗性心脏、肝脏异体移植排斥患者，应当在皮质类固醇治疗无效之后使用。

莫罗莫那-CD3 给药之前应当进行实验室筛选。同时，应当评价患者体液水平，以排除给药后引起体液超载、高血压或非代偿性心力衰竭。给药前一周内患者的最低体重与最高体重应不超过 3%。在莫罗莫那-CD3 治疗之前，应当进行肾脏、肝脏及造血系统指标的检测，莫罗莫那-CD3 给药前 24h 进行 X 线造影检查，以排除心力衰竭或体液超载。在使用中应进行周期性评价器官功能(肾脏、肝脏及造血器官)。此外，莫罗莫那-CD3 治疗期间应当检测以下参数：血浆莫罗莫那-CD3 水平≥800ng/ml、T 细胞清除率(CD3+T 细胞<25 个/mm^3)。

19.5.1　肾脏和肾脏-胰腺移植受体

作为一种治疗类固醇抵抗性排斥的药物，莫罗莫那-CD3 被 Chkotua 等[57]成功应用于严重排斥的肾移植患者中，这些患者对前几个剂量的抗 ATG 抗体无效。在一项前瞻性随机试验中，研究者先用抗胸腺细胞球蛋白/达珠单抗诱导，他克莫司和类固醇进行维持治疗；比较雷帕霉素和 MMF 在胰腺肾脏移植患者中的免疫抑制作用，在 MMF 组中 5 位急性排斥患者表现出类固醇抵抗，但仍然对莫罗莫那-CD3 或抗胸腺细胞球蛋白敏感[58]。另有一项研究比较了两种不同诱导方式对肾移植患者的影响，即舒莱和莫罗莫那-CD3。在该研究中囊括了 1995～2000 年的 245 位成年肾移植患者。组 1：莫罗莫那-CD3+CsA+附属物+标准强的松。组 2：舒莱+CsA+附属物+类固醇备用。组 3：舒莱+CsA+附属物+无强的松。各组之间人口统计学参数相似。一年内急性排斥发生率分别为 28%、15%、16%。因此，作者认为舒莱与莫罗莫那-CD3 有着相似的作用，可以改善患者和移植器官的存活时间[59]。

19.5.2 肝脏移植受体

除早期 CsA 使用引起的毒性效应外，肝移植患者早期术后一段时间内肾损伤的风险增加，因为术中血流动力学不稳定、肝肾综合征及已有的先前肝肾损伤。表 19-3 总结比较了莫罗莫那-CD3、三联疗法、抗淋巴细胞制剂和抗 IL-2 抗体之间的免疫抑制作用。

对 156 例肝移植患者进行的回顾性调查发现，原发性胆汁性肝硬化肝移植术后，10.9%的患者出现了复发[60]。在 41%的原发性胆汁性肝硬化患者和 23.7%的非原发性胆汁性肝硬化患者中应用莫罗莫那-CD3 进行皮质醇抵抗性排斥治疗，结果显示两组之间原发性胆汁性肝硬化的发生并无显著差异（P=0.036）。

表 19-3 关于不同治疗方法对治疗肝脏异体移植排斥的有效性比较

参考文献	研究设计	特征病例数量	治疗	初始排异时间/天	实际移植存活率/%	排异反应发生率/%	实际患者存活率/%	总有效性	备注
[61]	随机法，多中心	44	M-CD3	38	61（4 年）	34（2 周）；67（1 年）	82（1 年）；69（4 年）	莫罗莫那-CD3≥3 倍剂量	
		50	3 倍剂量	9	54（4 年）	61（2 周）；75（1 年）	78（1 年）；62（4 年）		
[62，63]	随机法	46	M-CD3	12	63（>3 个月）	28（术后 0～14 天）；46（<1 个月）；91（>3 个月）；67（术后 0～14 天）	67（>3 个月）；84（>3 个月）	莫罗莫那-CD3≥3 倍剂量	莫罗莫那-CD3 组和 3 倍剂量组的平均随访持续期分别为 648 天和 682 天
		39	3 倍剂量	9.5	73（>3 个月）	31（排异发生<1 个月）；99（排异发生>3 个月）			

续表

参考文献	研究设计	特征病例数量	治疗	初始排异时间/天	实际移植存活率/%	排异反应发生率/%	实际患者存活率/%	总有效性	备注
[64]		30	M-CD3			56	57（1 年）	莫罗莫那-CD3＞3 倍剂量	
		58	3 倍剂量			79.5	45（1 年）		
[65]		25	M-CD3		25	0.58/pat.；0.43/pat.；0.2（1 个月、2 个月、＞2 个月）	3.5（致死性，2 个月）		
		19	3 倍剂量		69	0.08/pat.；0.24/pat.；0.2（1 个月、2 个月、＞2 个月）	26（致死性，2 个月）		
[66]	随机法	37（成人+儿童）	M-CD3		86（1 年）	81（初 3 个月）	86（1 年）		
		35	抗 IL-2 受体		97（1 年）	91（初 3 个月）	100（1 年）		
		28	3 倍剂量		75（1 年）	96（初 3 个月）	79（1 年）		
[67]	回顾性	63	CsA+pred			67（初 3 个月）		ATG＞CsA+pred/M-CD3	不是一个标准的方案，
		32	M-CD3			44			
		49	ATG			24			当严重的排异反应发生时，ATG 的优势被消除
[68]	随机法	38	M-CD3			13/39（1/2 周）；68（1 年）	84	M-CD3≥3 倍剂量	
		41	3 倍剂量			46/71（1/2 周）	73		莫罗莫那-CD3 的初始非排异期较长

19.5.3 心脏移植受体

对于心脏移植受者来说，预防排斥是非常关键的，因为如果发生心脏排斥，往往都是致命的。尽管直接的证据很少，通过评价排斥的发生率、首次排斥时间及移植器官和患者的生存率，莫罗莫那-CD3 的治疗效果与 CsA+强的松或三联疗法相似。莫罗莫那-CD3 使用后排斥的发生时间明显长于三联疗法组，但是两组之间的排斥发生率无显著性差异[69]。相应的实验结果见表 19-4。莫罗莫那-CD3 与其他抗淋巴细胞制剂疗效比较的数据存在争议。例如，有些研究报告称莫罗莫那-CD3 给药后首次发生排斥时间明显延后，且排斥的发生率下降[70, 71]。然而其他团队则未发现任何区别[72, 73]，且排斥的发生率并未降低[74, 75]，首次排斥时间也未延后[72, 76]；对照组间患者和抑制器官的生存率也没有差别[19]。

表 19-4　关于不同治疗方法对治疗心脏异体移植排斥的有效性比较

参考文献	研究设计	特征病例数量	治疗	初始排异时间/天	实际移植存活率/%	排异反应发生率/%	实际患者存活率/%	总有效性
[77]	随机法	33	M-CD3		91	1.33（1 年）；80/31/28（1 个月、3 个月、6 个月）	91（2 年）	莫罗莫那-CD3＝CsA+Pr
		33	CsA+Pr		94	1.36（1 年）；66、33、27（1 个月、3 个月、6 个月）	94（2 年）	
[69]	回顾法	26	M-CD3	42		0.003	88/81（6/18 个月）	莫罗莫那-CD3＝3 倍剂量
		26	3 倍剂量	21		0.003	92/87（6/18 个月）	
[70]	随机法	12	M-CD3	32		3.4		莫罗莫那-CD3≥ATG
		11	ATG	15		5		
[74]	随机法	43	M-CD3	33		0.58/pat.;0.43/pat.;0.2（1 个月、2 个月、>2 个月）	98（1 年）	莫罗莫那-CD3≤ATG
		39	ATG	67		0.08/pat.;0.24/pat.;0.2（1 个月、2 个月、>2 个月）	95（1 年）	
[76]	随机法	15	M-CD3				80（6 个月）	ATG≥莫罗莫那-CD3
		15	ATG				93（6 个月）	
[75]	随机法	30	M-CD3			0.8/pat.（3 个月）；1.03/pat.（1 年）	83（1 年）	ATG≥ALG 和莫罗莫那-CD3
		34	ATG			0.24/pat.（3 个月）；0.26/pat.（1 年）	82（1 年）	
		15	ALG			1.14/pat.（3 个月）；1.27/pat.（1 年）	80（1 年）	
[73]	随机法	20	M-CD3	33		90	83（1 年）	莫罗莫那-CD3＝ATG
		21	ATG	27		100	81（1 年）	
[78]	随机法	20	M-CD3	5.6 周		2.1/pat.（6 个月）；	92（2 年）	莫罗莫那-CD3＝ALG
		19	ALG	5.3 周		1.4/pat.（6 个月）	84（2 年）	
[71]	随机法	26	M-CD3	76		1.5/pat.（3 个月）；0.2/pat.（1 年）		
		25	ATG	36		2.2/pat.（6 个月）；0.8/pat.（1 年）		

19.5.4　临床应用中的不良反应

致敏性：OKT3 是异种蛋白，注入人体后可发生过敏反应或血清病，预防过敏反应可采用使用前皮试的方法，也可采用口服对乙酰氨基酚或抗组胺药以防止早期过敏反应的发生。

耐受性：OKT3 为鼠源性抗体，进入人体后可产生抗 OKT3 的抗体，抑制 OKT3 的功能并降低治疗效果。从应用后的第 9 天后即可产生抗体，但在更普遍的情况下，在首次应用后的第 21 天产生抗体。这些抗体包括 IgM、IgG、IgE[79]。研究显示，产生抗鼠抗体的患者的比例为 3%～61%[80, 81]。

诱导癌症的发生：由于免疫抑制剂的应用，引起细胞介导的免疫功能低下，器官移植患者发生恶性肿瘤的机会显著上升。淋巴组织增生紊乱，皮肤、唇鳞状细胞癌风险尤为明显。在免疫抑制患者中，细胞毒性 T 细胞功能损伤，导致 EB 病毒(epstein-barr virus，EBV)感染的 B 淋巴细胞转化增殖。转化后的 B 淋巴细胞能启动癌基因，最终导致移植患者淋巴组织增生紊乱。儿科患者首次 EBV 感染后，其 EBV 相关的淋巴组织增生紊乱发生率显著上升。最近研究发现，在儿科肝同种移植患者中，EBV 感染引起的淋巴组织增生和莫罗莫那-CD3 给药之间存在一定联系。

当接受莫罗莫那-CD3 治疗之后，通常通过对可疑淋巴组织进行组织学评价，监测患者淋巴组织增生是否存在异常。建议时常进行检测，因为随着整体免疫力的下降，将伴随着淋巴组织增生异常的发生。淋巴组织增生异常与免疫抑制的作用时间和强度有关，因此医生建议：①莫罗莫那-CD3 治疗应当注意作用时间和剂量；②应当限制莫罗莫那-CD3 和 T 淋巴细胞抗体制剂在短时间内的给药次数；③在保证药物疗效的前提下，适当减少免疫抑制剂联合使用时的药物剂量。

最近一项研究检测了 45 000 例肾移植患者和超过 7500 位心脏移植受者的非霍奇金淋巴瘤(non-Hodgkin lymphoma，NHL)的发生率。该项研究认为，无论是否使用过免疫抑制剂，所有移植患者患 NHL 的概率均高于普通人。莫罗莫那-CD3 使用之后，患者肿瘤发生的风险仍然未知。

19.6　展　　望

免疫抑制剂的治疗目前仍处在经验治疗阶段，如何处理好排斥反应和感染之间的关系，合理应用免疫抑制剂至关重要。免疫抑制药都具有治疗指数窄、个体间药动学和药物疗效差异大的特点。半个世纪以来，医药学家做了大量的临床研究工作来确定各种免疫抑制药的治疗窗范围，以此作为调整药物剂量和预测临床药物不良反应的依据。但有时免疫抑制药物浓度在治疗窗内，患者仍会发生排斥反应或产生药物毒性作用。近年来，基因组时代的来临催生了药物基因组学的发展，研究不同个体间药动学和药效学差异的分子遗传机制越来越受到人们的重视。

（惠　敏　张春云　王晓杰　张慧霞　李茂萍）

参 考 文 献

[1] Wiesner R, Rabkin J, Klintmalm G, et al. A randomzed double-blind comparative study of mycophenolate mofetil and azathioprine in combination with cyclosporine and corticosteroids in primary liver transplant recipients. Liver Transpl, 2001, 7(5): 442-450.

[2] Thistlethwaite JRJr, Haag BW, Gaber AO, et al. The use of OKT3 to treat steroid-resistant renal allograft rejection in patients receiving cyclosporine. Transplant Proc, 1987,19(1 Pt 3): 1901-1904.

[3] Krensky AM, Weiss A, Crabtree G, et al. Tlymphocyte-antigen interactions in transplant rejection. N Engl J Med, 1990, 322(8): 510-517.

[4] Kohler G, Milstein C. Derivation of specific antibody-producing tissue culture and tumor lines by cell fusion. Eur J Immuno, 1976, 6(7): 511-519.

[5] Kung P, Goldstein G, Reinherz EL, et al. Monoclonal antbodies defining distinctive human T cell surface antigens. Science, 1979, 206(4416): 347-349.

[6] Reinherz EL, Meuer S, Fitzgerald KA, et al. Antigen recognition by human T lymphocytis is linked to surface expression of the T3 molecular complex. Cell, 1982, 30(3): 735-743.

[7] Kung PC, Berger CL, Estabrook A, et al. Monoclonal antbodies for clinical investigation of human T lymphocytes. Int J Dermatol, 1983, 22(2): 67-74.

[8] Chatenoud L. Monoclonal antibodies in transplantation. Medical Intelligence Unit. RG Landes Company, 1995: 3.

[9] Smith SL. Ten years of Orthoclone OKT3(muromonab-CD3): a review. J Transpl Coord, 1996, 6(3):109-119.

[10] Latham WC, Cooney RM, Brown KJ, et al. Preparation of purified antilymphocyte serum on an immune-absorbent column. In proceebings of a symposium on standardization of antilymphocyte serum, 1970, 16: 171-178.

[11] Todd, PA, Brodgen RN. Muromonab CD3: a review of its pharmacology and therapeutic potential. Drugs, 1989, 37(6): 871-899.

[12] Kreis H, Legendre C, Chatenoud L. OKT3 in organ transplantation.Transplant Rev, 1991, 5: 181-189.

[13] Rossi SJ, Schroeder TJ, Hariharan S, et al. Prevention and management of the adverse effects associated with immunosuppressive therapy. Drug Saf, 1993, 9(2):104-131.

[14] Caillat-Zucman S, Blumenfield N, Legendre C, et al. The OKT3 immunosupressive effect: in situantigenic modulation of human graft-infiltrating T cells. Transplantation, 1981, 32: 535-539.

[15] Bernard A, Boumsell L. The clusters of differentiation(CD) defined by the First International Workshop on Human Leucocyte Differentiation Antigens. Hum Immunol, 1984, 11(1): 1-10.

[16] Wesselborg S, Janssen O, Kabelitz D. Induction of activation-driven death(apoptosis) in activated but not resting perpheral blood T cell. J Immunol, 1993, 150(10): 4338-4345.

[17] Dhein J, Walczak H, Bäumler C, et al. Autocrine T-cell sucide mdeiated by APO1/(Fas/CD95). Nature,1995, 373(6513): 438-441.

[18] Foumel S, Genestier L, Robinet E, et al. Human T cells requrie IL-2 but not G1/S transition to acquire susceptibility to Fas-mediated apoptosis. J Immunol, 1996, 157(10): 4309-4315.

[19] Wilde MI, Goa LG. Muromonab CD3: A reappraisal of its pharmacology and use as prophylaxis of solid organ transplant rejection. Drugs, 1996, 51(5): 865-894.

[20] Abramowicz D, Goldman M, Mat O, et al. OKT3 serum levels as a guide for prophylactic therapy: a pilot study in kidney transplant recipients. Transpl Int, 1994, 7(4): 258-263.

[21] McDiarmid SV, Millis M, Terashita G, et al. Low serum OKT3 levels correlate with failure to prevent rejection in orthotopic liver transplant patients. Transplant Proc, 1990, 22(4): 1774-1776.

[22] Schroeder TJ, Michael AT, First MR, et al. Variations in serum OKT3 concentration based upon age, sex, transplanted organ, treatment regimen, and anti-OKT3 antibody status. Ther Drug Monit, 1994, 16(4): 361-367.

[23] Broughan TA, Valenzuela R, Escorcia E, et al. Mouse antibody-coated lymphocytes during OKT3 therapy in liver transplantation. Clin Transp, 1994, 8(5): 488-491.

[24] Gebel HM, Lebeck LL, Jensik SC, et al. Discordant expression of CD3 and T cell receptor antigens on lymphocytcs from patients treated with OKT3. Transplant Proc, 1989, 21(1Pt2): 1745-1746.

[25] Gebel HM, Lebeck LK, Jensik SC, et al. T cell from patients successfully treated with OKT3 do not react with the T cell receptor antibody. Hum Immunol, 1989, 26(2):123-129.

[26] McCarthy C, Light JA, Aquino A, et al. Correlation of CD3+ lymphocyle depletion with rejection and infection in renal transplants. Transplant Proc, 1993, 25(4): 2477-2478.

[27] Shaefer MS, Stratta RJ, Pirruccello SJ, et al. Peripheral lymphocyte mornitoring of liver transplant rejection or induction immunosupression(abstract). Pharmacotherapy, 1990, 10(3): 248.

[28] Hammond EA, Yowell RL, Greenwood J, et al. Prevention of adverse clinical outcome by monitoring of cardiac transplant patients for murine monoclonal CD3 antibody(OKT3) sensitization. Transplantation, 1993, 55(5): 1061-1063.

[29] Henell KR, Norman DJ, Monitoring OKT3 treatment: pharmacodynamic and pharmacokinetic measures. Transplant Proc, 1993, 25(2 Suppl 1): 83-85.

[30] Ohman M, Kolb M, Leathers LK, et al. Multiparameter monitoring of efficacy of OKT3-induced immune suppression in immune renal allograft recipients(abstract). Hum Immunol, 1993, 37(Suppl 1): 95.

[31] Ryckman FC, Schroeder TJ, Pedersen S H, et al. Use of monoclonal antibody immunosuppressive therapy in paediatric renal and liver transplantation. Clin Transplant, 1991, 5: 186-190.

[32] Schroeder TJ, Ryckman FC, Hurtubise PE, et al. Immunological monitoring during and following OKT3 therapy in children. Transpl, 1991, 5: 191-196.

[33] Toyoda M, Galfayan K, Wachs K, et al. Immunologic monitoring of OKT3 induction therapy in cardiac allograft recipients. Clin Transplant, 1995, 9(6): 472-480.

[34] Müller C, Bonmann M, Heidenreich S, et al. Tyrosine phosphorylation in peripheral T cells of kidney transplant recipients: analyses of baseline levels and response to T cell receptor stimulation. Int J Mol Med, 1999, 4(2): 141-144.

[35] Herbelin A, Abramowicz D, de Groote D, et al. CD3 antibody-induced IL-10 in renal allograft recipients: an in vivo and in vitro analysis. Transplantation, 1999, 68(5): 616-622.

[36] Wissing KM, Morelon E, Legendre C, et al. A pilot trial of recombinant human interleukin-10 in kidney transplant recipients receiving OKT3 induction therapy. Transplantation, 1997,64(7): 999-1006.

[37] Vasquez EM, Hong D, Sanchez J, et al. Effect of oral pentozifilline on the OKT3-induced CRS syndrome. Pharmaco Therapy, 1993, 13(6): 686.

[38] Wesly O, Hank J, Albertini M, et al. Oral pentoxitilline as inhibition of CRS syndrome induced by anti-CD3 stimulation. Proc Am Sot Clin Oncol, 1994, 13: 300.

[39] Gaughan WJ, Francos BB, Dunn SR, et al. A retrospective analysis of the effect of indomethacin on adverse reactions to orthoclone 0KT3 in the therapy of acute renal allograft rejection. Am J Kidney Dis, 1994, 24(3): 486-490.

[40] Bugelski PJ, Achuthanandam R, Capocasale RJ, et al. Bouman-Thio E. Monoclonal antibody-induced cytokine-release syndrome. Expert Rev Clin Immunol, 2009, 5(5): 499-521.

[41] Gaston R S. Cytokines and transplantation: a clinical perspective. Transplant Sci, 1994, 4(1): 9-19.

[42] Chatenoud L, Legendre C, Ferran C, et al.Corticosteroid inhibition of the OKT3-induced cytokine-related syndrome-dosage and kinetics prerequisites. Transplantation, 1991, 51(2): 334-338.

[43] First MR, Schroeder TJ, Hariharan S. OKT-3 induced cytokine-releasa syndrome: renal effects (cytokine nephropathy). Transplant Proc, 1993, 25(Suppl 1): 25-26.

[44] Jeyarajah DR, Thistlethwaite JRJr. General aspects of cytokine-release syndrome: timing and incidence of symptoms. Transplant Proc, 1993, 25(2 Suppl 1): 16-20.

[45] Chatenoud L. OKT3-induced cytokine-release syndrome: preventive effect of anti-tumor necrosis factor monoclonal antibody. Transplant Proc, 1993, 25(2 Suppl 1): 47-51.

[46] Eason JD, Pascual M, Wee S, et al. Evaluation of recombinant human soluble dimeric tumor necrosis factor receptor for prevention of OKT3-associated acute clinical syndrome. Transplantation, 1996, 61(2): 224-228.

[47] Vincenti FG, Vasconcelos M, Birnbaum JL, et al. Pentoxifylline reduces the first-dose reactions following OKT3. Transplant Proc,1993, 25(2 Suppl 1): 57-59.

[48] Abramowicz D, Schandene L, Goldman M, et al. Release of tumor necrosis factor, interleukin-2, and gamma-interferon in serum after injection of OKT3 monoclonal antibody in kidney transplant recipients. Transplantation, 1989, 47(4): 606-608.

[49] Alegre ML, Gastaldello K, Abramowicz D, et al. Evidence that pentoxifylline reduces anti-CD3 monoclonal antibody-induced cytokine release syndrome. Transplantation, 1991, 52(4): 674-679.

[50] Vasquez EM, Pollak R. OKT3 therapy increasea cyclosporine blood levels. Clin Transpl, 1997, 11(1): 38-41.

[51] Norman DJ, Chatenoud L, Cohen D, et al. Consensus statement regqrding OKT3-induced cytokine-release syndrome and human antimouse antibodies. Transplant Proc, 1993, 25(2 Suppl 1): 89-92.

[52] Bemelman FJ, Buysmann S, Surachno J, et al. Pretreament with divided dose of steroids strongly decreases side effects of OKT3. Kidney lnt, 1994, 46(6): 1674-1679.

[53] Shield CF, Kahana L, Pirsch J, et al. Use of indomethacin to minimize the adverse reactions associated with Orthoclone OKT3 treatment of kidney allograft rejection. Transplantation, 1992, 54(1): 164-166.

[54] Norman DJ, Barry JM, Bennett WM, et al. OKT3 for induction immunosuppression in renal transplantation: a comparative study of high versus low doses. Transplant Proc, 1991, 23(1 Pt 2): 1052-1054.

[55] Norman DJ, Kimball JA, Bennett WM, et al. A prospective, double-blind, randomized study of high-versus low-dose OKT3 induction immunosuppression in cardveric renal transplantation. Transpl Int, 1994, 7(5): 356-361.

[56] Welter HF, Illner WD, Schleibner S, et al.Pilot study on induction treatment with high-dose OKT3: preliminary observations in kidney transplantation. Transplant Proc, 1990, 22(5): 2272.

[57] Chkhotua AB, Klein T, Shabtai E, et al. Kidney transplantation from living-unrelated donors: comparison of outcome with living-related and cadaveric transplants under current immunosuppressive protocols. Urology, 2003, 62(6): 1002-1006.

[58] Ciancio G, Mattiazzi A, Vaidya A, et al. A prospective study with thymoglobulin/daclizumab induction, tacrolimus and steroid maintenance, comparing raparnycin with mycophenolate mofetil as adjunctive immune suppression in simultaneous pancreas-kidney(SPK) transplantation. J Urol, 2004, 171(4):

489-490.

[59] Kung SC, Parikh M, Fyfe B, et al. Simulect induction facilitates neoral-based steroid-free immunosuppression in primary kidney transplant recipients. Transplant Proc, 2004, 36(2 Suppl): 475-477S.

[60] Sanchez EQ, Levy MF, Goldstein RM, et al. The changing clinical presentation of recurrent primary biliary cirrhosis after liver transplantation. Transplantation, 2003; 76(11): 1583-1588.

[61] Farges O, Ericzon BG, Bresson Hadni S, et al. A randomized trial of OKT3-based versus cyclosporine-based immunoprophylaxis after liver-transplantation:long-term results of a European and Australian multicenter study. Transplantation. 1994, 58: 891-898.

[62] McDiarmid SV, Millis MJ, Terasaki PI. OKT3 prophylaxis in liver transplantation. Dig Dis Sci. 1991a; 36: 1418-1426.

[63] McDiarmid SV, Busuttil RW, Levy P, et al. The long-term outcome of OKT3 compared with cyclosporine prophylaxis after liver teansplantation. Transplantation. 1991b; 52: 91-97.

[64] Mühlbacher F, Steininger R, Langle F, et al. OKT3 immunoprophylaxis in human liver transplantation. Transplant Proc. 1989; 21: 2253-2254.

[65] Pons JA, Bueno F, Parilla P, et al. Cyclosporine vs, OKT3 prophylaxis after orthotopic liver transplantation. Transplant Proc. 1993; 25: 1949.

[66] Reding R, Vraux H, de Goyet J. de V, et al. Monoclonal antibodies in prophylactic immunosuppressin after liver transplantation,A randomized cintrolled trial comparing OKT3 and anti-IL-1 receptor monoclonal antibody LO-Tact-1. Transplantion. 1993; 55: 534-541.

[67] Steininger R, Mühlbacher F, Hamilton G, et al. Comparison of CyA, OKT3, and ATG immunoprophylaxix in human Liver transplantation. Transplant Proc. 1991; 23: 2269-2271.

[68] Cosimi AB, Jenkins RL, Rohrer RJ, et al. A randomized clinical trial of prophylactic OKT3 monmalonal antibody in liver allograft recipients, Arch Surg. 1990; 125:781-785.

[69] Barr ML, Sanchez JA, Seche LA, Schulman LL, Smith CR, Rose EA. Anti-CD3 monoclonal antibody induction therapy. Immunological equivalence with triple-drug therapy in heart transplantation. Circulation. 1990; 82(5 Suppl): VI291-294.

[70] Costanzo-Nordin MR, O'Sullivan EJ, Johnson MR, Winters GL, Pifarre R, Radvany R, Zucker MJ, Scanlon PJ, Robinson JA. Prospective randomized trial of OKT3-versus horse antithymocyte globulin-based immunosuppressive prophylaxis in heart transplantation. J Heart Transplant. 1990; 9(3 Pt 2): 306-315.

[71] Renlund DG, O'Connell JB, Gilbert EM, Hammond ME, Burton NA, Jones KW, Karwande SV, Doty DB, Menlove RL, Herrick CM, et al.A prospective comparison of murine monoclonal CD-3(OKT3) antibody-based and equine antithymocyte globulin-based rejection prophylaxis in cardiac transplantation. Decreased rejection and less corticosteroid use with OKT3. Transplantation. 1989; 47(4): 599-605.

[72] Kirklin JK, Bourge RC, White-Williams C, Naftel DC, Thomas FT, Thomas JM, Phillips MG. Prophylactic therapy for rejection after cardiac transplantation. A comparison of rabbit antithymocyte globulin and OKT3. J Thorac Cardiovasc Surg. 1990; 99(4): 716-724.

[73] Macdonald PS, Mundy J, Keogh AM, Chang VP, Spratt PM. A prospective randomized study of prophylactic OKT3 versus equine antithymocyte globulin after heart transplantation-increased morbidity with OKT3. Transplantation. 1993; 55(1): 110-116.

[74] Griffith BP, Kormos RL, Armitage JM, Dummer JS, Hardesty RL. Comparative trial of immunoprophylaxis with RATG versus OKT3. J Heart Transplant. 1990; 9(3 Pt 2): 301-305.

[75] Ladowski JS, Dillon T, Schatzlein MH, Peterson AC, Deschner WP, Beatty L, Sullivan M, Scheeringa

RH, Clark WR. Prophylaxis of heart transplant rejection with either antithymphocyte globulin-, Minnesota antilymphocyte globulin-, or OKT3-based protocol. J Cardiovasc Surg (Torino). 1993; 34 (2): 135-140.

[76] Ippoliti G, Negri M, Abelli P, Rovati B, Di Franco L, Grossi P, Minoli L, Ascari E, Viganó M. Preoperative prophylactic OKT3 vs RATG. A randonmized clinical study in heart transplant patients. Transplant Proc 1991; 23 (4) :2272-2274.

[77] Balk AHMM, Simoons ML, Jutte NHPM., et al. Sequential OKTT3 and cyclosporine after heart transplantation.A randomized study with single and cyclic OKT3. Clin Transpl. 1991; 5: 301-305.

[78] Menkis AJ, Powel AM, Novick RJ, et al. A prospective randomized controlled trial of initial immunosuppression with ALG versus OKT3 in recipient of cardiac allografts.J Heart Lung Transplant. 1992; 11: 569-576.

[79] Goldstein G, Fuccello AJ, Norman DJ, Shield CF 3rd, Colvin RB, Cosimi AB. OKT3 monoclonal antibody plasma levels during therapy and the subsequent development of host antibodies to OKT3. Transplantation. 1986; 42 (5): 507-511.

[80] Legendre C, Kreis H, Bach JF, Chatenoud L. Prediction of successful allograft rejection retreatment with OKT3. Transplantation. 1992; 53 (1): 87-90.

[81] Abramovicz D, Goldman M. OKT3 for induction of immunosuppression in renal transplantation. Clin. Transplant. 1993; 7: 382-392.

第 20 章　法索单抗锝（^{99m}Tc-Fanolesomab，NeutroSpec）

20.1　发展概述

核医学在感染疑似患者的诊断中发挥着重要作用。目前，在正常免疫活性的人群中，利用放射性核素标记自体同源白细胞进行体外显影是绝大多数感染成像的“金标准”。然而，该技术还存在诸多不足，如体外标记过程劳动量大、成功率低，并且需直接处理血液制品等。对于肌肉骨骼系统的感染，还需进行骨髓和骨的补充成像，这无疑增加了操作的复杂程度和费用，也给患者带来诸多不便[1]。

令人满意的白细胞体内标记法可以较好地克服上述缺点，目前已有多种方法处于研究中，包括多肽、抗粒细胞抗体/抗体片段标记法等[2~9]。其中，抗粒细胞抗体——法索单抗锝（^{99m}Tc-Fanolesomab）便是基于该技术的诊断药物之一，其可与人白细胞上的 CD15 受体结合。该放射性标记抗体可直接注射给患者，在体内标记白细胞，从而克服了体外标记技术的诸多缺点[10]。

20.2　药物及标记技术

法索单抗锝是鼠单克隆 IgM 抗体，分子质量约为 900kDa。它由免疫接种了鼠胚胎癌 F9 细胞的小鼠特殊期胚胎抗原（stage-specific embryonic antigen，SSEA）-1 培育而得。该抗体对 CD15 抗原上的糖基 3-岩藻糖-*N*-乙基乳糖胺表现了很高的亲和力（结合常数 $K_d = 10^{-11}$M）。CD15 抗原主要表达于人中性粒细胞、嗜酸性粒细胞及淋巴细胞上[11, 12]。2004 年，法索单抗锝被美国食品药品监督管理局（Food and Drug Administration，FDA）批准作为具有诊断功能的放射性药物上市，用于对具有阑尾炎症状和体征的患者进行成像诊断[13]。

商品化的法索单抗锝试剂盒含 250μg 无菌抗体冻干粉，可立即复溶和标记。具体标记过程如下：将 0.20～0.35ml 的高锝酸盐（$^{99m}TcO_4^-$，40mCi①）加入管中，37℃孵育 30min。采用 $^{99m}TcO_4^-$制备的法索单抗锝，放置数小时后可能观察到游离的 $^{99m}TcO_4^-$。为了使放射性标记的抗体和稀释溶液更加稳定，可在其中加入适量的抗坏血酸（浓度为 500mg/ml），使其终体积为 1ml。患者用药前，应采用快速薄层色谱检测放化纯度，当未结合的 ^{99m}Tc ≤10%方可使用。标记过程需在室温下进行，并于复溶 6h 内使用。成人的推荐剂量为 75～125μg 法索单抗锝，结合 370～740MBq（10～20mCi）$^{99m}TcO_4^-$；儿童的推荐剂量为 3.7MBq（0.1mCi）/kg 法索单抗锝，最大不超过 740MBq（20mCi）[10]。

---

① 1Ci=3.7×10^{10}Bq。

20.3　药代动力学

法索单抗锝与中性粒细胞上 CD15 受体结合的比例高于其他细胞，与淋巴细胞和血小板上 CD15 的结合活性低于 1%，与红细胞上 CD15 的结合仅约 4%。法索单抗锝与中性粒细胞上 CD15 受体结合的亲和力为 1.6×10^{-11}M，50%最大结合浓度为 0.44×10^{-8}～1.05×10^{-8}M，白细胞标记率为 80%。中性粒细胞激活后结合比例升高，且二者的结合随循环中中性粒细胞数目的增加成比例提高[10~14]。

法索单抗锝静脉注射给药后快速分布，平均分布半衰期为 0.3h[14]。血液中的平均线性消除半衰期为 8h（单指数半衰期为 5.7h）[15]。尽管通过尿排泄的放射性来源于游离的 $^{99m}TcO_4^-$[14]，但法索单抗锝主要通过肾脏排泄，26～31h 的肾脏排泄百分率为 31%～49%（平均为 39.5%±6.5%）[16]。

骨髓的放射性于注射后迅速达到峰值，较背景组织消除时间更长。放射性大多蓄积于肝脏，其次为肾脏及膀胱。肝脏放射性最高可达注射剂量的 45%～50%，24h 后降低至注射剂量的 25%～40%；而脾脏的放射性最高可达注射剂量的 5%～12%，24h 内衰减至一半，检测可见低水平的放射性。唾液腺、脑、乳腺、眼睛和膀胱等组织含有与 SSEA-1/CD15 相同的表面受体，但并未检测到放射性，放射性物质也无法穿过血脑屏障。较之白细胞体外标记，法索单抗锝注射后并未观察到短暂的肺部放射性滞留[15]。脾脏是剂量限制性器官，其放射性约为 0.064mGy/MBq（0.24rad①/mCi），远低于 ^{111}In 标记白细胞（剂量为 18.5MBq，0.5mCi）时约 90mGy（9rad）的放射性[16]。男性和女性之间吸收的放射剂量差异甚微。

注射后 10min，放射性便迅速蓄积于靶部位[14]。感染部位摄取的法索单抗锝主要包括两部分：①抗体可能与体循环中的中性粒细胞结合，最终迁移至感染部位；②抗体与已聚集于感染部位表达 CD15 的中性粒细胞及其片段结合[11, 17]。

20.4　生 物 分 布

法索单抗锝的生物分布包括血液（随时间逐渐降低）、网状内皮组织系统（肝脏、脾脏和骨髓）、肾脏和尿道。胃肠道的放射性变异较大。在一项 46 例患者的研究中，胃肠道在注射后 2h 内未检测到放射性；在另一项 17 例患者的研究中，胃肠道在注射后 24h 内亦未检测到放射性[12, 17]。在一项含 10 例健康志愿者的研究中，仅结肠在注射后 24h 检测到了放射性[16]。据作者所知，法索单抗锝在胃肠道中的生物分布与 ^{99m}Tc-HMPAO 标记白细胞类似：小肠于注射后 3～4h 可检测到放射性；结肠的放射性强度变异较大，通常注射后 24h 可检测到；胆囊偶尔可见放射性，但是尚未明确该放射性是经肝胆排泄的未结合抗体，还是亲水的锝络合物（图 20-1～图 20-3）。

① 1rad=10^{-2}Gy。

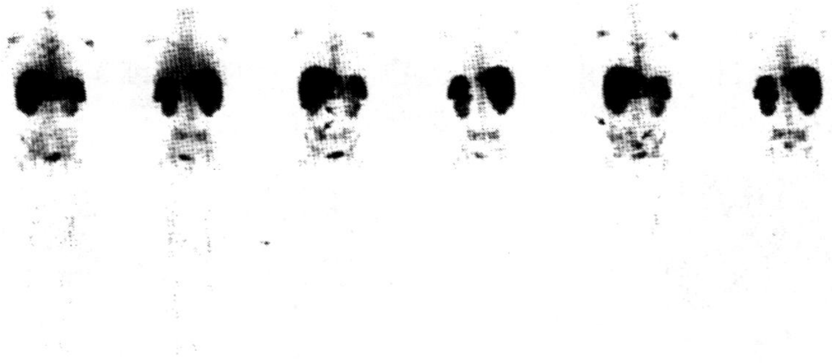

图 20-1　注射法索单抗锝后正常的早期和晚期多点全身成像。给药后 2h，放射性主要蓄积于血液、泌尿生殖道和网状内皮组织系统中。随着时间的推移，血液中的放射性逐渐降低，而骨髓中的放射性增强。结肠的放射性出现于 6h 和 24h，而非 2h

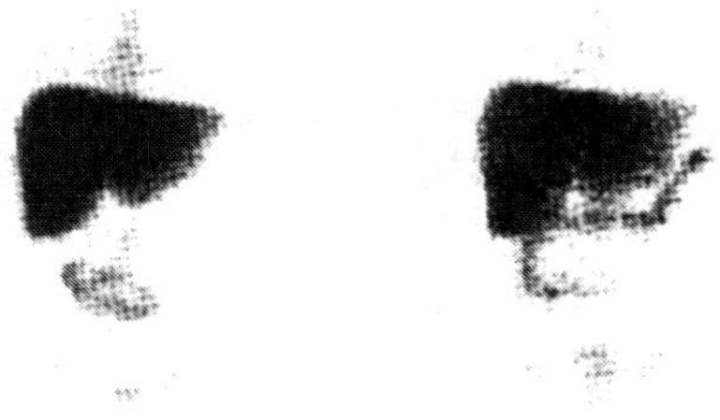

图 20-2　注射后 4h，右下腹可见小肠的放射性。24h 时绝大多数放射性进入结肠

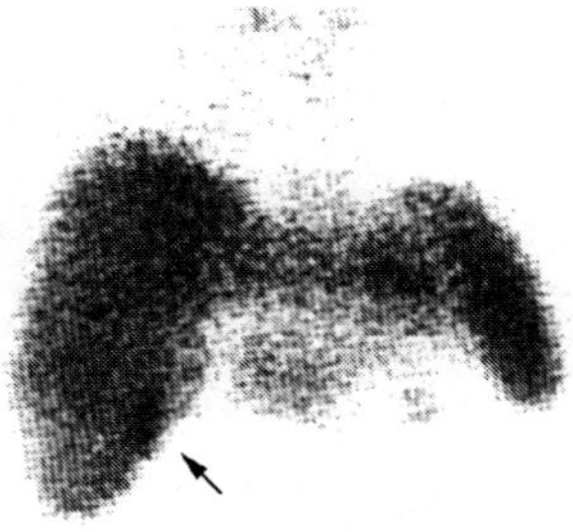

图 20-3　在法索单抗锝的研究中，胆囊偶尔可见放射性；它的出现不可自动归因于感染

中轴骨和附肢骨骨髓中常可检测到放射性。成人具造血活性的骨髓通常存在于中轴骨和邻近的附肢骨中。然而，广泛的骨髓扩张(对机体贫血、肿瘤和骨髓痨状态等的反应)和局部的骨髓扩张(对局部刺激如骨折、手术、整形植入物和神经性关节病等的反应)可改变常规的生物分布。与体外标记白细胞相同，法索单抗锝成像的骨髓放射性分布也会因这些情况而改变(图 20-4)。

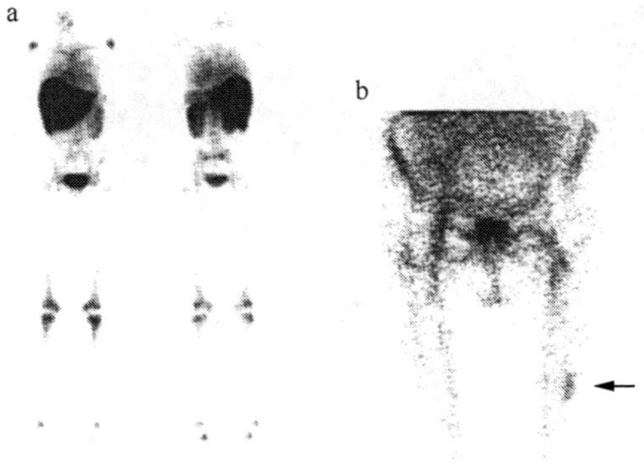

图 20-4　a. 镰状细胞性贫血患者中附肢骨髓的放射性广泛性增强，与广泛的骨髓扩张类似。另需注意脾脏放射性的缺失，其次发于功能性无脾综合征。b. 左髋关节假体的股骨末端放射性增强，植入的髋关节频繁地引起局部骨髓扩张，但原因尚不明确

肉芽伤口(如气管造口术、结肠造口术/回肠造口术、经皮营养的胃造口术位置及二期修复手术切口)可引起强烈的中性粒细胞应答。与体外标记白细胞相同，法索单抗锝常蓄积在上述位置，不应误认为是感染(图 20-5，图 20-6)。

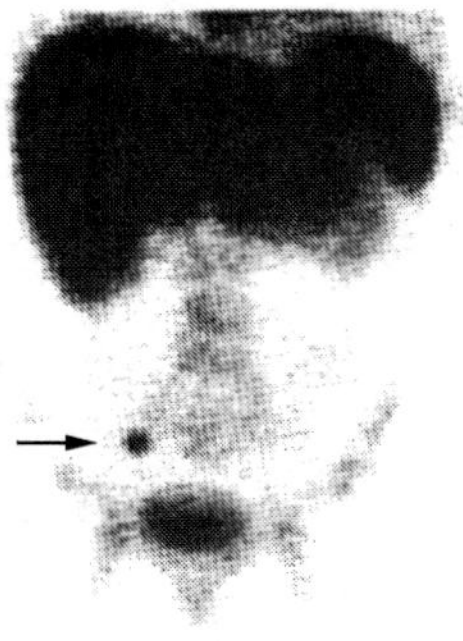

2h

图 20-5　法索单抗锝在右下腹回肠造口部位生理性蓄积

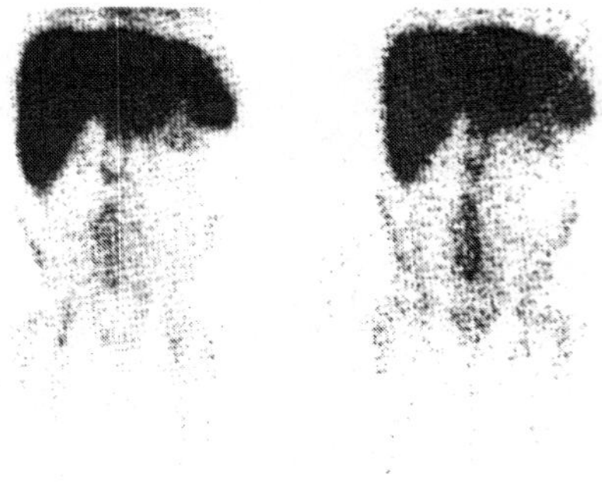

4h　　24h

图 20-6　法索单抗锝在二期腹壁正中切口处的生理性蓄积；24h 法索单抗锝摄取的成像优于 4h

20.5　法索单抗锝成像应用

目前，临床上已成功建立了针对阑尾炎疑似患者的成像方法：推荐在注射开始时于下腹部动态成像，随后静态成像至给药后 90min[18]。对于糖尿病足部骨髓炎患者，预试验结果表明，1h 法索单抗锝成像和 24h^{111}In 标记的白细胞成像具有可比性[19]。尽管一些病例中患者注射给予法索单抗锝后 3～4h 与 24h 的成像差异很大(图 20-7，图 20-8)，但目前针对于其他部位感染的最佳成像方法尚未建立。

a　　b

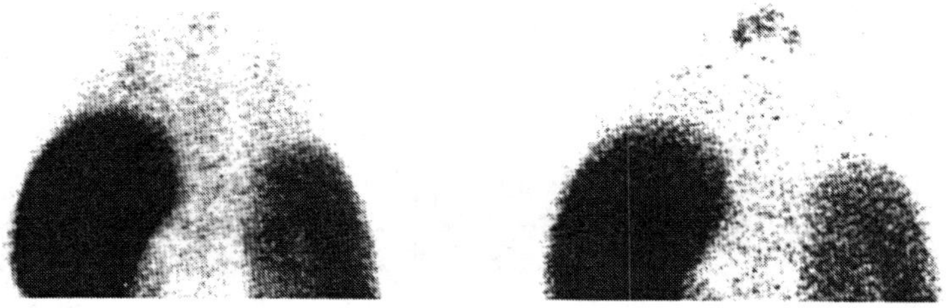

3h　　24h

图 20-7　a. 胸部的背面成像可见可疑的双侧肺放射性，但其他部位放射性并不显著；b. 第 2 天再次成像，中段胸椎中的异常放射性清晰可见，随后通过核磁共振成像确诊为骨髓炎

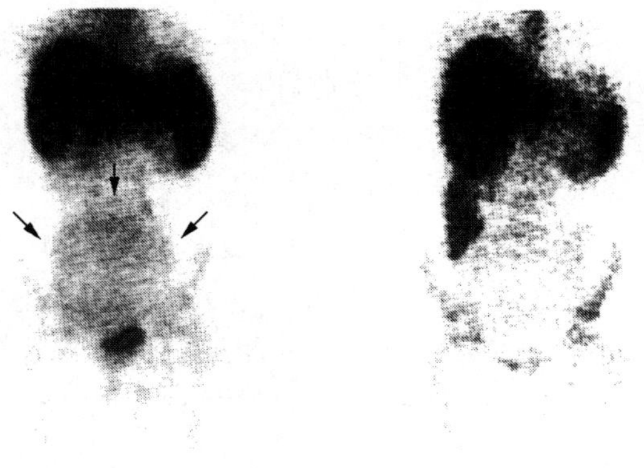

4h　　　　24h

图 20-8　血液放射性在 24h 成像中已经清晰可见(初始成像中可见子宫肌瘤放射性)。仅根据 4h 的成像很难排除感染损伤

20.6　影像学检查的适应证

20.6.1　阑尾炎

对急性阑尾炎准确、及时地诊断在临床上仍是一项挑战。急性阑尾炎典型症状包括模糊的上腹部或脐周疼痛，随后转至右下腹疼痛，以及与局部右下腹疼痛相关的厌食、恶心、发热和白细胞升高等。但仅 50%～60%的患者出现上述症状，且该症状在幼年和老年患者及分娩期的孕妇中也并不常见。因此，阑尾炎在急诊中是最容易误诊的疾病之一。大约 30%的儿科急性阑尾炎患者最初被误诊，结果导致将近 40%的患者出现并发症[20, 21]。

通常，症状典型或模糊的急性阑尾炎患者需住院进行影像学等检查，或出院在症状恶化时返回就医。当口服或静脉给予对比剂后，采用电子计算机 X 线断层摄影术(computer tomography，CT)扫描是对阑尾炎诊断的一种成像选择，其诊断准确度约为 94%。但 CT 的缺点包括时间滞后、在体内脂肪含量低的患者中检测灵敏度低及潜在的对比剂反应等[10]。

此外，阑尾炎还可通过标记白细胞体外显影的方法诊断。在一项 100 例阑尾炎症状模糊患儿的研究中，Rypins 等发现该法的阑尾炎诊断灵敏度为 97%，特异性为 94%，阴性预测值为 98%[22]。与当前标准(约为 12%)相比，阴性剖腹手术率仅为 4%。但该法的缺点包括具有应用限制性、制备时间长(2h 或更长)、离体白细胞标记风险和幼年患者需满足标记所需的采血量等。因此，虽然这种方法的检测结果很好，但在阑尾炎诊断中仍未广泛应用。

与体外标记白细胞相比，法索单抗锝的使用无需对操作人员进行专门培训，其以试剂盒的形式提供，可在 1h 内完成配制操作。近期研究发现，这种抗粒细胞抗体是一种很有价值的非典型性阑尾炎诊断方法，该法或可用于急性阑尾炎的筛选[18, 23]。在一项Ⅱ期临床研究中评价了该法诊断阑尾炎的有效性[23]。本法的灵敏度、特异性和准确度分别为100%、83%和92%，阳性和阴性预测值分别为87%和100%。

一项多中心的Ⅲ期临床试验采用法索单抗锝诊断症状模糊的急性阑尾炎患者，从而评价其安全性和对患者临床处置的潜在影响[18]。入组的200例患者中，59例通过组织病理学检查确定为急性阑尾炎。法索单抗锝的灵敏度、特异性和准确度分别为91%、86%和87%，阳性和阴性预测值分别为73%和96%。所有病例均于注射90min内完成诊断；实际上，50%的急性阑尾炎患者在8min内即检测出阳性结果。另一项48例患儿的研究中亦得到类似结果，法索单抗锝的灵敏度、特异性和准确度分别为91%、86%和88%，阳性和阴性预测值分别为67%和97%。阴性预测值高是很有价值的，因为阴性结果意味着患者的疾病不太可能是急性阑尾炎，从而减少了不必要的住院观察时间和手术。该抗体耐受性好，未见严重不良反应的报道。综上所述，无论对于阑尾炎患者还是非阑尾炎患者，这种方法的应用均是疾病决策的重大改进。

该成像方法对于阑尾炎疑似患者的诊断十分简便，其平面成像时间为90min，通常不需采用单光子发射计算机断层成像术(single photon emission computed tomography, SPECT)。在阑尾炎区域右下腹放射性持续异常是阑尾炎的特征性表现(图20-9)[23]。

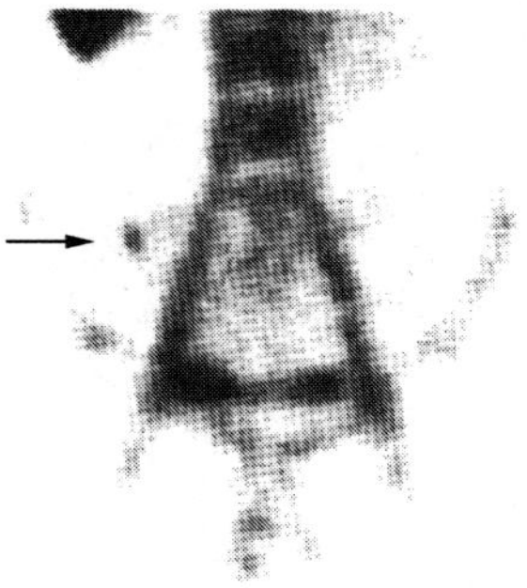

10min

图20-9　急性阑尾炎患者中法索单抗锝在右下腹的局灶性蓄积

20.6.2　骨髓炎

初步研究结果表明，法索单抗锝可准确诊断附肢骨的骨髓炎。一项Ⅱ期临床试验评价了法索单抗锝抗体诊断骨髓炎的准确性，并与^{111}In标记白细胞成像和三相骨闪烁扫描术进行了比较[24]。共24例患者参加了该临床试验(男性10例，女性14例，年龄为48～91岁)，疾病包括关节置换术后感染(n=12)、糖尿病足部骨髓炎(n=8)和长骨骨髓炎(n=4)。示踪剂注射后，患者于2h内在多个时间点成像，共诊断出11例骨髓炎病例。正如预期所料，三相骨闪烁扫描术非常灵敏(100%)，但特异性不强(38%)。2h的法索单抗锝成像也很灵敏(91%)，特异性适中(69%)，其准确度与^{111}In标记白细胞成像(灵敏度为91%，特异性为62%，见图20-10)相当。当与骨成像联合使用时，法索单抗锝和^{111}In标记白细胞成像的灵敏度和特异性可分别提高至100%和85%、100%和77%。本研究中，

抗粒细胞抗体和 ^{111}In 标记白细胞成像表现相当，当与骨成像联合使用时，其骨髓炎诊断的准确度均优于其他方法。

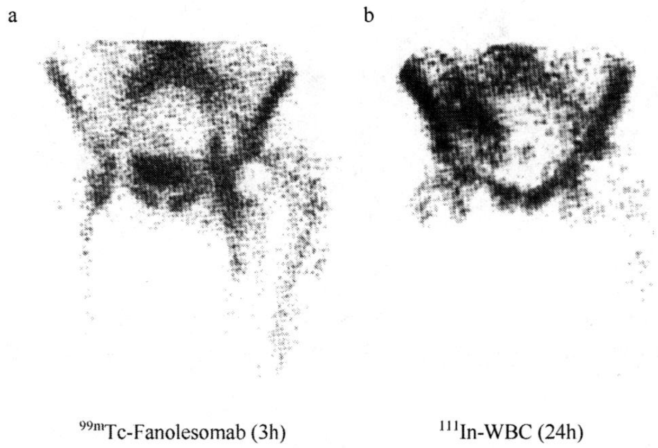

图 20-10　a. 注射 3h 后，沿感染的左髋关节假体侧面可见广泛的放射性增强；b. 尽管不如法索单抗锝明显，但注射后 24h，在 ^{111}In 标记白细胞的成像中可见相似的异常放射性

在足部溃疡的糖尿病患者中，研究人员也采用法索单抗锝进行了骨髓炎的诊断研究[19]。在一项Ⅱ期临床试验中，25 例足部溃疡(22 例前足溃疡，3 例中足溃疡)的糖尿病患者分别采用 1h 的法索单抗锝成像、24h 的 ^{111}In 标记白细胞成像和三相骨闪烁扫描术进行疾病诊断，同时考察法索单抗锝成像、标记白细胞成像和骨成像联合诊断效果，并按骨髓炎阳性或阴性分类。单独采用法索单抗锝诊断的灵敏度、特异性和准确度分别为 90%、67%和 76%，该结果与单独采用 ^{111}In 标记白细胞成像相当(分别为 80%、67%和 72%)。抗体诊断与三相骨闪烁扫描术相比(灵敏度为 90%，特异性为 38%)，灵敏度相当但特异性更高(P=0.004)。抗体与骨成像相结合并未提高诊断效果。

尽管采用法索单抗锝诊断骨髓炎的初步研究结果令人鼓舞，然而也有诸多问题有待解决。研究中大量糖尿病患者令人堪忧的是前足溃疡。研究中仅纳入接受抗生素治疗少于 7 天的患者，并剔除伴有开放性肉芽伤口或手术切口者。因此，尚不清楚法索单抗锝在神经性关节炎患者、伴有手术切口患者或应用抗生素大于 1 周患者中的诊断效果。

采用体外标记白细胞诊断骨髓炎时，通常需进行补充的骨髓成像以区分骨髓和感染部位摄取的白细胞[25]。尽管是否进行骨髓成像尚未确定，但由于法索单抗锝在骨髓中也有正常分布，因此进行必要的骨髓成像也是合理的(图 20-11)。

综上所述，由于法索单抗锝从本质上讲是另一种标记白细胞成像方法，因此可能尚不适用于足部骨髓炎的诊断(尚无数据支持)[26]。

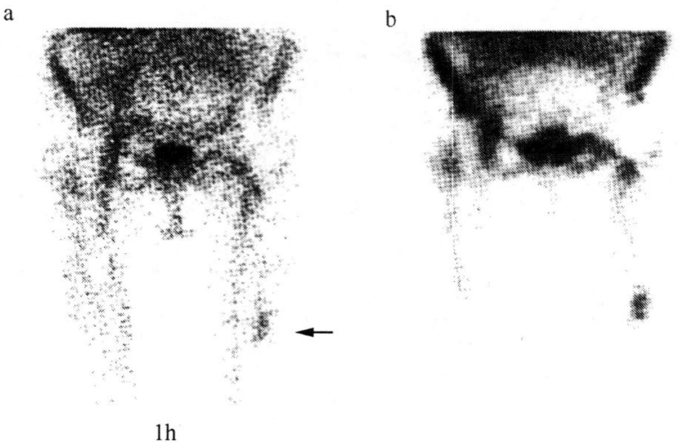

图 20-11　a. 左髋关节假体的股骨末端放射性增强，仅根据法索单抗锝成像不能确定是否为摄取扩张；b. ^{99m}Tc-胶体硫骨髓成像中可见相同部位的放射性蓄积，证明抗体成像中的放射性是骨髓，而非感染

20.6.3　移植后感染

在一项预试验中，Aygen 等采用法索单抗锝诊断 5 例异体肾移植患者术后的局部感染[10]。法索单抗锝（15～20mCi）注射给药后 2～4h 成像，成像结果与患者的培养结果和临床效果相关。2 例法索单抗锝摄取显著升高的患者最终诊断为异体移植物肾盂肾炎；1 例严重的急性肾衰次发于体液性排斥反应的患者，其法索单抗锝的摄取与下腰椎类似；1 例异体移植物功能正常患者的法索单抗锝摄取显著升高，尤其在异体移植物的骨盆处，表明游离的 $^{99m}TcO_4^-$可通过异体移植物正常排泄；1 例停止免疫抑制治疗后进行了 4 个月维持性血液透析的患者，其法索单抗锝的摄取与腰椎类似，提示可能存在慢性异体移植物排斥。综上所述，法索单抗锝在肾异体移植后不同状态（肾感染、排斥或功能正常）的患者中成像不同。提示法索单抗锝可用于肾异体移植并发症的评估。

另 1 项研究中，Tronco 等评价了采用法索单抗锝诊断人工血管植入术后感染的安全性和有效性，并确定了针对此适应证的最优扫描次数[27]。19 例患有外周血管病（8 例）、血液透析（7 例）和动脉瘤（4 例）的患者进行了人工血管置换。患者于术后注射 555～740MBq（75～125μg）法索单抗锝，分别于注射后 2～5h（早期成像）和 18～30h 成像（晚期成像）。研究人员分别读取早期、晚期、早期和晚期结合成像。结果表明，患者三期成像的灵敏度相当（1.00），但早期和晚期结合成像（0.93）的特异性高于早期成像（0.50，$P<0.05$），晚期、早期和晚期结合成像的准确度均为 0.93，未见不良反应发生。

20.6.4　其他感染

除阑尾炎和骨髓炎外，应用法索单抗锝诊断其他感染的研究数据较少[12, 14, 17, 28~29]。Thakur 等研究了 12 例成像时具有活动性炎症反应的患者，所有患者在注射后 3h 内均得到了明确的阳性结果[30]。在另一项研究中，46 例感染疑似患者在注射法索单抗锝 2h 内进行了多点成像[14]，其中一些患者还进行了 24h 内的多点成像。成像患者的适应证包括阑尾炎（19 例）、骨髓炎（5 例）、腹部感染/炎症（9 例）、肺炎（5 例）和其他感染（8 例）。

该试验的灵敏度、特异性和准确度分别为 95%、100%和 96%，阳性和阴性预测值分别为 100%和 75%。33 个扫描可于注射后 10min 内完成诊断，其余为注射后 2h 内完成。Gratz 等在 17 例患者中比较了法索单抗锝和 ^{99m}Tc-HMPAO 标记白细胞成像术的诊断效果，23 处感染病灶均为软组织或骨感染[17]。该研究中法索单抗锝的灵敏度和特异性分别为 95%和 96%，^{99m}Tc-HMPAO 分别为 91%和 82%。

目前，法索单抗锝用于不同疾病诊断的临床试验已广泛开展，该药也被用于替代 ^{111}In 标记白细胞法诊断脓肿和人工血管感染，以及确定隐匿型感染的来源。尽管在某些特定环境下，^{111}In 标记白细胞法优于法索单抗锝，但试验结果基本令人满意(图 20-12)[28~30]。例如，与 ^{111}In 标记的白细胞不同，法索单抗锝常蓄积于泌尿生殖道和胃肠道，这给上述部位的疾病诊断增加了难度。因此，在隐匿型感染或疑似泌尿生殖道、胃肠道感染诊断时，应采用 ^{111}In 标记白细胞法，而非法索单抗锝(图 20-13)。

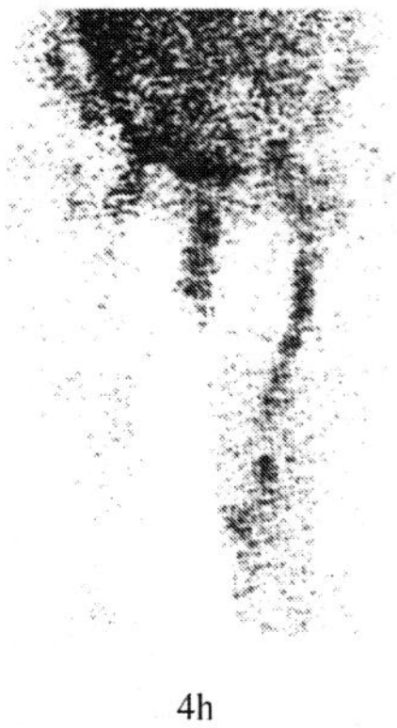

图 20-12　沿左大腿内侧直线分布的放射性为患者左下肢的人工血管感染

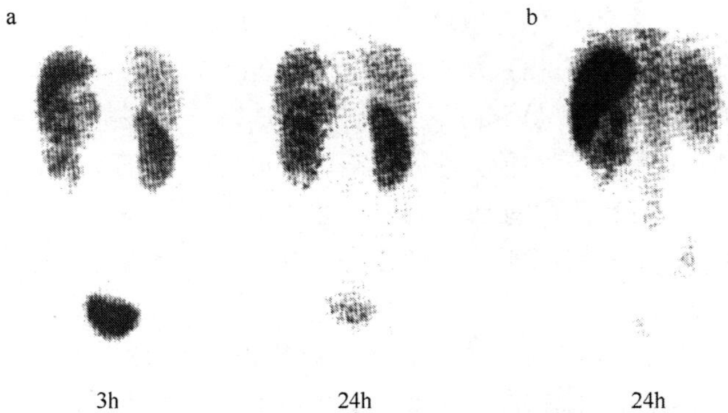

图 20-13　a. 1 例 56 岁发热女性采用法索单抗锝成像寻找隐匿型感染，晚期成像仅见左肾巨大；b. ^{111}In 标记的自体白细胞试验中，注射后 24h 成像清晰可见异常的标记白细胞聚积在感染的左肾，尿液培养出白色念珠菌

20.7　不良反应及安全性

中性粒细胞的趋化功能不受受体结合程度的影响。当抗体结合 10%的受体时，中性粒细胞的吞噬和黏附功能会随之减弱；而当抗体结合 4%～5%的受体时，其功能并不受影响。中性粒细胞的 CD15 表面受体总数预计约为 5.1×10^5，如需饱和 4%的 CD15 则至少需 1mg 法索单抗锝[11, 12]。法索单抗锝的注射剂量为 75～125μg，该剂量远低于产生不良反应所需的药量[12, 30]。

法索单抗锝注射后 20min 内，体循环中的血细胞会一过性降低；通常粒细胞占白细胞总数的相对百分数会由 57.2%±10.5%降至 35.3%±17.7%。法索单抗锝对其他血液细胞的影响类似，但不会如此显著。该副反应的恢复十分迅速，平均约为 20min，且未见由此产生的临床并发症[15, 17]。鼠单克隆抗体的应用可能会导致人体产生人抗鼠抗体(human anti-mouse antibody，HAMA)。在一项研究中采用 30 例患者评估了法索单抗锝给药后产生的 HAMA 的安全性[13]。每位患者给予 125μg 标记了 $^{99m}TcO_4^-$的抗体，并于给药前、给药后 3～4 周和 3～4 个月采集血样进行 HAMA 测定。给药后，未见 HAMA 滴度显著升高，亦未见任何不良反应和生命体征的改变。而在 Shanthly 等进行的法索单抗锝药代动力学等初步评价中发现，健康志愿者和患者体内均未见明显的 HAMA 产生[31]。

一项纳入了 30 例健康志愿者的研究中评估了法索单抗锝两次注射给药后 HAMA 的安全性和诱导 HAMA 反应的程度[32]。患者两次注射给予 125μg 标记了 $^{99m}TcO_4^-$的抗体，给药间隔为 3 周。并于两次给药前和第 2 次给药后 1 周和 4 周采血以进行 HAMA 测定。5 例患者(17%)诱发了 HAMA，其中 2 例患者介于检测下限，3 例患者为中度反应。7 例患者(23%)产生了不良反应，绝大多数不良反应于法索单抗锝给药时产生，无严重不良反应发生。研究者得出结论，以临床剂量重复注射法索单抗锝似乎不会诱导强烈的 HAMA 反应，也似乎未见产生严重不良反应的风险。

在递交给美国 FDA 的上市前研究材料中，法索单抗锝几乎无安全性问题。在多项临床试验纳入的 523 例患者和健康志愿者中，仅 37 例(7%)患者报告了 49 个不良反应。其中面色潮红(2%)和呼吸困难(1%)是报告最多的不良反应，其次包括昏厥、头晕、低血压、胸部有压迫感、感觉异常、恶心和注射部位有灼烧感等。49 个不良反应中，4 个为严重不良反应，包括低血压、脓毒症恶化、胸部有压迫感和氧饱和度降低。尽管不能确定法索单抗锝和死亡病例的相关性，但 2 例临床试验入组患者(分别为术后感染和脓肿)于法索单抗锝注射后死亡[13]。

2005 年年底，大约为法索单抗锝上市 18 个月后，因上市后报告显示法索单抗锝给药后会产生严重的、甚至危及生命的心肺不良反应而撤出美国市场。这些不良反应通常会于给药后几分钟内发生，且 2 例患者在给药后 30min 内因心肺衰竭而死亡。其他的严重心肺不良反应包括心脏停搏、缺氧、呼吸困难和低血压，患者需要输液并给予血管升压药物和氧气以帮助复苏。然而尚无证据表明，无不良反应患者是否面临用药相关的长期风险。

20.8　结　　论

抗粒细胞抗体法索单抗锝体内标记人白细胞，可快速、准确地诊断症状模糊的阑尾炎患者。预试验结果表明，法索单抗锝与体外 ^{111}In 标记白细胞法在诊断糖尿病患者的足部骨髓炎效果相当。尽管目前数据有限，但法索单抗锝很可能用于其他感染的准确诊断。基于目前的临床试验结果，法索单抗锝的安全性尚可，但由于其上市后的报告显示给药后可发生严重的、甚至危及生命的不良反应，法索单抗锝已从美国市场上撤出，且未来发展仍不明确。

（申文晋　范明源　宋紫辉　蔡永明　张宗鹏）

参 考 文 献

[1] Cervo M, Gerbaudo VH, Park MA, et al. Quantitative simultaneous (111) In/(99m) Tc SPECT-CT of osteomyelitis. Med Phys, 2013, 40 (8) : 082501.

[2] Palestro CJ, Weiland FL, Seabold JE, et al. Localizing infection with a technetium-99m-labeled peptide: initial results. Nucl Med Commun, 2001, 22 (6) : 695-701.

[3] Becker W, Goldenberg DM, Wolf F. The use of monoclonal antibodies and antibody fragments in the imaging of infectious lesions. Semin Nucl Med, 1994, 24 (2) : 142-153.

[4] Becker W, Bair J, Behr T, et al. Detection of soft-tissue infections and osteomyelitis using a technetium-99m-labeled anti-granulocyte monoclonal antibody fragment. J Nucl Med, 1994, 35 (9) : 1436-1443.

[5] Becker WS, Saptogino A, Wolf FG. The single late 99Tcm granulocyte antibody scan in inflammatory diseases. Nucl Med Commun, 1992, 13 (3) : 186-192.

[6] Gratz S, Schipper ML, Dorner J, et al. LeukoScan for imaging infection in different clinical settings: a retrospective evaluation and extended review of the literature. Clin Nucl Med, 2003, 28 (4) : 267-276.

[7] Panacek EA, Marshall JC, Albertson TE, et al. MonoclonalAnti-TNF: a randomized controlled sepsis study investigators. Efficacy and safety of the monoclonal anti-tumor necrosis factor antibody F (ab') 2 fragmentafelimomab in patients with severe sepsis and elevated interleukin-6 levels. Crit Care Med, 2004, 32 (11) : 2173-2182.

[8] Hakki S, Harwood SJ, Morrissey MA, et al. Comparative study of monoclonal antibody scan in diagnosing orthopaedic infection. Clin Orthop Relat Res, 1997, (335) : 275-285.

[9] Devillers A, Garin E, Polard JL, et al. Comparison of Tc-99m-labelled antileukocyte fragment Fab' and Tc-99m-HMPAO leukocyte scintigraphyin the diagnosis of bone and joint infections: a prospective study. Nucl Med Commun, 2000, 21 (8) : 747-753.

[10] Aygen M, Amirmokri P, Berk F, et al. A preliminary report on ^{99m}Tc-Fanolesomab imaging of renal allograft. Nucl Med Commun, 2011, 32 (10) : 925-928.

[11] Thakur ML, Richard MD, White FW 3rd. Monoclonal antibodies as agents for selective radiolabeling of human neutrophils. J Nucl Med, 1988, 29 (11) : 1817-1825.

[12] Thakur ML, Marcus CS, Henneman P, et al. Imaging inflammatory diseases with neutrophil-specific technetium-99m-labeled monoclonal antibody anti-SSEA-1. J Nucl Med, 1996, 37 (11) : 1789-1795.

[13] Chopra A. ^{99m}Tc-Labeled murine IgM monoclonal antibody, fanolesomab, that targets the CD15 glycoprotein antigen. Molecular Imaging and Contrast Agent Database (MICAD) [Internet].

[14] Love C, Tronco GG, Palestro CJ. Imagingofinfectionand inflammation with ^{99m}Tc-Fanolesomab. Q J Nucl Med MolImaging, 2006, 50 (2) : 113-120.

[15] Mozley PD, Thakur ML, Alavi A, et al. Effects of a 99mTc-labeled murine immunoglobulin M antibody to CD15 antigens on human granulocyte membranes in healthy volunteers. J Nucl Med, 1999, 40 (12) : 2107-2114.

[16] Mozley PD, Stubbs JB, Dresel SH, et al. Radiation dosimetry of a 99mTc-labeled IgM murine antibody to CD15 antigens on human granulocytes. J Nucl Med, 1999, 40 (4) : 625-630.

[17] Gratz S, Behr T, Herrmann A, et al. Intraindividual comparison of ^{99m}Tc-labelled anti-SSEA-1 antigranulocyte antibody and ^{99m}Tc-HMPAO labelled white blood cells for the imaging of infection. Eur J Nucl Med, 1998, 25 (4) : 386-393.

[18] Rypins EB, Kipper SL, Weiland F, et al. ^{99m}Tc anti-CD15 monoclonal antibody (LeuTech) imaging improves diagnostic accuracy and clinical management in patients with equivocal presentation of

appendicitis. Ann Surg, 2002, 235(2): 232-239.

[19] Palestro CJ, Caprioli R, Love C, et al. Rapid diagnosis of pedal osteomyelitis in diabetics with a technetium-99m-labeled monoclonal antigranulocyte antibody. J Foot Ankle Surg, 2003, 42(1): 2-8.

[20] Shapiro MS. Therapy of digestive disorders: a companion to sleisenger and fortran's gastroenterological and liver disease. Ann Intern Med, 2000, 133(8): 660.

[21] Kipper SL. The role of radiolabeled leukocyte imaging in the management of patients with acute appendicitis. Q J Nucl Med, 1999, 43(1): 83-92.

[22] Rypins EB, Kipper SL. ^{99m}Tc-hexamethylpropyleneamine oxime(Tc-WBC) scan for diagnosing acute appendicitis inchildren. Am Surg, 1997, 63(10): 878-881.

[23] Kipper SL, Rypins EB, Evans DG, et al. Neutrophil-specific 99mTc-labeledanti-CD15 monoclonal antibody imaging for diagnosis of equivocal appendicitis. J Nucl Med, 2000, 41(3): 449-455.

[24] Palestro CJ, Kipper SL, Weiland FL, et al. Osteomyelitis: diagnosis with(99m) Tc-labeled antigranulocyte antibodies compared with diagnosis with(111) In-labeled leukocytes--initial experience. Radiology, 2002, 223(3): 758-764.

[25] Palestro CJ, Love C, Tronco GG, et al. Combined labeled leukocyte and technetium 99m sulfur colloid bone marrow imaging for diagnosing musculoskeletal infection. Radiographics, 2006, 26(3): 859-870.

[26] Palestro CJ, Kim CK, Swyer AJ, et al. Radionuclide diagnosis of vertebral osteomyelitis: indium-111-leukocyte and technetium-99m-methylene diphosphonate bone scintigraphy. J Nucl Med, 1991, 32(10): 1861-1865.

[27] Tronco GG, Love C, Rini JN, et al. Diagnosing prosthetic vascular graft infection with the antigranulocyte antibody ^{99m}Tc-Fanolesomab. Nucl Med Commun, 2007, 28(4): 297-300.

[28] Rini JN, Love C, Zia N, et al. Initial clinical experience with Tc-99m-fanolesomab in patients with suspected infection. Radiological Society of North America 91st Scientific Assembly and Annual Meeting Program, 2005, (P) 312.

[29] Rini JN, Love C, Zia N, et al. Tc-99m-fanolesomab: a new diagnostic agent for the detection of infection. Radiological Society of North America 91st Scientific Assembly and Annual Meeting Program, 2005, (P) 806.

[30] Thakur ML, Lee J, Defulvio J, et al. Human neutrophils: evaluation of adherence, chemotaxis, and phagocytosis, following interaction with radio labeled antibodies. Nucl Med Commun, 1990, 11(1): 37-43.

[31] Shanthly N, Aruva MR, Zhang K, et al. 99mTc-Fanolesomab: affinity, pharmacokinetics and preliminary evaluation. Q J Nucl Med Mol Imaging, 2006, 50(2): 104-112.

[32] Line BR, Breyer RJ, McElvany KD, et al. Evaluation of human anti-mouse antibody response in normal volunteers following repeated injections of fanolesomab(NeutroSpec), a murine anti-CD15 IgM monoclonal antibody for imaging infection. Nucl Med Commun, 2004, 25(8): 807-811.

第 21 章　利妥昔单抗(Rituximab，Rituxan)

21.1　发 展 概 述

利妥昔单抗是 20 世纪 90 年代美国基因泰克和艾迪克公司共同研发的上市基因工程人-鼠嵌合单克隆抗体(monoclonal antibody，mAb)药物，也是全球首个获准用于临床治疗非霍奇金淋巴瘤(non-Hodgkin lymphoma，NHL)的单抗[1]。该单抗的主要适应证是非霍奇金淋巴瘤、慢性淋巴细胞性白血病(chronic lymphocytic lymphoma，CLL)和类风湿关节炎(rheumatoid arthritis，RA)。在美国，利妥昔单抗销售额占到全部单克隆抗体销售额的近 50%，具有较好的成本效益比[2]。该抗体主要与 B 细胞表面 CD20 特异性结合[3]，阻断相关细胞的异常功能而发挥疗效。本章重点介绍利妥昔单抗的结构特点、药理作用、临床应用及新进展。

21.2　利妥昔单抗的结构特点

利妥昔单抗结构由鼠抗 CD20 单克隆抗体 2B8 的轻链和重链可变区与人 κ 轻链及 γ 重链恒定区融合而成[4]，结构中包含两条 451 个氨基酸的重链和两条 213 个氨基酸的轻链，分子式为 $C_{6416}H_{9874}N_{1688}O_{1987}S_{44}$，分子质量约为 145kDa(图 21-1)。单抗与 CD20 的

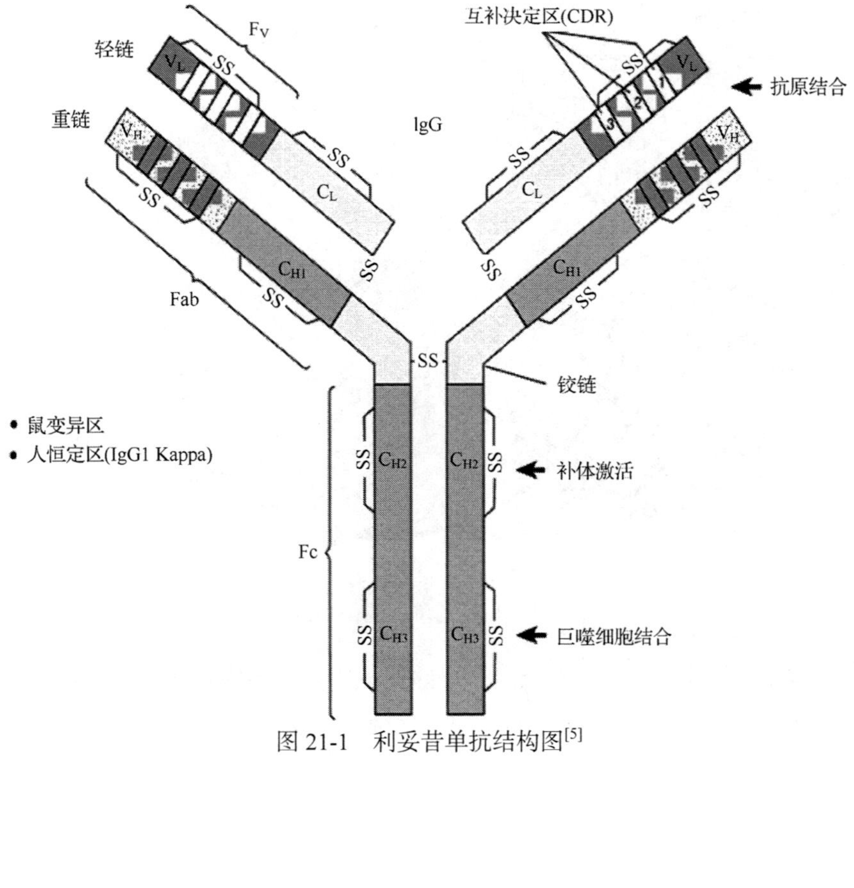

图 21-1　利妥昔单抗结构图[5]

结合亲和力约为 8.0nmol/L[4]。因抗体结构的大部分来自人抗体，免疫原性较低，迄今为止，在接受利妥昔单抗治疗的患者体内尚未检测到人抗鼠免疫球蛋白抗体(human anti-mouse antibody，HAMA)；而人抗嵌合抗体(human anti-chimeric antibody，HACA)抗体阳性率不足 1%，且其是否具有中和活性尚不清楚。

21.3　药 理 作 用

利妥昔单抗的靶标是 B 细胞表面的 CD20。CD20 只在前 B 细胞和成熟 B 细胞中表达，是一种跨膜的表面抗原，主要参与调节 B 淋巴细胞成熟与分化过程，在促进钙离子跨膜内流、维持细胞内钙离子浓度和促进 B 细胞活化等方面发挥重要作用[4]。

正常情况下，CD20 在 B 细胞、干细胞、正常成熟浆细胞或其他正常细胞表面并不表达[6, 7]，但在非霍奇金淋巴瘤(NHL)、20%的多发性髓性淋巴瘤、50%的浆细胞白血病、75%～100%Waldenstrom 巨球蛋白血症(Waldenstrom macroglobulinemia，WM)及 95%以上的 B 细胞淋巴瘤等的 B 细胞表面和白血病恶性浆细胞表面均有表达[8, 9]。

利妥昔单抗与 CD20 抗原牢固结合后，通过多种作用机制(图 21-2)发挥治疗效应[8]。其中，抗体依赖细胞介导的细胞毒作用(antibody-dependent cell-mediated cytotoxicity，ADCC)可能是利妥昔单抗最主要的作用机制[10]。

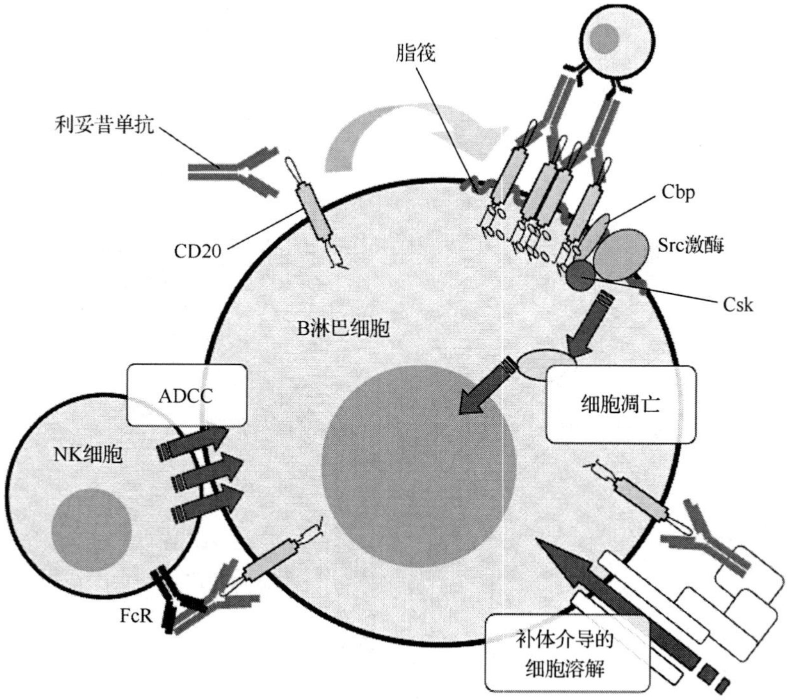

图 21-2　利妥昔单抗的作用机制[8]

利妥昔单抗也与补体因子 C1q 结合，发挥补体依赖的细胞毒性(compliment dependent cytolysis，CDC)；但是，只有在 CD20 转移至脂筏后才能激活补体的细胞溶解功能。脂筏的形成在利妥昔单抗诱发的细胞凋亡过程中发挥重要的作用。钙离子转运增强及 Src 激酶诱导激活邻近域的 caspase，从而引起细胞凋亡。细胞微环境也可能对利妥昔单抗诱导的细胞毒性产生影响，利妥昔单抗对组织学特征不同的淋巴癌细胞毒作用不同的原因可能在于此。此外，利妥昔单抗可促进抗原提呈细胞——树突状细胞(dendric cell，DC)摄取和交叉提呈淋巴瘤衍生肽，诱发 DC 突变，产生特异的细胞毒 T 细胞效应[10]。

结合抗体可诱导细胞凋亡，但不会因过度清除 $CD20^+$细胞而产生毒性，因为干细胞会不断分化形成新的正常的 B 细胞，而浆细胞也会持续分泌抗体，维持血浆免疫球蛋白的水平。

利妥昔单抗与其他化疗药物联合应用可产生协同效应。例如，DHL-4(一种耐药的 B 细胞淋巴瘤细胞系)接触利妥昔单抗后，对阿霉素和顺铂的作用更加敏感[11]。利妥昔单抗通过抑制 IL-10 产生、下调抗凋亡蛋白 bcl-2 表达的方式，增强靶细胞对化疗药物的致细胞凋亡效应的敏感性[12]。氟达拉滨下调补体抑制剂 CD55 的表达，提高了恶性 B 细胞对利妥昔单抗细胞裂解作用的易感性[13]。研究发现，利妥昔单抗分别降低克拉屈滨、米托蒽醌和苯达莫司汀所诱发的恶性淋巴细胞凋亡的 IC30 和 IC50[14]。

CD20 从不以游离抗原形式在血浆中循环，不会与抗体竞争性结合。细胞膜上的 CD20 与抗体结合后，既不被内化又不从细胞膜上脱落。利妥昔单抗与 B 淋巴细胞上的 CD20 结合并引发 B 细胞溶解的免疫效应的机制可能涉及 CDC 和 ADCC。

21.4　毒理学研究

静脉注射利妥昔单抗未见明显的毒性作用。当单次给药最大单剂量达 100mg/kg 或每周给药最大剂量达 20mg/kg、连续给药 8 周时，均未发现利妥昔单抗明显的毒理学效应，接受药物的食蟹猴也未死亡。在接受利妥昔单抗的动物中，95%以上的动物体内 B 细胞在给药一次或两次后即完全消失(药理学作用)。B 细胞的恢复时间变化较长，部分恢复多在 4～8 周之后，而恢复至基线水平至少要 3 个月[3]。

21.5　药代动力学研究

患者分别静脉滴注利妥昔单抗 125mg/m^2、250mg/m^2 和 375mg/m^2，每周 1 次，连续 4 周后，患者血清利妥昔单抗浓度随剂量的增加而增加。375mg/m^2 剂量组的患者在首次和末次(第 4 次)静脉滴注药物后，平均的药物血清半衰期分别为 68.1h 和 189.9h，最大浓度分别为 238.7μg/ml 和 480.7μg/ml，平均血浆清除率分别为 0.0459L/h 和 0.0145L/h。在首次给药后，外周 B 淋巴细胞中位数明显降低至正常水平以下，6 个月后开始恢复，在治疗完成的 9～12 个月后可恢复正常。

给 NHL 患者每周一次静脉滴注利妥昔单抗 375mg/m^2，连续 4 周，血浆药物峰浓度可达到 465μg/ml。多次给药与单次相比，药物清除率降低[单次为 38.2ml/h，多次(第 4 次)为 9.2ml/h]；药时曲线下面积(area under the curve，AUC)增加[单次为 16320μg/ml·h；多次(第 4 次)为 86125μg/ml·h]；消除半衰期延长[单次为 3.2 天，多次(第 4 次)为 8.6

天]；以上结果说明药物在体内具有一定的蓄积，但并未伴发毒性效应。在 116 例受试患者中，65%的患者体内可检测到的中位浓度为 20.3μg/ml（0.0～96.8μg/ml），而至第 6 个月时，其中有 11.2%的受试者体内仍然可以检测出利妥昔单抗[15]。

利妥昔单抗的临床疗效与其血药浓度高低密切相关。静脉滴注 100mg/m^2～500mg/m^2 剂量的利妥昔单抗，血药浓度水平呈剂量依赖性。一次静脉滴注剂量为 250 mg/m^2 或 500mg/m^2 时，外周血 B 细胞数量 3 天内可减少约 90%；在接受 4 周利妥昔单抗后，有效患者血中药物浓度显著高于无效患者（P＜0.01）[16]。一般认为，药物浓度越高越有效[17]。

21.6　利妥昔单抗的临床应用

21.6.1　利妥昔单抗联合化疗方案治疗惰性 NHL

NHL 是一类淋巴组织恶性疾患，分为不同的亚型。各亚型的 NHL 90%以上均为 B 细胞异常所致，其中弥漫性大 B 细胞淋巴瘤（diffuse large B cell lymphoma，DLBCL）占 31%，滤泡性淋巴瘤（follicular lymphoma，FL）占 22%[18]。一直以来，有症状的晚期惰性 NHL 患者多采用单药化疗（苯丁酸氮芥或环磷酰胺），或联合化疗[环磷酰胺+长春新碱+强的松（CVP）或环磷酰胺+长春新碱+阿霉素+强的松（CHOP）]。尽管临床上不断出现新的化疗方案，但惰性 NHL 患者生存率始终不理想。复发或难治惰性 NHL 患者自体干细胞移植（autologous stem cell transplantation，ASCT）可以延长患者无病生存期（disease free survival，DFS），但此种治疗方法因缺乏Ⅲ期临床试验数据的支持而尚无定论。首次复发的晚期 FL 采用 ASCT 巩固治疗后，疾病进展期缩短，总生存率甚至还能提高，尽管这可能会导致继发性血液肿瘤[19]。但是，年龄与并发症可能限制了很多惰性 NHL 患者接受 ASCT 治疗。

一些Ⅱ期临床试验的结果证明，在初治的惰性 NHL 中，“利妥昔单抗+化学治疗”方案因疗效相加，毒性又不重叠而得到了令人满意的疗效。Ⅲ期临床试验进一步验证了这一结论。临床常规的给药方案是：连续 4 次静脉滴注利妥昔单抗，然后开始利妥昔单抗与化疗同时或先后进行；由于增加利妥昔单抗静脉滴注的次数可提高疗效而不改变药物的毒性作用，故临床上也采用“静脉滴注利妥昔单抗 8 次+化疗”的治疗方案。

首次开展的利妥昔单抗Ⅱ期临床试验中，40 例初治惰性 NHL 患者接受了 6 个剂量的利妥昔单抗+6 个剂量的 CHOP 化疗。按照方案定义的疾病缓解标准[20]，38 例患者病情缓解，55%的有效患者达到完全缓解标准，修正后的总有效率（overall response rate，ORR）为 100%，完全缓解（complete response，CR）/未确定的完全缓解（unconfirmed complete response，CRu）为 87%，部分缓解（partial response，PR）占 13%。长期随访发现，病情缓解期长，中位至疾病进展期（time to progression，TTP）约为 7 年。16 例患者在治疗后的 6～9 年仍然处于疾病缓解期[21]。

利妥昔单抗与其他以环磷酰胺为基础药物的化疗方案，如米托蒽醌加环磷酰胺（CM），环磷酰胺、米托蒽醌、长春新碱及泼尼松（CNOP）联合，ORR 和 CR 都很高，且患者耐受良好[22]。

另一项临床研究中，给药方案采用静脉滴注利妥昔单抗 7 次+6 周期嘌呤类似物氟达拉滨。40 例低分化 FL 受试者(其中包括 27 例初治患者)ORR 为 90%(CR 为 80%)；初治病例组与复发组的结果相近。截至 44 个月的中位随访期，未能达到中位疾病缓解期(疾病缓解期，duration of response)、TTP 和总生存期(overall survival，OS)。由于在前 10 例受试患者中出现了预料之外的药物血液学毒性，故对研究方案进行了修订：若发生长时间的粒细胞减少，则停用预防性的甲氧苄啶/磺胺甲噁唑，氟达拉滨剂量降低 40%，而生长因子支持疗法不用于预防性治疗。其后纳入的受试患者中，尽管 3/4 级中性粒细胞缺乏症比较常见(71%)，且 24%的患者需要暂时接受生长因子进行支持治疗，但药物的血液学毒性大大降低[23]。

喷司他丁是一个拟嘌呤类抗代谢物，其对骨髓细胞的抑制作用小于氟达拉滨。在与利妥昔单抗和喷司他丁联用(PR)时，初治患者有效率为 83%，而复治患者有效率仅为 63%，中位 TTP 为 15 个月。中性粒细胞缺乏是唯一观察到的不良事件，且发生率超过 10%[24]。进一步的研究显示，利妥昔单抗、喷司他丁和米托蒽醌(PMR)联合治疗惰性 NHL，ORR 可达 83%，中位 DR 为 10 个月。与 PR 方案相比，PMR 毒性较大，3/4 级中性粒细胞缺乏的发生率为 67%。败血症和致热中性粒细胞减少的发生率分别是 8%和 17%[25]。此外，利妥昔单抗联合苯丁酸氮芥方案在初治($n=15$)和复发/难治性($n=14$)低分化滤泡性淋巴瘤治疗应用中的安全性和疗效也得到了肯定[26]。

化疗与利妥昔单抗序贯治疗方案的疗效与安全性是临床关注的重点。一项Ⅱ期临床试验中，初治的Ⅳ期惰性淋巴瘤和确诊的 bcl-2 淋巴瘤受试者随机服用 6 个剂量的利妥昔单抗，同时联用 8 个周期的氟达拉滨、米托蒽醌及地塞米松(FND)，或在 FND 结束后给予利妥昔单抗；完成药物治疗后，两组患者均再给予干扰素行维持治疗。结果显示，两组 ORR 或 CR 无显著差异，但在治疗后的 6 个月和 12 个月时分子水平的疗效评价中，同时给药组的疗效明显优于先后给药组的疗效[ORR 和 CR 分别为 89% vs 60%($P<0.01$)，89% vs 68%($P=0.01$)]。患者对两个治疗方案均耐受良好[27]。

另一项研究中，晚期 FL 患者先接受 4 个周期的“氟达拉滨+米托蒽醌+地塞米松(FND)”治疗，然后再注射 4 个剂量的利妥昔单抗，结果 ORR 和 CR 分别为 90%和 83%；无论是预后差(如骨髓病变、国际治疗指数分数低及局部肿胀)的患者还是预后好的患者，其疗效均相同；除一例患上 3/4 级感染外，其他患者对治疗完全耐受[27]。其他多项有关 CHOP 与利妥昔单抗序贯治疗的临床研究结果也显示，利妥昔单抗不仅可改善疗效，而且在分子水平上也能产生有益作用[28~30]。

Ⅱ～Ⅳ期 FL 患者每周 1 次静脉滴注利妥昔单抗，连续 4 周，然后短期给予 CHOP 或 CVP(3 周期)，最后再给予 2 次利妥昔单抗。结果显示，4 年疾病无进展期生存率是 62%，中性粒细胞减少或发热的发病率极低(7%)。对于那些体质虚弱、难耐受化疗的老年患者，该方案尤为适合。

美洲血液病学学会 2005 年的会议报告指出，在 CVP 化疗基础上加用 8 个周期利妥昔单抗(R-CVP)后，ORR 和 CR 明显高于单纯 CVP 组(分别是 81% vs 57%，$P<0.0001$；

41% vs 10%，$P<0.0001$）[31]。42 个月中位随访期之后更新的资料显示，R-CVP 中位 TTP 明显优于 CVP(33.6 个月 vs 14.5 个月，$P<0.0001$)，至下次淋巴瘤治疗时间中位值明显延长(46.3 个月 vs 12.3 个月，$P<0.0001$)，中位 DR 和中位 DFS 也有较大改善，分别是 37.7 个月 vs 13.5 个月，$P<0.0001$ 及 44.8 个月 vs 20.5 个月，$P=0.0005$。虽然两组均未达到中位 OS，但 R-CVP 的 OS 较优($P=0.0553$)，CVP 组 3 年 OS 率约为 81%，而 R-CVP 组约为 89%。值得注意的是，CVP 治疗后，因淋巴瘤进一步恶化的死亡患者人数(25 例)多于 R-CVP 治疗(12 例，$P=0.02$)。依据基线预后因子对结果进行多变量 Cox 回归分析发现，无论患者基线或基础疾病特征如何，在 CVP 治疗基础上加用利妥昔单抗均可显著改善疗效；虽然 R-CVP 组的 3/4 级中性粒细胞减少症的发病率高于 CVP 组(24% vs 14%)，但两组的感染发生率和中性粒细胞减少性败血症的发生率相近[31]。该试验结果促成了欧盟药品管理当局于 2004 年批准将 R-CVP 作为 FL 一线治疗方案[32]。

一项旨在比较 CHOP 和 R-CHOP 对晚期惰性 FL 疗效的随机临床研究显示，R-CHOP 的 ORR 和至疾病治疗失败时间(time to failure，TTF)优于 CHOP($P=0.011$ 和 $P<0.001$)。与单纯化疗相比，化疗联合免疫治疗的 OS 明显延长($P=0.016$)。与 CHOP 相比，R-CHOP 的粒细胞减少症发病率升高 10%，但感染率和其他治疗相关的不良事件发生率相似[33]。另一研究结果表明，8 周期的利妥昔单抗联合米托蒽醌、苯丁酸氮芥和泼尼松龙(MCP)治疗晚期 FL 的疗效明显优于单纯化疗，ORR 和 CR 分别从化疗的 75%和 25%上升至 92%($P<0.0001$)和 50%($P<0.0003$)；30 个月中位随访期后的疗效优势体现在无事件生存率(event free survival，EFS)和 OS 率的改善(分别为 79% vs 44%，$P<0.0001$；89% vs 76%，$P=0.007$)。服药者对 R-MCP 与 MCP 耐受良好。

综合以上研究，在化疗基础上加用利妥昔单抗治疗晚期 FL 益处明显。亚组分析证明，无论疾病基线特征如何，利妥昔单抗的应用都是有益的。免疫化疗方法可以克服 FL 的不良预后因素。当然，针对不同类型的惰性 NHL 的治疗方案仍有待进一步研究优化。

对于复发/难治性惰性 NHL，传统治疗方法是采用先前未曾用过的无交叉耐药的化疗药物进行二次化疗，体质较好的年轻患者还可采用 ASCT，但后者只适用于少数病例。目前，化疗联合利妥昔单抗也已逐渐成为一种主流的治疗策略。临床常用的联合用药方案有 R-CHOP[20, 21]、R-CNOP、R-F[23]、R-CM[22]、R-喷司他丁[24]、R-苯丁酸氮芥[26]、R-CVP、R-CHOP[34]、利妥昔单抗加苯达莫司汀(BR)[35]、利妥昔单抗加苯达莫司汀和米托蒽醌(BMR)[34]及利妥昔单抗联合长春新碱，外加 5 天剂量的环磷酰胺[36]等。

一项Ⅲ期临床研究中，研究人员对复发的 FL 患者施以 6 周期 CHOP 化疗加 6 个剂量的利妥昔单抗后，发现接受 R-CHOP 诱导治疗的 ORR 和 CR 明显高于只接受 CHOP 诱导治疗的患者(分别为 85% vs 72%和 29.5% vs 16%，$P<0.0001=$；R-CHOP 的疾病无进展生存期(progress free survival，PFS)中位值明显长于 CHOP(33.1 个月 vs 20.2 个月，$P=0.0003$，HR=0.65)。两组的 3/4 级中性粒细胞减少症发生率相近(54.7%，R-CHOP 和 48.2%，CHOP)；R-CHOP 组患者 3/4 级变应性反应或皮肤过敏的人数多于 CHOP 组(31 例 vs 17 例)，但两组因毒性作用而停药的患者人数接近[37]。利妥昔单抗加氟达拉滨、环磷酰胺和米托蒽醌(R-FCM)方案也可明显延长无症状缓解期和总生存期(中位值：3.9 年 vs 1.7 年，$P=0.029$；74%生存率 4 年 vs 3.8 年，$P=0.033$)[38]。Cochrane 协作组提供

的一项 *Meta* 分析纳入了 6 项符合标准的临床试验，证明利妥昔单抗加化疗比单纯的化疗方案可提高 FL 和套细胞淋巴瘤(mantle cell lymphoma，MCL)患者的生存期[39]。

21.6.2 利妥昔单抗加用免疫调节剂对惰性 NHL 的诱导治疗

并不是所有患者都适合采用免疫化疗方案，如老年患者、并发症患者或不愿意接受化疗的患者等都属于不宜人群。采用利妥昔单抗加免疫调节剂，如 IFN-α、IL-2、IL-12 及克隆刺激剂(集落刺激因子，colony stimulating factor，CSF)等作为替代疗法或许更加适合。免疫调节剂可通过促进 CD20 表达方式增强利妥昔单抗活性，同时增加效应细胞上 Fc 受体密度或增加效应细胞数量[40]。

给 39 例惰性 NHL 患者服用 4 个周期利妥昔单抗后，外加 8 周的粒细胞-巨噬细胞集落刺激因子(GM-CSF)，OR 和 CR 分别为 79%和 36%。患者对 RGM-CSF 的耐受性与单用利妥昔单抗相同。一般认为，在利妥昔单抗基础上加用 GM-CSF 可提高 ADCC 活性，从而改善临床疗效[41]。

在一项Ⅱ期临床试验中，有症状的晚期 $CD20^+$低度淋巴瘤(初治或首次复发)患者服用利妥昔单抗，每周 1 次，连续给药 4 周。无疗效或疗效不明显的患者在给药前后或给药期间再随机静脉滴注 4 次利妥昔单抗或 IFN-α-2a(3-4.5MIU/天)。结果发现接受两周期利妥昔单抗的患者 ORR 和 CR 分别是 78%和 22%；而在第二周期里加用 IFN-α-2a 后，患者的 ORR 和 CR 都有改善。一个周期利妥昔单抗治疗的患者微小残留白血病(minimal residual disease，MRD)阴性率为 44%，两周期为 66%，两周期加 IFN-α-2a 为 77%。

类似的其他研究同样证明，利妥昔单抗联合 IFN-α-2a 治疗复发/难治性惰性 NHL，能取得较好的 OR 和耐受性[42, 43]。利妥昔单抗联合 IL-2 应用时，虽然能得到既有效又安全的疗效(ORR 67%，CR 25%)，且利妥昔单抗的毒性作用不会因加入了 IL-2 而加重，但患者耐受性较差[44]。肝代谢酶异常及细胞减少是最常见的毒性反应[45]。另一研究将利妥昔单抗与 G-CSF 联合，ORR 和 CR 分别是 42%和 26%，中位 TTP 为 24 个月[46]。

一项评估利妥昔单抗联合免疫调节剂来那度胺治疗复发/难治性惰性 NHL 疗效的Ⅱ期临床试验结果显示，所有受试者接受 28 天的每日一次来那度胺加 4 周的每周一次利妥昔单抗进行治疗，ORR 达到 74%，其中 CR 为 44%，中位 PFS 为 12.4 个月。13 例利妥昔单抗难治性患者 ORR 达 61.5%，22 例 FLORR 为 77%(其中 9 例为 CR/CRu)。在中位随访期 43 个月时，中位有效期和下次治疗时间分别是 15.4 个月和 37.4 个月。试验中，最常见的 3/4 级不良事件是：淋巴细胞减少(45%)、中性粒细胞减少症(55%)、疲劳(23%)及低钠血症(9%)。两药联用可使惰性 NHL 患者在可接受的药物毒性下获得更长久的疗效[47]。

21.6.3 利妥昔单抗对惰性 NHL 细胞的诱导效应

利妥昔单抗作为一线治疗惰性淋巴瘤药物，单独用于低度 FL(病灶≤7cm)。在一项针对初治 NHL 开展的临床试验中，患者每周 1 次服用利妥昔单抗，4 周后，49 例患者中有 36 例有效(73%)，其中有 27%达到 CR；部分患者的疗效随着时间延长进一步改善。治疗后的一年里，目标缓解率上升到 80%，40%患者实现 CR；26 例患者中有 16 例(62%)外周血 PCR 阴性[48]。另一项研究中，在初治的晚期 1 度 FL 患者中，每周 1 次共 4 周的利妥昔单抗的 ORR 为 72%(CR 为 36%)，中位 TTP 为 2.2 年；3/4 级不良事件发生率为 14%，其中 6%认为可能与利妥昔单抗有关(中性粒细胞减少和荨麻疹各 1 例)[49]。

21.6.4　利妥昔单抗治疗复发的惰性 NHL

一项针对复发的惰性 NHL 开展的Ⅱ期临床研究发现，151 例患者在接受了每周 1 次共 4 次的利妥昔单抗治疗后，ORR 为 50%，CR 为 6%；中位随访期 11.8 个月后，病情缓解患者的预计中位 TTP 为 12.5 个月；在 3 年以上的中位随访期之后，中位缓解期为 11.2 个月；多数患者(71%)在第一次用药后发生不良事件(通常是 1/2 级)，但 55%的患者在第 2～4 次静脉给药期间均未见任何不良事件。最多发的症状是一过性发热、寒战、恶心、虚弱和头痛。血小板减少和中性粒细胞减少的发生率分别不到 9%和 14%，感染性不良事件发生率为 30%(4%为 3 级不良事件)[50]。

21.6.5　利妥昔单抗在其他惰性淋巴瘤亚型中的应用

对于初治或复发的黏膜相关淋巴组织(mucosa associated lymphoid tissue，MALT)淋巴瘤，单用利妥昔单抗疗效确切，耐受良好，但复发率相对较高(36%)[51]。Martinelli 等给患有胃 MALT 淋巴瘤但不宜采用抗幽门螺旋杆菌治疗的患者服用利妥昔单抗后，26 例用药患者中有 20 例获得了令人满意的疗效，其中包括 46%的 CR。在 33 个月的中位随访期之后，只有 2 例患者病情复发，其中 1 例在接受了利妥昔单抗加苯丁酸氮芥治疗后，达到了 CR[52]。

Bennett 等给 10 例脾边缘区淋巴瘤(marginal zone lymphoma，MZL)患者服用 4 周期的利妥昔单抗，9 例患者增大的脾脏减小，1 例患者胸腔积液完全消失；8 例有效的患者血细胞减少症状完全消失；中位有效期为 21 个月。2 例患者分别在 21 个月和 23 个月时病情复发，但再次服用利妥昔单抗治疗仍然有效[53]。脾 MZL 是利妥昔单抗的适应证，尤其适用于老年、不宜手术或有并发症的患者[54]。

小淋巴细胞淋巴瘤(small lymphocytic lymphoma，SLL)和 CLL 是同一疾病的不同表现形式，临床建议 SLL 和 CLL 采用相同的治疗方案。一项Ⅱ期临床研究显示，在适用于利妥昔单抗的 30 例 SLL 患者中，利妥昔单抗治疗的 ORR 只有 13%，大大低于 FL 患者 60%的 ORR[55]。另一项研究单用利妥昔单抗 4 个周期，治疗新诊断和复发的 B 细胞恶性肿瘤(包括 29 例复发/难治性 SLL)，结果发现 ORR 只有 14%。利妥昔单抗对 SLL 的疗效不理想，可能与 SLL 细胞表面 $CD20^+$ 密度较低有关[56]。利妥昔单抗+环磷酰胺+米托蒽醌治疗 5 例 SLL/CLL 后，1 例 CR，2 例 PR，ORR 为 60%[21]。Hainsworth 等评价了利妥昔单抗单独用于初治的 CLL/SLL 的维持治疗，2 年里每隔 6 个月静脉滴注利妥昔单抗(每周 1 次，共 4 次)，发现 44 例受试者中 ORR 和 CR 分别是 58%和 9%，预期 PFS 为

19 个月。由此说明，利妥昔单抗加化疗，或加大给药剂量，可以改善药物的疗效[57]。

同样地，利妥昔单抗单用和联合化疗药物治疗 WM 时，单用利妥昔单抗的 ORR 为 27%[58]，而将利妥昔单抗的给药周期增加至 8 周期后，ORR 由 27%升至 44%[59~61]。利妥昔单抗加化疗治疗 WM 的疗效更好，PCR 加利妥昔单抗的 ORR 为 77%[62]，R-CHOP 有效率达 85%[63]；利妥昔单抗加克拉屈滨、环磷酰胺治疗后，ORR 达到 94%[64]。故第三次 WM 治疗国际研讨会推荐的最新 WM 治疗方案中包括了单用利妥昔单抗或利妥昔单抗加核苷类似物、烷化剂或联合化疗治疗方案[65]。

21.6.6　利妥昔单抗在维持治疗中的应用

反复发作或只能缓解而无法治愈是惰性 NHL 的典型表现。治疗的首要目标是延长惰性 NHL 治疗有效期，同时又不带来更多的毒性作用。对于那些首次诱导治疗有效的患者来说，采用维持治疗的方案可能是有益的。

间断使用化疗和干扰素的维持疗法对阻止病情发展无益[66]。单用利妥昔单抗或许更加适合于维持治疗，因为后者疗效确切，耐受性良好。近些年，各种维持治疗方案层出不穷，人们对利妥昔单抗在维持治疗中的作用、安全性、疗效和最佳治疗时间等都有了更深入的认识。

在初治或复发的 FL 患者中，接受利妥昔单抗维持治疗的 EFS 明显长于未接受维持治疗的(23 个月 vs 12 个月，$P=0.024$)；在初治患者中，利妥昔单抗维持治疗的作用更加明显(36 个月 vs 19 个月，$P=0.009$)。利妥昔单抗的耐受性良好，一年以上的药物迟发性毒性只占 7%[67]。

在一项中位随访期为 6 年的Ⅲ期临床试验中，CHOP 或 R-CHOP 诱导治疗有效的 FL 受试者被随机分入利妥昔单抗维持治疗组(每 3 个月静脉给予 375mg/m^2 的利妥昔单抗)和观察组，结果显示，与观察组比较，维持治疗组显著改善 PFS(中位值为 3.7 年 vs 1.3 年，$P<0.001$；HR 为 0.55)；维持治疗组 5 年 OS 为 74%，而观察组只有 64%($P=0.07$)。观察组中，CHOP 治疗的患者因病情发展需接受含利妥昔单抗的挽救治疗的占 59%；而维持治疗组中，R-CHOP 治疗的此类患者只有 26%。但是，利妥昔单抗维持治疗与 3/4 级感染明显相关(9.7% vs 2.4%，$P=0.01$)。时间更长的随访进一步证实了利妥昔单抗维持治疗对复发/难治性 FL 的 PFS 的益处[37]。

病情稳定的复发/难治性惰性 NHL 采用利妥昔单抗维持治疗[给药方案是：每隔 6 个月给予 1 次/周×4 周的利妥昔单抗，连续治疗 4 个周期(2 年)；期间若遇病情加重，可再给予 4 周的利妥昔单抗]后，PFS 中位值明显大于未维持治疗的 PFS(31 个月 vs 7 个月，$P=0.007$)。但是，维持治疗和未维持治疗的中位有效期和 3 年生存率相近(分别为 31 个月 vs 27 个月，$P=0.94$；72% vs 68%)。临床未见因利妥昔单抗相关的不良事件而中止治疗或住院的情况[68]。

利妥昔单抗维持治疗对晚期惰性 NHL 也有效。受试者(多数为 FL)在接受了有效的 CVP 化疗后，再用利妥昔单抗进行维持，PFS 和 OS 显著增加，且 FLIPI 分值、肿瘤严重程度及残存疾病状况等指标改善明显；与对照相比，利妥昔单抗并不明显增加中性粒细胞减少、血小板减少或感染的发生率。

研究人员给 PFS 患者施以利妥昔单抗维持疗法(每 3 个月静脉滴注药物 1 次，持续两年)，发现维持治疗后的中位 PFS 明显延长(51.6 个月 vs 15 个月，P<0.0001，HR=0.4)。更重要的是，无论是 CHOP 诱导还是 R-CHOP 诱导，利妥昔单抗维持治疗后的中位 PFS 均有所改善，其中 CHOP 治疗后的 PFS 为 42.2 个月 vs 11.6 个月(P<0.0001，HR=0.3)，而 R-CHOP 治疗后的 PFS 为 51.9 个月 vs 23.1 个月(P=0.0043，HR=0.54)。此外，维持治疗还可显著延长中位 OS 值。3 年的 OS 率为 85.1% vs 77.1%(P=0.0111，HR=0.52)。但是，维持治疗引起的 3/4 级中性粒细胞减少症发病率稍有升高，为 10.8% vs 5.4%，而 3/4 级感染率也是 9% vs 2.4%[37]。该项研究结果有力地支持了利妥昔单抗维持治疗的必要性和益处。

Meta 分析显示，利妥昔单抗维持治疗对于难治性/复发的 FL、MCL 和惰性 NHL 等疾病，可以延长患者 PFS 和 EFS，并提高患者生存率。利妥昔单抗维持治疗也显著提高了老年 DLBCL 中 CHOP 方案诱导化疗组的无失败生存率(failure free survival，FFS)，延长了 TTF，但对 R-CHOP 方案诱导化疗组效果不明显[69]。

综上所述，尽管有关利妥昔单抗维持治疗的临床研究很多，所得结果支持维持治疗的必要性，但利妥昔单抗维持治疗的应用指征、药物的用法用量、应用周期等尚未完全统一，有必要开展更深入的基础和临床研究，以利于制订科学、有效的维持治疗方案。

21.6.7　利妥昔单抗在肿瘤二次治疗中的应用

利妥昔单抗二次治疗——单用或与化疗联合应用，也许是一种有效的治疗策略。在一项利妥昔单抗二次用于治疗复发的惰性 NHL 的研究中，58 例二次服用利妥昔单抗的患者中，ORR 为 38%，TTP 比首次应用利妥昔单抗后的 TTP 长(17.4 个月 vs 12.4 个月)；二次用药不会诱发 HACA 或累计性骨髓抑制[42]。

Lemieux 等报告了利妥昔单抗单用或与化疗联合，二次用于各种淋巴癌亚类(其中 82%为惰性淋巴癌)的治疗。ORR 为 73%，TTP 中位值较利妥昔单抗首次治疗更长(15.2 个月 vs 11.3 个月)。第二次使用利妥昔单抗的患者的耐受性良好[70]。

21.6.8　利妥昔单抗治疗侵袭性 NHL

一直以来，侵袭性 NHL 被认为是无法治愈的疾病。利妥昔单抗在治疗惰性 NHL 中的成功应用激起了人们探讨其治疗侵袭性 NHL 的疗效与安全性的兴趣。但 20 世纪 60 年代，包括蒽环类抗生素在内的化疗方案的出现，使该病的治愈成为可能。

CHOP(环磷酰胺、阿霉素、长春新碱和泼尼松龙)方案在临床上应用广泛，但其对非多发的侵袭性 NHL 的治愈率只有 30%～40%[71]。此后出现的第二代、第三代化疗治疗方案在提升整体生存率方面都无法超越 CHOP 方案；而且这些新的治疗方案毒性大、花费高。CHOP 方案对老年患者来说毒性较大，所以，预后良好的老年和年轻患者可采用 CHOP 方案，但需缩短给药间隔(从 21 天缩短至 14 天)[72, 73]或减小 CHOP 的给药剂量[74]。

初治的侵袭性淋巴瘤患者每隔 21 天接受 6 个周期的 R-CHOP 治疗，ORR 可达 94%，CR 达 61%。即使是预后差的患者(IPI 分数≥2)，其 ORR 也达到了 89%，而且 R-CHOP 毒性并不大于 CHOP。bcl-2(一种在 NHL 细胞过度表达，其水平可预示侵袭性 NHL 化疗预后的抗凋亡蛋白)存在与否，对 R-CHOP 治疗的 CR 率都无明显影响。患者年龄对 CR 也无影响。长期随访的数据表明，利妥昔单抗治疗的 5 年 PFS 和 OS 分别为 82%和 88%。该研究未发现与长期应用利妥昔单抗直接相关的不良事件[75]。

侵袭性 NHL 治疗中，作为一线药物治疗方案，无论在诱导治疗阶段还是在维持治疗阶段，CHOP 联合利妥昔单抗都显示出更好的治疗效果。在分别接受 R-CHOP 和 CHOP 进行诱导治疗的老年患者中，R-CHOP 组的 3 年 FFS 显著高于 CHOP 组(分别为 53% vs 46%，$P=0.04$)，扣除维持治疗的效应后，R-CHOP 诱导治疗组的 OS 也明显高于 CHOP 组(3 年 OS 分别为 67% vs 58%，$P=0.05$)。此外，利妥昔单抗维持治疗的 FFS 更高($P=0.009$)。R-CHOP 和 CHOP 两组致命的感染率分别为 3%和 2.5%。尽管利妥昔单抗维持治疗组患者粒细胞缺乏的发生率高于观察组($P=0.008$)，但其具有较好的耐受性[76]。该研究结果进一步支持将 R-CHOP 作为老年侵袭性淋巴瘤一线治疗方案。研究显示，利妥昔单抗联合小剂量 CHOP(RD-CHOP)分别增加了老年 DLBCL 3 年 EFS 和 OS 71.9%和 83.3%，患者耐受良好[74]。但是，尽管 CHOP 和 R-CHOP 是侵袭性 NHL 的标准化疗方案。但处方中阿霉素的心脏毒性常成为临床用药的忌惮。一项纳入 180 例受试者的临床研究结果发现，服用心脏保护药物右雷佐生可显著减轻化疗对心脏的有害影响，与对照组相比，试验组心血管事件 5 年累积风险为 8% vs 29%，临床 CHF 发生率为 1.5% vs 17%[77]。

疗效的二次分析发现，CHOEP 的两年 TTF 率明显优于 CHOP，但 R-CHOEP 两年 TTF 和 R-CHOP 则无显著性差异。这表明加入利妥昔单抗可使 CHOEP 对 CHOP 的优势不再明显[78]。

利妥昔单抗联合 VNCOP-B(依托泊苷、米托蒽醌、环磷酰胺、长春新碱、泼尼松龙、博来霉素)方案来代替 CHOP 或 R-CHOP，治疗老年侵袭性 NHL，不失为一种可行的方案。一项研究显示，利妥昔单抗加 VNCOP-B 治疗的 ORR 为 66%，2 年 PFS 和 OS 率分别为 59%和 57%[79]。

利妥昔单抗联合异环磷酰胺、卡铂和依托泊苷(R-ICE)治疗 DLBCL，可以使 ASCT 前的 CR 大为提升。R-ICE 的疗效明显优于 ICE(CR 分别为 53%和 27%；$P=0.01$)[80]。与化疗方案相比，ASCT 后的大剂量疗法(high dose therapy，HDT)(强化治疗)作为一线治疗方案，可提升患者存活率，并能巩固一线化疗方案治疗后的低风险侵袭性 NHL 患者的 CR。虽然对于体质较好的年轻患者来说，伴或不伴 ASCT 的强化化疗方案都能改善疗效，但相关的不良事件发生率/死亡率令 60 岁以上的患者(此类患者人数占常见的侵袭性 NHL、DLBCL 的患者人数一半以上)望而却步[81]。但是，近年也有研究发现，在惰性 NHL 变为转化的 NHL 之前，利妥昔单抗联合 HDT 应用未必有益于疾病的治疗[82]。

剂量调整后的 EPOCH(依托泊苷、长春新碱、多柔比星、环磷酰胺和泼尼松龙)(DA-EPOCH)方案也可用于治疗侵袭性 NHL。但是，在 bcl-2 过度表达时，DA-EPOCH 的疗效并不理想。而在 DA-EPOCH 基础上加用利妥昔单抗，可以克服 bcl-2 过度表达的 DLBCL 患者或高水平 p53(一种抗凋亡蛋白)患者用药后的不良反应。此外，利妥昔单抗加 DA-EPOCH 对各种亚型的原发性 DLBCL（de-novo DLBCL）有效，这突显了利妥昔单抗联合 DA-EPOCH 在此类疾病治疗中的价值[83]。

CHEMO 方案加入利妥昔单抗后可明显提高 CR，且 R-CHEMO 治疗期间患者患进行性疾病的比例明显低于 CHEMO。无论 IPI 分数或肿瘤大小如何，患者总能从利妥昔单抗联合化疗方案中获益。R-CHEMO 对于 IPI 分数为 0 且无占位病变患者特别有效，3 年 FFS 为 89%；而 IPI 分数为 1 和（或）有占位病变患者，3 年 FFS 为 76%（$P=0.0162$）。但两类患者的 OS 无显著性差异，IPI 为 0 且无占位病变患者，3 年 OS 为 98%，IPI 分数为 1 和（或）有占位病变患者，3 年 OS 为 91%（$P=0.8$）[78]。

在复发或难治的侵袭性淋巴瘤治疗中，以铂为基础的化疗加地塞米松、大剂量阿糖胞苷和顺铂等药物（DHAP）方案，以及以依托泊苷、琥钠甲强龙、阿糖胞苷及顺铂（ESHAP）为基础的方案，分别加入利妥昔单抗后，均可改善疗效，且不增加化疗的毒性。硫酸长春新碱脂质体注射剂加利妥昔单抗可使复治的晚期 DLBCL 和 MCL 患者获得更长久的疗效，药物毒性主要表现为可预测和控制的局限性血液学毒性[84]。

总之，虽然利妥昔单抗联合不同的化疗方案作为治疗多数侵袭性 NHL 的标准治疗方案已经得到临床的广泛认可。但对于年老体虚，或合并其他疾病而不宜化疗，或对化疗抵触的患者来说，单用利妥昔单抗也许是合适的选择[85, 86]。

原发性纵膈大 B 细胞淋巴瘤（primary mediastinal B cell lymphoma，PMBCL）的治疗方案金标准目前尚无定论。CHOP 方案及其他激进的治疗方案（如 MACOP-B 和 VACOP-B）多用于治疗该疾病。其中，CHOP 加利妥昔单抗被推荐用于初治的 PMBCL[87]。

Burkitt 和 Burkitt 样淋巴瘤的典型特征是低分化 B 细胞系淋巴瘤克隆增殖。淋巴母细胞淋巴瘤是 NHL 的一种罕见亚型，该亚型生物学特征与急性淋巴细胞白血病（ALL）的亚型相似。这些疾病侵袭性强，需要强化治疗，通常采用多种化疗药物大剂量联合应用[88]。1/3 的 B 前母细胞及多数成熟母细胞表面均表达 CD20，这为利妥昔单抗在治疗 Burkitt 淋巴瘤和 B 细胞淋巴母细胞白血病及淋巴瘤中的应用提供了依据[89]。利妥昔单抗联合强化 CVAD 方案在新近诊断的 HIV 阴性 Burkitt 和 Burkitt 样成人淋巴瘤患者中 3 年 OS、EFS 和 DFS 分别为 89%、80%及 88%。与单用强化 CVAD 相比，R-强化 CVAD 明显降低了疾病的复发率；而两种方案的毒性相似[90]。

21.6.9 利妥昔单抗在 CLL 中的应用

CLL 传统治疗药物是烷化剂（如苯丁酸氮芥）和联合化疗药物（如 CVP）。嘌呤类似物的问世，使得 CLL 治疗有了更多选择。氟达拉滨是当前应用最多的药物。然而，尽管这些新疗法提高并延长了治疗的有效率和有效期，但并不能完全治愈疾病，故寻求更有效的治疗方案仍是人们努力的方向。

在 CLL 治疗中，比较氟达拉滨联合利妥昔单抗方案（FR）与序贯使用二药（F→R）方案的疗效可以发现，FR 与 F→R 的 ORR 和 CR 分别为 90% vs 77%、43% vs 28%，前者明显高于后者；同时 FR 所致的静脉滴注相关毒性和血液学毒性大于 F→R，但二者所致感染毒性的发生率相似[91]。一项回顾性研究比较了 FR 和单用氟达拉滨的疗效。结果显示，2 年 PFS 分别为 67%和 45%，$P<0.0001$；2 年 OS 分别为 93%和 81%，$P=0.0006$，前者明显优于后者。两组感染相关的毒性发生率类似[92]。在分析遗传性预后因素对研究结果的影响时，研究人员发现，具有未突变的 IgV_H 及分裂间期细胞遗传学高风险因素的患者其中位 PFS 和 OS 较小[93]，这表明遗传学特征将来或许可用作分层治疗的决策参考：低风险患者可以采用耐受性较好的治疗方案，如氟达拉滨+利妥昔单抗，而预后较差的患者可以施以强度更大的治疗。

对于初治的 CLL，在氟达拉滨-利妥昔单抗基础上加用环磷酰胺可改善有效率[94]。利妥昔单抗联合喷司他丁和环磷酰胺(PCR)在 CLL 中也显示出了较好疗效[95]。

而对于复发的 CLL，利妥昔单抗加以氟达拉滨为基础的化疗方案(FCR)使 177 例患者的 ORR 达 73%(25% CR、16% nPR 和 32% PR)。从骨髓分子水平评价疗效，可发现大约 1/3 患者的病情得到缓解。作为一线治疗方案，FCR 最常见的毒性作用是骨髓抑制，62%可评估患者发生了 3/4 级中性粒细胞减少，16%接受治疗的患者可见严重感染[96]。

单用利妥昔单抗治疗 CLL 的疗效较差，这可能是由于该病 B 细胞表达 CD20 的水平低于其他肿瘤中的 B 细胞；另一原因是，CLL 患者血浆中溶解的 CD20 会抑制利妥昔单抗与 CLL 的 B 细胞结合。虽然单用利妥昔单抗治疗 CLL 的疗效不佳，但加大给药频率或给药剂量可明显提升治疗的有效率[97, 98]。单用利妥昔单抗作为维持治疗方案，在初治 CLL/SLL 中的疗效是肯定的，ORR 和 CR 分别达到了 58%和 9%，预期的 PFS 可达 19 个月[99]。

21.6.10　利妥昔单抗在 MCL 中的应用

初诊或复发的 MCL 目前尚无标准的治疗方案。很多化疗方案，包括 CHOP、FCM 和环磷酰胺、长春新碱、阿霉素及地塞米松分级治疗、强化 CVAD 方案等，虽然均显示出高度抑瘤活性，但肿瘤通常会复发。在 MCL 治疗中，利妥昔单抗联合化疗的治疗方案，在初治和复发的 MCL 患者上显示出非常喜人的效果。

比较 CHOP 和利妥昔单抗联合 CHOP 对初治的 MCL 的疗效发现，R-CHOP 的 ORR、CR 及中位 TTF 显著优于 CHOP。

研究人员并未发现两组的毒性有何差异，这提示 R-CHOP 治疗方案可作为晚期 MCL 的新的基础治疗方案[100]。作为一种侵袭性 NHL，MCL 的中位生存期一般不超过 4 年。利妥昔单抗可有效延长其生存期[101]。

研究证明，间断应用“利妥昔单抗联合环磷酰胺、长春新碱、阿霉素及地塞米松(强化 CVAD)方案”(中间可用利妥昔单抗加大剂量的甲氨蝶呤和阿糖胞苷)，有效率令人满意。在 97 例可评估患者中，有效率达 97%，CR/CRu 率为 87%。65 岁以下患者($n=65$)的疗效明显好于 65 岁以上患者($n=32$)：3 年 FFS 为 73% vs 50%，$P=0.02$；3 年 OS 为 86% vs 74%，$P=0.047$。当试验进行至疗程的 15%后，出现了血液学毒性和中性粒细胞减少性发热，其中 3 例因中性粒细胞缺乏引起的菌血症死亡。此外，3 例患者在 MCL 缓解期因骨髓增生异常综合征而死亡，1 例存活患者发生急性髓细胞性白血病。研究人员由此得出结论，对于初治的侵袭性 MCL 年轻患者，R-强化 CVAD/R-大剂量甲氨蝶呤及阿糖胞苷是有效的治疗方案。对于 65 岁以上的患者，FFS 明显较低，且治疗方案有明显血液学毒性，表明该强化治疗方案不宜作为老年患者的标准疗法[102]。10 年随访期的观察表明，初治的弥漫性和结节性 MCL 及其类母细胞样变异疾病未行干细胞移植术的强化化学免疫治疗是有效的[103]。有研究评估了初治 MCL 患者在接受了修正的强化 CVAD 及随后的利妥昔单抗维持治疗的疗效与安全性。在中位随访 37 个月，中位 PFS 为 37 个月，而中位 OS 未达到。主要毒性仍表现为血液学毒性，59 例患者发生了 3/4 级中性粒细胞缺乏[104]。

利妥昔单抗联合化疗方案治疗复发的 MCL 也取得了令人满意的疗效。在 FCM 与 R-FCM 疗效的比较研究中，50 例 MCL 患者的 R-FCMORR 和 CR 高于 FCM（58% vs 46%，$P=0.282$；29% vs 0%，$P=0.004$）[105]，R-MCP 的 OS 明显长于 MCP（2.5 年 vs 0.9 年，$P=0.031$）。交替使用利妥昔单抗的强化 CVAD 间断性治疗方案配以大剂量甲氨蝶呤加阿糖胞苷调整方案治疗复发的 MCL，ORR 为 95%，其中包括 43%的 CR/CRu。在利妥昔单抗联合强化化疗与单纯强化化疗的疗效比较中，4 级中性粒细胞缺乏和血小板缺乏症发生率分别为 58%和 53%，说明利妥昔单抗并不会增加不良事件发生率[102]。

对于不宜采用更为激进的治疗方案的 MCL 患者，利妥昔单抗单药治疗或许更为合适。

21.6.11　利妥昔单抗在 ASCT 中的应用

ASCT 后的大剂量化疗（HDT）方案应用于多种淋巴瘤。利妥昔单抗常在干细胞动员前或动员过程中使用，可最大限度收集干细胞而不影响干细胞的产量和 ASCT，也不会引起临床不良反应[106]。

一项研究比较了“HDT+利妥昔单抗”（化疗组）清洗后进行 ASCT 与 ASCT 后再行利妥昔单抗维持治疗（利妥昔单抗-ASCT 组）的疗效。利妥昔单抗-ASCT 组和化疗组 3 年 PFS 是 89% vs 29%（$P<0.000\,01$），OS 是 88% vs 65%（$P=0.052$），前者明显高于后者[107]。对于低风险 FL，HDT+利妥昔单抗体内清洗后的 ASCT（R-HDT+ASCT）疾病进展率或无效率只有 13%，而利妥昔单抗+CHOP（R-CHOP）的疾病进展率高达 35%（$P<0.05$）。利妥昔单抗联合 ASCT 方案优于 R-CHOP 方案。侵袭性 NHL 患者 ASCT 后应用利妥昔单抗也有令人满意的疗效[108]。

21.6.12　利妥昔单抗在其他 B 细胞源性恶性肿瘤中的应用

其他源于 B 细胞的恶性肿瘤包括 ASCT 后的淋巴细胞增殖性疾病（post-transplantation lymphoproliferative disease，PTLD）、HIV 相关的淋巴瘤、原发性 CNS 淋巴瘤（primary central nervous system lymphoma，PCNSL）、毛状细胞白血病（hairy cell leukemia，HCL）及霍奇金病（Hodgkin disease，HD）等。尽管利妥昔单抗在此类疾病治疗中的疗效和安全性证据还相当有限，但初步结果还是令人满意的。

PTLD 是一种致命的并发症，常见于器官移植后接受免疫抑制治疗的患者。研究结果显示，43 例患者服用利妥昔单抗，每周 1 次，共 4 周，ORR 是 44%，其中 23 例患者达到 CR 或 CRu，1 年时总生存率是 67%[109]。

HIV 相关淋巴瘤是 HIV 感染患者的主要死因。利妥昔单抗联合 CHOP[110, 111]、环磷酰胺、阿霉素及依托泊苷(CDE)[112]、DA-EPOCH 等方案应用于此类疾病。与 CHOP 相比，R-CHOP 的中位 TTP、PFS 及 OS 均增加，但差异没有统计学意义；R-CHOP 组死于 NHL 的人数少于 CHOP 组，但死于治疗相关的感染较 CHOP 组多；绝大多数感染死亡的患者均患有严重的免疫功能低下，其体内 CD4+细胞计数少于 50/mm^3。

免疫功能正常的患者中，多数 PCNSL 是 DLBCL，所以应用利妥昔单抗进行治疗是合理的。然而，由于分子质量太大(不利于其通过组织完整的血脑屏障进入中枢神经系统)，单抗所能发挥的作用非常有限[113]。但以脑室内/鞘内途径给予利妥昔单抗不仅可以升高脑脊髓液中的药物浓度，而且可以获得满意的结果。有研究对 PCNSL 患者和 Burkitt 淋巴瘤并累及脑膜的患者脑室内注射利妥昔单抗后，患者恶性肿瘤细胞完全消失[114]。

近年来，采用依放射剂量进行个体化给药的 ^{131}I 标记的利妥昔单抗，开展 NHL 放射免疫疗法(radioimmunotherapy，RIT)逐渐普及。事实上，RIT 具有靶向和照射双重作用，细胞毒性明显大于单纯免疫疗法，已成为临床常规的治疗方法之一[115]。但是，单次 RIT 的有效率偏低，且中位有效期仅为 2.9 个月。而采用间隔期为 4 周的多次 RIT 治疗、有效率和有效期均可提升 2 倍以上[116]。

21.6.13　利妥昔单抗在自身免疫性疾病中的应用

过去十多年来，人们对 B 细胞在自身免疫性疾病中的作用兴趣不减，认为阻断 B 细胞的作用有助于此类疾病的治疗。Edwards 和 Cambridge 首先发现清除 B 细胞可成功治疗类风湿关节炎，随后许多研究探讨了清除 B 细胞在其他自身免疫性疾病治疗中的作用，这些疾病有全身性红斑狼疮(systemic lupus erythematosus，SLE)、自身免疫性血细胞减少症(autoimmue cytopenias，AC)及斜视眼阵挛-肌阵挛综合征(opsoclonus-myoclonus syndrome，OMS)等[117]。下面对此类疾病及利妥昔单抗的治疗应用做一简要介绍。

最早发现利妥昔单抗对治疗 RA 有效的证据来自早期关于 NHL 合并 RA 患者的病例报告。不管患者早先是否应用了传统的抗风湿药物(非甲氨蝶呤类)或抗肿瘤坏死因子(TNF)制剂，利妥昔单抗加甲氨蝶呤对活动性类风湿关节炎的疗效明显优于甲氨蝶呤加安慰剂的疗效，且剂量越大，疗效越好。一项以接受了一种或多种抗 TNF 加甲氨蝶呤治疗方案的活动性类风湿关节炎患者(其中既有类风湿因子阳性的也有类风湿因子阴性的患者)为对象，观察大剂量(2×1000mg)利妥昔单抗治疗效果的研究发现，利妥昔单抗治疗 24 周时类风湿改善程度可以达到 ACR20、ACR50 和 ACR70[118]。在 RA 治疗中，长期应用利妥昔单抗的毒性作用较小[119]。小剂量利妥昔单抗的疗效不亚于大剂量，且具有成本低、毒性作用小的优势[120]。

B 细胞在 SLE 的发病中扮演着重要的角色[121]。早期的相关研究显示，患者对利妥昔单抗的耐受良好，药物治疗 2～3 个月后，病情明显改善并且可持续改善 12 个月[122]。对于难治性 SLE，利妥昔单抗具有较理想的效益风险比[123]。

AC 包括自身免疫性溶血性贫血(autoimmune hemolytic anemia，AIHA)、纯红细胞再生障碍性贫血(pure red cell aplasia，PRCA)、免疫性血小板缺乏(immune thrombocytopenia，ITP）、自身免疫性中性粒细胞缺乏（autoimmune neutropenia，AIN）及异常综合征（如伊文思综合征）等。B 细胞此类疾病中的作用为应用利妥昔单抗提供了理论依据。多数 AC 患者对标准的免疫抑制疗法有效，但部分患者需要接受二线治疗，其中包括细胞毒性药物治疗、G-CSF 或脾切除等治疗。有些患者即使接受了这些治疗，病情仍无改善，此时应用单克隆抗体可作为一种新的治疗难治性、严重 AC 的新途径。对于复发难治性 ITP，小剂量利妥昔单抗对免疫球蛋白及淋巴细胞功能影响小，不良反应少，安全性高[124, 125]。利妥昔单抗治疗对于难治性或复发的 ITP、AIHA 和 PRCA 具有显著疗效[126]。Reynaud 等在一项对 21 个研究的荟萃分析中也充分肯定了利妥昔单抗在 AIHA 治疗方面的有效性和安全性[127]。获得性血友病的治疗方案通常包括甾体类药物、化疗或静脉给予免疫球蛋白。应用利妥昔单抗进行选择性 B 细胞耗竭治疗血友病，亦有较好的疗效[128]。

慢性移植物抗宿主病（graft-versus-host disease，GvHD）是造成接受同种异体器官移植患者发病和死亡的重要原因[129]。皮质激素类药物是主要的治疗药物，但对很多患者疗效不佳。临床研究发现，给予 4 周期的利妥昔单抗，可使部分患者获得客观而持续的疗效[130, 131]。

此外，Sjögren 综合征、斜视眼阵挛-肌阵挛综合征（OMS）、抗中性粒细胞胞质抗体相关的脉管炎和皮肌炎等与 B 细胞异常发育和功能改变有关。应用利妥昔单抗耗竭 B 细胞的策略是治疗此类疾病的热点。在一项以 Sjögren 综合征患者为对象的Ⅱ期临床研究中，患者主观症状明显改善[132]。OMS 是一种罕见的严重神经障碍，临床尚无有效的治疗方法。给 OMS 患儿服用利妥昔单抗可清除脑脊液内的 B 细胞，明显改善临床症状[133]。

21.7　利妥昔单抗的主要临床不良反应与安全用药警告

除药物滴注相关症候外，少数患者用药后可出现轻微、可逆的出血反应。药物所致的严重血小板减少和中性粒细胞减少的发生率为 1.8%、严重贫血的发生率为 1.4%。尽管本药可诱发 B 淋巴细胞的清除，并与血清免疫蛋白减少有关，但用药患者感染的发生率并不比预期的高，严重感染的发生率更是明显低于传统化疗方案，在治疗期间及治疗后 1 年内，用药患者感染发生率分别为 17%和 12%，而且感染均是常见的非机会致病菌的轻度感染。本药单一治疗在临床上并未引起明显的肝肾毒性，仅观察到肝功能指标短暂、轻微地升高。

为了安全用药，美国 FDA 曾在 2010 年特别对该药发出警告，2013 年再次予以警告，分别强调了以下 10 个方面的注意事项[134]。

（1）输注反应：利妥昔单抗可致严重的甚至是致命性的输注反应。典型的严重反应通常发生在首次输注的 30～120min 内。利妥昔单抗诱发的输注反应及其后遗症包括：荨麻疹、低血压、血管水肿、缺氧、支气管痉挛、肺浸润、急性呼吸窘迫综合征、心肌梗死、心室颤动、心源性休克、过敏性事件或死亡。建议患者在用药前预先使用抗组胺药和对乙酰氨基酚。对于 RA 患者，建议每次输注前 30min 静脉给予 100mg 甲泼尼龙或其替代药物。必要时可采用相关药物（如糖皮质激素、肾上腺素、支气管扩张剂等）紧急处理输注反应，并视情况暂时或永久停用利妥昔单抗。心肺功能不全或有循环恶性细胞(≥25 000/mm^3)的患者在用药时应进行严密监测。

(2)严重的皮肤黏膜反应：应用利妥昔单抗治疗的患者可能发生皮肤黏膜反应，有些甚至是致命性的。这些反应包括副肿瘤性天疱疮、Stevens-Johnson 综合征、苔藓样皮炎、水疱性皮炎和中毒性表皮坏死松解症，且发生时间不定，也可在利妥昔单抗首次给药时即发生。患者出现严重皮肤黏膜反应后应终止用药。

(3)乙型肝炎病毒再激活：患者在使用包括利妥昔单抗在内的针对 CD20+细胞溶解的抗体时，可能引起乙型肝炎病毒(HBV)重新激活，导致有些病例出现爆发性肝炎、肝衰竭和死亡。据报道，发生乙型肝炎病毒再激活的病例包括乙型肝炎表面抗原(HBsAg)阳性及 HBsAg 阴性但乙型肝炎核心抗体(抗-HBc)阳性的患者。HBV 重新激活被定义为既往 HBsAg 阴性和抗-HBc 阳性的患者体内 HBV 复制突然增加，表现为血清 HBV DNA 或 HBsAg 的检测水平急剧增高。HBV 重新激活后常伴随着肝炎的发生(即转氨酶水平增高)；严重病例中可发生胆红素水平增加、肝衰竭和死亡。对于乙型肝炎高危患者，在开始使用利妥昔单抗治疗前应考虑进行乙型肝炎病毒(HBV)筛查。乙型肝炎病毒携带者和具有乙型肝炎病史的患者在使用利妥昔单抗治疗期间和治疗后几个月内，应密切监测活动性 HBV 感染的临床体征和实验室指标。患者在发生 HBV 重新激活后，应立即终止使用该药和任何化疗，并开始适当治疗。

(4)进行性多灶性白质脑病(progressive multifocal leukoencephalopathy，PML)：利妥昔单抗应用于非霍奇金淋巴瘤和自身免疫疾病患者的治疗时，有报道出现严重的 PML。大多数 PML 确诊的患者此前曾接受利妥昔单抗与化疗药物的联合治疗，或曾进行造血干细胞移植。因此，医生在治疗非霍奇金淋巴瘤患者和自身免疫疾病患者时，对报告有神经学症状的患者鉴别诊断时应考虑到 PML，视临床需要咨询神经科医生。患者一旦确诊为 PML，应立即终止使用利妥昔单抗。

(5)肿瘤溶解综合征(tumor lysis syndrome，TLS)：有报道显示，NHL 患者在首次输注利妥昔单抗 12～24h 内可观察到与 TLS 相一致的体征和症状(如高尿酸血症、高钾血症、低钙血症、高磷酸酯酶血症、急性肾衰竭、LDH 水平升高)。对于 TLS 的高危人群，包括高肿瘤负荷或外周血恶性细胞数目高(≥25 000/mm^3)的患者，应该考虑到 TLS 的预防问题。应用利妥昔单抗后，需对这些患者进行密切监测。对于发生快速肿瘤溶解体征和症状的患者，应该给予适当的医学治疗，包括纠正电解质异常、监测肾功能和体液平衡等。在部分病例中，对症治疗并使病情完全缓解以后，在同时采用 TLS 预防治疗的情况下，可以继续给予利妥昔单抗治疗。

(6)感染：患者在利妥昔单抗治疗期间和治疗后可能发生致命性的细菌、真菌或病毒性感染。病毒性感染包括巨细胞病毒、单纯疱疹病毒、细小病毒 B19、水痘带状疱疹病毒、西尼罗河病毒和乙型肝炎病毒、丙型肝炎病毒。据报道，有些长期患有低 γ 球蛋白血症(被定义为利妥昔单抗暴露后低 γ 球蛋白血症＞11 个月)的患者也可发生感染。因此，活动性感染或免疫应答严重损害的患者不应使用利妥昔单抗。有复发性或慢性感染史，或有易引起严重感染的基础病的患者应慎用利妥昔单抗。对于使用利妥昔单抗治疗后发生严重感染的患者应立即停用此药，并进行适当的抗感染治疗。

(7) 心血管：输注时发生严重或危及生命的心律失常时应立即终止用药。有心脏病史的患者在开始使用利妥昔单抗治疗前应考虑由输注反应引起的心血管并发症的风险，并在利妥昔单抗给药期间对其进行密切监察。

(8) 肾：NHL 患者在利妥昔单抗给药后可能发生严重的甚至是致命性的肾损伤。经历 TLS 的患者及同时给予顺铂治疗的 NHL 患者均被报道曾发生肾损害。因此，临床上禁止应用顺铂和利妥昔单抗的联用治疗方案。患者在用药时应严密监视肾衰竭体征；对于血清肌酐升高或少尿的患者，建议停用此药。

(9) 肠梗阻和穿孔：接受利妥昔单抗与化疗联用的患者可能发生腹痛、肠梗阻和穿孔等副反应，甚至导致某些病例死亡。上市后的报告中显示，NHL 患者发生胃肠道穿孔的平均时间为 6 天(1～77 天)。

(10) 免疫接种：利妥昔单抗治疗后免疫接种活病毒疫苗的安全性尚未研究。对于使用利妥昔单抗或者外周 B 细胞衰竭的患者，不建议使用活病毒疫苗进行接种。使用利妥昔单抗治疗的患者可以接受非活病毒疫苗的接种，但对非活病毒疫苗的应答率可能会下降。对于 RA 患者，在使用利妥昔单抗治疗前，医生应对患者的免疫状况进行审查，并遵守现行版免疫指导原则。应在首次给予利妥昔单抗前至少 4 周进行免疫接种。在一项随机临床研究中，接受利妥昔单抗联合甲氨蝶呤(MTX)治疗的 RA 患者与只接受 MTX 治疗的 RA 患者相比，对破伤风类毒素疫苗的阳性应答率相近(39% vs 42%)，对肺炎球菌多糖疫苗(43% vs 82%)和 KLH 新抗原的应答率(47% vs 93%)较低。在利妥昔单抗治疗组中，大多数患者在免疫接种时 B 细胞计数低于正常低限。但是，这些数据的临床意义尚不清楚。

21.8　总　　结

利妥昔单抗作用于其靶点——B 细胞 CD20 抗原，选择性持续耗竭 B 细胞，故可应用于 B 细胞恶性肿瘤和因 B 细胞发育与功能异常所致的全身性自身免疫性疾病的治疗。大量证据支持将利妥昔单抗应用于 NHL 的治疗。在治疗惰性和侵袭性 NHL 中，利妥昔单抗与化疗药物联用，可改善疗效。虽然这种联合应用会造成中性粒细胞减少症发病率升高，但这并不意味着增加患者感染的风险。R-CHOP 在过去 20 年里是首选的治疗方案。该方案可提高患者的生存率，已经成为初治的侵袭性 NHL 的标准治疗方案，在全球范围内得到了广泛应用。对于晚期有症状的惰性 NHL 患者，在 CHOP、CVP 或 MCP 等化疗方案基础上加用利妥昔单抗，均能得到更好的临床治疗效果。对于免疫化疗诱导治疗有效的复发/难治性 FL 患者，采用利妥昔单抗维持治疗有助于提高患者的生存率。CVP 诱导治疗有效的初治 FL 患者，采用利妥昔单抗维持治疗后，总体生存率有明显改善。对于 CLL，临床试验显示，利妥昔单抗联合氟达拉滨和环磷酰胺(FCR)是有效的治疗方案；利妥昔单抗联合化疗或移植治疗，也可改善 MCL(一种预后极差的 NHL)的治疗效果。利妥昔单抗联合免疫调节剂，如细胞因子等，可作为标准化疗治疗方案的有效替代治疗方案。对于不愿或不能接受标准化疗的患者来说，采用利妥昔单抗加细胞因子或单用利妥昔单抗方案也是合适的治疗选择。对于尚无治疗方案的无症状惰性 NHL，在“观望期”采用利妥昔单抗单药治疗或许是合适的。在 RA 的各种治疗方案中加入利妥昔单抗，对于先前采用抗 TNF 治疗效果不理想的患者，治疗的有效率明显提升。

大量的临床应用证明，利妥昔单抗安全、耐受性良好[50]。多数患者首次静脉滴注利妥昔单抗后，会出现流感样症状，其他症状还有头痛、恶心、皮疹及疲倦等。大约 10% 的血液恶性肿瘤患者在首次治疗后会有较重的症状，如支气管痉挛、缺氧和低血压等。此时应终止给药，并根据需要给予支持治疗，如输氧、使用甾体激素和扩张支气管药物等。绝大多数患者不会发生严重不良事件，可以持续接受利妥昔单抗治疗。利妥昔单抗所致的严重血液学不良事件发生率较低，黏膜与皮下反应及肺部不良事件非常罕见。利妥昔单抗在 RA 中应用的安全性和耐受性与其在肿瘤治疗中的表现相似。利妥昔单抗已经成为 NHL 和 CLL 治疗中不可或缺的药物。在多种自身免疫性疾病，如 RA 和自身免疫性血细胞减少症中，利妥昔单抗也有较好的疗效。

（张　骏　张慧霞　蔡永明　刘昌孝）

参 考 文 献

[1] Harrison AM, Thalji NM, Greenberg AJ, et al. Rituximab for non-Hodgkin's lymphoma: a story of rapid success in translation. Clin Transl Sci, 2014, 7(1): 82-86.

[2] Griffin MM, Morley N. Rituximab in the treatment of non-Hodgkin's lymphoma--a critical evaluation of randomized controlled trials. Expert Opin Biol Ther, 2013, 13(5): 803-811.

[3] Reff ME, Carner K, Chambers KS, et al. Depletion of B cells in vivo by a chimeric mouse human monoclonal antibody to CD20. Blood, 1994, 83(2): 435-445.

[4] Li H, Ayer LM, Lytton J, et al. Store-operated cation entry mediated by CD20 in membrane rafts. J Biol Chem, 2003, 278(43): 42427-42434.

[5] Boye J, Elter T, Engert A. An overview of the current clinical use of the anti-CD20 monoclonal antibody rituximab. Ann Oncol, 2003, 14(4): 520-535.

[6] Anderson KC, Bates MP, Slaughenhoupt BL, et al. Expression of human B cell-associated antigens on leukemias and lymphomas: a model of human B cell differentiation. Blood, 1984, 63(6): 1424-1433.

[7] Nadler LM, Ritz J, Hardy R, et al. A unique cell surface antigen identifying lymphoid malignancies of B cell origin. J Clin Invest, 1981, 67(1): 134-140.

[8] Treon SP, Kelliher A, Keele B, et al. Expression of serotherapy target antigens in Waldenstrom's macroglobulinemia: therapeutic applications and considerations. Semin Oncol, 2003, 30(2): 248-252.

[9] Olszewski AJ, Grossbard ML. Empowering targeted therapy: lessons from rituximab. Sci STKE, 2004, 2004(241): pe30.

[10] Friedberg JW. Unique toxicities and resistance mechanisms associated with monoclonal antibody therapy. Hematology, Am Soc Hematol Educ Program, 2005(1): 329-334.

[11] Demidem A, Lam T, Alas S, et al. Chimeric anti-CD20(IDEC-C2B8) monoclonal antibody sensitizes a B cell lymphoma cell line to cell killing by cytotoxic drugs. Cancer Biother Radiopharm, 1997, 12(3): 177-186.

[12] Alas S, Bonavida B. Rituximab inactivates signal transducer and activation of transcription 3(STAT3) activity in B-non-Hodgkin's lymphoma through inhibition of the interleukin 10 autocrine/paracrine loop and results in down-regulation of Bcl-2 and sensitization to cytotoxic drugs. Cancer Res,

2001, 61(13): 5137-5144.

[13] Di Gaetano N, Xiao Y, Erba E, et al. Synergism between fludarabine and rituximab revealed in a follicular lymphoma cell line resistant to the cytotoxic activity of either drug alone. Br J Haematol, 2001, 114(4): 800-809.

[14] Chow KU, Sommerlad WD, Boehrer S, et al. Anti-CD20 antibody(IDEC-C2B8, rituximab) enhances efficacy of cytotoxic drugs on neoplastic lymphocytes in vitro: role of cytokines, complement, and caspases. Haematologica, 2002, 87(1): 33-43.

[15] Berinstein NL, Grillo-Lopez AJ, White CA, et al. Association of serum Rituximab(IDEC-C2B8) concentration and anti-tumor response in the treatment of recurrent low-grade or follicular non-Hodgkin's lymphoma. Ann Oncol, 1998, 9(9): 995-1001.

[16] Maloney DG, Liles TM, Czerwinski DK, et al. Phase Ⅰ clinical trial using escalating single-dose infusion of chimeric anti-CD20 monoclonal antibody(IDEC-C2B8) in patients with recurrent B-cell lymphoma. Blood, 1994, 84(8): 2457-2466.

[17] Gordan LN, Grow WB, Pusateri A, et al. Phase Ⅱ trial of individualized rituximab dosing for patients with CD20-positive lymphoproliferative disorders. J Clin Oncol, 2005, 23(6): 1096-1102.

[18] Armitage JO, Weisenburger DD. New approach to classifying non-Hodgkin's lymphomas: clinical features of the major histologic subtypes. Non-Hodgkin's Lymphoma Classification Project. J Clin Oncol, 1998, 16(8): 2780-2795.

[19] Hiddemann W, Buske C, Dreyling M, et al. Treatment strategies in follicular lymphomas: current status and future perspectives. J Clin Oncol, 2005, 23(26): 6394-6399.

[20] Czuczman MS, Grillo-Lopez AJ, White CA, et al. Treatment of patients with low-grade B-cell lymphoma with the combination of chimeric anti-CD20 monoclonal antibody and CHOP chemotherapy. J Clin Oncol, 1999, 17(1): 268-276.

[21] Czuczman MS, Weaver R, Alkuzweny B, et al. Prolonged clinical and molecular remission in patients with low-grade or follicular non-Hodgkin's lymphoma treated with rituximab plus CHOP chemotherapy: 9-year follow-up. J Clin Oncol, 2004, 22(23): 4711-4716.

[22] Emmanouilides C, Territo M, Menco H, et al. Mitoxantrone- cyclophosphamide- rituximab: an effective and safe combination for indolent NHL. Hematol Oncol, 2003, 21(3): 99-108.

[23] Czuczman MS, Koryzna A, Mohr A, et al. Rituximab in combination with fludarabine chemotherapy in low-grade or follicular lymphoma. J Clin Oncol, 2005, 23(4): 694-704.

[24] Drapkin R, Di Bella NJ, Faragher DC, et al. Results of a phase Ⅱ multicenter trial of pentostatin and rituximab in patients with low grade B-cell non-Hodgkin's lymphoma: an effective and minimally toxic regimen. Clin Lymphoma, 2003, 4(3): 169-175.

[25] Di Bella N, Reynolds C, Faragher D, et al. An open-label pilot study of pentostatin, mitoxantrone, and rituximab in patients with previously untreated, Stage Ⅲ or Ⅳ, low-grade non-Hodgkin lymphoma. Cancer, 2005, 103(5): 978-984.

[26] Martinelli G, Laszlo D, Bertolini F, et al. Chlorambucil in combination with induction and maintenance rituximab is feasible and active in indolent non-Hodgkin's lymphoma. Br J Haematol, 2003, 123(2): 271-277.

[27] McLaughlin P, Estey E, Glassman A, et al. Myelodysplasia and acute myeloid leukemia following therapy for indolent lymphoma with fludarabine, mitoxantrone, and dexamethasone(FND) plus rituximab and interferon alpha. Blood, 2005, 105(12): 4573-4575.

[28] Jaeger G, Neumeister P, Brezinschek R, et al. Rituximab(anti-CD20 monoclonal antibody) as consolidation of first-line CHOP chemotherapy in patients with follicular lymphoma: a phase Ⅱ study.

Eur J Haematol, 2002, 69(1): 21-26.

[29] Rambaldi A, Carlotti E, Oldani E, et al. Quantitative PCR of bone marrow BCL2/IgH+ cells at diagnosis predicts treatment response and long-term outcome in follicular non-Hodgkin lymphoma. Blood, 2005, 105(9): 3428-3433.

[30] Zinzani PL, Pulsoni A, Perrotti A, et al. Fludarabine plus mitoxantrone with and without rituximab versus CHOP with and without rituximab as front-line treatment for patients with follicular lymphoma. J Clin Oncol, 2004, 22(13): 2654-2661.

[31] Marcus R, Imrie K, Belch A, et al. CVP chemotherapy plus rituximab compared with CVP as first-line treatment for advanced follicular lymphoma. Blood, 2005, 105(4): 1417-1423.

[32] Solal Celigny P, Salles G, Brousse N. Single 4-Dose Rituximab treatment for low tumou burden follicular lymphoma: Survival analyses with a follow up of at least 5 years, in Abstract 585 updated in an oral presentation at the 46th Annual meeting of the American Society of Hematology(ASH). 2004: San Diego, USA.

[33] Hiddemann W, Kneba M, Dreyling M, et al. Frontline therapy with rituximab added to the combination of cyclophosphamide, doxorubicin, vincristine, and prednisone(CHOP) significantly improves the outcome for patients with advanced-stage follicular lymphoma compared with therapy with CHOP alone: results of a prospective randomized study of the German Low-Grade Lymphoma Study Group. Blood, 2005, 106(12): 3725-3732.

[34] Domingo-Domenech E, Gonzalez-Barca E, Estany C, et al. Combined treatment with anti-CD20 (rituximab) and CHOP in relapsed advanced-stage follicular lymphomas. Haematologica, 2002, 87(11): 1229-1230.

[35] Rummel MJ, Al-Batran SE, Kim SZ, et al. Bendamustine plus rituximab is effective and has a favorable toxicity profile in the treatment of mantle cell and low-grade non-Hodgkin's lymphoma. J Clin Oncol, 2005, 23(15): 3383-3389.

[36] Lazzarino M, Arcaini L, Orlandi E, et al. Immunochemotherapy with rituximab, vincristine and 5-day cyclophosphamide for heavily pretreated follicular lymphoma. Oncology, 2005, 68(2-3): 146-153.

[37] van Oers MH, van Glabbeke M, Giurgea L, et al. Rituximab maintenance treatment of relapsed/resistant follicular non-Hodgkin's lymphoma: long-term outcome of the EORTC 20981 phase Ⅲ randomized intergroup study. J Clin Oncol, 2010, 28(17): 2853-2858.

[38] Forstpointner R, Dreyling M, Repp R, et al. The addition of rituximab to a combination of fludarabine, cyclophosphamide, mitoxantrone(FCM) significantly increases the response rate and prolongs survival as compared with FCM alone in patients with relapsed and refractory follicular and mantle cell lymphomas: results of a prospective randomized study of the German Low-Grade Lymphoma Study Group. Blood, 2004, 104(10): 3064-3071.

[39] Nabhan C, Ollberding NJ, Villines D, et al. A Systematic review of comparative schedule-related toxicities with maintenance rituximab in follicular and mantle cell lymphomas. Leuk Lymphoma, 2014, 55(6): 1288-1294.

[40] Dillman RO. Treatment of low-grade B-cell lymphoma with the monoclonal antibody rituximab. Semin Oncol, 2003, 30(4): 434-447.

[41] McLaughlin P, Liu N, Poindexter N. Rituximab plus GM-CSF for indolent lymphoma, in Abstract 104, UPDATED IN AN ORAL PRESENTATIO AT THE 9TH International Conference on Malignant Lymphoma. 2005: Lugano, Switzerland.

[42] Davis TA, Maloney DG, Grillo-Lopez AJ, et al. Combination immunotherapy of relapsed or refractory low-grade or follicular non-Hodgkin's lymphoma with rituximab and interferon-alpha-2a. Clin Cancer

Res, 2000, 6(7): 2644-2652.
[43] Sacchi S, Federico M, Vitolo U, et al. Clinical activity and safety of combination immunotherapy with IFN-alpha 2a and Rituximab in patients with relapsed low grade non-Hodgkin's lymphoma. Haematologica, 2001, 86(9): 951-958.
[44] Gluck WL, Hurst D, Yuen A, et al. Phase I studies of interleukin(IL)-2 and rituximab in B-cell non-hodgkin's lymphoma: IL-2 mediated natural killer cell expansion correlations with clinical response. Clin Cancer Res, 2004, 10(7): 2253-2264.
[45] Ansell SM. Adding cytokines to monoclonal antibody therapy: does the concurrent administration of interleukin-12 add to the efficacy of rituximab in B-cell non-Hodgkin lymphoma? Leuk Lymphoma, 2003, 44(8): 1309-1315.
[46] van der Kolk LE, Grillo-Lopez AJ, Baars JW, et al. Treatment of relapsed B-cell non-Hodgkin's lymphoma with a combination of chimeric anti-CD20 monoclonal antibodies(rituximab) and G-CSF: final report on safety and efficacy. Leukemia, 2003, 17(8): 1658-1664.
[47] Tuscano JM, Dutia M, Chee K, et al. Lenalidomide plus rituximab can produce durable clinical responses in patients with relapsed or refractory, indolent non-Hodgkin lymphoma. Br J Haematol, 2014, 165(3): 375-381.
[48] Colombat P, Salles G, Brousse N, et al. Rituximab(anti-CD20 monoclonal antibody) as single first-line therapy for patients with follicular lymphoma with a low tumor burden: clinical and molecular evaluation. Blood, 2001, 97(1): 101-106.
[49] Witzig TE, Vukov AM, Habermann TM, et al. Rituximab therapy for patients with newly diagnosed, advanced-stage, follicular grade Ⅰ non-Hodgkin's lymphoma: a phase Ⅱ trial in the North Central Cancer Treatment Group. J Clin Oncol, 2005, 23(6): 1103-1108.
[50] Kimby E. Tolerability and safety of rituximab(MabThera). Cancer Treat Rev, 2005, 31(6): 456-473.
[51] Conconi A, Martinelli G, Thieblemont C, et al. Clinical activity of rituximab in extranodal marginal zone B-cell lymphoma of MALT type. Blood, 2003, 102(8): 2741-2745.
[52] Martinelli G, Laszlo D, Ferreri AJ, et al. Clinical activity of rituximab in gastric marginal zone non-Hodgkin's lymphoma resistant to or not eligible for anti-Helicobacter pylori therapy. J Clin Oncol, 2005, 23(9): 1979-1983.
[53] Bennett M, Sharma K, Yegena S, et al. Rituximab monotherapy for splenic marginal zone lymphoma. Haematologica, 2005, 90(6): 856-858.
[54] Olszewski AJ, Ali S. Comparative outcomes of rituximab-based systemic therapy and splenectomy in splenic marginal zone lymphoma. Ann Hematol, 2014, 93(3): 449-458.
[55] McLaughlin P, Grillo-Lopez AJ, Link BK, et al. Rituximab chimeric anti-CD20 monoclonal antibody therapy for relapsed indolent lymphoma: half of patients respond to a four-dose treatment program. J Clin Oncol, 1998, 16(8): 2825-2833.
[56] Foran JM, Gupta RK, Cunningham D, et al. A UK multicentre phase Ⅱ study of rituximab(chimaeric anti-CD20 monoclonal antibody) in patients with follicular lymphoma, with PCR monitoring of molecular response. Br J Haematol, 2000, 109(1): 81-88.
[57] Hainsworth JD. First-line and maintenance treatment with rituximab for patients with indolent non-Hodgkin's lymphoma. Semin Oncol, 2003, 30(1 Suppl 2): 9-15.
[58] Gertz MA, Rue M, Blood E, et al. Multicenter phase 2 trial of rituximab for Waldenstrom macroglobulinemia(WM): an Eastern Cooperative Oncology Group Study(E3A98). Leuk Lymphoma, 2004, 45(10): 2047-2055.
[59] Dimopoulos MA, Alexanian R, Gika D, et al. Treatment of Waldenstrom's macroglobulinemia with

rituximab: prognostic factors for response and progression. Leuk Lymphoma, 2004, 45(10): 2057-2061.

[60] Treon SP, Agus DB, Link B, et al. CD20-directed antibody-mediated immunotherapy induces responses and facilitates hematologic recovery in patients with waldenstrom's macroglobulinemia. J Immunother, 2001, 24(3): 272-279.

[61] Treon SP, Emmanouilides C, Kimby E, et al. Extended rituximab therapy in Waldenstrom's macroglobulinemia. Ann Oncol, 2005, 16(1): 132-138.

[62] Hensel M, Villalobos M, Kornacker M, et al. Pentostatin/cyclophosphamide with or without rituximab: an effective regimen for patients with Waldenstrom's macroglobulinemia/lymphoplasmacytic lymphoma. Clin Lymphoma Myeloma, 2005, 6(2): 131-135.

[63] Treon SP, Hunter Z, Barnagan AR. CHOP plus rituximab therapy in Waldenstrom's macroglobulinemia. Clin Lymphoma, 2005, 5(4): 273-277.

[64] Weber DM, Dimopoulos MA, Delasalle K, et al. 2-Chlorodeoxyadenosine alone and in combination for previously untreated Waldenstrom's macroglobulinemia. Semin Oncol, 2003, 30(2): 243-247.

[65] Treon SP, Gertz MA, Dimopoulos M, et al. Update on treatment recommendations from the Third International Workshop on Waldenstrom's macroglobulinemia. Blood, 2006, 107(9): 3442-3446.

[66] Rohatiner AZ, Gregory WM, Peterson B, et al. Meta-analysis to evaluate the role of interferon in follicular lymphoma. J Clin Oncol, 2005, 23(10): 2215-2223.

[67] Ghielmini M, Schmitz SF, Cogliatti SB, et al. Prolonged treatment with rituximab in patients with follicular lymphoma significantly increases event-free survival and response duration compared with the standard weekly x 4 schedule. Blood, 2004, 103(12): 4416-4423.

[68] Hainsworth JD, Litchy S, Shaffer DW, et al. Maximizing therapeutic benefit of rituximab: maintenance therapy versus re-treatment at progression in patients with indolent non-Hodgkin's lymphoma——a randomized phase Ⅱ trial of the Minnie Pearl Cancer Research Network. J Clin Oncol, 2005, 23(6): 1088-1095.

[69] 蒋倩，蒋刚，余文韬，等. 利妥昔单抗治疗 B 细胞非霍奇金淋巴瘤系统评价. 中国医院药学杂志，2014, 34(22): 1918-1924.

[70] Lemieux B, Bouafia F, Thieblemont C, et al. Second treatment with rituximab in B-cell non-Hodgkin's lymphoma: efficacy and toxicity on 41 patients treated at CHU-Lyon Sud. Hematol J, 2004, 5(6): 467-471.

[71] Fisher RI. Treatment of aggressive non-Hodgkin' lymphomas. Lessons from the past 10 years. Cancer, 1994, 74(9 Suppl): 2657-2661.

[72] Pfreundschuh M, Trumper L, Kloess M, et al. Two-weekly or 3-weekly CHOP chemotherapy with or without etoposide for the treatment of elderly patients with aggressive lymphomas: results of the NHL-B2 trial of the DSHNHL. Blood, 2004, 104(3): 634-641.

[73] Pfreundschuh M, Trumper L, Kloess M, et al. Two-weekly or 3-weekly CHOP chemotherapy with or without etoposide for the treatment of young patients with good-prognosis(normal LDH) aggressive lymphomas: results of the NHL-B1 trial of the DSHNHL. Blood, 2004, 104(3): 626-633.

[74] Shin HJ, Chung JS, Song MK, et al. Addition of rituximab to reduced-dose CHOP chemotherapy is feasible for elderly patients with diffuse large B-cell lymphoma. Cancer Chemother Pharmacol, 2012, 69(5): 1165-1172.

[75] Vose JM, Link BK, Grossbard ML, et al. Long-term update of a phase Ⅱ study of rituximab in combination with CHOP chemotherapy in patients with previously untreated, aggressive non-Hodgkin's lymphoma. Leuk Lymphoma, 2005, 46(11): 1569-1573.

[76] Habermann TM, Weller EA, Morrison VA, et al. Rituximab-CHOP versus CHOP alone or with

maintenance rituximab in older patients with diffuse large B-cell lymphoma. J Clin Oncol, 2006, 24(19): 3121-3127.

[77] Limat S, Daguindau E, Cahn JY, et al. Incidence and risk-factors of CHOP/R-CHOP-related cardiotoxicity in patients with aggressive non-Hodgkin's lymphoma. J Clin Pharm Ther, 2014, 39(2): 168-174.

[78] Pfreundschuh M, Trumper L, Osterborg A, et al. CHOP-like chemotherapy plus rituximab versus CHOP-like chemotherapy alone in young patients with good-prognosis diffuse large-B-cell lymphoma: a randomised controlled trial by the MabThera International Trial (MInT) Group. Lancet Oncol, 2006, 7(5): 379-391.

[79] Hainsworth JD, Litchy S, Lamb MR, et al. First-line treatment with brief-duration chemotherapy plus rituximab in elderly patients with intermediate-grade non-Hodgkin's lymphoma: phase Ⅱ trial. Clin Lymphoma, 2003, 4(1): 36-42.

[80] Kewalramani T, Zelenetz AD, Nimer SD, et al. Rituximab and ICE as second-line therapy before autologous stem cell transplantation for relapsed or primary refractory diffuse large B-cell lymphoma. Blood, 2004, 103(10): 3684-3688.

[81] Milpied N, Deconinck E, Gaillard F, et al. Initial treatment of aggressive lymphoma with high-dose chemotherapy and autologous stem-cell support. N Engl J Med, 2004, 350(13): 1287-1295.

[82] Ban-Hoefen M, Kelly JL, Bernstein SH, et al. High-dose therapy and autologous stem cell transplant for transformed non-Hodgkin lymphoma in the rituximab era. Leuk Lymphoma, 2012, 53(5): 830-835.

[83] Wilson WH, Grossbard ML, Pittaluga S, et al. Dose-adjusted EPOCH chemotherapy for untreated large B-cell lymphomas: a pharmacodynamic approach with high efficacy. Blood, 2002, 99(8): 2685-2693.

[84] Kaplan LD, Deitcher SR, Silverman JA, et al. Phase Ⅱ study of vincristine sulfate liposome injection (Marqibo) and rituximab for patients with relapsed and refractory diffuse large B-Cell lymphoma or mantle cell lymphoma in need of palliative therapy. Clin Lymphoma Myeloma Leuk, 2014, 14(1): 37-42.

[85] Rothe A, Schulz H, Elter T, et al. Rituximab monotherapy is effective in patients with poor risk refractory aggressive non-Hodgkin's lymphoma. Haematologica, 2004, 89(7): 875-876.

[86] Tobinai K, Igarashi T, Itoh K, et al. Japanese multicenter phase Ⅱ and pharmacokinetic study of rituximab in relapsed or refractory patients with aggressive B-cell lymphoma. Ann Oncol, 2004, 15(5): 821-830.

[87] Savage KJ, Al-Rajhi N, Voss N, et al. Favorable outcome of primary mediastinal large B-cell lymphoma in a single institution: the British Columbia experience. Ann Oncol, 2006, 17(1): 123-130.

[88] Kaufmann H, Raderer M, Wohrer S, et al. Antitumor activity of rituximab plus thalidomide in patients with relapsed/refractory mantle cell lymphoma. Blood, 2004, 104(8): 2269-2271.

[89] Gokbuget N, Hoelzer D. Treatment with monoclonal antibodies in acute lymphoblastic leukemia: current knowledge and future prospects. Ann Hematol, 2004, 83(4): 201-205.

[90] Thomas DA, O'Brien S, Bueso-Ramos C, et al. Rituximab in relapsed or refractory hairy cell leukemia. Blood, 2003, 102(12): 3906-3911.

[91] Byrd JC, Peterson BL, Morrison VA, et al. Randomized phase 2 study of fludarabine with concurrent versus sequential treatment with rituximab in symptomatic, untreated patients with B-cell chronic lymphocytic leukemia: results from Cancer and Leukemia Group B 9712 (CALGB 9712). Blood, 2003, 101(1): 6-14.

[92] Byrd JC, Rai K, Peterson BL, et al. Addition of rituximab to fludarabine may prolong progression-free survival and overall survival in patients with previously untreated chronic lymphocytic leukemia: an

updated retrospective comparative analysis of CALGB 9712 and CALGB 9011. Blood, 2005, 105(1): 49-53.

[93] Byrd JC, Gribben JG, Peterson BL, et al. Select high-risk genetic features predict earlier progression following chemoimmunotherapy with fludarabine and rituximab in chronic lymphocytic leukemia: justification for risk-adapted therapy. J Clin Oncol, 2006, 24(3): 437-443.

[94] Keating MJ, O'Brien S, Albitar M, et al. Early results of a chemoimmunotherapy regimen of fludarabine, cyclophosphamide, and rituximab as initial therapy for chronic lymphocytic leukemia. J Clin Oncol, 2005, 23(18): 4079-4088.

[95] Kay NE, Geyer SM, Call TG, et al. Combination chemoimmunotherapy with pentostatin, cyclophosphamide, and rituximab shows significant clinical activity with low accompanying toxicity in previously untreated B chronic lymphocytic leukemia. Blood, 2007, 109(2): 405-411.

[96] Wierda W, O'Brien S, Wen S, et al. Chemoimmunotherapy with fludarabine, cyclophosphamide, and rituximab for relapsed and refractory chronic lymphocytic leukemia. J Clin Oncol, 2005, 23(18): 4070-4078.

[97] Byrd JC, Murphy T, Howard RS, et al. Rituximab using a thrice weekly dosing schedule in B-cell chronic lymphocytic leukemia and small lymphocytic lymphoma demonstrates clinical activity and acceptable toxicity. J Clin Oncol, 2001, 19(8): 2153-2164.

[98] O'Brien SM, Kantarjian H, Thomas DA, et al. Rituximab dose-escalation trial in chronic lymphocytic leukemia. J Clin Oncol, 2001, 19(8): 2165-2170.

[99] Hainsworth JD, Litchy S, Barton JH, et al. Single-agent rituximab as first-line and maintenance treatment for patients with chronic lymphocytic leukemia or small lymphocytic lymphoma: a phase Ⅱ trial of the Minnie Pearl Cancer Research Network. J Clin Oncol, 2003, 21(9): 1746-1751.

[100] Lenz G, Dreyling M, Hoster E, et al. Immunochemotherapy with rituximab and cyclophosphamide, doxorubicin, vincristine, and prednisone significantly improves response and time to treatment failure, but not long-term outcome in patients with previously untreated mantle cell lymphoma: results of a prospective randomized trial of the German Low Grade Lymphoma Study Group(GLSG). J Clin Oncol, 2005, 23(9): 1984-1992.

[101] Leux C, Maynadie M, Troussard X, et al. Mantle cell lymphoma epidemiology: a population-based study in France. Ann Hematol, 2014, 93(8): 1327-1333.

[102] Romaguera JE, Fayad L, Rodriguez MA, et al. High rate of durable remissions after treatment of newly diagnosed aggressive mantle-cell lymphoma with rituximab plus hyper-CVAD alternating with rituximab plus high-dose methotrexate and cytarabine. J Clin Oncol, 2005, 23(28): 7013-7023.

[103] Romaguera JE, Fayad LE, Feng L, et al. Ten-year follow-up after intense chemoimmunotherapy with Rituximab-HyperCVAD alternating with Rituximab-high dose methotrexate/cytarabine(R-MA) and without stem cell transplantation in patients with untreated aggressive mantle cell lymphoma. Br J Haematol, 2010, 150(2): 200-208.

[104] Kahl BS, Longo WL, Eickhoff JC, et al. Maintenance rituximab following induction chemoimmunotherapy may prolong progression-free survival in mantle cell lymphoma: a pilot study from the Wisconsin Oncology Network. Ann Oncol, 2006, 17(9): 1418-1423.

[105] Dreyling M, Lenz G, Hoster E, et al. Early consolidation by myeloablative radiochemotherapy followed by autologous stem cell transplantation in first remission significantly prolongs progression-free survival in mantle-cell lymphoma: results of a prospective randomized trial of the European MCL Network. Blood, 2005, 105(7): 2677-2684.

[106] Gisselbrecht C, Mounier N. Rituximab: enhancing outcome of autologous stem cell transplantation in

non-Hodgkin's lymphoma. Semin Oncol, 2003, 30(1 Suppl 2): 28-33.

[107] Mangel J, Leitch HA, Connors JM, et al. Intensive chemotherapy and autologous stem-cell transplantation plus rituximab is superior to conventional chemotherapy for newly diagnosed advanced stage mantle-cell lymphoma: a matched pair analysis. Ann Oncol, 2004, 15(2): 283-290.

[108] Horwitz SM, Negrin RS, Blume KG, et al. Rituximab as adjuvant to high-dose therapy and autologous hematopoietic cell transplantation for aggressive non-Hodgkin lymphoma. Blood, 2004, 103(3): 777-783.

[109] Choquet S, Leblond V, Herbrecht R, et al. Efficacy and safety of rituximab in B-cell post-transplantation lymphoproliferative disorders: results of a prospective multicenter phase 2 study. Blood, 2006, 107(8): 3053-3057.

[110] Boue F, Gabarre J, Gisselbrecht C, et al. Phase Ⅱ trial of CHOP plus rituximab in patients with HIV-associated non-Hodgkin's lymphoma. J Clin Oncol, 2006, 24(25): 4123-4128.

[111] Kaplan LD, Lee JY, Ambinder RF, et al. Rituximab does not improve clinical outcome in a randomized phase 3 trial of CHOP with or without rituximab in patients with HIV-associated non-Hodgkin lymphoma: AIDS-malignancies consortium trial 010. Blood, 2005, 106(5): 1538-1543.

[112] Spina M, Jaeger U, Sparano JA, et al. Rituximab plus infusional cyclophosphamide, doxorubicin, and etoposide in HIV-associated non-Hodgkin lymphoma: pooled results from 3 phase 2 trials. Blood, 2005, 105(5): 1891-1897.

[113] Hoang-Xuan K, Camilleri-Broet S, Soussain C. Recent advances in primary CNS lymphoma. Curr Opin Oncol, 2004, 16(6): 601-606.

[114] Birnbaum T, Baumgarten Lv, Dudel C, et al. Successful long-term control of lymphomatous meningitis with intraventricular rituximab. Journal of Clinical Neuroscience, 2014, 21(2): 356-358.

[115] Calais PJ, Turner JH. Standard operating procedure for prospective individualised dosimetry for ^{131}I-rituximab radioimmunotherapy of non-Hodgkin's lymphoma. World J Nucl Med, 2012, 11(3): 110-116.

[116] Kang HJ, Lee SS, Byun BH, et al. Repeated radioimmunotherapy with 131I-rituximab for patients with low-grade and aggressive relapsed or refractory B cell non-Hodgkin lymphoma. Cancer Chemother Pharmacol, 2013, 71(4): 945-953.

[117] Edwards JC, Cambridge G. Sustained improvement in rheumatoid arthritis following a protocol designed to deplete B lymphocytes. Rheumatology(Oxford), 2001, 40(2): 205-211.

[118] Cohen SB, Emery P, Greenwald MW, et al. Rituximab for rheumatoid arthritis refractory to anti-tumor necrosis factor therapy: Results of a multicenter, randomized, double-blind, placebo-controlled, phase Ⅲ trial evaluating primary efficacy and safety at twenty-four weeks. Arthritis Rheum, 2006, 54(9): 2793-2806.

[119] Moiseev SV, Novikov PI, Semenkova EN, et al. Severe adverse events from treatment with genetically engineered biological agents in patients with rheumatic diseases. Ter Arkh, 2013, 85(5): 37-43.

[120] Bredemeier M, de Oliveira FK, Rocha CM. Low- versus high-dose rituximab for rheumatoid arthritis: A systematic review and meta-analysis. Arthritis Care Res(Hoboken), 2014, 66(2): 228-235.

[121] Anolik JH, Aringer M. New treatments for SLE: cell-depleting and anti-cytokine therapies. Best Pract Res Clin Rheumatol, 2005, 19(5): 859-878.

[122] Looney RJ, Anolik JH, Campbell D, et al. B cell depletion as a novel treatment for systemic lupus erythematosus: a phase Ⅰ/Ⅱ dose-escalation trial of rituximab. Arthritis Rheum, 2004, 50(8): 2580-2589.

[123] Witt M, Grunke M, Proft F, et al. Clinical outcomes and safety of rituximab treatment for patients with

systemic lupus erythematosus(SLE)- results from a nationwide cohort in Germany(GRAID). Lupus, 2013, 22(11): 1142-1149.

[124] Sui T, Zhang L, Zhou ZP, et al. Efficacy and safety of two different low-dose rituximab regimens for Chinese adult patients with immune thrombocytopenia. Zhonghua Xue Ye Xue Za Zhi, 2011, 32(9): 583-586.

[125] 刘强．小剂量利妥昔单抗治疗复发难治性原发免疫性血小板减少症的临床分析. 吉林医学, 2013,(21): 4278-4279.

[126] Barcellini W, Zaja F, Zaninoni A, et al. Sustained response to low-dose rituximab in idiopathic autoimmune hemolytic anemia. Eur J Haematol, 2013, 91(6): 546-551.

[127] Reynaud Q, Durieu I, Dutertre M, et al. Efficacy and safety of rituximab in auto-immune hemolytic anemia: A meta-analysis of 21 studies. Autoimmun Rev, 2015, 14(4): 304-313.

[128] Kessler CM. New perspectives in hemophilia treatment. Hematology Am Soc Hematol Educ Program, 2005(1): 429-435.

[129] Cutler C, Antin JH. Chronic graft-versus-host disease. Curr Opin Oncol, 2006, 18(2): 126-131.

[130] Canninga-van Dijk MR, van der Straaten HM, Fijnheer R, et al. Anti-CD20 monoclonal antibody treatment in 6 patients with therapy-refractory chronic graft-versus-host disease. Blood, 2004, 104(8): 2603-2606.

[131] Ratanatharathorn V, Ayash L, Reynolds C, et al. Treatment of chronic graft-versus-host disease with anti-CD20 chimeric monoclonal antibody. Biol Blood Marrow Transplant, 2003, 9(8): 505-511.

[132] Pijpe J, van Imhoff GW, Spijkervet FK, et al. Rituximab treatment in patients with primary Sjogren's syndrome: an open-label phase Ⅱ study. Arthritis Rheum, 2005, 52(9): 2740-2750.

[133] Pranzatelli MR, Tate ED, Travelstead AL, et al. Immunologic and clinical responses to rituximab in a child with opsoclonus-myoclonus syndrome. Pediatrics, 2005, 115(1): e115-119.

[134] U.S. Food and Drug Administration. Rituximab Lable. http://www.accessdata.fda.gov/drugsatfda_docs/label/2013/103705s5414lbl.pdf. [2013-09-27].

第 22 章　其他治疗用单抗

22.1　发 展 概 述

抗体药物经历了近 30 年的发展历程，尽管尚有许多问题还未解决，但作为 21 世纪生物制药领域的重要组成部分，新型抗体药物的研究与开发并未停止，单克隆抗体药物目前已取得很大的成功。

总结近 30 年的发展，以细胞工程和基因工程为基础的抗体工程技术的快速发展推动了抗体药物的研发和应用，主要体现在 3 个方面。第一，单克隆抗体：1975 年，Koehler 和 Milstein 报道用 B 淋巴细胞杂交瘤技术制备单克隆抗体，具有重大意义并取得了突破性进展。单克隆抗体的特异性高和性质均一的特点，可大大降低其在体内与正常组织细胞的交叉反应，为利用抗体治疗疾病，特别是治疗癌症带来了新的希望。目前正在研制中或已在临床应用的抗体药物基本属于单克隆性质的抗体制品，所以又称单克隆抗体药物。第二，基因工程抗体：利用 DNA 重组技术可以修饰抗体或制备各种模式的新型抗体。考虑到鼠源性抗体在人体可引起人抗鼠抗体(human anti mouse antibody，HAMA)反应，以基因工程技术改造鼠源性抗体，从而制备嵌合抗体或人源化抗体，并进而制备全人源抗体。抗体人源化不仅为抗体药物的临床应用奠定了重要基础，而且各种模式基因工程抗体的制备推动了具有不同特点的新型抗体药物的发展。第三，抗体-药物偶联物(antibody drug conjugate，ADC)：包括抗体及其片段与药物的化学偶联物及基因工程融合蛋白，以及用放射性核素标记的抗体等偶联形式发展的该类药物。针对肿瘤的抗体-药物偶联物的研发尤其受到关注，这种兼有抗体的特异性和“弹头”药物的效应功能的药物既显示出靶向性，又具有对肿瘤靶细胞的强大杀伤力。

新近抗体药物的发展在以下 4 方面获得了新的进展。一是提高特异性：抗体对特定的抗原具有高度特异性，这是抗体药物突出的基本特征，是抗体药物用于靶向治疗的基础。二是提高多样性：包括靶抗原多样性、抗体结构多样性、作用机制多样性等方面。对于抗体-药物偶联物，还具有“弹头”分子多样性，可以利用各式各样的“弹头”分子制备偶联物。三是定向制备：针对特定的靶分子，定向制备抗体药物和抗体-药物偶联物，根据需要，选择不同的“弹头”药物分子。四是可以利用不同的分子(模块)进行组装：借助 DNA 重组技术可以将抗体片段与各种活性蛋白质制备成融合蛋白，也可以借助化学偶联技术将抗体片段与各种小分子“弹头”物质制成抗体-药物偶联物。因此，抗体药物是研究开发新型分子靶向药物的有效途径与丰富资源。

基因组学研究的不断深入促进了疾病相关基因及疾病相关分子机制的研究，推动了分子靶向药物的研发和应用，进而推动了个体化治疗的发展。针对特定的、疾病相关的靶分子(通路)，研制高度特异性的靶向药物，从基因(及其衍生物)靶向到分子靶向，继而实施个体化治疗；对已经上市的抗体药物进行新适应证的研究，充分发挥抗体药物的临床应用价值，体现了转化医学的基本理念和基本模式在个体化治疗领域的发展前景。

本章对前文未涵盖的已批准的抗体药物，包括阿昔单抗、巴利昔单抗、达克珠单抗、替伊莫单抗、托西莫单抗、兰尼单抗、帕尼单抗、依库珠单抗、赛妥珠单抗、优特克单抗、康纳单抗、戈利木单抗、奥法木单抗、地诺单抗、托西珠单抗、贝利木单抗、贝伦妥单抗、易普利姆玛、帕妥珠单抗、瑞希巴库、^{131}I-chTNT-1/B、Kadcyla、奥必妥单抗和 Ramucirumab，共计 24 个抗体药物做一概述。

22.2　阿昔单抗(Abciximab，ReoPro)

阿昔单抗是人-鼠嵌合体抗体 7E3 的 Fab 片段[1]。ReoPro 的生产是通过哺乳动物细胞抗体 7E3 持续灌注培养和随后的木瓜蛋白酶消化得到 Fab 片段。ReoPro 与血小板表面蛋白 GPⅡb/Ⅲa 受体结合，后者是整联蛋白家族成员及参与血小板聚集的主要因子。阿昔单抗通过抑制 GPⅡb/Ⅲa 受体与一些血清蛋白(如血管假性血友病因子、纤维蛋白原和其他黏附蛋白)结合，抑制血小板聚集[2, 3]。

阿昔单抗经 FDA 批准作为经皮冠脉介入辅助药物，用于经皮冠脉介入治疗的患者预防心脏缺血的并发症，或传统治疗无效的不稳定心绞痛患者，进行经皮冠脉介入治疗前 24h 内应用[4~6]。

22.3　巴利昔单抗(Basiliximab，Simulect)

巴利昔单抗是小鼠-人嵌合 IgG1κ，与活化的 T 淋巴细胞表面的白细胞介素(IL)-2 受体的 α 链(IL-2Rα，或 Tac 或 CD25)特异性结合。巴利昔单抗是通过两个编码小鼠重链和轻链可变区基因的质粒转化小鼠骨髓瘤细胞系来生成的，而前者在遗传学上与人的重链和轻链恒定区基因可融合。有趣的是，嵌合抗体的可变区基因来自杂交瘤 RFT5 细胞系，它最初是通过分泌一种 IgG1 而被鉴别出来的，当 IgG1 在体外与去糖基化的蓖麻毒蛋白 A 链发生化学偶合形成一种免疫毒素时可杀伤霍奇金淋巴瘤细胞系(L450)[7]。基于这种抗体的免疫毒素用于肿瘤治疗以对其进一步评价，包括假单胞菌外毒素 A 衍生物的单链抗体融合蛋白。

巴利昔单抗作为 IL-2 受体功能抑制剂，以纳摩尔以下级的亲和力($10^{10}M^{-1}$)与其 α 亚单位结合。这一亚单位只被发现在激活的 T 细胞表达。抗体与该亚单位结合阻止了 IL-2 分子诱导的免疫刺激信号[8]。在一项随机双盲安慰剂对照的临床研究中，在 340 例患者中评价了巴利昔单抗预防成人肾移植急性排异的效果，当巴利昔单抗与三联免疫抑制方案(环孢菌素 A、皮质激素和硫唑嘌呤)联用时，使急性排异(0～6 个月)的发生率由 34.9% 减少至 20.8%[9]。近期，一项临床研究公布了对巴利昔单抗预防成人肾移植急性排异效果 10 年随访的结果，虽然巴利昔单抗可显著降低移植患者 1 年内排异反应发生率(18/50 vs 31/50)，但其远期效果似乎并不明显(28/50 vs 37/50)[10]。

巴利昔单抗被批准作为含环孢菌素 A 和皮质激素的免疫抑制方案的组成部分用于

肾移植患者急性器官排异的预防。一些研究试图扩展巴利昔单抗的适应证，但得到的结果有争议[11]。巴利昔单抗是 Novartis 公司产品 Simulect 的活性成分。

22.4 ^{131}I-chTNT-1/B（Cotara）

^{131}I-chINT-1/B 为放射性碘同位素 ^{131}I（半衰期 8.02 天）标记的嵌合单抗，别名是肿瘤坏死治疗-1（TNT-1）和 ^{131}I-chTNT-1/B。该试剂靶向实体瘤坏死的内核中的双链（ds）DNA 和 DNA/组蛋白 H1 复合物。Cotara 是基于肿瘤坏死治疗的概念，将抗体注射到血流或直接注入脑以便与坏死瘤的内核结合。肿瘤内核快速生长的癌细胞开始退化，其细胞膜形成多孔的形态。这使得抗体更容易进入细胞内空间，Cotara 与 dsDNA 结合。在辐射的作用下，邻近的存活细胞被破坏，由此增加了恶性肿瘤的坏死面积[12]。

临床研究初步证实了 Cotara 用于多形型恶性胶质瘤（GBM）患者的治疗效果和安全性[13]。Cotara 标明的适应证是两种类型脑部肿瘤，GBM（最常见的脑部肿瘤，致死率非常高，1 年生存率不足 30%）或退行性星形细胞瘤[14]。该药物在 1999 年被美国誉为治疗 GBM 和退行性星形细胞瘤的“孤儿药物”，两年后在欧洲得到同样的地位。目前，Cotara 由 Peregrine 制药公司生产和销售，2003 年获 FDA 批准进行Ⅲ期临床试验。2003 年，MediPharm 生物技术公司中国公司在中国注册的 ^{131}I-chTNT-1/B 获得国家药品食品监督管理总局（CFDA）批准上市，获批的适应证是治疗难治性晚期肺癌（Ⅱ期和Ⅳ期），采用在 2～4 周分开给两个剂量的方案。

目前，Cotara 在 NS0 鼠源性骨髓瘤细胞中生产。放射性标记的抗体通过静脉或瘤内注射的方式给药，同时补充碘化钾以避免甲状腺摄取任何放射活性碘。根据 MediPharm 公布的临床数据，入组的 107 例患者 3.7%完全缓解，30.8%患者部分缓解[15]。不良反应包括影响骨髓成熟造血细胞的形成。静脉给药时观察到一定程度的中性粒细胞、血小板和血红蛋白毒性[16]。

22.5 达克珠单抗（Daclizumab，Zenapax）

达克珠单抗（赛尼哌）是人源化 IgG1 单克隆抗体，可与活化的淋巴细胞表面表达的人高亲和力白细胞介素-2（IL-2）受体的 α 亚单位特异性结合[17]。达克珠单抗是人和鼠抗体序列的复合物。人的序列来自于人 IgG1 的恒定区和 Eu 骨髓瘤抗体的可变结构域。鼠的序列来自鼠抗破伤风抗毒素抗体（Tat）的决定互补性的区域。达克珠单抗免疫抑制功能源自其与 IL-2 受体的结合，特别是以高亲和力与活化（非静止）淋巴细胞表达的高亲和 IL-2 受体复合物的 Tat 亚单位结合。

达克珠单抗是赛尼哌的活性成分，应用赛尼哌抑制了 IL-2 介导的淋巴细胞活化，而后者是同种异体移植器官排异中细胞免疫应答的关键通路[18]。

赛尼哌适用于肾移植患者急性器官排异的预防，一般作为含环孢菌素 A 和皮质激素的免疫抑制方案中的组成部分[17, 19]。此外，基于赛尼哌具有多因子免疫调节效应，其在多发性硬化症的治疗中已初显成效，目前正在进一步评价中[20~22]。

22.6　替伊莫单抗（Ibritumomab，Ibritumomab Tiuxetan，Zevalin）

Zevalin（Ibritumomab Tiuxetan）是由小鼠单克隆抗体（克隆：IDEC-2B8）和螯合剂接头 tiuxetan[*N*-[2-bis（羧甲基）氨基]-3-（对-异硫氰酸苯）-丙基]-[*N*-[2-bis（羧甲基）氨基]-2-（甲基）-乙基]甘氨酸]通过硫脲共价键结合得到的免疫交联物。这种螯合剂接头提供了一个与放射性同位素铟（^{111}In，半衰期 2.8 天）或钇（^{90}Y，半衰期 64.1h）具有高亲和、构象限制的结合位点。在一些出版物中，铟或钇标记的抗体也分别称为 IDEC-In2B8 和 IDEC-Y2B8。用于制剂 Zevalin 中的嵌合抗体是抗体 IDEC-C2B8[23]（利妥昔单抗），它也是 Zevalin 治疗方案的组成部分。

替伊莫单抗作为鼠源性 IgG1κ 单抗定向于抗原 CD20，一种存在于正常和恶性 B 淋巴细胞表面的非糖基化磷蛋白。抗体由中国仓鼠卵巢（CHO）细胞产生。治疗方案中除了放射性核素的治疗效果之外，在体外 CD20 阳性的 B 细胞观察到该抗体通过诱导高反应性基团造成多种生物分子损伤而影响邻近细胞（旁观者效应），具有诱导细胞凋亡的活性[23]。

Zevalin 被 FDA 批准用于复发性或难治性的、恶性度低的、无痛的非霍奇金淋巴瘤（NHL），包括利妥昔单抗无效的小囊性（滤泡性）NHL。治疗方案复杂并需要分两步给予两个不同剂量：给 ^{111}In-Zevalin（发射 γ 射线成像）之前 4h 内输注利妥昔单抗，7～9 天后给予第二次输注利妥昔单抗，输注完成后 4h 内给予 ^{90}Y-Zevalin。输注 ^{111}In 标记的替伊莫单抗后 48～72h 需要全身 γ 射线成像，以确认在给予治疗剂量 ^{90}Y 标记抗体前抗体的生物分布是正确的。这需要对那些网状内皮系统（造成放射活性在肝、脾、骨髓等明显蓄积）或其他正常器官过量摄取抗体的患者进行检测。生物学分布发生改变的患者不能采用治疗性钇偶联物。

临床研究已经评价了 ^{90}Y-替伊莫单抗治疗套细胞淋巴瘤（MCL）、复发性或难治性弥散大 B 细胞淋巴瘤（DLBCL），以及作为干细胞移植的调节方案和新的联合方案的疗效及安全性[24, 25]。

22.7　托西莫单抗（Tositumomab，^{131}I-Tositumomab，Bexxar）

Bexxar 是 FDA 批准的放射免疫治疗药物之一，2003 年获批。Bexxar 是由一种放射标记的和一种非标记的鼠源性单抗 Tositumomab 组成的混合物。放射活性碘同位素 ^{131}I（半衰期 8.02 天）共价结合于单克隆鼠源性 IgG2λ 抗体（早期文献中的名称不统一，有的称为 B1，有的称为抗 B1）。托西莫单抗由 Boehringer Ingelheim Pharma KG 利用鼠源性杂交瘤细胞系生产。抗体识别位于呈递 B 细胞[包括非霍奇金 B 细胞淋巴瘤（NHL）]的 CD20（也称为人 B 淋巴细胞限制性分化抗原，同义词为 Bp35 或 B1）细胞外结构域的抗原决定簇。CD20 是呈递于前 B 细胞和成熟 B 细胞的一种跨膜磷蛋白；它还表达于 90%以上的 B 细胞 NHL。CD20 不会脱落或细胞内摄。Bexxar 的作用机制被假设为补体依赖的细胞毒性（CDC）、抗体依赖细胞介导的细胞毒作用（ADCC）及放射性同位素的电离辐射，造成转化和非转化 CD20 阳性淋巴细胞的持续消耗。所有这些机制靶向细胞死亡，包括诱导凋亡进而引起恶性 B 淋巴细胞死亡[26]。

治疗方案采用两步方法。第一步，非标记托西莫单抗改善放射标记抗体的生物分布，随后输注 ^{131}I-托西莫单抗确定最佳剂量。剂量测量步骤后 7～14 天进行第二步(治疗)。

临床研究评价了 Bexxar 的疗效和安全性[27, 28]，证实其可改善总缓解率和完全缓解率，延长进展时间。观察到的最常见不良反应是细胞减少症(中性粒细胞减少，血小板减少和贫血)，继发性白血病是临床试验中发生率最高的不良事件。最常见的血液学不良反应是发热、体虚、感染和过敏反应，如支气管痉挛和血管性水肿。Bexxar 进一步的风险包括甲状腺功能减退，人抗鼠抗体形成和(因电离辐射)继发性白血病甚至实体瘤及脊髓发育不良。

Bexxar 是由葛兰素史克必成生产上市的，其适应证并非是 CD20 阳性 NHL 的初始治疗，而仅用于 CD20 阳性、有/无转化的滤泡性 NHL 经利妥昔单抗治疗无效及化疗后复发者[29, 30]。

22.8　兰尼单抗(Ranibizumab，雷珠单抗 Lucentis)

湿性(渗出性)年龄相关性黄斑变性(age-related macular degeneration，AMD)是一种随年龄增长而发病率上升并导致视力明显下降的视网膜疾病，其病理表现通常为脉络膜新生血管(CNV)的形成，黄斑下增生的异常血管发生渗漏或出血，导致瘢痕组织生成，破坏中心部视网膜，引起视力在短期内明显下降。兰尼单抗是第二代人源化的抗 VEGF 重组鼠单克隆抗体片段 Fab 部分，是一种非选择性的 VEGF 抗体，相对分子质量为 4.8×10^3，pH 为 5.5，由可降低免疫原性的非结合人源化片段及鼠高亲和力抗原决定簇两部分组成，对人 VEGF 的所有亚型都具有特异性和亲和力，主要作用机制为结合 VEGF165、VEGF121 和 VEGF110，减少内皮细胞的增生，阻止血管渗透和新生血管的形成，降低病变血管的渗漏[31, 32]。美国 FDA 于 2006 年 6 月 30 日批准其用于治疗 AMD 的患者。临床研究表明，兰尼单抗单独应用或与光动力疗法(PDT)联用均可有助于改善视力，可控制 CNV 的生长和渗漏程度，改善湿性 AMD 的病程，降低不良反应的发生率[33~35]。2012 年 8 月获 FDA 批准用于糖尿病性黄斑水肿(DME)的治疗，临床试验已证实其安全性[36]。

22.9　帕尼单抗(Panitumumab，Vectibix)

帕尼单抗(Panitumumab，Vectibix)是 IgG2 单克隆抗体，是第一个完全人源化的单克隆抗体，靶向作用于表皮生长因子受体(EGFR)，它以高亲和力与 EGFR 结合，有效阻止 TGFα 及 EGF 与受体的结合，以及受体活化。Panitumumab 由安进公司及其合作伙伴 Abgenix 公司共同开发，2005 年 7 月获得 FDA 快速通道审批资格，2006 年被批准用于标准化疗失败的转移性结直肠癌的治疗。

2006 年，在 ASCO 会议上，Peeters 等[37]报道了一项Ⅲ期临床研究结果。463 例既往化疗（包括 5-FU、奥沙利铂和伊立替康）失败的晚期结直肠癌患者随机分成两组，分别接受支持治疗联合帕尼单抗治疗和单纯支持治疗。结果显示两组的中位 PFS 分别为 96 天和 60 天，治疗组明显优于支持治疗组（$P<0.001$），其中帕尼单抗组的有效率为 8%。在第 32 周时，帕尼单抗组生存患者数是对照组的 2 倍。因此，美国 FDA 于 2006 年 9 月批准了帕尼单抗单药三线治疗经 5-FU、奥沙利铂和伊立替康治疗失败的晚期结直肠癌患者。在多中心随机对照Ⅲ期临床试验的 PRIME 研究[38]中，1183 例患者随机分入帕尼单抗联合 FOLFOX4 组（$n=593$）和单纯 FOLFOX4 化疗组（$n=590$），分层研究中发现 *KRAS* 野生型患者联合帕尼单抗可提高 PFS（9.6 个月 vs 8.0 个月，$P<0.05$），对 OS 的影响虽无统计学意义，但有延长 4.2 个月的趋势。而在 *KRAS* 突变的患者中未见此趋势。该研究结果也成为 NCCN 指南将帕尼单抗联合 FOLFOX4 作为晚期结直肠癌一线方案的重要依据。

帕尼单抗的主要不良反应为皮肤毒性，96%的患者可发生皮肤毒性，如红斑、脱屑等，其他不良反应还包括乏力、腹痛、恶心和腹泻等[39, 40]。

22.10　依库珠单抗（Eculizumab，Soliris）

依库珠单抗是一种以鼠骨髓瘤细胞培养，常规生物处理技术产生的重组人源型单克隆 IgG2/4J 抗体，含有获自人 IgG2 序列的人免疫球蛋白恒定区，鼠互补决定区移植至人网状结构轻链和重链可变区，由 2 条 448 个氨基酸重链和 2 条 214 个氨基酸轻链组成，其相对分子质量约为 148 000[41]。依库珠单抗能特异性地键合到人末端补体蛋白 C5 上，通过抑制人补体 C5 向 C5a 和 C5b 的裂解以阻断炎症因子 C5a 的释放及 C5b-9 的形成。依库珠单抗能抑制血管内溶血的发生，减少输血，稳定血红蛋白浓度，提高生活质量。依库珠单抗由 Alexion 制药公司开发，2007 年 3 月获 FDA 批准上市，4 月获欧盟批准上市，是目前唯一用于治疗阵发性睡眠性血红蛋白尿症（paroxysmal nocturnalhemoglobinuria，PNH）的药物。

一项针对 PNH 患者参与的临床研究[42]共纳入 87 例患者（由于补体级联放大反应的终末阻断可能增加奈瑟菌感染的危险性，所有患者在进入药物研究前 2 周均接受脑膜炎奈瑟菌的预防接种），分为安慰剂组（$n=44$）和本品治疗组（$n=43$），药物剂量为 600mg，静脉注射，每周 1 次，持续 4 周，第 5 周本品剂量增加为 900mg，以后每 2 周 1 次 900mg，研究为期 6 个月。主要疗效评价指标为血红蛋白稳定和输血量减少。研究结果提示，Eculizumab 治疗组 48.8%的患者血红蛋白维持稳定，与安慰剂对照组相比差异显著（$P<0.001$）。同时本品治疗组患者生活质量显著改善，乳酸脱氢酶水平明显降低。本品能有效稳定血红蛋白水平，减少输血需要量[43]，在减少血管内溶血方面非常有效，并可显著改善患者的生活质量，减少甚至避免输血。更为重要的是，Eculizumab 可通过减少血浆游离血红蛋白水平，减轻 PNH 相关的平滑肌张力障碍。

依库珠单抗可能干扰补体系统的正常免疫功能，产生严重的不良反应，包括感染和 PNH 进展[44]，可能会增加先天性缺失补体蛋白的患者脑膜炎奈瑟菌感染的概率，导致 C3 诱发的血管外溶血增加[45]。

22.11　赛妥珠单抗（Certolizumab pegol，Cimzia）

赛妥珠单抗是 UCB 制药公司开发的聚乙二醇化人抗 TNF-α 抗体 Fab 片段产品，采用了 Nektar 治疗公司先进的聚乙二醇化技术（advanced PEGylation），其特殊部位连接着聚乙二醇，以延长循环半衰期，但仍保持结合活性。2008 年获 FDA 批准用于中至重度克罗恩病的治疗。一项纳入 8 个随机对照的试验包括 1474 例中重度 CD 患者的系统评价[46]，在Ⅲ期临床试验中，赛妥珠单抗的诱导缓解反应率在第 6 周（37% vs 26%，$P=0.04$）及第 26 周（22% vs 12%，$P=0.05$）明显优于安慰剂治疗（数据来自 CRP≥10mg/L 患者）。分析认为赛妥珠单抗对中重度活动性 CD 患者治疗有良好的疗效，尤其是伴 CRP 升高患者。赛妥珠单抗严重不良反应包括严重感染、引发淋巴瘤等，长期安全性评价有待进一步的跟踪研究。Ⅱ期临床研究的药动学和安全性评价显示，赛妥珠单抗半衰期为 2 周，皮下和静脉给药的安全性无显著差异，耐受性良好，大多数不良反应为轻至中度，常见有头痛、恶心、鼻咽炎或病情加重；这两种给药途径均不会导致机会菌感染、结核病、死亡、狼疮及恶性肿瘤发生率的增加[47]。

22.12　优特克单抗（Ustekinumab，Stelara）

银屑病关节炎中一个主要的未获满足的医疗需求是：有些患者对抗 TNF（anti-TNF）制剂反应不足或由于各种原因不适用于抗 TNF 制剂且没有很好的治疗选择。临床上，选择抗 TNF 制剂，能够缓解这类患者的皮肤和关节症状。优特克单抗是人源化抗 IL-12/IL-23 的单克隆抗体，可与 IL-12/IL-23 的 p40 亚单位结合，抑制 IL-12/IL-23 的生物活性，达到治疗银屑病的作用。它是人白细胞介素 IL-12 和 IL-23 的拮抗剂，2009 年 9 月获得美国 FDA 批准用于中重度斑块状银屑病。现已获 74 个国家批准用于银屑病的治疗，该药能够通过与 IL-12 和 IL-23 所共有的 p40 亚单位相结合，阻止其与细胞表面的受体 IL-12 β1 相结合，来抑制这两种致炎性细胞因子（pro-inflammatory cytokine）。IL-12 和 IL-23 是 2 种天然存在的蛋白质，被认为在免疫介导的炎症性疾病中发挥了关键作用，包括银屑病和银屑病关节炎。

在用于中重度斑块状银屑病治疗的两项大型随机、双盲、安慰剂对照的临床试验 PHOENIX 1 和 PHOENIX 2 中均证实了优特克单抗的有效性[48, 49]。45mg 和 90mg 优特克单抗组银屑病创面严重性指数（PASI）改善 75%（PASI 75）及 PASI 90 均较安慰剂显著提高（$P<0.001$）。

在 PHOENIX 1 试验中，45mg 和 90mg 剂量组与安慰剂组的不良反应发生率基本相似，分别为 57%、51%和 48%，而严重不良反应事件发生率则分别为 1%、2%和 2%；常见不良反应为鼻咽炎、上呼吸道感染和头痛[48, 49]。最近的一项系统评价证实了其安全性和有效性[50]。

22.13　康纳单抗(Canakinumab，Ilaris)

康纳单抗(Canakinumab，Ilaris)是由诺华公司开发的可以迅速、选择性地阻碍白细胞介素-1B 的人单克隆抗体，2009 年 6 月 18 日获 FDA 批准用于治疗儿童与成人罕见、致命性的自体发炎性疾病——Cryopyrin 相关周期性综合征(CAPS)。Ilaris 是首个获批的用于治疗年龄低至 4 岁的儿童及成人家族性寒冷型自体炎症综合征和穆-韦二氏综合征两种病症在内的 Cryopyrin 相关周期性综合征的药物。现有临床研究证实了康纳单抗的有效性和安全性[51~53]。

Kuemmerle-Deschner 等进行了 Cryopyrin 相关周期性综合征研究[53]，观察了患者全身性炎症，包括发烧、头痛或疲劳、皮疹、眼部疾病、进行性神经性听力损失、肌肉骨骼表现、中枢神经系统症状及用 IL-1 抑制剂后的症状，评价了 IL-1 抑制剂的安全性、有效性及选择性。为了防止严重的、可能威及生命的疾病的后遗症，对大多数的患者进行早期的正确诊断和治疗。研究结果表明，作为一种完全人单克隆 IgG1 的抗 IL-1β 抗体，Canakinumab 选择性地持续封闭 IL-1β，表现出快速(在几小时内)、完整、持续的作用，对大多数 CAPS 患者无不良作用，长期随访试验证明其药效持久、安全性和耐受性良好。Canakinumab 被美国 FDA 批准用于治疗 CAPS 中的家族性寒冷型自身炎症综合征(FCAS)和穆-韦二氏综合征(MWS)，欧洲药品局(EMA)批准其用于治疗 CAPS 的所有 3 个表型。

Noe 等在以稳定日剂量二甲双胍治疗的Ⅱ型糖尿病(T2DM)患者(确诊≥6 个月以上)中开展了一项多中心随机双盲安慰剂对照的剂量递增研究，评价 2h 单剂量静脉内输注 Canakinumab 后其药代动力学(PK)和药效学特征，包括观察 Canakinumab 对 T2DM 患者高敏 C 反应蛋白(hsCRP)的影响[54]。患者随机接受单次静脉内输注剂量为 0.03mg/kg、0.1mg/kg、0.3mg/kg、1.5mg/kg 或 10mg/kg 的 Canakinumab 或安慰剂。该研究最初设计以≥500mg/天二甲双胍治疗的 T2DM 患者(15 例，0.3mg/kg)进行初步耐受性评价；所有其他患者均采用≥850mg/天的稳定剂量。在 0h 和给药后 2h，第 2、14、28、56、84 和 168 天进行 PK 评估，并评价第 4、8、12 周的 hsCRP 变化和 HbA1c 水平。入组的 231 例患者中，有 222 例完成了整个研究。在筛选范围 hsCRP 中位数值为 1.8～3.2mg/L，二甲双胍日剂量中位数为 1000～2000mg。

根据 Canakinumab 的暴露剂量，计算其平均半衰期为 17～26 天，平均全身清除率 0.094～0.128ml/(h・kg)。第 4 周 Canakinumab 组 hsCRP 剂量相关性减少均显著大于安慰剂组(0.1mg/kg、0.3mg/kg、1.5mg/kg 和 10mg/kg 剂量组分别为–0.2mg/L、–0.5mg/L、–1.5mg/L 和–1.7mg/L，$P<0.05$)。2 个最高剂量组 hsCRP 的显著减少维持长达 12 周(1.5mg/kg 和 10mg/kg 剂量组分别为–0.8mg/L 和–1.3mg/L，$P<0.05$)。10mg/kg 剂量组第 12 周 HbA1c 减少了 0.31%($P=0.038$)，1.5mg/kg 剂量组第 4 周 HbA1c 减少了 0.23%($P=0.011$)。该研究的结果表明，以 1.5mg/kg 和 10mg/kg 单剂量给予 Canakinumab 后，IL-1β 封闭可持续 12 周抑制 T2DM 患者的 hsCRP 水平。

Howard 等在 3 项随机双盲研究的基础上对 Canakinumab 安全性和耐受性进行了汇总分析[55]。结果表明，所有组平均治疗期约为 6 个月(最大 17 个月)。不良事件未观察到剂量相关性，但 Canakinumab 组较安慰剂组有更多的患者观察到至少一种不良反应($P=0.0152$)。除高剂量组外，其他 Canakinumab 剂量组中发生严重不良反应的概率低于安慰剂组(0.94% vs 0.58%)。3 项研究均无死亡病例报告。Canakinumab 组感染的发生率较安慰剂组略有升高，但无统计学意义。Canakinumab 可引起白细胞、中性粒细胞和血小板轻度下降。此外，有 SGPT、SGOT 和胆红素轻度升高的报道。总体而言，实验室检测值的变化与生命体征未见临床相关性。因此，分析得出以下结论：在研究所观察的 1.4 年中，Canakinumab 的安全性、耐受性良好，与个别研究报道的安全性结果一致。

22.14 戈利木单抗(Golimumab，Simponi)

戈利木单抗是强生 Centocor 公司和先灵葆雅公司联合开发的完全人源化抗 TNF2α 单克隆抗体。TNF 是关节炎症的重要介质，TNF-α 水平升高涉及多种慢性炎症的病理生理。戈利木单抗能与可溶性和跨膜活性形式 TNF-α 结合，阻止其与 TNF 受体结合，从而抑制 TNF 的生物活性[56]，包括白细胞浸润的黏附蛋白表达，如 E-选择蛋白、细胞间黏附分子(ICAM-1)和血管细胞黏附分子-1，以及炎性细胞因子的分泌，如白细胞介素-6(IL-6)、白细胞介素-18(IL-18)、粒细胞集落刺激因子(G-CSF)和粒细胞巨噬细胞集落刺激因子(GM-CSF)等。

戈利木单抗应用了 Medarex 公司的 HuMAb-MouseTM 技术，为一种每月皮下注射一次的长效产品，2009 年在其全球首个市场——加拿大以 Simponi 商品名获准上市，其适应证包括与甲氨蝶呤联用治疗中度至重度类风湿关节炎(RA)、单独或与甲氨蝶呤联用治疗活动性银屑病关节炎(PsA)和用于治疗活动性关节强硬性脊椎炎(AS)。随后，获得美国 FDA 批准上市。2009 年下半年由西安杨森在中国推出。Golimumab 的获批上市是基于 5 项Ⅲ期临床试验结果，其中 4 项试验(GO-REVEAL、GO-RAISE、GO-FORWARD 和 GO-AFTER)达到了主要终点考察指标的预期，只有 1 项试验(GO-BEFORE)未达到其终点考察指标的预期。GO-REVEAL 试验显示，Golimumab 对使用甲氨蝶呤(MTX)、柳氮磺吡啶等病情改善型抗风湿药治疗无效的银屑病关节炎患者有利[57]；GO-RAISE 试验结果显示，Golimumab 对常规治疗无效的关节强硬性脊椎炎患者有利[58]；GO-FORWARD 试验同样显示，其对 MTX 无效的 RA 患者有利[59]；GO-AFTER 研究结果表明，Golimumab 对已使用一种抗 TNF 药治疗无效的 RA 患者有利[60]。但是在 GO-BEFORE 试验中发现，对从未用过 MTX 的患者，Golimumab 加 MTX 在统计学上并不比单用 MTX 的利益更为显著[61]。

2013 年，美国 FDA 批准由杨森生物技术公司上市的注射用单克隆抗体类免疫抑制剂 Golimumab(Simponi)用于新适应证——溃疡性结肠炎(ulcerative colitis，UC)。UC 是发生于大肠内层的炎症和溃疡性疾病，为常见的慢性炎症性肠道疾病之一，其主要症状表现为腹部不适、胃肠道出血和腹泻。Golimumab 通过抑制在诱导炎症和异常免疫反应中起重要作用的肿瘤坏死因子(TNF)而发挥抗炎作用。Golimumab 此项获准用于溃疡性结肠炎是基于两项临床试验的阳性结果。在第 1 项试验中，513 名对其他疗法治疗不能耐受或无效的中至重度 UC 患者随机接受 Golimumab 或安慰剂治疗，结果治疗 6 周后，与安慰剂组相比，Golimumab 治疗组受试者的临床有效率、缓解率和结肠内窥镜检查改善率均有提高。在第 2 项试验中，310 名使用 Golimumab 后已产生疗效的同类患者再随机接受 golimumab 或安慰剂治疗，结果与安慰剂组相比，Golimumab 治疗组中临床疗效维持 54 周，以及在 30 周和 54 周仍能达到临床缓解的受试者比例均更高。在两项试验中，Golimumab 治疗组常见不良反应有上呼吸道感染和注射部位红肿，且受试者出现严重感染、侵袭性真菌感染、乙型肝炎复发、心衰、淋巴瘤、神经系统疾病和过敏反应的风险增加[62]。

值得注意的是，在刚刚报道的 PURSUIT-SC 诱导研究中，发现高血清 Golimumab 浓度与 6 周临床结果的改善具有相关性。这项研究观察到，200/100mg 和 400/200mg 组血清 Golimumab 浓度四分位数最高的患者与四分位数低者相比具有暴露-效果关系[63]。进一步的维持治疗研究为高水平 Golimumab 谷浓度患者的临床有效率和缓解率更佳提供了进一步的证据[64]。目前，尚需要前瞻性研究来确定在接受治疗的 UC 患者中开展治疗药物监测的临床收益，以及评价 Golimumab 谷浓度的最佳治疗窗，应开展大样本队列研究以确定 Golimumab 谷浓度是否与临床结果和不良反应之间存在联系。

22.15　奥法木单抗(Ofatumumab，Arzerra)

奥法木单抗是全人源化靶向抗 CD20 单克隆抗体，用于氟达拉滨和阿仑珠单抗治疗无效的顽固性慢性淋巴细胞白血病(CLL)。CD20 是 B 细胞表面的特有抗原，是一种跨膜的非糖基化蛋白，由胞外区、跨膜区和胞内区 3 部分组成，胞外区基因长 132bp，编码 44 个氨基酸。CD20 通过参与组成钙离子通道对 B 细胞的分化和成熟进行调控，同时它还通过细胞内的酪氨酸激酶信号转导途径对细胞周期进行调控。研究发现 CD20 的过度表达与细胞癌变有关，已证明，CD20 分子在 B 细胞淋巴瘤、非霍奇金淋巴瘤、多发性骨髓瘤等疾病中的表达量异常增高[65]，而 CD20 不表达于造血干细胞、祖细胞、正常浆细胞及人体其他正常组织，所以抗 CD20 可作为 B 淋巴细胞瘤治疗的一个很好的治疗靶点[66]。奥法木单抗通过与小型和大型的 CD20 分子上的小环抗原靶向结合，促使细胞溶解，包括通过抗体依赖细胞介导的细胞毒作用(ADCC)、补体依赖的细胞毒性(CDC)和细胞介导细胞毒反应等作用特异诱导 CD20 细胞凋亡，从而专一性地杀灭 B 淋巴瘤细胞[67]，而对其他正常组织无不良影响，不良反应小，妊娠等级 C，而且对肾功能损伤的患者不必调整剂量。奥法木单抗经 FDA 加速审批流程于 2009 年 10 月 26 日获批上市，由葛兰素史克公司生产。

一项多中心的临床试验对奥法木单抗作为一线药物获得了肯定性结果[68]：154 例患者中 93%曾接受过烷化剂治疗，59%接受过利妥昔单抗治疗，所有的患者均接受过氟达拉滨和阿伦组单抗治疗。结果显示，应用氟达拉滨和阿伦组单抗难治而用本品治疗后总体有效率为 42%(99% CI 为 26%～60%)，中位反应时间为 6.5 个月(95% CI 为 5.8～8.3 个月)，本品 500mg 剂量组中完全缓解率为 32%，1000mg 组中完全缓解率为 50%；500mg 剂量组总体响应率为 77%，1000mg 组中总体响应率为 73%。试验中没有意外不良反应事件。最近的一项临床研究也证实了奥法木单抗在治疗复发性缓解型多发性硬化症中的安全性[69]。最常见不良反应(≥10%)为中性粒细胞减少症、肺炎、发热、咳嗽、腹泻、贫血、疲乏、呼吸困难、皮疹、恶心、支气管炎和上呼吸道感染。最常见的严重不良反应包括肺炎、败血症、中性粒细胞减少症和发热。而感染是导致中断用药的最常见的不良反应[68]。

22.16　地诺单抗(Denosumab，Prolia)

RANK 即核因子 kappa B 受体活化因子，其配体也称为骨保护素(osteoprotegerin)配体，是破骨细胞引起骨再吸收(骨破坏)的关键介质，在骨质疏松症、类风湿关节炎等多种骨病中均有过量产生。地诺单抗(Denosumab，Prolia)是 Amgen 公司开发的新型抗 RANK 配体单克隆抗体，是一种完全人源化的 IgG2 单克隆抗体，能高亲和力地和 RANK 配体特异结合，阻断配体和受体的相互作用，抑制破骨细胞形成、功能及存活，从而降低溶骨，增加骨密度和强度。地诺单抗在 2010 年 7 月获 FDA 批准用于绝经后骨质疏松症(PMO)，商品名为 Prolia。其在欧洲亦获准用于 PMO，此外还有用于前列腺癌患者以预防其因接受雄激素剥夺疗法而发生的骨丢失。地诺单抗在增加骨质疏松症患者的骨矿物质密度(BMD)方面较目前黄金标准治疗药双膦酸盐更具疗效，与双膦酸盐相比，地诺单抗可在骨破坏进程的更早期发挥治疗作用。一项为期 3 年的随机双盲安慰剂对照临床试验对其治疗绝经后骨质疏松的有效性和安全性进行了评价。试验入组 7808 名妇女，腰椎和髋关节基线骨密度(BMD)T 评分为–4.0～–2.5。Prolia 皮下注射，每 6 个月注射 1 次，每次 60mg，所有的受试者每天都补充至少 1000mg 的钙和 400IU 的维生素 D。主要终点是新的椎体骨折，次级终点包括非椎体和髋骨骨折。结果显示，与安慰剂相比，Prolia 显著降低了新的椎骨折发生率，安慰剂组为 7.2%，而 Prolia 组仅为 2.3%。此外，Prolia 也显著降低了髋骨骨折及非椎体骨折的发生率，安慰剂组的发生率分别为 1.2%、8.0%，而 Prolia 组为 0.7%及 6.5%[70]。

地诺单抗的另一制剂 Xgeva 于近期获得 FDA 批准，用于预防实体瘤发生骨转移的癌症患者的骨骼相关事件(SRE)。

Xgeva 可以通过抑制 RANKL 而抑制骨破坏和骨吸收。已有临床试验显示 Xgeva 可以持续降低骨转换指标水平，无论肿瘤的类型或以往是否曾接受双膦酸盐治疗[71, 72]。已有研究发现 Xgeva 在降低恶性肿瘤骨转移患者骨相关事件发生率上与唑来膦酸疗效相当甚至更好[73~75]。

22.17　托西珠单抗(Tocilizumab，Actemra)

托西珠单抗是一种免疫球蛋白 IgG1(γ1，κ)子类重组人源化抗人白细胞介素 6(IL-6)受体单抗，有典型的 H2L2 多肽结构，每条轻链和重链分别由 214 个和 448 个氨基酸组成，4 条多肽链通过分子内和分子间二硫键连接，分子质量约为 148kDa。该单抗特异性地与可溶解和膜结合 IL-6 受体结合，抑制 IL-6 介导的信号转导。IL-6 是多效性的致炎性因子，由多种细胞合成，包括 T 细胞、B 细胞、单核细胞及成纤维细胞。IL-6 参与多种生理过程包括激活 T 细胞、诱导免疫球蛋白分泌、引发肝脏急性期蛋白质合成和刺激定向造血干细胞前体细胞的增殖和分化。RA 炎症过程中导致关节局部滑液和内皮细胞也生成 IL-6[76]。托西珠单抗由 Genentech 公司和 Roche 公司开发，2010 年 1 月 8 日获 FDA 批准用于治疗中度至严重活动性类风湿关节炎。托西珠单抗作为是白细胞介素-6（IL-6）受体抑制剂，适用于一种或更多 TNF 拮抗剂治疗反应不佳的中度至严重活动性类风湿关节炎成年患者。

一项多中心开放的Ⅲb 期临床试验中，286 例活动 RA 患者给予托西珠单抗 8mg/kg，每 4 周 1 次。24 周达到美国风湿病学会（ACR）标准症状体征改善 50/70 反应分别达到 50.7%和 33.9%。克罗恩病活动指数（Crohn’s disease activity index，CDAI）较基线时降低 71%±29%，CRP 在 1 周后迅速降至正常。并且患者疲乏、疼痛及晨僵的症状得到改确善[77]。另几项研究也证实托西珠单抗与甲氨蝶呤合用能够快速持久改善 TNF 拮抗药疗效不佳的 RA 患者的症状和体征[78]，降低系统性的骨重新收、软骨更新和 MMP-3 水平，对中重度 RA 患者的关节有保护作用[79]，延缓关节损伤进展，改善躯体功能，而且安全性良好[80]。

托西珠单抗的严重不良反应为严重感染，主要包括肺炎、尿路感染、蜂窝织炎、带状疱疹、胃肠炎、憩室炎、败血症及细菌性关节炎。应避免与 TNF 拮抗药、IL-1R 拮抗药、抗 CD20 单克隆抗体等合用，免疫抑制作用增强，可增加感染的机会。常见不良反应为呼吸道感染、鼻咽炎、头痛及 ALT 升高。临床应用中最常见的停药原因为肝转氨酶升高和严重感染。

22.18　贝利木单抗（Belimumab，Benlysta）

贝利木单抗是一种人源化 IgG1λ 单克隆抗体，通过 DNA 重组技术由哺乳动物细胞表达系统中产生，其相对分子质量接近 147×10^3。2011 年 3 月，美国 FDA 批准了人类基因组科学公司（HGS）和葛兰素史克公司（GSK）联合开发的人源化单抗 Belimumab（商品名 Benlysta），用于系统性红斑狼疮（SLE）的治疗，Belimumab 是近 50 年来首个被批准用于治疗狼疮的新药。

贝利木单抗是一种 B 淋巴细胞刺激因子（B lymphocyte stimulator，BLyS）的特异性抑制剂，可特异性地阻断可溶性 BLyS 与 B 细胞上受体的结合，并不直接与 B 细胞结合，而是通过结合 BLyS 来抑制 B 细胞的生存，其作用包括减少自身反应性 B 细胞及减少 B 细胞向产生免疫球蛋白的浆细胞的分化，从而达到减轻 SLE 症状的作用[81, 82]。

一项多中心、随机、安慰剂控制的Ⅲ期临床试验[3]将 867 例 18 岁以上血清反应阳性、SELENA-SLEDAI≥6、符合入选标准的患者纳入了本次临床试验。受试者随机分成 1mg/kg 给药组（n=289）、10mg/kg 给药组（n=290）及对照组（n=288），分别在 d0、d14 和 d28 进行 1h 的静脉滴注，此后每隔 28 天滴注 1 次直至第 48 周。在 52 周时，较安慰剂组要高，有更多患者的 SELENA-SLEDAI 评分下降了至少 4 分。多项临床试验评价了本品的安全性和有效性[83]。数据显示，用贝利单抗治疗时只有荨麻疹经常发生，没有观察到剂量相关的不良反应增加[84~86]；随着给药剂量增加，不良反应没有变化[85]。

22.19　贝伦妥单抗(Brentuximab vedotin，Adcetris)

贝伦妥单抗是美国西雅图遗传公司开发的新型肿瘤靶向治疗药物，FDA 于 2011 年 8 月 19 日批准 Adcetris(Brentuximab vedotin)用于霍奇金淋巴瘤(HL)和一种罕见淋巴瘤——系统性间变性大细胞淋巴瘤(sALCL)的治疗。Adcetris 可用于自身干细胞移植后或两次既往化疗后疾病有进展不能接受移植的 HL 患者，还可用于一次既往化疗后疾病进展的 sALCL 患者。

HL 和 sALCL 是两种最常见的表达 CD30 的肿瘤。Adcetris 是一种抗体-药物偶联物(ADC)，通过一种酶可裂解接头(enzyme-cleavable linker)将抗微管蛋白剂 MMAE (monomethyl auristatin E)附着到 CD30 特异性单克隆抗体上，可特异性地结合 CD30 阳性的恶性肿瘤细胞表面的 CD30 抗原并通过溶酶降解与细胞表面的连接部位向细胞内传送高效的抗微管药物 MMAE，后者通过与微管蛋白结合，使细胞内微管崩解并诱导细胞周期停滞，从而诱导表达 CD30 的肿瘤细胞凋亡[87]。

对 HL[88]和 sALCL[89]患者的Ⅱ期临床研究初步证实了贝伦妥单抗的效果，可延长患者中位缓解持续时间，提高缓解率。两项Ⅱ期临床试验中，160 例患者接受贝伦妥单抗作为单药治疗，最常见不良反应(≥2%)包括寒战(4%)、恶心(3%)、呼吸困难(3%)、瘙痒(3%)、发热(2%)和咳嗽(2%)。在另一项Ⅱ期试验中，31%接受贝伦妥单抗治疗的 HL 患者最常见严重不良反应包括周围运动神经病变(4%)、腹痛(3%)、肺栓塞(2%)、肺炎(2%)、气胸(2%)、肾盂肾炎(2%)和发热(2%)。sALCL 患者最常见严重不良反应为感染性休克(3%)、室上性心律失常(3%)、肢体痛(3%)和泌尿道感染(3%)。其他重要严重不良反应包括多灶性脑白质病(PML)、Stevens-Johnson 综合征和肿瘤溶解综合征各 1 例[90]。

22.20　易普利姆玛(Ipilimumab，Yervoy)

Ipilimumab 是 Medarex 公司和 Bristol-Myers Squibb(百时美施贵宝)公司开发的一种可特异性中和人细胞毒 T 淋巴细胞相关抗原 4(CTLA4)的全人源 IgG1κ 单克隆抗体，2011 年 3 月获 FDA 批准用于治疗不可切除的或转移性的黑色素瘤。CTLA4 是一种 T 淋巴细胞的负调节器，可抑制其活化，削弱免疫系统杀死癌细胞的能力。阻断 CTLA4 可增加 T 细胞的活化和增殖。Ipilimumab 的作用机制可能是帮助人体免疫系统识别、瞄准并攻击黑色素瘤癌细胞，它与 CTLA4 结合并阻碍后者与其配体(CD80/CD86)的相互作用。其对于黑色素瘤的作用是间接的，可能是通过 T 细胞介导的抗肿瘤免疫应答而发挥抗肿瘤作用。目前，多项临床研究证实了其单药应用[91]或联合化疗[92]、BRAF 激酶抑制剂 Vemurafenib(PLX4032)基因靶向治疗[93]、VEGF 抗体贝伐单抗[94]及手术[95]治疗中的有效性。

Ipilimumab 的作用机制不同于细胞毒药物，不会加重细胞毒药物的不良反应，如骨髓抑制、脱发、呕吐及疲劳等。但因该药促进 T 细胞激活和增殖，通过活化免疫系统杀伤肿瘤细胞，因此不可避免地会引起免疫相关性不良反应(immune-related adverse event，IRAE)。这些不良反应虽然可能涉及人体任何器官，但大多数为胃肠道不良反应(包括腹泻、出血和穿孔性结肠炎)、肝炎、皮炎(包括瘙痒、皮疹、白癜风、表皮坏死松解症)，亦可见神经病变、炎症性肌病和内分泌疾病(包括垂体炎、肾上腺炎和甲状腺炎)，眼部IRAE 少见，但可能会影响视力[96~98]。目前认为，Ipilimumab 治疗的患者 20%～40%会出现 3～4 级 IRAE，主要为皮肤、内分泌和胃肠道的毒性反应，虽然比例较高，但大部分用糖皮质激素是可逆的。另外，大多数的不良反应可在停止用药 6 周后消失，因此，对于出现严重不良反应的患者应立即停止使用 Ipilimumab，并给予高剂量糖皮质激素治疗[96]。

Ipilimumab 是第一个被发现的可延长晚期黑色素瘤患者 OS 的药物，作为新型的 T 细胞增强剂和免疫系统激活剂，它在晚期恶性黑色素瘤免疫治疗临床治疗中具有重要的研究意义和应用前景。

22.21　帕妥珠单抗(Pertuzumab，Perjeta)

帕妥珠单抗是一种重组的人源化单克隆抗体，作用靶点为 HER2 受体蛋白，约 25%的乳腺癌由 HER2 驱动。帕妥珠单抗与 HER2 受体的胞外结构域Ⅱ区结合，抑制二聚体的形成，从而抑制受体介导的信号转导通路(图 22-1)。以上作用机制可能部分解释了帕妥珠单抗抑制 HER2 低表达肿瘤生长的原因，曲妥珠单抗(赫赛汀)与 HER2 受体的细胞外Ⅳ区结合，而二聚体的形成不涉及Ⅳ区(图 22-2)，因此，曲妥珠单抗只对 HER2 过表达的乳腺癌患者有效[99, 100]。

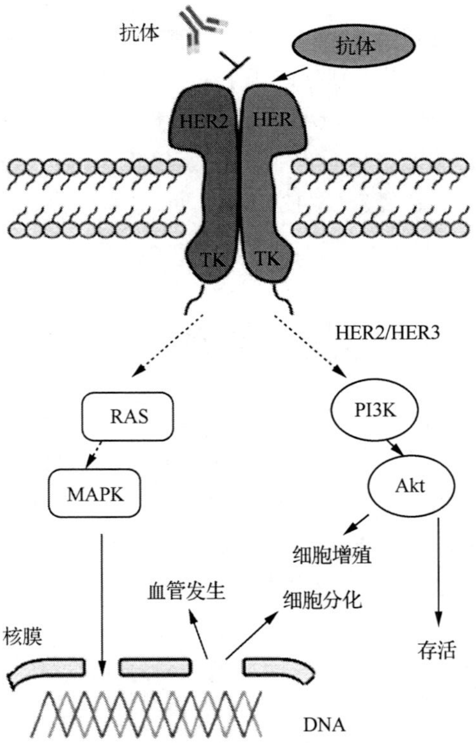

图 22-1　HER2 信号通路简化图

配体与受体结合后，使 HER2 与其家族成员发生二聚化，从而激活 MAPK、PI3K 等信号通路，促进细胞增殖，防止细胞凋亡

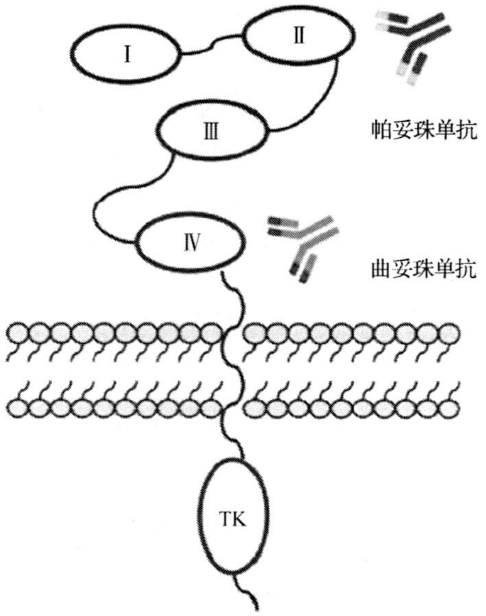

图 22-2　HER2 的结构图

曲妥珠单抗(Trastuzumab)结合于胞外区亚结构域Ⅳ的 C 端，帕妥珠单抗(Pertuzumab)结合于亚结构域Ⅱ

针对 66 位患者的Ⅱ期临床试验证明，对于曲妥珠单抗治疗失效的 HER2 阳性乳腺癌患者，这种联合治疗获得了 24.2%的反应率及 50%的临床受益率[101]。帕妥珠单抗联合曲妥珠单抗对于 HER2 过表达胃癌也表现出强有效的抑制作用，可以有效抑制细胞生长，促进细胞凋亡，增强抗体依赖细胞介导的细胞毒作用(ADCC)，增加抗血管生成活力[102]。Baselga 等[103]对 808 位 HER2 阳性转移性乳腺癌患者进行了一项Ⅲ期临床试验，结果显示，在使用帕妥珠单抗、曲妥珠单抗结合多烯紫杉醇作为一线治疗后，相比仅使用曲妥珠单抗和多烯紫杉醇，PFS 显著延长(18.5 个月 vs 12.4 个月，$P<0.001$)，反应率显著增加(80% vs 69%，$P<0.001$)，并且无心脏毒性产生。

22.22　瑞希巴库(Raxibacumab，Abthrax)

FDA 于 2012 年 12 月 14 日通过优先、快速审批程序批准注射用瑞希巴库用于吸入性炭疽治疗，并给予其“孤儿药”地位。该药物同时还被批准在没有或不适合替代药物治疗的情况下作为吸入性炭疽的预防用药。瑞希巴库是由葛兰素史克旗下的人类基因组科学公司(Human Genome Sciences)开发的靶向炭疽毒素保护性抗原(PA)的完全重组人单克隆 IgG1λ 抗体，是科研人员应用重组 PA 蛋白通过体外试验从噬菌体库中筛选得到的，它可抑制 PA 与细胞受体结合后的活化、PA 与炭疽毒素水肿因子(EF)和致死因子(LF)的装配，以及毒素的内吞，能够中和炭疽芽胞杆菌产生的毒素，从而防止广泛且不可逆性组织、细胞损伤和死亡[104]。瑞希巴库是首个基于 FDA 动物有效性规则被批准的单克隆抗体。猴、兔炭疽感染模型试验表明，感染炭疽杆菌 12h 内注射瑞希巴库，能起到保护作用，该抗体呈剂量依赖性地提高动物存活率，延长动物存活时间；单次静脉注射

40mg/kg 瑞希巴库，能使动物存活率达到 90%。剂量递增 I 期临床试验对 105 名健康人皮下注射 0.3～3mg/kg 和静脉注射 1～40mg/kg 的瑞希巴库，虽有短暂轻微不良反应，但显示了良好的安全性和耐受性，静脉注射半衰期为 15～20 天，皮下注射为 15～22 天。Ⅲ期临床对 322 名健康受试者静脉注射 40mg/kg 瑞希巴库，结果显示安全性和耐受性均良好[105, 106]。

22.23　Kadcyla（ado-trastuzumab emtansine）

Kadcyla 为曲妥珠单抗-Emtansine（DM1-MCC）偶联物，是一种靶向 HER2 的抗体-药物偶联物。Kadcyla 为 Roche 旗下的 Genetoch 公司开发的长效乳腺癌用药。2013 年 2 月，Roche 研发的治疗晚期或转移乳腺癌 ADC 偶联药物 Kadcyla 被美国 FDA 批准上市，用于先前使用曲妥珠单抗、其他抗 HER2 治疗药物及常用的乳腺癌治疗一线化疗药物紫杉烷类治疗无效的患者[107~112]。

22.23.1　ADC 工作原理

ADC 工作原理可分为 7 步：①人源化抗体与药物偶联物（ADC）形成药物导弹，在研发实验室证实患者的免疫系统不会排斥这种 ADC；②人源化抗体通过抗体的某些分子与高活性的药物形成一个抗体-药物偶联物（ADC）；③当这种 ADC 静脉给药后，通过血液循环系统将 ADC 输送到靶部位；④ADC 到达一个特殊蛋白质，大量 ADC 在癌靶出现；⑤ADC 发现癌靶细胞，并结合到靶细胞上；⑥在癌细胞中，药物从抗体上分离；⑦药物达到作用癌细胞，发挥治疗作用。第 1 步和第 2 步是与制备有关的研究过程，第 3～6 步是与 PK 有关的过程，第 7 步是与疗效有关的过程[113]。

22.23.2　作用机制

Kadcyla 是一种靶向 HER2 的抗体-药物偶联物，其抗体部分为人源化的抗 HER2 IgG1 抗体——曲妥珠单抗。曲妥珠单抗与小分子微管抑制剂 DM1（一种美坦辛衍生物，微管抑制剂）通过一硫醚连接子（MCC）连接，产生协同抗癌作用，为新一代抗体药物[108, 109]。该药的作用机制为：Kadcyla 特异性结合至 HER2 受体的亚结构区Ⅳ，并经历受体介导的内化和随后的溶酶体降解，导致含 DM1 的细胞毒素降解产物在细胞内释放；DM1 结合至微管蛋白破坏细胞内微管网络，导致细胞周期停滞和凋亡性细胞死亡。此外，体外研究已证明，与曲妥珠单抗相似，Kadcyla 可抑制 HER2 受体信号，并介导抗体依赖性细胞介导的细胞毒性；在 HER2 过表达的人乳腺癌细胞中，还可抑制 HER2 细胞外结构域的脱落[114]。

22.23.3　药代动力学

通过 I 期临床研究和乳腺癌患者 5 次试验的混合数据对 Kadcyla 进行群体药代动力

学分析。Kadcyla 的药代动力学特征如下[114]。

(1)分布：接近输注结束时，观察 ADC 和 DM1 的最大浓度(C_{max})。体内研究中，给予 Kadcyla 后 ADC 和 DM1 的平均 C_{max}(SD)分别为 834(16.5)g/ml 和 4.61(1.61)g/ml。在体外，DM1 与人血浆蛋白的平均结合率为 93%，且 DM1 是 P 糖蛋白(P-gp)的底物。根据群体药代动力学分析，ADC 的中央分布容积为 3.13L。

(2)代谢：体外研究表明，Kadcyla 的小分子组分 DM1 可被 CYP3A4/5 代谢。在体外，DM1 不抑制或诱导主要的 CYP450 酶。在人血浆中，检测到低水平的 Kadcyla 降解物 MCC-DM1、Lys-MCC-DM1 和 DM1。

(3)消除：根据群体药代动力学分析，静脉输注 Kadcyla 后，ADC 的清除率为 0.68L/天，消除半衰期($t_{1/2}$)约为 4 天。每 3 周重复静脉输注 Kadcyla 后未观察到蓄积。

22.23.4 临床研究结果

一项纳入 991 例患者的临床研究评估了 Kadcyla 的安全性和有效性，患者随机分为 Kadcyla 治疗组和拉帕替尼联合卡培他滨对照组，治疗终点为疾病进展或不良反应无法耐受。主要观察指标为疾病 PFS 和 OS。结果显示，Kadcyla 组和对照组患者的中位 PFS 分别为 9.6 个月和 6.4 个月，中位 OS 分别为 30.9 个月和 25.1 个月[114]。

22.23.5 毒性和不良反应

Kadcyla 的主要毒性有：①肺毒性、间质性肺病，包括局部急性肺炎、急性呼吸窘迫综合征、输液相关性反应、过敏反应、血小板减少、神经毒性、注射部位溢出红肿、疼痛等；②肝毒性，表现为肝衰竭和坏死，用药前需监测血清转氨酶和胆红素，据此调整剂量或停药；③心脏毒性，如左心室射血分数下降；④胚胎-胎儿毒性、胎儿死亡或先天缺陷[110, 114, 115]。因此 FDA 给出一项黑框警告：Kadcyla 可引起肝脏和心脏毒性甚至死亡，另外可能导致胎儿出生时出现严重的缺陷，患者用药前需排除妊娠可能[115]。Kadcyla 最常见不良反应为恶心、乏力、肌肉或关节疼痛、血小板减少、肝酶水平升高、头痛和便秘等[114]。

22.24 奥必妥单抗(Obinutuzumab，GA101，Gazyva)

Obinutuzumab(GA101，Gazyva)是基因泰克(罗氏子公司)开发的第三代抗 CD20 治疗性单克隆抗体，它是在第一代和第二代抗 CD20 单克隆抗体的基础上，由亲本 B-Lyl 小鼠抗体经人源化且通过糖基化等工程对抗体 Fc 段进行改造修饰，从而增加抗体对 FcγⅢa 结合亲和力而增强效应功能，使得治疗活性得以提高[116]。

CD20 是一种磷酸化蛋白质分子，分子质量约为 35kDa，属于 4 次跨膜的蛋白质超家族，为 B 淋巴细胞表面特有的分化抗原，推测其可能参与 B 细胞的增殖、分化、信号转导和钙离子的跨膜传递[65]。它表达于 90%以上的 B 淋巴瘤细胞和正常 B 淋巴细胞，而在造血干细胞、原始 B 淋巴细胞、正常血细胞及其他组织上不表达。CD20 分子具有不易脱落、与抗体结合后不内化、在人体血清中无游离形式存在等特征，因此作为治疗 B 细胞淋巴瘤的理想作用靶点受到了人们的关注[117]。抗 CD20 治疗性单克隆抗体能通过多种机制对 B 细胞来源的肿瘤进行杀伤。其中，Ⅰ型抗体诱导 CD20 分子进入脂筏进行重新分配而激活补体系统经典途径，具有较强的补体依赖的细胞毒性（complement dependent cytotoxicity，CDC）和抗体依赖细胞介导的细胞毒作用（antibody-dependent cell-mediated cytotoxicity，ADCC），直接杀伤肿瘤作用较弱；而Ⅱ型抗体 CDC 作用较弱，但具有较强的 ADCC 和直接诱导细胞凋亡作用[118]。

人们对 GA101 的作用机制和抗淋巴瘤活性进行了深入探索[119~121]。Obinutuzumab 是首个糖基化的Ⅱ型抗 CD20 单克隆抗体，其 CDC 较弱而 ADCC 较强，直接细胞毒作用较强[119]。Salles 等[122]利用其对 21 例先前治疗过的严重复发/难治性 $CD20^+$非霍奇金淋巴瘤（NHL）进行Ⅰ期临床研究发现，最主要的常见不良反应是第一次输注时出现的输注相关反应，总反应率为 43%，但总体来讲，该药具有很好的耐受性。而 Ogura 等[123]的Ⅰ期临床研究表明，GA101 在复发/难治性 NHL 患者体内呈现的是线性药代动力学特征，所有患者都出现了快速而持续的周边 B 细胞清除，最终反应率为 58%。Ⅲ期临床试验 CL11 的结果表明，与苯丁酸氮芥化疗组相比，Gazyva 联合苯丁酸氮芥化疗治疗组患者病情进展或死亡风险降低了 84%（HR＝0.16，P＜0.0001），同时 PFS 显著延长（23.0 个月 vs 11.1 个月）[124]。基于 CL11 试验的结果，2013 年 11 月 1 日，Obinutuzumab 的产品 Gazyva 获 FDA 批准，联合苯丁酸氮芥（chlorambucil）化疗，用于既往未经治疗的慢性淋巴细胞白血病（CLL）患者。Gazyva 最常见不良事件有：输注反应、中性粒细胞减少、血小板减少、贫血、发热、咳嗽和肌肉骨骼疾病。

22.25　Ramucirumab（Cyramza）

Ramucirumab 是礼来（Eli Lilly）公司开发的一种完全人源化 IgG1 单克隆抗体，是一种受体拮抗剂，靶向结合于 VEGFR-2，从而阻断血管内皮生长因子配体（VEGF-A、VEGF-C、VEGF-D）的相互作用，并抑制受体激活，抑制内皮细胞的增殖及迁移。Ramucirumab 是从天然人源噬菌体抗体库中筛选到的完全人源化的抗 VEGFR-2 Fab 片段，与 VEGFR-2 胞外 3 区的亲和力（K_d 为 50pmol/L）是 VEGF 的近 8 倍。Ⅰ期和Ⅱ期临床研究显示出了 Ramucirumab 的临床抗肿瘤疗效和耐受性[125]。在美国癌症研究协会（ACCR）第 104 届年会上，Charles Fuchs 博士报道了国际多中心Ⅲ期临床研究（REGARD）结果[126]，355 例患者被分配接受 Ramucirumab 组（n＝238）或安慰剂组（n＝117），结果表明，Ramucirumab 组和安慰剂组的中位 OS 分别是 5.2 个月和 3.8 个月（95% CI 为 0.603～0.998；HR＝0.776；P＝0.047），具有统计学差异；同时，Ramucirumab 使全因死亡降低 22%（对 OS 的风险比 HR＝0.78；P＝0.0473）。Ramucirumab 组患者出现高血压的比例更高，然而其他不良事件发生率两组相似。Ramucirumab 取得了令人满意的抗癌效果，证实 Ramucirumab 单药可以延长难治性、转移性胃或胃食管结合部腺癌患者的 OS，是单一药物的生物治疗改善胃癌和胃食管结合部癌患者的生存期的首个品种。

REGARD 研究结果提示，似乎 VEGFR-2 可以作为晚期胃癌治疗的一个重要靶点。Eli Lilly 公司于 2013 年 9 月 26 日公布了另一项全球性、随机、双盲Ⅲ期研究（RAINBOW）[127]的试验数据。RAINBOW 研究是在初始化疗后疾病进展的晚期（局部晚期、不可切除性或转移性）胃癌患者中开展的，对比了 Ramucirumab+紫杉醇组和安慰剂＋紫杉醇组患者的 OS。该项研究达到了主要终点，即联合治疗组改善了 OS，同时也达到了改善 PFS 的次要终点。基于上述试验结果，2013 年年底经美国 FDA 批准进入优先审批程序，2014 年获批上市，被用于初始化疗后疾病进展的晚期胃癌。

（朱学慧　胡晓丞　张青云　张　骏　张宗鹏）

参 考 文 献

[1] Ostar ZH, Srivastava SC, Som P, et al. Thrombus radioimmunoscintigraphy: an approach using monoclonal antiplatelet antibody. Proc Natl Acad Sci USA, 1985, 82(10): 3465-3468.

[2] Faulds D, Sorkin EM. Abciximab (c7E3 Fab), A review of its pharmacology and therapeutic potential in ischaemic heart disease. Drugs, 1994, 48(4): 583-598.

[3] Lippi G, Montagnana M, Danese E, et al. Glycoprotein Ⅱb/Ⅲa inhibitors: an update on the mechanism of action and use of functional testing methods to assess antiplatelet efficacy. Biomark Med, 2011, 5(1): 63-70.

[4] Schneider DJ, Aggarwal A. Development of glycoprotein Ⅱb-Ⅲa antagonists: translation of pharmacodynamic effects into clinical benefit. Expert Rev Cardiovasc Ther, 2004, 2(6): 903-913.

[5] Christ G, Hafner T, Siller-Matula JM, et al. Platelet inhibition by abciximab bolus-only administration and oral ADP receptor antagonist loading in acute coronary syndrome patients: The blocking and bridging strategy. Thromb Res, 2013, 132(1): e36-41.

[6] Ahn SG, Lee SH, Lee JH, et al. Efficacy of combination treatment with intracoronary abciximab and aspiration thrombectomy on myocardial perfusion in patients with ST-segment elevation myocardial infarction undergoing primary coronary stenting. Yonsei Med J, 2014, 55(3): 606-616.

[7] Engert A, Martin G, Amlot P, et al. Immunotoxins constructed with anti-CD25 monoclonal antibodies and deglycosylated ricin A-chain have potent anti-tumour effects against human Hodgkin cell in vitro and solid Hodgkin tumours in mice. Int J Cancer, 1991, 49(3): 450-456.

[8] Vafadari R, Quaedackers ME, Kho MM, et al. Pharmacodynamic analysis of tofacitinib and basiliximab in kidney allograft recipients. Transplantation, 2012, 94(5): 465-472.

[9] Ponticelli C, Yussim A, Cambi V, et al. A randomized, double-blind trial of basiliximab immunoprophylaxis plus triple therapy in kidney transplant recipients. Transplantation, 2001, 72(7): 1261-1267.

[10] Sheashaa HA, Bakr MA, Rashad RH, et al. Ten-year follow-up of basiliximab induction therapy for live-donor kidney transplant: a prospective randomized controlled study. Exp Clin Transplant, 2011, 9(4): 247-251.

[11] Buhaescu I, Segall L, Goldsmith D, et al. New immunosuppressive therapies in renal transplantation: monoclonal antibodies. J Nephrol, 2005, 18(5): 529-536.

[12] Shapiro WR, Carpenter SP, Robert K, et al. (131)I-chTNT-1/B mAb: tumour necrosis therapy for malignant astrocytic glioma. Expert Opin Biol Ther, 2006, 6(5): 539-545.

[13] Hdeib A, Sloan AE. Convection-enhanced delivery of 131I-chTNT-1/B mAB for treatment of high-grade

adult gliomas. Expert Opin Biol Ther, 2011, 11(6): 799-806.

[14] Hdeib A, Sloan A. Targeted radioimmunotherapy: the role of ^{131}I-chTNT-1/B mAb (Cotara) for treatment of high-grade gliomas. Future Oncol, 2012, 8(6): 659-669.

[15] Chen S, Yu L, Jiang C, et al. Pivotal study of iodine-131-labeled chimeric tumor necrosis treatment radioimmunotherapy in patients with advanced lung cancer. J Clin Oncol, 2005, 23(7): 1538-1547.

[16] Street HH, Goris ML, Fisher GA, et al. Phase Ⅰ study of 131I-chimeric (ch) TNT-1/B monoclonal antibody for the treatment of advanced colon cancer. Cancer Biother Radiopharm J, 2006, 21(3): 243-256.

[17] Swiatecka-Urban A. Anti-interleukin-2 receptor antibodies for the prevention of rejection in pediatric renal transplant patients: current status. Paediatri Drugs, 2003, 5(10): 699-715.

[18] Church AC. Clinical advances in therapies targeting the interleukin-2 receptor. Q J Med, 2003, 96(2): 91-102.

[19] Carswell CI, Plosker GL, Wagstaff AJ. Daclizumab: a review of its use in the management of organ transplantation. Bio Drugs, 2001, 15(11): 745-773.

[20] Bielekova B. Daclizumab therapy for multiple sclerosis. Neurotherapeutics, 2013, 10(1): 55-67.

[21] Wiendl H, Gross CC. Modulation of IL-2Rα with daclizumab for treatment of multiple sclerosis. Nat Rev Neurol, 2013, 9(7): 394-404.

[22] Tanasescu R, Ionete C, Chou IJ, et al. Advances in the treatment of relapsing- Remitting multiple sclerosis. Biomed J, 2014, 37(2): 41-49.

[23] Reff ME, Carner K, Chambers KS, et al. Depletion of B cells in vivo by a chimeric mouse human monoclonal antibody to CD20. Blood, 1994, 83(2): 435-445.

[24] Cheung MC, Haynes AE, Stevens A, et al. Yttrium 90 ibritumomab tiuxetan in lymphoma. Leuk Lymphoma, 2006, 47(6): 967-977.

[25] Ibatici A, Pica GM, Nati S, et al. Safety and efficacy of (90) yttrium-ibritumomab-tiuxetan for untreated follicular lymphoma patients. An Italian cooperative study. Br J Haematol, 2014, 164(5): 710-716.

[26] Cardarelli PM, Quinn M, Buckman D, et al. Binding to CD20 by Anti-B1 Antibody or F(ab′)2 is sufficient for induction of apoptosis in B-cell lines. Cancer Immunol Immunother, 2002, 51(1): 15-24.

[27] Horning SJ, Younes A, Jain V, et al. Efficacy and safety of tositumomab and iodine-131 tositumomab (Bexxar) in B-cell lymphoma, progressive after rituximab. J Clin Oncol, 2005, 23(4): 712-719.

[28] Illidge T, Morschhauser F. Radioimmunotherapy in follicular lymphoma. Best Pract Res Clin Haematol, 2011, 24(2): 279-293.

[29] Nowakowski GS, Witzig TE. Radioimmunotherapy for B-cell non-Hodgkin lymphoma. Clin Adv Hematol Oncol, 2006, 4(3): 225-231.

[30] Olney HJ, Freeman MA, Stewart DA, et al. Prolonged progression-free survival and preserved quality of life in the Canadian prospective study of tositumomab and iodine¹³¹-tositumomab for previously treated, rituximab-exposed, indolent non-Hodgkin lymphoma. Leuk Lymphoma, 2014, 55(12): 2754-2760.

[31] Chen Y, Wiesmann C, Fuh G, et al. Selection and analysis of an op timized anti-VEGF antibody: crystal structure of an affinity-matured Fab in complex with antigen. J Mol Biol, 1999, 293(4): 865-881.

[32] Lowe J, Aranujo J, Palma M, et al. RhuFab V2 inhibits VEGF-isoforms-stimulated HUVEC proliferation. Invest Ophthalmol Vis Sci, 2003, 44(5): 1828-1835.

[33] Antoszyk AN, Tuomi L, Chung CY, et al. Ranibizumab combined with verteporfin photodynamic therapy in neovascular age-related macular degeneration (FOCUS): year 2 results. Am J Ophthalmolm, 2008,

145(5): 862-874.

[34] Rosenfeld PJ, Brown DM, Heier JS, et al. Ranibizumab for neovascular age-related macular degeneration. N Engl J Med, 2006, 355(14): 1419-1431.

[35] Brown DM, Kaiser PK, Michels M, et al. Ranibizumab versus verteporfin for neovascular age-related macular degeneration. N Engl J Med, 2006, 355(14): 1432-1444.

[36] Yanagida Y, Ueta T. Systemic safety of ranibizumab for diabetic macular edema: meta-analysis of randomized trials. Retina, 2014, 34(4): 629-635.

[37] Peeters M, van Cutsem E, Siena S. A phase 3, multicenter, randomized controlled trial of panitumumab plus best supportive care(BSC) vs BSC alone in patients with metastatic colorectal cancer. Program and Abstracts of the 97th Annual Meeting of the American Association for Cancer Research, April 1-5, 2006, Washington DC.

[38] Douillard JY, Siena S, Cassidy J, et al. Randomized, phase Ⅲ trial of panitumumab with infusional fluorouracil, leucovorin, and oxaliplatin(FOLFOX4) versus FOLFOX4 alone as first-line patients with previously untreated metastatic colorectal cancer: The PRIME Study. J Clin Oncol, 2010, 28(31): 4697-4705.

[39] Mitchell EP, Piperdi B, Lacouture ME, et al. The efficacy and safety of panitumumab administered concomitantly with FOLFIRI or irirloteeanin second-line therapy for metastatic colorectal cancer: The secondary analysis from STEPP(skin toxicity evaluation protocol with panitumumab by KRAS status. Clin Colorectal Cancer, 2011, 10(4): 333-339.

[40] Stremitzer S, Sebio A, Stintzing S, et al. Panitumumab safety for treating colorectal cancer. Expert Opin Drug Saf, 2014, 13(6): 843-851.

[41] Richards SJ, Hill A, Hillmen P. Recent advances in the diagnosis, monitoring, and management of patients with paroxysmal nocturnal hemoglobinuria. Cytometry B Clin Cytom, 2007, 72(5): 291-298.

[42] Hillmen P, Young NS, Schubert J, et al. The complement inhibitor eculizumab in paroxysmal nocturnal hemoglobinuria. N Engl J Med, 2006, 355(12): 1233-1243.

[43] Schubert J, Hillmen P, Röth A, et al. Eculizumab, a terminal complement inhibitor, improves anaemia in patients with paroxysmal nocturnal haemoglobinuria. Br J Haematol, 2008, 142(2): 263-272.

[44] Parker C. Eculizumab for paroxysmal nocturnal haemoglobinuria. Lancet, 2009, 373(9665): 759-767.

[45] Alfinito F, Ruggiero G, Sica M, et al. Eculizumab treatment modifies the immune profile of PNH patients. Immunobiology, 2012, 217(7): 698-703.

[46] Rivkin A. Certolizumab pegol for the management of Crohn's disease in adults. Clin Ther, 2009, 31(6): 1158-1176.

[47] 范鸣. 抗 TNF 抗体产品 Certolizumab Pegol. 药学进展, 2006, 30(8): 381-382.

[48] Leonardi CL, Kimball AB, Papp KA, et al. Efficacy and safety of ustekinumab, a human interleukin-12/23 monoclonal antibody, in patients with psoriasis: 76-week results from a randomised, double-blind, placebo-controlled trial(PHOENIX 1). Lancet, 2008, 371(9625): 1665-1674.

[49] Papp KA, Langley RG, Lebwohl M, et al. Efficacy and safety of ustekinumab, a human interleukin-12/23 monoclonal antibody, in patients with psoriasis: 52-week results from a randomised, double-blind, placebo-controlled trial(PHOENIX 2). Lancet, 2008, 371(9625): 1675-1684.

[50] Tausend W, Downing C, Tyring S. Systematic Review of Interleukin-12, Interleukin-17, and Interleukin-23 Pathway Inhibitors for the Treatment of Moderate-to-Severe Chronic Plaque Psoriasis: Ustekinumab, Briakinumab, Tildrakizumab, Guselkumab, Secukinumab, Ixekizumab, and Brodalumab. J Cutan Med Surg, 2014, 18(3): 156-169.

[51] Koné-Paut I, Lachmann HJ, Kuemmerle-Deschner JB, et al. Sustained remission of symptoms and

improved health-related quality of life in patients with cryopyrin-associated periodic syndrome treated with canakinumab: results of a double-blind placebo-controlled randomized with drawal study. Arthritis Res Ther, 2011, 13(6): R202.

[52] Russo RA, Melo-Gomes S, Lachmann HJ, et al. Efficacy and safety of canakinumab therapy in paediatric patients with cryopyrin-associated periodic syndrome: a single-centre, real-world experience. Rheumatology(Oxford), 2014, 53(4): 665-670.

[53]Kuemmerle-Deschner JB, Haug I. Canakinumab in patients with cryopyrin-associated periodic syndrome: an update for clinicians. Ther Adv Musculoskelet Dis, 2013, 5(6): 315-329.

[54] Noe A, Howard C, Thuren T, et al. Pharmacokinetic and pharmacodynamic characteristics of single-dose Canakinumab in patients with type 2 Diabetes Mellitus. Clin Ther, 2014, 36(11): 1625-1637.

[55] Howard C, Noe A, Skerjanec A, et al. Safety and tolerability of canakinumab, an IL-1β inhibitor, in type 2 diabetes mellitus patients: a pooled analysis of three randomised double-blind studies. Cardiovasc Diabetol, 2014, 13: 94.

[56]Nam J, Emery P. Aspects of TNF inhibitor therapy in rheumatoid arthristis. Mod Rheumatol, 2010, 20(4): 325-330.

[57] Xu Z, Vu T, Lee H, et al. Population pharmacokinetics of golimumab,an anti-tumor necrosis factor-alpha human monoclonal antibody,in patients with psoriatic arthritis. J Clin Pharmacol, 2009, 49(9): 1056-1070.

[58] Inman RD, Davis JC, Heijde D, et al. Efficacy and safety of golimumab in patients with ankylosing spondylitis: results of a randomized, double-blind, placebo-controlled, phase Ⅲ trial. Arthritis Rheum, 2008, 58(11): 3402-3412.

[59] Keystone EC, Genovese MC, Klareskog L, et al. Golimumab, a human antibody to tumour necrosis factor {alpha} given by monthly subcutaneous injections, in active rheumatoid arthritis despite methotrexate therapy: the GO-FORWARD Study. Ann Rheum Dis, 2009, 68(6): 789-796.

[60] Smolen JS, Kay J, Doyle MK, et al. Golimumab in patients with active rheumatoid arthritis after treatment with tumour necrosis factor alpha inhibitors(GO-AFTER study): a multicentre, randomised, double-blind, placebocontrolled, phase Ⅲ trial. Lancet, 2009, 374(9685): 210-221.

[61] Oldfield V, Plosker GL. Golimumab：in the treatment of rheumatoid arthritis,psoriatic arthritis, and ankylosing spondylitis. Bio Drugs, 2009, 23(2): 125-135.

[62] 范鸣. 单克隆抗体类免疫抑制剂 Golimumab 在美国获准用于治疗溃疡性结肠炎. 药学进展, 2013, 37(7): 326.

[63] Sandborn WJ, Feagan BG, Marano C, et al. Subcutaneous golimumab induces clinical response and remission in patients with moderate-to-severeulcerative colitis. Gastroenterology, 2014, 146(1): 85-95.

[64] Sandborn WJ, Feagan BG, Marano C, et al. Subcutaneous golimumab maintains clinical response in patients with moderate-to-severe ulcerative colitis. Gastroenterology, 2014, 146(1): 96-109.

[65]Tedder TF, Engel P. CD20: a regulator of cell-cycle progression of B lymphocytes. Immunol Today, 1994, 15(9): 450-454.

[66] Castillo J, Milani C, Mendez-Allwood D. Ofatumumab, a second-generation anti-CD20 monoclonal antibody, for the treatment of lymphoproliferative and autoimmune disorders. Expert Opin Investig Drugs, 2009, 18(4): 491-500.

[67] Beum PV, Lindorfer MA, Beurskens F, et al. Complement activation on B lymphocytes opsonized with rituximab or ofatumumab produces substantial changes in membrane structure preceding cell lysis. J Immunol, 2008, 181(1): 822-832.

[68] Du J, Yang H, Guo Y, et al. Structure of the Fab Fragment of therapeutic antibody ofatumumab provides

insights into the recognition mechanism with CD20. Mol Immunol, 2009, 46(11-12): 2419-2423.

[69] Sorensen PS, Lisby S, Grove R, et al. Safety and efficacy of ofatumumab in relapsing-remitting multiple sclerosis: a phase 2 study. Neurology, 2014, 82(7): 573-581.

[70] Rizzoli R, Yasothan U, Kirkpatrick P. Denosumab. Nat Rev Drug Discov, 2010, 9(8): 591-592.

[71] Fizazi K, Bosserman L, Gao G, et al. Denosumab treatment of prostate cancer with bone metastases and increased urine N-telopeptide levels after therapy with intravenous bisphosphonates: results of a randomized phase Ⅱ trial. J Urol, 2009, 182(2): 509-515.

[72] Lipton A, Steger GG, Figueroa J, et al. Randomized active-controlled phase Ⅱ study of denosumab efficacy and safety in patients with breast cancer-related bone metastases. J Clin Oncol, 2007, 25(28): 4431-4437.

[73] Fizazi K, Carducci M, Smith M, et al. Denosumab versus zoledronic acid for treatment of bone metastases in men with castration-resistant prostate cancer: a randomised, double-blind study. Lancet, 2011, 377(9768): 813-822.

[74] Henry DH, Costa L, Goldwasser F, et al. Randomized, double-blind study of denosumab versus zoledronic acid in the treatment of bone metastases in patients with advanced cancer (excluding breast and prostate cancer) or multiple myeloma. J Clin Oncol, 2011, 29(9): 1125-1132.

[75] Stopeck AT, Lipton A, Body JJ, et al. Denosumab compared with zoledronic acid for the treatment of bone metastases in patients with advanced breast cancer: a randomized, double-blind study. J Clin Oncol, 2010, 28(35): 5132-5139.

[76] Suzuki M, Hashizume M, Yoshida H, et al. Antiinflammatory mechanism of tocilizumab，a humanized anti-IL-6R antibody: effect on the expression of chemokine and adhesion molecule. Rheumatol Int, 2010, 30(3): 309-315.

[77] Burmester GR, Feist E, Kellner H, et al. Effectiveness and safety of the interleukin 6-receptor antagonist tocilizumab after 4 and 24 weeks in patients with active rheumatoid arthritis: the first phase Ⅲ b real-life study (TAMARA). Ann Rheum Dis, 2011, 70(5): 755-759.

[78] Emery P, Keystone E, Tony HP, et al. IL-6 receptor inhibition with tocilizumab improves treatment outcomes in patients with rheumatoid arthritis refractory to anti-tumour necrosis factor biologicals: results from a 24-week multicentre randomised placebo-controlled trial. Ann Rheum Dis, 2008, 67(11): 1516-1523.

[79] Garnero P, Thompson E, Woodworth T, et al. Rapid and sustained improvement in bone and cartilage turnover markers with the anti-interleukin-6 receptor inhibitor tocilizumab plus methotrexate in rheumatoid arthritis patients with an inadequate response to methotrexate: results from a substudy of the multicenter double-blind，placebo-controlled trial of tocilizumab in inadequate responders to methotrexate alone. Arthritis Rheum, 2010, 62(1): 33-43.

[80] Fleischmann RM, Halland AM, Brzosko M, et al. Tocilizumab inhibits structural joint damage and improves physical function in patients with rheumatoid arthritis and inadequate responses to methotrexate: LITHE study 2-year results. J Rheumatol, 2013, 40(2): 113-126.

[81] Auyeung-Kim DJ, Devalaraja MN, Migone TS, et al. Developmental and peri-postnatal study in cynomolgus monkeys with belimumab，a monoclonal antibody directed against B-lymphocyte stimulator. Reprod Toxicol, 2009, 28(4): 443-455.

[82] Baker KP, Edwards BM, Main SH, et al. Generation and characterization of LymphoStat-B，a human monoclonal antibody that antagonizes the bioactivities of B lymphocyte stimulator. Arthritis Rheum, 2003, 48(11): 3253-3265.

[83] Borba HH, Wiens A, de Souza TT, et al. Efficacy and safety of biologic therapies for systemic lupus

erythematosus treatment: systematic review and meta-analysis. Bio Drugs, 2014, 28(2): 211-228.

[84] Navarra SV, Guzmán RM, Gallacher AE, et al. Efficacy and safety of belimumab in patients with active systemic lupus erythematosus: a randomized, placebo-controlled, phase 3 trial. Lancet, 2011, 377(9767): 721-731.

[85] Halpern WG, Lappin P, Zanardi T, et al. Chronic administration of belimumab, a BLyS antagonist, decreases tissue and peripheral blood B-lymphocyte populations in cynomolgus monkeys: pharmacokinetic, pharmacodynamic and toxicologic effects. Toxicol Sci, 2006, 91(2): 586-599.

[86] Wallace DJ, Stohl W, Furie RA, et al. A phase Ⅱ, randomized, double-blind, placebo-controlled, dose-ranging study of belimumab in patients with active systemic lupus erythematosus. Arthritis Rheum, 2009, 61(9): 1168-1178.

[87] 刘明颖，崔向丽，赵志刚，等. 抗霍奇金淋巴瘤新药贝伦妥单抗——维多汀. 中国新药杂志，2012, 21(23): 2709-2711, 2715.

[88] Younes A, Gopal AK, Smith SE, et al. Results of a pivotal phase Ⅱ study of brentuximab vedotin for patients with relapsed or refractory Hodgkin's lymphoma. J Clin Oncol, 2012, 30(18): 2183-2189.

[89] Pro B, Advani R, Brice P, et al. Brentuximab vedotin(SGN-35) in patients with relapsed or refractory systemic anaplastic large-cell lymphoma: results of a phase Ⅱ study. J Clin Oncol, 2012, 30(18): 2190-2196.

[90] Minich SS. Brentuximab vedotin: a new age in the treatment of Hodgkin lymphoma and anaplastic large cell lymphoma. Ann Pharmacother, 2012, 46(3): 377-383.

[91] Hodi FS, O'Day SJ, McDermott DF, et al. Improved survival with ipilimumab in patients with metastatic melanoma. N Engl J Med, 2010, 363(8): 711-723.

[92] Robert C, Thomas L, Bondarenko I, et al. Ipilimumab plus dacarbazine for previously untreated metastatic melanoma. N Engl J Med, 2011, 364(26): 2517-2526.

[93] Chapman PB, Hauschild A, Robert C, et al. Improved survival with vemurafenib in melanoma with BRAF V600E mutation. N Engl J Med, 2011, 364(26): 2507-2516.

[94] Perez DG, Suman VJ, Fitch TR, et al. Phase 2 trial of carboplatin, weekly paclitaxel, and biweekly bevacizumab in patients with unresectable stage Ⅳ melanoma: a North Central Cancer Treatment Group study, N047A. Cancer, 2009, 115(1): 119-127.

[95] Carthon BC, Wolchok JD, Yuan J, et al Preoperative CTLA-4 blockade: tolerability and immune monitoring in the setting of a presurgical clinical trial. Clin Cancer Res, 2010, 16(10): 2861-2871.

[96] Kähler KC, Hauschild A. Treatment and side effect management of CTLA-4 antibody therapy in metastatic melanoma. J Dtsch Dermatol Ges, 2011, 9(4): 277-286.

[97] Dillard T, Yedinak CG, Alumkal J, et al. Anti-CTLA-4 antibody therapy associated autoimmune hypophysitis: serious immune related adverse events across a spectrum of cancer subtypes. Pituitary, 2010, 13(1): 29-38.

[98] Fadel F, El Karoui K, Knebelmann B. Anti-CTLA4 antibody-induced lupus nephritis. N Engl J Med, 2009, 361(2): 211-212.

[99] 汤沁，丁倩，林莉，等. 针对 HER2 靶点的抗体药物研究与肿瘤靶向治疗. 药学学报，2012, 47(10): 1297-1305.

[100] Jhaveri K, Esteva FJ. Pertuzumab in the treatment of HER2+ breast cancer. J Natl Compr Canc Netw, 2014, 12(4): 591-598.

[101] Baselga J, Gelmon KA, Verma S, et al. Phase Ⅱ trial of pertuzumab and trastuzumab in patients with human epidermal growth factor receptor 2-positive metastatic breast cancer that progressed during prior trastuzumab therapy. J Clin Oncol, 2010, 28(7): 1138-1144.

[102] Scheuer W, Friess T, Burtscher H, et al. Strongly enhanced antitumor activity of trastuzumab and pertuzumab combination treatment on HER2-positive human xenograft tumor models. Cancer Res, 2009, 69(24): 9330-9336.

[103] Baselga J, Cortés J, Kim SB, et al. Pertuzumab plus trastuzumab plus docetaxel for metastatic breast cancer. N Engl J Med, 2012, 366(2): 109-119.

[104] 范鸣. 用于治疗炭疽感染的完全重组人单克隆抗体 Raxibacumab. 药学进展, 2011, 35(3): 136-137.

[105] Migone TS, Subramanian GM, Zhong J, et al. Raxibacumab for the treatment of inhalational anthrax. N Engl J Med, 2009, 361(2): 135-144.

[106] Antoniu SA. Raxibacumab for inhalational anthrax: an effective specific therapeutic approach. Expert Opin Investig Drugs, 2010, 19(7): 909-911.

[107] Peddi PF, Hurvitz SA. Ado-trastuzumab emtansine(T-DM1) in human epidermal growth factor receptor 2(HER2)-positive metastatic breast cancer: latest evidence and clinical potential. Ther Adv Med Oncol, 2014, 6(5): 202-209.

[108] Schumacher FF, Nunes JP, Maruani A, et al. Next generation maleimides enable the controlled assembly of antibody-drug conjugates via native disulfide bond bridging. Org Biomol Chem, 2014, 12(37): 7261-7269.

[109] Mack F, Ritchie M, Sapra P. The next generation of antibody drug conjugates. Semin Oncol, 2014, 41(5): 637-652.

[110] Sadeghi S, Olevsky O, Hurvitz SA. Profiling and targeting HER2-positive breast cancer using trastuzumab emtansine. Pharmgenomics Pers Med, 2014, 7: 329-338.

[111] Recondo G, Dìaz Canton E, de la Vega M, et al. Therapeutic options for HER-2 positive breast cancer: Perspectives and future directions. World J Clin Oncol, 2014, 5(3): 440-454.

[112] Oostra DR, Macrae ER. Role of trastuzumab emtansine in the treatment of HER2-positive breast cancer. Breast Cancer(Dove Med Press), 2014, 6: 103-113.

[113] Rockoff JD. The Guided-Missile Cancer Treatment. The Wall Street Journal Report, April 5, 2013.

[114] 黎家华. 晚期乳腺癌治疗药——Kadcyla. 药学研究, 2013, 32(4): 247-248.

[115] U.S. Food and Drug Administration. FAD approves new treatment for latestage breast cancer. http://www.fda.gov/newsevents/newsroom/pressannouncements/ucm340704.htm.[2013-02-22].

[116] Lim SH, Beers SA, French RR, et al. Anti-CD20 monoclonal antibodies: historical and future perspectives. Haematologica, 2010, 95(1): 135-143.

[117] Robak T. Emerging monoclonal antibodies and related agentsfor the treatment of chronic lymphocytic leukemia. Future Oncol, 2013, 9(1): 69-91.

[118] Maloney DG. Anti-CD20 antibody therapy for B-cell lymphomas. N Engl J Med, 2012, 366(21): 2008-2016.

[119] Dalle S, Reslan L, Besseyre de Horts T, et al. Preclinical studies on the mechanism of action and the anti-lymphoma activity of the novel anti-CD20 antibody GA101. Mol Cancer Ther, 2011, 10(1): 178-185.

[120] Bologna L, Gotti E, Manganini M, et al. Mechanism of action of type Ⅱ, glycoengineered, anti-CD20 monoclonal antibody GA101 in B-chronic lymphocytic leukemia whole blood assays in comparison with rituximab and alemtuzumab. J Immunol, 2011, 186(6): 3762-3769.

[121] Alduaij W, Ivanov A, Honeychurch J, et al. Novel type Ⅱ anti-CD20 monoclonal antibody(GA101) evokes homotypic adhesion and actin-dependent, lysosome-mediated cell death in B-cell malignancies. Blood, 2011, 117(17): 4519-4529.

[122] Salles G, Morschhauser F, Lamy T, et al. Phase 1 study results of the type Ⅱ glycoengineered

humanized anti-CD20 monoclonal antibody obinutuzumab (GA101) in B-cell lymphoma patients. Blood, 2012, 119 (22): 5126-5132.

[123] Ogura M, Tobinai K, Hatake K, et al. Phase Ⅰ study of obinutuzumab (GA101) in Japanese patients with relapsed or refractory B-cell non-Hodgkin lymphoma. Cancer Sci, 2013, 104 (1): 105-110.

[124] Goede V, Fischer K, Busch R, et al. Chemoimmunotherapy with GA101 plus chlorambucil in patients with chronic lymphocytic leukemia and comorbidity: results of the CLL11 (BO21004) safety run-in. Leukemia, 2013, 27 (5): 1172-1174.

[125] Spratlin JL, Cohen RB, Eadens M, et al. Phase Ⅰ pharmacologic and biologic study of amucirumab (IMC-1121B), a fully human immunoglobulin G1 onoclonal antibody targeting the vascular endothelial growth factor receptor-2. Clin Oncol, 2010, 28 (5): 780-787.

[126] Clarke JM, Hurwitz HI. Targeted inhibition of VEGF receptor 2: an update on ramucirumab. Expert Opin Biol Ther, 2013, 13 (8): 1187-1196.

[127] Wadhwa R, Taketa T, Sudo K, et al. Ramucirumab: a novel antiangiogenic agent. Future Oncol, 2013, 9 (6): 789-795.

索　　引

（按汉语拼音音序排列）

D

E

F

G

H

J

K

L

M

N

O

P

Q

R

S

T

W

X

Y

Z

其　他